연하장애 2판

DYSPHAGIA

Clinical Management *in* Adults and Children

ELSEVIER

3251 Riverport Lane
St. Louis, Missouri 63043

DYSPHAGIA: Clinical Management in Adults and Children 2nd Edition
by Michael E. Groher & Michael A. Crary

ISBN: 978-0-323-18701-5

연하장애 2nd

Dysphagia: Clinical Management in Adults and Children 2nd

2020년 11월 1일 2판 1쇄 인쇄
2020년 11월 15일 2판 1쇄 발행

지은이 | Michael E. Groher · Michael A. Crary
옮긴이 | 김종만 · 민경철 · 박은정 · 박진우 · 백지영 · 신진용 · 우희순 · 이수정
펴낸이 | 김진환
펴낸곳 | 학지사메디컬
04031 서울특별시 마포구 양화로 15길 20 마인드월드빌딩
대표전화_ 02-330-5188 팩스_ 02-326-0338
등 록 | 2010년 2월 8일 제313-2010-36호
메 일 | hakjisamd@hakjisamd.co.kr
홈페이지 | http://www.hakjisamd.co.kr

ISBN 978-89-6069-886-4 93510

가 격 | 43,000원

2판

연하장애

김종만 · 민경철 · 박은정 · 박진우 · 백지영 · 신진용 · 우희순 · 이수정 공역

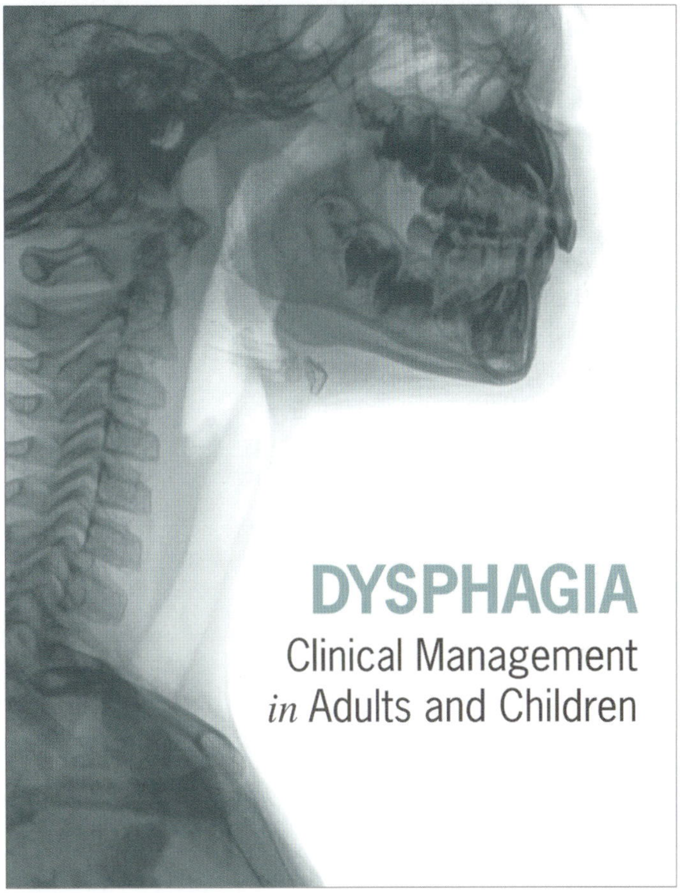

Michael E. Groher, PHD, FASHA

Professor
Truesdail Center for Communicative Disorders
University of Redlands
Redlands, California

Michael A. Crary, PHD, FASHA

Professor, Speech-Language Pathology
Director, Swallowing Research Laboratory
Department of Communication Sciences and Disorders
University of Central Florida
Orlando, Florida

ELSEVIER

학지사메디컬
HAKJISA MEDICAL

역자 소개

김종만 한국신경재활학회 명예회장

민경철 서울특별시 어린이병원 작업치료실

박은정 경복대학교 작업치료과

박진우 동국대학교일산병원 재활의학과

백지영 동신대학교 작업치료학과

신진용 서울대학교병원 작업치료실

우희순 원광대학교 작업치료학과

이수정 강북삼성병원 작업치료실

역자 서문

연하장애의 진단 및 중재에 관한 교과서라고도 할 수 있는 본 도서의 역자로 참여하게 되어 막중한 책임감과 더불어 뿌듯한 마음이 듭니다. 지난 2011년도에도 대한연하재활학회와 더불어 본 도서의 1판을 번역하여 출간한 바 있지만 촉박한 기한으로 인하여 양질의 번역이 이루어지지 않은 점에 대하여 무거운 마음이 있던 터라 본 개정작업의 책임감이 보다 막중하기도 하였습니다. 방대한 내용과 빠듯한 일정에도 지치지 않고 편역의 과정에 함께해 주신 편역자분들께도 감사의 인사를 전합니다.

국내의 경우 작업치료사들이 임상에서 연하장애 환자의 임상적 평가와 실제적 치료를 맡고 있습니다. 국외의 경우 언어병리사가 주로 역할을 하는 곳이 있는가 하면 작업치료사, 언어치료사가 함께 연하장애를 담당하는 곳도 있습니다. 연하장애의 경우 유발 질환과 증상이 매우 다양하므로 사실 누가 치료의 주를 이루느냐보다 작업치료사, 의사, 간호사, 언어치료사, 영양사, 발달전문가, 영상의학전문가, 호흡전문가 등 환자의 증상을 종합적으로 이해하고 중재하기 위한 팀 접근이 가장 중요할 것입니다.

연하장애의 치료는 재활의 다른 어떤 영역보다 전문적인 지식과 과학적인 원리 이해에 근거한 고도로 전문화된 통찰력을 요구합니다. 안전한 삼킴은 곧 안전한 생명유지와도 직결되기에 진단 및 평가법의 정량화와 객관화에 따른 과학적 치료 기법의 적용과 각각의 증상에 맞는 이론적 근거에 입각한 치료법의 선택이 필요합니다. 이를 위해 관습법인 치료법의 선택이 아닌 환자의 상태를 기반으로 한 연구자적인 접근이 치료사에게 요구될 뿐만 아니라 최신의 근거를 통한 이론적 배경의 무장이 무엇보다 중요할 것입니다.

개정판을 번역하면서 느낀 바 역시 본 도서가 초판 발행 이후 10년간의 의미 있는 연구들을 샅샅이 훑어 독자들에게 전달하고자 한 열의가 생생하게 담겨 있다는 것입니다. 이는 단순히 활자화된 정보의 전달을 넘어서 임상가들에게 연하장애에 대한 양질의 중재 필요성을 끊임없이 강조하고 있으며 같은 분야에 종사하고 있는 연구자의 한 사람으로서 존경의 마음까지 불러 일으켰습니다.

부족한 번역이지만 여러분들이 읽을 본 도서가 저자들의 생생한 열의를 조금이라도 담아내었기를 희망해 봅니다. 본 도서를 활용하여 연하재활에 임하는 국내의 많은 임상가들의 지식들이 누적되고 머지않은 미래에 국내에서도 양질의 저술서들이 다양하게 발간되기를 기대합니다.

2020년 11월

연하장애 역자 일동

감사의 글

우리의 발간 작업에 도움을 주신 모든 분들과 치료적 개념들을 다학제적으로 보강하고 지지해주신 연하재활 영역은 많은 선구자 분들께 이 책을 바칩니다. 다음의 많은 분들이 제공해 주신 임상 및 중개연구들이 우리가 치료하고 있는 환자들에게 지대한 도움으로 다가가고 있다는 것에는 의심의 여지가 없습니다.

Joan Arvedson, Ian Cook, Nick Diamant, Olle Ekberg, Michael Feinberg, Susan Langmore, George Larsen, Maureen Lefton–Greif, Jeri Logemann, Arthur Miller, Robert Miller, JoAnn Robbins, Reza Shaker

또한 존스 홉킨스 대학병원의 다학제적 연하장애팀 여러분들께도 감사의 인사를 전합니다.

Jim Bosma, David Bucholtz, Martin Donner, Bronwyn Jones, Haskins Kashima, Patti Linden, Bill Ravich

마지막으로 선도적인 신진 임상 과학자 여러분들께도 감사를 전합니다. 여러분들의 연구는 우리는 물론 우리와 함께 작업하는 많은 사람들에게 영향을 미치고 있습니다. 여러분들의 노고는 그것들을 읽고 경탄해 마지않는 우리들에게 지속적으로 핵심적인 통찰력을 제공해 줄 것입니다.

Margareta Bülow, Susan Butler, Giselle Carnaby, Julie Cichero, Ichiro Fujishima, Maggie Lee Huckabee, Paula Leslie, Rosemary Martino, Gary McCulloch, Bonnie Martin–Harris, Cathy Pelletier, David Smithard, Catriona Steele, Koji Takahashi

이 밖에도 감사드리고 싶은 분들이 많습니다.

임상과학은 결실을 맺기에 매우 오랜 시간을 필요로 하는 분야입니다. 시간과 노력에 대한 헌신뿐만 아니라 나아가 이러한 연구를 통해 혜택을 받게 될 환자들에 대한 헌신을 필요로 합니다. 임상과학에는 좌절과 위험 그리고 결함이 뒤따를 수 있습니다. 그럼에도 타인을 돕고자 하는 마음이 근간인 임상과학을 대함에 있어 앞 세대를 살다 간 저명한 두 분의 말을 기억하고자 합니다. 이 말의 의미가 의도대로 전달되지 못하는 바가 있더라도 넓은 아량으로 이해해주시기를 부탁드립니다.

제일 먼저, 사람들은 당신을 무시할 것이다.
그리고는 당신을 비웃을 것이다. 그 후에 그들은 당신에게 싸움을 걸어올 것이다.
결국, 당신은 승리할 것이다.
마하트마 간디(Mahatma Gandhi)

어떤 방법을 선택해서 시도하는 것은 상식이다.
만약 실패한다면 솔직하게 인정하고 또 다른 방법을 시도하라.
가장 중요한 것은 무언가를 시도하는 것이다.
프랭클린 루즈벨트(Franklin D. Roosevelt)

모든 분들의 행복을 빌며,
M. G. & M. C.

저자 서문

연하장애 개정판의 발간을 환영합니다. 새로운 분야에서의 노력과 정보의 축적은 많은 이들의 관점 변화를 가져옵니다. 이는 임상과학의 긍정적 효과라고 할 수 있습니다. 우리는 개정판을 발간하며 각 장에 새로운 연구결과들을 반영하였으며 궁극적으로 이 책을 통하여 영유아와 성인의 연하장애에 대한 이해도를 높이고자 하였습니다. 임상적 현실을 고려해야 하는 다양한 비평적 사고 사례를 담았으며 환자 관리의 다양한 측면을 강조하는 새로운 사례들을 추가하였습니다. 이에 대한 내용을 담아 준 Pamela Dodrill 박사께 감사를 전합니다. Pamela 박사는 최근에 호주 브리즈번의 Royal Children's Hospital에서 Boston의 Children's Hospital로 이직하였으며, 호주에 있을 당시 연하장애팀의 선임 언어병리학자로서 12년간 근무한 바 있습니다. 그녀는 영유아의 삼킴에 대한 수많은 논문을 발표해 왔으며, 국제 학회에서 관련 주제에 대하여 활발히 활동하고 있습니다.

우리는 연하장애를 지닌 영유아, 어린이 및 성인을 관리하는데 있어 필요한 기본적이고 포괄적인 정보를 획득하고자 하는 임상가들에게 초점을 두고 있습니다. 연하장애 환자들에게 진단 및 치료 서비스를 제공하는 과정 및 관련 연구들을 중요하게 생각합니다. 연하장애에 대한 포괄적인 접근 방식으로 인하여 진단 및 치료에 대한 일부 세부 사항들은 초보 임상가들이 이 책을 처음 읽은 후에는 완전히 이해되지 않을 수도 있습니다. 이 텍스트의 구성은 어느 정도 경력이 있는 임상가 수준에서 유용할 수 있도록 쓰여졌습니다. 연하장애와 관련된 수많은 문제들에 대한 임상에 근거한 짧은 예시들, 학생들의 문제해결 능력 향상을 위한 다양한 질문들 또한 포함하였습니다. 또한 임상에서 마주칠 법한 환자들을 비평적으로 판단하고 통찰력을 향상시킬 수 있는 일화들 역시 함께 실었습니다.

이전 판에서는 영유아 및 아동과 관련된 내용이 성인을 대상으로 하는 챕터에 포함되어 있었으나, 개정판의 목차는 영유아와 아동을 관리하는 임상가와 교수들의 의견을 받아들여 수정하였습니다. 여러분들은 영유아와 아동에 관한 내용을 Part 3, 12~15장을 통하여 확인할 수 있습니다. 우리는 이러한 재구성이 특정 환자 그룹과 관련된 개념을 가르치고 이해하는데 도움이 되기를 바랍니다.

궁극적으로 이 책은 연하장애를 지닌 환자들이 겪는 문제와 이를 개선하기 위해 임상가들이 선택하는 방법에 대하여 제시하고 있습니다. 연하장애는 많은 의학적, 비의학적(정신적) 장애로 인한 이차적 증상일 수 있으며, 삼킴과 관련한 생리학적 기전으로 인해 발생할 수도 있습니다. 흡인성 폐렴, 영양부족, 탈수와 같은 연하장애로 인한 이차적 문제는 환자들의 면역력 저하, 의식 저하 또는 사망과 같은 합병증을 유발할 수 있습니다. 이 때문에 연하장애 전문가는 일반적 의료 정보에 대한 많은 지식을 습득하고 있어야만 합니다.

좋아하는 음식을 안전하게 섭취할 수 없거나 사람들과 더불어 정상적으로 음식을 먹을 수 없다면 우울, 불안 및 사회적 단절로 인한 이차적 문제가 발생하여 삶의 질에 영향을 줄 것입니다. 또한 특수식을 준비해야 한다면 이에 따른 시간과 경제적 어려움이 뒤따르게 될 것입니다. 우리의 삶은 먹는 것과 밀접한 관련이 있습니다. 먹는 것의 문제는 일상적으로 해오던 방식을 변화시킬 수도 있고, 삶의 전반을 변화시킬 수도 있습니다. 따라서 연하장애의 치료는 생리적인 기능의 회복을 넘어 궁극적으로 삶의 질 확보와 사회심리적 안정을 확보해 주는 수단이 될 것입니다.

연하장애의 관리에 대한 역사는 30년에 지나지 않습니다. 그간 임상가들은 연하장애 증상과 관련된 문제점과 치료에 대해 깊게 고민해 왔으며, 임상 및 기초과학 연구자들은 그 치료의 질을 향상시키는데 도움이 되는 연구문제에 대해 답을 찾아 왔습니다. 이러한 노력들은 다양한 저널을 통하여 발표되어 왔으며, 결과적으로 연하장애를 보이는 사람들의 병리적 문제를 개선하고 진단 및 치료의 질을 향상시키는데 지대한 공헌을 해 왔습니다. 이 책이 단순히 그러한 자료 중 하나로 숫자가 더해지는 것 뿐만 아니라 연하장애에 관심 있는 연구자들과 임상가들이 연하장애를 지닌 사람들의 삶을 개선시키기 위한 탐구를 계속할 수 있는 하나의 격려가 되기를 희망합니다.

차례

PART I
연하장애의 기초

Chapter 01 연하장애 개론 _ 1

PART II
성인의 연하장애

Chapter 02 삼킴 작용과 관련된 해부생리학 _ 21

Section 01 연하장애의 원인과 특징

Chapter 03 성인의 신경학적 장애 _ 49
Chapter 04 연하장애와 두경부암 _ 79
Chapter 05 식도장애 _ 109
Chapter 06 호흡장애 및 의인성 장애 _ 129

Section 02 삼킴 평가

Chapter 07 성인의 임상적 평가 _ 147
Chapter 08 영상 삼킴 검사: 비디오투시 검사와 내시경 검사 _ 181

Section 03 치료에 대한 접근

Chapter 09 치료 시 고려사항 및 결정사항 _ 209
Chapter 10 성인 환자 치료 _ 231
Chapter 11 윤리적 고려사항 _ 271

PART III

영유아 및 아동의 연하장애

Chapter 12 영유아 및 아동의 일반적 섭식과 삼킴 _ 283

Chapter 13 영유아와 아동의 섭식과 삼킴에 영향을 주는 질환 _ 301

Chapter 14 영유아와 아동의 영양과 삼킴 평가 _ 335

Chapter 15 영유아와 아동의 영양과 삼킴 치료 _ 355

부록 _ 382

찾아보기 _ 400

CHAPTER 1

연하장애 개론

편역자 우희순

학습목표

1. 연하장애를 정의하고 그 영향을 이해한다.
2. 연하장애의 역학에 대해 토의한다.
3. 연하장애로 인한 의학적, 사회적 결과에 대해 토의한다.
4. 연하장애의 임상적 관리에 대한 전반적 정보를 제시한다.
5. 연하장애를 관리하는 팀의 역할에 대해 토의한다.
6. 연하장애 환자를 위한 치료적 환경에 대해 토의하고, 각각의 관리에 의한 영향을 파악한다.

연하장애란?

연하장애를 의미하는 용어인 'dysphagia'는 '소화시키다', '삼키다'라는 뜻의 그리스어 어원인 'phagein'으로부터 파생되었다. 불능을 나타내는 전치사인 'dys'와 결합되어 삼킴의 어려움을 나타내는 증상 용어로서 쓰이고 있다. 'dysphagia'는 언어상실증(실어증)을 나타내는 'dysphasia'와 유사한 형태를 띠고 있으나 의사소통이 아닌 음식물의 섭취와 관련된 용어이므로 명확히 구분하여 사용해야 한다 (PRACTICE NOTE 1-1 참조).

Taber의 의학 백과사전에 따르면[1] 다음의 다섯 범주를 연하장애로 정의한다.

1. 협착성: 인두나 식도의 좁아짐에 의한
2. 형성이상(기형)성: 빗장밑동맥 등의 식도 압박에 의한
3. 구강인두성: 구강에서 식도로의 추진이상에 의한
4. 마비성: 구강, 인두 및 식도 근육의 마비에 의한
5. 강직성: 인두 및 식도의 경련(spasm)으로 인한

임상 현장에서는 상기의 범주 중 주로 구강인두의 이상에 의한 연하장애만을 중재하는 경우가 많다.

PRACTICE NOTE 1-1

연하장애식 생산업체의 컨설턴트로 활동하던 중 나는 해당 업체에 어떤 점에서 관련 시장이 확대될 것이라 예상하고 있으며, 얼마나 많은 연하장애 환자들이 개발하려는 증상에 특화된 음식으로부터 도움을 받을 수 있을지에 대한 대략적 수치라도 좋으니 근거를 요청한 적이 있었다. 그들은 관련 업체와 더불어 연하장애식의 잠재적 시장에 대한 세밀한 보고서를 준비하는 중이었다. 나는 구체적으로 미국 내에서의 연하장애 유병률에 대한 수치를 요구하였으며 2주 후에 관련 자료의 복사본을 받을 수 있었다. 놀랍게도 그 자료는 참고자료 목록만 15페이지에 달했다. 첫 페이지를 자세히 살펴보았을 때, 그들과 함께 하는 관련 업체가 검색 용어로 'dysphagia(연하장애)' 대신 'dysphasia(실어증)'를 사용하였음을 알 수 있었다. 나는 그 업체가 연하장애가 아닌 신경학적 질환으로 인해 발생한 의사소통 장애에 대한 관련 문헌들을 근거로 그 광범위한 보고서를 작성하였음을 알렸다. 단지 한 글자의 차이로 인해 이렇듯 큰 문제가 발생한 것이다.

흥미로운 점은 의학도들은 연하장애를 일차적으로 식도의 질병에서 기인한 삼킴의 문제로 학습하는 경우가 많다는 것이다. 그러나 이 용어를 적합하게 사용하기 위해서는 구강(oral), 인두(pharyngeal) 및 식도(esophageal)의 3단계 중 어느 단계에서 기인한 연하장애인가를 살펴볼 필요가 있다. 경우에 따라서는 위장이나 하부 소화관에서 일차적으로 기인한 구조적 문제가 상부에 있는 식도와 같은 소화관에 이차적 영향을 끼쳐 연하장애를 일으키는 경우도 있다. 연하장애는 일차적인 의학적 진단이라기보다는 질병으로 인한 **증상**(symptom)으로 보는 것이 더 합당하며, 종종 임상적 특성(**징후, signs**)으로 설명되는 경우가 많다. 음식물 섭취 중이나 후에 발생하는 기침, 목 메임, 음식 들러붙음, **역류**(regurgitation), **연하통**(odynophagia), **침흘림**(drooling), 설명하기 어려운 체중감소와 영양적 결핍 등이 연하장애와 관련 있을 수 있다. 연하장애는 특정 질환에 뒤따르는 증상이므로 꼭 삼킴의 경로상에서 생기는 문제가 아닐 수 있으며, 다양한 질환이 이에 관계될 수 있다. 연하장애와 관련된 질환들을 BOX 1-1에 요약하였다.

연하장애에 대한 사전적 정의는 삼킴을 위해 사용되는 근육들의 생리학적 변화의 결과로 발생한다는 의미를 내포하고 있다. 근육의 생리학적 변화는 연하장애에 있어 두 가지 주요 특징을 만들어낸다: 구강에서 위까지 **음식덩이**(bolus)를 이동시키는 추진의 지연이나 음식덩이의 잘못된 방향으로의 이동. 음식덩이의 잘못된 방향으로의 이동은 음식물이 상기도나 폐로 들어가거나, 구강, 인두, 식도 등에 위치한 음식물들이 삼킴 시도에도 불구하고 위로 들어가지 못하는 것을 말한다. 이러한 상황에서 연하장애의 증상을 분류하고자 할 때 정확한 임상 및 영상 평가의 필요성이 대두된다.

노인에게서 삼킴 관련 근육계통의 생리학적 변화(혀 근력의 약화나 식도 운동성 저하 등)가 나타났다면 음식물이나 액체류의 위장으로의 이동 지연이 발생하는 경우가 많다.[2] 하지만 삼킴 기전에 생리학적 이상을 보이는 모든 환자들에게서 음식덩이의 지연이나 잘못된 방향으로의 이동이 보이는 것은 아니다. 인지 저하로 인한 식습관의 변화나 **영양실조**(undernutrition) 및 **흡인성 폐렴**(aspiration pneumonia)과 관련된 약물의 합병증으로 인해 정상적인 음식물 섭취에 문제를 보이는 사람들도 연하장애 환자로 분류할 수 있다. 삼킴 관련 근육계가 정상이라도 환자의 의식 수준이 관련 근육들을 효율적으로 활용할 만큼 충분히 명료하지 않을 경우에도 연하장애의 가능성이 높아진다. 또한 행

BOX 1-1 연하장애의 유발 가능성이 있는 질환 및 증상

신경학적 질환
- 뇌졸중(stroke)
- 외상성 뇌손상(traumatic brain injury)
- 치매(dementia)
- 운동신경원질환(motor neuron disease)
- **중증근무력증(myasthenia gravis)**
- 뇌성마비(cerebral palsy)
- 길랑바레증후군(Guillain–Barre syndrome)
- 소아마비(poliomyelitis)
- 감염성 질환(infectious disorders)
- **근육병증(myopathy)**

진행성 질환
- 파킨슨증(Parkinsonism)
- 헌팅턴병(Huntington's disease)
- 진행성 핵상 마비(progressive supranuclear palsy)
- 윌슨병(Wilson's disease)
- 노화 관련 변화(age–related changes)

결합조직/류마토이드 질환
- 다발성 및 **피부근염**(poly– and **dermatomyositis**)
- 진행성 전신경화증(progressive systemic sclerosis)
- 쇼그렌 질환(Sjögren's disease, 건조 증후군)
- 피부경화증(scleroderma)
- 중복증후군(overlap syndrome)

구조적 질환
- 소화계와 관련된 암종

의인성 진단
- **방사선 치료(radiation therapy)**
- **화학치료(chemotherapy)**
- **기도삽관 또는 기관절개관(intubation or tracheostomy)**
- 수술 후 경수(cervical spine) 융합
- 수술 후 관상동맥 우회로 이식
- 약물 관련

그 밖의 관련 진단
- 심각한 호흡곤란(severe respiratory compromise)
- 정신병리적 상태(psychogenic conditions)

동적인 이상을 보이는 사람들에게서도 정상 삼킴 과정을 방해하는 요소를 발견할 수도 있다. 삼킴이란 역동적인 과정이기 때문에 연하장애 환자로 분류된 사람들이라 해도 모든 삼킴이나 모든 종류의 음식물에서 연하장애의 증상이나 징후를 보이는 것은 아니며, 이러한 이해에서 비롯한 다각도의 관찰과 객관적인 평가가 필요하다. 연하장애란 단순히 삼킴 관련 근육계의 이상이나 약화뿐만 아니라, 삼킴 기전과 관련된 모든 요소의 통합적 관찰을 통하여 삼킴 이상의 경험이나 가능성까지 연하장애의 영역으로 포함시킬 필요가 있다. 이러한 이유에서 저자들은 연하장애에 대한 Tanner[3]의 정의를 보다 선호하는 편이다: "연하장애: 감정적, 인지적, 감각적 결손 및 음식물을 구강에서 위장으로 이동시키는 기능과 관련된 움직임의 저하로 인해 야기되는 수분과 영양공급의 실패 및 기도 폐쇄나 흡인 가능성에의 노출"

삼킴의 저하나 이상은 섭식 관련 질환과는 구분되어야 한다. **섭식장애(*feeding disorder*)**는 소화계통 밖에서의 음식물 이동의 과정에 대한 문제를 말한다. 섭식장애는 대개 손과 팔의 약화나 조절 능력 저하로 인해 음식물을 그릇에서 입으로 옮기는 과정상의 문제를 지칭한다. 영국과 미국의 경우 유아나 아동에게 있어서는 섭식장애와 연하장애를 동일한 용어로 활용하기도 한다. 한국의 경우에도 유아나 아동에게 있어서 섭식장애와 연하장애를 특별히 구분하지 않고 사용하는 경우가 많으며, 운동 능력의 저하뿐만 아니라 감각적, 인지적, 적응적 문제들로 인하여 음식물을 정상적으로 섭취하지 못하는 경우 역시 섭식장애에 포함하여 중재하고 있다. 뇌성마비와 같은 신경학적 장애로 인한 섭식장애는 운동 능력 저하 위주의 섭식기능과 삼킴기능 저하를 모두 포함하는 연하장애를 보일 수 있다.

삼킴 관련 질환은 **식욕부진(anorexia)**이나 **신경성 식욕항진증(bulimia nervosa)**과도 구별되어야 한다. 연하장애와 마찬가지로 식욕항진증이나 식욕부진을 보이는 환자들에서 공통적으로 식이 선택의 변화를 보일 수 있으며 음식덩이를 구강에서 조절하는 데 어려움을 겪을 수 있지만, 식욕항진증이나 식욕부진을 겪고 있는 환자들에서 삼킴에 어려움을 호소하는 경우는 극히 드물다.[4]

발생률 및 유병률

질병의 발생률이란 대상 집단에서 오랜 시간(일반적으로 최소 1년)에 걸친 관련 질환의 신규 발생 빈도를 말한다. 또한 유병률이란 일반적으로 특정한 환경에서 짧고 규정된 기간 동안에 특정 질환을 겪고 있는 인구수를 의미한다. 모집단의 규모 및 지역과 집단 특수성이 모두 다른 현실에서 발생률과 유병률을 정확하게 측정하는 것은 거의 불가능하다. 이는 연하장애의 정의가 광범위하고, 그것이 측정되는 환경(급성기, 재활기, 만성기)의 차이와 연하장애를 진단하는 측정 도구들의 다양성 때문이다.[5] 예를 들어, 연하장애 유무를 판단하기 위하여 환자에게 질문을 통한 임상적 평가를 적용하는 것과 **비디오투시 검사(videofluoroscopy)**와 같은 영상 기반 평가를 적용할 때의 증상 출현율은 달라질 수밖에 없다. 삼킴 관련 질환과 관련하여 가장 많이 활용되는 인구통계학적 데이터는 유병률이다. 특정 질환에 대한 유병률을 파악하는 것은 임상가가 장애를 탐지하는데 도움이 될 수 있으며, 이를 통해 증상 대처에 활용할 자원들에 대한 계획을 세우는 데 있어 중요하게 활용될 수 있다. 예를 들어, 특정 질환이 전체 인구 중 1% 이하로 발생한다는 것을 알고 있다면, 평가자는 기대되는 증상의 출현 빈도가 높지 않다는 것을 알고 있기 때문에 그 증상을 찾는 데 할애하는 시간을 많이 들이지는 않을 것이다. 반대로 특정 질환이 모집단의 50%에서 발생한다면 평가자는 그 증상의 발현에 대해 경계하고 예의주시할 수밖에 없다. 그러므로 만약 급성기 뇌졸중 환자의 50%에서 연하장애 증상이 나타나고 전체 환자 중 20%는 무증상 흡인(silent aspiration)을 보일 수 있다고 제시한다면 평가자는 당연히 급성 뇌졸중 환자의 절반에서 연하장애가 발생할 것을 예상할 것이며, 그 중 절반에서 무증상 흡인의 위험성이 있다는 것을 알고 대처할 것이다. 실제적으로 급성기 뇌졸중 환자의 37%에서 흡인으로 인한 폐렴이 발생한다. 이러한 유병률 관련 수치는 급성 뇌졸중 이후 의학적 합병증을 예측하고 관리하는 데 있어 임상가들에게 중요한 정보로 활용된다.

환경에 따른 유병률

연하장애의 유병률에 대한 추정치는 특정 연령 집단(노인,

> **CLINICAL CASE EXAMPLE 1-1**
>
> A병원의 재활의학과 과장은 병원 측에 연하장애 증상을 보이는 뇌졸중 환자 및 급성 노인성 질환자들을 선별하고 집중적으로 치료하기 위하여, 작업치료사 및 영양사를 추가적으로 고용해 줄 것을 요청하였다. 이러한 요청의 근거는 뇌졸중 환자의 연하장애에 대한 선별검사가 증상의 조기 발견을 통하여 관련 이환율과 사망률의 감소에 기여한다는 다양한 연구결과들이 있었기 때문이다. 관련 전문 인력의 투입은 장기적으로 A병원 보건 시스템 유지 비용의 증가를 의미하기는 하지만, 병원의 재무 책임자는 연하장애의 조기 발견 및 중재로 인한 비용절감이 결과적으로 두 명의 전문 인력 채용 비용을 훨씬 상회할 것이라 추정하였다. 이에 연하장애 팀의 요청과 최신 관련 문헌을 통한 치료적 근거, 병원의 비용절감 가능성을 총체적으로 판단한 병원장은 연하장애 관련 전문 인력 2인의 신규 채용을 승인하였다.

신생아) 및 진단(신경학적)에서 높게 나타나기 때문에 개별 집단이 처한 환경에 따라 매우 다양하게 나타난다. 예를 들어, 재활기로 접어드는 환자들은 요양시설에 입원하려는 환자들만큼의 의학적 문제나 연하장애 등을 동반하지 않을 수 있다. 반대로 조산아들은 다양한 부작용을 초래할 수 있는 여러 의학적 문제들을 안고 있을 수 있다. 급성기 종합병원 환자의 전수를 대상으로 조사한 결과는 뇌졸중 전문병원과 같은 특수 시설의 조사 결과와 비교하였을 때 연하장애의 유병률에 있어서 확연하게 낮은 비율을 보일 것이라 유추할 수 있다.

지역사회

지역사회에 거주하고 있는 노인들을 대상으로 한 연하장애 유병률은 16~22%이다.[6,7] 한 코호트 연구는 지역사회에 거주 중인 젊은 집단(14~30세)의 연하장애 증상의 유병률에 대해 보고하기도 하였다.[8]

급성기 및 만성기 노인시설

싱가포르에 위치한 한 급성기 노인병원의 입원 환자 211명을 대상으로 한 연구에 따르면, 연하장애 유병률이 입원 시에 29%, 퇴원 시에 28%였다.[9] 미국 메릴랜드의 만성기 요양시설의 경우에는 입소자의 60%에서 삼킴과 섭식의 문제를 보였다.[10] 유사한 수치(53%)가 스페인의 만성기 요양시설 및 한국의 도심 요양시설, 포르투갈의 8개 요양시설에서 보고되었다.[11-13] 한 연구는 섭식과 삼킴의 문제가 동반될 경우, 노인 요양시설 거주자 중 87%에서 부적절한 구강섭취의 위험에 노출된다고 보고하였다.[14] 입인두 연하장애를 보이는 노인 요양시설 거주자를 대상으로 한 추적 연구에 따르면 1년 내 사망률이 45%에 이르는 것으로 나타났다.[15]

급성기 종합병원

연하장애를 진단하는 도구인 Fleming Index of Dysphagia를 적용하여, Layne 등[16]은 자신들 환자의 1/3이 연하장애 진단을 받았다고 보고하였다. 이 연구결과는 Groher와 Bukatman[17]이 유사한 환경에서 보고한 수치보다 20% 높은 유병률을 나타낸다. 이러한 유병률의 불일치는 Layne 등의 연구에서는 탈수 증상도 연하장애로 분류하여 유병률을 높인 반면, Groher와 Bukatman의 연구에서는 이를 연하장애 증상으로 분류하지 않았기 때문이다.

급성기 재활병원

급성기 재활병원에 지속적으로 입원 중인 307명의 환자를 대상으로 한 연구를 살펴보면, 약 1/3의 환자들이 연하장애 증상을 보이는 것으로 보고하였다.[18] 해당 집단 중 연하장애 증상의 원인 질환 중 절반은 뇌졸중이었으며, 외상성 뇌손상(20%), 척수손상 및 뇌암(7%), 진행성 신경학적 질환(5%)이 뒤를 이었다. 입원 환자 중 연하장애가 가장 심한 환자군은 외상성 뇌손상이었으며, 다음으로 뇌졸중이었다. 가장 경증의 연하장애 증상을 보이는 환자군은 뇌암이었다.

연하장애 유발 관련 질환

중추신경계 및 말초신경계의 암종, 소화관의 구조에 영향을 주는 질환 등 몇몇 의료적 진단은 연하장애와 밀접한 관련을 보인다. 미국의 경우 약 30~60만 명의 신경계 질환자들이 연하장애를 경험하는데, 대부분은 뇌졸중 후 발생한다.[5] 그만큼 뇌졸중과 연하장애는 높은 상관관계를 갖는다. 여기에서는 뇌졸중을 비롯한 연하장애를 일으키는 질환에 대해 알아보고자 한다.

뇌졸중

뇌졸중(stroke) 후 연하장애의 유병률은 환자가 회복 과정의 어느 단계에 해당하는지에 따라 달라진다. 급성 뇌졸중(발병 후 5일 이내)의 경우 연하장애의 유병률은 50% 이상으로 높지만 발병 2주 후에는 10~28%의 환자만이 연하장애 증상을 보일 수 있다. Smithard 등[19]은 이러한 시기적 차이를 구별하고자 임상적 평가와 비디오투시 연하검사를 활용하여 6개월간 121명의 급성 뇌졸중 환자를 추적조사하였다. 이 6개월간 별도의 치료는 제공되지 않았다. 연구결과 뇌졸중 직후 51%의 환자에서 흡인의 위험성이 관찰되었으나, 7일 후에는 단지 27%의 환자에게서 위험요소가 발견되었다. 6개월 시점에서는 단지 3% 환자에서 영구적인 어려움이 관찰되었으며, 반면에 연하장애 증상을 보이지 않았던 3%의 환자들에게서 연하장애 증상이 새로이 발견되었다. 이러한 결과는 연하장애의 조기 발견과 중재가 연하장애로 인한 다양한 합병증을 예방하는 데 중요하며, 상당수의 환자는 특별한 중재가 없이도 증상이 호전될 수 있음을 보여준다.

유사한 결과로, Gordon 등[20]과 Mann 등[21]도 입원 시점의 연하장애 유병률을 43~51%로 제시한 바 있다. 하지만 Mann 등[21]은 6개월 시점의 연하장애 유병률을 50%라고 보고하여, 3~9% 사이를 제시한 다른 연구들의 결과와 다른 양상을 보였다. Daniels 등[22]도 급성기 뇌졸중 환자 55명 중 36명(65%)에서 연하장애가 발견되었으며, 이들 중 절반 이상인 36명에서 흡인이 관찰된다고 보고하였다. 또한 같은 연구에서 무증상 흡인의 2/3는 임상적 평가가 아닌 비디오투시 검사로만 확인할 수 있음을 제시한 바 있다. 연하장애 환자를 장기 추적한 다양한 연구들에서 환자의 94%는 음식물을 경구섭취하는 단계까지 호전된다고 보고하고 있다. 흥미로운 점은 무증상 흡인의 유무는 구강섭취로의 전환에 특별히 영향을 주지 않는 것으로 보고되었다. 2가지 광범위한 유병률 보고서를 분석한 Gonzalez-Fernandez 등[23]의 연구에서는 백인이나 흑인과 비교하여 아시아인들의 연하장애 유병률이 유의하게 높다는 것을 제시한 연구도 있다(CLINICAL CORNER 1-1 참조).

> **CLINICAL CORNER 1-1 심각한 연하장애**
>
> K씨는 좌측 뇌의 손상으로 인한 뇌졸중으로 입원하였다. 입원 당시 그는 반응이 없었고, 영양공급과 수분 보충을 위하여 코위관(nasogastric tube)을 삽입하였다. 증상이 회복되고 다양한 반응을 보이게 됨에 따라 코위관을 제거한 후 구강식이를 시작하였다. 처음 음식을 먹게 되었을 때 대부분의 시도에서 목 메임이 관찰되었으며 연하장애가 의심되었다. 임상적 평가에서는 혀근육의 약화와 후두 상승의 저하가 관찰되었다. 영상적 평가에서는 기관에서의 흡인이 관찰되었으며 최종적으로 뇌졸중으로 인한 이차적 연하장애로 진단되었다.
>
> **논리적 사고**
>
> 1. 입원 당시 왜 코위관을 삽입하여야 했는가?
> 2. 현재 상태에서 K씨의 코위관을 제거해야 하는가? 제거한다면 그 이유는 무엇인가?

두경부암

두경부암(head and neck cancer)의 경우 연하장애를 빈번하게 유발하는 질환 중 하나이지만 연하장애 유병률이나 발생률에 대한 대규모 연구는 진행된 바가 없다. 연하장애는 관련 조직 제거, 감각 및 운동 기능의 소실, 방사선요법 및 화학요법의 결과로 발생한다. Pauloski 등[24]은 두경부암 환자들의 59%에서 연하장애 증상을 보이는 것으로 보고하였다. 수술 및 방사선 치료를 받은 후두절제 환자들을 대상으로 한 대규모 연구에서, 화학요법을 적용하고 2년 후 환자의 33%에서 삼킴 관련 어려움이 관찰되었다고 보고한 연구도 있다.[25]

Maclean 등[26]은 설문지를 활용하여 197명의 연구대상자 중 71%에서 삼킴에 약간의 어려움을 보인다고 보고하였다. **성문상부 후두절제술(supraglottic laryngectomy)**을 시술받은 46명의 입원 환자 중 60%의 환자에서 연하장애를 보인다는 연구결과도 있었다.[27] 경구 이산화탄소 레이저 접근법을 이용한 성문상부 후두절제술을 시술받은 21명의 환자들 대부분에서 2주 후 추적조사에서 연하장애를 보였지만 12개월 이후에는 유의한 감소를 보였음을 제시하기도 하였다.[28]

치료 후 1년 이상이 경과한 87명의 두경부암 환자들에게서 구강인두 연하장애 환자 비율이 50.6%였으며, 대부분 고형식에서 발생했음을 제시한 연구도 있다.[29] 환자의

51%는 연하장애로 인해 이전에 비하여 삶의 질이 감소했음을 호소하였다. 특별히 인두의 종양절제술을 시행한 환자와 혀에 종양을 가진 환자들이 연하장애의 발생 확률이 높은 것으로 나타났다.[30]

뇌손상

연하장애는 머리 부위에 심한 손상을 입은 경우에도 흔하다. 뇌손상(head injury)으로 인한 연하장애의 발생률을 보고한 연구를 보면, 한 연구[31]에서는 급성기 입원 환자의 4.5%(199명 중 9명)로 보고하였으며, 유사한 환경에서 78%(40명 중 31명)의 발생률을 보인 것으로 보고한 연구[32]도 있다. 이러한 수치적 불일치는 증상의 초기 심각도와 연하장애를 정의하고 선별하는 데 사용된 도구의 차이에서 발생한다. 뇌손상으로부터 생존하여 재활 단계로 돌입한 환자들에 대한 연하장애 유병률 관련 수치들은 27~30%[33], 36~42%[34] 등으로 다양하다.

질환의 유형 및 사고 후 경과 시점이 다양한 혼합 집단을 대상으로 Lazarus와 Logemann[35]이 연구한 결과를 살펴보면, 비디오투시 검사를 통하여 환자의 약 절반에서 연하장애 증상을 발견하였다. Winstein[33]의 연구에 의하면 뇌손상으로 재활병원에 입원한 환자들 중 27%에서 입원 당시 연하장애 증상을 보였지만 5개월 이후에는 6%만이 증상을 보였음을 제시하였다. Yorkston 등[32]은 지속적으로 재활치료를 받고 있는 62명의 환자 중 13%에서 연하장애 증상이 남아 있다고 보고하였다. 일반적으로 초기 손상이 심각할수록 연하장애 발생률이 높다. 219명의 환자를 대상으로 한 후향적 연구에서 로지스틱 회귀분석을 통하여 높은 연령, 기관절개술 시행, 기억력 저하 등의 요인이 섭식 튜브가 적용될 가능성을 높이는 것으로 제시하였다.[36]

뇌손상 후 몇몇 환자들은 혼수상태이기 때문에 구강식이가 불가능할 수도 있고, 또 몇몇 환자들은 장기간의 기관삽관이나 인지 저하, 신경외과적 수술 등으로 인하여 구강섭취가 불가능할 수도 있다. 그러나 재활 단계에 들어선 환자들의 경우 구강식이가 가능하도록 다양한 방법들을 강구해야 한다.

진행성 신경학적 질환

진행성 신경학적 질환(progressive neurologic disease) 역시 연하장애의 흔한 원인이 된다. 파킨슨병(Parkinson's disease)과 그 변이형, 근위축성 측삭경화증(amyotrophic lateral sclerosis, 루게릭병), 다발성 경화증(multiple sclerosis), 중증 근무력증(myasthenia gravis), 전신 류마티스성 질환(systemic rheumatic origin), 피부근염(dermatomyositis), 다발성 근염(polymyositis), 류마티스 관절염(rheumatoid arthritis), 피부경화증(scleroderma), 쇼그렌증후군(Sjögren's syndrome), 알츠하이머병(Alzheimer's disease) 및 이마관자엽 치매(frontotemporal disease) 등과 같은 치매 등이 해당한다. 류마티스성 질환들은 파킨슨병이나 다발성 경화증보다 연하장애 증상의 출현이 훨씬 드물지만 증상의 특수성으로 인하여 연하장애에 대해 논의해야 할 필요성이 대두되기도 한다.

이러한 신경학적 질환들은 질환의 일차적 특성으로 인해 연하장애 증상이 초기에 발견될 수도 있고, 점진적 특성 때문에 중반기를 넘어서 발현될 수도 있다. 또한 같은 질환, 같은 병기이지만 연하장애 증상이 발현되지 않을 수도 있다. 하지만 일반적으로 질병이 중증 단계를 넘어서면 연하장애 증상이 발현되는 경우가 많다. 특히 연하장애의 합병증으로 인하여 폐 기능에 영향을 많이 받을 경우, 흡인성 폐렴으로 이어져 결국 죽음에 이르는 경우도 흔하다(6장 참조).

파킨슨병. 파킨슨병(Parkinson's disease)의 이차적인 결과로 연하장애가 빈번하게 발생하지만 대상 선택의 차이와 평가도구의 차이로 인하여 연하장애의 발생률에 대한 통계는 연구에 따라 다양하다. 하지만 대부분의 연구는 파킨슨병의 50%에서 연하장애 증상이 발생한다고 보고하고 있다.[37-39] Leopold와 Kagel[40]은 증상의 정도가 다양한 72명의 파킨슨병 환자 중 82%가 삼킴에 어려움을 겪고 있다고 보고하였다. Walker 등[41]은 자가보고 형식으로 데이터를 수집하는 도구인 Unified Parkinson's Disease Rating Scale을 사용하여 대상 환자 중 32%에서 연하장애 증상을 나타낸 것으로 보고하였다.

Sung 등[42]은 초기 단계의 파킨슨병 환자에서 반복적인 삼킴을 시도할 때 액체류와 고형식 모두에서 식도의 운동장애를 동반한 식도의 압력이상을 보고하였다. 흥미로운 점은 식도의 이상이 연하장애 증상이 명확히 발현되기 전에도 존재했다는 것이다. 이러한 파킨슨병의 증상은 파킨슨병의 연하장애 증상으로 새롭게 알려지는 것들이라 할 수 있다.

Kalf 등[43]은 12가지 연구들의 분석을 통하여 파킨슨증(Parkinsonism)과 관련된 연하장애의 유병률을 확인하기 위한 메타분석을 시행하였다. 이 연구에서 대상자의 1/3이 연하장애로 고통받았으며, 80% 이상에서 객관적 증상을 가지고 있음을 확인하였다. 연하장애 유병률은 치매 증상을 보이는 파킨슨병 환자에게서 더 높게 나타난다.[44]

근위축성 측삭경화증. 근위축성 측삭경화증(amyotropic lateral sclerosis)이 숨뇌에 위치한 근육들(bulbar musculature)을 침범했을 때 연하장애는 심각한 초기 증상으로 나타날 수 있다. 근위축성 측삭경화증 진단을 받은 초기 환자들을 대상으로 한 연구에서 25~30%의 환자들에서 숨뇌 부위의 문제가 보고되었다.[45,46] 이는 근위축성 측삭경화증 진단을 받은 환자들 중 적어도 1/3에서 초기부터 삼킴의 어려움을 보일 수 있다는 것을 의미한다.[47] 숨뇌는 삼킴의 핵심적 역할을 하는 중추이며, 이 부위를 침범한 질환일 경우 초기뿐만 아니라 질환의 진행에 따라 심각한 연하장애 징후들을 동반하게 된다.[48]

다발성 경화증. Hartelius와 Svensson[49]은 다발성 경화증(multiple sclerosis)으로 진단받은 환자들의 33% 이상에서 씹거나 삼키는 능력에 문제를 보인다고 보고하였다. 또한 외래로 내원하는 환자들 중 30~40% 정도에서 연하장애의 지속적 치료가 필요했다는 연구결과도 있다.[50] 근위축성 측삭경화증 환자와 유사하게 다발성 경화증 환자들도 질환이 숨뇌 및 관련 근육계를 침범하지 않았다면 연하장애의 문제가 발생하지 않을 수도 있다. 또한 질환이 경과될수록 연하장애 증상의 빈도가 증가한다는 점도 유사하다. 반복적으로 다발성 경화증을 보인 143명의 환자들을 대상으로 한 Calcagno 등[51]의 연구에서는 34%의 연하장애 증상의 출현을 확인하였다. 309명의 다발성 경화증 환자를 조사한 DePauw 등[52]은 24%에서 만성적 삼킴의 어려움을 보인다고 보고하였으며, 그 외의 5%에서는 일시적인 증상을 보인 후 곧 안정되었다고 하였다. 다발성 경화증으로 인한 증상의 심각도에 따라 연하장애 발생률의 차이를 보이기는 하지만, 후기로 접어들 경우 연하장애의 발생률은 65% 가까이 증가한다.

중증 근무력증. 중증 근무력증(myasthenia gravis)을 앓는 환자들은 대략 1/3 정도에서 연하장애를 보이는 것으로 알려져 있다.[53] 연하장애의 발생률은 근육 피로에 의한 경우가 많으며, 호흡의 문제가 발생할 경우보다 근육의 약화는 가속화된다.

근이영양증. 입인두 장애를 지닌 근이영양증(muscular dystrophy) 환자와 뒤센형 근위축증, 근긴장성이영양증(myotonic muscular dystrophy)을 가진 환자에게서 말초 입인두와 식도 근육의 약화로 인한 이차적인 삼킴의 문제가 보고되고 있기는 하지만[54-56] 아직 근이영양증 환자들의 연하장애 발생률에 대한 정확한 조사는 발표된 바가 없다.

다발성 근염과 피부근염. Oh 등[57]은 근육에 영향을 미치는 염증성 질환에서의 연하장애 유병률에 대하여 연구하였다. 783명의 대상 환자 중 피부근염(dermatomyositis) 환자 18명, 다발성 근염(polymyositis) 환자 9명을 포함하여 62명에서 구강인두 연하장애가 발생하였다. 다른 진행성 신경학적 질환들처럼 이들의 진행 과정에 있어서 연하장애 증상의 출현 여부 및 그 정도는 달라질 수 있다. 이들 질환에서 발생하는 연하장애의 특징은 삼킴 관련 근육들의 약화로 인한 경우가 많다.

류마티스 관절염. Geterude 등[58]은 류마티스 관절염(rheumatoid arthritis)을 가진 29명의 연구대상자 중 8명에서 연하장애의 문제를 보였다고 보고하였다. Ekberg 등[59]은 류마티스 관절염과 연하장애를 동시에 가진 31명의 환자 중에 20명에게서 인두기의 문제를 관찰하였다고 보고하였다.

피부경화증. 피부경화증(scleroderma)을 가진 환자들의 90% 이상에서 삼킴과 관련된 문제를 보인다.[60] 피부경화증을 가진 환자 중 **부식성 식도염(erosive esophagitis)**을 동반한 환자의 경우, 53명의 환자 중 60%에서 삼킴과 관련된 문제를 가지고 있었다.[61] 이러한 대다수의 환자들에서 삼킴장애의 합병증이 동반되었다. 연하장애 증상을 보이는 피부경화증 환자들은 식도의 운동장애에서 기인한 이차적인 구강기와 인두기의 영향을 고려해야 하지만, 연하장애 합병증은 대부분 식도단계에 국한된다.

쇼그렌증후군. 쇼그렌증후군(Sjögren's syndrome)을 가진 환자 중 75%에서 연하장애의 문제를 보인다.[62] 쇼그렌증후군 환자들은 삼킴의 모든 단계와 관련하여 문제를 보이는 경우가 많다.

치매. Alagiakrishnan 등[63]은 19개의 연구결과들을 토대로 치매(dementia)에서의 연하장애 유병률에 대한 체계적 고찰을 수행한 바 있다. 유병률은 13~57%의 범위를 보였으며, 이마관자엽 치매의 경우 후기 단계를, 알츠하이머병의 경우 초기 단계를 그 대상으로 하였다(CLINICAL CORNER 1-2 참조).

발달장애. Leslie 등[64]은 적절한 중재의 필요성을 강조하기 위하여 발달장애(developmental disability)를 보이는 집단의 연하장애에 대하여 연구한 바 있다. 연구결과 지역사회 발달장애 대상자 중 36%, 입원 환자 중 73%에서 연하장애 유병률을 나타내는 것으로 보고하였다. Chyswick과 Jolliffe[65]는 연하장애 평가에 의뢰된 환자들을 대상으로 한 연구를 통하여 연하장애와 그에 수반되는 정신적 또는 신체적 장애가 있는 사람들의 유병률이 8.1%라고 보고하였다. 일반식을 하며 주거 시설에 거주하는 다운증후군을 가진 성인을 조사한 결과, 식사 중 명백한 기침의 징후를 근거로 호흡기 감염 위험이 56.5%임을 보고한 연구도 있다.[66] Smith 등[67]은 평균 연령 7.45세인 다운증후군 입원 환자 집단에서 이와 유사한 유병률을 보고하였다. 심각한 신경학적 지연이나 기관절개술을 받은 사람들은 연하장애의 위험성이 더욱 높았다.

정신장애. 연하장애를 유발할 수 있는 정신장애(mental illness)에 대한 유병률 자료는 거의 없다. 이에 Aldridge와 Taylor[68]는 정신장애의 연하장애 유병률 및 치료적 중재를 다룬 연구들을 통하여 체계적 고찰을 진행한 바 있다. 근거로 활용된 10가지 연구를 통하여 연하장애 증상을 보이는 환자들 및 질식으로 인한 사망자의 비율을 확인하였다. 이 연구에서는 기질적 정신질환을 앓고 있는 성인의 경우 일반 인구 대비 사망할 확률이 43배 높아진다고 보고하였다. 또한 6건의 연구를 통하여 정신장애에서의 연하장애 유병률을 9~42%로 보고하였다. 하지만 치료적 중재 및 그 결과에 대한 자료를 제공한 연구는 없었다(CLINICAL CORNER 1-3 참조).

식이공포증. **식이공포증(phagophobia, 식공포증, 식공증)** 또는 삼키는 것에 대한 두려움은 외상후 스트레스장애나 사회적 공포증 혹은 강박장애와 같은 정신건강적 인자와 관련될 수 있다. 문헌적으로 봤을 때 식이공포증이

CLINICAL CORNER 1-2 투약 위험성

M씨는 머리, 목 및 상체에 심한 화상을 입고 화상병동에 입원하였다. 화상으로 인한 통증 때문에 그는 심하게 위축된 상태이다. 시간이 지나 그의 상태가 호전되면서 작업치료실에 구강식이 전 단계에서 삼킴 평가 요청이 의뢰되었다. M씨는 침 등의 분비물을 잘 삼키지 않고 있었다. 삼킴 평가를 통해서 M씨의 삼킴 관련 근육의 정상적인 근력을 확인하였다. 하지만 그의 지남력은 저하되어 있었고, 30초 이상의 명료한 의식 수준을 유지할 수 없었다. 그의 저하된 정신 상태와 의식 수준을 고려하여 구강식이는 허용되지 않았으며, 연하장애의 중재가 필요하다는 것을 알 수 있었다.

논리적 사고

1. 이 경우 어떤 약물이 연하장애를 호전시킬 수 있는가?
2. 정신 상태의 저하가 질식으로 이어질 수 있는 몇 가지 예를 드시오.

CLINICAL CORNER 1-3 심리적 진단

L씨는 급성 조현병적 증상으로 정신건강의학과에 입원하였다. 식사할 때의 문제는 간헐적인 질식과 더불어 식사시간이 과도하게 소요된다고 보고되었다. L씨의 연하장애 평가를 담당한 작업치료사는 연하장애 징후가 발견되지만 구강 및 인두의 삼킴 근육 손상은 없다고 보고하였다. L씨가 음식물을 먹는 것을 관찰한 결과 한꺼번에 입에 많이 떠 넣을 뿐만 아니라 먹는 속도가 매우 빨랐다. 또한 음식을 먹는 동안 매우 수다스럽게 떠들었으며 이렇게 말하는 동안 질식하는 일이 발생하였다. 최종적으로 L씨는 정서적 및 행동적 이상으로 인한 연하장애로 판정되었다.

논리적 사고

1. 그 밖의 어떤 유형의 행동장애가 연하장애를 유발할 수 있는가?
2. 음식물을 먹으면서 말하는 동안 질식이 발생하는 이유는 무엇인가?

란 감각이나 운동적인 이상이 없음에도 불구하고 음식물을 삼킬 수 없는 상태로 정의한다. Baijens 등[69]은 식이공포증의 유병률과 중재법을 확립하고자 12개의 연구결과를 검토하였다. 하지만 연구에 활용한 대부분의 자료들이 신뢰할만한 유병률 통계를 도출해 내기에는 근거가 부족한 연구방법을 사용하였음을 결론으로 제시하였다. 향후 식이공포증에 관한 보다 구체적인 연구들이 진행되어야 할 것이다.

미숙아. 미국에서 미숙아(premature infants)의 출생률은 전체 신생아 중 12% 이상을 차지하고, 흑인과 백인의 혼혈아에서는 18% 이상의 수치를 보인다.[70] 저체중 신생아(임신기간 26주 미만)의 경우 감각의 문제와 신경발달적인 장애를 보일 확률이 높고, 어림잡아 90% 이상에서 섭식장애를 동반한다고 보고되고 있다.[71]

척수 손상. Shem 등[72]은 팔다리마비를 가진 성인에서 임상적 평가와 영상 평가를 통하여 39명의 연구대상자 중 38%가 구강인두 연하장애의 증상을 보이는 것으로 보고하였다. 4명의 대상자에게서는 흡인이 관찰되었다. 일반적으로 척수 손상(spinal cord injury)의 연하장애 유병률은 낮지만 구강, 인두의 근육 및 호흡 근육과 관계된 목신경(cervical cord) 손상자들의 경우 연하장애 증상을 보일 수 있다.

연하장애의 결과

연하장애는 다양한 의학적 진단과 더불어 발생하는 경우가 많기 때문에 질환에 대한 이해와 더불어 연하장애가 환자에게 미치는 잠재적 영향을 이해하는 것이 중요하다. 연하장애는 질병으로 인한 하나의 증상이지만, 이로 인해 이차적인 재원기간의 연장 및 사망으로 이어질 수도 있다. 연하장애는 건강에 미치는 영향이 상당할 뿐만 아니라 환자의 전반적인 삶의 질에 영향을 줄 수 있다.

의학적 결과

구강인두 연하장애의 대표적 합병증은 흡인성 폐렴이다. 흡인성 폐렴이 발생할 경우 입원 기간이 길어지고, 영양 상태의 불량을 초래할 뿐만 아니라 치료비용도 증가한다.[73,74] 한 연구에서는 흡인성 폐렴이 뇌졸중 환자의 사망 위험을 증가시킨 것으로 나타났으며, 6개월 후의 추적 관찰에서도 여전히 위험성을 안고 있는 것으로 나타났다.[73]

탈수(dehydration)는 뇌졸중 후 연하장애 환자에게서 자주 발생한다.[73-75] 탈수는 정신적 혼란을 가중시키며 내부 장기의 기능 상실을 가져오고, 이로 인해 삼킴을 더 어렵게

CLINICAL CASE EXAMPLE 1–2

작업치료사에게 연하장애가 의심되는 70세 남성의 평가를 의뢰하였다. 그는 왼쪽 뇌혈관의 손상으로 인한 뇌졸중으로 언어상실증과 더불어 운동능력 저하로 2년간 요양원에 머물고 있었다. 그는 휠체어에 앉아 있거나 침상에서 TV를 보면서 하루를 보냈고 꼬리뼈 부분에는 욕창의 흔적들이 있었다. 그는 음식물을 섭취할 때 대부분의 음식물에서 목 메임을 보였고, 다진 음식물 등의 변형된 식사는 제공되지 않고 있었다. 이러한 이유로 그는 대부분의 식사를 모두 섭취하는 경우가 드물었다.

영양사의 상담 정보가 담긴 의료기록을 검토한 결과, 그의 알부민 수치는 3.0g/dL이었고, 지난 2주 동안 체중의 5%가 감소했으며 고지혈증 단계에 있었다. 이러한 정보들을 토대로 환자의 영양실조 및 탈수를 의심할 수 있었으며, 이에 대한 원인이 연하장애에서 기인한 것인지 확인하고자 하였다.

침상에서의 임상적 평가를 통하여 1단계 지시따르기가 가능하지만 시간이나 장소에 대한 지남력은 없는 것을 알 수 있었다. 환자는 1분을 못 넘기고 계속해서 잠에 빠져들었고, 작업치료사는 그의 집중력을 유지하기 위해 지속적으로 그를 깨워야 했다. 구강 및 안면부의 근력을 확인한 결과 오른쪽 안면부 근육의 약화가 관찰되었지만 구강 내 구조물들의 근력은 정상이었다. 음식물에 대한 삼킴 검사에서 지연이 관찰되기는 하였지만 기침은 보이지 않았다. 액체류의 검사에서는 여러 번의 목 메임 증상이 나타났다.

그의 평가결과를 토대로 만약 적절하게 수분과 영양분이 공급된다면 삼킴 능력이 향상될 것이라 판단하였지만, 집중력 수준이 낮기 때문에 구강을 통한 수분 및 영양공급은 불가능한 것으로 결정하였다. 또한 그는 욕창으로 인한 체액의 소실이 증가되어 있기 때문에 영양 및 수분의 요구도를 정상치보다 높게 책정하였다. 또한 욕창은 단백질 저장 수준이 개선되지 않는다면 치유가 되지 않을 가능성도 높았다.

환자는 금번의 급성 증상 이전에는 정상적으로 식사를 해왔기 때문에 연하장애의 원인이 신경학적 증상이 아닌 전반적 신진대사 저하에서 기인한 것이라 판단하였다. 이러한 판단들을 토대로 현 시점에서 코위관 삽입을 결정하였으며, 구강식이의 가능성을 타진하기 위하여 정기적인 인지와 정신 상태에 대한 재평가를 의뢰하였다.

할 수 있다. 연하장애는 또한 영양부족으로 이어질 수 있으며 에너지 수준(삼킴을 지속하는 능력에 관한)에 부정적 영향을 미칠뿐만 아니라 만성적으로 이어질 경우 면역 체계를 손상시킬 수 있다. 면역 체계가 손상될 경우 회복의 지연 가능성이 높아질 뿐만 아니라 감염이나 패혈증 및 사망에 대한 감수성이 높아지게 된다.[76]

심리사회적 결과

음료 및 음식물의 구강섭취는 대부분의 사람들에게 즐거운 활동으로 여겨진다. 또한 식사는 사회적 상호작용의 주요 방법 중 하나이다. "밥 한 번 먹자!, 너 저녁에 시간 있어?, 내일 아침식사 같이 할 수 있어?"처럼 우리는 식사를 사회생활의 일부분으로 여길 뿐만 아니라 구내식당에서의 점심, 결혼식 피로연, 좋아하는 레스토랑 방문 등 여러 사회생활에서 먹고 삼킬 수 있는 능력을 필요로 한다. 그러므로 삼킴에 어려움을 갖게 된다면 사회활동의 범위를 제한받게 되고 일반적인 생활양식에 큰 변화를 가져올 수 있다 (PRACTICE NOTE 1–2 참조).

음식물의 목 메임에 대한 경험과 이에 대한 불편함에 따른 두려움은 사회적 고립과 우울증을 초래할 수 있다. 이는 환자뿐만 아니라 배우자와 가족들 역시 생활양식에 큰 변화를 불러올 수 있다. 또한 연하장애를 보상하기 위하여 식이에 미묘한 변화를 제공하더라도 환자는 이에 대해 불편감을 호소할 수 있으며, 먹는 것이 더 이상 즐겁지 않을 수 있다. 음식물의 섭취가 영양공급만을 위한 활동으로 전락할 수 있으며, 식사를 위해 별도의 준비를 해야 하는 것이 환자나 보호자에게 스트레스가 될 수도 있다. 또한 연하장애 완화를 위한 특수 식이 보충제 구매에 비용이 많이 들기 때문에 재정적으로도 부담을 초래할 수 있다.

임상적 관리

연하장애가 의심되는 환자에 대한 관리는 환자에게 연하장애가 있는지에 관하여 묻고 대답하는 기본적인 확인 과정에서부터 시작한다. 이 과정은 환자가 식사하는 것을 관찰하거나 음료를 마시는 것을 확인하는 등의 간단한 과정을 통해 판별할 수 있다. 이러한 판별은 뇌졸중 같은 급성기 신경학적 환자에게 적용할 수도 있으며, 몇몇 환자들은 이러한 과정을 통해 연하장애의 위험 요소가 없다고 판단하여 즉시 구강을 통한 섭취를 추천할 수 있다. 특정한 수술을 받은 환자들의 경우, 과거에 삼킴의 어려움이 없었더라도 수술 이후에는 식이 튜브를 삽입해야 하는 경우도 있다. 또한 퇴원 후 외래로 방문한 환자들이 삼킴의 어려움을 호소할 수도 있으며, 이런 모든 상황에서 삼킴의 임상적 평가는 시작된다.

PRACTICE NOTE 1–2

J씨를 처음 만난 것은 외래 환자를 대상으로 하는 재활의학과 의원에 근무할 때였다. 그는 국내 각지를 여행하는 것이 취미인 사람이었다. 그는 삼킴에 불편함을 호소하며 내원하였는데 평가결과 구강을 통한 음식 섭취가 안전하지 않았으며, 위장관 삽입을 권장해야만 했다. 하지만 그는 이 권고에 매우 화를 냈다. J씨는 그 당시 35세였으며 이 결정이 국내를 넘어 세계를 여행하려던 그의 계획을 끝장내는 일이라고 말했다. 또한 내 판단에 대해 의심하고 있었다.

하지만 결국 그는 위장관 삽입술을 받아들였으며, 수술 후 얼마 지나지 않아 3주간의 유럽 여행을 준비하고 있다고 말했다. 그는 출국하기 전 여행 일정에 따라 호텔 쪽으로 보내 놓을 장관식이를 준비하기 시작했다. 여행은 시작되었으며 그의 일정에 맞추어 변형 식이는 각 호텔로 배달되었다. 이전의 그였다면 현지에서 유명한 다양한 과일과 신선한 생선들로 식사를 했을 것이다. 그 대신 그는 매일 6개의 액체 제형의 캔을 위장관에 직접 투여해가며 유럽의 낯설고 평화로운 풍광들을 즐겼다. 그는 심각한 인두기의 연하장애가 그의 삶의 다른 측면들을 방해하지 못하도록 결정한 것이다.

임상적 평가

임상적 평가에는 의학적 및 사회심리적 과거력이 포함되어야만 한다. 이는 현재의 정신 상태 판별을 포함하여, 머리와 목의 근육계에 대한 신체적인 평가까지 포함된다. 또한 가능하다면 액체, 반고형, 고형 음식의 삼킴 시도까지 포함되어야 한다. 만약 임상적 평가가 불가능하다면 환자의 증상을 확인하고 삼킴의 단계에 있어 어느 부분의 문제인지를 깊이 있게 시각화할 수 있는 기구적인 평가가 필요할 수 있다.[77]

영상을 통한 기구적 평가

호흡소화관(aerodigestive tract)에 대한 영상을 통한 시각화

검사에는 일반적으로 바륨을 활용한 방사선적 검사, 내시경 삽입을 통한 직접적 시각화, 삼킴 시도 중 호흡소화관에 대한 압력 측정의 방식으로 수행된다. 구강과 인두 및 상부 식도의 삼킴 과정을 평가하는 가장 일반적인 방사선적 평가는 **수정된 바륨 삼킴법**(modified barium swallow, videofluoroscopy)이다. 인두, 후두, 식도의 직접적인 시각화는 내시경 검사로 수행된다. 각각의 검사에 따른 사전 준비사항과 환자의 검사 자세는 확인하려고 하는 해부학적 요소가 무엇인지에 따라 달라질 수 있다. 삼키는 동안의 소화기계 압력을 측정하는 **식도내압검사**(manometry)는 구강이나 인두보다 식도의 문제를 확인하려는 목적으로 수행된다. 삼킴 평가에서의 기구적 검사들에 대한 자세한 설명은 8장에서 다루고 있다.

치료적 선택

임상적 평가 및 영상적 평가의 다음 단계는 치료계획의 수립이다. 대부분의 치료계획의 목표는 환자에게 필요한 영양분과 수분을 유지시키기 위하여 충분한 음식물과 액체류를 섭취시킬 수 있는지, 이러한 음식물의 섭취가 기도 안전에 위협을 주지 않도록 흡인성 폐렴 등의 유발을 방지하는 것이다. 치료목표가 수립되면 다음으로 행동적, 식이요법적, 의료적, 수술적의 4가지 주요 영역이 중재로 고려될 수 있다. 이러한 선택을 통하여 환자들에게 보상적, 재활적, 예방적 중재 등을 제공하게 된다.

행동적 중재는 환자가 스스로 행동적인 변화를 통해 삼킴에 참여하는 것을 말한다. 행동의 변화는 자세를 변경하거나 삼킴의 비율을 달리하는 단순한 보상적 방법의 형태를 취한다. 이밖에 삼킴의 새로운 방법을 교육받거나 근육을 강화시키는 재활적 전략을 수행하는 형태를 취하기도 한다. 식이요법적 중재는 음식의 재질, 맛, 부피를 변화시키는 것을 말한다. 의료적 중재는 정신 상태에 부정적 영향을 미치는 약물 투약을 통한 변화를 포함하고, 코위관 삽입 등의 처치가 해당될 수 있다. 수술적 중재로는 약한 성대의 움직임을 활성화시키는 시술이나 위창냄술을 통한 식이 튜브의 배치를 포함한다. 연하장애의 재활에 있어서 이러한 다양한 중재들의 결합은 흔하게 일어나며, 각각의 중재 시기는 환자의 상태에 따라 달라진다.

연하장애의 팀접근

연하장애의 효율적 완화를 위해서는 의료시설 내 많은 구성원들의 협업을 필요로 한다(CLINICAL CASE EXAMPLE 1–3 참조). 연하장애가 머리와 목에서 기인한 사람들은 재활의학과 의사, 작업치료사, 이비인후과 의사, 언어치료사, 치과 의사 또는 신경과 전문의가 필요할 수 있다. 더불어 장애를 더 세밀하게 판별하기 위해서는 진단검사학 전문가가 필요할 수도 있다. 연하장애가 식도에서 기인한 것이라면 소화기계 전문가가 필요할 수도 있다. 삼킴의 문제가 호흡기와 관련되어 있다면 호흡기계 전문가나 호흡 전문 치료사의 도움을 받아야 할 수도 있다. 삼킴의 문제로 인하여 영양 체계가 손상되었다면 영양사와의 상의가 필요

CLINICAL CASE EXAMPLE 1–3

S씨는 심장우회술 후 호흡기 합병증으로 인하여 기관절개관을 삽입하였으나 현재 안정되어 구강식이가 가능한지를 판별하기 위하여 연하재활팀에 평가 · 의뢰되었다. 신체적 평가에서 S씨는 혀 근력의 약화가 관찰되었으며 기관절개관을 막았을 때 호흡과 음성의 약화를 보였다.

현재 환자는 영양공급을 목적으로 코위관을 사용하고 있다. 평가 중 영양사가 방문하여 환자가 코위관 유지를 위한 비용을 부담스러워하고 있다고 전했으며, 코위관의 장기간 적용으로 인한 합병증을 피하기 위해서라도 구강식이로 전환했으면 하는 개인적 의견을 제시하였다.

비디오투시 검사를 통한 기구적 평가에서 S씨에게 적은 양의 얼음 조각과 물, 젤라틴, 푸딩 등을 삼키도록 하였다. 환자는 모든 형태의 액체에서 약한 기침과 삼킴 지연을 보였다. 연하재활 전문가는 진성대를 포함한 인두의 약화로 인해 흡인의 위험이 있는 것으로 판단하였다. 추가적으로 광섬유내시경 검사를 시행하였으며 이를 통해 기도로 넘어온 액체류들이 효율적으로 기침을 통하여 제거되는 것을 확인할 수 있었다. 하지만 왼쪽 진성대에 약간의 약화도 동시에 확인되었다.

평가결과를 토대로 연하재활팀은 안전한 구강식이를 목표로 각각의 역할을 협의하였다. 이에 영양사는 환자에게 적합한 연하장애식을 준비하기로 하였다. 이비인후과 의사는 성대의 편측 약화를 호전시킬 수 있는 중재 프로그램을 수립하였다. 작업치료사는 환자의 증상에 맞는 삼킴 방법을 제안하였으며, 이 방법을 간호팀과 공유하였다.

이러한 사례는 다양한 전문가 영역이 연하재활팀에 필요하며, 이들의 상호 협조가 성공적인 연하장애 증상 완화를 위해 필요한지를 보여주는 좋은 예이다.

하게 된다. 또한 간호사들 역시 입원한 환자들의 관리 및 정기적인 신체상태 모니터링을 위해 필요하다. 이렇듯 연하장애의 중재에는 안전한 삼킴과 안정적인 영양공급을 위하여 다양한 분야의 전문가들을 필요로 한다. 환자의 안전한 삼킴과 적절한 영양공급에 관여하는 전문가들은 환자의 삼킴 능력을 향상시키기 위한 공동의 목표를 향해 협력해야 한다. 팀 안에서 각각의 전문가들은 적절한 중재 시기를 조율하고 변화하는 환자의 상태에 발맞추어 역동적인 역할을 수행해야 한다.

재활의학과 전문의

연하장애의 완화를 위한 중재는 수술적인 요법 등으로 단시간에 안전하게 먹는 것이 가능하도록 하는 '치료'의 개념보다는, 각기 다른 수준의 환자의 현재 기능 안에서 잔존 기능을 활용하여 최대한의 안전한 삼킴과 안정적인 영양공급을 가능하게 하는 '관리'의 측면이 보다 강조된다. 이에 연하장애의 관리 역시 재활의 일부로서 합병증을 예방하고 다각도의 재활 훈련을 통해 일차적인 신체 기능을 회복시킴과 동시에 보다 안전한 식이를 위한 보상적 방법을 모색한다. 재활의학과 전문의는 다각도의 정보를 활용하여 연하장애를 진단하고, 연하장애 완화라는 최종 목표를 위해 팀의 협업을 통한 '조절자' 역할을 하는 경우가 많다.

작업치료사

작업치료사(occupational therapist)는 구강인두 연하장애 환자의 삼킴 능력을 회복시키고 안전한 식이를 가능하게 하는 실제적 치료를 제공한다. 또한 음식물을 섭취하는 데 필요한 인지 및 운동 능력을 회복시켜 환자가 스스로 식사하는 것을 재훈련시키는 전문가의 역할을 수행한다. 환자가 근력약화나 운동조절 부족으로 스스로 식사하는 것이 불가능할 때 작업치료사는 접시 보호대(plate guard)나 쉽게 잡을 수 있도록 손잡이가 두꺼운 도구(built-up utensil)와 같이 특별히 조절된 식사 도구를 제공하여 환자가 식사를 독립적으로 하도록 도울 수도 있다. 몇몇 의료기관에서는 작업치료사가 신생아 집중치료실에 투입되어 유아들의 섭식과 관련한 자극을 제공하여 삼킴의 발달을 유도한다. 우리나라의 경우 관련 법에 의하여 연하장애 재활치료, 연하재활기능적 전기자극치료 등이 작업치료사의 고유 업무로 명시되어 있으며, 연하장애 완화를 위한 임상적 평가와 중재의 실제적 역할을 수행하고 있다.

이비인후과 전문의

이비인후과 전문의(otolaryngologist)는 상부 소화관을 평가하는 데 전문적 역할을 수행한다. 이비인후과 전문의는 내시경을 사용하여 비강인두, 구강인두, 인두, 후두의 구조를 직접 눈으로 관찰하며 삼킴과 관련한 구조, 감각, 운동 영역과 관련된 정보와 인두기 삼킴 단계의 운동 양상을 확인한다. 수술이 필요한 두경부암 환자에게 수술과 수술 후 관리를 제공하기도 한다. 이비인후과 전문의는 환자에게 기관절개관(tracheostomy tube)을 삽입하고 제거하는 수술도 시행한다. 기관절개관이 정상적인 삼킴을 방해할 수 있기 때문에 이비인후과 전문의는 의학적으로 실현 가능하다면 최대한 빨리 기관절개관을 제거하기 위해 노력한다.

언어치료사

연하장애 영역에서 국내(한국)에서는 작업치료사가 주로 수행하는 역할을 서구에서는 언어치료사가 함께 시행하기도 한다. 언어치료사 혹은 언어병리학자(speech-language pathologist)는 구강섭취가 부족하고 인두기 삼킴에 문제를 보이는 환자를 대상으로 연하장애 재활치료를 시행한다. 서구의 언어치료사는 1940년대 초부터 뇌성마비 아동의 발음 장애를 평가하고 치료해 왔다. 뇌성마비 아동에서 구강운동의 보상작용 상실은 언어와 삼킴 모두에 영향을 미치게 된다. 음성과 삼킴은 해부학적, 신경학적 및 기능학적으로 매우 밀접한 관계를 맺고 있으며 언어적인 호전이 삼킴의 호전과 연결될 때도 많다.

치과 전문의

치과 전문의(dentist)에 의한 정기적인 치과 검진을 통해 처음으로 연하장애 증상이 확인되는 경우도 있다. 치아와 관련한 골 괴사로 인해 씹기 및 음식덩이 형성에 문제가 발생하기도 하며 이로 인해 연하장애 증상이 발현한다. 보철전문의는 구강에 보철장치를 만들어서 암종으로 인해 구강 구조물이 제거된 환자의 삼킴을 촉진시킬 수 있다.

일본에서는 치과 전문의가 종종 연하재활의 팀 리더가 되기도 한다.

신경과 전문의

구강인두기 연하장애의 대다수가 신경학적 질환의 결과로 생기기 때문에 신경과 전문의(neurologist)는 삼킴 문제를 발견하고 관리하는 데 중요한 역할을 맡는다. 원인불명의 연하장애 증상을 가진 환자는 신경과 전문의의 신중한 평가가 필요하다. 연하장애를 유발하는 몇몇 신경과적 질환은 약물로 치료가 가능하다. 환자에게 연하장애에 대해 설명하고 미래의 합병증과 예후를 알려주기 위한 원인을 찾는 것 역시 신경과 전문의의 역할이 되는 경우가 많다.

진단검사학 전문의

진단검사학 전문의 혹은 방사선 전문의(radilolgist)는 연하재활팀의 고정적인 일원이 되는 경우가 많다. 방사선 전문의는 X선이나 비디오투시 검사를 통하여 호흡소화관(aerodigestive tract)과 폐 부위의 정적 · 동적 이미지를 제공한다. 이러한 검사들은 연하장애 치료를 위한 진단적 정보를 제공한다. 방사선 전문의에 의해 호흡소화관의 이미지가 촬영된 후 추가로 전산화 단층촬영(computed tomography, CT)과 같은 특별한 검사가 시행되기도 한다. 작업치료사가 방사선 전문의와 함께 비디오투시 검사(VFS, MBS)를 시행하기도 한다.

영양사

영양사(dietitian)는 환자에게 필요한 영양과 수분공급 필요량을 평가하고 환자의 요구량과 섭취량을 모니터링한다. 연하장애는 환자의 영양과 수분공급에 영향을 미치고 결과적으로 영양과 수분공급에 불균형을 발생시켜 전반적인 의학적 상태를 저하시키므로 영양과 수분공급의 관리는 영양사가 연하장애 환자의 치료를 계획하는 데 꼭 필요한 이유가 된다. 영양사는 환자의 음식 섭취량을 확인하는 역할을 하며, 이로 인해 연하장애를 처음으로 발견하는 전문가가 되기도 한다. 특별한 연하장애 식이가 필요한 환자라면 영양사는 조리 팀과 상의하여 특별한 식이가 적절하게 준비되도록 한다. 만약 환자가 입으로 음식을 먹지 못할 경우 영양사는 경관식이를 추천하게 되는데, 이때 영양사는 경관식이의 속도와 섭취량을 권고하는 역할도 수행한다.

간호사

간호사(nurse)는 병동에서 환자의 삼킴과 관련한 문제를 24시간 확인하고 관리하는 역할을 한다. 음식의 섭취량을 기록하는 것은 간호사의 중요한 역할 중 하나이다. 연하장애가 의심되는 환자의 식사 중의 문제를 곁에서 확인하고, 확실히 연하장애가 의심되는 환자라면 연하재활팀에 평가를 의뢰하거나 다양한 삼킴 전략을 교육하기도 한다. 또한 환자들의 경관식이 및 구강위생을 관리하고, 식사 시간에 보조가 필요한 경우 환자에게 자원봉사자를 배치할 수도 있다.

호흡기 전문의/호흡치료사

호흡기 전문의(pulmonologist)는 일반적인 연하장애 치료 팀의 구성원은 아니지만, 호흡기 환자가 연하장애 증상을 보이는 경우가 많기 때문에 이때 팀의 일원으로 활동하게 된다. 호흡기 장애를 가진 환자는 기관절개술(tracheostomy)과 외부호흡기(ventilatory support–respirators)가 필요한 경우가 많고, 호흡의 조절이 삼킴과 함께 인두에서 조절되기 때문에 연하장애 증상이 흔히 관찰된다. 호흡치료사(respiratory therapist)와 호흡기 전문의는 원활한 **호흡기 배출(pulmonary toilet)**과 빠른 **삽관 제거(decannulation)**를 위해 함께 노력한다. 환자의 호흡 보조기를 제거하는 것은 종종 삼킴 반응을 향상시키기 위한 필요조건이 된다.

신경발달 전문가

신생아 집중치료실(neonatal intensive care unit, NICU) 환경은 부모와 영아의 관계 형성뿐만 아니라 영아의 뇌 발달에 영향을 미친다. 신경발달 전문가(neurodevelopmental specialist)는 이런 관계를 빈틈없이 살피고 영아의 개인적 요구에 맞추어 치료해야 한다. 작업치료사가 신경발달 전문가의 역할을 수행하는 경우가 많은데, 조산아나 영아의 신경 체계가 발달하는 동안 발달을 활성시키는 치료를 제공하여 신체상의 성장을 돕는 전문가 역할을 한다. 신경발달 치료에는 영아에게 발달을 촉진하는 적절한 자세를 제공하여 근육의 긴장도 조절과 전반적인 성숙을 돕는다. 또한 영아에게 시각, 촉각, 청각 자극 등의 제공을 통해 저항력을 조절해 주는 것도 중요하다. 조산아의 생존을 위한 매우 힘든 과제 중의 하나가 먹는 것이다. 신경발달 전문가는 아기가 모유나 젖병으로 구강식이하는 것에 대한 시간과 안전성에 관하여 지속적인 평가를 제공해야 한다. 신경발달 전문가는 환경 및 양육자에 대한 신체적, 행동적 반응이 긍정적인지 역시 관찰해야 한다.

단계별 중재

삼킴장애의 유형, 유병률, 원인 등은 환자의 현재 상태 및 입원한 기관의 유형에 따라 매우 차이가 크다. 특히 환자가 입원해 있는 기관의 유형에 따라 각 전문가의 역할이 달라질 수도 있고, 일부 전문가들의 접근이 불가능할 수도 있다. 예를 들어, 소화기계 전문의는 요양시설의 상주 의사가 아닐 수도 있으며, 방사선 전문의 역시 큰 규모의 병원이 아니면 시설 내에 없을 수 있다.

전통적으로 단계별 중재의 분류는 급성기(acute), 아급성기(subacute), 재활기(rehabilitation), 전문 요양기(skilled nursing), 가정 관리기(home health)의 5단계로 분류한다. 여기에서는 이 다섯 단계에서의 연하장애 중재의 특성들을 살펴보고자 한다.

급성기 환경과 중재

Groher와 Bukatman의 급성기 병원 2곳을 대상으로 한 연구[17]에 의하면 삼킴 관련 질환의 유병률은 13%였다고 하였다. 환자들의 대다수는 중환자실과 신경과 및 신경외과에 입원한 상태였다. 이들 급성기 환자들은 다양한 합병증이 있었으며 인공호흡기 및 영양공급관 등의 삽관을 필요로 하는 경우가 많았다. 또한 신체적, 정신적 상태의 변화가 빈번하였다.

급성기 환경은 재원 기간이 짧기 때문에(2~5일) 삼킴에 대한 평가와 중재가 신속히 이루어질 필요가 있다. 정확한 임상적 평가나 기구적 평가를 진행하기에도 환자의 의식상태가 저하되어 있어, 환자의 협조가 부족한 상황이 종종 발생하거나 평가를 위한 충분한 시간이 제공되지 않을 수 있다. 임상가는 진단을 내리고 치료계획을 수립하기 위하여 의료기록 및 간략한 임상적 평가에 의존해야 할 수도 있다. 기구적 평가를 적용하더라도 환자의 다른 치료적 일정이나 환자의 상태에 주의를 기울여야 할 것이다. 만약 환자가 기구적 검사에 협조적이고, 보다 집중적인 재활을 받을 수 있는 환경이라면 비디오투시 검사나 내시경 검사를 통해 지속적인 치료와 관리를 시작해야 한다.

신생아 집중치료실의 환경과 중재

조산아들은 종종 **신생아 집중치료실(neonatal intensive care unit, NICU)**에서 장기간의 관리를 필요로 할 수도 있다. 호흡보조시스템의 개선과 같은 기술적 발전은 조산아 및 저체중 출생아들의 생존율을 지속적으로 높여왔다. 신생아 집중치료실은 의사, 간호사, 치료사 및 기타 돌봄 제공자의 협력적인 접근이 특히 중요하며, 아이의 발달이나 부모와 아동과의 분리, 병원환경의 특수성 등도 고려되어야 한다.

최근 NICU에 입원한 신생아들은 **"클러스터 케어(cluster care)"**에 의하여 관리되는 경우가 많다. 클러스터 케어의 개념이 도입되기 전에는 영유아들은 의료진이 필요하다고 판단되면 하루 중 어느 시간이건 검사 및 치료를 받아야 했다. 하지만 클러스터 케어의 개념은 유아에게 3시간가량 잠을 자도록 허용하고, 그 이후 잠에서 깨어났을 때 수유, 기저귀 교체 및 필요한 검사를 포함한 치료 등을 제공하는 것을 말한다. 클러스터 케어를 통하여 영유아들은 병원 밖에서 관리되는 것과 유사한 일정에 의하여 생활할 수 있으며 영아의 일과를 규칙화시킬 수 있다.

아급성기 환경과 중재

아급성기 시설에 입원한 환자에게는 보통 강도 높은 재활 프로그램을 적용하기 어렵다. 급성기 시설이나 집중치료기만큼은 아니지만 추가적인 의학적 모니터링이 필요할 수도 있다. 삼킴 치료를 위한 목표가 급성기 단계에서 수립되었다면 아급성기 환경에서는 그 목표를 달성하기 위한 구체적 계획과 실행이 이루어진다. 예를 들어, 급성기의 목표 설정이 기관절개관을 제거하는 것이라면 아급성기의 삼킴팀 목표는 이에 대한 중재가 될 것이다. 만약 급성기에 코위관을 이용해 영양공급을 받는 환자라면 아급성기의 목표는 튜브를 제거하고 구강으로 음식 섭취를 가능하게 하기 위한 중재들이 시작될 것이다. 아급성기의 평균 재원 기간은 5~28일 정도이다. 퇴원 이후에는 가정이나 재활시설, 전문 요양시설 등으로 옮겨져 지속적인 재활을 수행하게 된다.

재활기 환경과 중재

재활기에 접어든 환자는 일반적으로 상실 및 저하된 기능을 회복시키기 위한 중재를 받아들이는 데 필요한 신체적 체력이 확보된 상태로 여겨진다. 이 단계에서 환자들은 새로운 재활기법들을 습득하는 경우가 많다. 삼킴 기능이 손상된 환자들도 이 단계에서 새로운 방식을 배우거나 기존의 삼킴 방식을 재조정해야 할 수도 있다. 이때 작업치료사들이 주로 연하재활을 위한 실제적 중재를 담당한다. 구체적인 방법으로는 자세 변경이나 삼킴 기법 교육, 전문적인 식이법 조절 등이 해당될 수 있다.

연하재활의 목표는 안전이 확보된 상태에서 가능한 한 정상에 가까운 방식으로 환자의 구강식이를 가능하게 하는 것이다. 안전한 삼킴이란 의학적 합병증 없이 영양 및 수분을 안정적으로 유지시키는 것으로 정의할 수 있다. 구강을 통해 섭취한 음식물이 폐로 들어가게 된다면 의학적으로 매우 위험한 상황이 될 뿐만 아니라, 정상적인 신체 기능을 유지하기 위한 충분한 영양과 수분공급이 이루어지지 않게 되는 것이다. 영양과 수분의 부족은 과도한 피로, 의식상태 변화, 더딘 상처 회복, 식욕 저하와 더불어 감염의 위험을 높인다.

재활기의 성공은 집으로의 퇴원을 의미한다. 하지만 재활 과정에서 의학적 합병증이 발생하거나 독립 수준이 증가하지 않는 환자들은 전문 요양시설에 의뢰되어 치료를 지속하게 된다.

전문 요양기 환경과 중재

전문 요양시설에서의 연하장애 유병률은 60%로 높게 나타난다.[10] 이렇게 높은 까닭은 이 시설에 머무는 환자들이 연하장애와 밀접한 의학적 문제를 지닌 경우가 많기 때문이다. 예를 들어, 많은 환자들이 삼킴 관련 근육의 마비나 음식을 섭취하는 데 필요한 겉질 기능의 저하를 가져오는 신경계 질환을 앓고 있을 가능성이 높다. 이러한 경우 연하장애는 만성이 될 수도 있고, 지속적으로 튜브를 이용한 영양공급이 필요할 수도 있다.

회복 단계에 접어든 경우 환자들의 잔존 기능들을 유지시키는 것이 중요하다. 현재 코위관 등으로 영양을 공급받고 있다 하더라도 구강식이로 전환될 가능성에 대한 면밀한 평가가 필요하다. 이 시기에는 환자가 의학적으로 약화되어 있기 때문에 뇌졸중 같은 새롭고 주요한 질병이 아닌 약간의 전신적 상태 변화로 인해 구강으로의 식이가 중단될 수도 있다. 대표적으로는 구강을 통해 충분한 양의 액체를 삼키지 않아 수분 부족이 발생한 경우나, 요로 감염으로 인해 발생한 전신 피로, 열로 인한 식욕저하나 식욕부진 등을 예로 들 수 있다. 이러한 상황들이 발생하면 식사 시간 동안 안전하게 삼킴을 유지하기 위한 지구력이 부족해져 충분한 칼로리를 섭취하지 못할 가능성이 커진다. 이렇듯 전문 요양시설의 환자들은 피로로 인하여 연하장애의 증상을 보이기 쉽다.

또 다른 예로 평소 식사는 잘 해왔지만 약물이 바뀐 환자를 들 수 있다. 약물의 변경으로 인한 원치 않는 부작용은 신경계에 부정적인 영향을 주어 운동 능력을 저하시키고 이차적으로 삼킴의 문제를 일으킬 수 있다. 진정 효과를 유발하는 약물은 운동 기능을 감소시키고 전체 식사를 완료하는 데 필요한 겉질의 조절을 방해하여 이미 저하되어 있는 삼킴 기능을 더욱 악화시킬 수 있다. 문제는 이 시기의 환자들의 기능 저하가 단일 요인이 아닐 때가 많기 때문에 그 원인을 찾고 적절하게 대처하는 것을 더욱 어렵게 만든다.

전문 요양시설에는 대개 높은 연령대의 환자들이 많다. 이러한 환자들은 일차적 질환이 뇌졸중이나 파킨슨병으로 인한 연하장애뿐만 아니라 노화 과정의 결과로 발생하는 삼킴 기능의 저하까지 동시에 겪게 된다. 미각의 변화와 삼킴 근육의 강도와 속도의 변화가 한 예이다.

전문 요양시설의 경우 많은 환자들이 연하장애로 인한 중재를 받고 있으며 작업치료사들은 환자들의 안전한 구강식이를 위하여 다양한 중재를 적용하고 있다. 전문 요양시설에 입원한 환자들은 특정한 식이 단계의 음식만 안전하게 섭취할 수 있는 경우가 많고, 개개인에 특화된 별도의 식사 전략이 필요한 경우가 많다. 또한 새로운 신경학적 손상으로 인해 환자의 삼킴 기능이 악화되기도 하며, 의학적 합병증이 지속되기도 한다. 전문 요양시설에서 일하는 치료사들은 많은 시간과 노력을 증상의 예방에 맞추어야 하고 연하장애가 의심되지 않는 상황에서도 가능한 한 안전한 구강섭취를 할 수 있도록 다양한 치료적 방법들을 고려해야 한다. 이러한 예방적 노력에는 행동적, 식이요법적 전략을 활용하는 직접적 중재뿐만 아니라, 흡인의 위험성이 높은 환자라면 중재 받은 치료적 전략들을 정확하게 수행하는지 실제의 식사활동을 모니터링해야 할 필요도 있다.

전문 요양시설에 있는 환자들의 만성적인 의학적 상태는 종종 생명을 위협하기도 한다. 이러한 이유로 환자와 그 가족들은 사전의료지침서(advance directive)를 작성하기도 한다. 사전의료지침서는 환자나 가족(대리인 권한이 있는 경우)에 의해 작성되며 환자의 생명을 위협하는 위급한 상황에서 환자에게 필요한 의학적 치료, 즉 심정지가 오면 심폐소생술을 적용할 것인지, 아닌지 등을 명확히 규정해 놓은 일종의 서약서이다. 지침의 일부는 그들이 원하는 영양공급 상태 유지와 관련되기도 하는데, 특히 영양공급을 위해 튜브 식이가 필요한 경우가 종종 해당한다. 흡인의 위험이나 생명이 위태로운 폐렴 등의 증상에도 불구하고 환자나 보호자는 구강식이를 자발적으로 포기하지 않는 경우가 있을 수 있다. 이런 경우 임상가의 역할은 지침서대로 수행하되, 꾸준히 가장 안전한 섭취 방법을 피력하고 환자와 가족에게 잠재적 위험을 확인시키는 것이다.

가정 관리기의 환경과 중재

병원이나 재활 치료 환경에서 집으로 퇴원한 환자는 부가적인 관찰이 요구되거나 별도의 치료가 필요할 수 있다. 연하장애 환자는 의료팀에 의해 구강식이를 시도하기 위한 정기적인 재평가를 받아야 한다. 가정에서 머무는 연하장애 환자를 위해 치료사는 안전한 삼킴 전략을 추천할 수 있으며, 환자의 기능 증진에 발맞추어 식이 단계를 변경해 줄 수 있다. 이러한 변경의 근거는 환자와 가족과의 면담이나 식사 관찰 및 체계적 평가를 통해 이루어진다(CLINICAL CORNER 1–4 참조).

CLINICAL CORNER 1–4 다학제적 협력

요양시설에 거주하던 86세의 A씨가 우측 뇌졸중으로 병원에 입원했다. A씨는 입원 시 정신적으로 혼란 단계였기 때문에 주치의는 구강식이가 안전하지 않다고 판단하여 코위관을 삽입하였다.

요양시설에서 A씨는 부드러운 형태로 변형된 음식물을 섭취하였으며 치아의 약화로 치과 치료를 받고 있었다. 또한 위식도 역류병(gastroesophageal reflux disease, GERD)과 바렛식도의 병력도 갖고 있었다. 환자의 상태가 점차 회복되어감에 따라 주치의는 구강식이로 전환하기 이전에 삼킴 평가를 의뢰하였다.

논리적 사고

1. A씨의 삼킴 기능 증진을 위하여 어떤 분야의 의료진이 어떤 역할을 수행할 수 있는가?
2. A씨의 병력을 통하여 그에게서 연하장애가 발생할 가능성은 어느 정도인가? 이 경우 환자의 나이 및 이전의 음식섭취 방법들이 고려되었는가? 이러한 병력은 A씨의 진단 및 치료에 어떤 영향을 미칠 수 있는가?
3. 연하장애를 유발하는 뇌의 특정 부위가 있는가? 각 부위에 따른 증상의 형태는 어떻게 다른가?

요약 및 정리

1. 연하장애는 질병에 따른 증상의 하나로 질병 자체는 아니다. 연하장애는 음식물을 입에서 위로 이동시켜 삼키는 과정 중 무엇인가 잘못되거나 지연되는 것으로 설명할 수 있다. 연하장애의 관리는 환자의 삶에 있어서 의학적, 심리사회적 측면에서 매우 중요하다.
2. 섭식장애는 일반적으로 음식물을 떠서 입으로 가져가는 이동의 과정과 관련이 있다. 섭식장애는 삼킴장애와 관련이 없을 수도 있다.
3. 연하장애의 유병률은 신경학적 질환을 가진 환자군에서 높게 나타난다.
4. 집중치료실에서 치료를 받는 급성기 환자만큼 전문 요양시설에 있는 환자군에서도 연하장애의 위험성은 높게 나타난다.
5. 전문 요양시설에 머무는 환자의 경우 연하장애 증상과 환자의 기본적인 의학적 진단 사이의 관련성이 확실하지 않을 수 있다.

6. 전문 요양시설 내 환자는 의학적으로 불안정하기 때문에 그들의 삼킴 반응의 작은 변화나 피로, 감염과 같은 급성 의학적 상태로 인해 기능부전이 되기 쉽다.
7. 흡인이란 음식물이 기도 내 성대주름 아래로 들어간 결과이다.
8. 음식물의 흡인이 일어나면 흡인성 폐렴으로 알려진 폐 감염을 유발시킬 수 있다.
9. 기관 내 삽관이나 기관절개관은 호흡과 삼킴의 문제를 불러일으킬 수 있다.
10. 작업치료사를 비롯하여 다양한 분야의 전문가들이 연하장애 환자들의 실제적 중재에 관여하고, 각각의 팀 구성원은 다른 팀들의 역할에 대한 높은 이해도를 필요로 한다.
11. 신생아 집중치료실의 발전은 임신 23주의 영아까지 살릴 수 있는 진보된 기술을 제공했다. 신생아 집중치료실의 식이전문가는 발달전문가의 역할을 겸하기도 한다.

REFERENCES

1. *Taber's cyclopedic medical dictionary*, Philadelphia, 1993, F.A. Davis.
2. Achem SR, Devault KR: Dysphagia in aging. *J Clin Gastroenterol* 39:357, 2005.
3. Tanner DC: *Case studies in communicative sciences and disorders*, Columbus, OH, 2006, Pearson Prentice Hall.
4. Barofsky I, Fontaine KR: Do psychogenic dysphagia patients have an eating disorder? *Dysphagia* 13:24, 1998.
5. Agency for Health Care Policy and Research: *Diagnosis and treatment of swallowing disorders (dysphagia) in acute-care stroke patients (evidence report/technology assessment No. 8)*, Rockville, MD, 1999, Agency for Health Care Policy and Research.
6. Doggett DL, Tappe KA, Mitchell MD, et al: Prevention of pneumonia in elderly stroke patients by systematic diagnosis and treatment of dysphagia: an evidence-based comprehensive analysis of the literature. *Dysphagia* 16:279, 2001.
7. American Speech-Language-Hearing Association: *Ad Hoc Committee on Dysphagia Report,* April: 57, 1987. Available at www.asha.org.
8. Kuhlemeier K: Epidemiology and dysphagia. *Dysphagia* 9:209, 1994.
9. Lee A, Sitoh YY, Lien PK, et al: Swallowing impairment and feeding dependency in the hospitalized elderly. *Ann Acad Med Singapore* 28:371, 1999.
10. Siebens H, Trupe E, Siebens A, et al: Correlates and consequences of eating dependency in the institutionalized elderly. *J Am Geriatr Soc* 34:192, 1986.
11. Guijarro Silveira LJ, Garcia VD, Fernandez NM, et al: Disfagia orofaringea en ancianos ingresados en una unidad de convalecencia. *Nutr Hosp* 26:501, 2011.
12. Park YH, Hae-Ra H, Faan BMO, et al: Prevalence and associated factors of dysphagia in nursing home residents. *Geriatr Nurs (Minneap)* 34:212, 2013.
13. Nogueira D, Reis E: Swallowing disorders in nursing home residents: how can the problem be explained? *Clin Interv Aging* 8:221, 2013.
14. Steele CM, Greenwood C, Ens I, et al: Mealtime difficulties in a home for the aged: not just dysphagia. *Dysphagia* 12:43, 1997.
15. Croghan JE, Burke EM, Caplan S, et al: Pilot study of 12 month outcomes of nursing home patients with aspiration on videofluoroscopy. *Dysphagia* 9:141, 1994.
16. Layne KA, Losinski DS, Zenner PM, et al: Using the Fleming Index of Dysphagia to establish prevalence. *Dysphagia* 4:39, 1989.
17. Groher ME, Bukatman R: The prevalence of swallowing disorders in two teaching hospitals. *Dysphagia* 1:3, 1986.
18. Cherney LR: Dysphagia in adults with neurologic disorders: an overview. In Cherney LR, editor: *Clinical management of dysphagia in adults and children*, Gaithersburg, MD, 1994, Aspen.
19. Smithard DG, O'Neill PA, England R, et al: The natural history of dysphagia following a stroke. *Dysphagia* 12:188, 1997.
20. Gordon C, Langton HR, Wade DT: Dysphagia in acute stroke. *Br Med J* 295:411, 1987.
21. Mann G, Hankey GJ, Cameron D: Swallowing function after stroke—prognosis and prognostic factors at 6 months. *Stroke* 30:744, 1999.
22. Daniels SK, Brailey K, Priestly DH, et al: Aspiration in patients with acute stroke. *Arch Phys Med Rehabil* 79:14, 1998.
23. Gonzalez-Fernandez M, Kuhlemeier KV, Palmer JB: Racial disparities in the development of dysphagia after stroke: analysis of the California (MIRCal) and New York (SPARCS) inpatient databases. *Arch Phys Med Rehabil* 89:1358, 2008.
24. Pauloski BR, Rademaker AW, Logemann JA, et al: Pretreatment swallowing function in patients with head and neck cancer. *Head Neck* 22:474, 2000.
25. Hillman RE, Walsh MJ, Wolf GT, et al: Functional outcomes following treatment for advanced laryngeal cancer. *Ann Otol Rhinol Laryngol* 107:2, 1998.
26. Maclean J, Cotton S, Perry A: Dysphagia following total laryngectomy: the effect on quality of life, functioning, and psychological well-being. *Dysphagia* 24:314, 2009.
27. Beckhardt RN, Murray JG, Ford CN, et al: Factors influencing functional outcome in supraglottic laryngectomy. *Head Neck* 16:232, 1994.
28. Roh JL, Kim DH, Park CI: Voice, swallowing and quality of life in patients after transoral laser surgery for supraglottic carcinoma. *J Surg Oncol* 98:184, 2008.
29. Garcia-Peris P, Paron L, Velasco C, et al: Long-term prevalence of oropharyngeal dysphagia in head and neck cancer patients: impact on quality of life. *Clin Nutr* 26:710, 2007.
30. McConnel FM, Logemann JA, Rademaker AW, et al: Surgical variables affecting postoperative swallowing efficiency in oral cancer patients: a pilot study. *Laryngoscope* 104:87, 1994.
31. Field LH, Weiss CJ: Dysphagia with head injury. *Brain Inj* 3:19, 1989.
32. Yorkston KM, Honsinger MJ, Matsuda PM, et al: The relationship between speech and swallowing disorders in head-injured patients. *J Head Trauma Rehabil* 4:1, 1989.
33. Winstein CJ: Neurogenic dysphagia: frequency, progression, and outcome in adults following head injury. *Phys Ther* 63:1992, 1983.
34. Cherney LR, Halpern AS: Recovery of oral nutrition after head injury in adults. *J Head Trauma Rehabil* 4:42, 1989.
35. Lazarus C, Logemann JA: Swallowing disorders in closed head trauma patients. *Arch Phys Med Rehabil* 68:79, 1987.
36. Mandaville A, Ray A, Robertson H, et al: A retrospective review of swallow dysfunction in patients with severe traumatic brain injury. *Dysphagia* 29:310, 2014.
37. Lieberman AN, Horowitz L, Redmond P, et al: Dysphagia in Parkinson's disease. *Am J Gastroenterol* 74:157, 1980.
38. Edwards LL, Pfeiffer RF, Quigley EMM, et al: Gastrointestinal symptoms in Parkinson's disease. *Mov Disord* 6:151, 1991.

39. Bushmann M, Dobmeyer SM, Leeker L, et al: Swallowing abnormalities and their response to treatment in Parkinson's disease. *Neurology* 39:1309, 1989.
40. Leopold NA, Kagel MC: Prepharyngeal dysphagia in Parkinson's disease. *Dysphagia* 11:14, 1996.
41. Walker RN, Dunn JR, Gray WK: Self-reported dysphagia and its correlates within a prevalent population of people with Parkinson's disease. *Dysphagia* 26:92, 2011.
42. Sung HY, Kim JS, Lee KS, et al: The prevalence and patterns of pharyngoesophageal dysmotility in patients with early stage Parkinson's disease. *Mov Disord* 25:2361, 2010.
43. Kalf JG, de Swart BJM, Bloem JM, et al: Prevalence of oropharyngeal dysphagia in Parkinson's disease: a meta-analysis. *Parkinsonism Relat Disord* 18:311, 2011.
44. Bine JE, Frank EM, McDade HL: Dysphagia and dementia in subjects with Parkinson's disease. *Dysphagia* 10:160, 1995.
45. Caroscio JT, Mulvihill MN, Sterling R: Amyotrophic lateral sclerosis: its natural history. *Neurol Clin* 5:1, 1987.
46. Mulder DS: *The diagnosis and treatment of amyotrophic lateral sclerosis*, Boston, 1980, Houghton Mifflin.
47. Fattori B, Grosso M, Bongioanni P, et al: Assessment of swallowing by oropharyngoesophageal scintigraphy in patients with amyotrophic lateral sclerosis. *Dysphagia* 21:280, 2006.
48. Hillel AD, Miller RM: Bulbar amyotrophic lateral sclerosis: patterns of progression and clinical management. *Head Neck* 11:51, 1989.
49. Hartelius L, Svensson P: Speech and swallowing symptoms associated with Parkinson's disease and multiple sclerosis: a survey. *Folia Phoniatr Logop* 46:9, 1994.
50. Restivo DA, Marchese-Ragona R, Patti F: Management of swallowing disorders in multiple sclerosis. *Neurol Sci* 4:338, 2006.
51. Calcagno P, Ruoppolo G, Grasso M, et al: Dysphagia in multiple sclerosis—prevalence and prognostic factors. *Acta Neurol Scand* 105:40, 2002.
52. DePauw A, Dejaeger E, D'hooghe B, et al: Dysphagia in multiple sclerosis. *Clin Neurol Neurosurg* 104:345, 2002.
53. Murray JP: Deglutition in myasthenia gravis. *Br J Radiol* 35:43, 1962.
54. Restivo DA, Marchese R, Staffieri A, et al: Successful botulinum toxin treatment of dysphagia in oropharyngeal myotonic dystrophy. *Gastroenterology* 199:1416, 2000.
55. Nozaki S, Umaki Y, Sugishita S, et al: Videofluorographic assessment of swallowing function in patients with Duchenne muscular dystrophy. *Clin Neurol (Rinsho Shinkeigaku)* 47:407, 2007.
56. Bellini M, Biagi S, Stasi C, et al: Gastrointestinal manifestation in myotonic muscular dystrophy. *World J Gastroenterol* 12:1821, 2006.
57. Oh TH, Brumfield TH, Hoskin KA, et al: Dysphagia in inflammatory myopathy: clinical characteristics, treatment strategies, and outcome in 62 patients. *Mayo Clin Proc* 82:441, 2007.
58. Geterude A, Bake B, Bjelle A: Swallowing problems in rheumatoid arthritis. *Acta Otolaryngol* 111:1153, 1991.
59. Ekberg O, Redlund-Johnell I, Sjoblom KG: Pharyngeal function in patients with rheumatoid arthritis. *Acta Radiol* 28:35, 1987.
60. Fulp SR, Castell DO: Scleroderma esophagus. *Dysphagia* 5:101, 1990.
61. Zamost BJ, Hirschber J, Ippoliti AF, et al: Esophagitis in scleroderma: prevalence and risk factors. *Gastroenterology* 92:421, 1987.
62. Grande L, Lacima G, Ros E, et al: Esophageal motor function in primary Sjögren's syndrome. *Am J Gastroenterol* 88:378, 1993.
63. Alagiakrishnan K, Bhanji RA, Kurian M: Evaluation and management of oropharyngeal dysphagia in different types of dementia: a systematic review. *Arch Gerontol Geriatr* 56:1, 2013.
64. Leslie P, Crawford H, Wilkinson H: People with a learning disability and dysphagia: a Cinderella population. *Dysphagia* 24:103, 2009.
65. Chadwick DD, Jolliffe J: A descriptive investigation of dysphagia in adults with intellectual disabilities. *J Intel Disabil Res* 53:29, 2009.
66. Smith CH, Teo Y, Simpson S: An observational study of adults with Down syndrome eating independently. *Dysphagia* 29:52, 2014.
67. O'Neill AC, Richter GT: Pharyngeal dysphagia in children with Down syndrome. *Otolaryngol Head Neck Surg* 149:146, 2013.
68. Aldridge KJ, Taylor NF: Dysphagia is a common and serious problem for adults with mental illness: a systematic review. *Dysphagia* 27:124, 2012.
69. Baijens LWJ, Koetsenruijter K, Pilz W: Diagnosis and treatment of phagophobia: a review. *Dysphagia* 28:260, 2013.
70. Martin JA, Hamilton BE, Sutton P, et al: *Births: final data for 2002 (National Vital Statistics Report, vol 52, no 10)*, Hyattsville, MD, 2003, National Center for Health Statistics.
71. Arvedson J, Brodsky L: *Pediatric swallowing and feeding: assessment and management*, ed 2, San Diego, 1993, Singular.
72. Shem KL, Castillo K, Wong SL, et al: Diagnostic accuracy of bedside swallow evaluation versus videofluoroscopy to assess dysphagia in individuals with tetraplegia. *Phys Med Rehabil* 4:283, 2012.
73. Smithard DG, O'Neill PA, Park C, et al: Complications and outcome after acute stroke. Does dysphagia matter? *Stroke* 27:1200, 1996.
74. Kidd D, Lawson J, Nesbitt R, et al: The natural history and clinical consequences of aspiration in acute stroke. *Q J Med* 88:409, 1995.
75. DePippo KL, Holas MA, Reding MJ, et al: The Burke Dysphagia Screening Test. *Stroke* 24:173, 1993.
76. Andreoli TE, Carpenter CCJ, Griggs RC, et al: *Cecil essentials of medicine*, ed 6, Philadelphia, 2004, WB Saunders.
77. Larsen GL: Rehabilitation of dysphagia: mechanica, paralytica, pseudobulbar. *J Neurosurg Nurs* 8:14, 1976.

CHAPTER 2
삼킴 작용과 관련된 해부생리학

편역자 김종만

학습목표

1. 삼킴과 관련된 주요 해부학적 구조물들을 이해한다.
2. 삼킴에 관여하는 근육군을 이해한다.
3. 삼킴의 말초 및 중추신경 조절에 관하여 정의한다.
4. 입에서 위까지 음식덩이가 운반될 때 발생하는 주요 생리학적 요소에 대하여 토의한다.
5. 정상적인 삼킴 시 음식덩이의 유형에 따라 어떤 영향을 받는지 토의한다.
6. 정상적인 노화와 관련된 삼킴을 설명한다.

정상 삼킴(normal swallowing)은 뇌줄기(brainstem, 뇌간)에 있는 뇌신경(cranial nerve)의 통합적인 상호작용에서 유래하고, 숨뇌(medulla oblongata, 연수)의 신경조절기전뿐만 아니라 감각운동(sensorimotor) 및 둘레계통(limbic system, 변연계)에 의해서도 영향을 받는 복잡하고도 상호의존적인 행동이다. 건강한 성인은 각성 상태에서 적은 노력으로 씹기(mastication, 저작) 및 삼킴(swallowing)을 위한 순차적인 감각과 운동양상을 동시에 수행한다. 이러한 감각을 유도하고 먹는 동작 및 감각신호의 단순화를 위해 정형화된 삼킴 행동들은 대개 4단계로 나뉜다. (1) 구강준비기; 음식물을 구강 뒤쪽으로 이동하기 전 씹는 단계, (2) 구강기; 입에서 입인두(oropharynx, 구인두)까지 음식물이 이동하는 단계, (3) 인두기; 음식물이 입인두, 닫힌 후두안뜰(laryngeal vestibule, 후두전정)과 식도 윗부분의 느슨해진 반지인두근(cricopharyngeus muscle, 윤상인두근)을 통과하는 단계, (4) 식도기; 음식물이 식도에서 위의 들문(cardiac orifice, 분문) 안쪽으로 이동하는 단계

Leopold와 Kagel은 삼킴 단계의 구강기에 음식덩이를 보고 반응하는 시각적인 면을 포함시켰다. 음식에 대한 시각적 자극은 음식이 입안으로 들어가기 전에 침(saliva, 타액)을 분비하도록 돕는 인지적 신호를 만들어 낸다.

일반적으로 중추신경계, 뇌신경, 근육에 가해진 손상 및 질환으로 인해 넓은 범위에 걸쳐 신경학적이고 구조적인 손상이 동반되며, 이러한 손상을 동반한 연하장애 환자의 재활치료에는 수의적이고 불수의적인 상호의존적 삼킴 과정에 대한 해부학적 및 생리학적 측면의 상세한 지식을 필요로 한다.

삼킴과 관련된 해부학

입안(oral cavity, 구강)이란 앞쪽으로는 입술에서부터 뒤쪽

으로는 코인두(nasopharynx, 비강인두)까지의 부위를 말하며 혀(tongue, 설), 잇몸(gum, 치은), 치아(tooth, 치)를 포함한다. 입안은 단단입천장(hard palate, 경구개)과 물렁입천장(soft palate, 연구개)에 의해 코안(nasal cavity, 비강)과 분리되어 있다. 그리고 입안의 바닥면에는 가동성이 매우 크고, 근육의 중요한 부착 부위가 되며 융기 부위를 포함하고 있는 U자형의 뼈인 아래턱뼈(mandible, 하악골)가 놓여 있다. 입안의 천장을 구성하는 위턱뼈(maxillae, 상악골)는 광대뼈(zygomatic, 관골)와 연결되며, 코안의 뒤쪽에 놓여 있는 L자 모양의 입천장뼈(palatine, 구개골)와도 붙어 있다. 입천장뼈의 수직판은 코안의 뒤쪽을 형성하고 수평판은 입천장을 이루는 뼈의 뒷부분을 구성한다. 물렁입천장과 코인두의 뒤쪽 벽은 삼킴 활동 및 호흡 활동 시 코안과 입안의 연결을 열거나 닫는다. 코인두는 물렁입천장 윗부분을 말하며, 입인두는 입의 뒤쪽을 가리킨다. 인두는 식도 아래까지 확장되어 있으며 이 부위를 후두인두(laryngeal pharynx, 후인두)라 부르고 반지인두근에 의해서 식도와 분리된다(**그림 2-1**).

후두연골(laryngeal cartilage)은 기관의 위쪽 끝에서 후두인두의 앞쪽에 놓여 있으며 목뿔뼈(hyoid bone, 설골)에 부착되는 근육들에 의해 매달려 있다. 반지연골(cricoid cartilage, 윤상연골)은 기관의 위쪽 및 방패연골(thyroid cartilage, 갑상연골)의 바로 아래에 놓여 있다. 반지연골과 방패연골은 목뿔뼈에 부착되는 근육들에 의해 매달려 있으며, 목뿔뼈는 목뿔위근육(suprahyoid muscles, 설골상근) 및 목뿔아래근육(infrahyoid muscles, 설골하근)들에 의해 아래턱뼈, 혀 및 복장뼈(sternum, 흉골) 사이에 매달려 있다.

호흡계통은 후두덮개(epiglottis, 후두개)의 아래쪽 젖힘 및 후두안뜰(laryngeal vestibule, 후두전정)을 폐쇄하는 수축근육의 작용으로 삼킴 과정 동안 보호된다. 성대(vocal cord)는 후두실(laryngeal ventricle)의 아래모서리에 있으며, 방패연골의 앞 및 모뿔연골(arytenoid cartilage, 피열연골)의 뒤쪽에 부착되어 있다. 후두안뜰주름(vestibular fold, 전정주름)은 후두실과 후두안뜰을 나눈다. 후두덮개는 혀의 바닥에서 인두공간(pharyngeal cavity, 인두강) 안쪽으로 펴져 있다.

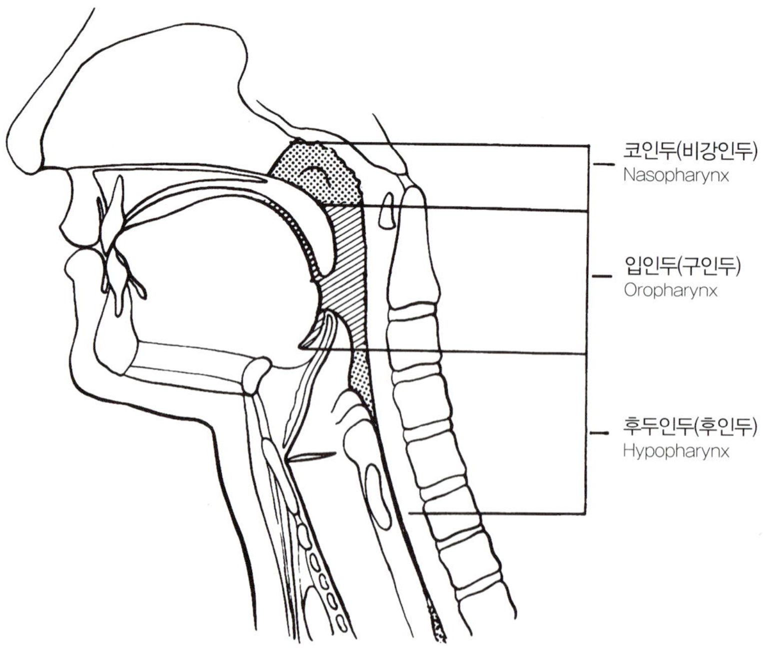

그림 2-1 머리와 목 세 부분의 중요 영역 경계에 대한 해부학적 가쪽면

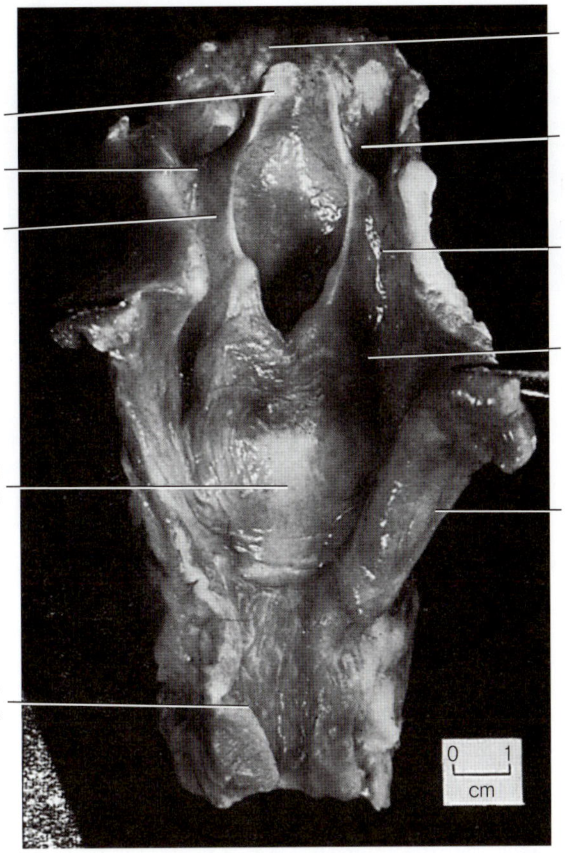

그림 2-2 기도를 둘러싸는 인두 영역을 나타내는 해부학 표본

후두개곡(valleculae, 외측주름)은 후두덮개의 각 측면에서 혀의 바닥 위에 놓여 있는 가쪽오목(lateral recess, 외측함요)이다. 조롱박오목(piriform recess, 이상함요)은 후두와 앞쪽 후두인두벽 사이에 생기는 가쪽오목이다(**그림 2-2**). 이러한 오목들은 인두 부위 삼킴 활동의 비디오방사선촬영(videoradiographic) 평가 시 중요한 해부학적 표지점으로 다루어진다.

치아

치아는 씹기(mastication, chewing)를 위하여 경이롭게 설계되어 있다. 앞니(incisor)는 끌 모양으로 음식물을 자르는 데 알맞도록 되어 있고, 원뿔 모양의 송곳니(canine)는 찢고 뚫는 데 알맞게 되어 있으며, 어금니(molar)는 둥근 도드리(cups)가 있는 넓은 치아머리를 갖고 있어 음식물을 으깨고 가는 데 적당하게 설계되어 있다(**그림 2-3**).

씹기근육

씹기근육은 삼차신경(trigeminal nerve)의 운동신경 섬유들에 의해 신경지배를 받는다. 대부분의 씹기는 씹기반사(chewing reflex)에 의해 일어난다. 입 속으로 음식덩이가 들어올 때 처음에는 씹기근육에 대한 반사의 억제가 일어나 아래턱이 벌어지게 된다. 턱이 벌어지면 턱근육의 뻗침반사가 유발되어 반발적인 수축이 일어난다. 이것은 자동적으로 턱을 올려서 이를 다물게 하며 다시 음식덩이를 입안 속막에 대하여 압박하게 되므로 다시 한 번 턱근육을 억제하여 턱이 벌어졌다 되돌아오도록 한다. 이러한 과정이 반복된다.

씹기근육에는 깨물근, 관자근, 안쪽 및 가쪽날개근이 있다(**그림 2-4**, **2-5**, **표 2-1**). 씹기근육들은 턱관절의 움직임을 통해서 음식물을 씹거나 가는 움직임을 일으킨다. 입을 다물고 씹는 데 관여하는 근육은 관자근, 깨물근, 안쪽날개

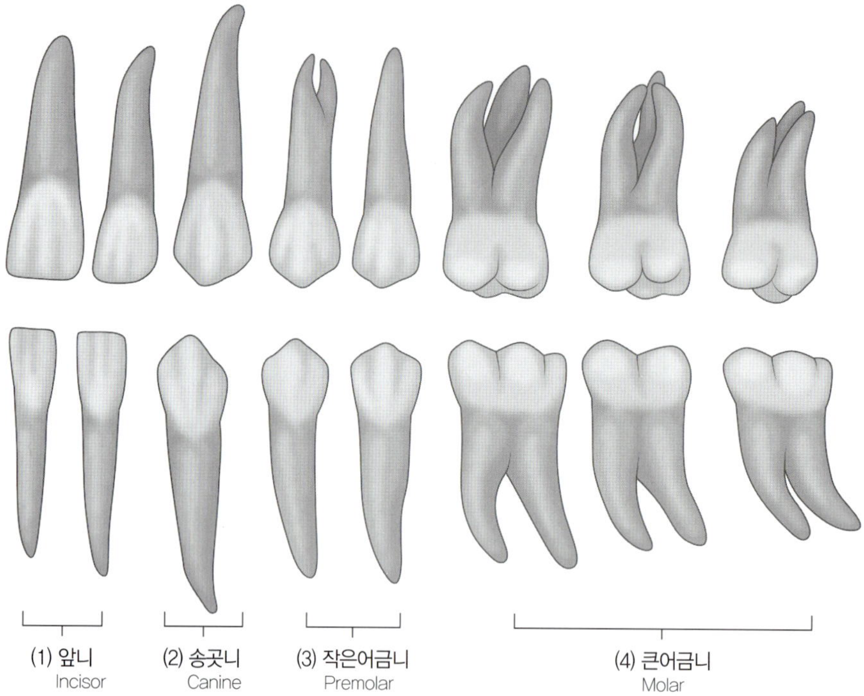

그림 2-3 오른쪽 영구치아

근이 관여하고, 입을 열 때에는 가쪽날개근과 일부 목뿔위 근육과 아래근육들이 작용하고 중력의 도움을 받는다.

깨물근

깨물근(masseter)은 이름 그대로 강하게 깨물 때 사용되는 근육이다. 이 근육은 이는곳은 두 부분인데, 얕은부분(superficial part)은 위턱뼈 광대돌기와 광대활 아래가장자리에서 일어난다. 깊은부분(deep part)은 광대활의 안쪽면에서 일어난다. 두 부분은 아래턱뼈가지의 바깥면에 닿는다. 깨물근은 이름 그대로 매우 강력한 씹기근육으로 아래턱뼈를 올려 턱을 꽉 다무는 데 작용한다. 깨물근은 삼차신경의 아래턱신경 가지에 의해 신경지배를 받는다.

관자근

관자근(temporalis)은 이름 그대로 관자우묵을 대부분 차지하는 큰 부채꼴 근육이다. 관자근은 관자우묵과 관자근막에서 일어나서 앞아래쪽으로 모아져 힘줄을 이루어 아래턱뼈 근육돌기(coronoid process)에 닿는다. 관자근은 아래턱뼈를 위쪽으로 올려 강력하게 입을 다물게 한다. 이 근육은 삼차신경의 아래턱신경 가지에 의해 신경지배를 받는다.

안쪽날개근

안쪽날개근(medial pterygoid)은 이름 그대로 날개돌기 가쪽판의 안쪽면에서 붙는 근육이다. 안쪽날개근은 깊은갈래와 얕은갈래로 일어난다. 깊은갈래는 날개돌기 가쪽판의 안쪽면과 입천장뼈 날개패임돌기에서 일어나고, 얕은갈래는 위턱뼈의 거친면과 입천장뼈 날개패임돌기에서 일어나서 두 갈래가 합쳐져 아래턱뼈 턱뼈각의 안쪽면에서 닿는다. 안쪽날개근은 주로 아래턱뼈를 위쪽으로 올리는 작용을 하고, 가쪽날개근과 함께 아래턱뼈를 내미는 작용도 한다. 안쪽날개근은 삼차신경의 아래턱신경 가지에 의해 신경지배를 받는다.

가쪽날개근

가쪽날개근(lateral pterygoid)은 이름 그대로 날개돌기 가쪽판의 가쪽면에서 붙는 근육이다. 가쪽날개근은 위갈래와 아래갈래로 일어난다. 위갈래는 관자아래우묵의 천장에서

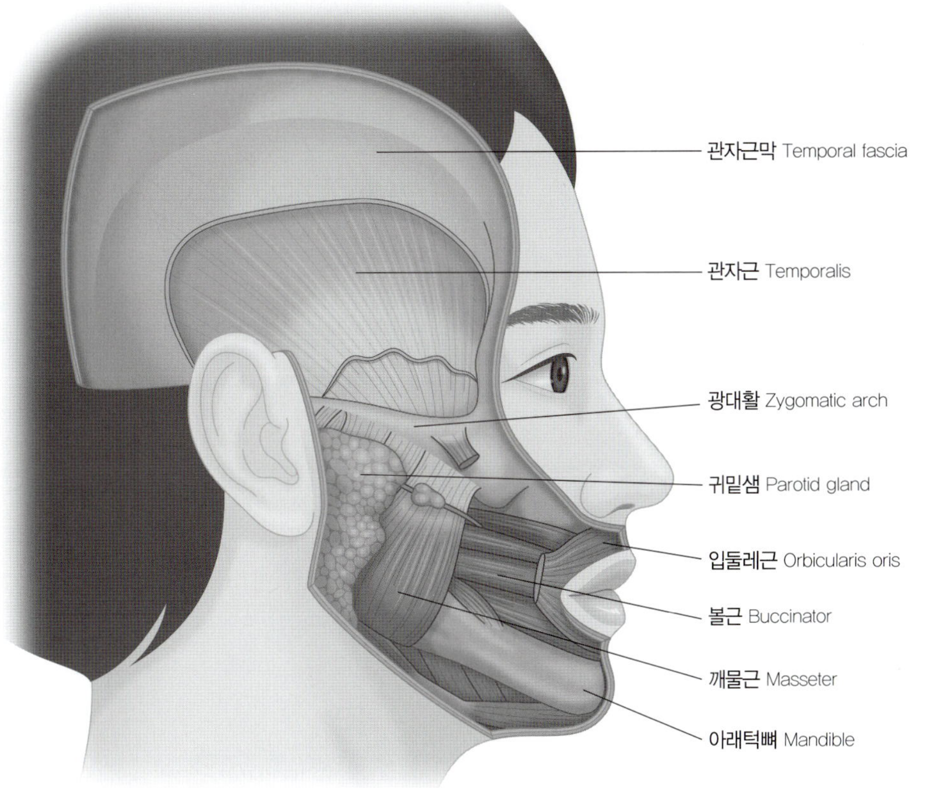

그림 2-4 얕은 곳에 있는 씹기에 관여하는 근육들

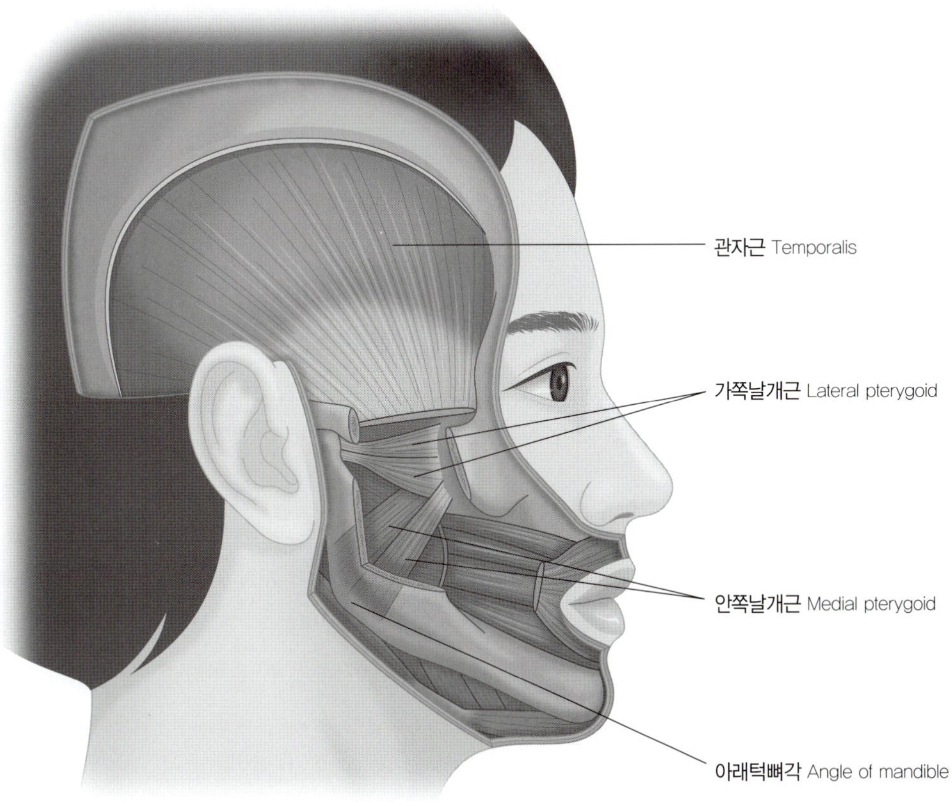

그림 2-5 깊은 곳에 있는 씹기에 관여하는 근육

표 2-1 씹기근육

근육	이는곳	닿는곳	작용	신경지배
깨물근 (Masseter)	광대활과 광대뼈의 위턱돌기	아래턱뼈가지의 바깥면	턱관절 올림	아래턱신경
관자근 (Temporalis)	관자우묵과 관자근막	아래턱뼈 근육돌기	턱관절 올림과 뒤당김	
안쪽날개근 (Medial pterygoid)	깊은갈래 – 날개돌기 가쪽판의 안쪽면, 입천장뼈 날개패임돌기 얕은갈래 – 위턱뼈의 거친면, 입천장뼈 날개패임돌기	아래턱뼈 턱뼈각의 안쪽면	턱관절 올림과 내밈	
가쪽날개근 (Lateral pterygoid)	위갈래 – 관자아래우묵의 천장 아래갈래 – 날개돌기 가쪽판의 가쪽면	턱관절의 관절주머니, 턱뼈목의 날개근오목	턱관절 내밈과 내림	

일어나고, 아래갈래는 날개돌기 가쪽판의 가쪽면에서 일어난다. 두 갈래 근육섬유들은 함께 모여서 턱관절의 관절주머니와 턱뼈목의 날개근오목에 닿는다. 가쪽날개근이 수축하면 관절원반과 턱머리뼈가 앞쪽으로 당겨져 아래턱뼈가 내밈이 일어나면서 입을 열게 된다. 가쪽날개근은 삼차신경의 아래턱신경의 가지에 의해 신경지배를 받는다.

입 주위 근육

입으로 음식물이 들어오면 치아와 씹기근육에 의해 단단한 음식물은 잘게 으깨어지고 침샘에서 분비한 침과 섞여서 입인두로 넘기기 쉽게 준비된다. 음식이나 음료가 입안에 있고 입술속근육인 입둘레근(orbicularis oris)이 입술을 오므리고 입 바깥으로 음식물이 나가지 않도록 하기 위해 수축한다. 음식물이 혀, 턱 및 볼근육의 통합작용으로 기계적으로 부서진다. 볼근(buccinator)은 입꼬리를 가쪽으로 당겨 입술이 치아에 접촉하게 한다. 따라서 이 근육은 뺨을 압박함으로써 음식물을 씹을 때 음식물을 치아 사이에 유지시켜 준다.

입둘레근

입둘레근(orbicularis)은 이름 그대로 입의 둘레에 있는 근육이다. 이 근육은 위턱뼈와 아래턱뼈의 정중면 부위와 볼근, 뺨, 입술에 작용하는 입술 주위 근육들로부터 일어나서 입술의 피부와 점막에 닿는다. 입둘레근은 입의 조임근으로 이 근육이 수축하면 입이 오므려지고 입술이 닫힌다. 입둘레근은 제7뇌신경인 얼굴신경에 의해 신경지배를 받는다.

볼근

볼근(buccinator)은 이름 그대로 볼(뺨)에 있는 근육이다. 이 근육은 위턱뼈와 아래턱뼈의 어금니 가쪽 이틀 부분과 날개아래턱솔기(pterygomandibular raphe)에서 일어나서 입꼬리 쪽으로 달려 입술의 점막에 닿는다. 볼근이 수축하면 뺨이 치아쪽으로 눌린다. 이는 뺨을 팽팽하게 하여 치아와 뺨 사이에 음식물이 고이지 않게 함으로써 씹기 작용을 돕는다. 볼근은 음식을 씹을 때, 휘파람이나 악기를 불 때 작용한다. 볼근은 제7뇌신경인 얼굴신경에 의해 신경지배를 받는다.

혀의 근육

혀는 근육으로 된 기관이며, 그 표면에 맛봉오리들이 덮고 있어서 맛을 지각하는 감각기관이기도 하다. 혀 근육은 혀 자체에 있는 혀속근육과 혀의 움직임에 작용하는 혀바깥근육으로 나눌 수 있다. 혀속근육들(intrinsic muscles of the tongue)은 혀 속에서 시작하여 혀 속에서 끝나는 근육들이다. 혀세로근, 혀가로근 및 혀수직근이 있다. 이들은 혀로 짧거나 길게, 좁거나 넓게, 편평하게 또는 혀를 위나 아래로 말아 올리는 혀로 다양한 모양을 갖게 함으로써 입인두 속으로 음식물을 밀어 넣는데 필수적인 역할을 한다. 유동식의 경우 이 근육들이 유동식을 입의 뒤쪽으로 밀어 보낸다.

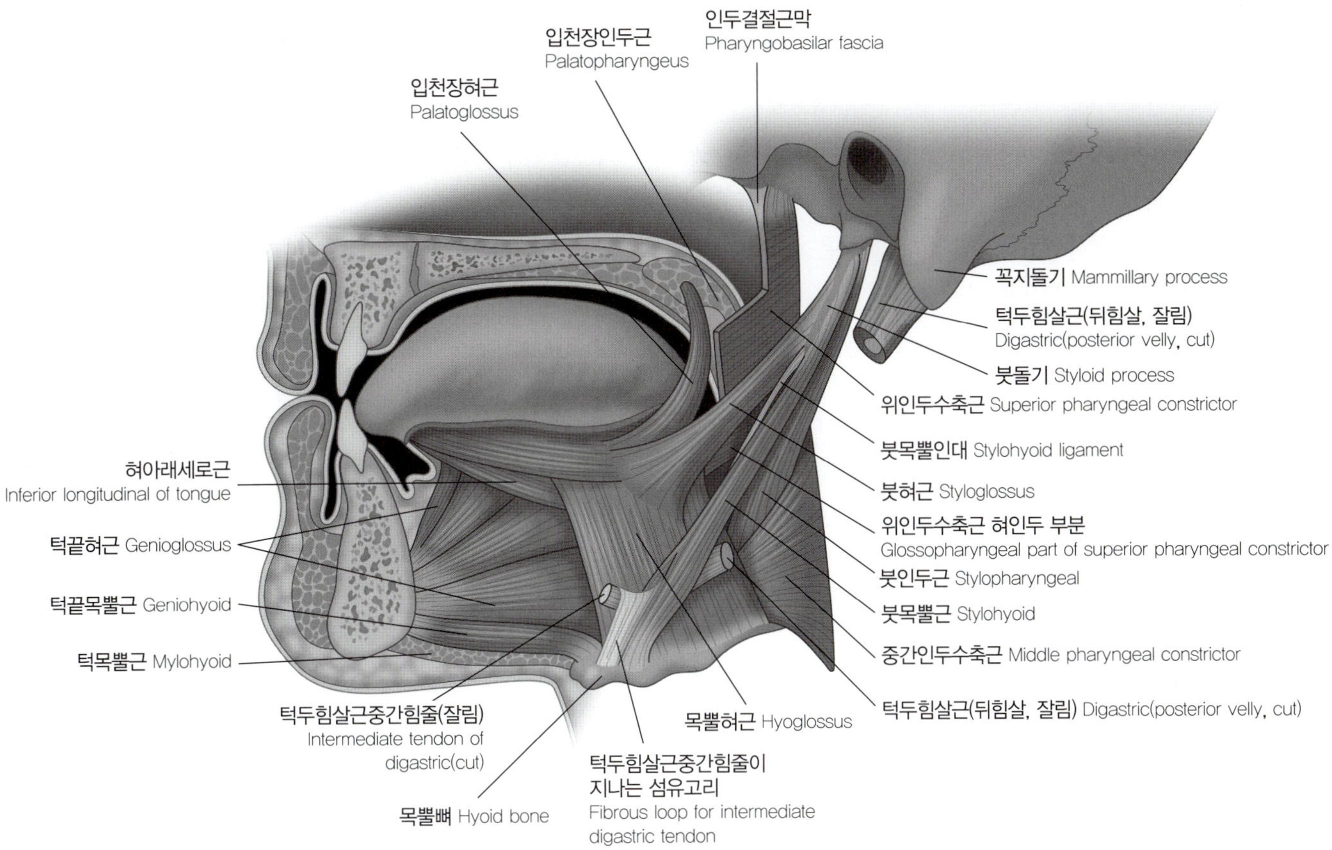

그림 2-6 혀의 바깥근육들

표 2-2 혀 근육

근육	이는곳	닿는곳	작용	신경지배
턱끝혀근 (Genioglossus)	아래턱뼈의 위턱끝가시	혀의 전체 길이	강력한 혀 내밈	혀밑신경
목뿔혀근 (Hyoglossus)	목뿔뼈의 몸통과 큰뿔	혀의 옆면	혀의 내림	
붓혀근 (Styloglossus)	관자뼈의 붓돌기		혀의 올림과 뒤당김	
입천장혀근 (Palatoglossus)	입천장의 널힘줄 아래면		혀 뒤부분의 올림과 입천장 내림	미주신경

혀바깥근육들(extrinsic muscles of the tongue)은 혀 바깥쪽 뼈에서 일어나 혀로 닿는 근육들이다(그림 2-6, 표 2-2). 이들은 혀를 앞으로 내밀고 뒤로 당기는데 작용한다. 고형식의 경우 혀와 볼의 근육이 음식물을 치아 사이에 두고 씹기근육의 작용으로 그것을 씹고 부순다. 음식물은 혀속근육에 의해 침과 함께 섞이면서 혀끝 뒤에서 음식덩이(bolus)가 형성된다. 혀 근육은 혀 앞을 들어 올리고 단단입천장(hard palate)을 압박한다. 이것은 목구멍 안으로 음식덩이를 밀어 넣는다.

턱끝혀근

턱끝혀근(genioglossus)은 이름 그대로 턱끝에서 일어나서 혀에 닿는 근육이다. 이 근육은 가장 큰 근육으로 아래턱뼈 속면의 위턱끝가시(superior mental spine) 바로 위에서 일어나서 뒤위쪽으로 뻗어나가면서 혀의 전체 길이에 걸쳐 혀속근육들과 결합하면서 닿는다. 턱끝혀근은 혀를 앞쪽으로 당기고, 입에서 앞쪽으로 혀를 강하게 내미는 데 작용한다. 턱끝혀근은 제12뇌신경인 혀밑신경(hypoglossal nerve)에 의해 신경지배를 받는다.

목뿔혀근

목뿔혀근(hyoglossus)은 이름 그대로 목뿔뼈에서 일어나서 혀에 닿는 근육이다. 이 근육은 목뿔뼈의 몸통과 큰뿔에서 일어나서 혀의 옆쪽에 닿는다. 목뿔혀근은 혀를 내리고 뒤쪽으로 당긴다. 이 근육은 제12뇌신경인 혀밑신경에 의해 신경지배를 받는다.

붓혀근

붓혀근(styloglossus)은 이름 그대로 관자뼈의 붓돌기에서 일어나서 혀에 닿는 근육이다. 이 근육은 관자뼈의 붓돌기 끝부분에서 일어나서 아래앞쪽으로 내려가 혀의 옆면에 닿는다. 붓혀근은 혀를 뒤쪽으로 당기고 혀의 뒷부분을 위로 끌어올린다. 이 근육은 제12뇌신경인 혀밑신경에 의해 신경지배를 받는다.

입천장혀근

입천장혀근(palatoglossus)은 이름 그대로 입천장에서 일어나서 혀에 닿는 근육이다. 이 근육은 입천장의 널힘줄(palatine aponeurosis) 아래면에서 일어나서 앞아래쪽으로 내려가 혀의 옆면에 닿는다. 입천장혀근은 혀의 뒤부분을 끌어올리고, 물렁입천장을 내리기 때문에 결과적으로 입인두잘룩을 닫게 하여 입인두로부터 입안을 차단시킨다. 이 근육은 혀밑신경의 지배를 받는 다른 혀근육들과 달리 제10뇌신경인 미주신경(vagus nerve)에 의해 신경지배를 받는다.

입천장근육

입천장의 앞쪽 2/3에 해당되는 부분은 뼈 부분으로 단단입천장(hard palate)이라 한다. 뒤쪽 1/3 부분은 양쪽 5개의 근육들과 널힘줄로 이루어져 있어서 물렁입천장(soft palate)이라고 부른다(그림 2-7, 표 2-3). 따라서 물렁입천장은 움직이며 음식을 삼키거나 말을 할 때 코인두와 입인두 사이를 차단시키는 역할을 한다. 그러므로 음식이 코안으로 역류하는 것을 방지한다. 입천장올림근은 음식을 삼킬 때 입천장을 위쪽과 뒤쪽으로 당겨서 코쪽으로의 통로를 차단한다. 목젖근은 음식을 삼킬 때 음식물이 가지 않도록 통로를 차단시키는 것을 돕는다. 양쪽 미주신경이 손상될 때 코안이 입안으로 차단되지 않기 때문에 물이 코로 역류될 수 있다.

입천장긴장근

입천장긴장근(tensor veli palatini)은 이름 그대로 물렁입천장을 팽팽하게 긴장시키는 작용을 하는 근육이다. 이 근육은 나비뼈의 배오목(scaphoid fossa)과 나비뼈가시(spine of sphenoid bone) 그리고 귀관연골에서 일어나서 입천장널힘줄에 닿는다. 입천장긴장근은 물렁입천장을 팽팽하게 긴장시켜서 물렁입천장에 붙는 근육들이 더욱 효과적으로 움직이도록 돕는다. 또한 음식물을 삼키는 동안 입천장을 움직여 귀관을 연다. 이 근육은 제5뇌신경인 삼차신경(trigeminal nerve)의 아래턱신경 가지(branch of mandibular nerve)에 의해 신경지배를 받는다.

입천장올림근

입천장올림근(levator veli palatini)은 이름 그대로 물렁입천장을 올리는 근육이다. 이 근육은 관자뼈 바위 부분과 귀관연골에서 일어나서 입천장널힘줄에 닿는다. 입천장올림근은 입천장을 끌어올리는 작용을 하여 코인두와 입인두 사이의 인두잘룩(phayngeal isthmus)을 닫히게 한다. 이 근육은 인두얼기의 인두가지를 경유하는 미주신경에 의해 신경지배를 받는다.

입천장혀근

입천장혀근(palatoglossus)은 이름 그대로 입천장에서 일어나서 혀에 닿는 근육이다. 이 근육은 입천장의 널힘줄 아래면에서 일어나서 앞아래쪽으로 내려가 혀의 옆면에 닿는

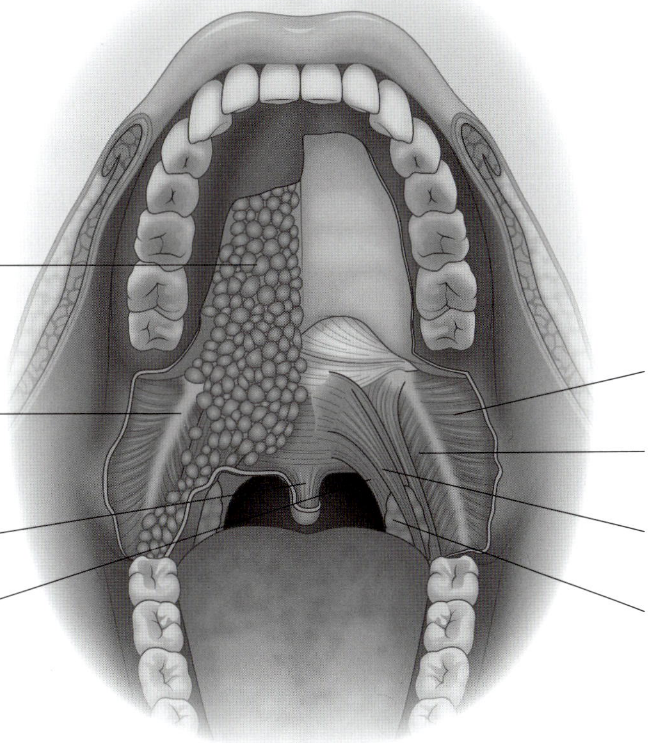

그림 2-7 물렁입천장의 근육

표 2-3 물렁입천장의 근육

근육	이는곳	닿는곳	작용	신경지배
입천장긴장근 (Tensor veli palatini)	나비뼈의 배오목과 나비뼈가시, 귀관연골	입천장널힘줄	물렁입천장을 팽팽하게 긴장시킴	아래턱신경
입천장올림근 (Levator veli palatini)	관자뼈 바위 부분과 귀관연골	입천장널힘줄	물렁입천장을 올림	미주신경
입천장혀근 (Palatoglossus)	입천장널힘줄의 아래면	혀의 옆면	혀를 올림	
입천장인두근 (Palatopharyngeus)	입천장널힘줄의 위면	방패연골	인두의 올림, 입인두잘룩을 닫음	
목젖근 (Uvular)	뒤코가시, 입천장널힘줄	목젖점막	목젖을 올림, 인두잘룩을 닫음	

다. 입천장혀근은 혀의 뒤부분을 끌어올리고, 물렁입천장을 내리기 때문에 결과적으로 입인두잘룩을 닫게 하여 입인두로부터 입안을 차단시킨다. 이 근육은 인두얼기의 인두가지를 경유하는 미주신경에 의해 신경지배를 받는다.

입천장인두근

입천장인두근(palatopharyngeus)은 이름 그대로 입천장에서 일어나서 인두에 닿는 근육이다. 이 근육은 입천장널힘줄의 위면에서 일어나서 뒤가쪽으로 내려가 방패연골에 닿는다. 입천장인두근은 입천장을 내려서 입인두잘룩을 닫는 것을 돕고, 음식물을 삼키는 동안 인두를 올린다. 이 근육은 인두얼기의 인두가지를 경유하는 미주신경에 의해 신경지배를 받는다.

목젖근

목젖근(uvular)은 이름 그대로 목젖을 이루는 근육이다. 이 근육은 단단입천장 뒤모서리의 뒤코가시(posterior nasal spine)와 입천장널힘줄에서 일어나서 목젖점막에 닿는다. 목젖근은 목젖을 올리고 당김으로써 코인두와 입인두 사이의 인두잘룩을 닫는 것을 돕는다. 이 근육은 인두얼기의 인두가지를 경유하는 미주신경에 의해 신경지배를 받는다.

인두의 근육들

인두는 코안, 입안 및 후두의 뒤에 위치하며, 머리뼈의 바닥에서 여섯째 목뼈까지 뻗어 있으면서 식도로 이어진다. 인두의 길이는 12cm 정도이며 앞뒤로 납작하게 되어 있다. 인두의 근육들은 대체로 두 층으로 이루어져 있다(그림 2-8, 표 2-4). 바깥층은 돌림층으로 세 개의 인두수축근(pharyngeal constrictor)으로 되어 있고, 안쪽층은 세로로 달리는 두 개의 근육으로 이루어져 있다. 인두수축근의 작용은 음식을 삼킬 때 작용하며 붓인두근(stylopharyngeus)은 인두와 후두를 위로 올리는데 관여한다. 모든 인두근육들의 주된 작용은 음식물을 삼킬 때 작용한다.

인두수축근

인두수축근(pharyngeal constrictor)은 이름 그대로 인두를 수축시키는 근육이다. 양옆으로 각기 세 개씩의 인두벽을 이루는 근육층들이다. 각 근육은 위치에 따라 위인두수축근(superior constrictor), 중간인두수축근(middle constrictor) 및 아래인두수축근(inferior constrictor)으로 이루어져 있다. 인두수축근들은 코안, 입안 및 후두에 위치하는 뼈와 인대들에서 일어나서 뒤정중면에 있는 인두솔기(pharyngeal raphe)에 닿는다. 인두수축근들은 모두 인두 안을 수축시켜서 좁게 한다. 음식을 삼킬 때 인두수축근들은 위에서부터 시작하여 아래로 차례대로 수축하여 음식물을 인두에서 식도로 들어가게 한다. 이 근육들은 인두얼기의 인두가지를 경유하는 미주신경에 의해 신경지배를 받는다.

입천장인두근

입천장인두근(palatopharyngeus)은 이름 그대로 입천장에서 일어나서 인두에 닿는 근육이다. 이 근육은 입천장널힘줄의 위면에서 일어나서 뒤가쪽으로 내려가 방패연골에 닿는다. 입천장인두근은 입천장을 내려서 입인두잘룩을 닫는 것을 돕고, 음식물을 삼키는 동안 인두를 올린다. 이 근육은 인두얼기의 인두가지를 경유하는 미주신경에 의해 신경지배를 받는다.

귀관인두근

귀관인두근(salpingopharyngeus)은 이름 그대로 귀관에서 일어나서 인두에 닿는 근육이다. 이 근육은 귀관의 연골에서 일어나서 인두벽의 깊은면과 입천장인두근으로 결합한다. 귀관인두근은 인두와 후두를 위로 끌어올리는 작용을 한다. 이 근육은 인두얼기의 인두가지를 경유하는 미주신경에 의해 신경지배를 받는다.

붓인두근

붓인두근(stylopharyngeus)은 이름 그대로 관자뼈의 붓돌기에서 일어나서 인두에 닿는 근육이다. 이 근육은 관자뼈의 붓돌기 안쪽면에서 일어나서 내려오면서 인두벽의 속면과 결합한다. 붓인두근은 인두와 후두를 위로 끌어올리는 작용을 한다. 이 근육은 제9뇌신경인 혀인두신경(glossopharyngeal nerve)에 의해 신경지배를 받는다.

목뿔위근육

목뿔위근육(suprahyoid muscles)은 목뿔뼈(hyoid bone) 위에 위치하는 근육들로 모두 목뿔뼈와 후두를 위로 끌어올리는 작용을 한다(그림 2-9, 표 2-5). 붓목뿔근(stylohyoid)을 제외한 근육들은 목뿔뼈가 고정되었을 때에 아래턱뼈를 내리는 작용을 한다. 따라서 음식을 삼킬 때 후두는 올라간다. 검사자는 목구멍의 앞쪽에서 엄지손가락과 집게손가락으로 후두를 가볍게 잡아 후두가 어느 정도 올라가는지 확인할 수 있다. 대부분의 사람에서 적어도 20mm 올라간다. 움직임은 빠르고 잘 조절된다.

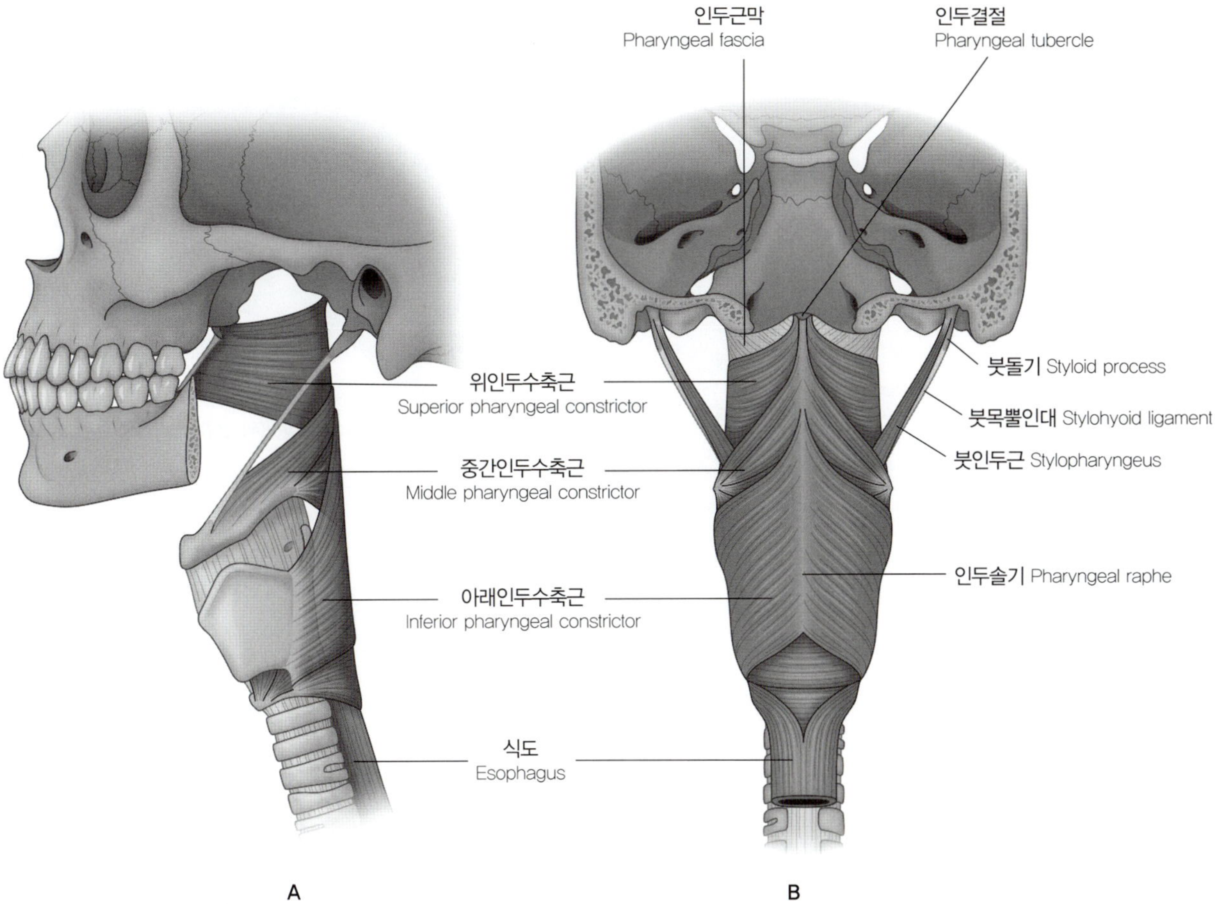

그림 2-8 인두의 근육. A. 목의 옆면 B. 목의 뒤면

표 2-4 인두의 근육

근육	이는곳	닿는곳	작용	신경지배
위인두수축근 (Superior constrictor)	인두솔기	날개아래턱솔기, 아래턱뼈	음식물을 삼킬 때 인두를 수축시킴	미주신경
중간인두수축근 (Middle constrictor)		방패목뿔인대, 목뿔뼈		
아래인두수축근 (Inferior constrictor)		방패연골, 반지연골		
입천장인두근 (Palatophayngeus)	입천장널힘줄의 위면	방패연골, 인두벽	인두와 후두를 위로 올림	
귀관인두근 (Salpingopharyngeus)	귀관의 연골	인두벽		
붓인두근 (Stylopharyngeus)	붓돌기			혀인두신경

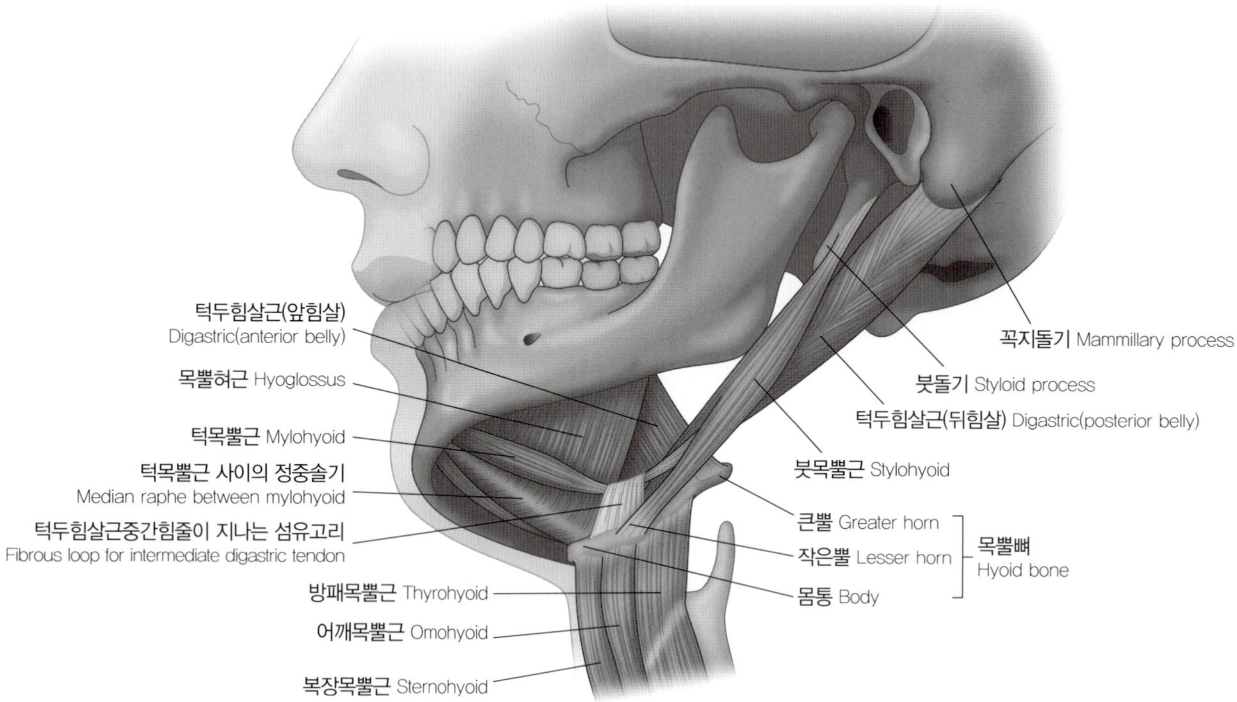

그림 2-9 목뿔위근육

표 2-5 목뿔위근육

근육	이는곳	닿는곳	작용	신경지배
두힘살근 (Digastric)	앞힘살: 아래턱뼈의 두힘살근오목 뒤힘살: 관자뼈의 꼭지패임	목뿔뼈몸통	목뿔뼈를 올림, 아래턱뼈를 아래로 내려 입을 벌림	앞힘살: 삼차신경의 아래턱 신경 가지 뒤힘살: 얼굴신경
붓목뿔근 (Stylohyoid)	관자뼈의 붓돌기		목뿔뼈를 위로 당김	얼굴신경
턱목뿔근 (Mylohyoid)	아래턱뼈의 턱목뿔근선		목뿔뼈를 위로 당김, 입의 바닥을 올림	삼차신경
턱끝목뿔근 (Geniohyoid)	아래턱뼈의 턱끝가시		목뿔뼈를 앞으로 올림, 목뿔뼈가 고정될 때 아래턱뼈를 아래안쪽으로 내림	첫째 목신경

후두덮개(epiglottis)는 위앞쪽으로 움직여 혀뿌리에 닿고, 후두입구를 덮기 위해 뒤쪽으로 굽는다. 아마도 음식덩이의 무게 때문에 이루어지는 것으로 보인다. 삼키는 동안 방패연골과 목뿔뼈는 접근하고 인두와 후두, 기관이 전반적으로 올라간다. 이것은 많은 후두의 주름이 후두 입구 내의 뒤쪽으로 불룩하게 하여 삼키는 동안 입구를 좁게 만든다. 이것은 후두 안으로 음식덩이의 이동을 방지한다. 그다음 음식덩이는 후두덮개 위로 미끄러져 내려간다. 일부는 중력에 의해, 일부는 인두조임근의 작용에 의해 인두의 가장 아래쪽으로 내려간다.

두힘살근

두힘살근(digastric)은 이름 그대로 두 개의 힘살을 가지고 있는 근육이다. 앞힘살은 아래턱뼈의 아래안쪽면에 위치한 두힘살근오목(digastric fossa)에서 일어나고, 뒤힘살은 관자뼈의 꼭지돌기 안쪽면에 위치한 꼭지패임(mastoid notch)에서 일어난다. 두힘살 사이의 힘줄은 근막고리에 의해 목뿔뼈몸통에 닿는다. 두힘살근은 아래턱뼈가 고정되어 있을 때 목뿔뼈를 끌어올리고, 목뿔뼈가 고정되어 있을 때 아래턱뼈를 아래로 끌어내려 입을 벌린다. 두힘살근의 앞힘살은 제5뇌신경인 삼차신경에 의해 지배를 받고, 뒤힘살은 제7뇌신경인 얼굴신경에 의해 신경지배를 받는다.

붓목뿔근

붓목뿔근(stylohyoid)은 이름 그대로 붓돌기에서 일어나 목뿔뼈에 닿는 근육이다. 이 근육은 관자뼈의 붓돌기 바닥에서 일어나 아래앞쪽으로 내려가 목뿔뼈의 몸통과 큰뿔의 경계 부분에 닿는다. 붓목뿔근은 음식을 삼키는 동안 목뿔뼈를 뒤위쪽으로 끌어올리는 작용을 한다. 이 근육은 제7뇌신경인 얼굴신경에 의해 지배를 받는다.

턱목뿔근

턱목뿔근(mylohyoid)은 이름 그대로 아래턱뼈에서 일어나서 목뿔뼈에 닿는 근육이다. 이 근육은 아래턱뼈의 턱목뿔근선(mylohyoid line)에서 일어나서 목뿔뼈몸통의 앞면에 닿는다. 양쪽에 있는 턱목뿔근은 입안의 바닥을 이루며, 목뿔뼈를 위로 들어올리는 작용을 한다. 이 근육은 제5뇌신경인 삼차신경의 아래턱신경 가지에 의해 신경지배를 받는다.

턱끝목뿔근

턱끝목뿔근(geniohyoid)은 이름 그대로 턱끝에서 일어나서 목뿔뼈에 닿는 근육이다. 이 근육은 아래턱뼈의 아래턱끝가시에서 일어나서 목뿔뼈몸통의 앞면에 닿는다. 턱끝목뿔근은 아래턱뼈가 고정될 때 목뿔뼈를 앞으로 끌어올리고, 목뿔뼈가 고정될 때 아래턱뼈를 아래안쪽으로 끌어당긴다. 이 근육은 혀밑신경을 따라서 온 첫째 목신경(C1)에 의해 신경지배를 받는다.

목뿔아래근육

목뿔아래근육(infrahyoid muscles)은 목뿔뼈, 복장뼈, 빗장뼈 및 어깨뼈 사이에 있는 근육들을 말한다(그림 2-10, 표 2-6). 이 근육들은 목뿔뼈, 인두, 입안의 바닥을 내리는 데 함께 작용한다.

복장목뿔근

복장목뿔근(sternohyoid)은 이름 그대로 복장뼈에서 일어나서 목뿔뼈에 닿는 근육이다. 이 근육은 복장뼈자루와 복장빗장관절의 뒷면에서 일어나서 목뿔뼈몸통의 앞면에 닿는다. 복장목뿔근은 음식물을 삼키고 난 뒤 목뿔뼈를 끌어내리는 작용을 한다. 이 근육은 목신경고리를 지나는 첫째 목신경에서 셋째 목신경(C1~C3)의 앞가지에 의해 신경지배를 받는다.

어깨목뿔근

어깨목뿔근(omohyoid)은 이름 그대로 어깨뼈에서 일어나서 목뿔뼈에 닿는 근육이다. 이 근육은 중간힘줄이 있는 두힘살근으로 위힘살은 목뿔뼈몸통에서 일어나고, 아래힘살은 어깨뼈의 어깨뼈패임 안쪽에서 일어난다. 두 힘살 사이에 있는 중간힘줄은 근막고리에 의해 빗장뼈의 안쪽 끝에 닿는다. 어깨목뿔근은 음식물을 삼키고 난 뒤 목뿔뼈를 끌어내리는 작용을 한다. 이 근육은 목신경고리를 지나는 첫째 목신경에서 셋째 목신경(C1~C3)의 앞가지에 의해 신경지배를 받는다.

방패목뿔근

방패목뿔근(thyrohyoid)은 이름 그대로 방패연골에서 일어나서 목뿔뼈에 닿는 근육이다. 이 근육은 방패연골의 빗선(oblique line)에서 일어나서 위로 올라가 목뿔뼈몸통과 큰뿔에 닿는다. 방패목뿔근은 음식물을 삼키고 난 뒤 목뿔뼈를 끌어내리는 작용을 한다. 이 근육은 혀밑신경에서 합쳐져 나온 첫째 목신경(C1)의 앞가지에 의해 신경지배를 받는다.

복장방패근

복장방패근(sternothyroid)은 이름 그대로 복장뼈에서 일어나서 방패연골에 닿는 근육이다. 이 근육은 복장뼈자루와

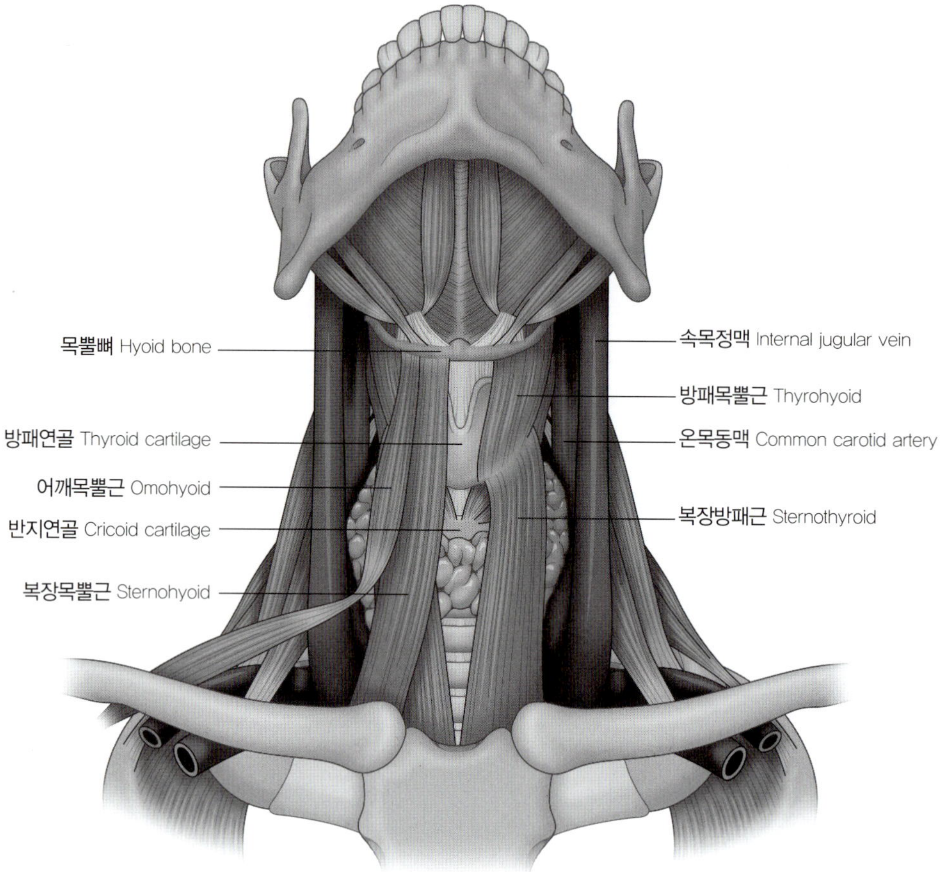

그림 2-10 목뿔아래근육

표 2-6 목뿔아래근육

근육	이는곳	닿는곳	작용	신경지배
복장목뿔근 (Sternohyoid)	복장뼈자루와 복장빗장관절의 뒷면	목뿔뼈몸통	음식물을 삼키고 난 뒤 목뿔뼈를 끌어내림	첫째~셋째 목신경(C1~C3)
어깨목뿔근 (Omohyoid)	위힘살: 목뿔뼈몸통 아래힘살: 어깨뼈의 어깨뼈패임	빗장뼈의 안쪽 끝		
방패목뿔근 (Thyrohyoid)	방패연골의 빗선	목뿔뼈몸통, 큰뿔		혀밑신경에서 합쳐져 나온 첫째 목신경
복장방패근 (Sternothyroid)	복장뼈자루와 첫째 갈비연골 뒷면	방패연골의 빗선		첫째~셋째 목신경(C1~C3)

첫째 갈비연골 뒷면에서 일어나서 위로 올라가 방패연골의 빗선에 닿는다. 복장방패근은 음식물을 삼키고 난 뒤 목뿔뼈를 끌어내리는 작용을 한다. 이 근육은 목신경고리를 지나는 첫째 목신경에서 셋째 목신경(C1~C3)의 앞가지에 의해 신경지배를 받는다.

후두의 근육

후두의 근육은 후두 전체를 올리고 내리는데 작용하는 바깥기원 근육들과 후두의 부분을 움직이는 자체 근육들이 있다(그림 2-11, 표 2-7). 목뿔위근육들은 후두를 올리며, 목뿔아래근육들은 후두를 내리는데 작용한다. 자체 근육들

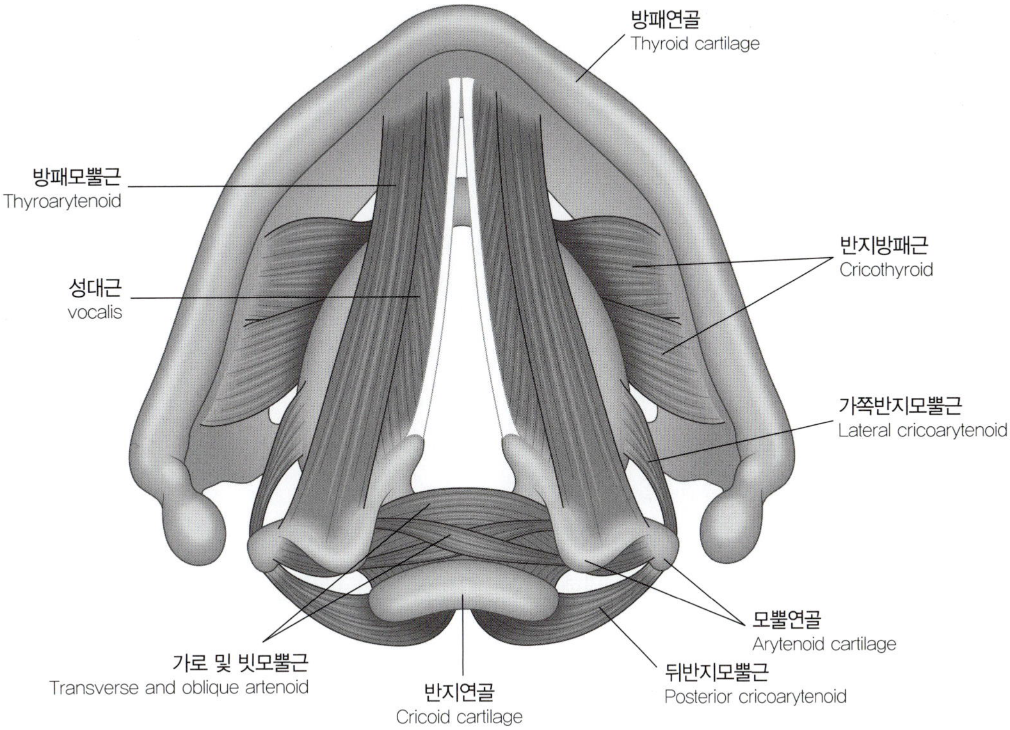

그림 2-11 후두의 근육

표 2-7 후두의 근육

근육	이는곳	닿는곳	작용	신경지배
반지방패근 (Cricothyroid)	반지연골활의 앞가쪽면	곧은부분: 방패연골의 아래 모서리 빗부분: 방패연골의 아래뿔	방패연골을 앞쪽과 아래쪽으로 돌림, 성대주름을 팽팽하게 함	미주신경의 위후두신경
뒤반지모뿔근 (Posterior cricoarytenoid)	반지연골판의 뒤면	모뿔연골의 근육돌기	성대문을 열음	미주신경의 되돌이후두신경
가쪽반지모뿔근 (Lateral cricoarytenoid)	반지연골활	모뿔연골의 근육돌기	성대문을 닫음	미주신경의 되돌이후두신경
빗 및 가로모뿔근(Olbique and Transverse arytenoid)	모뿔연골	반대쪽 모뿔연골	성대문을 닫음	미주신경의 되돌이후두신경
방패모뿔근 (Thyroarytenoid)	방패연골의 뒤면	모뿔연골의 근육돌기	성대주름을 이완시킴	미주신경의 되돌이후두신경
성대근 (Vocalis)	방패연골판이 만나는 각	모뿔연골의 성대돌기	성대주름의 긴장을 조절함	미주신경의 되돌이후두신경

은 후두구멍의 조임근 구실을 하고 성대문틈새를 열고 닫으며, 성대인대의 긴장을 조절한다. 후두통로는 모뿔덮개주름에 의해 좁아진다. 이것은 성대문을 닫고 또한 음식덩이가 식도를 향해 내려가도록 가쪽관을 만들어 준다.

반지방패근

반지방패근(cricothyroid)은 이름 그대로 반지연골에서 일어나서 방패연골에 닿는 근육이다. 이 근육은 곧은부분(straight part)과 빗부분(oblique part)으로 되어 있으며, 반지연골활의 앞가쪽면에서 일어나서 곧은부분은 방패연골의 아래모서리에, 빗부분은 방패연골의 아래뿔에 닿는다. 반지방패근은 방패연골을 앞으로 당기고 아래로 돌림을 일으킴으로써 성대주름이 길어지며 팽팽해진다. 이 근육은 미주신경의 위후두신경 가지에 의해 신경지배를 받는다.

뒤반지모뿔근

뒤반지모뿔근(posterior cricoarytenoid)은 이름 그대로 반지연골에서 일어나서 모뿔연골에 닿는 근육으로 가쪽반지모뿔근보다 뒤쪽에 위치하는 근육이다. 이 근육은 반지연골판의 뒷면에서 일어나서 위가쪽으로 올라가 모뿔연골의 근육돌기에 닿는다. 뒤반지모뿔근은 모뿔연골을 벌리고 바깥돌림을 일으켜 성대문을 열리게 한다. 이 근육은 미주신경의 되돌이후두신경(recurrent laryngeal nerve)에 의해 신경지배를 받는다.

가쪽반지모뿔근

가쪽반지모뿔근(lateral cricoarytenoid)은 이름 그대로 반지연골에서 일어나서 모뿔연골에 닿는 근육으로 뒤반지모뿔근에 비해 가쪽에 위치하는 근육이다. 이 근육은 반지연골활의 위면에서 일어나서 뒤위쪽으로 가 모뿔연골의 근육돌기에 닿는다. 가쪽반지모뿔근은 모뿔연골을 안쪽돌림을 일으켜 성대문을 닫히게 한다. 이 근육은 미주신경의 되돌이후두신경에 의해 신경지배를 받는다.

빗 및 가로모뿔근

모뿔근은 이름 그대로 모뿔연골에서 일어나서 반대쪽 모뿔연골에 닿는 근육으로 비스듬하게 주행하면 빗모뿔근(olbique arytenoid), 가로로 주행하면 가로모뿔근(transverse arytenoid)이라 부른다. 이 근육들은 후두어귀를 좁게 만들고, 모뿔연골을 모음으로써 성대문을 닫히게 한다. 이 근육은 미주신경의 되돌이후두신경에 의해 신경지배를 받는다.

방패모뿔근

방패모뿔근(thyroarytenoid)은 이름 그대로 방패연골에서 일어나서 모뿔연골에 닿는 근육으로 방패연골의 뒷면에서 일어나서 모뿔연골의 근육돌기에 닿는다. 방패모뿔근은 모뿔연골을 앞쪽으로 당김으로써 성대가 느슨해지게 된다. 이 근육은 미주신경의 되돌이후두신경에 의해 신경지배를 받는다.

성대근

성대근(vocalis)은 이름 그대로 성대를 이루는 근육이다. 이 근육은 방패연골이 만나는 각에서 일어나서 모뿔연골의 성대돌기에 닿는다. 성대근은 소리를 낼 때 성대주름의 긴장을 조절한다. 이 근육은 미주신경의 되돌이후두신경에 의해 신경지배를 받는다.

삼킴과 관련한 생리학

정상적인 삼킴은 구강에서부터 위까지 음식덩이의 빠른 이동을 의미한다. 액체는 2초 이내에 인두를 지나가고 5초 이내에 위로 들어간다. 효과적인 이동은 중력 및 음식덩이에 압력을 가하는 신경근의 수축력에 의해 영향을 받는다. 효과적인 음식덩이의 이동은 신경근의 수축과 이완을 통해 음식덩이를 높은 압력으로 밀어내리고, 그 밑 부분에 음압(negative pressure)이 가해질 때 원활히 이루어진다. 식도와 같은 삼킴 고리(swallowing chain)의 어떤 부분은 그 위치 때문에 음압이 발생한다. 높고 낮은 압력의 야기는 대개 다음 구조물들의 협응과 삼킴 밸브(swallowing valves)의 힘에 의해 이루어진다: 입술(lips), 입천장(palatine velum, 구개), 숨길 닫힘(airway closure, 기도 폐쇄), 인두식도분절(pharyngoesophageal segment, PES), 위식도조임근(upper esophageal sphincter, UES) 열림과 닫힘, 코안 쪽의 기도(nasal airway) 역시 중요하다. 혀는 초기의 긍정적 영향력을 주는 힘을 제공한다. 혀의 뒤쪽 편향(deflection)은 목뿔뼈를 잡아당기며 후두올림(laryngeal elevation)의 근본적인 힘으로 작용한다. 인두식도분절에서 시기적절하고 강한 후두 올림이 안전한 삼킴에 있어 특히 중요하다. 이는 음식덩이가 빠르게 움직이게 하고 높은 압력의 부분에서 반대 힘 쪽으로 안전하게 갈 수 있게 한다. 근육 약화나 협응의 저하로 인한 병적인 상태는 음식덩이를 아래로 내려 보내는 높은 압력을 만들어 내지 못한다. 이로 인해 음식덩이는 정체되고 잔여물들이 기도로 들어가 흡인을 일으킨다.

구강 준비기

음식이나 액체는 입속에서 미각(taste), 온도(temperature), 촉각(touch) 수용기들(receptors)을 활성화시킨다. 미각의 주요 수용기는 혀, 단단입천장(hard palate, 경구개)과 물렁입천장(soft palate, 연구개), 인두 그리고 후두 위(supra-laryngeal)에 위치해 있다. 이 수용기들은 침(saliva)에 의해 활성화된다. 침은 턱밑샘(submandibular gland, 악하선), 혀밑샘(sublingual gland, 설하선), 귀밑샘(parotid gland, 이하선)이 활성화되면서 생성된다. 이 샘들은 음식덩이 준비 동안 턱, 혀 그리고 목뿔뼈의 움직임과 음식덩이의 고유의 맛에 의해 활성화된다. 짜고, 달고, 시고, 쓴 맛을 지각하기 위한 혀등(dorsum)에 있는 주요한 감각수용기들은 침에 의해 활성화된다. 혀는 미각과 음식덩이 형성을 촉진시킨다. 침은 중탄산염의 구성물이고 탄수화물을 분해하기 때문에 위와 식도 안의 산도(acidity levels) 조절을 통해 미생물을 관리함으로써 적절한 구강위생을 유지시키는 역할을 한다. 사람이 침을 삼키는 횟수는 1시간에 18~400번 사이이고, 대개 침의 흐름 속도에 의해 결정된다.

혀의 2/3 앞쪽 미각은 입천장을 지나는 큰바위신경(greater petrosal branch)을 통하여 얼굴신경(안면신경)의 가지인 고실끈신경(chorda tympani branch)으로 전달된다. 혀의 1/3 뒤쪽 미각은 혀인두신경(설인신경)을 통해 전달된다. 미각은 뇌줄기의 고립로핵(nucleus tractus solitarii, NTS)으로 보내지는데, 이곳을 통해 시상의 감각운동겉질로 연결된다. 후두구멍(laryngeal aditus) 부위의 미각수용기는 미주신경의 가지인 위후두신경(superior laryngeal branch)을 통해 고립로핵으로 연결된다. 맛에 대한 식별은 후각의 큰 영향을 받는데 주로 씹기 과정에서 이루어진다. 후각은 코안의 직접적인 자극으로 전달되어 코인두(nasopharynx) 뒤쪽으로 이동한다. 후각의 정보는 시상(thalamus)을 거쳐 후각신경을 통하여 이마엽(전두엽)과 관자엽(측두엽)으로 전달되며 이곳에서 후각의 해석이 이루어진다. 후각과 관련된 기억 정보는 해마(hippocampus)에 저장된다.

음식물은 혀와 턱의 협동적 움직임을 통해 큰어금니(molar table) 쪽에서 음식덩이로 변형되는데, 단단입천장(경구개)에서 완전한 음식덩이로 변형된다. 하지만 혀의 이러한 큰 역할에도 불구하고 단단한 음식을 음식덩이로 형성하는 과정에서 입 안에는 약간의 잔여물이 남을 수 있다. 음식덩이는 삼킴반응이 시작하기 전 혀바닥(tongue base)인 후두개곡(vallecular) 안쪽에서 잠시 머문다. 혀는 이 밖에도 많은 역할을 하는데 조작하기, 모양 만들기, 유지하기 그리고 입인두(oropharynx)로 음식덩이 보내기가 있다. 또한 혀는 구강기에서 인두기로 넘어가는 과도기적인 입인두 단계를 알리는 신호로서의 역할을 한다. 이러한 혀의 움직임을 통해 음식덩이는 삼킴반응을 일으키게 되는데 삼킴반응을 일으키는 감각의 확실한 성질은 아직까지 완벽하게 밝혀지지는 않았다. 그러나 여러 연구들에서 미주신경의 가지인 위후두신경(superior laryngeal branch)이 삼킴을 시작하고, 기도를 보호하는 기능에 있어서 중요하다고 밝히고 있다.

구강기

음식덩이가 형성되면, 혀 끝(tip)이 올라가면서 이틀능선(alveolar ridge, 치조능선) 부분인 구강 앞쪽이 폐쇄된다. 이때 음식덩이는 단단입천장 쪽에서, 혀등(dorsum) 가장자리 부분에 의해 가쪽으로 유지된다. 구강기가 시작되고 음식덩이의 위치를 유지시키기 위해 혀의 끝과 등쪽은 뒤쪽보다 더 긴 움직임을 하게 된다. 혀의 뒤쪽은 음식덩이를 인두로 보내기 위해 더욱 중요한 역할을 수행한다. 혀를 뒤쪽으로 움직이기 위해 혀의 가쪽 근육인 두힘살근(digastricus, 삼차신경), 턱목뿔근(mylohyoid, 삼차신경) 그리고 턱끝목뿔근(geniohyoid, 혀밑신경)이 함께 수축한다. 혀의 바닥에서 만들어진 압력은 음식덩이를 인두 뒤쪽 벽과 입천장에 닿게 하며, 인두를 빠르게 지나게 하는 추진력으로 작용한다. 이때 입천장올림근(levator veli palatini)은 입천장을 위로 올려 열려 있는 코인두를 닫는다. 혀가 목뿔뼈 쪽으로 이동하고, 목뿔뼈가 갑상샘(갑상선)과 반지연골을 잡아당김으로써 후두는 앞위쪽으로 이동하고, 혀 바닥은 기도를 부분적으로 덮는다. 후두가 올라감으로써 연골 형태의 후두덮개는 기도를 막게 되는데 이로써 기도를 보호하기 위한 정교한 시스템이 완성되며, 음식덩이는 기도가 아닌 식도로 즉시 들어가게 된다. 후두덮개가 기도를 막는 정도는 목뿔뼈가 앞쪽으로 이동하는 것과 혀 바닥 부분이 뒤로 수축하는 힘 그리고 음식덩이의 크기에 의해 결정된다. 후두가 2~3cm 정도 위로 빠르고 정교하게 올라가는 것은 음식덩이가 후두를 향해 움직이지 않도록 돕는다. 음식덩이가 인두로 들어감으로써 혀의 바닥은 후두개곡(vallecular spaces)을 좌우로 나누고, 음식덩이가 기도로 들어가지 않도록 기도를 보호한다.

인두기

인두기(phryngeal stage)는 음식덩이가 후두개곡의 수준에 도착했을 때 시작되고 인두식도분절(PES)이 닫힐 때 끝난다. 음식덩이가 인두로 들어올 때 목뿔뼈는 턱 모서리 방향으로 향하며 앞위쪽 움직임이 계속되고, 위쪽 기도로 들어오는 음식덩이로부터 보호하기 위해 수축하는 혀바닥 아래쪽으로 후두를 기울인다. 거짓성대주름들은 피열후두개주름(aryepiglottic folds) 옆에 위치하며, 후두구(laryngeal aditus) 닫힘과 함께 추가적인 기도 보호를 제공한다. 갑상후두(thyroepiglottic) 인대 수축과 뒤쪽 혀 수축 때문에 후두연골은 후두구(laryngeal aditus) 위에서 수직으로 내려간다. 이런 식으로 상부 기도로 들어오는 음식덩이를 막는 보호기전들이 작용하게 된다: (1) 능동 호흡의 정지, (2) 거짓성대와 참성대의 접근(approximation), (3) 후두구(layngeal aditus)의 닫힘, (4) 올라가는 후두 위쪽의 혀 바닥에 의한 음식덩이의 기울어짐(deflection), (5) 후두개곡을 지나 기도 입구의 윗부분에서 음식덩이가 좌우로 나뉨

음식덩이가 인두로 들어갈 때 식도로 음식덩이가 추진되는 것을 돕기 위해 인두의 뒷벽에서 위, 중간, 아래조임근이 연속적으로 활성화된다. 인두근육의 수축 기간은 음식덩이의 크기에 의해 영향을 받지 않는다. 목뿔뼈가 앞쪽으로 움직이는 것은 인두식도분절(PES)에 견인력을 제공하여 최대 열림이 이루어지게 한다. 인두로 음식덩이가 도달하기 전, 삼키기 전에 닫혀 있는 인두식도분절 주변 근육들은 혀인두신경(IX)에 의해 뇌줄기로 전해지는 부교감 신호에 의해 이완된다. 이완 후, 목뿔후두운동(hyolaryngeal movement)에 의해 인두식도분절은 열리도록 당겨진다. 인두식도분절 부위를 향해 계속해서 내려가는 음식덩이는 둘로 나눠진 채로 후두 옆쪽을 지나 식도로 들어가기 위해 음식덩이가 다시 합쳐진다. 이 부위가 아래인두의 조롱박오목이다. Seta 등은 167명의 정상 환자에서 음식덩이 흐름의 좌우 차이를 연구하였다. 모든 환자들이 인두의 양쪽 모두에서 음식덩이의 흐름을 보였으나, 58%는 양쪽 차이를 보이지 않았고, 35%는 왼쪽 우세, 7%는 오른쪽 우세를 보였다. 인두식도분절은 인두식도분절의 이완과 기계적인 견인에 더하여 음식덩이의 추진력에 의해 확장된다. 인두식도분절의 늘어남과 닫힘에 요구되는 신경학적, 생역학적 과정은 그림 2-12에 요약되어 있다.

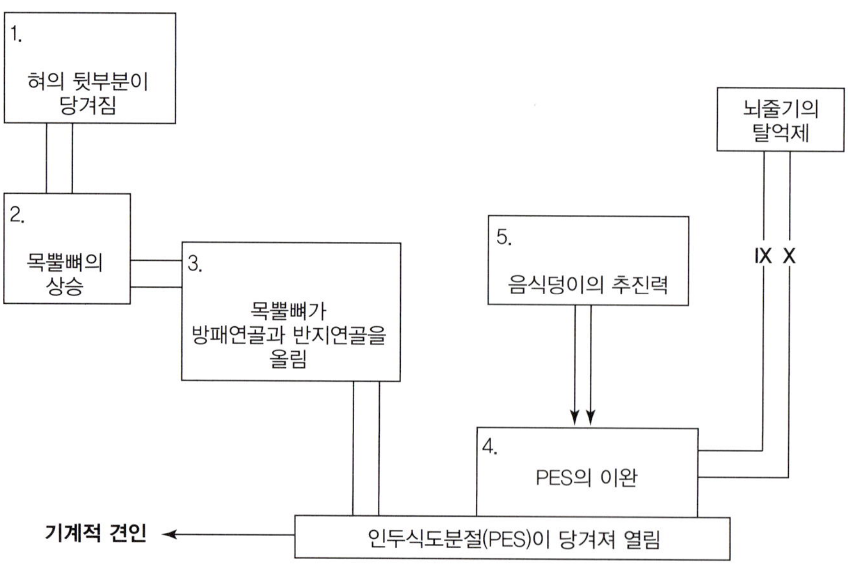

그림 2-12 PES의 열림 세 기전의 도해. 기계적인 견인(1, 2, 3), 뇌줄기의 탈억제(이완)(4), 음식덩이의 추진력(5)을 포함한다.

음식덩이의 끝이 인두식도분절 부위를 지나갈 때 인두식도분절이 닫히면서 일차적인 식도의 연동운동이 시작된다. 이때 기도가 다시 열리고 목뿔뼈는 휴지기 위치로 되돌아간다. 이러한 활동은 삼킴의 인두기가 끝이 났음을 말해준다.

식도기

식도(esophagus)로 들어가기 전 음식덩이는 가슴공간(chest cavity, 흉강) 아래쪽에 머물다가, 음압(negative pressure)으로 식도의 대롱 속(lumen)에 빨려 들어간다. 위식도조임근(UES)이 닫혔을 때 발생되는 압력은 카테터(catheter)압력 측정 자료에서 30~110mmHg로 변화하였다. 식도에서 음식덩이가 이동하는 데에는 정돈된 패턴의 기능이 요구되고 구분된 3개의 영역 안에서 협응이 일어난다. 식도 위부분은 가로무늬근(striated muscle, 횡문근)으로 이루어져 있고, 식도 중간부분은 가로무늬근과 민무늬근(smooth muscle, 평활근)이 섞여 있고, 식도 아래부분은 민무늬근으로만 이루어져 있다. 이 영역들을 통하여 움직이는 음식덩이는 위(stomach)와 아래식도조임근(LES)으로 음식덩이가 들어갈 때까지 원형(ringlike)으로 수축하는 것을 특징으로 한다. 액체 음식덩이들은 점성에 영향을 받는다. 액체는 근육의 수축 움직임보다 앞서 아래로 내려가기도 한다. 목뼈 부분에 있는 아래인두와 결합된 식도의 작용은 인두식도분절이 음식물 크기와 관련하여 충분한 이완과 팽창을 하기 위한 공간을 제공한다. 식도로 음식덩이가 들어가면서, 가로무늬근육 부분 – 날신경 작용(efferent activity, 원심성 신경)인 미주신경(X)에 의해 최초의 수축 움직임(최초의 연동운동 – primary peristalsis)이 식도의 몸쪽부분(proximal part)에서 일어난다. 이 작용이 억제된다면 많은 삼킴 시도에서 인두가 내용물을 깨끗이 제거하지 못할 것이다. 그 내용물들이 식도의 먼쪽부분(distal part)과 중앙(level of aortic arch, 대동맥활)에 접근하면, 목뼈 부분에 있는 식도(cervical esophagus)에서 움직임이 점진적으로 느려진다. 일반적으로 목뼈 부분에 있는 식도 안에서의 수축력은 강하고 음식덩이가 아래식도조임근에서 위로 들어갈 때는 압력이 떨어진다. 식도의 민무늬근 수축은 위쪽 부분의 활동을 성공적으로 억제한 후 식도의 아래쪽 부분을 억제하는 순차적인 작용을 한다.

삼킴과 노화

노화가 진행됨에 따라 삼킴 능력에 있어서 몇 가지 변화가 생기며, 이러한 변화는 삼킴 기능을 떨어뜨린다. 이러한 변화 중 일부는 이르면 45세부터 나타나는데 냄새, 맛과 같은 감각인식을 저해하는 말초적인 변형부터 근력 감소와 이차적인 근육의 부피와 신축성 감소에 이르기까지 다양하다. 노인에게 있어서 근육의 힘과 속도는 젊은 사람과 비교했을 때 전체 삼킴 소요 시간에서 유사하기는 하지만 다소 지연되는 모습을 보인다. 삼킴 시간의 증가는 뇌실 주변 백색질에 병변이 있는 노인들과 건강한 노인들을 비교했을 때, 병변을 가진 노인들에게서 두드러진다. 또한 삼킴에 관여하는 혀, 입술, 턱, 물렁입천장, 폐와 같은 구조물에서도 부피와 신축성에 변화를 보인다. 폐조직 탄성의 손실도 발생하는데 이는 호흡과 삼킴의 상호작용 때문에 호흡 능력과 삼킴에 간접적으로 영향을 주는 요소로 작용한다. 비록 이러한 변화가 연하장애를 직접적으로 촉발시키지는 않지만 상태를 악화시키는 일차적인 원인이 될 수 있다(예: 신경질환). 종합해 봤을 때 노화로 인한 다양한 기능 저하가 뒤따르기는 하지만 정상 노화로 인한 일부 삼킴 기능의 약화는 안전한 삼킴을 위협하는 정도까지 이르지는 않는다. 하지만 이러한 약화가 다른 질환과 연관되면 문제가 될 수 있으며 이 경우 노화의 영향과 질환에 의한 일차적 원인 요소를 임상적으로 명확히 구분하기 어려울 수 있다.

구강기와 노화

지방 침착물로 발생하는 혀의 비대(hypertrophy)와 결합조직의 증가는 혀의 이동성과 압력계 측정상의 혀의 근력 감소를 발생시킨다. 정상적이고 건강한 노인층과 젊은층 간에 삼킴 능력의 유의한 차이는 없을지라도, 삼킴이 일어나는 동안 최대 압력에 도달하는 시간은 노인층에서 더 느리게 나타난다. 노인층과 젊은층의 삼킴에서 중요한 차이점은 혀의 일반적인 최대 압력에서 관찰된다. 노인층에서는 혀의 등장성 최대 압력과 정상 삼킴 시에 필요한 최대 압력 사이의 차이를 보이지만 젊은층에서는 그렇지 않았다는 것이 Logemann 등에 의해 논의되기도 하였다.

노화와 관계된 후각과 미각을 포함한 감각의 변화는 감각수용기의 일차적 손실, 구강위생의 결여, 건강 악화에 따른 침 공급 감소, 영양 상태의 악화, 복용하는 약물 등 다양한 원인에 기인할 수 있다. 또한 치아 상태에 따라 의치로 대체하는 등의 방법이 구강기의 역학에 효과적일 수 있다. 맞춤형 의치는 구강 준비 단계(oral preparatory stage)에 영향을 미치고 단단입천장(hard palate)의 감각수용기에 접촉하는 데 관여한다. 씹기가 필요한 음식덩이 물질에서 노인은 턱의 씹는 힘의 약화로 인해 추가적인 시간이 필요할 수도 있다.

인두기와 노화

비디오투시 검사에서 인두식도분절(pharyngoesophageal segment, PES) 열림의 이차적인 감소는 인두의 앞쪽 움직임이 불충분하기 때문이다. 이는 인두 상승을 지원하는 목뿔위근육들(suprahyoid musculature)의 약화에 의한 경우가 많다. 건강한 노인의 방사선촬영술(radiographic) 연구에서 인두 수축(pharyngeal constriction)은 젊은층과 비교했을 때 차이가 없는 것으로 나타났다. 정상 노인층과 비교한 젊은층의 비디오투시 검사(videofluoroscopy) 영상에서 노인층은 목뿔뼈(hyoid bone) 앞쪽 움직임의 명확한 감소가 나타났고, 결과적으로 인두식도분절이 덜 팽창되는 것으로 나타났다. 인두식도분절에서 충분한 팽창이 이루어지지 못하면 인두식도분절의 휴식이 짧아지고 열리는 시간이 짧아지는 것에 대한 보상작용으로 인두 수축 압력이 증가하게 된다. 음식덩이에 가해지는 높은 압력은 인두식도분절에서 흐름에 제한을 주고 이러한 증상의 노인 환자는 경부 연하장애(cervical dysphagia)로 분류된다(7장 참조). 휴식 시 인도식도분절에서의 압력은 노인층에서 더 낮게 나타나고, 이는 식도부터 뒤쪽 인두까지 움직이는 삼킴의 과정에 장애물이 될 것이다.

노인과 젊은 성인층을 비교한 비디오투시 검사에서 기도 침습(penetration)은 50세 이상에서 더 많은 사례가 나타났다. 하지만 이러한 위험이 기도 보호(airway protection)의 과정에 명확히 발견된다 하더라도 상부기도(upper airway)에 물질이 들어가는 흡인(aspiration)으로 항상 이어지는 것은 아니다. 노인의 기도 폐쇄(airway closure) 시간에 대한 연구에서 젊은층보다 그 시간이 길어지는 것으로 나타났다. 노인층의 구강기와 인두기의 전이시간(oral and pharyngeal stage transit time) 기록과 관련하여 이러한 차이점은 기도 폐쇄와 안전한 삼킴을 위한 생리적 보상작용을 하도록 한다. 상부기도의 보호반사는 노화에 따라 그 민감도가 변하게 된다.

식도와 노화

일반적으로 방사선검사와 압력검사에서 나이가 들어감에 따라 식도 움직임의 감소가 나타나지만, 연하장애가 항상 노화 한 가지로만 설명되는 것은 아니다. 식도기의 수축 폭의 감소는 민무늬근(smooth muscle)이 두꺼워지는 것 때문으로 보고되고 있고, 식도 청결의 지연과 연동운동이 일어나지 않는 수축은 식도 통과 시간의 지연과 정체를 야기한다.

삼킴의 신경조절

삼킴의 신경조절은 뇌신경(cranial nerve), 뇌줄기(brainstem), 소뇌(cerebellum), 겉질밑구조(subcortex), 둘레엽 겉질(limbic cortex), 대뇌의 새겉질(neocortex) 신경 체계에서 각각 다른 단계에서의 들신경과 날신경 경로의 복합적인 단계를 활성화하는 것을 포함한다. 삼킴의 일부는 완전히 반사적인 단계에서 조작되는 것으로 나타나지만, 비슷한 종류와 크기의 음식덩이가 각각 같은 방법으로 삼켜지는 것은 드물기 때문에 삼킴이 완전히 반사적인 것으로 대표되는 뇌줄기만의 반응으로 일어나는 것은 아니다. 일반적으로 삼킴은 뇌줄기와 그 상위 단계에 있는 조절중추에 의해 영향을 받는 좀 더 정형화된 신경학적인 반응이라고 알려져 있다. 삼킴에 관여하는 근육들은 순차적으로 수축하지만 식습관에 따라 바뀔 수 있다. 그러므로 말초 및 중추신경계에 의해 조절되는 삼킴은 식이 환경에 따라 다르게 나타날 수 있다. 예를 들어, 알약을 먹을 때 삼키는 것을 "생각"할 수는 있지만 삼킴을 시작하기 위해 수의적으로 "생각"하지는 않는 것이다. 비록 삼킴의 기전이 완전히 이해되고 있지는 않지만 삼킴은 다양한 단계에서의 신경 체계의 연결을 잠재적으로 포함한다.

말초와 숨뇌 조절

인두 삼킴(pharyngeal swallow)은 목구멍(fauces), 편도(tonsils), 물렁입천장(soft palate), 혀바닥(base of the tongue), 뒤쪽인두벽(posterior pharyngeal wall), 후두덮개앞면(anterior surface of the epiglottis)에 있는 수용기를 자극한 결과인 감각신호(sensory impulses)의 전달로 시작된다. 이러한 감각신호는 주로 혀인두신경(IX), 미주신경(X), 더부신경(XI), 혀밑신경(XII)을 통해 숨뇌(medulla, 연수)의 고립로핵에 이른다. 이런 날신경의 기능(efferent function)은 의문핵(neucleus ambiguus)과 혀인두신경(IX), 미주신경(X), 더부신경(XI), 혀밑신경(XII)을 중재하는 것이다(표 2-8, 2-9, 그림 2-13).

높은 기능수준의 삼킴은 입술, 치아, 턱, 뺨, 혀가 관련되고, 모든 뇌신경에 의해 복합적으로 중재되는 수의적이고 불수의적인 기능의 조합으로 이루어진다. 삼차신경(V)의 신경분포를 통해 깨물근(masseter)과 날개근(pterygoid muscle)은 입안의 움직일 수 있는 부분에 지렛대원리와 안정성, 위치조절을 제공한다. 씹기근은 주로 삼차신경(V)에 의해 지배를 받고, 입술과 뺨의 근육들은 얼굴신경(VII)의 운동기능에 지배를 받는다. 미주신경(X)과 혀밑신경(XII)의 지배를 받는 입천장혀근(palatoglossus, 혀뿌리올림근)을 제외한 혀의 바깥근육은 삼차신경(V)과 혀밑신경(XII)의 지배를 받는다. 혀속근육들은 혀밑신경(XII)의 신경지배를 받는다. 삼차신경(V)의 지배를 받는 입천장긴장근(tensor veli palatini)을 제외한 물렁입천장의 근육들은 주로 미주신경(X)의 지배를 받는다. 세로로 달리는 붓인두근(stylopharyngeus)은 미주신경(X)에 의해 지배를 받고, 입천장인두근(palatopharyngeus)은 주로 미주신경(X)과 혀밑신경(XII)에 의해 지배를 받는다. 삼차신경(V)의 위턱신경과 아래턱신경의 감각신경들은 주로 입술, 입천장, 치아와 씹기근육의 고유감각을 제공한다. 구역반사와 코의 역류는 혀인두신경(IX)과 미주신경의 기능(또는 역기능)에 의해 나타난다. 인두식도분절의 안정 시 긴장도의 근원이 목교감신경계(cervical sympathetic nervous system)에만 지배를 받지는 않지만 미주신경으로 들어오는 수축과 이완의 정보에 좀 더 많이 의존한다는 것에는 논란의 여지가 있다.

삼킴중추(swallowing center)는 넷째 뇌실의 빗장(obex)에 위치한 숨뇌에 있는 호흡중추(respiratory center)의 신경세포와 연결이 되어 있는 삼킴 조절 기능의 들신경(afferent), 날신경(efferent)과 관련된 중심 핵(key nuclei)으로 구성되어 있다고 문헌에서는 말하고 있다. 이 삼킴중추는 등쪽 고립로핵, 배쪽 의문핵 및 그물체(reticular fomation)에 인접한 것이라고 정의되어 왔다. 하지만 이 개념은 지나치게 단순화된 것이다. 최근의 연구에 따르면 입안 조절과 인두 삼킴의 수의적이고 불수의적인 행동들과 관련된 다리뇌(pons), 중간뇌(midbrain), 둘레계통(limbic), 대뇌겉질(cerebral cortex)과 같은 숨뇌 위쪽 구조들(supramedullar structure)에서의 신경 활동이 더 주요한 기여를 한다고 말하고 있다.

뇌줄기는 입인두의 근육으로 오는 삼차신경, 미주신경, 혀밑신경의 경로, 아래인두 근육으로 오는 미주신경의 경로, 후두의 바깥쪽(extrinsic muscle of the larynx)으로 오는 뇌신경 V, XII의 경로 그리고 후두의 바깥근육으로 오는 미주신경의 경로를 조정한다. 목의 식도는 목에 있는 신경들 중에서 두 개의 미주신경의 날신경을 공급받는다. 하나는 되돌이후두신경(recurrent laryngeal nerve)이고 또 다른 하나는 위후두신경(superior laryngeal nerve)에서 식도 쪽으로 분지한 인두식도신경(pharyngoesophageal nerve)이다. 인간에서 이러한 목과 식도에서의 이중 신경지배(double innervation)는 입증되지 않았지만, 식도 팽창이나 역류를 안전하게 예방할 수 있는 여지를 제공할 것이다.

숨뇌에서 순차적으로 알맞은 때에 나오는 분비물은 식도근육계의 연속적인 단계로 음식덩이의 움직임을 유발한다. 식도의 민무늬근 수축은 식도의 위쪽 부분 움직임이 다음 부분의 움직임을 억제함으로써 연속적인 움직임을 보인다. 식도 팽창은 압력, 화상, 가스중독 통증과 같은 질환을 나타내는, 첫째 가슴신경(T1)에서 다섯째 가슴신경(T5) 또는 여섯째 가슴신경(T6)의 교감신경뿌리를 지나서 중심뒤이랑의 아래부분(inferior postcentral gyrus)으로 가는 내장들신경(visceral afferent nerves)으로부터 신호를 받는다. 이러한 질환은 통증의 형태로 나타나는데 이는 해당 척수수준을 지나는 몸신경(somatic nerves)에 연접한 세포로부터 보내지는 감각신호(sensory impulse)의 형태이다.

의문핵에서 나오는 운동섬유들은 인두, 후두, 식도 위쪽 부분의 가로무늬근(striated muscles)에 연접한다. 등쪽

표 2-8 삼킴에 관여하는 들신경 조절

감각 기능	신경 분포(뇌신경)
일반 감각, 혀의 앞쪽 2/3	혀인두신경(IX), 삼차신경(V)
맛, 혀의 앞쪽 2/3	얼굴신경(VII)
맛과 일반감각, 혀의 뒤쪽 1/3	혀인두신경(IX)
후두개곡의 점막	위후두신경의 안쪽가지(미주신경; X)
일차 들신경	–
이차 들신경	혀인두신경(IX)
편도선, 인두, 물렁입천장	미주신경의 인두분지
인두, 후두, 내장	혀인두신경(IX) 미주신경(X)

표 2-9 삼킴에 관여하는 날신경 조절

날신경/단계	신경 분포(뇌신경)
구강	
씹기근, 볼근, 입의 바닥	삼차신경(V)
입술 조임근	얼굴신경(VII)
혀	혀밑신경(XII)
인두	–
수축근과 붓인두근	혀인두신경(IX)
입천장, 인두, 후두	미주신경(X)
혀	혀밑신경(XII)
식도	
식도	미주신경(X)

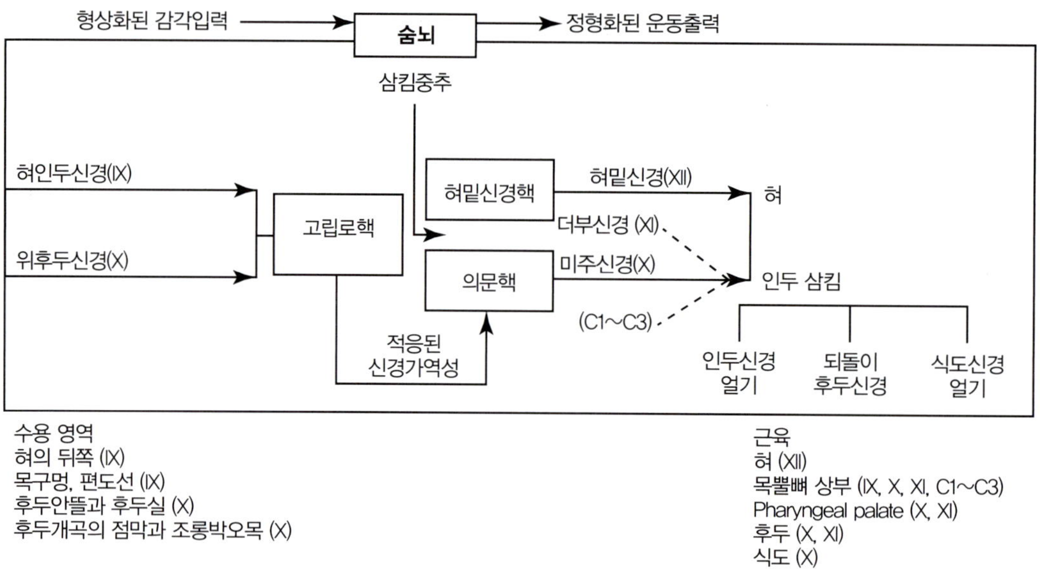

그림 2-13 인두 삼킴의 감각신호와 정형화된 행동에 대한 구성요소

미주신경핵(dorsal vagal nucleus)의 경로에 의해 의문핵은 또한 심장, 폐, 위장관(gastrointestinal tract)의 민무늬근에 분포한다. 숨뇌에서 나오는 신경잔뿌리들은 머리뼈의 목정맥구멍(jugular foramen)으로 나오는 미주신경의 말초신경 가지(peripheral vagus)를 형성한다. 아래신경절(nodose ganglion) 위쪽으로 미주신경은 인두, 후두, 인두식도분절로 이어지는 인두신경얼기(pharyngeal plexus)로 가지를 보낸다(그림 2-14).

미주신경의 가장 중요한 가지는 위후두신경(superior laryngeal nerve)으로 후두 점막의 감각신경과 반지방패근(cricothyroid muscle)의 운동신경이다. 미주신경은 대동맥 주변과 후두, 인두밑(hypopharynx)에서 고리 모양으로 돌

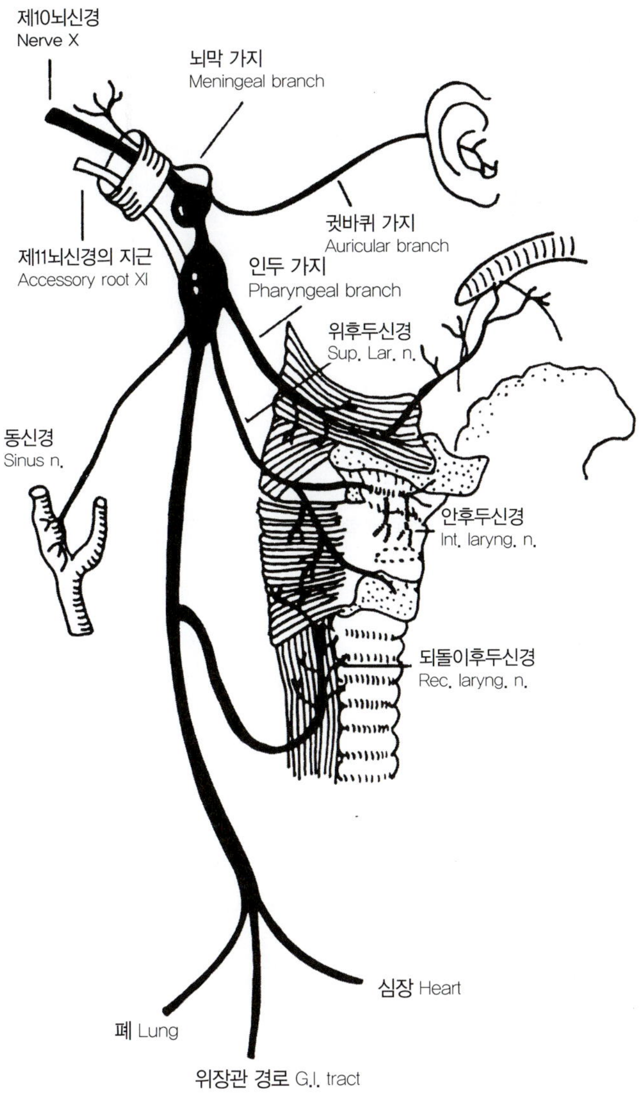

그림 2-14 제10뇌신경의 세 말초가지를 보여주기 위한 모형: 인두와 후두개 부분에 인두가지가 닿는다; 안쪽, 되돌이후두신경; 자율신경계 가지는 심장, 폐, 위장관 경로로 나간다.

아가는 되돌이후두신경(recurrent laryngeal nerve)에서 종료된다. 되돌이후두신경은 후두 안쪽 근육들에 이어지고 인두신경얼기(pharyngeal plexus)로 연접하는 고리인두근(cricopharyngeus)에는 이어지지 않는다고 여겨진다.

인두 삼킴을 보조하는 신경조절 체계는 뇌신경의 들신경에 의해 시작되지만 수의적인 구성요소가 있다 하더라도 독립적인 중심 활동이 가능하지는 않다. 원활한 삼킴을 시작하기 위한 들신경 신호는 뇌줄기의 고립로핵(nucleus of the tractus solitarious)의 신경섬유다발과 삼차신경(V), 얼굴신경(VII), 혀밑신경(XII)의 뇌신경핵과 의문핵을 따라 존재하는 운동신경이 연결되어 있는 그물체(reticular formation)의 경로로 뇌줄기의 고립로핵이 들어가는 형태로 철저히 정해진 자극패턴이 일치해야 한다. 삼킴의 신경조절에 관심이 있는 뇌줄기의 다른 운동신경세포들은 입안에 침을 분비하는 얼굴신경과 혀인두신경의 침분비핵(salivatory nuclei)과 식도의 민무늬근을 지배하는 미주신경 등쪽핵(dorsal motor nucleus of the vagus)을 포함한다(그림 2-15).

인두 삼킴을 위한 뇌줄기의 신경조절 체계는 넷째 뇌실의 빗장에서 정중선으로부터 1.5mm 떨어진 양쪽 숨뇌의 그물체 내에 존재한다. 중심의 양쪽은 반대편으로 가로지르는 연결이 지나가며, 결과적으로 양쪽 대칭적인 인두 삼킴이 이루어진다. 숨뇌그물체의 각각 절반은 같은 쪽을 완화하고 반대쪽의 흥분을 유발하는 아래인두조임근(inferior constrictor muscle)을 제외한 운동신경의 흥분을 유발한다.

인두 삼킴에서는 일련의 자극과 뇌줄기 가쪽의 몇몇 운동신경세포집단(motor neuronal pools)에 의한 억제가 나타난다. 한쪽 숨뇌를 제거한 실험에서는 인두 수축 근육의 경로를 제외한 반대쪽 근육의 삼킴이 나타나지 않았다. 그러나 손상 부위 들신경의 영향을 받는 반대쪽의 반응은 여전히 정상이었다. 예를 들어, 왼쪽 숨뇌가 손상되었을 때 왼쪽 위후두신경(superior laryngeal nerve)이 자극되면 오른쪽 삼킴이 일어났다. 이는 한쪽 뇌줄기 손상을 입은 상황에 직접적이고 임상적인 해석을 제공한다.

삼킴의 말초 신경학적인 구성은 턱목뿔근(mylohyoid)의 수축 시작과 삼차신경(V)에 의해 지배를 받는 동시에 활성화하는 근육인 위인두조임근(superior constrictor), 입천장인두근(palatopharyngeus), 입천장혀근(palatoglossus), 붓목뿔근(stylohyoid), 턱끝목뿔근(geniohyoid)과 같은 근육의 전기적 활성의 기록에 의해 설명된다. 이러한 시작 근육들을 '선도 복합체(leading complex)'라고 부른다. 인두수축근들(pharyngeal constrictor muscles)은 가로무늬근의 연속적인 판모양을 형성하기 때문에 겹쳐지는 위쪽의 방패인두근(thyropharyngeus)과 아래쪽의 반지인두근(cricopharyngeus)의 구성을 포함한 위인두조임근(superior pharyngeal constrictor), 중간인두조임근(middle pharyngeal constrictor)

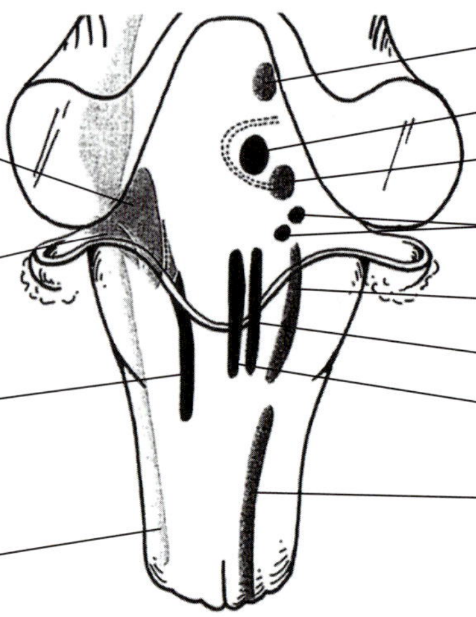

그림 2–15 삼킴에 관여하는 뇌줄기의 중요 신경핵의 관계도. 숨뇌의 등쪽과 배쪽에 핵이 가장 근접해 있다.

그리고 아래인두조임근(inferior pharyngeal constrictor)에서 "연쇄적인 시작"이 관찰된다. 위인두조임근은 선도 복합체가 활성화될 때 함께 활성화된다.

하나로 모이는 핵위(supranuclear)의 들신경 체계(뇌줄기의 위쪽)는 삼차신경(V)의 위턱가지, 혀인두신경(IX), 미주신경(X)을 포함한다. 고립로핵의 거대세포(magnocellular) 부분은 감각운동겉질(sensorimotor cortex)과 배안쪽 시상(ventromedial thalamus)으로부터 감각 입력을 받는다. 혀인두신경(IX), 미주신경(X)의 일부는 시상의 배쪽뒤안쪽핵(ventroposteromedial)과 둘레겉질계통(limbic cortical system)의 중개를 제공하는 가쪽쐐기핵(lateral cuneate nucleus)으로 투사한다.

삼킴의 식도 구성에는 내 · 외부적인 신경생리학적 요소가 있다. 외적인 부분은 식도의 가로무늬근과 민무늬근에 연접하는 신경섬유를 포함한다. 식도의 가로무늬근(위쪽 1/3)은 뇌줄기의 의문핵에 의해 미주신경의 되돌이신경 가지에 연접한다. 교감, 부교감신경 섬유는 뇌줄기의 등쪽 미주신경핵에서 나와 의문핵을 지나 식도의 민무늬근(아래쪽 2/3)에 연접한다. 식도 신경연접의 내적인 부분은 원형과 세로의 식도 근육계통 간의 연결을 제공하고 창자간막신경얼기(mesenteric plexus)와 연결된다.

요약 및 정리

1. 삼킴은 감각 요소와 운동 요소가 다수의 뇌신경들에 의해 전달되는 가로무늬근과 민무늬근의 복합 상호작용에 의해 완성된다.
2. 뇌신경은 삼킴 시 감각정보를 고립로핵으로 보내는데 관여한다. 운동 요소들은 의문핵에서 조직화된다. 고립로핵과 의문핵이 함께 뇌줄기의 숨뇌에 위치한 삼킴중추를 구성한다.
3. 삼킴 동안 음식덩이의 준비와 움직임에는 닫히고 열리며 공동작용하는 방식의 일련의 밸브들이 관여한다. 이런 밸브의 활동은 음식덩이 주변에 강한 압력을 만들고 음식덩이의 아랫부분에 음압을 형성한다. 중력과 함께 작용하는 이런 압력들의 조절된 움직임이 음식덩이를 이동시킨다.
4. 삼키는 동안 호흡은 중단된다. 안전한 삼킴을 위한 기도 보호 기전은 다면적이다. 참성대와 거짓성대가 만들어 내는 기도 닫힘, 후두 상승, 혀 바닥의 뒷당김, 후두개의 기울어짐 등이 이에 포함된다.
5. 오직 노화의 과정만으로 연하장애가 생기지는 않지만 노화가 연하장애에 기여할 수는 있다. 특히 보상적 움직임을 제한하는 질병이 있는 경우 연하장애의 빈도가 높아진다.

REFERENCES

1. Leopold NA, Kagel MA: Dysphagia—ingestion or deglutition? A proposed paradigm. *Dysphagia* 12:202, 1997.
2. Stephan JR, Taves DH, Smith RC, et al: Bolus location at the initiation of the pharyngeal stage of swallowing in healthy older adults. *Dysphagia* 20:266, 2005.
3. Kendall KA: Oropharyngeal swallowing variability. *Laryngoscope* 112:547, 2002.
4. Mishellany A, Woda A, Peyron MA: The challenge of mastication: preparing a bolus suitable for deglutition. *Dysphagia* 21:87, 2006.
5. Hiiemae KM, Palmer JB: Food transport and bolus formation during complete feeding sequences on foods of different initial consistency. *Dysphagia* 14:31, 1999.
6. Kapila YV, Dodds WJ, Helm JF, et al: Relationship between swallow rate and salivary flow. *Dig Dis Sci* 29:528, 1984.
7. Steele CM, Miller AJ: Sensory input pathways and mechanisms in swallowing: a review. *Dysphagia* 25:323, 2010.
8. Ponderoux P, Logemann JA, Kahrilas PJ: Pharyngeal swallowing elicited by fluid infusion: role of volition and vallecular containment. *Am J Physiol* 270:G347, 1996.
9. Widdicombe JG: Airway receptors. *Resp Physiol* 125:3, 2001.
10. Engelen L, Fontijn-Tekamp A, van der Bilt A: The influence of product and oral characteristics on swallowing. *Arch Oral Biol* 50:739, 2005.
11. Wilson EM, Green JR: Coordinative organization of lingual propulsion during the normal adult swallow. *Dysphagia* 21:226, 2006.
12. Pearson WG, Langmore SE, Zumwalt AC: Evaluating the structural properties of suprahyoid muscles and their potential for moving the hyoid. *Dysphagia* 26:345, 2011.
13. Logemann JA, Kahrilas PJ, Cheng J, et al: Closure mechanisms of the laryngeal vestibule during swallowing. *Am J Physiol* 262(2 Pt 1):G388, 1992.
14. Cook IJ, Dodds WJ, Dantas RO, et al: Timing of videofluoroscopic, manometric events, and bolus transit during the oral and pharyngeal phases of swallowing. *Dysphagia* 4:8, 1989.
15. Martin-Harris B, Brodsky MB, Price CC, et al: Temporal coordination of pharyngeal and laryngeal dynamics with breathing during swallowing: single liquid swallows. *J Appl Physiol* 94:1235, 2003.
16. Palmer JB, Hiiemae KM: Eating and breathing: interactions between respiration and feeding on solid food. *Dysphagia* 18:169, 2003.
17. Cichero JAY, Murdoch BE: What happens after the swallow? Introducing the glottal release sound. *J Med Speech Pathol* 11:31, 2003.
18. Shaker R, Li Q, Ren J, et al: Coordination of deglutition and phases of respiration: effect of aging and tachypnea, bolus volume, and chronic obstructive pulmonary disease. *Am J Physiol* 263(5 Pt 1):G750, 1992.
19. Hiss SG, Treole K, Stuart A: Effects of age, gender, bolus volume, and trial on swallowing apnea duration and swallow/respiratory phase relationships of normal adults. *Dysphagia* 16:128, 2001.
20. Leslie P, Drinnan M, Ford G, et al: Swallow respiration patterns in dysphagic patients following acute stroke. *Dysphagia* 17:202, 2002.
21. Klahn MS, Perlman AL: Temporal and durational patterns associating respiration and swallowing. *Dysphagia* 14:131, 1999.
22. Hiss SG, Strauss M, Treole K, et al: Swallowing apnea as a function of airway closure. *Dysphagia* 18:293, 2003.
23. Kendall KA, McKenzie S, Leonard R, et al: Timing events in normal swallowing: a videofluoroscopic study. *Dysphagia* 15:74, 2000.
24. Ekberg O, Olsson R, Sundgren-Borgstrom P: Relation of bolus size and pharyngeal swallow. *Dysphagia* 3:69, 1988.
25. Ishida R, Palmer JB, Hiiemae KM: Hyoid motion during swallowing: factors affecting forward and upward displacement. *Dysphagia* 17:262, 2002.
26. Seta H, Hashimoto K, Inada H, et al: Laterality of swallowing in healthy subjects by anterior-posterior projection using videofluoroscopy. *Dysphagia* 21:191, 2006.
27. Castel JA, Castell DO: Modern solid state computerized manometry of the pharyngoesophageal segment. *Dysphagia* 8:270, 1993.
28. Bardan E, Xie P, Aslam M, et al: Disruption of primary and secondary esophageal peristalsis by afferent stimulation. *Am J Physiol Gastrointest Liver Physiol* 279:G255, 2000.
29. Castell DO: Esophageal manometric studies: a perspective of their physiological and clinical relevance. *J Clin Gastroenterol* 2:91, 1980.
30. Ekberg O, Nylander G: Cineradiography of the pharyngeal stage of deglutition in 150 patients without dysphagia. *Br J Radiol* 55:253, 1982.
31. Ren J, Shaker R, Kusano M, et al: Effect of aging on the secondary esophageal peristalsis: presbyesophagus revisited. *Am J Physiol* 268:G379, 1995.
32. Daniels SK, Schroeder MF, Degeorge PC, et al: Effects of verbal cue on bolus flow during swallowing. *Am J Speech Lang Pathol* 16:140, 2007.
33. Bennett JW, von Lieshout PHHM, Pelletier C, et al: Sip-sizing behaviors during natural drinking conditions compared to instructional experimental conditions. *Dysphagia* 24:152, 2009.
34. O'Kane L, Groher ME, Silva K, et al: Surface electromyography and normal swallowing activity. *Ann Otol Rhinol Laryngol* 11:398, 2010.
35. Molfenter SM, Steele CM: Temporal variability in the deglutition literature. *Dysphagia* 27:162, 2012.
36. Lawless HT, Bender S, Oman C, et al: Gender, age, vessel size, cup vs. straw sipping, and sequence effects on sip volume. *Dysphagia* 18:196, 2003.

37. Lee SI, Yoo JY, Kim M, et al: Changes of timing variables in swallowing of boluses with different viscosities in patients with dysphagia. *Arch Phys Med Rehabil* 94:120, 2013.
38. Adnerhill I, Ekberg O, Groher ME: Determining normal bolus size for thin liquids. *Dysphagia* 4:1, 1989.
39. Lawless HT, Bender S, Oman C, et al: Gender, age, vessel size, cup vs. straw sipping, and sequence effects on sip volume. *Dysphagia* 18:196, 2003.
40. Wintzen AR, Badrising UA, Ross RAC, et al: Influence of bolus volume on hyoid movements in normal individuals and patients with Parkinson's disease. *Can J Neurol Sci* 21:57, 1994.
41. Ekberg O, Olsson R, Sundgren-Borgström P: Relation of bolus size and pharyngeal swallow. *Dysphagia* 3:69, 1988.
42. Leonard RJ, Kendall KA, McKenzie S, et al: Structural displacements in normal swallowing: a videofluoroscopic study. *Dysphagia* 15:146, 2000.
43. Chi-Fishman G, Sonies BC: Effects of systematic bolus velocity and volume changes on hyoid movement kinematics. *Dysphagia* 17:278, 2007.
44. Jacob K, Kahrilas PJ, Logemann JA, et al: Upper esophageal sphincter opening and modulation during swallowing. *Gastroenterology* 97:1469, 1989.
45. Miller JL, Watkin KL: The influence of bolus volume and viscosity on anterior lingual force during the oral stage of swallowing. *Dysphagia* 11:117, 1996.
46. Cook IJ, Dodds WJ, Dantas RO, et al: Timing of videofluoroscopic, manometric events, and bolus transit during the oral and pharyngeal phases of swallowing. *Dysphagia* 4:8, 1989.
47. Youmans SR, Stierwalt JAG: Measures of tongue function related to normal swallowing. *Dysphagia* 21:102, 2006.
48. Gingrich LL, Stierwalt JAG, Hageman CF, et al: Lingual propulsive pressures across consistencies generated by the anteromedian and posteromedian tongue by healthy adults. *J Speech Lang Hear Res* 55:960, 2012.
49. Pelletier CA, Dhanaraj GE: The effect of taste and palatability on lingual swallowing pressure. *Dysphagia* 21:121, 2006.
50. Palmer PM, McCulloch TM, Jaffe D, et al: Effects of a sour bolus on the intramuscular electromyographic (EMG) activity of muscles in the submental region. *Dysphagia* 20:210, 2005.
51. Krival K, Bates C: Effects of club soda and ginger brew on linguapalatal pressures in healthy swallowing. *Dysphagia* 27:228, 2012.
52. Daniels SK, Foundas AL: Swallowing physiology of sequential straw drinking. *Dysphagia* 16:176, 2001.
53. Daniels SK, Corey DM, Hadskey LD, et al: Mechanism of sequential swallowing during straw drinking in healthy young and older adults. *J Speech Lang Hear Res* 47:33, 2004.
54. Saitoh E, Shibaba S, Matsuo K, et al: Chewing and food consistency: effects on bolus transport and swallow initiation. *Dysphagia* 22:107, 2007.
55. Hwang J, Kim DK, Bae JH, et al: The effect of rheological properties of foods on bolus characteristics after mastication. *Ann Rehab Med* 36:776, 2012.
56. Robbins JA, Hamilton J, Lof G, et al: Oropharyngeal swallowing in normal adults of different ages. *Gastroenterology* 103:823, 1992.
57. Robbins J: Normal swallowing and aging. *Semin Neurol* 16:309, 1996.
58. Levine R, Robbins JA, Maser A: Periventricular white matter changes and oropharyngeal swallowing in normal individuals. *Dysphagia* 7:142, 1992.
59. Brodsky MB, McFarland DH, Michel Y, et al: Significance of nonrespiratory airflow during swallowing. *Dysphagia* 27:178, 2012.
60. Shaker R, Lang IM: Aging and deglutitive motor function: effect of aging on the deglutitive oral, pharyngeal, and esophageal motor function. *Dysphagia* 9:221, 1994.
61. Nicosia M, Hind JA, Roecker EB, et al: Age effects on the temporal evolution of isometric swallowing pressure. *J Gerontol A Biol Sci Med Sci* 55:634, 2000.
62. Logemann JA, Pauloski BR, Rademaker AW, et al: Temporal and biomechanical characteristics of oropharyngeal swallow in younger and older men. *J Speech Lang Hear Res* 43:126, 2000.
63. Youmans SR, Youmans GL, Stierwalt JAG: Differences in tongue strength across age and gender: is there a diminished reserve? *Dysphagia* 24:57, 2009.
64. Fei T, Polacco RC, Hori SE, et al: Age-related differences in tongue-palate pressures for strength and swallowing tasks. *Dysphagia* 28:575, 2013.
65. Tanaka N, Nohara K, Kotani Y, et al: Swallowing frequency in elderly people during daily life. *J Oral Rehabil* 40:744, 2013.
66. Murphy C, Shubert CR, Cruickshanks KJ, et al: Prevalence of olfactory impairment in older adults. *JAMA* 288:2307, 2002.
67. Schiffman SS: Taste and smell losses in normal aging and disease. *JAMA* 278:1357, 1997.
68. Schiffman SS, Graham BG: Taste and smell perception affect appetite and immunity in the elderly. *Eur J Clin Nutr* 54:S54, 2000.
69. Smith CH, Logemann JA, Burghardt WR, et al: Oral and oropharyngeal perceptions of fluid viscosity across the age span. *Dysphagia* 21:209, 2006.
70. Peyron MA, Blanc O, Lund JP, et al: Influence of age on the adaptability of human mastication. *J Neurophysiol* 92:773, 2004.
71. Jones B, Donner MW: *Normal and abnormal swallowing: imaging in diagnosis and therapy*, New York, 1991, Springer-Verlag.
72. McKee GJ, Johnston BT, McBride GB, et al: Does age or sex affect pharyngeal swallowing? *Clin Otolaryngol* 23:100, 1998.
73. Logemann JA, Pauloski BR, Rademaker AW, et al: Temporal and biomechanical characteristics of oropharyngeal swallow in younger and older men. *J Speech Lang Hear Res* 43:1264, 2000.
74. Van Herwaarden MA, Katz PO, Gideon M, et al: Are manometric parameters of the upper esophageal sphincter and pharynx affected by age and gender? *Dysphagia* 18:211, 2003.
75. Shaker R, Ren J, Podvrsan B, et al: Effect of aging and bolus

variables on pharyngeal and upper esophageal sphincter motor function. *Am J Physiol* 264:427, 1993.
76. Daggett A, Logemann JA, Rademaker AW, et al: Laryngeal penetration during deglutition in normal subjects of various ages. *Dysphagia* 21:270, 2006.
77. Selley WG, Flack FC, Ellis RE, et al: Respiratory patterns associated with swallowing. Part 1. The normal adult pattern and changes with aging. *Age Aging* 18:168, 1989.
78. Aviv JE, Martin JH, Jones ME, et al: Age-related changes in pharyngeal and supraglottic sensation. *Ann Otol Rhinol Laryngol* 10:749, 1994.
79. Zboralske FF, Amberg JR, Soergel KH: Presbyesophagus: cineradiographic manifestations. *Radiology* 82:463, 1964.
80. Jean A: Brainstem organization of the swallowing network. *Brain Behav Evol* 25:109, 1984.
81. Mu L, Sanders I: Sensory nerve supply of the human oro- and laryngopharynx: a preliminary study. *Anat Rec* 258:406, 2000.
82. Jean A: Brain stem control of swallowing: neuronal network and cellular mechanisms. *Physiol Rev* 81:929, 2001.
83. Lang I: Brain stem control of the phases of swallowing. *Dysphagia* 24:333, 2009.
84. Ekberg O, Nylander G: Cineradiography of the pharyngeal stage of deglutition in 150 individuals without dysphagia. *Br J Radiol* 55:253, 1982.
85. Rontal M, Rontal E: Lesions of the vagus nerve: diagnosis, treatment, and rehabilitation. *Laryngoscope* 87:72, 1977.
86. Mu L, Sanders I: Muscle fiber-type distribution patterns in the human cricopharyngeus muscle. *Dysphagia* 17:87, 2002.
87. Doty RW, Bosma JF: Electromyographic analysis of reflex deglutition. *J Neurophysiol* 19:44, 1956.
88. Bass N: The neurology of swallowing. In Groher ME, editor: *Dysphagia: diagnosis and management*, ed 3, Boston, 1997, Butterworth-Heinemann.
89. Martin RE, Sessle BJ: The role of the cerebral cortex in swallowing. *Dysphagia* 8:195, 1993.
90. Kennedy JG, Kent RD: Physiologic substrates of normal deglutition. *Dysphagia* 3:24, 1988.
91. Daniels SK, Foundas AL: The role of the insular cortex in dysphagia. *Dysphagia* 12:146, 1997.
92. Martin RE, Kemppainen P, Masuda Y, et al: Features of cortically evoked swallowing in the awake primate. *J Neurophysiol* 82:1529, 1999.
93. Shibamoto I, Tanaka T, Fujishima I, et al: Cortical activation during solid bolus swallowing. *J Med Dent Sci* 54:25, 2007.
94. Power M, Fraser C, Hobson A, et al: Changes in pharyngeal corticobulbar excitability and swallowing behavior after oral stimulation. *Am J Physiol Gastrointest Liver Physiol* 286:G45, 2004.
95. Hamdy S, Rothwell JC, Brooks DJ, et al: Identification of the cerebral loci processing human swallowing with H2(15)O PET activation. *J Neurophysiol* 81:1917, 1999.
96. Suzuki M, Asada J, Ito K, et al: Activation of cerebellum and basal ganglia on volitional swallowing detected by functional magnetic resonance imaging. *Dysphagia* 18:71, 2003.
97. Kern MK, Jaradeh S, Arndorfer RC, et al: Cerebral cortical representation of reflexive and volitional swallowing in humans. *Am J Physiol* 280:G354, 2001.

CHAPTER 3

성인의 신경학적 장애

편역자 이수정

학습목표

1. 신경학적 질환으로 발생한 연하장애를 임상적으로 치료하기 위해 필요한 신경계에 대한 기본적 이해의 중요성을 설명한다.
2. 각기 다른 단계에서의 신경계 손상과 연관된 감각운동의 특징을 설명한다.
3. 신경계의 다양한 부분에서 영향을 받는 질환과 이에 따른 연하장애의 특징을 설명한다.
4. 신경학적 질환이 있는 환자에게서 나타나는 연하장애와 관련된 문제들을 설명한다.
5. 신경학적 질환에서 시간의 경과에 따른 연하장애의 변화를 설명한다.
6. 다양한 형태의 신경학적 연하장애의 공통된 치료 경향, 치료 방향 결정, 선택사항, 적용방법을 설명한다.

사전 지침 사항: 삼킴 증상과 신경학적 손상

연하장애는 근본적인 질병(underlying disease)의 진행과정의 증상이다. 신경학적 손상이 있는 환자의 연하장애가 신경계의 손상 영역에 따라 다른 특징을 나타낸다는 점은 이러한 관점의 결과를 보여준다. 이러한 전제는 운동성 언어장애(**조음장애, dysarthia**) 분야에서도 오랜 기간 수용되어 왔다.[1] 예를 들어, 경직성 조음장애는 발화를 담당하는 상위 운동신경계 손상의 결과이다. 상위 운동신경원의 손상은 강직, 느린 움직임, 강한 반사, 움직임의 범위 감소와 같은 신경운동 손상의 특정 형태를 초래한다. 경직성 조음장애의 특징은 발화를 담당하는 겉질숨뇌계(corticobulbar system) 경직의 결과이다. 경직성 조음장애가 있는 환자들은 말의 속도가 느리고 조음 기관의 움직임이 제한되어 있으며, 균등한 강세(악센트) 등과 같은 경직성 약화의 신경운동학적 특징을 보인다.

이러한 결과는 신경학적 손상으로 인해 연하장애를 보이는 환자를 평가하고 치료계획을 세우기 위한 임상 전문가들에게 도움을 준다. 상위 운동신경계의 손상이 발생한 환자들은 느리고 제한된 움직임을 보이는 경직성 약화가 특징이다. 이는 곧 삼킴의 속도가 감소하거나(즉 삼킴의 과정 중 하나 이상의 단계에서 시작 지연이 나타남) 삼킴 기전에서 움직임의 범위가 감소한다(즉 음식덩이의 이동이 감소되어 삼킴 후 잔여물이 발생함). 이러한 신경학적 지식에 기반하여 임상적 적용 가능성을 더 잘 이해하기 위해 임상 전문가들은 신경해부학, 신경학적 기능, 다양한 신경계 구성요소들의 이상기능, 삼킴의 다양한 단계에 연관된 감각운동요소들을 숙지하고 있어야 한다. 2장에서는 삼킴 기능의 기본적인 해부학과 신경해부학을 설명하고 있다. 중추신경계의 다양한 단계와 관련된 공통된 신경학적 기능은 다음과 같다.

삼킴 기능과 관련된 기능적 신경해부의 간단한 개요

적절한 삼킴은 상위 호흡소화관에 있는 구조물들의 통합된 움직임이 필수적이다. 삼킴과 관련된 움직임을 포함하여 운동계와 감각계는 움직임을 만들어 내기 위해 함께 작용한다. 그러나 임상 현장에서 손상된 삼킴 기전과 관련하여 운동과 감각 기능을 종종 분리하여 설명하는 경우가 많다. 임상적 관점을 변화시키기 위해 신경계에 대한 하향식 접근에서 감각과 운동 요소를 각 단계별로 설명할 수 있다. **그림 3-1**은 신경계 각각의 "단계"를 간단하게 도식화하였다.[1] **표 3-1**은 각각의 단계와 관련된 신경행동학적, 감각운동 기능을 요약하였다.

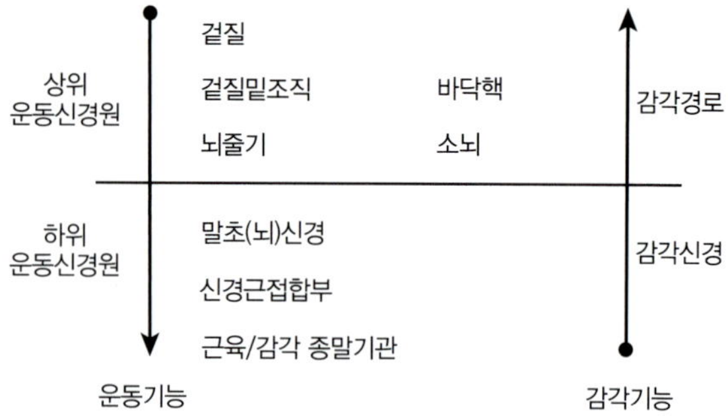

그림 3-1 신경계의 여러 단계의 간략한 도식

겉질의 기능

인간의 겉질에서 감각운동 행동의 기능적 조절은 다양한 영역과 연관되어 있다. 이마엽은 운동 조절의 다양한 부분에 영향을 미치는데, 적절한 시간과 장소에서 움직임을 조화롭게 의도하고 시작하는 것부터 잘 조직화되고 순서에 맞게 움직임을 실행하는 것까지 관여한다. 일반적으로 마루엽은 감각 기능을 인식하고 해석하는 역할을 한다. 이러한 기능들은 감각 자극을 구분하거나 적절한 운동반응을 만들 수 있도록 감각 자극을 해석하는 것을 포함한다. 신경학적 손상의 위치와 정도(손상 부위가 클수록 좀 더 심각하거나 광범위한 행동장애를 초래), 신경학적 장애가 편측성인지 양측성인지에 따라 겉질 손상으로 인한 감각운동 손실은 다양하게 나타난다.

겉질의 또 다른 중요한 기능 중에 하나는 의사소통과 인지이다. 뇌의 왼쪽 부분에 손상이 발생하게 되면 의사소통 능력에 있어서 다양한 어려움을 초래한다. 초점 주의력(focal attention)은 아래 이마엽과 위쪽 관자엽 영역에서 담당하며, 이 영역의 손상은 주변의 이마엽 운동 조절 영역과 마루엽의 감각 조절 영역 손상을 동반한다. 겉질 기능이상과 관련된 인지 손상은 심각성의 정도가 다양하며 손상의 부위와 기저질환의 진행과정에 따라 다른 임상적 과정을 보인다.

중추신경계에서 중요한 감각과 운동경로들은 겉질에서

표 3-1 신경계의 단계에 따른 기본적 감각운동 기능

단계	운동	감각
겉질	의도	인식
	시작	인지
	계획	운동조절
	실행	
겉질밑조직(바닥핵)	시작	운동조절
	개선	인지
	억제	감각통로
뇌줄기	이음부	반사
	상위 운동신경원/ 하위 운동신경원	감각통로
	감각/운동 "중심"	
	삼킴	
	호흡	
	심장	
소뇌	개선	개선
	억제	
말초신경	하위 운동신경원	감각통로
	운동실행	
근육과 감각수용기	효과적 움직임	감각수용

시작하거나 끝난다. 앞쪽 마루엽의 일차 감각띠로 들어오는 감각경로에 손상이 발생하면 신체 영역에 상응하는 감각 자극의 인식 소실이 발생한다. 뒤쪽 이마엽(상위 운동신경원)의 일차 운동띠에서 시작하는 운동경로에 손상이 발생하면 상응하는 신체 영역의 마비나 불완전마비가 발생한다. 감각이나 운동손상은 손상된 경로의 위치에 관계없이 유사한 증상을 보인다. 예를 들어, 상위 운동신경원의 겉질 단계 손상은 겉질밑조직 또는 뇌줄기의 상위 운동신경원 손상과 비슷한 증상을 보인다.

겉질 기능과 삼킴 기능 손상

겉질이 운동의 계획부터 실행까지 관여한다면, 겉질 손상으로 인한 삼킴 기능 손상은 삼킴 반응이 전혀 관찰되지 않거나 삼킴의 실행에 있어서 조화롭지 않은 등의 다양한 형태를 보일 수 있다. 이러한 가능성을 고려하였을 때 뇌졸중, 치매, 외상성 뇌손상과 같이 겉질의 병리를 야기할 수 있는 다양한 질환을 살펴보아야 한다.

다양한 겉질의 병리로 인한 연하장애의 특징을 살펴보기 전에 "인간의 겉질에서 어느 부분이 삼킴 기능을 관장하는가?"라는 질문이 유용할 수 있다. 입인두 삼킴은 복잡한 운동 조절을 필요로 하기 때문에 다양한 운동 조절의 요소를 포함하고 있는 영역인 이마엽 겉질을 살펴보는 것이 의미가 있다. 병변 또는 겉질 자극 기술을 이용한 인간과 동물의 연구에서 섭식, 삼킴과 관련된 다양한 운동 기능은 가쪽 이마겉질(lateral frontal cortex), 아래쪽 이마 소엽(inferior frontal lobule), 대뇌섬(insula)으로부터 영향을 받는다고 보고되었다. 건강한 지원자들을 대상으로 **기능적 자기공명뇌영상(functional magnetic resonance imaging, fMRI)**을 이용한 연구에서 겉질, 겉질밑, 뇌줄기 등의 다양한 범위에서 삼킴의 수행에 관여하는 것으로 나타났다.[2-4] 전통적으로 일차 운동 영역과 감각 겉질 영역이 삼킴을 관장하는 영역으로 인식되어 왔다. 연하장애가 있는 허혈성 뇌졸중 환자와 연하장애가 없는 환자를 비교하였을 때, 속섬유막이 연하장애와 유의미한 연관성을 가지는 뇌의 유일한 영역이라는 연구도 있다. 그러나 감각운동 겉질의 다른 영역과 바닥핵도 연하장애와 연관되어 있다는 연구도 있다.[5]

운동 조절이 부족한 연하장애는 앞가쪽 및 앞중심 이마겉질의 손상이 원인이라는 연구가 많지만 연하장애가 특정 영역과 연관된다는 일관된 연구는 없는 실정이다. 하지만 운동 조절을 담당하고 있는 대뇌반구의 이마엽 손상은 기능적인 움직임의 뚜렷한 저하를 가져와 신체 기능 장애로 인한 연하장애의 발생을 초래한다.

감각 기능의 손상을 일으키는 겉질 또는 대뇌반구 병변은 어떨까? 대뇌반구의 감각 영역은 삼킴 기능과 손상을 이해하는 데 중요하다. 사실, 많은 연구에서 연하장애가 있는 뇌졸중 환자들이 감각 손상과 연관되어 있는 마루엽에 손상의 결과를 보인다.[6] 겉질의 일차 감각 영역은 운동 영역과 광범위한 상호 관련을 갖는다. 직접적인 감각 소실을 넘어 **무시증후군**(neglect)과 같이 감각 정보를 해석할 수 없는 환자들의 상태도 고려해야 한다. 무시증후군이 있는 환자들은 삼킴 경로의 자극(음식 또는 액체)에 반응하지 않는데 이는 직접적인 감각 소실 때문이 아니라 감각 정보를 처리하고 해석하는 겉질 기능의 손상 때문이다. 어떤 연구에서는 뇌졸중으로 입원 후 3일째 되는 날 평가를 진행한 환자에게 심각한 연하장애가 보이지 않았지만 무시증후군 때문에 음식과 액체류의 구강섭취를 제한하기도 하였다.[7] 불행하게도 이러한 연구들이 무시증후군과 비구강섭취 사이의 연관성을 연구하지는 않았지만 비구강섭취를 초래하는 연하장애보다 무시증후군과 식이 제한이 관련을 가질 수도 있다.

최근에는 삼킴 기능과 연하장애에 있어서 감각 기능의 영향에 대한 체계적 연구가 증가하고 있다.[8-10] 새롭게 발견되는 정보들과 임상적 관찰에 의하면 감각 기능의 손상은 삼킴 기능에 직접적인 영향을 줄 수 있다. 삼킴 기능과 연하장애에 있어서 감각계의 역할을 더 잘 이해함으로써 감각을 기본으로 한 치료법을 연하장애에 적용할 수 있다 (CLINICAL CORNER 3-1 참조).

편측 또는 양측 대뇌반구 병변의 영향

삼킴 조절에 있어서 대뇌반구의 편측 또는 양측의 조절을 받는지에 대한 의문은 계속되어 왔다. 전통적으로 양측에 병변이 있는 경우 좀 더 심각하고 영구적인 연하장애의 특징을 보이는 것으로 여겨져 왔다.[11] 편측 대뇌반구에 병변

CLINICAL CORNER 3-1 감각 손상과 삼킴 기능

감각 손상은 많은 신경학적(비신경성) 질환과 장애에서 관찰된다. 이는 직접적인 감각 자극의 소실(예: 저린 감각, 실명)부터 정상적인 감각신호를 해석하는 능력의 손상(예: 인식불능증, 겉질시각 상실)까지를 포함한다. 감각 손상의 특성에 따르면 환자들은 음식과 액체의 구강섭취가 감소한다(때로는 불충분하다). 그러나 음식과 액체 섭취의 감소는 연하장애의 증상으로 보지 않는다(연하장애는 음식을 삼키는 데 특별한 어려움을 의미함). 특정 감각 손상은 음식과 액체의 구강섭취가 감소하는 섭식 문제를 초래한다. 연하장애 영역에 있어서 임상 전문가들은 다양한 감각 손상을 구분하고 감각 손상이 섭식과 삼킴 기능에 미치는 영향을 해석할 수 있어야 한다.

논리적 사고

1. 삼킴 기전(특히, 구강기와 인두기 요소)에 있어서 발생할 수 있는 감각 문제들의 유형은 무엇인가? (이러한 감각 손상에 영향을 줄 수 있는 다양한 질환과 장애에 대해 생각해 본다. 직접적인 감각 소실과 감각 정보를 해석하는 것의 손상을 구분한다.)
2. 직접적인 감각 소실에서부터 감각 정보를 해석하는 능력의 손상까지 삼킴에 있어서 감각 기능을 어떻게 평가하는가?
3. 감각 손상이 음식과 액체의 구강섭취에 미치는 영향은 무엇인가? 임상적 예시를 생각해 보시오.

이 있는 환자들은 다양한 정도의 연하장애를 보인다. 경두개자기자극을 이용한 연구에서 대뇌반구와 삼킴 기능 사이의 연관성에 대해 흥미로운 점을 제시하였다. 경두개자기자극은 머리뼈를 가로질러 대뇌반구로 자류를 보내는 것이다. 이러한 자류로 운동 활동을 자극하고 근전도를 이용하여 다양한 근육의 활동을 측정한다. 삼킴 기능에 있어서 대뇌반구의 조절에 관한 흥미로운 연구결과는 다음과 같다.

1. 삼킴의 운동 기능은 대뇌반구의 양쪽에서 관여한다.
2. 우세 대뇌반구가 손상되면 회복을 촉진하기 위해 반대쪽 반구의 "뒷받침" 영역이 활성화된다.
3. **겉질 가소성**(cortical plasticity)은 지속적으로 일어나며, 삼킴의 운동 기능을 조절하는 손상이 없는 비우세 대뇌반구의 활성이 증가하게 된다.
4. 양측성 뇌졸중은 회복이 잘 되지 않는 연하장애를 초래한다.[12-15]

이러한 결과는 전통적인 임상 관찰과 일치하는 결과를 보인다. 양측성 뇌졸중은 가장 심각한 연하장애를 초래하고 편측성 뇌졸중이 있는 많은 환자들은 일정 기간이 흐른 후에 삼킴 능력을 회복한다.

대뇌반구 뇌졸중의 연하장애

대뇌반구 뇌졸중으로 인한 연하장애를 다루는 데 있어 몇몇 문제들에 대해 이해해야 한다. 이러한 문제들의 일반적 고려사항은 손상의 위치와 범위 그리고 손상으로 인한 기능적 결과라는 두 종류로 단순화할 수 있다. 이러한 고려사항들은 광범위하지 않다. 손상의 위치와 범위는 감각과 운동 손상 및 편측성 또는 양측성 손상에 따른 손상의 심각성과 회복 잠재성을 이해하는 데 중요하다. 임상에서 병변의 특성에 대한 정보는 연하장애 평가를 하는 시점에 이용 불가능한 경우가 자주 있다. 그러므로 뇌졸중 후 기능적 손상에 대한 임상적 검사결과는 연하장애의 특성을 예측하고 이해하는 데 가장 좋은 "지침"을 제공해 준다. **표 3-1**은 다양한 신경계의 단계에서 발생한 손상 후에 임상적으로 관찰할 수 있는 기능적 손상에 대한 기본적인 길잡이를 제공한다. 대뇌반구 단계에서 삼킴을 하려는 의도는 중요한 고려사항이 될 수 있다. 만약 환자가 삼킴을 하려는 의도가 있다면 다음으로 고려해야 할 부분은 삼킴의 운동 시작이다. 전운동 영역(보조 운동 겉질)에 손상이 있는 환자의 경우 운동 시작에 일반적으로 어려움을 보이게 된다. 이 환자는 삼킴의 의도는 있지만 삼킴을 시작하지 못하는 움직임을 보임으로써 음식덩이를 비정상적으로 긴 시간 동안 입 안에 물고 있는 임상적 특징을 보인다(PRACTICE NOTE 3-1 참조).

감각 손상이 있는 환자들은 음식덩이의 일부가 입, 입인두, 아래인두에 남아 있고, 이러한 잔류물을 제거하려는 시도를 하지 않는 등의 연하장애 특징을 보인다. 이러한 환자들은 감각 손상의 결과로 상기도로 음식물이 들어가는 흡인이 발생할 확률이 높다. 감각 손상의 또 다른 종류는 무시증후군이다. 무시증후군 환자들은 삼킴 경로의 한쪽으로 제공된 음식을 인식하지 못한다. 환자들은 삼킴을 하고자 하는 의도를 보이지 않으면서 음식을 입 안에 물고 있거나 입 안의 음식을 전혀 인식하지 못할 수도 있다.

PRACTICE NOTE 3-1

삼킴의 의도와 삼킴 시작의 어려움은 임상적으로 구별하기 어렵다. 어떤 환자들은 음식물과 액체를 입에 물고 삼킴의 시도조차 하지 않는다. 이러한 상황에 직면할 경우에 적용할 수 있는 한 가지 방법은 환자가 스스로 먹을 때와 임상가가 음식물을 제공할 때의 삼킴의 차이를 관찰하는 것이다.

몇 년 전 심한 뇌졸중이 있는 젊은 여성 환자가 방문하였다. 그녀는 뇌졸중으로 이마엽의 손상이 있었으며, 그 밖의 상세한 정보는 부족하였다. 그녀는 약간의 발성을 만들어 낼 수 있었으나 기능적 의사소통은 불가능하였고, 움직임이 매우 저하되어 있었다. 모든 영양과 수분을 위창냄관을 통해 공급받고 있었다. 비디오투시 검사 동안 검사자는 숟가락을 이용해 음식물을 그녀의 입 안에 넣어주었다. 입 안에 액체나 푸딩을 넣어주어도 그녀는 아무런 반응을 보이지 않았다. 검사를 참관하던 다른 동료가 그녀 스스로 음식을 먹어 보도록 하라고 제안하였다. 환자의 자발적인 움직임이 매우 적었기 때문에 이 방법의 실현 가능성에 대해 믿지 않았지만, 우리는 환자의 손에 숟가락을 쥐게 하고 스스로 숟가락으로 떠서 입으로 가져가는 것을 도와주었다. 이 방법을 통해 삼킴의 변화가 확연히 나타났다. 그녀는 잔여물이 거의 없고 기도 유입도 없이 거의 바로 액체를 삼켰다. 이러한 결과는 그녀에게 제공했던 모든 종류의 음식물에서 반복되었다. 이러한 섭식 전략의 간단한 변화는 그녀의 모든 일상 재활 프로그램에 적용되었고, 결국 그녀는 완전한 구강섭취를 하게 되었다.

마지막으로 대뇌반구 뇌졸중 환자들은 연하장애로 인한 문제를 알아보기 위한 임상 평가 시에 필요한 의사소통이나 인지에 심각한 손상이 있을 수 있다. 수면 상태, 혼수 상태, 저하된 각성 상태이거나 인지 손상이 있을 경우에는 삼킴 평가에서 타당한 결과를 얻기가 어렵다(PRACTICE NOTE 3-2 참조). 또한 삼킴의 어려움을 설명할 수 없는 경우에는 임상적 평가나 재활치료의 적용을 지연시키거나 방해할 수 있다. 그림 3-2는 삼킴과 관련된 다양한 감각운동 기능과 연관된 대뇌반구 영역을 보여주고 있다. 설명을 목적으로 대뇌반구만을 표현하였다. 대뇌반구 뇌졸중 후에 나타나는 감각운동장애와 관련된 다양한 삼킴의 특징을 BOX 3-1에 정리하였다.

PRACTICE NOTE 3-2

급성기 뇌졸중 환자는 다양한 임상적 징후를 보이고 다양한 합병증이 발생할 위험이 있다. 임상가들에게 환자들의 각성수준에 있어서 나타나는 문제는 분명하지만 명백히 드러나지 않는다. 몇몇 뇌졸중 환자들은 무기력한 반면에 다른 환자들은 각성수준의 단계가 심한 변화를 보이기도 한다.

몇 년 전 입원환자 병동에서 일을 할 때 잘 알고 지내던 신경과 의사로부터 상담 의뢰를 받았다. 의뢰 내용은 최근에 뇌졸중을 겪은 환자의 연하장애를 "평가하고 치료"하는 것이었다. 처음 병실에 들어갔을 때 그녀는 잠들어 있었다. 그녀를 깨우기 위해 가까이 다가가 귀에 대고 부드럽게 말을 하고, 좀 더 크게 말해 보기도 하고 차가운 물수건으로 그녀의 손과 얼굴을 닦아 보았지만 아무 소용이 없었다. 차트에 환자를 깨울 수 없었고 환자의 상태가 좀 더 호전된 후에 다시 의뢰하라고 적었다. 다음날 나는 같은 신경과 의사로부터 또 다른 의뢰를 요청받았다. 다른 시간대에 환자를 방문하였지만 환자는 어제와 같은 결과를 보였다. 신경과 의사와 나는 이 환자가 현실적으로 삼킴 검사에 참여할 수 없다는 사실에 동의했으며 좀 더 환자를 관찰하기로 하였다. 며칠 후에 그녀는 깨어났고, 삼킴 기능을 평가한 후에 소량씩 구강섭취를 시작하였다.

대뇌반구 뇌졸중 후에 다양한 연하장애가 발생한다. 일반적으로 대뇌반구 병변(겉질과 겉질밑 부분을 포함)은 (1) 침 삼킴(마른 삼킴)의 시작에 어려움, (2) 삼킴의 인두기 요소의 시작 지연, (3) 삼킴의 구강기 요소들의 부조화, (4) 인두 통과 시간의 증가와 인두 수축의 감소와 잔여물, (5) 흡인, (6) 인두식도분절의 기능장애, (7) 아래식도조임근의 이완 부족 등과 같이 많은 연하장애 증상을 보인다(BOX 3-2). 이러한 다양한 문제들은 대뇌반구 뇌졸중이 입에서 위까지 이르는 과정 중에서 언제라도 삼킴 기능의 저하를 일으킬 수 있다는 것을 보여준다. 게다가 삼킴 시작의 손상에서부터 음식덩이가 기도로 흡인되는 부적절한 이동까지 다양한 범위에서 연하장애가 발생할 수 있다. 지금까지 특정 감각운동 뇌졸중의 후유증과 삼킴 기능 손상을 비교한 연구는 거의 없는 편이다. 그러나 이전의 연구들에 의하면 뇌졸중 후 연하장애의 발생 가능성은 광범위하며 감각운동 손상의 범위와 연관되어 있다(PRACTICE NOTE 3-3 참조).

연하장애는 급성기 뇌졸중에서 흔하게 발생하며, 50% 이상의 환자들이 경험한다. 급성기 뇌졸중에서 조기에 연하장애를 발견하는 것은 다양한 합병증과 관련된 연하장

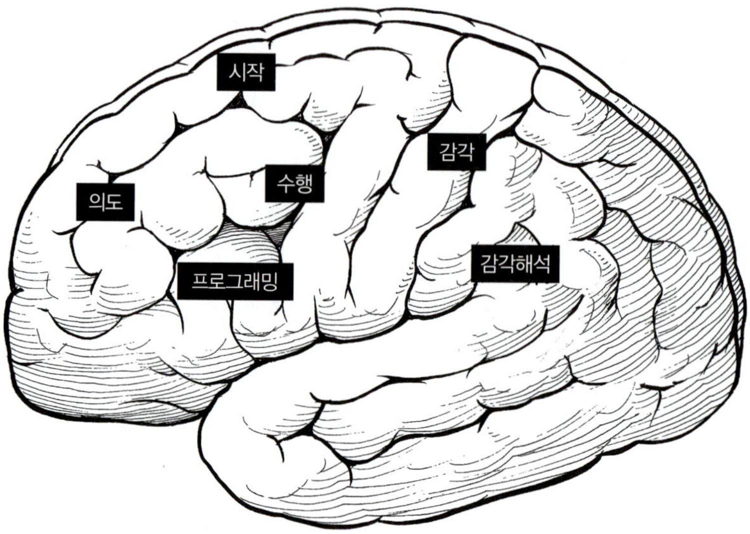

그림 3-2 삼킴 기능에 관여하는 감각운동 기능과 관련된 대뇌반구 영역

BOX 3-1 대뇌반구 뇌졸중에서 나타나는 다양한 연하장애의 일반적인 감각운동 문제

- 수의적 운동 조절
  - 시작의 어려움
- 불완전마비, 완전마비
  - 이동의 어려움
- 감각 인지
  - 잔여물
  - 흡인
- 의사소통 장애
  - 자신의 어려움을 설명하기 어려움

BOX 3-2 대뇌반구 뇌졸중 후의 연하장애

- 침 삼킴을 시작하는 능력의 저하
- 인두 삼킴의 시작 지연
- 삼킴 후 구강 움직임의 비협응
- 인두 통과 시간의 증가
- 인두 수축의 감소
- 흡인
- 인두식도분절의 기능장애
- 아래식도조임근 이완의 손상

애를 임상적으로 관리하는 데에 매우 중요하다. 다행히 대부분의 급성기 뇌졸중 환자들은 발병 후 1~6개월 내에 기능적 삼킴 능력을 회복하지만 적은 비율의 환자들이 급성기 이후에도 삼킴 문제가 발생한다.[16-18] 그러므로 급성기 뇌졸중 환자에서 연하장애를 정확하게 구별하고 관리하는 것이 매우 중요하다. 더욱이 급성기의 회복단계를 지나 지속적으로 삼킴 문제가 예상되는 요인들에 대해 이해하는 것도 중요하다. 이러한 관점은 급성기와 만성기에서 재원기간의 증가, 탈수, 영양실조, 흡인, 흉부감염, 사망을 포함한 다양한 합병증과 연관되는 삼킴 문제를 관찰하는 것을 강조한다.[18-21] 급성기 뇌졸중에서 연하장애는 사망, 재원기간의 증가와 같은 장기적으로 부정적인 결과와 연관되어 있다.[22]

치료 시 고려사항

뇌졸중으로 인한 연하장애에서 분명한 점은 시간이 지남에 따라 증상이 변화한다는 것이다. 이러한 관점에 따라 연하장애 치료전략은 시간의 흐름에 맞춰 변화해야 한다. **표 3-2**는 시간의 경과에 따라 치료계획에 영향을 미치는 임상적 고려사항과 결정사항들을 보여준다. 뇌졸중 초기에는 안전한 구강섭취와 비구강섭식 방법의 필요성, 폐렴(또는 또 다른 감염), 영양실조, 탈수, 전반적인 의학적 상태 등과 같은 기본적인 결정을 내리는 것에 초점을 맞춘다.

급성기 뇌졸중 환자는 연하장애와 연하장애와 연관된

PRACTICE NOTE 3-3

최근에 비슷한 병력과 이상적 증상을 가진 두 명의 환자를 만났다. 두 환자는 뇌졸중 환자였으며 발병 후 최소 6개월이 지나 있었으며, 의학적으로 안정적이었다. 두 환자는 피부경유내시경위창냄술(percutaneous endoscopic gastrostomy, PEG)을 통한 비구강식이에 의존하고 있었다. 두 환자 모두 구강 분비물을 조절하는 데 어려움을 겪고 있었고, 침을 흘리고 있었으며 침을 닦기 위해 수건을 들고 다니고 있었다. 기능적 발성 능력 또한 불가능하였지만 단순한 모음을 발음하고 소리를 낼 수는 있었다. 인두기 연하장애에 대한 평가와 치료가 의뢰되었다.

표면적으로 이러한 임상적 증상들은 말이 되었지만, 두 환자에게서 근본적 문제는 인두기 연하장애가 아니라 구강실행증이다. 의심할 여지없이 구강실행증은 두 환자에게 있어서 매우 심각했다. 두 환자는 지속적으로 입을 벌리고 있었으며 구강과 얼굴근육의 약화가 명백하였다. 구강 내 감각자극에 반응하여 입을 다물거나 가끔 자발적으로 삼킴을 하였다. 이 두 경우의 임상검사에서 중요한 특징은 명백한 뇌신경 손상이 없다는 것이다. 또한 각각의 환자는 경우에 따라서(예: 지시에 따라서 입을 다물지는 못하였지만, 액체를 입의 뒤쪽에 놓아주면 입을 다물고 자발적으로 삼킬 수 있었다) 입을 다물 수 있었다. 임상적 삼킴 검사의 측면에서 빨대를 이용하여 액체를 입인두 부위에 놓아주었다. 액체가 아래인두로 흘러들어가게 되면 삼킴을 관찰할 수 있었다. 내시경 검사를 통해 액체를 입인두 부위에 넣어주었다. 두 환자 모두 기도 보호를 잘 하였으며, 삼킴 후에 잔여물이 남지 않았다.

임상적 그리고 내시경적 검사의 결과에 따라 이 환자들을 인두기 연하장애 치료에 참여시키지 않았다. 연하장애는 삼킴을 포함한 수의적 활동을 위한 구강운동 조절에 제한을 보이는 심한 구강실행증이 일차적 원인이었다.

나는 삼킴을 위한 구강 조절과 식이를 위한 구강 기능 향상을 위한 간단한 방법들을 추천해 주었다. 구강의 뒷부분에 액체를 놓았을 때 간헐적으로 수의적인 삼킴을 관찰하였기 때문에 구강 삼킴 시작의 향상을 위해 자극할 수 있는 이 방법을 시도해 보도록 추천하였다. 지역사회의 치료사에게 수의적 삼킴의 빈도가 향상될 경우에 이 방법에 사용되는 음식의 종류와 유형을 다양하게 하고 음식을 점점 입의 앞쪽으로 옮겨주도록 하였다. 후에 지역사회의 치료사로부터 수의적 삼킴의 횟수가 증가하였고, 좀 더 많은 구강섭취를 하게 되었다는 소식을 들었다.

CLINICAL CORNER 3-2 급성기 뇌졸중에서 연하장애의 선별

급성기 뇌졸중에서 연하장애는 선별검사 프로토콜을 통해 확인할 수 있다. 성공적인 연하장애 선별검사 프로그램들은 뇌졸중 후 폐렴의 발생률을 낮추는데 역할을 할 수 있다. 그러나 선별검사 프로그램들은 병원마다 다르게 적용되고 있으며, 가장 적절하거나 유용한 선별검사 프로토콜에 대한 의견의 일치는 없는 실정이다. 대부분의 선별검사 프로토콜은 제한된 임상적 검사의 형태를 포함하고 있다. 일부는 하나 이상의 음식물에 대한 "삼킴 검사"를 포함하고 있고, 반면에 환자에게 삼킴을 해 보라고 하지 않는 검사도 있다.

논리적 사고

1. 뇌졸중 생존자들에게서 초기에 연하장애를 확인하는 것이 폐렴을 감소시키는 데 영향을 주는가? 선별검사에 영향을 미칠 수 있는 다른 뇌졸중과 연하장애의 합병증에는 무엇이 있는가?
2. 급성기 뇌졸중의 연하장애에서 "이상적인" 선별검사 프로그램은 어떤 것인가? 누가 환자에게 선별검사를 해야 하는가? 어떤 환자가 선별검사의 대상이 되는가? 선별검사 도구의 "최적의" 형태는 무엇인가?

동반 질환의 위험이 매우 높은 상태이다. 급성기 뇌졸중에서 연하장애의 위험은 선별 프로그램을 이용하여 확인할 수 있다(CLINICAL CORNER 3-2 참조). 일반적으로 초기 연하장애 선별검사에서 "실패"를 한 환자들은 급성기 뇌졸중 기간 동안 연하장애의 유무와 특징을 자세히 확인하고 평가하는 것이 필요하다. 뇌졸중 후 급성기의 환자들은 활력, 각성 수준과 주의력을 포함한 정신 수준의 감소를 초래하는 상당한 근력 저하를 보인다. 이러한 요소들은 환자의 삼킴 능력에 대한 의미 있는 임상적 평가를 제한한다. 이 시기에는 보존적 전략으로 환자의 상태를 관찰하고 심도 있는 평가나 치료는 환자가 좀 더 명료해지고 지구력이 좋아졌을 때까지 연기하는 것이 좋다. 급성기 뇌졸중 환자는 또한 호흡기에 이상증상을 갖고 있을 위험이 높다. 호흡기의 이상증상으로는 기침의 효율성을 저하시키는 호기근의 약화[23], **산소 불포화**(oxygen desaturation)의 증가[24,25], 호흡 편차 변화[26], 호흡과 삼킴의 비협응 등이 있다.[27,28] 급성기 뇌졸중 환자에서 나타나는 이러한 호흡기 변화들은 삼킴 시 음식물의 흡인과 분비물의 잔류, 기침 효율성의 저하로 인해 흡인된 분비물을 빼내는 능력의 저하 등이 있다. 이러한 잠재적 위험 때문에 급성기 뇌졸중 환자에서 호흡기의 기능은 포괄적인 삼킴 검사의 한 부분으로써 평가해야만 한다.

폐렴(pneumonia)은 급성기 뇌졸중 환자의 약 10%에

표 3-2 뇌졸중 후 연하장애에서 치료적으로 고려할 부분과 의사결정*

고려할 부분	의사결정
급성기(0~1개월)	
대부분 동반되는 질환들	합병증을 최소화하거나 피할 수 있는 방법
연하장애 확인	치료를 위한 준비
영양/수분공급	영양 상태와 수분공급을 유지하거나 향상시킬 수 있는 방법
향상기(1~6개월)	
환자의 지구력이 좋아지면 좀 더 안정화 됨	치료를 위한 준비
동반되는 질환들이 의학적 조절이 가능함	치료의 유형
식이 방법이 대부분 결정됨	
영양실조가 여전히 한 요인임	
만성기(6개월 이후)	
식이 방법이 확실히 됨	치료 또는 치료 중단(예후?)
삼킴 손상이 있지만 구강식이를 함	치료의 유형
삼킴을 방해하는 보상들	
이전 치료의 영향	

* 발병 후 시간의 흐름에 따라 변화하는 문제들

서 발생하며 중환자실에 있는 환자들의 경우에는 좀 더 높은 발생률을 보인다.[29] 폐렴은 재입원율의 증가[30]와 장·단기 사망률과 연관되어 있어 높은 이환율을 보인다.[31] 뇌졸중 후 폐렴의 원인은 다양하지만 흡인(aspiration)을 동반한 연하장애는 폐렴과 밀접한 관련을 보인다.[18] 급성기 뇌졸중 환자에서 연하장애 선별검사는 연하장애를 초기에 확인하고 치료할 수 있도록 하고 이는 폐렴 발생률의 감소와 연관되어 있다.[32-34]

뇌졸중 후 발생한 연하장애는 다양한 측면에서 폐렴의 원인이 된다. 구강으로 섭취한 음식물의 직접적인 흡인뿐만 아니라 인두 분비물의 흡인 또한 흉부감염의 원인이 된다. 급성기 뇌졸중 환자들에서 두드러지게 구강 세균의 집락이 형성되어 있기 때문에 분비물의 흡인은 문제가 될 수 있다.[35] 튜브영양(tube feeding)에 의존하는 환자들[특히, 코위관(nasogastric tube feeding)]은 구강식이를 하는 경우보다 세균 집락의 정도가 더 높다.[36] 한 임상 연구팀의 연구에 따르면 비구강식이에 의존하는 뇌졸중 환자들이 구강식이를 하는 환자군에 비해 호흡기 감염률이 높다고 하였다.[37-39] 이러한 연구결과의 임상적 영향은 삼킴 기전에 있어서 세균의 집락형성 비율이 높아진 가운데 삼킴의 빈도가 감소함으로써 인두 분비물의 흡인이 증가하는 데 기여한다는 것이다.[40] 이러한 전제는 연하장애 치료[41]와 구강 위생을 향상시키는 전략들[42,43]이 뇌졸중 환자에게 있어서 폐렴의 발생률을 감소시킬 수 있다는 이론적 근거로서 작용한다. 따라서 뇌졸중 후 연하장애를 치료하는 치료사는 음식과 액체의 흡인 이외의 다양한 측면도 고려해야 한다.

영양과 수분의 부족은 뇌졸중 환자의 입원 시에 일반적이며 재원기간 동안 상태를 악화시키는 원인이 된다. 입원 시에 영양실조의 발생률은 약 16%이며, 급성기에서 퇴원 시까지 22~26%까지 증가한다.[44-46] 급성기 뇌졸중에서 연하장애와 탈수의 연관성에 관한 연구[40]에서 53%의 급성기 뇌졸중 환자들이 검사결과에서 탈수를 보인다(혈중요소질소/크레아티닌>15:1). 연하장애가 있는 환자들이 그렇지 않은 환자들보다 탈수 증상을 더 많이 보인다. 더욱이 급성기 관리를 받는 연하장애 환자들이 검사결과 탈수의 정도가 더 증가되어 있었다. 이러한 결과는 일차적으로 급성기 뇌졸중 환자에서 수분공급의 정도에 초점을 맞추어야 한다.

급성기를 지나도 영양 부족은 지속된다. 뇌졸중 환자에서 영양 결핍의 발생률은 입원에서 재활기까지 약 50%이다.[47] 뇌졸중 발병 후 약 1개월쯤에 영양 상태가 호전되기 시작하며 4개월까지 향상된다. 급성기 뇌졸중 환자에서 영양결핍이 명백하게 연하장애와 연관되지는 않는다.[45,48] 그러나 재활기와 그 이후에는 삼킴과 식이 어려움이 부족한 영양 상태를 유지하거나 향상시키는 데 기여한다.[49] 급성기 뇌졸중 환자의 부족한 영양 상태는 장기적으로 기능 회복의 부족과 연관되어 있다고 한다.[50] 영양평가와 치료는 연하장애 치료사의 업무 범위에 포함되지 않는다. 그러나 모든 연하장애 치료사는 삼킴과 식이 능력이 영양 상태에 영향을 줄 수 있다는 것을 인식하고 영양사를 포함한 다학제간 건강관리팀에 참여해야 한다.

환자의 상태가 좋아질수록 좀 더 적극적인 재활치료가 시작되고(대개 뇌졸중 발병 후 1개월 이내에), 연하장애 치료의 방법 또한 변화하게 된다. 환자가 급성기 뇌졸중의 영향에서 회복함에 따라 연하장애가 자연적으로 사라지기도 한다. 많은 뇌졸중 환자에서 삼킴 능력이 어느 정도 회복되지만 11~50%의 환자에서 뇌졸중 후 6개월까지 연하장애가 지속된다.[16,51] 회복기 동안 연하장애 환자들은 적극적인 삼킴 재활치료에 참여한다. 이 시기에 구강 또는 비구강식이에 대한 결정이 이루어지고 동반질환에 대한 의학적 조절이 동반된다. 적극적인 연하장애 재활치료는 다양한 환자들과 연하장애의 성격에 따라 매우 중요하다. 만약 환자가 적극적인 재활치료에 참여할 수 있고 동기가 충분하다면 직접적이고 강한 삼킴 치료가 상당한 효과를 보인다. 삼킴 치료의 효과는 폐렴 발생률의 감소를 포함하며 삼킴 능력을 향상시키는 것을 넘어 영양 상태를 향상시키는 것이다.[37,52-54] 치료적 기법을 선택하는 것은 환자 개개인이 보이는 연하장애의 성격에 많은 부분 의존한다.

뇌졸중 후 6개월 이상이 지난 경우 연하장애의 발생률에 대한 연구는 없지만 뇌졸중 환자에서 만성 연하장애가 있을 수 있다. 대개 연하장애가 6개월 이상 지속될 경우 만성 연하장애로 볼 수 있다. 만성적인 연하장애가 있는 뇌졸중 환자의 경우 집중 치료의 효과를 볼 수 있다.[55-57] 이러한 치료에는 대개 연하장애의 생리학적 특성을 변화시키기 위한 적극적이고 직접적인 치료들이 있다.[58]

요약하자면, 연하장애는 뇌졸중에서 발생률이 꽤 높으며 폐렴(다른 감염 질환), 영양과 수분 부족, 다른 합병증과 관련이 있다. 연하장애는 뇌졸중 후 일정 기간에 다양한 정도로 해소되지만 50%의 뇌졸중 환자에서 지속적으로 연하장애를 보이기도 한다. 뇌졸중 환자에서 연하장애의 치료는 삼킴 능력을 향상시키고 폐렴의 발생률을 감소시키며, 영양 상태를 향상시키는 것이다. 만성적인 연하장애를 가진 뇌졸중 환자일지라도 집중적인 삼킴 치료를 통해 기능적 변화를 얻을 수 있다.

치매에서의 연하장애

삼킴 능력에 영향을 줄 수 있는 또 다른 겉질 손상은 진행성 질환인 치매이다. 치매의 유형은 다양하며 그 중에서 알츠하이머병(Alzheimer's disease)이 가장 빈번하게 발생한다. 뇌혈관 질환으로 인해 발생하는 또 다른 치매에는 루이체 치매(Lewy body dementia), 이마관자엽 치매(frontotemporal dementia), 알코올성 치매(alcoholic dementia), 대사성 치매(metabolic dementia)와 영양성 치매(nutritional dementia)가 있다.[59] 기억, 판단, 추상적 사고와 성격 변화를 포함하는 인지기능의 점진적 퇴화가 모든 치매의 특징이다. 또 다른 겉질 장애로 실행증과 실어증이 나타날 수도 있다.

어느 정도 진행된 치매에서 나타나는 연하장애는 잘 정리되어 있다.[60-63] 최근의 종설 연구[64]에 따르면 모든 종류의 치매에서 13~57%까지 연하장애가 발생한다고 한다. 치매가 있는 환자들에 있어서 지속적인 체중감소가 삼킴 문제의 첫 번째 징조이지만 체중감소가 식이 또는 삼킴 문제와 직접적으로 연관되어 있지는 않다.[62,65] 이러한 환자들은 건강 상태를 더 악화시킬 수 있는 영양학적 문제의 위험이 더욱 높다. 폐렴은 치매 환자에게 있어서 흔한 사망의 원인이다.[63] 흡인을 포함한 연하장애가 이러한 환자군에서 폐렴과 연관되어 있지만[35] 유일한 원인도, 위험한 기여요인도 아니다.[62,63,66]

치매에서 일반적으로 보이는 연하장애의 특징을 BOX 3-3에 정리하였다. 치매의 연하장애 특징에서 눈에 띄는 것은 구강기의 기능장애이다. 삼킴에 있어서 구강기 부분은 의지적 운동 조절에 따른다. 이러한 관점에서 치매의 일

BOX 3-3 인지 기능 저하(치매)에서 나타나는 연하장애

- 이유를 알 수 없는 체중감소*
- 구강기 기능장애*
- 인두기 기능장애
- 구강기와 인두기가 혼합된 기능장애
  - 작은 흡인
  - 큰 흡인
- 식이 제한

* 자주 관찰되는 특징들

PRACTICE NOTE 3-4

후기 알츠하이머병 환자의 성공적인 구강 관리와 삼킴은 보호자의 관리와 매우 깊은 관련이 있다. 이러한 점을 나는 치매가 있던 어머니를 간병하면서 직접 경험했다. 작업치료사로서 삼킴에 관한 지식과 치매에 관한 지식을 섞어서 두 가지 활동의 과정에 대한 통찰력을 제공해야 한다.

먼저 어떻게 미각 자극이 구강 행동을 유발할 수 있을까? 구강 위생을 잘 하는 것은 매우 중요하지만 삼키거나 관리를 잘 할 수 없게 되어 더 이상 일반적인 치약을 사용할 수 없을 때에는 어떻게 관리를 할 것인가? 유아용 치약(삼켜도 안전하게 만들어짐)으로 대체할 수 있고 대중적인 향으로 풍선껌을 이용할 수 있다. 어머니는 칫솔질을 하고 뱉어내는 것을 가끔씩 성공하였지만 몇 달 후에는 액체형 타이레놀(풍선껌 향)을 입안에서 굴리고 뱉어내는 것을 기억하고 성공했다.

두 번째는 매우 사례 중심적일 수 있지만, 식사 동안 삼킴과 씹기에 있어서 지시를 하는 것이 딜레마에 직면했다. 이 과정이 느리고 힘들 수 있지만 각각의 단계에서 천천히 언어적/신체적 지시를 주고 구강에 음식이 남아 있지 않은지를 확인하기 위해 잠시 쉬었다 가는 과정이 필요하다. 그러나 나는 간병인이 잠깐의 멈춤 없이 어머니가 씹고 삼키기를 수행할 수 있도록 하는 것을 보고 깜짝 놀랐다. 이것은 성공적인 전략이었다. 나는 왜 이러한 방법을 시도하지 않았을까? 알츠하이머 질환의 4가지 "A" 중에 하나는 실행증(apraxia)이다. 어머니의 상태는 운동계획이 깨어지는 전환기의 시점이었던 것으로 기억한다. 그러므로 성공적인 삼킴 사이의 멈춤을 최소화한다면, 거의 "자동적인" 삼킴의 양상이 나타날 것이다.

저자의 생각: 이 practice note는 나의 예전 학생이자 친구인 Dr. Nancy J. Haak이 제공한 내용인데, 그녀는 알츠하이머 치매가 있는 어머니를 집에서 돌보았다. Nancy와의 많은 대화를 통해서 나는 치매 환자의 임상적인 연하장애 관리에 대해 배웠고, 적어도 한 가지 예를 본문에 적어 공유하는 것이 옳다고 느꼈다.–MAC

반적인 인지기능 손상은 의지적 운동 조절의 손상과 연하장애의 구강기에 영향을 준다. 치매로 인한 연하장애에서 구강기에 나타나는 문제로는 환자가 음식을 입 안에 물고 있으면서 삼킴의 시작을 하지 못하고 음식과 액체를 조절하는데 협응이 잘 되지 않을 수 있으며 구강기 요소들의 시작이 지연되는 것이다. 이러한 연하장애의 특징은 식사시간이 길어지는 데 영향을 주고 치매 환자의 음식섭취가 감소함으로써 영양 문제를 야기할 수 있다.

치매 환자의 연하장애에 대한 대다수의 정보는 치매가 상당히 진행된 환자들을 대상으로 한 연구에서 얻은 정보들이지만 초기 치매 환자들도 식이와 삼킴 문제를 보인다.[67,68] Sato 등은 초기 알츠하이머병 환자의 연하장애를 확인하기 위한 흥미로운 연구를 진행하였다.[69] 연구자들은 일상생활 동안 다양한 구강과 식이 활동(예: 입술과 혀의 움직임, 구강을 헹구고 양치하는 능력, 음식을 입 안에 담을 수 있는 능력, 식욕 등)을 평가하였는데 입 안을 헹굴 수 있는 능력이 연하장애와 가장 연관이 있다고 보고하였다. 성공적으로 입 안을 헹구기 위해서는 어느 정도의 구강 운동 조절 능력이 필요하기 때문에 연하장애가 있는 알츠하이머병 환자들 사이에서 구강 기능이 손상되어 있다는 연구결과는 논리적이라 할 수 있다(PRACTICE NOTE 3-4 참조). 초기 치매 환자들에게서 나타나는 식이와 연하장애 증상들을 BOX 3-4에 정리하였다. 연하장애의 정도는 치매 후기에 관찰되는 증상들보다 심하지는 않지만 비슷한 증상을 보인다. 치매 환자들은 입 안에서 음식을 조절하는 것부터 구강기에서 음식덩이에 반응하는 과정까지 삼킴 과정이 전반적으로 느려져 있다. 이러한 느려진 삼킴의 과정은 식사시간이 길어지는 직접적인 원인이 되며, 의도하지 않은 체중감소와 영양상태 감소의 위험을 증가시킨다. 게다가 인두기 반응의 지연은 기도 보호를 감소시키게 되고 식사 시간 동안 기침(coughing)과 질식(choking)의 증가를 초래한다.

BOX 3-4 초기 치매 환자의 삼킴과 식이 문제의 예

삼킴 문제

- 느린 구강 움직임
- 느리거나 지연된 구강기 반응
- 삼킴의 과정이 전반적으로 느려짐

식이 문제: 구강섭취를 유지하기 위해 다음의 것들이 필요할 수 있음

- 자가 섭식(self-feeding) 시 지식의 증가(특히, 음식 준비 또는 도구 사용에 관한)
- 음식 준비나 편의성을 위해 도구를 사용하는 데 직접적 도움
- 식사 보조자로부터의 식이 행동 제한

삼킴 과정이 전반적으로 느려지는 것에 더해 치매가 있는 경우 자가 섭식(self-feeding)에 어려움을 보인다. 자가 섭식 문제는 인지 기능 손상, 근력 저하 또는 실행증과 같은 운동장애, 식욕 저하, 음식 회피 등과 같은 다양한 요인

들과 연관되어 있다. 자가 섭식의 어려움은 체중감소와 영양 공급의 감소뿐만 아니라 식이에서 의존성과 관련이 있다. 식이 과정을 의존하게 되면 폐렴과 같은 연하장애와 관련된 문제에 영향을 미친다.[70-72] 자가 섭식 문제는 병의 초기 단계에 관찰될 수 있으며 병이 진행될수록 점점 명백해진다.[73,74] 자가 섭식 문제가 있는 환자들에게는 치료사 또는 보호자가 언어적 또는 환경적 지시를 제공해야 하고 또는 직접적인 도움을 제공해야 한다.

신경학적 손상 부위가 다르면 연하장애의 임상적 증상도 다르다는 것이 이 장의 가정이었다. 한 연구에서 알츠하이머 치매와 이마관자엽 치매 환자들이 보이는 식이와 연하장애의 차이를 비교하였다.[75] 질환의 명칭에서 내포하는 것처럼 이마관자엽 치매는 병식(insight)의 부족, 탈억제(disinhibition), 충동성(impulsivity), 자기 관리(self–care)의 부족, 정형화된 행동(stereotype behavior) 등의 이마엽 손상 시 나타나는 증상을 보이는 것이 특징이다. 반대로 알츠하이머 치매는 건망증(forgetfulness), 지남력장애(disorientation), **실행 기능**(executive functions)의 손상으로 인해 많은 일상생활에 영향을 줄 수 있는 점진적 기억 손상이 특징이다. Iketa 등[75]은 보호자 설문지를 이용하여 이마관자엽 치매 환자들과 알츠하이머 치매 환자들의 식사 시 행동을 평가하였다. 삼킴 문제, 식욕 변화, 음식 선호도, 식사 습관(식사 예절과 정형화된 행동 포함) 그리고 다른 구강 행동으로 구성된 5가지 영역을 평가하였다. 일반적으로 삼킴 문제는 치매의 유형에 따라 발생 빈도가 차이를 보이지 않으며 다른 문제들보다 덜 발생하는 편이다. 그러나 알츠하이머병 환자에서는 병이 진행됨에 따라 일찍 삼킴 문제가 발생하는 경향을 보인다. 이마관자엽 치매 환자들은 식욕의 변화를 더 자주 보인다. 알츠하이머병 환자는 식욕의 감소가 보이는 반면에 이마관자엽 치매 환자들은 식욕의 증가가 나타난다. 더욱이 이마관자엽 치매 환자들은 알츠하이머 치매 환자군보다 음식 선호도가 강하게 나타난다. 알츠하이머병 환자의 20% 이상은 단맛을 선호하는 것이 증가하고 다른 맛과 관련된 변화를 보인다. 이마관자엽 치매 환자들은 삼킴 행동에 있어서 더 많은 변화를 보인다. 알츠하이머 치매 환자군은 식사 시간이 길어지고 손으로 먹기, 매일 같은 시간에 식사하기를 선호하는 등 식사예절이 감소하였다. "다른 구강 행동"의 영역에는 지나치게 입에 많이 넣기, 먹을 수 없는 것을 먹기, 손이 닿는 거리에 있는 음식을 잡아채기 또는 자기 유도 구토(self–induced vomitting)와 같은 행동 관찰이 포함된다. 일반적으로 알츠하이머병 환자군은 먹을 때 입안에 음식을 가득 채우는 행동을 제외한 항목에서 낮은 점수를 받았다. 이 결과는 여러 측면에서 흥미로운 결과이다. 먼저 다양한 치매 환자군에서 식사와 삼킴 행동에 대한 보호자의 관찰결과를 설명하였다. 두 번째로 신경학적 질환이 연하장애의 임상적 증상에 영향을 준다는 근본적 전제를 뒷받침한다. 마지막으로 치매 환자에서 삼킴과 그와 관련된 행동을 평가하여 연하장애 치료사가 활용할 수 있도록 식이와 삼킴 행동을 기술한 자료를 제공한다.

치료 시 고려사항

치매는 치료법이 없는 진행성 질환이다. 치매 환자의 연하장애 치료는 삶의 질, 존엄성, 편안함을 유지하는 것에 초점을 맞추어야 한다.[76,77] 치매 환자의 연하장애 치료법은 단순한 환경 수정에서 비구강식이법까지 범위가 다양하다. 환자 개개인의 문제에 따라 적용 가능한 치료법들은 특별한 음식 준비, 식이 제한, 맛과 향의 강화, 식사 환경의 변화, 식사 시 감독과 지시의 증가 또는 음식과 액체 섭취의 증가를 촉진하기 위한 다양한 행동이나 환경적 변화를 포함한다. 삼킴 기전을 변화시키기 위한 직접적인 행동 치료도 적용할 수 있다.

영양 공급을 유지하고 연하장애와 관련된 합병증을 피하기 위해 후기 치매 환자들에게는 주로 튜브 식이를 추천한다. 그러나 후기 치매 환자들에게 있어서 튜브 식이의 효과에 대한 연구에 의하면, 흡인성 폐렴의 위험이 감소하지 않으며 영양 상태의 악화를 예방하지도 못하고, 생존기간을 연장하지 못하여 전반적으로 기능 상태에 영향을 미치지 않는 것 같다.[64,78,79] 사실, 미국 노인 학회(American Geriatrics Society)는 후기 치매가 있는 노인들에게 튜브 식이를 추천하지 않는다고 발표하였다.[80]

미국 국가 데이터베이스(Minimum Data Set and Medicare Claims Files)의 최근 조사에 따르면 치매로 요양원에 있는 환자들은 급성기 입원기간에 튜브 식이로 영양공급을 받게 된다고 하였다.[81] 입원의 주된 원인은 폐렴, 탈수, 연하장애이다. 영양튜브를 삽입한 후의 1년 내 사망률은 64%이며 중간 생존기간은 56일이다. 영양튜브를 삽입한 후에 환자들이 건강관리를 받는 비율도 훨씬 높은 것으로 나타났다. 이러한 관찰결과는 연하장애 분야에서 일하는 언어치료사들을 대상으로 진행한 연구결과와 정반대의 결과이다.[82] 이 연구에서 언어치료사들은 피부경유내시경위창냄술(percutaneous endoscopic gastrostomy, PEG)이 영양상태와 생존율을 높이고 응답자의 40% 정도는 PEG가 후기 치매 환자의 표준화된 관리 방법이라고 믿고 있다. 그러나 응답자들의 대부분은 튜브영양(tube feeding)이 환자들의 삶의 질이나 기능적 수준을 향상시킨다고 생각하지 않았다. 언어치료사를 대상으로 한 최근의 연구에 의하면 후기 치매 환자의 튜브영양에 대한 오해가 흔하지만 좀 더 경험이 많은 치료사들은 치매 환자군에서 튜브영양의 결과에 대한 많은 지식을 갖고 있다.[83] 이러한 오해와 지식의 부족은 언어치료사에게만 국한되지 않는다. Pelletier[84]는 요양원에서 일하는 간호조무사들의 연하장애와 식이 지식에 관해 평가하였다. 환자의 식이 활동에 적극적으로 참여하는 전문가들임에도 불구하고, 연하장애와 식이에 관한 지식은 매우 제한적이었다. 이 연구와 다른 연구들의 결과에 따르면 치매 환자의 연하장애와 식이 제한을 관리하는데 있어서 매우 집중적인 교육이 필요하다. 사실, 적어도 한 연구에 의하면 치매 환자의 식이와 생의 마지막 시기를 관리하는 의료진과 관련 보건의료인을 위한 교육 프로그램이 이 환자군의 튜브영양이 감소하는 결과를 초래했다.[85] 환자의 자가섭식 능력, 식사나 간식 시간 동안의 사회적 자극, 음식과 액체 종류를 선택할 수 있는 기회의 증가 등에 초점을 맞춘 훈련받은 식이 보조자는 요양원 거주자의 90%에서 음식과 액체의 섭취가 증가하는 데 기여했다. 식이 보조와 식사와 간식의 활용은 구강섭취를 증가하는 데 도움을 주었다.[86] 정리해 보면 (1) 튜브 식이는 대부분의 치매 환자에게 있어서 유의미한 효과를 내지 못하고, (2) 튜브 식이는 삶의 질을 향상시키거나 관리의 어려움을 경감시키지 못하고, (3) 대체방법들이 이용 가능하며, (4) 문제들에 대한 교육과 치료전략들이 환자에게 효과적이다.

외상성 뇌손상에 있어서 연하장애

외상성 뇌손상(traumatic brain injury, TBI)은 행동 조절의 여러 측면에 영향을 미치는 광범위한 신경학적 장애를 초래한다. 다양한 연구결과에 따르면, 급성기 또는 아급성기 TBI에서 연하장애의 발생률은 60~90%에 이른다.[87-89] 구강기 문제와 인두기 장애가 주로 발생한다.[88] TBI 환자군에서 연하장애와 관련 있는 주된 요소는 **글래스고 혼수 척도(glasgow coma scale, GCS), 란쵸 로스 아미고스 척도(Rancho Los Amigos Scale, RLAS), 기능적 독립성 척도(functional independence measure, FIM)**와 같은 임상 척도로 평가하는 신경외상(neurotruma)의 정도이다.[87-89] 한 연구에 따르면 TBI 환자를 기능적 구강섭식 척도(functional oral intake scale, FOIS)로 평가한 입원 시 기능적 구강섭식의 수준은 완전한 구강섭식으로 돌아가는 정도를 예측할 수 있는 요인이라고 한다.[89] 또 다른 연구에서는 RLAS 4단계는 구강식이를 시작할 수 있고, 5단계는 완전한 구강식이를 할 수 있다고 하였다.[87] Mandaville 등[90]은 연령이 증가할수록, RLAS 점수가 낮을수록, 기관절개관을 하고 있을수록, 발성불능(aphonia)이 있는 환자들일수록 급성기 관리에서 퇴원할 때 튜브 식이를 유지하고 있을 확률이 높다고 하였다. TBI 환자의 경우 삼킴 기능의 회복이 좋은 편이다. 대부분의 환자는 손상 후 3~6개월 사이에 기능적 삼킴을 어느 정도 회복한다.[89,91,92] 초기 손상의 심각도는 연하장애의 유무와 기능적 삼킴 능력의 회복 시간을 예측할 수 있는 강한 요인이다.

치료 초기에 TBI 환자에서 폐렴이 흔하게 발생한다.[93,94] Hansen 등[94]은 뇌손상으로 입원한 환자의 27%가 초기 재활시기에 폐렴 치료가 적극적으로 필요했고, 12%에서는 재활기간에 폐렴이 발생했다. 폐렴의 유무와 연관이 있는 임상적 척도로는 신경외상(GCS, RLAS)의 정도, 입원 시 비구강식이, 기관절개관 또는 영양튜브의 삽입 등이 있다. Woratyla 등[93]은 장기간의 삽관과 폐렴과의 관계에 대해 기술하였다. Hui 등[95]은 기계적 환기(mechanical ventilation)를 필요로 하는 환자들에게 있어서 폐렴의 위험이 7% 증가한다고 하였다. 따라서 의식 수준, 기관절개관, 비구강식이, 삽관의 유형, 기계적 환기를 적용한 기간 등이 TBI 환자의 초기 폐렴 발생률과 연관이 있다.

TBI 환자의 삼킴 능력은 신경외상의 영향에 더해 자가 섭식 능력을 방해할 수 있는 기관절개의 필요성, 삽관 유지, 의사소통과 인지장애, 운동장애 등의 요인들에 의해 영향을 받는다. 기관절개관은 삼킴 과정에서 조화를 이루어야 하는 호흡계통이 어느 정도는 불안정하다는 것을 의미한다. 또한 기관절개관은 삼킴 생리에 있어 기계적 영향을 줄 수 있다. 그러나 어떤 연구에서는 기관절개관을 하는 것이 외상 환자에게 있어서 연하장애나 흡인의 발생률 증가와 연관이 없다고 하였다.[96] 의사소통이나 인지장애가 있는 환자들은 이해력과 상호작용 능력이 감소하여 삼킴 평가와 재활 전략을 수립하는데 또 다른 어려움을 겪게 된다. 운동장애는 자가 섭식과 같은 활동의 의존도를 높이게 된다.[97]

치료 시 고려사항

TBI에서는 다양한 장애가 다양한 요인으로 발생하므로 가능한 치료전략과 기법 또한 다양하다. Cherney와 Halper[98]는 TBI 환자들의 연하장애를 관리하는데 필요한 다학제팀(interdisciplinary team) 구성원들의 역할에 관한 간단하지만 훌륭한 리뷰를 발표하였다. 표준화된 치료접근법에는 식이 수정(diet modifications), 자세 조절(postural adjustments), 식이 방법 변형(feeding adaptations) 그리고 행동적 매뉴버(behavioral maneuvers)와 보상방법 등이 포함된다.[99] 광범위한 합병증을 동반한 심한 손상의 경우에는 초기 손상 후 과정을 위한 또 다른 대안적 식이 방법을 고려해야 한다. TBI 후 연하장애가 있는 많은 환자들은 적절한 임상적 중재를 할 경우 구강으로 식사를 다시 할 수 있게 된다.

겉질밑 기능

바닥핵(basal ganglia)은 움직임의 질에 영향을 주는 겉질 밑 대뇌반구의 세포체 무리를 일컫는다. 바닥핵의 기능은 긴장도(근육의 안정기 긴장도)를 조절하고 다른 기능을 하는 동안 움직임을 유지하는 역할을 한다. 바닥핵의 기능에 장애가 발생하면 과도한 긴장도나 의도하지 않은 과한 움직임을 보인다. 과도한 긴장도는 움직임의 시작을 지연시키고 움직임이 느려지거나 움직임의 양이 감소하게 된다. 의도하지 않은 과한 움직임은 부드럽고 조화를 이루는 수의적인 움직임을 방해한다. 움직임의 방해는 근육군의 정상적인 안정기 상태 또는 의도한 움직임 동안에 떨림(tremor), **간대성 움직임(clonic movements)**, **근육긴장이상(dystonias)** 또는 다른 의도하지 않은 움직임들이 중첩되어 나타난다. 바닥핵 장애로 인한 연하장애에서 나타나는 다양한 특징들을 BOX 3–5에 정리하였다.

> **BOX 3–5 바닥핵 장애가 있는 환자들에서 나타나는 일반적인 연하장애 문제들**
>
> - 음식덩이 조절의 어려움: 불수의적 움직임
>   - 구강
>   - 입인두
> - 비효율적 삼킴으로 인한 잔여물
>   - 구강
>   - 입인두
>   - 인두
> - 삼킴 유형의 차이
>   - 자동적 움직임 대 의도적 움직임
> - 의존의 중증도

겉질밑 기능과 연하장애: 파킨슨병

파킨슨병(Parkinson's disease, PD)은 바닥핵의 문제에서 기인하며 천천히 진행되는 질환이다. 이 질환의 주된 문제점은 수의적 움직임의 실행에 손상이 오는 것이다. PD의 전형적 특징은 **안정 떨림(resting tremor)**, **운동느림증(bradykinesia)**, **경직(rigidity)**이다. 이 질환의 원인은 본질적으로는 알려지지 않았지만 운동 능력 변화의 원인은 신경화학물질인 도파민의 부족으로 수의적 움직인 동안 바닥핵 기능의 손상을 초래한다. 이러한 변화는 특정 약물을 장기간 복용하거나 바닥핵의 기능에 영향을 줄 수 있는 좀 더 포괄적인 진행성 질환의 한 부분의 결과로 발생한다.[100-102]

파킨슨병 환자들은 다양한 임상적 증상을 보인다. 인지 작업의 속도가 느려지며 어떤 경우에는 치매의 양상을 보이기도 한다. 병이 진행될수록 무표정해지며, 얼굴이 가면을 쓴 것처럼 보인다. 조음장애(dysarthria), **작은 글씨증(micrographia)**, 자세와 걸음걸이의 변화, 움직임 능력의 감소와 연관된 다른 변화들을 보이게 된다. 파킨슨병의 진행은 환자들마다 다양하여 현재로서는 치료법이 존재하지 않는다. 의학적 관리는 최근 들어 수술적 접근이 시도되고 있으나 주로 약물치료이다.

파킨슨병이 있는 환자들에게 연하장애는 흔하게 발생하며 운동 손상, 병의 진행 정도, 약물의 효과에 따라 다르게 나타난다. Millder 등[103]은 137명의 파킨슨병 환자에서 84%가 연하장애가 있는 것을 확인했고, 23%는 심각한 연하장애를 보였으며 150mL의 물 삼킴 과제(150mL water swallowing task)를 수행하지 못하였다. 이러한 연하장애 발생률에 관한 자료는 환자들이 특히 파킨슨병의 초기 단계에 있을수록 연하장애에 관해 신뢰할 만한 보고를 하지 않기 때문에 실제 임상에서의 양상을 반영하지 못한다.[103,104] 예를 들어, 지역사회에 거주 중인 파킨슨병 환자를 대상으로 Kalf 등[105]이 연구한 결과에 따르면 연하장애의 객관적 발생률(치료사가 평가)은 82%인 반면, 주관적인 발생률(환자가 보고)은 35%였다. 일반적으로 입인두 연하장애는 불수의적 움직임으로 인한 음식덩이 조절의 어려움 또는 비효율적이고 약해진 삼킴으로 인한 음식덩이의 잔여물 또는 비정상적 방향으로의 움직임으로 인해 발생한다(CLINICAL CORNER 3-3 참조). 게다가 운동느림증으로 인해 움직임이 전반적으로 느려지는 것이 연하장애의 특징이다.[106] 파킨슨병의 운동 요소에 더해 감각 손상도 연하장애와 관련된 어려움에 영향을 준다. Hammer, Murphy, Abrams[107]의 연구에 의하면 정상인에 비해 파킨슨병 환자들은 비정상적인 기도의 몸감각 기능(somatosensory functions)과 입인두 잔여물이 증가된다고 하였다. 이 연구에서 감각 역치와 삼킴 손상 간의 양성 상관관계를 보였다. 이러한 감각장애는 인두의 말초 감각신경의 변화로 인해 나타나고[108] 침이나 다른 액체의 흡인에 영향을 준다.[109] 이러한 감각 기능의 제한은 파킨슨병 환자의 연하장애 증상이 잘 보고되지 않는 것과 관련이 있다.[107] BOX 3-6에 파킨슨병 환자들에게서 보이는 입인두 연하장애의 증상을 정리하였다.

몇몇 문헌에서 **침과다증(sialorrhea)**으로 불리는 침흘림(drooling)은 파킨슨병 환자에게서 흔하게 발생하는 문제이며 연하장애의 유무 및 심각도와 연관이 있다고 하였다.[110] 파킨슨병에서 침과다증은 감각 손상과 침고임으로 인한 자발적 삼킴 횟수의 감소가 복합적으로 발생한 결과이다.[103,107,111] 한 예비연구에 의하면 침과다증이 있는 환자들은 무증상 흡인(silent aspiration)의 위험이 증가하고 이

CLINICAL CORNER 3-3 파킨슨병과 자동적 삼킴

몇 년 전 영양튜브의 삽입을 고려하고 있던 파킨슨병 환자를 본 적이 있다. 파킨슨병의 단계가 기억나지 않지만, 그는 집 밖에서 보행이 불가능하였고 강직과 조음장애(Hoehn과 Yahr 기능적 평가 척도의 점수가 4점 또는 5점)가 있었다. 그의 아내는 영양 공급을 위해 영양튜브가 필요함에도 불구하고 나와 방사선사에게 구강섭취를 지속하게 해주기를 원하였다. 그는 삼킴 평가를 의뢰하도록 한 폐렴의 경험이 한 번 있었다. 게다가 그의 아내는 남편이 집에서 밀크셰이크를 아무 문제 없이 마실 수 있다고 주장하였다.

비디오투시 검사에서 묽은 액체, 진한 액체, 푸딩을 숟가락으로 적은 양(5mL 이하)을 제공하여 검사하였다. 예상했듯이 구강 조절 능력의 저하로 인해 음식물이 기도가 닫히기 전에 인두로 들어가는 모습이 관찰되었다. 또한 검사식의 점도가 증가할수록 많은 양의 잔여물이 남는 것이 관찰되었다. 그의 아내가 집에서 밀크셰이크를 성공적으로 마셨다고 하였기 때문에 검사 시에 넥타 점도의 액체를 빨대를 이용하여 먹어보도록 하였다. 놀랍게도, 이 검사에서 환자의 삼킴 기능이 눈에 띄게 향상되었다. 흡인이 없었으며 여러 번의 삼킴 동안 적은 양의 잔여물이 한 번 관찰되었다. 단기간 동안 이 환자는 구강으로 영양보충을 하는 것을 유지하였다. 영양튜브를 삽입한 후에도 빨대로 밀크셰이크를 먹는 것을 지속할 수 있었다.

논리적 사고

1. 검사자가 숟가락으로 검사식을 제공하였을 때와 빨대를 이용하여 검사식을 삼켰을 때 나타나는 삼킴 수행의 차이를 어떻게 설명할 것인가? 신경학적, 삼킴 기전, 환경적 다양성 등에 대해 생각해 보시오.
2. 이러한 차이점이 파킨슨병 환자에게 국한된다고 생각하는가? 아니면 다른 환자들도 비슷한 반응을 보일 것이라 생각하는가?
3. 파킨슨병으로 진단받은 환자의 삼킴 능력을 평가하는 것은 언제가 적절하다고 생각하는가?

BOX 3-6 바닥핵 장애 환자의 입인두 연하장애

구강기
- 혀의 떨림
- 반복적인 혀의 펌핑(pumping)*
- 지속적인 경사로 같은(ramplike) 자세
- 적은 양의 삼킴
- 물렁입천장 떨림
- 볼 사이의 잔여물*

인두기
- 후두개곡의 잔여물*
- 조롱박오목의 잔여물
- 후두 상승의 손상*
- 기도(성문 위) 침습
- 흡인

감각 손상(감각 역치의 증가)
- 인두식도분절의 기능장애

* 일반적으로 관찰되는 특징들

로 인해 호흡기 감염과 사망의 위험이 증가하였다.[112,113] 이러한 위험성은 심한 침과다증이 있는 환자들과 파킨슨병의 후기일수록 높아진다.

파킨슨병 환자의 연하장애는 삼킴 기전의 구강기와 인두기 요소를 넘어 발생한다. Gross 등[114]은 삼킴 동안 기도 보호가 감소되는 데 영향을 주는 삼킴과 호흡의 조화가 손상된 것을 기술하였다. 더욱이 식도에서의 이동이 지연되어 있는 식도기 정체, 비정상적인 수축, 아래식도의 문제 등과 같은 다양한 식도기 문제들도 기술하였다.[104] 파킨슨병 환자들은 **위마비(gastroparesis)**와 다양한 배변의 기능이상과 같은 소화기계의 문제도 호소한다.[115-117] 이러한 문제들은 움직임 장애나 약물의 영향과 관련이 있다. 파킨슨병 환자의 연하장애를 평가할 때에는 위장관 기능의 전반적인 부분을 살펴보아야 한다.

파킨슨병 환자를 치료할 때에는 질환과 이 질환의 치료법으로 인해 복합적으로 발생하는 일상의 문제들을 전반적으로 살펴보아야 한다. 이러한 장애들은 삼킴 기전의 범위를 벗어나고 식재료 구매, 식사 준비, 자가 섭식 활동 등과 같은 다른 활동들에 영향을 미친다.[118] 따라서 파킨슨병 환자의 연하장애와 그와 관련된 일상 활동들은 환자의 보호자가 느끼는 부담에 영향을 줄 수 있다.[119] 적절한 지지체계가 부족할 경우, 연하장애와 관련된 이러한 문제들은 환자의 영양과 건강 상태에 직접적으로 그리고 부정적으로 영향을 줄 수 있다.

치료 시 고려사항

파킨슨병 환자들에게 있어서 연하장애 치료법의 효과에 대한 연구는 제한적이다. Baijens와 Speyer[120], van Hooren 등[121]의 체계적 고찰에 의하면 파킨슨병의 연하장애를 치료하기 위한 재활적, 수술적, 약물적 또는 다른 치료들이 각각 16개, 12개의 논문에서 소개되었다. 대부분의 논문에서 소개하는 치료법이 어느 정도는 긍정적 효과가 있다고 하였다. 사실, 다양한 치료법들이 파킨슨병 환자들의 삼킴 기능을 어느 정도 향상시킬 거라는 것을 어느 정도 예상할 수 있다. 예를 들어, Felix 등[122]은 보조적 방법으로 생체되먹임을 사용하며 노력삼킴 기법을 2주간 적용하였을 때, 물과 소량의 비스킷을 삼키는 능력이 향상되었다고 하였다. Athukorala 등[123]은 또한 삼킴의 힘을 증가시키기 위하여 보조적 방법으로 생체되먹임과 시공간의 협응이 필요한 기술에 초점을 맞춘 새로운 치료법을 사용하였다. 치료 직후에 삼킴의 시간적 측면은 향상되었고 치료 후 2주간 유지되었다. El Sharkawi 등[124]은 파킨슨병 환자의 발성과 목소리를 향상시키기 위한 치료법으로 잘 알려진 Lee Silverman Voice Treatment(LSVT)를 한 달간 적용한 후에 삼킴의 다양한 측면이 향상되었다고 하였다. Pitts 등[125]은 호흡근 강화 훈련을 4주간 하였을 때 수의적 기침과 몇몇 삼킴 관련 지표들이 향상되었다고 하였다. 이러한 연구결과들을 종합해 볼 때, 다양한 행동적 중재들이 넓은 범위의 치료효과를 불러일으키는 것으로 나타났다. 하지만 각각의 치료법에 적절하고 도움을 받을 수 있는 환자를 선택한 것일 수도 있다. 연하장애 치료사는 일부 환자들에게는 적절할 수 있는 약물이나 수술적 중재방법을 알고 있어야 한다. 임상적 연구결과들이 누적될수록 치료사와 환자는 다양한 연하장애 중재법의 효과에 대한 좀 더 정확한 근거에 기반한 효과를 얻을 수 있을 것이다.

연하장애에 영향을 주는 기본적 기전에 관한 이해를 바탕으로 치료계획을 수립해야 한다. 파킨슨병은 진행

표 3-3 파킨슨병에서 삼킴 중재법

	정상 삼킴	초기 연하장애	중등도 연하장애	심한 연하장애
특징	관찰된 변화 없음	인두의 연동운동 감소	인도의 연동운동 악화	삼킴 중간과 후에 흡인
		혀의 반복적 고정 움직임	삼킴반사의 지연	
			반지인두의 기능장애	
			삼킴 동안 부적절한 후두 폐쇄	
치료	체중 모니터링	수의적 조절이 가능한 삼킴을 위한 상담	독립성 증진을 위한 보조도구의 소개	턱-당기기 삼킴 교육
	질문과 답	체중 모니터링	감각입력 증진	부드러운 식사로 변경
		약물 복용 시간과 식사 시간의 조화	중복 삼킴 교육	
			적은 양으로 자주, 고영양의 식사를 하도록 추천	

(From Yorkston KM, Miller RM, Strand EA: Management of speech and swallowing in degenerative diseases, Tucson, AZ, 1995, Communication Skills Builders.)

성이므로 시간이 지남에 따라 치료전략도 변화해야 한다. 몇몇 연구들에서는 약물치료가 파킨슨병으로 인한 연하장애 환자의 삼킴 기능에 긍정적 효과를 준다고 하였다.[126] 그러나 이러한 효과는 모든 환자에게 적용할 수 있는 것은 아니고 삼킴 기능의 몇몇 측면에만 영향을 준다.[127,128] 약물은 시간 주기에 따르기 때문에 약물의 최대 효과를 얻기 위해서는 적절한 식사 시간을 잡는 것이 매우 중요하다. Yorkston 등[129]이 추천한 치료전략들을 표 3-3에 요약하였다. 치료사들은 표에 정리된 치료적 방법들에 제한을 주어서는 안 되지만, 선택한 치료법들은 시간이 지남에 따라 파킨슨병으로 인한 연하장애에 변화를 주어야 하고 환자 상담을 통해 가능한 치료법의 범위를 정하고 식이 조절을 위한 수정된 삼킴 활동을 교육해야 한다. 그렇게 한다면, 이 정보들은 연하장애치료사에게 다양한 증상 수준의 파킨슨병 환자에게 맞는 치료법을 제안하는 일반적인 지침이 될 것이다.

뇌줄기 기능

뇌줄기는 결합 상자(junction box)와 같다. 머리와 목의 뇌신경에서 들어오는 입력 신호를 받는 주요 감각 오름길(ascending sensory tracts)이 위치한다. 얼굴과 목의 근육들은 또한 겉질숨뇌계(corticobulbar system)의 **상위 운동신경원(upper motor neurons)**으로부터 운동 지배를 받는다. 이러한 상위 운동신경원은 **하위 운동신경원(lower motor neurons)**으로써 기능하는 개별 뇌신경의 운동 요소와 연접한다. 따라서 뇌줄기에 손상이 발생하게 되면 얼굴과 목 부위에 감각장애를 초래하고, 상위와 하위 운동신경원 손상으로 인한 운동장애도 발생한다. 강직성 위약(spastic weakness) 또는 이완성 위약(flaccid weakness)과 관련된 움직임 손상이 특징이다. 몸의 한쪽(머리)은 이완성 위약이 발생하고 반대쪽(몸통)은 강직성 위약이 발생하는 운동 손상의 유형을 *교대반마비(alternating hemiplegia)*라 부른다. 뇌줄기 장애의 "수준"은 이완성 위약이 발생한 뇌줄기 수준에 따른다. 따라서 얼굴 교대반마비는 얼굴 또는 제7뇌신경에 이완성 위약이 발생하고 반대쪽 팔 또는 다리(또는 팔, 다리 모두)에 강직성 위약이 발생한 경우를 의미한다.

뇌줄기는 또한 뇌줄기 입쪽(rostal brainstem)에 위치하고 있는 "삼킴 중추"의 중심으로 알려져 있다.[130,131] 이 핵들의 그룹[고립로핵(nucleus tractus solitaries)과 모호핵(nucleus ambiguus)]은 삼킴 기전의 다양한 요소들(구강기, 인두기, 식도기)이 조화를 이루고 호흡과 삼킴이 조화를 이루도록 한다. 뇌줄기의 이 부분에 손상을 받을 경우 뇌줄기 손상과 연관되어 있는 기본적인 감각과 운동장애에 더해 심각한 연하장애를 보인다.

뇌줄기 기능과 연하장애

뇌줄기 뇌졸중으로 인한 연하장애는 신경학적 손상과 연하장애 사이의 연관성을 보여주는 좋은 예이다. 일반적으로 뇌줄기 뇌졸중으로 인한 연하장애는 두 가지 특징을 포함한다. "삼킴 중추"의 손상과 연관된 부조화와 겉질숨뇌계의 손상(감각 손상 또한 있을 수 있음)으로 인한 약화이다. 이러한 손상의 복합적인 영향은 임상적으로 삼킴의 "단계" 사이의 부조화와 삼킴과 호흡 사이의 협응 부족뿐만 아니라 겉질숨뇌계의 지배를 받는 하나 이상의 근육군(물렁입천장, 인두, 후두, 인두식도분절)의 약화 등으로 나타난다. 그 결과 삼킴은 불완전한 삼킴을 보이게 된다.[55,132] 불완전한 삼킴이 특정 용어는 아니지만, 이 환자군에서 관찰되는 삼킴 생리학적 손상을 설명하는 확실한 용어이다. BOX 3-7에 뇌줄기 뇌졸중으로 인해 연하장애를 보이는 환자들의 불완전한 삼킴의 특징을 정리하였다.

치료 시 고려사항

대뇌반구 뇌졸중 환자와 비슷하게 뇌줄기 뇌졸중 환자의 삼킴 기능은 시간이 지남에 따라 어느 정도 회복된다.[135] 또한 연하장애의 임상적 증상과 합병증은 상당히 다양하다. 이러한 관점에서 뇌줄기 뇌졸중으로 인한 연하장애의 치료적 접근법은 증상에 맞춰서 선택하고 시간이 지남에 따라 변화를 주어야 한다.

이 환자군에서 연하장애의 요소와 관련된 손상들에 대한 주의 깊은 평가는 필수적이다. 예를 들어, 호흡 보조를 위하여 기관절개가 필요한 환자에게는 그렇지 않은 환자와 다른 임상적 평가를 진행해야 한다. 뇌신경 손상이 적은 환자들의 경우에는 뇌신경 손상이 많은 환자들보다 재활에 더 좋은 생리학적 지지를 해 줄 것이다. 보행이 불가능한 환자의 경우 걸을 수 있는 환자들보다 더 많은 노력을 필요로 할 것이다.

급성기 뇌졸중 시기에 치료는 예방적 측면에서 더 많은 주의를 필요로 한다. 이 시기에 환자는 부적절한 구강섭취로 인한 폐 합병증의 위험이 매우 높다. 환자의 전반적인 건강 상태와 신경학적 손상의 정도에 따라 이 시기의 치료적 전략은 아무것도 하지 않는 것(회복을 모니터링)에서부터 수동적인 감각운동 활동(구강 위생과 움직임 운동), 보상적 매뉴버(자세 조절, 행동 변화 등)나 집중 재활 운동과 같은 좀 더 능동적인 삼킴 시도까지 범위가 다양하다.

회복의 정도는 환자의 건강 상태에서 전반적인 향상을 촉진하므로 연하장애 치료는 좀 더 직접적이고 공격적이다. 어느 시점에 이르면 기관절개관을 지속하는 게 필요한지 평가를 해 보아야 한다. 직접적이고 집중적인 연하재활은 만성 환자에서 구강식이로 돌아가는 것을 촉진하는 데 효과적이다.[55-57] 제한적이지만 임상 연구결과에 따르면 삼킴의 힘과 조화를 증가시키기 위한 치료적 접근들은 삼킴 기능을 향상시켰다. 연하장애 전문가는 환자의 장기적 건강 상태를 이해하고 삼킴 기능의 향상뿐만 아니라 환자의 전반적 요구와 일치하는 치료적 전략을 선택하기 위해 의료진 및 다른 재활 전문가들과 상호작용을 해야 한다.

BOX 3-7 뇌줄기 뇌졸중 환자의 인두기 연하장애

- 인두기 반응의 지연 또는 소실
- 목뿔후두 움직임의 감소
- 입인두 수축의 감소
- 인두 수축의 감소
- 후두 폐쇄의 감소
- 인두식도분절의 열림 감소
- 짧은 삼킴
- 일반적인 부조화(호흡 포함)

삼킴에서 소뇌의 역할

소뇌는 뇌줄기에 인접하여 뇌줄기 구조물의 뒤쪽 그리고 약간 위쪽으로 위치하고 있다. 삼킴의 조절에 있어서 소뇌의 역할은 잘 알려져 있지 않다. 기능적 뇌영상 검사에서 수의적 삼킴 시 소뇌의 활동이 나타나는 것으로 보아 삼킴 활동에서 소뇌가 역할을 하는 것처럼 보인다.[136-138] 1980년부터 최근의 연구까지를 보면 소뇌는 삼킴을 조절하는 역할을 하고 손상받았을 경우 연하장애가 발생한다.[139] 임상적 관점에서 소뇌의 손상은 **실조(ataxia)**, **활동떨림(intention tremor)**, **근긴장저하(hypotonia)**를 초래한다. 삼킴 기전에 있어서 이러한 움직임 손상은 삼킴 기능의 조화를 방해한다. 소뇌 손상으로 인한 운동 실조와 약화는 음식덩이를 조절하고 적절한 순서로 옮기는 데에 어려움을 초래하고 삼킴 후에 잔여물이 남도록 한다. 그러나 소뇌의 손상으로 인한 연하장애에 뇌줄기(뇌신경병증과 중추 패턴 발생기)가 관여할 수 있다는 것을 치료사는 주의 깊게 생각해 보아야 한다(PRACTICE NOTE 3–5 참조).

하위 운동신경원과 근육질환

하위 운동신경원은 몸 전체로 뻗어 있으며, **근육과 신경근 접합부(myoneural junction)**로 연결되어 있다. 말초신경이나 신경근접합부의 손상은 이완성 약화를 초래한다. 그러나 신경근접합부 손상은 사용할수록 운동 기능의 심각한 저하를 보이나 장시간 휴식을 취하면 회복된다.

감각운동 연결고리(sensorimotor chain)의 끝 부분은 근육과 감각종말기관(sensory end organs)이다. 근육에서 운동 손상이 발생하는 것을 근육병증(myopathy)이라 한다. 근육병증은 손상받은 근육군의 심각한 이완성 약화가 특징이다. 감각 소실은 신경학적 또는 비신경학적 원인으로 다양한 형태로 나타날 수 있다. 삼킴 기전에서 음식 잔여물을 인식하지 못하거나 음식이나 액체가 기도로 들어가는 흡인에 영향을 줄 수 있기 때문에 촉각의 감소 또는 소실은 연하장애에서 매우 중요하게 여겨진다.

PRACTICE NOTE 3–5

우리 연하 치료팀은 5년간 튜브 식이를 하고 있는 젊은 여성의 평가를 의뢰받았다. 그녀의 병력에 따르면 바이러스에 감염되어 혈액 응고 능력에 문제가 생겼고 그로 인해 중간소뇌에 뇌졸중이 발생하였다. 뇌졸중이 직접적으로 뇌줄기에 영향을 주지 않았고 뇌신경 손상도 없었지만 심각하고 지속적인 연하장애와 호흡의 어려움을 보였다. 몇 달간의 입원과 호흡을 위한 환기 보조(ventilation support)가 필요했다. 결과적으로 그녀는 수년간 물리치료와 연하 재활치료를 받았다. 처음 그녀를 보았을 때, 우리는 그녀에게 "삼킴이 없는 소녀"라는 별명을 붙였다. 비디오투시 검사를 시행한 결과 혀의 기저부가 내려가면서 음식물이 아래인두쪽으로 떨어져 들어갔다. 조롱박오목(piriform recesses, 식도의 입구)에서 "후진(역행) 현상"이 발생하였으며 음식물이 그녀의 입으로 역류하였다. 우리는 그녀가 숨을 쉬도록 하고 가래를 뱉어내도록 하여 음식물을 빼내었다. 좋은 소식은 집중적인 삼킴 재활 후에 그녀가 삼킴 기능을 회복할 수 있었고 상대적으로 정상적인 구강식이로 돌아갈 수 있었다.

하위 운동신경원 기능과 연하장애

근위축성 측삭경화증(amyotrophic lateral sclerosis; ALS)은 하위 운동신경 손상, 연하장애와 연관되어 나타난다. 루게릭병(*Lou Gehrig's disease*) 또는 운동신경 질환으로 불리는 ALS는 원인을 알 수 없는 진행성의 퇴행성 질환이다. 임상적 특징은 점진적 약화로 약 30%의 환자들이 초기에 겉질숨뇌계의 근육에 영향을 받는다.[140] 겉질숨뇌계 손상은 심각하고 진행성의 연하장애를 초래한다.

ALS에서 신경학적 손상은 말초신경계의 하위 운동신경원에만 국한되지 않는다. 중추신경계 또한 포함된다. 그 결과 ALS에서 운동 손상은 이완성 약화(하위 운동신경원)와 강직성 약화(상위 운동신경원)가 복합된 증상으로 나타난다. 복합적인 이완성과 강직성 약화는 삼킴 기전의 근육, 호흡근 그리고 몸 전체에서 관찰된다. ALS는 진행성이고 5년 이상 생존하는 환자는 드물다.[140,141] 진행률은 개인차가 크고 호흡의 실패가 사망의 주된 원인이다. ALS의 다양한 아형(subtypes)에 따라 진행 정도가 다르지는 않다고 한다.[142]

연하장애에 더해 ALS 환자들은 팔과 다리의 움직임의 어려움과 조음장애, 가슴 근육의 약화로 인한 호흡 감소,

드물게는 인지 변화[감정적 불안정성(lability)과 치매] 등을 경험한다. ALS가 일상 기능의 모든 측면에 미치는 영향은 심각하다. 연하재활을 포함한 재활치료를 계획하는 데 이러한 요인들을 고려해야만 한다.

연하장애는 진행성으로 광범위하게 나타난다. 예상했듯이 음식덩이를 준비하고 이동시키는 데 사용하는 근육군이 약해진다. 질환의 초기에 연하장애는 혀 근육의 약화로 인한 구강기 문제가 특징이다.[143,144] 사실, 한 연구[145]결과에 따르면 혀 근육의 약화는 ALS의 생존 시간과 관련이 있고, 호흡 척도와 함께 보면 구강으로 음식과 액체를 섭취하는 환자의 능력을 예상할 수 있는 좋은 지표이다.[146] 음식덩이를 구강에서 이동시키는 능력이 저하되는 것에 더해 ALS 환자들은 숨뇌 증상이 없음에도 인두기 잔여물이 관찰된다.[147] 이러한 관찰결과는 초기에 확인되지 않은 인두 근육의 약화와 관련이 있다. Solazzo 등[148]은 비디오투시 검사에서는 이상이 없는 10명의 ALS 환자에서 인두와 위식도조임근의 압력계 이상을 기술하였다. 이러한 결과는 연하장애를 임상적 또는 비디오투시 검사로 인식하기 전에 삼킴 근육의 약화가 진행된다는 것을 의미한다. 그러나 인두식도분절의 열림과 후두의 움직임은 연하장애가 상당히 진행된 시기에도 유지될 수 있다.[147] ALS는 삼킴의 호흡적 측면에 부정적인 영향을 준다. Nozaki 등[149]은 삼킴 무호흡[swallow apnea 또는 **호흡저하(hypopnea)**]이 ALS 환자에서 증가한다고 하였고, 심각한 호흡제한과 비디오투시 삼킴 검사에서 흡인이 있는 경우 무호흡 기간이 증가한다고 하였다. BOX 3–8에 연하장애의 일반적 고려사항을 정리하였고 ALS 환자에서 나타나는 연하장애의 특징은 BOX 3–9에 정리하였다. 일반적으로 구강기 음식덩이 조절의 어려움, 음식덩이 이동 능력 저하로 인한 잔여물, 기도 보호의 감소 등이 있다. 혀 근육의 약화가 ALS 환자의 초기 연하장애에 나타나기 때문에 발음 또한 영향을 받는다. ALS 환자의 발음과 삼킴 기능은 퇴화의 과정과 강하게 연관되어 있다.

질환의 초기에 눈에 띄는 연하장애를 보고하지는 않는다. 삼킴 기전에서 약화가 진행될수록 환자들은 고형식을 씹는 것을 어려워하고, 음식이나 액체가 입술에서 흘러내리며, 특정 음식을 먹는데 어려움을 보이게 된다. 이것은 환자가 특정 음식을 거부하게 할 수도 있고 식이나 씹기, 삼킴 기전(PRACTICE NOTE 3–6 참조) 등을 변경하게 할 수 있다. 병이 진행될수록 환자는 좀 더 광범위한 식이 변경이 필요하고 빠른 체중감소의 위험이 있고 영양부족이 올 수 있다. 이러한 상황은 식사시간과 관련된 긍정적인 사회적 환경이 없어지게 되면서 대안적인 식이 방법의 적용을 결정해야 한다. 초기에 환자들은 구강식이를 유지할

BOX 3–8 감각운동 손상과 ALS 환자의 일반적 연하장애 고려사항

- 구강에서의 음식덩이 조절
  - 입 주위 근육의 약화
  - 혀의 약화
- 이동의 감소
  - 물렁입천장 누출
  - 혀의 펌핑 감소
  - 인두 수축 감소
- 잔여물
- 기도 보호
  - 운동느림증
  - 잔여물
- 호흡제한
  - 삼킴 무호흡의 증가

* ALS, Amyotrophic lateral sclerosis.

BOX 3–9 ALS 환자에서 보이는 입인두 연하장애

구강기
- 누출
- 씹기
- 식괴 형성
- 식괴 이동
- 잔여물의 고임

인두기
- 코인두 역류
- 후두개곡 고임
- 조롱박오목 고임
- 기도 유출
- 비효율적인 기도 잔여물 제거
- 짧은 호흡

* ALS, Amyotrophic lateral sclerosis.

PRACTICE NOTE 3-6

50대 후반 여성이 신경과 전문의에 의해 언어와 삼킴 평가에 의뢰되었다. 평가 약 18개월 전부터 언어 구사에 어려움을 보였다. 점점 이러한 어려움은 진행되었고 평가 약 5개월 전부터는 삼킴에 어려움도 나타났다.

임상 평가 시에 그녀는 모든 종류의 음식을 구강으로 먹을 수 있었지만 고기와 같이 "무거운" 음식은 피하였다. 또한 음식을 작은 조각으로 자르고 액체를 이용하여 무거운 음식을 가라앉게 하고 먹는 등의 보상방법을 이용하고 있었다. 그녀는 또한 구강 분비물을 조절하는 데 어려움을 보였고 침흘림 증상이 나타났다.

임상 평가에서 그녀는 복합적 조음장애를 보였다. 혀는 양측성 근섬유 연축(fasciculations)이 있었지만 뇌신경의 손상은 없었다. Mann Assessment of Swallowing Ability(MASA; 7장 참조) 평가에서 200점 중 166점을 받아 중증도의 연하장애를 보였다. ALS Severity Scale에서 언어 점수는 6점으로 몇몇 단어의 반복이 필요하였고, 삼킴 점수는 7점으로 식이 변화가 필요하였다.

내시경 검사에서 기본적이고 간단한 움직임을 보였지만 빠르고 순차적인 움직임에서는 손상을 보였다. 비디오투시 검사에서 그녀는 약화의 가능성인 느려진 움직임을 보였지만 기능적 삼킴은 유지하고 있었다.

2달 후에 다시 관찰하였을 때, 임상적 변화가 약간 보였지만 MASA 점수는 154점으로 감소하여 혀 기능의 변화가 보였고 식사 시 기침이 증가하였다. 환자는 분명한 어려움을 보였고 더 이상의 임상적 추적 검사를 원하지 않았다. 환자의 요구를 존중하였고 그녀는 더 이상 추가적 평가나 임상적 도움을 받으러 오지 않았다.

수 있지만 어느 시점에 이르면 대안적인 식이 방법에 전적으로 의존하게 된다. Yorkston 등[129]이 제안한 다양한 단계의 ALS 환자에게 적용할 수 있는 다양한 치료적 전략들을 **표 3-4**에 정리하였다. Jenkins와 동료들[150]은 ALS 환자에게 적용할 수 있는 증상에 따른 치료법에 대한 근거를 정리하였다. 그들은 소수의 치료법들이 병의 진행 과정을 바꾸지만, 많은 증상에 따른 치료법들은 환자의 삶의 질에 긍정적인 영향을 주었다. 비침습적 환기는 호흡 기능을 보호해주고, 삶의 질을 향상시키며, 수명을 약 7개월 정도 연장시켰다. Katzberg와 Benatar[151]는 믿을 만한 근거가 없는 상황에서 ALS 환자에게 활용할 수 있는 최선의 근거는 위창냄술 튜브 영양(gastrostomy tube feedings)을 통해 영양 상태를 향상시켜 생존 기간을 늘리는 것이라고 하였다. 게다가 Stavroulakis 등[152,153]의 환자 중심 연구에 의하면 환자들은 연하장애가 위험 상황에 이를 때까지 영양튜브의 삽입을 최대한 늦추는 것을 선호하였지만 병원과 지역사회에서 제공한 환자 교육은 구강식이에서 튜브 식이로 전환을 하는 것에 도움이 되었다. ALS 환자에게 있어서 운동의 역할은 명백하지 않다. 운동을 지지하는 쪽은 병의 초기 단계에 운동을 하는 것은 환자에게 신체적 · 정신적으로 도움을 준다고 하였다. 또한 운동은 불용(disuse)으로 인한 근육의 쇠약을 늦출 수 있다고 하였다.[154] 그러나 Dal Bello-Haas와 Florence[155]가 진행한 Cochrane 리뷰에서는 ALS 환자가 운동을 하는 것은 아무런 효과가 없다고 하였다, 마찬가지로 이 환자들에게 운동이 해롭다는 근거도 없다. 근거에 기반을 두었을 때, 가장 좋은 임상적 조언은 ALS 환자의 연하장애에 운동적 접근을 고려할 때 환자 개개인의 욕구와 동기를 평가하는 것이다.

근육질환과 연하장애

많은 병리학적 상태들이 삼킴 기능과 관련된 근육에 부정적인 영향을 줄 수 있다. 이러한 질환들은 연하장애에 영향을 줄 수 있는 근육군의 약화를 초래한다. 말초 근육 기능에 손상을 줄 수 있는 질환으로는 다발신경병증(polyneuropathy), 중증근무력증(myasthenia gravis; MG), 다발근육염(polymyositis), 피부경화증(scleroderma), 전신홍반루프스(systemic lupus erythematosus), 근이영양증(dystrophy) 등이 있다. 전문적인 건강관리 팀에서 일하지 않는다면, 일반적인 연하장애 치료사는 이러한 질환이 있는 환자를 자주 접할 수 없다. 하지만 각각의 질환들이 삼킴 기능에 영향을 줄 수 있다는 것을 인식하는 것이 중요하며 이러한 질환에서 연하장애의 또 다른 원인을 감별할 수 있어야 한다. 이러한 관점에서 삼킴 기능에 영향을 줄 수 있는 각각의 근육질환들이 보이는 연하장애 특징을 간단히 설명하였다.

다발신경병증

"많은 신경의 병"이라는 문자 그대로 다발신경병증(polyneuropathy)은 다양한 원인에 의해 발생한다. 당뇨병과 같은 전신질환은 다발신경병증을 초래할 수 있고, 말초신경

표 3-4 ALS 환자에게 적용할 수 있는 삼킴 치료법

	초기 연하장애	식이 점도 변화	구강식이 불가능	침(타액) 문제
특징	고형식을 먹기 어려움	체중감소	칼로리 섭취 감소	많은 침으로 인한 불편함
	식사 시간 증가	만성적 탈수	액체 섭취 감소	침 흘림으로 인한 불편함
	작게 잘라서 먹어야 함	먹는 즐거움 감소	입에서 음식이 새는 증상	
			호흡 시 피로	
치료법	턱-당기기 자세 사용	부드러운 식이로 변화	PEG, 코위관, 간헐적인 입위관 등의 삽입	적절한 수분공급 유지
	액체 섭취 유지	액체 섭취 유지		흡인기 사용
	빨대 이용	고칼로리 음식 섭취		약물 사용
	카페인 섭취 제한	액체의 맛, 온도(차갑게), 질감 증가시키기		타액관의 수술적 재배치
	중복 삼킴 교육			
	질식 시 응급처치 방법 배우기			
	액체를 이용하여 음식을 내려 보내는 행동 피하기			

ALS, Amyotrophic lateral sclerosis; PEG, percutaneous endoscopic gastrostomy.
(From Yorkston KM, Miller RM, Strand EA: Management of speech and swallowing in degenerative diseases, Tucson, AZ, 1995, Communication Skill Builders.)

에 손상을 초래한다. 가장 흔하게 말초신경 손상으로 인한 연하장애는 두경부암을 치료하기 위해 방사선치료를 받고 나서 발생하는 경우이다. 이 환자들은 **섬유화(fibrosis)**와 신경 손상이 발생한다. 삼킴 근육을 지배하는 말초신경 약화는 직접적으로 씹기와 삼킴에 사용하는 근육들의 약화를 유발한다. 다발신경병증은 또한 음식과 액체를 안전하게 섭취하는 능력에 영향을 줄 수 있는 감각 손상을 초래한다. 길랭-바레증후군(Guillain-Barré syndrome)은 성인에서 발생하는 다발신경병증의 한 예이다. 길랭-바레증후군이 있는 대부분의 환자들은 어느 정도의 연하장애를 경험한다. Chen 등[156]에 의하면 연구에 참여하는 대부분의 환자들이 중등도에서 심한 정도의 인두기 연하장애가 있고 반 정도는 구강기 연하장애가 있다고 하였다. Orlikowski 등[157]은 길랭-바레증후군 환자들이 혀의 근력 감소가 있는 연하장애와 호흡 제한을 보인다고 하였다. 대부분의 환자들은 다양한 정도로 삼킴 기능을 회복하였지만 좀 더 심한 연하장애가 있는 환자들은 연하장애가 지속되었다.

중증근무력증

중증근무력증(myasthenia gravis)은 운동신경과 근육 사이의 신경전달물질 이상으로 유발되는 질환이다. 초기 움직임(씹기와 같은)은 정상이나 반복적인 사용 시 근육피로로 이완성 약화가 나타난다. 따라서 반복적인 또는 지속적인 움직임을 필요로 하는 삼킴 활동은 피로와 기능의 감소를 유발하게 된다. Colton-Hudson 등[158]은 중증근무력증이 있는 환자 20명의 연하장애 특징을 기술하였다. 모든 환자들이 구강기와 인두기 문제를 보였으며 약 30%의 환자는 흡인 증상으로 보였다. Linke 등[159]도 중증근무력증 환

자들이 식도로의 이동에 어려움을 보인다고 하였다. 따라서 중증근무력증 환자들은 상부 삼킴 기전의 전반적인 과정에서 약화를 보이는 연하장애 특징을 보인다. Warnecke 등[160]은 텐실론 검사(Tensilon test)의 즉각적인 효과를 평가하기 위해 광섬유내시경삼킴검사(fiberoptic endoscopic examination of swallowing, FEES)를 하였다. 텐실론을 중증근무력증 환자에게 주사하면 짧은 시간 동안 증상이 호전된다. FEES 검사와 텐실론 검사를 복합적으로 사용하는 것은 중증근무력증과 연관된 연하장애의 초기 진단에 유용한 방법이다. 연하장애가 중증근무력증으로 진단받게 되는 초기 증상임을 보여주는 여러 사례 보고들이 있다.[161-164] 따라서 연하장애 치료사는 신경학적 증상과 함께 지속적으로 연하장애를 호소하는 환자는 주의 깊게 평가해야 한다.

다발근육염, 피부경화증, 전신홍반루프스

다발근육염(polymyositis), 피부경화증(scleroderma), 전신홍반루프스(systemic lupus erythematosus)는 염증성 근육질환으로, 일반적으로는 결합조직 질환으로 분류한다. Sheehan[165]는 위 질환들에서 나타나는 연하장애를 요약하였다. 다발근육염은 가로무늬근의 염증으로 인해 발생하고 주로 근위부 근육군에서 처음 발생한다. 머리와 목의 근육에 발생할 경우 입인두 연하장애가 발생할 수 있다. 이 경우 임상적 특징은 비인두성 역류, 인두의 잔여물, 기도 손상 및 경추 부근의 식도 결손 등이 있다.

피부경화증(전신 피부의 경화 진행)은 부드러운 근육조직에 염증이 발생하는 질환이다. 연하장애는 주로 식도에서 나타나며 식도의 원위부 1/3 지점에 기능이상이 나타난다. 질환이 진행될수록 식도의 기능이상으로 인해 많은 환자들이 고형식에서 연하장애를 보인다. 그러나 입인두 연하장애 또한 발생할 수 있다.

전신홍반루프스는 여성에서 주로 발생하는 질환이다. 많은 장기를 포함하여 질환이 발생할 수 있기 때문에 임상적 증상들과 경과가 다양하다. 환자들은 근위부 근육(머리와 목의 근육 포함)의 약화, 뇌신경 이상 또는 중추신경계의 손상을 보인다. 증상들은 느린 회복과 함께 급성의 악화로 증상이 나타난다, 많은 환자들이 식도와 관련된 연하장애를 경험한다.

결합조직 또는 **전신의 류마티스 질환(systemic rheumatic diseases)**이 있는 경우 연하장애가 발생할 수 있다. 일반적인 증상으로는 피로감, 권태감, 통증, 식욕저하, 연하장애 등이 있다. 연하장애는 어떤 근육군이 영향을 받았는지에 따라 입인두나 식도 또는 양쪽에 동시에 발생할 수 있다.

근이영양증

근이영양증(dystrophy)은 다양한 근육들에 영향을 줄 수 있는 근육질환이다. 연하장애를 일으킬 수 있는 근이영양증의 한 종류는 눈인두 근이영양증(oculopharyngeal muscular dystrophy, OPMD)이다.[166,167] 눈인두 근이영양증은 연하장애, 조음장애, 안검하수(ptosis), 얼굴과 몸통 근육의 약화 등 증상이 천천히 진행되는 질환이다. 명칭에서 알 수 있듯이 인두 근육들이 약해지며 이로 인해 연하장애가 발생한다. 질환의 단계에 따라 연하장애의 정도는 달라진다. 듀시엔형 근이영양증(duchenne muscular dystrophy, DMD)은 젊은 남성에게서 많이 발생하는 근육질환의 한 유형으로 치료법이 없는 진행성 질환이다. 이 질환에서 연하장애의 발생률은 18~30% 사이이다.[168] 연하장애의 형태는 식이 문제를 포함하고 구강기나 식도기의 문제보다 인두기의 문제가 더 많이 발생한다.[169] 연하장애의 증상이 개인에 따라 다양하게 나타나며 식사 시간이 증가하거나 딱딱한 음식과 점도가 높은 액체를 삼키는데 어려움을 보일 수 있고 식사 시에 기침이나 객담배출을 자주 할 수 있다.[170]

치료 시 고려사항

하위 운동신경원과 말초 근육들에 영향을 주는 많은 질환들은 진행성이고 환자와 치료사에게 많은 도전이 필요하게 된다. 다른 신경학적 연하장애처럼 연하 치료는 증상에 맞게 주어진 시간에 치료실 환경에 맞추어 진행한다. 행동 보상에서 식이 수정에 이르기까지 다양한 전략들을 사용할 수 있다. 근력 강화 운동이나 그와 관련된 전략들은 어떤 경우에는 그 효과에 대해 의문을 가질 수 있다. 운동은 근육의 피로를 유발한다. 만약 기저질환이 삼킴에 필요한 근육의 약화를 초래한다면 이 근육에 대한 과도한 운동은 기저질환을 더 악화시킬 수 있다. 진행성 신경근육질환에서 운동의 적용을 지지하거나 금지하는 근거는 없다. 따라서 신경학적 상태가 환자 개개인의 감각운동 능력에 미치는 영향을 이해하는 것이 중요하다.

치료사는 환자의 삼킴 기능을 향상시키려는 시도와 함께 환자가 받고 있는 의학적 치료에 대해서도 숙지하고 있어야 한다. 환자들은 대개 시간에 따라 변화하는 다수의 약물을 복용하고 있다. 연하장애 전문가는 다양한 약물의 효과를 잘 이해하고 연하장애 치료계획의 변화 시 최적의 의사결정을 내리기 위해 다른 건강관리 팀원들과 원활한 의사소통을 유지하는 것이 중요하다. 이 질환들이 진행성이고 시간이 지남에 따라 관리 전략의 변화가 필요함을 기억해야 한다. Hillel와 Miller[171]는 숨뇌 손상 증상과 연하장애를 보이는 ALS 환자에 대한 훌륭한 팀 접근법에 대해 기술하였다. 그들의 현명한 임상적 조언은 다른 진행성의 신경근육질환이 있는 연하장애 환자를 관리하는 데에도 적용할 수 있다.

신경학적 연하장애와 유사한 의원성 또는 특발성 연하장애

특별한 신경학적 질환이 없어도 다양한 원인으로 연하장애가 발생할 수 있다. 이러한 원인으로는 발견되지 않은 혈관 손상, 노화에 따른 기능장애, 복합적인 상태로 인한 기능 저하, 약물로 인한 변화, 진행성 질환의 초기 증상, 수술 후 기능장애 등이 있다.[172,173] 특별한 신경학적 질환이나 손상 없이 신경학적 기능이상으로 인한 연하장애가 발생한다면 위의 원인들을 고려해 보아야 한다. 가장 좋은 경험적 법칙은 다른 원인이 밝혀지기 전까지는 신경학적 연하장애가 의심되는 경우 신경학적 문제의 결과라고 가정하는 것이다(CLINICAL CORNER 3–4 참조).

> **CLINICAL CORNER 3–4 특발성 연하장애?**
>
> 75세의 한 노인이 무릎관절 전치술 후에 발성장애와 연하장애의 평가를 위해 의뢰되었다. 내시경 삼킴 검사결과 왼쪽 진성대의 움직임이 없고 인두의 왼쪽 절반에 약화가 보이며, 분비물이 쌓이고 있었다.
>
> **논리적 사고**
>
> 1. 발성장애와 연하장애의 원인은 무엇인가?
> 2. 무릎 수술과 발성장애, 연하장애 사이의 연관성에 관하여 설명하시오.
> 3. 왼쪽 진성대가 움직이지 않으면서 보이는 인두의 편측 약화의 임상적 의미가 무엇인가? 이 환자의 치료계획을 어떻게 수립할 것인가?

요약 및 정리

1. 신경학적 질환으로 인한 연하장애는 신경학적 손상으로 인한 감각운동 능력의 저하를 보인다.
2. 신경학적 연하장애의 치료는 증상에 맞추어 진행하며 신경학적 과정에 대한 많은 이해를 필요로 한다. 많은 경우에 의학적 치료와 행동적 치료를 병행하여 적용한다.
3. 많은 신경학적 연하장애는 시간이 지남에 따라 변화하며 변화에 맞춰 다른 치료전략을 필요로 한다. 신경학적 질환이나 장애의 성격에 따라 변화는 회복일 수도 있고 기능의 쇠퇴일 수도 있다.
4. 다양한 신경학적 질환이나 장애에 대한 의학적 치료(수술 포함)도 연하장애를 유발할 수 있다.
5. 명백한 신경학적 질환이 없는데 나타나는 연하장애는 다른 원인이 밝혀지기 전까지는 신경학적 원인이 있는 것으로 간주해야 한다.

CLINICAL CASE EXAMPLE 3-1

69세 남성이 7개월 전 발병한 뇌줄기 뇌졸중으로 인한 연하장애로 치료를 받게 되었다. 구강으로는 아무것도 먹지 못하고 있고 모든 영양분을 PEG를 통해 공급하고 있었다. 그는 밤 시간을 제외하고는 침을 컵에 뱉었다. 지난 몇 달간 음식의 맛을 보기는 하였으나 삼키려고 시도하지 않았었다. 흡인의 가능성에 대한 걱정이 매우 많았지만 구강식이를 시작하고 싶은 동기도 강하였다. 그는 급성기 재활에서 퇴원한 이후로 흉부감염이나 다른 합병증을 경험한 적도 없었다. 임상검사에서 왼쪽 얼굴에 약화가 있었지만 입술을 강하게 다물 수 있었다. 다리보다 팔에서 오른쪽 약화가 있었고 네발 지팡이를 이용하여 걸을 수 있었다. 내시경 검사에서 왼쪽 성대와 인두의 왼쪽 반에 약간의 마비를 보였다. 비디오투시 검사에서는 목뿔후두 움직임의 제한으로 인한 불완전한 삼킴 시도, 인두식도분절(PES)의 열림 저하, 점도가 높은 음식의 삼킴 후 잔여물, 점도가 묽은 액체는 소량이 흡인되는 등의 문제를 보였다. 흡인 후에 강한 기침 반응이 나타났고 객담배출을 시도하였을 때 잔여물을 입으로 뱉어낼 수 있었다.

해석

환자는 뇌졸중 후 6개월이 지났기 때문에 만성적인 뇌졸중 단계에 접어들었다. 이 시기 동안 환자는 삼킴 경험이 전혀 없지만 밤에 객담배출을 하지 않는다는 것(아침에 베개가 젖어 있지 않음)은 잠든 사이에는 침을 삼킬 수 있다는 것을 의미한다. 그는 음식의 맛을 보면서 적극적인 치료에 참여하고자 하는 동기부여를 받았다. 흡인에 대한 걱정은 이해할만한 수준이며 치료를 시작해볼 만한 요인이었다. 흉부 감염이나 기관절개의 경험이 없는 것은 호흡기계가 건강함을 의미했다. 침상생활을 하는 환자들보다 활동적인 환자들이 호흡기계 감염의 위험이 적기 때문에 보행 가능한 상태도 긍정적인 신호이다. 교대반마비(왼쪽 얼굴, 인두, 성대 그리고 몸의 오른쪽)는 뇌줄기 뇌졸중의 특징이다. 불완전한 삼킴은 협응 저하와 목뿔-후두 복합체의 움직임 제한으로 인한 PES 열림의 감소가 특징이다. 음식물이 식도로 들어가는 것과 강한 기침반사와 잔여물을 제거할 수 있는 능력은 긍정적인 결과이다.

이 환자는 직접적이고 집중적인 삼킴 치료를 하기에 적절하다. 적절한 치료 프로그램은 기도 보호방법(음식을 삼킬 때 또는 보상적 방법), 목뿔-후두 움직임(위쪽과 앞쪽 움직임), 삼킴 협응(삼킴의 속도를 감소시켜서) 등을 향상시키는 것이다. 성공적이라면 기능적 결과로 음식과 액체를 구강으로 섭취할 수 있게 된다.

CLINICAL CASE EXAMPLE 3-2

72세의 여성으로 진행성 실어증으로 치료를 받고 있었다. 체중감소와 식사를 끝마치지 못하는 것이 주된 불편사항이었다. 환자는 혼자 살고 있었고 데이케어 시설을 이용하고 있었으며 점심식사 시에 기침이 발생한다고 하였다. 보행이 가능하였고 눈에 띄는 신체적 손상은 없었다. 표현 언어는 고개를 끄덕이는 것과 약간의 발성으로 제한되었으며 의미 있는 단어를 표현하지는 못하였다. 기본적인 지시사항과 요청에 적절하게 반응할 수 있었고 연하장애 검사에 잘 참여하였다. 구강 기능 검사에서 겉질숨뇌의 손상이 관찰되지 않았다. 비디오투시 검사에서 그녀가 삼킴을 시작할 때 고개가 위로 올라가는 것과 구강에서의 움직임 시작과 이동이 지연되는 것과 같은 약간의 이상이 관찰되었다. 실질적인 식이검사에서는 일반적인 음식과 액체를 제공하고 먹어보도록 하였다. 그녀는 손가락으로 음식을 먹기 시작했으며 포크를 주었을 때에는 적절하게 잘 사용하다가 음식을 잘라야 하는 상황에 처하자 당황했다. 칼을 주었을 때에는 포크처럼 사용하였다. 여러 번의 힌트를 제공하여도 칼을 포크처럼 이용하였고 포크와 칼을 자연스럽게 사용할 수 없었다.

해석

이 특별한 사례는 치매에서 보이는 일반적인 특징(체중감소, 음식섭취 감소, 상호작용의 감소 등)을 보여준다. 진행성 실어증은 치매 초기에 발생하는 언어 능력 손상의 한 형태이다. 이 환자에서 관찰되는 도구 사용의 문제는 식사 시간과 자가 섭식 시에 실행증이 있음을 보여준다. 그녀의 나이와 사회적 위치를 고려할 때 실행증의 양상은 그녀의 삶에 중요한 기능 제한을 초래할 수 있다. 이 환자를 위한 즉각적인 치료는 환경의 변화이다. 식사는 하나의 도구만으로도 먹을 수 있도록 준비해주어야 한다. 이 방법은 매우 성공적이었다. 또한 치매가 점진적으로 퇴화하는 점을 숙지하는 것이 중요하다. 식사 시간에 하나의 도구만을 사용하는 방법이 단기간 동안 효과적일 수 있지만 이 환자는 적절한 영양과 수분을 섭취하기 위해 추가적인 치료전략이 필요하다. 이러한 측면에서 그녀의 치료계획은 구강으로 음식과 액체를 섭취하는 것을 유지하고 충분한 영양섭취를 할 수 있도록 연속적인 변화를 주는 주기적이고 정기적인 모니터링이 필요하다.

REFERENCES

1. Duffy JR: *Motor speech disorders: substrates, differential diagnosis, and management*, ed 2, St Louis, 2005, Elsevier Mosby.
2. Humbert IA, Robins J: Normal swallowing and functional magnetic resonance imaging: a systematic review. *Dysphagia* 22:266, 2007.
3. Malandraki GA, Perlman AL, Karampinos DC, et al: Reduced somatosensory activations in swallowing with age. *Hum Brain Mapp* 32:730–743, 2011.
4. Malandraki GA, Sutton BP, Perlman AL, et al: Neural activation of swallowing and swallowing-related tasks in healthy young adults: an attempt to separate the components of deglutition. *Hum Brain Mapp* 30:3209–3226, 2009.
5. Gonzalez-Fernandez M, Kleinman JT, Ky P, et al: Supratentorial regions of acute ischemia associated with clinical important swallowing disorders: a pilot study. *Stroke* 39:3022, 2008.
6. Gordon C, Hewer RL, Wade DT: Dysphagia in acute stroke. *Br Med J (Clin Res Ed)* 295:411, 1987.
7. Schroeder MF, Daniels SK, McClain M, et al: Clinical and cognitive predictors of swallowing recovery in stroke. *J Rehabil Res Dev* 43:301, 2006.
8. Hays NP, Robers SB: The anorexia of aging in humans. *Physiol Behav* 30:257, 2006.
9. Perlman PW, Cohen MA, Setzen M, et al: The risk of aspiration of pureed food as determined by flexible endoscopic evaluation of swallowing with sensory testing. *Otolaryngol Head Neck Surg* 130:80, 2004.
10. Setzen M, Cohen MA, Mattucci KF, et al: Laryngopharyngeal sensory deficits as a predictor of aspiration. *Otolaryngol Head Neck Surg* 124:622, 2001.
11. Ickenstein GW, Kelly PJ, Furie KL, et al: Predictors of feeding gastrostomy removal in stroke patients with dysphagia. *J Stroke Cerebrovasc Dis* 12:169, 2003.
12. Michou E, Hamdy S: Cortical input in control of swallowing. *Curr Opin Otolaryngol Head Neck Surg* 17:166, 2009.
13. Hamdy S, Rothwell JC, Aziz Q, et al: Organization and reorganization of human swallowing motor cortex: implications for recovery after stroke. *Clin Sci (Lond)* 99:151, 2000.
14. Hamdy S, Aziz Q, Rothwell JC, et al: Recovery of swallowing after dysphagic stroke relates to functional reorganization in the intact motor cortex. *Gastroenterology* 115:1104, 1998.
15. Hamdy S, Aziz Q, Rothwell JC, et al: The cortical topography of human swallowing musculature in health and disease. *Nat Med* 2:1217, 1996.
16. Mann G, Hankey GL, Cameron D: Swallow function after stroke: prognosis and prognostic factors at 6 months. *Stroke* 30:744, 1999.
17. Smithard DG, O'Neill PA, England RE, et al: The natural history of dysphagia following stroke. *Dysphagia* 12:188, 1997.
18. Martino R, Foley N, Bhogal S, et al: Dysphagia after stroke: incidence, diagnosis, and pulmonary complications. *Stroke* 36:2756, 2005.
19. Crary MA, Humphrey JL, Carnaby-Mann G, et al: Dysphagia, nutrition, and hydration in ischemic stroke patients at admission and discharge from acute care. *Dysphagia* 28:69, 2013.
20. Foley NC, Martin RE, Salter KL, et al: A review of the relationship between dysphagia and malnutrition following stroke. *J Rehabil Med* 41:707, 2009.
21. Finestone HM, Greene-Finestone LS, Wilson ES, et al: Prolonged length of stay and reduced functional improvement rate in malnourished stroke rehabilitation patients. *Arch Phys Med Rehabil* 77:340, 1996.
22. Smithard DG, Smeeton NC, Wolfe CD: Long-term outcome after stroke: does dysphagia matter? *Age Ageing* 36:90, 2007.
23. Harraf F, Ward K, Man W, et al: Transcranial magnetic stimulation study of expiratory muscle weakness in acute ischemic stroke. *Neurology* 71:2000, 2008.
24. Sulter G, Elting JW, Stewart R, et al: Continuous pulse oximetry in acute hemiparetic stroke. *J Neurol Sci* 179:65, 2000.
25. Ali K, Cheek E, Sills S, et al: Day-night differences in oxygen saturation and the frequency of desaturations in the first 24 hours in patients with acute stroke. *J Stroke Cerebrovasc Dis* 16:239, 2007.
26. Leslie P, Drinnan MJ, Ford GA, et al: Resting respiration in dysphagic patients following acute stroke. *Dysphagia* 17:208, 2000.
27. Leslie P, Drinnan MJ, Ford GA, et al: Swallow respiration patterns in dysphagic patients following acute stroke. *Dysphagia* 17:202, 2002.
28. Butler SG, Stuart A, Pressman H, et al: Preliminary investigation of swallowing apnea duration and swallow/respiratory phase relationships in individuals with cerebral vascular accident. *Dysphagia* 22:215, 2007.
29. Westendorp WF, Nederkoorn PJ, Vermeij JD, et al: Post-stroke infection: a systematic review and meta-analysis. *BMC Neurol* 11:110, 2001.
30. Bravata DM, Ho SY, Meehan TP, et al: Readmission and death after hospitalization for acute ischemic stroke. *Stroke* 38:1899, 2007.
31. Saposnik G, Hill MD, O'Donnell M, et al: Variables associated with 7-day, 30-day, and 1-year fatality after ischemic stroke. *Stroke* 39:2318, 2008.
32. Hinchey JA, Shephard T, Furie K, et al: Formal dysphagia screening protocols prevent pneumonia. *Stroke* 36:1972, 2005.
33. Lakshminarayan K, Tsai AW, Tong X, et al: Utility of dysphagia screening results in predicting poststroke pneumonia. *Stroke* 41:2849, 2010.
34. Yeh SJ, Huang KY, Want TG, et al: Dysphagia screening decreases pneumonia in acute stroke patients admitted to the stroke intensive care unit. *J Neurol Sci* 306:38, 2011.
35. Millns B, Gosney M, Jack CIA, et al: Acute stroke predisposes to oral gram-negative bacilli—a cause of aspiration pneumo-

nia? *Gerontology* 49:173, 2003.
36. Leibovitz A, Dan M, Zinger J, et al: Pseudomonas aeruginosa and the oropharyngeal ecosystem of tube-fed patients. *Emerg Infect Dis* 9:956, 2003.
37. Langdon PC, Lee AH, Binns CW: High incidence of respiratory infections in "nil by mouth" tube-fed acute ischemic stroke patients. *Neuroepidemiology* 32:107, 2009.
38. Brogan E, Langdon C, Brookes K, et al: Can't swallow, can't transfer, can't toilet: factors predicting infection in the first week post stroke. *J Clin Neurosci* 22:92, 2015.
39. Brogan E, Langdon C, Brookes K, et al: Respiratory infections in acute stoke: nasogastric tubes and immobility are stronger predictors than dysphagia. *Dysphagia* 29:340, 2014.
40. Crary MA, Carnaby GD, Sia I, et al: Spontaneous swallowing frequency has potential to identify dysphagia in acute stroke. *Stroke* 44:3452, 2013.
41. Carnaby G, Hankey GJ, Pizzi J: Behavioural intervention for dysphagia in acute stroke: a randomized controlled trial. *Lancet Neurol* 5:31, 2006.
42. Kikiwada M, Iwamoto T, Takasaki M: Aspiration and infection in the elderly. *Drugs Aging* 22:115, 2005.
43. Sørensen RT, Rasmussen RS, Overgaard K, et al: Dysphagia screening and intensified oral hygiene reduce pneumonia after stroke. *J Neurosci Nurs* 45:139, 2013.
44. Axelsson K, Asplund K, Norberg A, et al: Nutritional status in patients with acute stroke. *Acta Med Scand* 224:217, 1988.
45. Davalos A, Ricart W, Gonzalez-Huix F, et al: Effect of malnutrition after acute stroke on clinical outcome. *Stroke* 27:1028, 1996.
46. Gariballa SE, Parker SG, Taub N, et al: Influence of nutritional status on clinical outcome after acute stroke. *Am J Clin Nutr* 68:275, 1998.
47. Finestone HM, Greene-Finestone LS, Wilson ES, et al: Malnutrition in stroke patients on the rehabilitation service and at follow-up: prevalence and predictors. *Arch Phys Med Rehabil* 76:310, 1995.
48. Crary MA, Carnaby-Mann GD, Miller L, et al: Dysphagia and nutritional status at the time of hospital admission for ischemic stroke. *J Stroke Cerebrovasc Dis* 15:164, 2006.
49. Poels BJ, Brinkman-Zijiker HG, Dijkstra PU, et al: Malnutrition, eating difficulties and feeding dependence in a stroke rehabilitation centre. *Disabil Rehabil* 28:637, 2006.
50. Yoo SH, Kim JS, Kwon SU, et al: Undernutrition as a predictor of poor clinical outcomes in acute ischemic stroke patients. *Arch Neurol* 65:39, 2008.
51. Smithard DG, O'Neill PA, Park C, et al: Complications and outcome following acute: does dysphagia matter? *Stroke* 27:1200, 1996.
52. Neumann S, Bartolome G, Buchholz D, et al: Swallowing therapy of neurologic patients: correlation of outcome with pretreatment variables and therapeutic methods. *Dysphagia* 10:1, 1995.
53. Elmståhl S, Bülow M, Ekberg O, et al: Treatment of dysphagia improves nutritional conditions in stroke patients. *Dysphagia* 14:61, 1999.
54. Foley N, Teasell R, Salter K, et al: Dysphagia treatment post stroke: a systematic review or randomized controlled trials. *Age Ageing* 37:258, 2008.
55. Crary MA: A direct intervention program for chronic neurogenic dysphagia secondary to brainstem stroke. *Dysphagia* 10:6, 1995.
56. Huckabee ML, Cannito MP: Outcomes of swallowing rehabilitation in chronic brainstem dysphagia: a retrospective evaluation. *Dysphagia* 14:93, 1999.
57. Crary MA, Carnaby-Mann GD, Groher ME, et al: Functional benefits of dysphagia using adjunctive sEMG biofeedback. *Dysphagia* 19:160, 2004.
58. Crary MA, Carnaby GD, LaGorio L, et al: Functional and physiological outcomes from an exercise-based dysphagia therapy: a pilot investigation of the McNeill Dysphagia Therapy Program. *Arch Phys Med Rehabil* 93:1173, 2012.
59. Focht A: Differential diagnosis of dementia. *Geriatrics* 64:20, 2009.
60. Easterling C, Robbins J: Dementia and dysphagia. *Geriatr Nurs* 29:275, 2008.
61. Langmore SE, Olney RK, Lomen-Hoerth C, et al: Dysphagia in patients with frontotemporal lobar dementia. *Arch Neurol* 64:58, 2007.
62. Kalia M: Dysphagia and aspiration pneumonia in patients with Alzheimer's disease. *Metabolism* 52:36, 2003.
63. Chouinard J: Dysphagia in Alzheimer disease: a review. *J Nutr Health Aging* 4:214, 2000.
64. Alagiakrishnan K, Bhanji RA, Kurian M: Evaluation and management of oropharyngeal dysphagia in different types of dementia: a systematic review. *Arch Gerontol Geriatr* 56:1, 2013.
65. Chouinard J, Lavigne E, Villeneuve C: Weight loss, dysphagia, and outcome in advanced dementia. *Dysphagia* 13:151, 1998.
66. Knol W, van Marum RJ, Jansen PA, et al: Antipsychotic drug use and the risk of pneumonia in elderly people. *J Am Geriatr Soc* 56:661, 2008.
67. Priefer BA, Robbins J: Eating changes in mild-stage Alzheimer's disease: a pilot study. *Dysphagia* 12:212, 1997.
68. Humbert IA, McLaren DG, Kosmatka K, et al: Early deficits in cortical control of swallowing in Alzheimer's disease. *J Alzheimers Dis* 19:1185, 2010.
69. Sato E, Hirano H, Watanabe Y, et al: Detecting signs of dysphagia in patients with Alzheimer's disease with oral feeding in daily life. *Geriatr Gerontol Int* 14:549, 2014.
70. Rothan-Tondeur M, Meaume S, Girard L, et al: Risk factors for nosocomial pneumonia in a geriatric hospital: a control-case one-center study. *J Am Geriatr Soc* 51:997, 2003.
71. Langmore SE, Skarupski KA, Park PS, et al: Predictors of aspiration pneumonia in nursing home residents. *Dysphagia* 17:298, 2002.

72. Wada H, Nakajoh K, Satoh-Nakagawa T, et al: Risk factors for aspiration pneumonia in Alzheimer's disease patients. *Gerontology* 47:271, 2001.
73. Bomfim FM, Chiari BM, Roque FP: Factors associated to suggestive signs of oropharyngeal dysphagia in institutionalized elderly women. *Codas* 25:154, 2013.
74. Park YH, Han HR, Oh BM, et al: Prevalence and associated factors of dysphagia in nursing home residents. *Geriatr Nurs* 34:212, 2013.
75. Ikeda M, Brown J, Holland AJ, et al: Changes in appetite, food preference, and eating habits in frontotemporal dementia and Alzheimer's disease. *J Neurol Neurosurg Psychiatry* 73:371, 2002.
76. Volicer L: Goals of care in advanced dementia: quality of life, dignity, and comfort. *J Nutr Health Aging* 1:481, 2007.
77. Amella EJ: Feeding and hydration issues for older adults with dementia. *Nurs Clin North Am* 39:607, 2004.
78. Finucane TE, Christmas C, Travis K: Tube feeding in patients with advanced dementia. *JAMA* 282:1365, 1999.
79. Cancy B, Sampson EL, Jones L: Enteral tube feeding in older people with advanced dementia: findings from a Cochrane systematic review. *Int J Palliat Nurs* 15:396, 2009.
80. American Geriatrics Society Ethics Committee and Clinical Practice and Models of Care Committee: American geriatrics society feeding tubes in advanced dementia position statement. *J Am Geriatr Soc* 62:1590, 2014.
81. Kuo S, Rhodes RL, Mitchell SL, et al: Natural history of feeding-tube use in nursing home residents with advanced dementia. *J Am Med Dir Assoc* 10:264, 2009.
82. Sharp HM, Shega JW: Feeding tube placement in patients with advanced dementia: the beliefs and practice patterns of speech-language pathologists. *Am J Speech Lang Pathol* 18:222, 2009.
83. Vitale CA, Berkman CS, Monteleoni C, et al: Tube feeding in patients with advanced dementia: knowledge and practice of speech-language pathologists. *J Pain Symptom Manage* 42:366, 2011.
84. Pelletier C: What do certified nurse assistants actually know about dysphagia and feeding nursing home residents? *Am J Speech Lang Pathol* 13:99, 2004.
85. Monteleoni C, Clark E: Using rapid-cycle quality improvement methodology to reduce feeding tubes in patients with advanced dementia: before and after study. *BMJ* 329:491, 2004.
86. Simmons SF, Schnelle JF: Individualized feeding assistance care for nursing home residents: staffing requirement to implement two interventions. *J Gerontol A Biol Sci Med Sci* 59:M966, 2004.
87. Mackay LE, Morgan AS, Bernstein BA: Swallowing disorders in severe brain injury: risk factors affecting return to oral intake. *Arch Phys Med Rehabil* 80:365, 1999.
88. Terré R, Mearin F: Prospective evaluation of oro-pharyngeal dysphagia after severe traumatic brain injury. *Brain Inj* 21:1411, 2007.
89. Hansen TS, Engberg AW, Larsen K: Functional oral intake and time to reach unrestricted dieting for patients with traumatic brain injury. *Arch Phys Med Rehabil* 89:1556, 2008.
90. Mandaville A, Ray A, Robertson H, et al: A retrospective review of swallow dysfunction in patients with severe traumatic brain injury. *Dysphagia* 29:310, 2014.
91. Ward EC, Green K, Morton AL: Patterns and predictors of swallowing resolution following adult traumatic brain injury. *J Head Trauma Rehabil* 22:184, 2007.
92. Terré R, Mearin F: Evolution of tracheal aspiration in severe traumatic brain injury-related oropharyngeal dysphagia: 1-year longitudinal follow-up study. *Neurogastroenterol Motil* 21:361, 2009.
93. Woratyla SP, Morgan AS, Mackay L, et al: Factors associated with early onset pneumonia in the severely brain-injured patient. *Conn Med* 59:643, 1995.
94. Hansen TS, Larsen K, Engberg AW: The association of functional oral intake and pneumonia in patients with severe traumatic brain injury. *Arch Phys Med Rehabil* 89:2114, 2008.
95. Hui X, Haider AH, Hashmi ZG, et al: Increased risk of pneumonia among ventilated patients with traumatic brain injury: every day counts! *J Surg Res* 184:483, 2013.
96. Sharma OP, Oswanski MR, Singer D, et al: Swallowing disorders in trauma patients: impact of tracheostomy. *Am Surg* 73:1117, 2007.
97. Duong TT, Englander J, Wright J, et al: Relationship between strength, balance, and swallowing deficits and outcomes after traumatic brain injury: a multicenter analysis. *Arch Phys Med Rehabil* 85:1291, 2004.
98. Cherney LR, Halper AS: Swallowing problems in adults with traumatic brain injury. *Semin Neurol* 16:349, 1996.
99. Schurr MJ, Ebner KA, Maser AL, et al: Formal swallowing evaluation and therapy after traumatic brain injury improves dysphagia outcomes. *J Trauma* 46:817, 1999.
100. Harris MK, Shneyder N, Borazanci A, et al: Movement disorders. *Med Clin North Am* 93:371, 2009.
101. Jankovic J: Parkinson's disease: clinical features and diagnosis. *J Neurol Neurosurg Psychiatry* 79:368, 2008.
102. Alverez MV, Evidente VG, Driver-Dunckley ED: Differentiating Parkinson's disease from other parkinsonian disorders. *Semin Neurol* 27:356, 2007.
103. Miller N, Allcock LM, Hildreth T, et al: Swallowing problems in Parkinson's disease: frequency and clinical correlates. *J Neurol Neurosurg Psychiatry* 80:1047, 2009.
104. Potulska A, Friedman A, Królicki L, et al: Swallowing disorders in Parkinson's disease. *Parkinsonism Relat Disord* 9:349, 2003.
105. Kalf JG, de Swart BJ, Bloem BR, et al: Prevalence of oropharyngeal dysphagia in Parkinson's disease: a meta-analysis. *Parkinsonism Relat Disord* 18:311, 2012.
106. Nagaya M, Kachi T, Yamada T, et al: Videofluorographic study

of swallowing in Parkinson's disease. *Dysphagia* 13:95, 1998.

107. Hammer MJ, Murphy CA, Abrams TM: Airway somatosensory deficits and dysphagia in Parkinson's disease. *J Parkinsons Dis* 3:39, 2013.
108. Mu L, Sobotka S, Chen J, et al: Parkinson disease affects peripheral sensory nerves in the pharynx. *J Neuropathol Exp Neurol* 72:614, 2013.
109. Rodrigues B, Nóbrega AC, Sampaio M, et al: Silent saliva aspiration in Parkinson's disease. *Mov Disord* 26:138, 2011.
110. Nóbrega AC, Rogrigues B, Torres AC, et al: Is drooling secondary to a swallowing disorder in patients with Parkinson's disease? *Parkinsonism Relat Disord* 14:243, 2008.
111. Nicaretta DH, Rosso AL, Mattos JP, et al: Dysphagia and sialorrhea: the relationship to Parkinson's disease. *Arq Gastroenterol* 50:42, 2013.
112. Nóbrega AC, Rodrigues B, Melo A: Silent aspiration in Parkinson's disease patients with diurnal sialorrhea. *Clin Neurol Neurosurg* 110:117, 2008.
113. Nóbrega AC, Rodrigues B, Melo A: Is silent aspiration a risk factor for respiratory infection in Parkinson's disease patients? *Parkinsonism Relat Disord* 14:646, 2008.
114. Gross RD, Atwood CW, Ross SB, et al: The coordination of breathing and swallowing in Parkinson's disease. *Dysphagia* 23:136, 2008.
115. Pfeiffer RF: Gastrointestinal dysfunction in Parkinson's disease. *Lancet Neurol* 2:107, 2003.
116. Cloud LJ, Greene JG: Gastrointestinal features of Parkinson's disease. *Curr Neurol Neurosci Rep* 11:379, 2011.
117. Salat-Foix D, Suchowersky O: The management of gastrointestinal symptoms in Parkinson's disease. *Expert Rev Neurother* 12:239, 2012.
118. Andersson I, Sidenvall B: Case studies of food shopping, cooking and eating habits in older women with Parkinson's disease. *J Adv Nurs* 35:69, 2001.
119. Miller N, Noble E, Jones D, et al: Hard to swallow: dysphagia in Parkinson's disease. *Age Ageing* 35:614, 2006.
120. Baijens LW, Speyer R: Effects of therapy for dysphagia in Parkinson's disease: systematic review. *Dysphagia* 24:91, 2009.
121. Van Hooren MR, Baijens LW, Voskuilen S, et al: Treatment effects for dysphagia in Parkinson's disease: a systematic review. *Parkinsonism Relat Disord* 20:800, 2014.
122. Felix VN, Corréa SM, Soares RJ: A therapeutic maneuver for oropharyngeal dysphagia in patients with Parkinson's disease. *Clinics* 63:661, 2008.
123. Athukorala RP, Jones RD, Sella O, et al: Skill training for swallowing rehabilitation in patients with Parkinson's disease. *Arch Phys Med Rehabil* 95:1374, 2014.
124. El Sharkawi A, Ramig L, Logemann JA, et al: Swallowing and voice effects of Lee Silverman Voice Treatment (LSVT): a pilot study. *J Neurol Neurosurg Psychiatry* 72:31, 2002.
125. Pitts T, Bolser D, Rosenbek J, et al: Impact of expiratory muscle strength training on voluntary cough and swallow function in Parkinson disease. *Chest* 135:1301, 2009.
126. Monte FS, da Silva-Júnior FR, Braga-Neto P, et al: Swallowing abnormalities and dyskinesia in Parkinson's disease. *Mov Disord* 20:457, 2005.
127. Lim A, Leow L, Huckabee ML, et al: A pilot study of respiration and swallowing integration in Parkinson's disease: "on" and "off" levodopa. *Dysphagia* 23:76, 2008.
128. Melo A, Monteiro L: Swallowing improvement after levodopa treatment in idiopathic Parkinson's disease: lack of evidence. *Parkinsonism Relat Disord* 19:279, 2013.
129. Yorkston KM, Miller RM, Strand EA: *Management of speech and swallowing in degenerative diseases*, Tucson, AZ, 1995, Communication Skill Builders.
130. Miller AJ: *The neuroscientific principles of swallowing and dysphagia*, San Diego, 1999, Singular.
131. Lang IM: Brain stem control of the phases of swallowing. *Dysphagia* 24:333, 2009.
132. Crary MA, Baldwin BO: Surface electromyographic characteristics of swallowing in dysphagia secondary to brainstem stroke. *Dysphagia* 12:180, 1997.
135. Chua KS, Kong KH: Functional outcome in brain stem stroke patients after rehabilitation. *Arch Phys Med Rehabil* 77:194, 1996.
136. Malandraki GA, Sutton BP, Perlman AL, et al: Neural activation of swallowing and swallowing-related tasks in healthy young adults: an attempt to separate the components of deglutition. *Hum Brain Mapp* 30:3209, 2009.
137. Harris ML, Julyan P, Kulkarni B, et al: Mapping metabolic brain activation during human volitional swallowing: a positron emission tomography using [18F]fluorodeoxyglucose. *J Cereb Blood Flow Metab* 25:520, 2005.
138. Suzuki M, Asada Y, Ito J, et al: Activation of cerebellum and basal ganglia on volitional swallowing detected by functional magnetic resonance imaging. *Dysphagia* 18:71, 2003.
139. Rangarathnam B, Kamarunas E, McCullough GH: Role of cerebellum in deglutition and deglutition disorders. *Cerebellum* 13:767, 2014.
140. Wijesekera LC, Leigh PN: Amyotrophic lateral sclerosis. *Orphanet J Rare Dis* 4:3, 2009.
141. Pupillo E, Messina P, Logroscino G, et al: The SLALOM Group. Long-term survival of amyotrophic lateral sclerosis: a population-based study. *Ann Neurol* 75:287, 2014.
142. Magnus T, Beck M, Giess R, et al: Disease progression in amyotrophic lateral sclerosis: predictors of survival. *Muscle Nerve* 25:709, 2002.
143. Kawai S, Tsukuda M, Mochimatsu I, et al: A study of the early stage of dysphagia in amyotrophic lateral sclerosis. *Dysphagia* 18:1, 2003.
144. Ruoppolo G, Schettino I, Frasca V, et al: Dysphagia in amyotrophic lateral sclerosis: prevalence and clinical findings. *Acta Neurol Scand* 128:397, 2013.
145. Weikamp JG, Schelhass HJ, Hendriks JC, et al: Prognostic

value of decreased tongue strength on survival time in patients with amyotrophic lateral sclerosis. *J Neurol* 259:2360, 2012.

146. Easterling C, Antinoja J, Cashin S, et al: Changes in tongue pressure, pulmonary function, and salivary flow in patients with amyotrophic lateral sclerosis. *Dysphagia* 28:217, 2013.
147. Higo R, Tayama N, Nito T: Longitudinal analysis of progression of dysphagia in amyotrophic lateral sclerosis. *Auris Nasus Larynx* 31:247, 2004.
148. Solazzo A, Monaco L, Vecchio LD, et al: Earliest videofluoromanometric pharyngeal signs of dysphagia in ALS patients. *Dysphagia* 29:539, 2014.
149. Nozaki S, Sugishita S, Saito T, et al: Prolonged apnea/hypopnea during water swallowing in patients with amyotrophic lateral sclerosis. *Rinsho Shinkeigaku* 48:634, 2008.
150. Jenkins TM, Hollinger H, McDermott CJ: The evidence for symptomatic treatments in amyotrophic lateral sclerosis. *Curr Opin Neurol* 27:524, 2014.
151. Katzberg HD, Benatar M: Enteral tube feeding for amyotrophic lateral sclerosis/motor neuron disease. *Cochrane Database Syst Rev* (1):CD004030, 2011.
152. Stavroulakis T, Baird WO, Baxter SK, et al: Factors influencing decision-making in relation to timing of gastrostomy insertion in patients with motor neurone disease. *BMJ Support Palliat Care* 4:57, 2014.
153. Stavroulakis T, Baird WO, Baxter SK, et al: The impact of gastrostomy in motor neurone disease: challenges and benefits from a patient and carer perspective. *BMJ Support Palliat Care* 4:57, 2014.
154. de Almeida JP, Silvestre R, Pinto AC, et al: Exercise and amyotrophic lateral sclerosis. *Neurol Sci* 33:9, 2012.
155. Dal Bello-Haas V, Florence JM: Therapeutic exercise for people with amyotrophic lateral sclerosis or motor neuron disease. *Cochrane Database Syst Rev* (1):CD005229, 2013.
156. Chen MY, Donofrio PD, Frederick MG, et al: Videofluoroscopic evaluation of patients with Guillain-Barré syndrome. *Dysphagia* 11:11, 1996.
157. Orlikowski D, Terzi N, Blumen M, et al: Tongue weakness is associated with respiratory failure in patients with severe Guillain-Barré syndrome. *Acta Neurol Scand* 119:364, 2009.
158. Colton-Hudson A, Koopan WJ, et al: A prospective assessment of the characteristics of dysphagia in myasthenia gravis. *Dysphagia* 17:147, 2002.
159. Linke R, Witt TN, Tatsch K: Assessment of esophageal function in patients with myasthenia gravis. *J Neurol* 250:601, 2003.
160. Warnecke T, Teismann I, Zimmerman J, et al: Fiberoptic endoscopic evaluation of swallowing with simultaneous Tensilon application in diagnosis and therapy of myasthenia gravis. *J Neurol* 255:224, 2008.
161. Azeem N, Law RJ, Arora AS: 73-year-old man with recent-onset dysphagia. *Mayo Clin Proc* 89:845, 2014.
162. Breen E, Bleich L, Loeser C: Myasthenia gravis presenting with dysphagia in an elderly male: a case report. *Am J Med* 127:e7, 2014.
163. Klair JS, Rochlani YM, Meena NK: Myasthenia gravis masquerading as dysphagia: unveiled by magnesium infusion. *BMJ Case Rep* 2014, 2014.
164. Petit A, Constans T, Chavanne D, et al: Myasthenia gravis in the elderly: a rare case of undernutrition. *Aging Clin Exp Res* 24:398, 2012.
165. Sheehan NJ: Dysphagia and other manifestations of oesophageal involvement in the musculoskeletal diseases. *Rheumatology (Oxford)* 47:746, 2008.
166. Rüegg S, Lehky Hagen M, Hohl U, et al: Oculopharyngeal muscular dystrophy—an under-diagnosed disorder? *Swiss Med Wkly* 135:574, 2005.
167. Brais B, Rouleau GA, Bouchard JP, et al: Oculopharyngeal muscular dystrophy. *Semin Neurol* 19:59, 1999.
168. Aloysius A, Born P, Kinali M, et al: Swallowing difficulties in Duchenne muscular dystrophy: indications for feeding assessment and outcome of videofluoroscopic swallow studies. *Eur J Paediatr Neurol* 12:239, 2008.
169. Hanayama K, Liu M, Higuchi Y, et al: Dysphagia in patients with Duchenne muscular dystrophy evaluated with a questionnaire and videofluorography. *Disabil Rehabil* 30:517, 2008.
170. Archer SK, Garrod R, Hart N, et al: Dysphagia in Duchenne muscular dystrophy assessed by validated questionnaire. *Int J Lang Commun Disord* 48:240, 2013.
171. Hillel AD, Miller RM: Management of bulbar symptoms in amyotrophic lateral sclerosis. *Adv Exp Med Biol* 209:201, 1987.
172. Buchholz DW: Neurogenic dysphagia: what is the cause when the cause is not obvious? *Dysphagia* 9:242, 1994.
173. Buchholz DW: Oropharyngeal dysphagia due to iatrogenic neurological dysfunction. *Dysphagia* 10:248, 1995.

CHAPTER 4

연하장애와 두경부암

편역자 이수정

학습목표

1. 암을 정의하고 암이 개인에게 미치는 잠재적 영향에 대해 설명한다.
2. 두경부암과 부작용을 치료하기 위한 다양한 방법을 설명한다.
3. 두경부암 치료를 받은 환자에게 연하장애를 일으키는 요인들을 설명한다.
4. 두경부암 치료를 받은 환자의 연하장애 특징을 다양한 방법으로 설명한다.
5. 두경부암 치료를 받은 환자의 연하장애 관련 합병증에 대해 설명한다.
6. 두경부암 환자를 위한 특별한 연하장애 평가방법을 설명한다.
7. 두경부암 치료를 받은 환자의 연하장애 중재를 "언제", "무엇을", "왜" 해야 하는지 설명한다. 다양한 연하장애 중재에서 기대하는 결과는 무엇인가?

질병으로서의 암

암은 미국에서 사망원인 중에 두 번째를 차지한다. 남성의 약 1/2, 여성의 약 1/3에서는 다양한 형태의 암이 발생한다. 수백만 명의 사람들이 암을 가지고 살아가던지 암을 경험했던 사람들이다. 이러한 사실은 암의 예방, 조기 발견, 치료뿐만 아니라 생존자들을 위한 적절한 치료가 오늘날 건강의 주된 관심사임을 보여준다.

암이란 무엇인가?

암은 통제할 수 없는 세포 성장의 결과이다. 간단히 말해서, 세포가 비정상으로 빠르게 성장하고 필요 이상의 형태를 취하는 파괴적 조직이다. 이러한 세포 성장의 확산을 **과다형성(hyperplasia)**이라고 부른다. 세포의 DNA에 손상이 발생하는 것이 암 세포를 유발하는 원인이다. 손상된 DNA는 유전일 수도 있고 흡연과 같은 환경적 원인에 노출된 결과일 수도 있다. 두경부암(비인두암 제외)의 가장 큰 위험 요인은 담배(씹는 담배 포함)와 과도한 음주이다. 또 다른 고위험 요인으로는 사람 유두종바이러스 감염(human papillomavirus infection), 구강 위생 불량, 특정 가공 식품의 섭취, 방사선 노출, 물리적 자극 등이 있다.[1] 이러한 비정상적인 암 세포의 문제는 암 세포가 몸 전체를 돌아다니면서 정상 세포를 대체하고 자라나 확산하는 것이다. 이것을 **전이(metastasis)**라고 부르며, 암 세포가 혈액이나 **림프계(lymph system)**로 들어가서 몸의 다른 부위로 움직이면서 발생하게 된다.

암은 기술적 의미로 팽윤 또는 확대를 의미하는 종양(tumor)을 형성하지만, 모든 암이 종양이 되는 것은 아니고, 또한 모든 종양이 악성은 아니다. 몇몇 종양은 **악성(malignant)**보다는 **양성(benign)**일 때가 많다. 암의 유형에 따라 자라는 속도가 다르며 각기 다른 문제들을 일으키고, 각각 다른 치료에 반응한다. 증상과 징후에 따라 암을 구분할 수 있다. 증상(symptoms)은 환자에 의해 보고되고 무언가가 신체 내에서 잘못되었음을 보여준다. 징후(signs) 또한 건강에 문제가 있음을 의미하지만 의사나 다른 건강 전문가에 의해 관찰되어서 질병에 관한 좀 더 확정적 의미를 갖는다. 암의 증상과 징후는 시간이 지남에 따라 변화하며 특정 증상과 징후는 암의 위치와 종양의 크기, 혈관, 신경 등의 주변 조직에 대한 직접적 영향 그리고 전이 여부에 따라 다르다. 일반적인 증상이나 특정 증상 모두 암의 경고 신호로 볼 수 있으며 BOX 4-1에 정리하였다.

암의 유형과 위치에 따라 다양한 문제들이 발생할 수 있다. BOX 4-1에 정리된 증상들은 일반적으로 발생하는 문제들을 정리하였다. 통증이 암과 관련된 문제 중에 가장 두려운 대상이다. 모든 암에서 통증이 발생하지는 않지만 종양의 성장 또는 암을 없애기 위한 치료 후에 발생할 수 있다. 또 다른 흔한 문제는 피로감이다. 통증과 같이 피로감도 암에 의해 직접적으로 발생할 수도 있고, 치료의 부작용으로 발생할 수도 있다. BOX 4-2에 암과 관련된 피로감의 특징을 정리하였다.

암은 또한 심각한 체중감소와 면역 기능의 손상을 유발할 수 있다. 이러한 문제들은 영양실조가 면역 기능의 손상을 야기할 수도 있기 때문에 서로 상호 배타적인 것은 아니다. 손상된 면역 기능은 합병증의 증가, 상처 회복 기능 저하, 기회 감염(opportunistic infections) 등의 문제를 일으킬 수 있다. 또한 영양실조와 면역 기능의 손상은 암 환자가 최적의 결과를 얻는데 어려움을 초래할 수도 있다. 약 30~50%의 두경부암 환자들은 어느 정도의 영양실조를 갖고 있다.[2-4] 두경부암 환자의 절반 정도는 처음 암으로 진단받았을 때 어느 정도의 체중감소를 경험한다.[5,6] 평균 체중은 기준 체중의 약 5~10% 정도 감소하고[6-8] 체중감소는 오랫동안 지속된다.[9] 체중감소는 음식의 섭취 또는 소화가 감소하거나 적절한 음식과 수분을 섭취함에도 몸에서 영양분의 흡수나 이용률이 감소하여 발생한다. 후자의 경우 몇몇 암 환자는 에너지 소비가 증가하여 열량 섭취를 증가시켜 주어야 하는 합병증이다. 따라서 몇몇 환자들은 생물학적으로 열량 섭취를 좀 더 늘려주어야 한다. 하지만 음식이나 수분 섭취, 흡수, 이용률이 저하된 경우에는 열량 축적이 현저하게 감소한다. 이는 **건강불량상태(cachexia)**를 초래하게 된다. 체중감소는 **식욕부진(anorexia)**, 구토(nausea), 변비(constipation), 피로감 등을 동반할 수 있다. BOX 4-3에 영양실조로 발생하는 두경부암 환자의 일반적 문제들을 정리하였다.

BOX 4-1 암과 관련된 일반적, 특정 징후(두경부암에만 제한되지 않음)

일반적인 암 경고 징후

- 이유 없는 체중감소
- 열
- 피로감
- 통증
- 피부 변화

특정한 암 경고 징후

- 배변 또는 배뇨 기능의 변화
- 치료되지 않는 상처
- 입과 혀의 염증
- 이례적인 출혈 또는 분비물
- 신체 부위의 농밀화 또는 덩어리
- 소화불량 또는 삼킴의 어려움
- 사마귀나 모반의 변화 또는 새롭게 나타나는 피부의 변화
- 기침이 계속되거나 목소리가 쉼

BOX 4-2 암과 관련된 피로감의 특징

- 피곤하게 느낌, 지침 또는 충분한 수면 후에도 피로 호소
- 일상적인 활동 수행 시 에너지 부족
- 집중하기, 명확하게 생각하기, 기억하기 등이 어려움
- 부정적인 느낌, 과민함, 성급함, 동기의 부족
- 매일의 활동들에 흥미 저하
- 일상적 외모에 대한 관심 저하
- 침대에 누워 있거나 자는 데 시간을 더 소비함

BOX 4-3 영양실조의 일반적 문제들

- 감염의 위험성 증가
- 면역 기능 저하
- 호흡부전
- 상처 치유 저하
- 피부 손상
- 사망

두경부암 환자의 초기 발견과 적절한 치료는 좋은 결과로 이어진다. 초기에 암의 증상과 징후를 알아채는 것과 적절한 의학적 진단을 하는 것이 중요하다.

암의 진단

앞서 말했듯이 암의 초기 징후는 환자가 알아채는 증상들이다(CLINICAL CORNER 4–1 참조). 암의 조기 진단과 빠른 치료는 더 좋은 결과를 가져오므로 이러한 부분을 무시해서는 안 된다. 암의 위치와 유형에 따라 다양한 진단적 검사들을 사용할 수 있다. 이러한 검사들은 암의 특징을 확인하고 가능한 한 최선의 치료계획을 세우는 데 도움을 준다. 두경부암 환자들에게는 다학제적 팀에 의한 세심한 검사가 필요하다. 팀 구성은 다양하지만 주로 두경부 외과의사, 방사선 종양전문의, 종양전문의, 치과의사, 사회사업가, 재활전문가 등으로 구성된다. 평가의 목적은 암의 특징을 확인하고 최선의 포괄적인 치료 접근법(필요한 경우 재활 포함)을 구성하는 것이다. 방사선 촬영, 전산화 단층촬영법 또는 자기공명영상 촬영법, 내시경(후두경 검사, 식도경 검사 포함), 생검과 **조직병리학적 검사(histopathologic confirmation)**, 이학적 검사 등과 같은 다양한 진단적 과정을 사용할 수 있다.

CLINICAL CORNER 4–1 두경부암의 초기 징후

어떤 암들은 초기에 발견되고 조기에 치료할수록 좋은 결과를 보이는 것으로 여겨지고 있다. 나는 임상에서 환자들에게 "무언가 잘못되고 있다"는 초기 징후가 무엇이었는지 묻는다. 대답은 매우 다양하다. 어떤 남성은 면도를 하면서 목에 작은 덩어리(완두콩 크기)가 만져졌다고 하였다. 어떤 사람들은 정기 치과 검진에서 치과의사가 증식을 발견하였다고 하였다. 또 다른 사람들은 목의 통증, 지속적인 발성장애와 삼킴의 어려움 등의 징후를 보고하였다. 하지만 특이한 보고는 한 남성 노인이 의치를 제자리에 위치시키는 데 어려움을 겪었다는 것이다. 이 남성은 코인두암종(nasopharyngeal carcinoma, NPC)으로 진단받았다. 그의 입 안을 살펴보았을 때 의치가 잘 맞지 않는 이유를 분명하게 찾을 수 있었다(그림 4–1A). 내시경 검사 후에 종양 전체를 확실하게 확인할 수 있었다(그림 4–1B). 이상 증식의 위치와 크기에도 불구하고 이 환자는 코로 숨을 쉬는 것이나 후각에 있어서 어려움을 호소하지 않았다. NPC는 초기 징후가 거의 없고 환자가 징후를 알아차리기 전에 종양이 많이 커지는 경향이 있다.

논리적 사고

1. 초기 증상이 거의 없거나 전혀 없는 두경부암에는 어떤 것들이 있는가?
2. 코인두암종이 삼킴 기능에 어떤 영향을 미치는가?

병기결정

암을 평가하는 일반적인 절차에는 병기결정(staging)이 포함된다. 즉 병기결정은 암이 얼마나 퍼졌는지를 결정하는 과정이다. 이 과정은 최선의 치료방법을 결정하고 합병증 등을 예상하며 예후를 예측하는 데 중요하다. 암의 병기결정에는 하나 이상의 체계를 이용할 수 있지만 TNM 체계

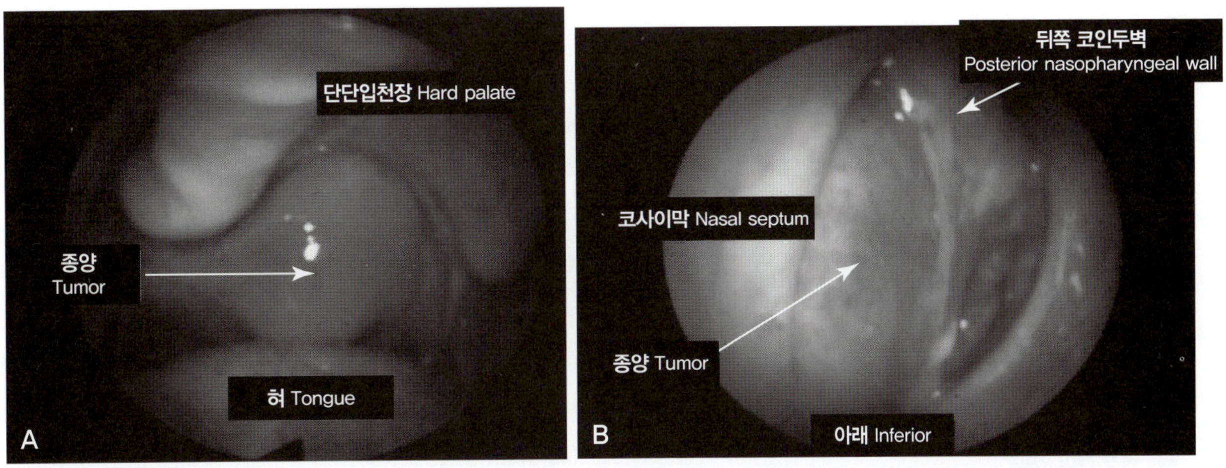

그림 4–1 A. 구강 안으로 돌출된 코인두 종양 B. 비강내시경 검사 사진

가 가장 많이 쓰이고 있다.[10] *T(tumor)*는 종양의 크기와 주변 조직으로 확산하였는지를 설명한다. *N(nodes)*은 주변 림프절로 확산하였는지를 설명한다. *M(metastasis)*은 암이 신체의 다른 장기로 퍼졌는지를 설명한다. 각각의 글자 뒤에 붙는 숫자는 좀 더 자세한 설명을 제공한다. 일반적으로 숫자가 작을수록 작고 좀 더 국소적인 암을 의미한다. 반면 숫자가 클수록 암은 크고 주변으로 퍼져 있는 것이다. 그러므로 T1N0M0는 종양이 작고 주변 림프절이나 다른 장기로 퍼지지 않았다는 것을 의미한다. 반대로 T4N2M1은 종양이 크고 주변 림프절로 번졌으며 다른 신체 장기에 전이되었음을 의미한다. BOX 4–4에 입인두암에서 TNM 정의를 정리하였다. 똑같지는 않지만 비슷한 정의가 하인두암과 후두암에 적용될 수 있다. 차이점은 해부학적 하위 단위의 포함 여부이다. TNM 체계로 구분 후에 암은 병기결정 분류법(stage classifications)으로 구분할 수 있다. 일반적으로 5단계로 나눌 수 있다(I~IV단계). 4단계는 3개의 하위 단위로 나눈다(A, B, C). 낮은 단계일수록 암이 작고 전이되지 않았음을 의미하고 높은 단계는 좀 더 심각하고 전이가 많은 암을 의미한다. BOX 4–5에 TNM 기준에 따른 병기결정 분류법을 정리하였다.

BOX 4–4 입인두암의 TNM 체계 정의

원발 종양(T)

- TX: 원발 종양을 평가할 수 없음
- T0: 원발 종양의 근거가 없음
- Tis: 상피 내 암종
- T1: 종양의 최대 지름이 2cm 이하
- T2: 종양의 최대 지름이 2~4cm 사이
- T3: 종양의 최대 지름이 4cm 이상
- T4: 종양이 주변 구조물 침범

림프절 부위(N)

- NX: 림프절 부위 평가할 수 없음
- N0: 림프절 부위 전이 없음
- N1: 같은 쪽 림프절로 1개의 전이, 전이 부위의 최대 지름이 3cm 이하
- N2: 같은 쪽 림프절로 1개의 전이, 전이 부위의 최대 지름이 3~6cm 사이(N2a); 같은 쪽 림프절로 여러 개 전이, 전이 부위의 최대 지름이 6cm 이하(N2b); 양쪽 또는 반대쪽 림프절로 전이, 전이 부위의 최대 지름이 6cm 이하(N2c)
- N3: 림프절로의 전이, 전이 부위의 최대 지름이 6cm 이상

원격 전이(M)

- MX: 원격 전이를 평가할 수 없음
- M0: 원격 전이 없음
- M1: 원격 전이 있음

BOX 4–5 TNM 체계를 기본으로 한 입인두암의 병기결정 체계

0 단계:	Tis, N0, M0
I 단계:	T1, N0, M0
II 단계:	T2, N0, M0
III 단계:	T3, N0, M0 T1, N1, M0 T2, N1, M0 T3, N1, M0
IVA 단계:	T4, N0, M0 T4, N1, M0 Any T, N2, M0
IVB 단계:	Any T, N3, M0
IVC 단계:	Any T, Any N, M1

두경부암의 치료

많은 두경부암은 초기에 발견할 경우 완치의 가능성이 높다. 치료법의 선택과 결과는 암의 위치와 단계, 환자의 연령과 일반적인 건강 상태, 의료진의 경험, 이용 가능한 시설 등에 따라 달라진다. 암을 치료하는 것이 일차적 목표이지만 치료법에 따라 부작용과 후유증이 다르기 때문에 치료법의 종류를 선택하는 데 있어서 치료 후 환자의 기능과 삶의 질 또한 중요한 고려사항이다. 치료의 목적이 **완화(palliative)**인지 치료(curative)인지도 또 다른 고려사항이다. 두경부암의 치료에 주로 사용되는 치료법에는 수술, 방사선 치료, 화학요법이 있다. 이 치료법들은 암의 종류와 치료적 목표에 따라 단독으로 사용될 수도 있고 여러 개를 혼합하여 사용할 수도 있다. 수술과 방사선 치료(RT)는 두경부 부위의 암을 치료하는 유일한 방법이다. 화학요법은 **신보강화학요법(neoadjuvant)** 또는 **보조항암화학요법(adjuvant)**으로 적용하지만 치료적 목적으로 고려하지는 않는다.[11]

수술

수술은 암성 종양과 가장자리 주변의 건강한 조직을 제거하는 것이다. 원발암을 가능한 한 많이 제거하고 가장자리에 암 세포의 흔적을 남기지 않는 것이 목적이다. 하지만 이것은 항상 가능한 것이 아니라 수술과 방사선 치료, 화학요법과 혼합하여 적용한다. 어떤 경우에는 암을 제거하고 일차 수술로 발생한 해부학적 또는 기능적 손상을 회복하기 위한 하나 이상의 수술법이 필요하다. 예를 들어 목의 림프절로 퍼진 암의 경우, 림프절을 제거해야 하며 이를 림프절절제술(*lymph node dissection*) 또는 경부절제술(*neck dissection*)이라고 부른다. 또 다른 경우에는 재건술이 필요할 수 있다. 암 절제로 발생한 공간을 메우기 위하여 신체 다른 부위의 조직을 떼어서 이동시킨다. 두경부 부위의 조직을 재건하기 위한 다양한 절차들이 있다. 일반적으로 피판(*flaps*)이라고 부르며 떼어낸 부위의 위치를 따라 이름을 붙인다. 큰가슴근 피판(pectoralis major flap)은 큰가슴근에서 떼어낸 피판을 의미한다. 또 다른 피판으로는 가쪽 넓적다리 피판(lateral thigh flap), 노쪽 아래팔 피판(radial forearm flap) 등이 있다. 그림 4–2는 왼쪽 목의 큰가슴근 피판을 보여준다. 그림 4–3은 혀와 입바닥의 피판 재건술을 보여준다. 어떤 경우에는 아래턱뼈의 손상을 재건하기 위해 뼈조직을 재배치할 수 있고, 만약 아래턱뼈의 대부분을 제거했을 경우 임플란트로 뼈를 대신하여 재배치할 수도 있다(그림 4–4). 수술적 재건이 불가능할 경우에는 초기 수술로 인해 발생한 공간을 채우기 위한 인공치아 또는 얼굴 부위를 만들기 위한 상담을 보철전문가와 진행할 수 있다. 원발 종양 수술이 호흡에 위험을 가한다면 기관절개(tracheotomy)를 실시할 수 있다. 만약 심각한 연하장애가 예상된다면 위창냄술(gastrostomy)을 실시할 수도 있다. 수술로 인해 직접적으로 호흡 또는 삼킴의 문제가 예상될 경우에 원발암 수술을 하면서 위의 시술들을 동시에 진행할 수 있다.

크기가 작은 암에서는 수술이 일차적 치료법이다. 작은 종양을 수술적으로 제거하는 데 있어서 금기사항은 심각한 기능 장애(말하기, 씹기, 삼키기 등)나 미용상 문제가 발생할 경우이다. 진행성 암은 종종 수술과 방사선 치료 또는 화학요법을 복합적으로 필요로 한다. 다양한 수술적 접근

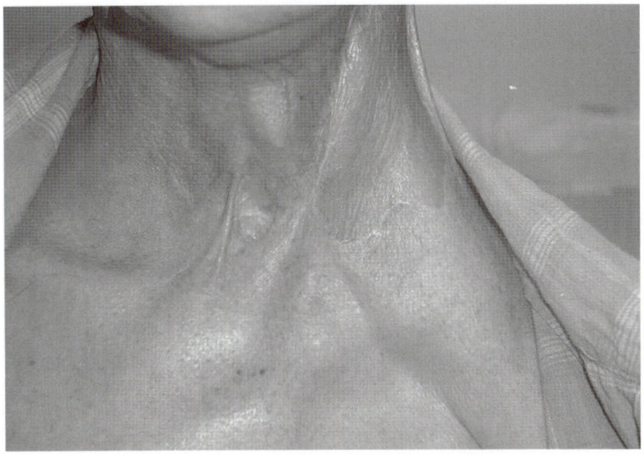

그림 4–2 왼쪽 목의 큰가슴근 피판

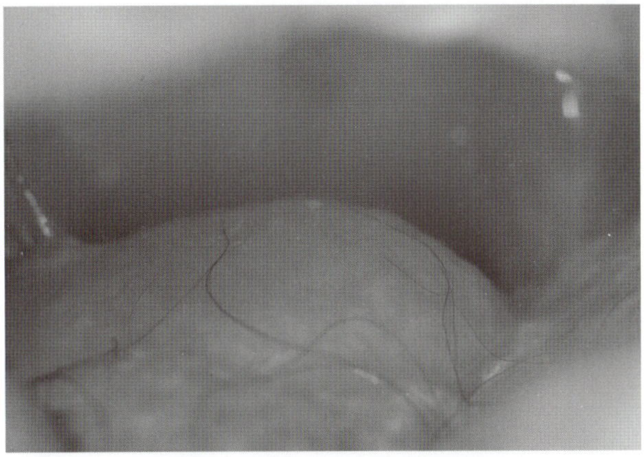

그림 4–3 혀와 입바닥의 피판 재건술

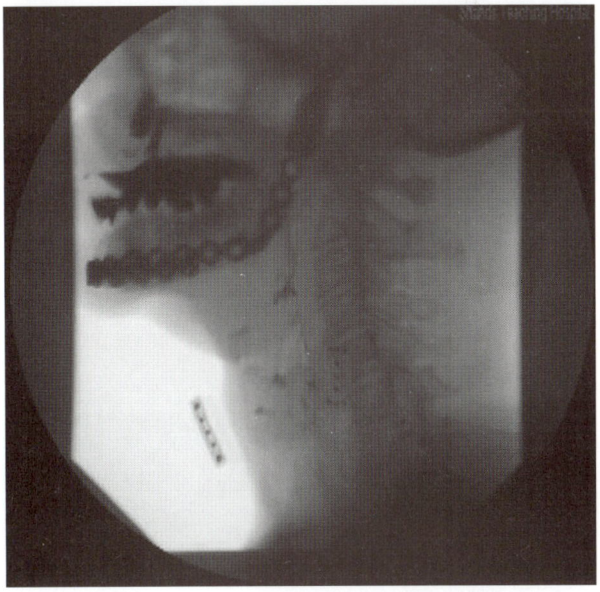

그림 4–4 임플란트를 이용한 아래턱뼈 재건술

BOX 4-6 두경부암의 치료와 관련된 일반적 수술법

- 원발 종양 수술(primary tumor surgery): 종양과 주변 조직 제거
- 아래턱뼈절제술(mandibulectomy): 턱뼈의 일부 제거
- 아래턱뼈절개술(mandibulotomy): 종양에 접근하기 위해 아래턱뼈를 분리함
- 위턱뼈절제술(maxillectomy): 단단입천장의 일부 또는 전체를 제거
- Mohs 수술(Mohs surgery): 암 세포가 발견되지 않을 때까지 얇은 조각을 현미경으로 평가하면서 종양을 제거
- 레이저 수술(laser surgery): 암을 제거하기 위해 얇은 고강도의 레이저 광선을 이용
- 후두절제술(laryngectomy): 후두 전체의 제거
- 부분 후두절제술(partial laryngectomy): 후두의 일부분 제거; 성문위, 반쪽 후두절제술, 반지연골 상부, 성대
- 후두인두절제술(laryngopharyngectomy): 후두와 인두의 제거
- 기관절개(tracheostomy): 기도 확보를 위해 목의 앞쪽에 구멍(기공)을 만드는 것
- 위창냄술(gastrostomy): 배벽으로 위창자에 샛길을 만듦: 영양튜브를 위치시키기 위해 사용
- 경부절개(neck dissection): 전이가 의심되는 목의 조직과 림프절 제거; 근치적 경부절개는 변형된 경부절개보다 더 많은 조직을 포함
- 재건 수술(reconstructive surgery): 기능이나 외모를 향상시키기 위하여 제거된 해부적 구조를 대체하기 위한 수술

법은 암성 종양의 위치와 크기에 따라 다르다. BOX 4-6에 두경부암의 치료에 사용되는 수술법들을 정리하였다.

다른 암의 치료법과 같이 수술은 환자에게 문제가 될 수 있는 다수의 부작용이 있다. 부작용은 수술의 위치와 유형에 따라 다르게 나타난다. 이러한 부작용들은 일시적일 수 있고 좀 더 영구적일 수도 있다. 모든 부작용은 환자의 삶의 질에 영향을 미친다. BOX 4-7은 수술 후 두경부 부위에 발생하는 부작용을 정리하였다. 수술 후의 기간은 두드러진 부작용을 보여줄 수 있는 지표이다. 예를 들어, 부종은 수술 후 급성기에 두드러지고 통증을 동반한다. 일차적 수술 부위가 치유되면서 흉터가 남아 있는 수술한 부위의 해부학적 구조물과 그 주변의 움직임을 감소시킬 수 있다. 게다가 만약 일차적 수술 동안 또는 수술 후 상처로 인해 뇌신경이 손상을 받게 되면 환자는 신경 손상으로 인한 운동 또는 감각장애를 갖게 된다.

BOX 4-7 두경부암 치료를 위한 수술의 부작용

- 입 또는 목구멍의 팽윤으로 인한 호흡곤란
- 말하기 또는 목소리의 손상
- 씹기와 삼키기의 어려움
- 얼굴 형태의 손상
- 얼굴, 목, 목구멍의 둔함
- 목과 어깨 부위의 움직임 감소
- 갑상샘의 기능 저하

방사선 치료

방사선 치료는 고에너지 방사선을 이용하여 암 세포를 죽이는 치료법이다. 암 세포의 죽음은 종양의 위축을 초래한다. 방사선 치료는 작은 종양을 죽이기 위한 일차적 치료이고, 수술 후 남아 있는 작은 암 세포를 파괴하거나 수술 전에 좀 더 성공적인 수술을 위해, 종양을 위축시키기 위해 적용한다. 방사선은 외부 빛살 방사선(external-beam radiation)과 내부 빛살 방사선(internal radiation)의 두 가지 방법으로 적용할 수 있다. 외부 빛살 방사선은 고에너지의 방사선을 종양과 주변 조직에 조사하는 것이며 일반적으로 1일 1회 일정으로 또는 변형된 분할 일정으로 적용할 수 있다. 후자의 형태는 급성기 독성이 증가할 수 있으나 두 가지 방법에서 후기 효과는 비슷하다.[11] 외부 빛살 방사선의 새로운 형태는 강도 변조 방사선 치료(*intensity-modulated radiation therapy, MRT*)이다. 이 방법은 종양 주변의 건강한 조직에는 열이 덜 가해지는 반면에 종양에는 좀 더 효과적인 용량의 방사선을 전달하여 부작용을 최소화하는 목적을 갖고 있다. 방사선 치료에 있어서 최근의 개선된 다른 방법은 방사선민감화(*radiosensitization*: 약물을 이용하여 암 세포가 방사선에 더 민감해지도록 함)와 과다분할(*hyperfractionation*: 하루에 적은 용량의 방사선을 여러 번 조사)이다. 일반적으로 방사선 치료의 용량이 적을수록 또는 방사선 치료가 좀 더 국소적인 부위에 한정되는 치료일수록 덜 심각하고 좀 더 일시적인 연하장애를 유발한다.[12-16]

내부 빛살 방사선 치료는 **근접치료(brachytherapy)**로 불리기도 하며 방사선 반응 물질이 담긴 작은 조각을 암이나 주변에 심는 것이다. 환자는 이 시술 동안 입원을 필요로 한다.

BOX 4-8 두경부암에서 방사선 치료의 부작용

- 치료 부위의 발적과 피부염증
- 지속적인 입안마름증 또는 점성이 높은 침을 유발하는 침샘의 영구적 변화
- 뼈의 통증
- 구역과 구토
- 피로
- 입의 염증과 인후통
- 치아 문제
- 삼킴 시 통증
- 식욕저하
- 미각(때때로 후각)의 감소 또는 변화
- 귀지가 단단해지면서 발생하는 귀의 통증
- 갑상샘저하증
- 움직임의 감소를 초래하는 섬유화
- 말초신경병증
- 뼈, 연골, 연부 조직의 괴사

최근에 일부 두경부암의 치료에 양성자 치료가 자주 사용되고 있다.[17,18] 양성자 치료는 종양 부위를 양성자 빛살에 노출시키는 것으로, 양성자 에너지가 신체 조직을 통과하면서 노출된 조직을 파괴하는 원리이다. 최고치의 에너지가 방출되는 시점을 프로그램하여 주변 조직에는 최소의 손상을 입히면서 종양 세포에 손상을 일으킬 수 있다.

방사선 치료의 부작용은 치료 중(급성기 독성)과 치료 후(후기 효과 또는 후기 독성)에 발생한다. 부작용의 일부는 일시적이고 일부는 영구적이다. 게다가 어떤 부작용은 방사선 치료 완료 후 바로 나타나지 않고(어떤 경우에는 수년간) 잠재적일 수 있다. 두경부 부위의 방사선 치료로 인한 부작용은 연하장애에 직접적으로 영향을 주고 영양 상태의 감소를 초래한다. 치료 중에 이러한 현상이 발생하게 되면 치료를 중단해야 할 수 있다. 두경부 부위의 방사선 치료로 인해 발생할 수 있는 부작용은 BOX 4-8에 정리하였다.

방사선 치료를 시작하기 전에 모든 환자들은 치과 검진을 받아야 한다. 방사선이 충치를 유발할 수 있으므로 손상되거나 충치가 있는 치아는 제거해야 한다. 또한 목의 앞쪽에 방사선 치료를 받는 환자의 경우에는 **갑상샘저하증** (hypothyroidism)을 유발할 수 있는 갑상샘에 손상이 발생할 위험이 높다. 이러한 경우에는 환자가 이미 경험하고 있는 피로감을 더욱 악화시킬 수 있다. 환자의 갑상샘 기능은 정기적으로 모니터해야 한다.

BOX 4-9 두경부암에서 화학요법의 부작용

- 피로
- 구역과 구토
- 탈모
- 입 안 건조
- 식욕저하
- 미각 감소
- 면역 체계의 약화
- 설사 또는 변비
- 감염을 초래하는 입 안의 열린 상처

화학요법

화학요법은 암 세포를 죽이기 위해 약물을 사용하는 것이다. 항암제들은 일반적으로 매우 강력한 약물들로 불편한 부작용을 유발한다. 화학요법은 입으로 먹거나, 정맥으로 또는 피부나 근육에 주사하거나, 종양에 직접적으로 주사하여 적용할 수 있다. 또한 완치가 불가능한 환자의 증상을 완화시키거나 수술이나 방사선 치료의 보조적 방법으로 사용할 수 있다. 화학요법은 수술(또는 방사선 치료) 전이나 후에 적용한다. 화학요법은 후두(즉 후두전절제술을 피하기 위해)와 목소리 기능을 보존하기 위하여 방사선 치료와 함께 복합적으로 적용할 수 있다. 앞서 말했듯이 어떤 약물은 방사선 민감화의 형태로 방사선 치료와 함께 사용할 수 있다. 이 접근법이 효과가 있지만 많은 복합 치료들은 여전히 실험적이다. 복합치료의 부정적인 측면으로는 심각성 또는 광범위한 부작용의 위험이 증가한다는 것이다. 예를 들어, 화학방사선 치료(chemoradiation therapy; CRT)를 동시에 받은 경우 급성기 독성이 증가하였다는 연구결과가 있었다.[19] 그러나 한 연구에서는 동시에 화학방사선 치료를 받은 환자군과 방사선 치료만 받은 환자군 사이의 치료 후 연하장애는 비슷하였다.[20] 두경부암의 화학요법 후에 발생할 수 있는 부작용은 BOX 4-9에 정리하였다. 원발암 치료

후 삼킴 기능에 영향을 줄 수 있는 부작용에 대해 평가를 해 보아야 한다.

두경부암 환자의 연하장애

두경부암 환자의 다수는 연하장애를 가지고 있다. 몇몇 연하장애 증상은 암의 직접적인 결과이고 의학적 치료 전에 이미 증상이 나타나지만 암의 다양한 치료결과로 나타나기도 한다. 일반적으로 방사선 치료(단독 또는 수술적 치료와 함께)를 받는 환자들은 방사선 치료 없이 수술적 치료만 받는 환자들보다 연하장애의 위험이 높다.[21-25] 암 치료 후의 연하장애는 삼킴 기전에 필요한 해부학적 구조의 변화로 인한 삼킴 효율성 감소의 결과이다. 삼킴 효율성의 감소는 삼킴 기전에서 구조물들의 움직임이 감소하여 삼킴의 다양한 측면에서 시간이 늘어나고 인두식도 분절의 열림이 감소하는 것이 특징이다.[26,27] 삼킴 동안 움직임이 감소하는 것은 삼킴 후 잔여물이 남게 되고 침을 깨끗이 삼키는데 어려움을 보인다.[20,28] 음식과 침의 잔여물이 계속 쌓이게 되면 흡인의 위험이 증가하게 되고 환자가 자주 객담 배출을 하게 된다.

수술적 중재에서의 연하장애

두경부암의 수술은 삼킴 기능에 중요한 구조물의 손실, 재배열, 재건을 초래한다. 두경부암 수술 후 연하장애를 예측하는 전통적인 법칙은 "50% 법칙"이다.[29,30] 구강암 환자에서 이 "법칙"은 구조물의 50% 이하를 제거할 경우 심각하고 영구적인 연하장애가 발생하지 않는다는 것이다. 그러나 이 법칙은 수술적 피판 재건 후에 수술 후 삼킴 기능이 좋아지도록 하는 수술적 재건술이 소개되면서 영향력을 잃어가고 있다.[31,32] 따라서 개개인의 환자마다 수술 전후로 나타날 수 있는 삼킴 손상의 정도와 관리 방법을 세심하게 검사해야 한다.[33] 일반적 지침은 더 많은 조직이 제거되거나 재위치될수록 수술 후 연하장애의 가능성이 높아진다는 것이다. 물론 이 지침은 복합 치료(수술과 함께 방사선 치료 또는 화학요법 진행)를 적용할 때에는 수정이 필요하다. 이어지는 본문에 삼킴 기전의 다양한 측면을 포함하여 수술의 결과 나타날 수 있는 연하장애의 특징을 간단하게 정리하였다. 수술과 그와 관련된 생리적 영향과 그에 따라 예상되는 삼킴 손상을 **표 4-1**에 정리하였다.

구강암 수술

일반적으로 구강은 혀의 앞쪽, 입의 바닥, 턱 밑 구조물(submental structures), 아래턱뼈, 위턱뼈 등을 포함한다. 구강 수술은 하나 이상의 구조물을 포함하여 진행된다. 예를 들어, 아래턱뼈절개술(mandibulotomy)은 입의 바닥이나 구강의 다른 부위에 위치한 종양에 접근하기 위해 적절한 수술이 요구될 수 있다. 일반적으로 구강암 수술은 씹기, 음식덩이 형성과 유지, 입의 앞쪽에서 뒤쪽으로의 음식덩이 이동 등에 제한을 가져오게 된다. 혀에 국한된 수술의 경우 종종 좋은 기능적 결과와 함께 일시적인 연하장애를 초래하지만 이러한 결과는 제거된 조직과 피판 재건술을 하였을 때 재형성된 혀의 모양에 따라 달라진다.[34,35] 제한된 혀의 절제로 인해 발생하는 삼킴의 문제로는 음식덩이 조절과 이동의 어려움이 있고 일시적이다.

혀와 입의 바닥을 포함한 광범위한 부위를 절제할 경우에는 피판 재건술의 유무와 상관없이 연하장애가 다양한 기간 동안 발생한다. 이러한 연하장애는 일반적으로 씹기, 음식덩이 조절, 구강 뒤쪽으로의 이동 문제를 포함하고 종종 구강에서 음식덩이를 조절하는 능력이 저하되면서 기도 보호에 문제가 발생하기도 한다.[36-38] 게다가 턱관절(temporomandibular joint)의 변형으로 인한 통증이 발생할 수도 있다. 아래턱뼈의 절제와 재건 후에 아래턱뼈에 부착하는 목뿔-후두 복합체가 위쪽으로 당겨지는 움직임이 감소하여 인두식도분절의 제한이 발생할 수 있다. 반대로 구강 구조물로 제한된 절제술을 한 환자들의 경우에는 삼킴에서 인두의 기능이 보존되고 구강의 손상을 대체하기 위한 보상을 적용할 경우 잘 삼킬 수 있을 것이다(PRACTICE NOTE 4-1 참조).

입인두암의 수술

입인두(구인두)는 구강이 끝나는 지점에서 시작하여 뒤쪽 단단입천장에서 목뿔뼈의 아래쪽까지로 구성된다. 이 부분

표 4-1 두경부암을 치료하기 위한 수술 후 발생할 수 있는 일반적인 연하장애

절제	생리적 영향	삼킴
부분적 혀절제술	혀의 50% 이하 절제 앞쪽 조직 절제로 인한 어려움	삼킴을 위해 음식덩이를 준비하고 유지하는 데 어려움
전체 혀절제술	혀의 50% 이상 절제 피판 재건술이 결과에 영향을 줌	구강에서 음식물을 이동시키는 데 어려움 혀의 추진력 감소 인두에서 깨끗하게 내려 보내는 것에 어려움
편도/혀의 기저부	앞쪽 혀의 범위 감소	혀의 추진력 감소, 입인두 쪽으로 음식물을 이동시키는 데 어려움
입천장 절제	물렁입천장의 50% 이상 절제	물렁입천장 절제 부위 노출로 코인두 쪽으로 거꾸로 음식물이 이동함
입 바닥의 앞쪽/가쪽	앞쪽 혀의 움직임 범위 감소; 혀를 가쪽으로 움직일 수 없음 목뿔이나 후두 상승 능력의 저하 위식도조임근의 열림 저하	구강에서 음식덩이 조절 능력 감소 혀의 추진력 감소 입인두 쪽으로 음식물을 움직이는 데 어려움 인두기 삼킴의 지연 인두에서 음식덩이를 깨끗하게 내려 보내는 것의 감소
부분적 인두절제술	인두벽 수축의 저하 목뿔과 후두 상승의 저하	인두에서 음식덩이를 깨끗하게 내려 보내는 것의 어려움 삼킴의 시작 지연
반쪽 후두절제술	한쪽 절제술 부분적 기도 닫힘	한쪽 인두의 약화 기도 보호의 저하
성문위 후두절제술	불완전한 뒤쪽 혀 움직임, 모뿔연골의 움직임 제한, 부분적 기도 닫힘	음식덩이 추진의 저하 삼킴을 위한 구조물들의 상승에 어려움 기도 보호 감소
후두전절제술	성대울림 요소의 제거 외과적 대체 구조물 필요	음압 형성, 음식덩이 이동의 감소 인두식도분절(PES)의 해부학적 또는 생리학적 **협착증(stenosis)**

PES, Pharyngoesophageal segment.

PRACTICE NOTE 4-1

절제 시 마비로 인한 혀의 움직임 제한으로 구강 이동이 저하된 것을 보상하기 위해 많은 도구들이 제안되었다. 혀절제술용 숟가락이 있지만 모든 환자들에게 적용 가능한 것은 아니다. 입 바닥과 혀의 절제술을 받고 미세혈관 피판으로 회복한 환자를 치료한 적이 있다. 이 수술로 인해 환자는 혀의 움직임이 감소하고 입 안에 액체를 머금고 있는 능력에 어려움이 생겼으며, 푸딩이나 점도가 높은 음식덩이를 입의 뒤로 이동시키는 것에 어려움이 발생했다. "칵테일 빨대(작은 빨대)"를 주사기에 꽂아 환자의 입 뒤쪽으로 액체(묽은, 점도가 높음)를 넣어줌으로써 인두로 액체를 이동시키고 삼키는데 어려움이 없었다.

에는 혀의 바닥, 입천장활, 편도, 편도 오목, **어금니 뒤 삼각**(retromolar trigone), 물렁입천장, 위쪽과 가쪽 인두의 벽이 포함된다. 입인두 수술의 결과 발생하는 연하장애로는 일반적으로 코 역류(nasal regurgitation)(때로는 코인두 역류; nasopharyngeal reflux), 음식덩이 이동의 감소, 흡인, 인두식도분절의 기능이상 등이 발생한다. 이 부분의 수술은 대개 여러 부위를 포함하며 연하장애의 범위가 증가한다.

혀의 바닥으로 제한된 수술의 경우 인두로 음식덩이를 이동시키는 혀의 압력이 감소하게 되고 혀 바닥과 후두개곡 부위에 삼킴 후 잔여물이 남게 된다. 또한 이 부위의 수술은 인두식도분절이 위로 당겨지는 것이 감소하여 열림이 감소하고 조롱박오목(piriform recesses)에 삼킴 후 잔여물이 남게 된다. 일반적으로 혀나 혀의 바닥으로 제한된 수술의 경우 음식물과 액체를 입으로 섭취하는 능력에 긍정적인 결과를 가져온다.[22,39,40] 이 부위에 재건술을 했는지 여부

가 또 다른 고려사항이다. 새로운 미세혈관 재건술은 입인두 수술 후에 삼킴 기능의 향상에 도움을 줄 수 있지만[41,42] 최근의 한 연구에 의하면 혀나 입의 바닥 부분의 암으로 인해 재건술을 받은 환자들의 경우 일차적 봉합을 한 환자들보다 회복의 급성기에 좀 더 심각한 연하장애를 보이는 것으로 나타났다.[43] 이러한 결과는 다양한 임상적 변수에 따라 달라질 수 있지만 재건술의 영향과 가능한 치료법들은 수술 후의 사례를 고려해야 한다.

입인두의 하나 이상의 부위를 포함하여 수술을 할 경우 좀 더 심각하고 지속되는 연하장애를 갖게 된다.[44] 예를 들어, 혀와 입천장을 모두 절제한 경우 환자는 인두 쪽으로 음식덩이를 이동시키는 데 어려움을 겪고 음식덩이의 조절이 잘 안 되며 코 역류가 발생하게 된다. 피판 재건술을 광범위하게 받은 환자의 경우 절제술과 피판 재건술로 인한 연하장애를 갖게 된다. 재건술에 사용된 피판은 감각 변화, 움직임 저하, 입인두의 팽창과 관련된 연하장애에 영향을 준다. 피판 재건술을 한 환자에게 있어서 이러한 각각의 요인들이 삼킴 기전에 미치는 영향을 임상적으로 평가해야 한다.

하인두암 수술

인두는 코의 뒤에서 시작하여 식도의 입구까지 뻗어 있는 관 모양의 구조물이다. 하인두로 불리는 부분은 목뿔뼈의 시작 부분에서부터 후두의 반지연골(cricoid cartilage) 아랫부분까지이다. 하인두는 조롱박오목, 반지연골 뒷부분, 후두벽을 포함한다. 후두는 하인두 안에 위치하지만 기술적으로 하인두에 포함되지 않는다. 하인두암이 가장 흔하게 발생하는 부위는 조롱박오목이다. 하인두에는 목 부위에서 가장 광범위한 림프 배액(lymph drainage)이 있고 하인두암에서 목 림프절로의 전이가 빈번히 발생한다.[11] 따라서 하인두에 수술을 할 경우 경부 절개도 함께 수행하는 경우가 흔하다. 또한 하인두 종양은 병의 초기에는 명백한 증상을 보이지 않는다. 이러한 이유로 하인두 종양은 진행이 된 후에 후두와 목을 포함한 광범위한 수술이 필요한 경우가 자주 있다.[45] 환자들은 후두인두절제술과 경부 절개가 함께 진행되는 광범위한 수술을 동시에 받을 수 있다. 몇몇 경우에는 후두의 일부만 제거하고 성대 기능은 보존될 수도 있다. 이 부위에 진행된 암의 경우에는 삼킴 기능을 가능한 한 많이 유지하기 위해 **위상견인(gastric pull-up)**이나 **빈창자 이식(jejunal transfer)**으로 재건술을 진행한다. 하인두암은 삼킴에 관여하는 다양한 장기와 근접해 있다는 위치상의 특징 때문에 주변 구조(후두, 목 등)로의 전이가 쉽고 이로 인해 수술 후 연하장애의 정도가 심각한 경우가 많다. 그러나 경구 레이저 미세수술(transoral laser microsurgery)을 이용하는 새로운 수술적 접근법은 치료와 관련된 합병증의 발생률을 낮추어 주면서 암을 잘 조절할 수 있게 해준다.[46]

후두암 수술

후두는 성문위 부위, 성문 부위, 성문 밑 부위의 세 부위로 나눌 수 있다. 성대 밑 암은 다른 부위와 비교해 드물게 발생하며 성대주름(성문 부위)을 포함하여 발병한다. 성문위 암은 성대주름에만 발생하지 않고 목의 림프절로 번지는 경우가 많으며 경부 절개를 필요로 한다.[7] 성문위와 성문 부위 종양은 목소리와 삼킴 기능의 변화가 뚜렷이 나타나며 초기에 발견하고 치료를 할 수 있다. 이 작은 종양들은 레이저 수술과 같은 제한된 수술을 이용하여 성공적으로 치료할 수 있다.[47-49] 종양이나 주변 조직으로의 전이의 크기가 커질수록 좀 더 광범위한 부위의 수술적 절제가 필요하며 부분적 인두절제술 또는 후두전절제술을 고려할 수 있다.

부분적 후두절제술은 성대절제술(cordectomy)을 포함하고 반쪽 후두절제술은 후두의 반쪽(오른쪽 또는 왼쪽)을 제거하며, 성문위 후두절제술(supraglottic laryngectomy) 또는 윤상 상부 후두절제술(supracricoid laryngectomy)은 성문 윗부분을 제거하게 된다. 그림 4-5는 오른쪽 성대절제술 후 환자의 후두이다. 각각의 부분적 인두절제술은 기도 닫힘에 관여하는 성문 또는 성문위 기전의 손상으로 인해 기도 보호가 감소하는 데 영향을 준다. 수술의 범위와 재건술의 종류에 따라 수술 후 연하장애의 발생과 심각도를 예측할 수 있다. 최근의 연구에 의하면 부분적 후두절제술, 특히 윤상 상부 후두절제술은 기능적 삼킴으로 회복이 좋은 편이나 기도 보호는 수술 후 지속적으로 문제가 된다고 한다.[50-53]

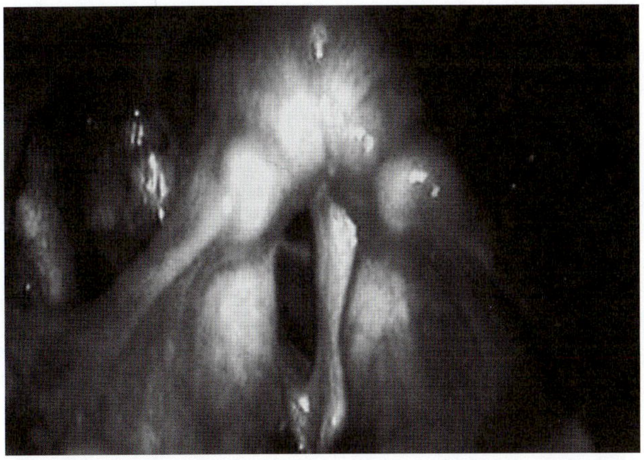

그림 4-5 레이저(레이저 성대절제술)로 오른쪽 진성대 제거 후의 후두 사진. 모뿔연골(arytenoid cartilage) 접근운동으로 후두가 내전된(닫힘) 자세이다. 수술로 인해 성문이 크게 열려 있다.

후두전절제술을 한 경우에는 기도와 삼킴 통로가 분리되었기 때문에 기도 손상의 위험이 없다(PRACTICE NOTE 4-2 참조). 이 환자들에게는 목의 앞쪽에 구멍을 만들어 새로운 기도 입구를 생성해 준다. 코를 통과하는 기도의 흐름이 사라지고 목의 구멍으로 방향을 바꾸어줌으로써 환자들은 후각이 약해지고 결국에는 음식의 섭취가 감소하게 된다. 후두전절제술을 한 환자들이 직면하는 또 다른 흔한 연하장애는 수술로 제거한 후두 부위에 생긴 **신인두(neopharynx)**의 협착(stenosis)이다. 해부학적 협착(*anatomic stenosis*)과 생리학적 협착(*physiologic stenosis*)은 좁아짐의 원인이 구조(해부학적) 또는 근육(생리학적)의 불규칙 여부에 따라 구분한다. 일반적으로 삼킴 기전에서 이러한 좁아짐은 환자가 고형식을 섭취하는 능력을 제한하지만 액체는 비교적 쉽게 삼킬 수 있게 된다. 심각한 협착의 경우에 환자는 고형식과 액체 모두 삼키기 어렵다고 호소할 것이다(CLINICAL CORNER 4-2 참조). 후두전절제술을 한 환자들이 직면하는 또 다른 어려움은 샛길이나 수술적 흉터를 초래하는 조직 손상이다. 인두에 수술 후 흉터 손상으로 인한 변형으로는 가성후두개(pseudoepiglottis) 또는 분리된 주머니(pull-apart pouch)가 형성되는 것이다. 측면 방사선 영상에서 이 "구조물"은 환자에게 없는 후두덮개가 존재하는 것처럼 보이게 된다.

PRACTICE NOTE 4-2

후두전절제술을 받은 환자의 경우, 음식을 먹거나 음료를 마시는 동안 흡인의 위험에 노출되는 경우가 적지만, 몇몇 환자들은 예외적으로 흡인이 발생한다. 몇 년 전에 나는 액체 종류를 마실 때 만성적으로 기침을 하는 환자를 만났다. 우리는 기관 식도 발성판을 약간 조정해 주고 발성판 주위로 누출을 의심하였다. 임상적으로 발성판 주위에서 눈에 띄는 누출을 찾을 수 없었고 비디오투시 검사를 시행해 보았다. 놀랍게도 목의 앞쪽 가운데 부분에 기공의 약 2.5cm 위로 길고 좁게 인두부에 샛길이 있었다. 조영제를 섞은 액체를 몇 모금 마시자마자 기침이 시작되었다. 조영제가 샛길을 타고 내려가 기공을 통해 기관으로 떨어졌다. 간단하게 붕대를 감는 처치를 하자 비정상적 흡인이 감소하였고 샛길은 두경부암 수술 팀에 새로운 주의점을 시사하였다.

CLINICAL CORNER 4-2

48세 남성은 혀의 바닥에 발생한 암을 치료하기 위해 화학요법과 방사선 치료를 동시에 받았다. 치료 동안 그는 경피내시경위창냄술(percutaneous endoscopic gastrostomy; PEG)로 주된 영양과 수분을 공급받았다. 그는 구강섭취를 조금이라도 유지하려고 시도하였으나 점차 구강섭취가 감소하였고 결국에는 물 한 모금조차도 입으로 먹을 수 없었다. 초기 평가 시에 인두식도분절의 시작 부위에서 식도의 시작 부위까지 해부학적 협착이 관찰되었다. 협착의 총 길이는 20mm 이상이었고 확장을 위해 소화기적 중재를 의뢰하였다. 몇 주 후에 환자는 비디오투시 검사를 다시 하였고 구강섭취가 증가하였지만 전체 식사 시간이 길어졌다. 소화기적 중재 결과 협착은 약 16mm로 확장되었다. 비디오투시 검사 동안 우리는 같은 부위에 심한 협착이 다시 발생한 것을 확인했고, 환자는 심한 흡인이 발생하지 않으면서 액체 한 모금을 마시는 것도 불가능하였다.

논리적 사고

1. 확장이 성공적이었다는 소화기적 중재의 결과에도 불구하고 방사선 검사에서 협착이 발생한 것을 어떻게 받아들일 것인가?
2. 이 환자를 위해 다음 단계에서 무엇을 고려할 것인가?

방사선 치료로 인한 연하장애

두경부암에서 방사선 치료는 단독으로 사용할 수도 있고 수술이나 화학요법과 함께 적용할 수 있다. 방사선 치료는 조직의 기능(예: 후두)을 보존하기 위해 작은 종양 또는 절제가 불가능한 진행성 종양에 적용할 수 있다. 일반적으로 수술만 한 경우보다 방사선 치료만 하거나 수술과 방사선 치료를 함께 적용한 경우에 연하장애가 더 심각한 경향이 있다.[54,55] 최근에 사용되고 있는 IMRT는 치료 후 연하장애가 전혀 발생하지 않는 것은 아니나 감소하는 경향을 보인다.[56-58] CRT 후 장기적 연하장애를 감소시키기 위한 전략에 대한 고찰연구는 (1) 입과 인두 구조물에 집중한 예방적 운동 프로그램, (2) 보충적 영양과 수분공급이 필요한 경우 코위관(nasogastric tube; NG tube)과 위창냄관(gastrostomy tube)의 사용, (3) IMRT를 이용한 방사선 용량의 제한이라는 세 가지 전략을 설명하였다.[15] 이 전략들에서 (1), (2)의 좀 더 자세한 정보는 이 장의 뒷부분에서 설명한다.

방사선 치료는 점막과 근육 조직의 변화를 초래할 수 있고 이러한 변화는 기존에 있던 연하장애를 더 악화시키거나 새로운 문제를 일으킬 수 있다. 두경부 부위의 방사선 치료결과로 발생한 연하장애를 일으키는 합병증은 BOX 4-10에 정리하였다. 두경부암의 치료를 위해 방사선 치료를 받은 거의 모든 환자들은 하나 이상의 합병증을 경험한다. 이러한 변화는 점막 조직과 근육, 신경 조직 등에 발생한다. 최근에 두경부암에 CRT를 받은 환자들의 **증상군**(symptom clusters)을 평가하는 연구가 있었다. 한 연구에서 두 개의 증상군을 확인하였다. 첫 번째 증상군은 두경부암 특정군(head and neck cancer–specific cluster)으로 연하장애, 점막염, 입안마름증, 통증, 미각 변화, 피로감, 피부 변화 등의 증상을 보였고, 두 번째 증상군은 위장관군(gastrointestinal cluster)으로 구역, 구토, 탈수의 증상을 보였다.[59] 또 다른 연구[60]에서는 방사선 치료를 받은 두경부암 환자들이 다양한 증상을 경험하지만 대부분의 환자들이 통증과 연하장애를 호소하였다고 보고하였다. 더욱이 증상의 유형은 방사선 치료 중과 후에 시간에 따라 변화하였다. 임상적 경험에 의하면 치료 초기에는 통증, 점막염과 입안마름증으로 인한 건조함, 삼킴 기전 구조물의 부종 등이 삼킴의 빈도와 효율성에 직접적인 영향을 미친다. 방사선 치료 전·후로 발생한 연하장애는 미사용 위축으로 인한 근육의 약화 및 섬유화와 연관된다. 이러한 조직의 변화와 이로 인한 연하장애는 환자 그리고 연관된 많은 다른 요인들에 의해 다양하게 나타난다. 일반적으로 강한 점막 조직의 반응은 방사선 치료 시작 후 3~4주 안에 발생한다. 그 후에 환자는 곧 새롭고 심각한 연하장애 증상을 경험하게 된다. 칸디다증(곰팡이 감염)이 발생하면 점막염으로 인한 통증이 증가하고 연하장애 증상이 더욱 심해진다. 마지막으로 방사선 치료가 치아에 미치는 영향도 고려해야 한다. 만약 환자의 치아 상태가 좋지 않다면 방사선 치료 전에 교정처치를 받을 수 있도록 치과의사에게 의뢰해야 한다. 이러한 예방적 처치에도 불구하고 남아 있는 치아들은 방사선 치료의 영향을 어느 정도는 받게 된다. 그림 4-6은 방사선 치료 후 삼킴 기전에 발생할 수 있는 다양한 영향들을 묘사하였다.

BOX 4-10 연하장애에 직접적으로 영향을 줄 수 있는 방사선 치료 후의 합병증과 부작용

- 점막염
- 입안마름증
- 미각과 후각의 변화
- 섬유화[입벌림 장애(trismus) 포함]
- 신경병증
- 해부학적 변화(예: 협착)
- 연하통(삼킴 시 통증)
- 식욕의 저하
- 부종
- 감염(곰팡이, 세균)
- 치아의 변화

방사선 치료 후의 연하장애 특징

방사선 치료 후에 환자들이 경험하게 되는 연하장애의 일반적 특징을 BOX 4-11에 정리하였다. 표에 표기된 백분율은 하나의 연구결과를 기반으로 한 것이므로 추정치로만 생각해야 한다.[61] 이 목록에는 연하장애와 관련된 요인들(입의 건조함, 통증)과 연하장애의 특징(적은 양, 여러 번의 삼킴)을 포함하여 일반적인 특징들을 정리하였다. 연하장애가 있는 모든 경우는 아니지만 많은 경우에서 방사선 치료 중간이나 후에 통증, 건조함, 부종 등으로 인해 삼킴의 빈도가 감소하고 음식덩이 흐름의 방향이 변화하여 흡인이 발생하고 삼킴 후 잔여물이 남는 비효율적인 삼킴이 일어나며 식사 시간이 증가하게 된다.

점막염으로 인한 통증은 방사선 치료 초기의 환자에게

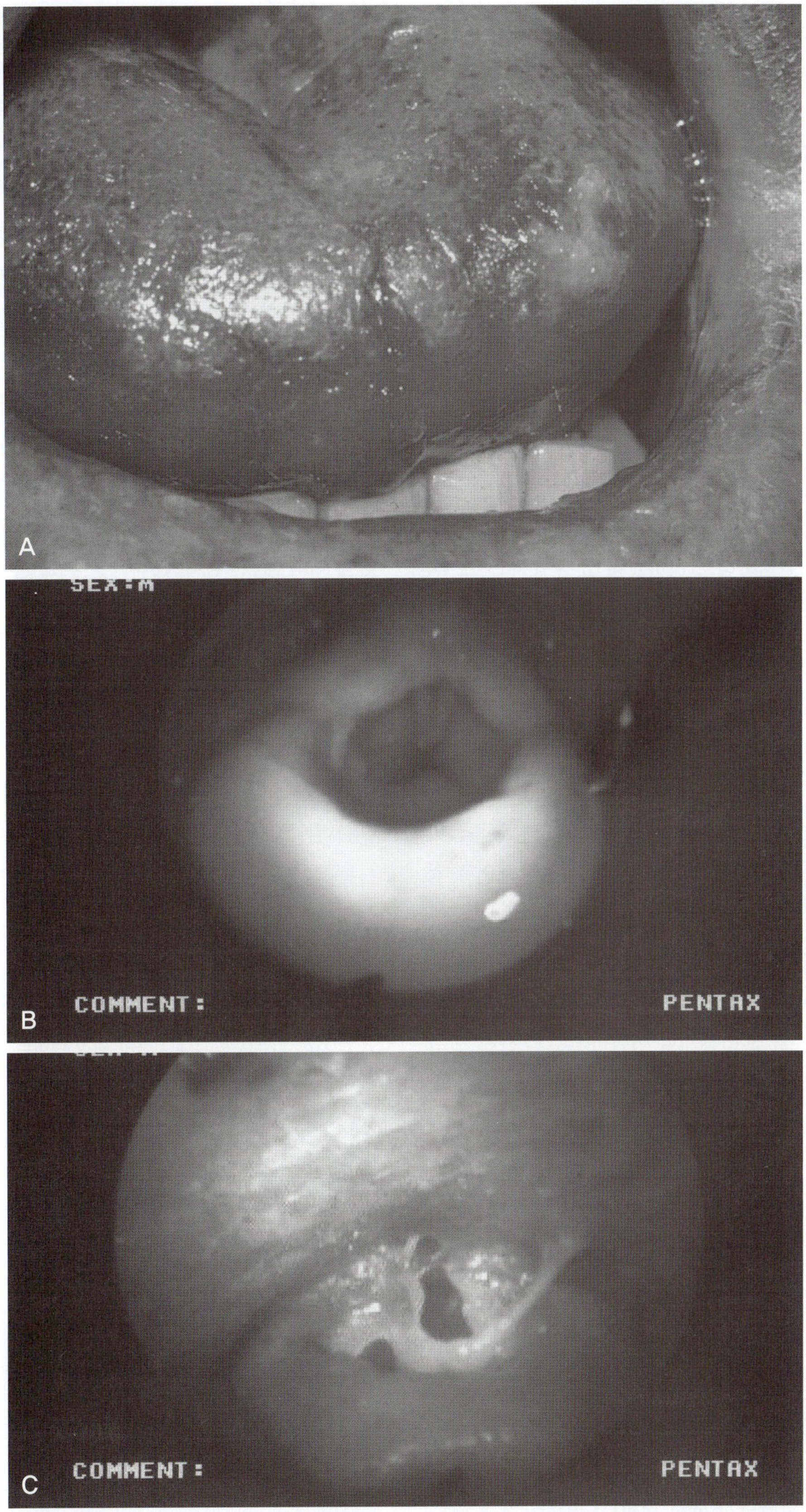

그림 4–6 방사선 치료 후 삼킴 기전의 변화. A. 혀의 점막염 B. 후두덮개를 포함한 후두의 부종 C. 잔류하고 들러붙어 있는 점액

BOX 4-11 두경부암 치료를 위한 방사선 치료와 연관된 연하장애의 특징과 관련 요인들*

- 음식덩이 조절 손상(63%)
- 한 번의 음식덩이에 적은 양을 먹게 되고 여러 번 삼킴 시도를 함
- 식사 시간의 증가
- 삼킴 빈도 감소
- 입안 건조(92%)
- 통증(58%)
- 미각 변화(75%)

* 백분율은 추정치임

심각한 문제이고 초기 치료기간을 지나 오랜 시간 지속될 수 있다. 또한 구강 점막염은 화학요법 후에 발생할 수 있으며 혼합 치료 시에 더 심해질 수 있다. 점막염으로 인한 구강 통증의 결과는 발성과 삼킴 기능의 문제뿐만 아니라 암 치료를 방해할 수 있고[62] 환자와 보호자에게 경제적 부담을 줄 수 있다.[63] 일반적으로 구강 점막염은 암 치료를 받는 환자에게 구강의 기능이상과 불편감을 초래한다.[64]

입안 건조 또는 입안마름증(xerostomia)은 두경부암의 치료를 위해 방사선 치료를 받은 환자들이 임상적으로 경험하게 되는 심각하고 오랫동안 지속되는 문제이다. 입안마름증에 관한 설문조사에 따르면 입안마름증은 감정적인 측면에서 매우 부정적인 영향을 주고 말하고 먹는 것에도 어려움을 초래한다.[65] 흥미롭게도 입안마름증은 삼킴 생리와 직접적으로 연관되지는 않는다. 즉 삼킴 기전을 통한 음식덩이의 생리학적 이동은 입안마름증의 영향을 심각하게 받지 않는다. 대신에 입안마름증은 감각 과정의 변화로 인해 환자가 삼킴을 인식하는 것에 부정적인 영향을 주는 것처럼 보인다.[66,67] 그러나 입안마름증은 단단한 음식을 씹는 것과 같은 삼킴의 불편함에 간접적으로 부정적인 영향을 준다.[68] 입안마름증이 있는 두경부암 환자는 씹는 것의 어려움은 물론 삼킴 후 잔여물이 남고, 목에 음식이 들러붙는 느낌 때문에 단단하고 씹기를 요하는 음식을 피하게 된다.

많은 환자들이 미각과 후각의 변화나 감소로 인해 먹는 즐거움에 제한이 발생한다고 하였다.[69] 미각의 손상은 방사선 치료 동안에 맛봉오리 수의 감소와 연관이 있지만 몇몇 경우에서는 방사선 치료의 중단 후에 원상태로 회복되고 미각이 향상된다고 하였다.[70] 한 연구결과에 따르면 입인두의 원발암 치료를 위한 고식적 또는 과다 분할 방사선 치료 6개월 후에 4종류의 기본적 맛이 초기 수준으로 회복되었다고 하였다.[71] 이러한 화학감각의 손상은 미각과 후각의 감소에만 국한되지 않고 몇몇 환자들은 비정상적이고 유해한 미각과 후각을 느껴 먹는 것을 피하게 된다고 하였다. 암 환자의 미각 혐오의 또 다른 관점은 환자들이 방사선 치료나 화학요법을 하는 동안 부정적인 감각 경험을 배우는 것이다.[72] 따라서 일차적으로 감각 손상이 있거나 부정적인 반응을 학습한 것은 음식과 액체의 섭취를 전반적으로 감소하게 하고, 이미 발생하였던 영양 상태의 문제를 더 위협하게 된다(PRACTICE NOTE 4-3 참조).

치아 상태가 좋지 않으면 환자가 단단한 음식을 씹는 능력을 제한하게 되어 기존의 연하장애를 더욱 악화시킬 수 있다. 또한 입벌림 장애는 환자가 입으로 섭취할 수 있는 음식이나 액체의 종류와 양을 제한할 수 있고 구강 관리에 부정적인 영향을 주게 된다. 입벌림 장애의 진단을 위한 입벌림 감소의 정도를 조작적으로 정의하기 위해 아래턱의 기능적 손상 질문지를 이용하여 수직으로 입을 벌리는 정

PRACTICE NOTE 4-3

방사선 치료를 받은 환자들의 감각 변화는 구강섭취에 상당한 영향을 끼친다. 우리는 입으로 액체를 제외한 어떤 음식도 먹지 않으려 하는 경우를 자주 경험했다. 거부의 이유 중에 하나는 고형식이 구역질을 유발하거나 구토까지 발생시키는 경우가 있기 때문이다. 몇 년 전에 우리는 이비인후과 의사와 함께 위의 불편함을 호소하는 환자의 혀를 "마비"시키기로 결정하였다. 4% 리도카인 젤을 혀의 윗부분에 바르고 몇 분 전에 환자가 구역질을 했던 음식을 바로 놓아주었다. 그는 이 음식을 아무 어려움 없이 삼킬 수 있었다. 의사는 환자에게 리도카인 한 병을 집에 가져가도록 주었다. 1달 후에 병원을 다시 찾아왔을 때, 환자는 입으로 먹을 수 있는 부드러운 음식의 종류와 양이 상당히 증가하였다. 이 전략이 항상 효과가 있는 것은 아니지만 많은 환자들에게 적용하였을 때 성공적이었다. 이 환자들의 구역질이 생리적이거나 심리적 문제이더라도 리도카인을 국소적으로 적용하여 현재의 감각계 상태를 변화시킴으로써 환자의 구강섭취를 증가시키는데 도움을 줄 수 있다.

도를 비교하였더니 두경부암 환자의 기능적 입벌림 장애 결정점은 35mm 이하였다.[73] 입벌림 장애는 두경부암 환자들에게 있어서 사소한 문제가 아니다. 입벌림 장애는 1/3 이상의 환자에게 영향을 주고 방사선 치료 몇 달 후에는 더 증가(입벌림의 감소가 더 진행됨)하는 경향을 보이고 통증, 연하장애, 입안마름증과 함께 나타난다. 게다가 입벌림 장애는 삶의 질 저하, 일상생활에 있어서 부정적 영향을 주고 우울증 같은 문제와 관련된다.[74,75]

두경부암으로 인한 연하장애의 평가 전략

7장과 8장에 성인 연하장애 환자의 임상 평가와 영상 평가에 관한 자세한 정보를 제공하고 있다. 여기에서는 두경부암을 치료받은 환자의 삼킴 기능을 평가하는 데 있어서 더욱 중요한 평가 전략에 대해 설명한다. 두경부암 환자가 보이는 임상적 특징이 다양(예: 어떤 암은 치료 전에 연하장애를 유발하지만 다른 암은 영향이 미비함)하기 때문에 두경부암 환자가 받은 치료의 성격과 치료 중 또는 후에 시간의 경과에 따른 임상적 증상과 징후는 연하장애 치료사에게 특별한 임상적 도전을 요구한다. 7장과 8장에서 설명하고 있는 기본적 연하장애 평가는 두경부암 환자들에게도 적절하지만 평가의 시간표와 영향 요인에 관한 평가는 추가로 진행해야 한다.

삼킴 평가의 시기

최근의 종설 연구들에서는 두경부암 환자의 연하장애 관리에 있어서 치료 전에 삼킴 기능 평가를 강력하게 추천한다.[76,77] 많은 환자들이 암이나 다른 요인들 때문에 의학적 치료를 하기 전에 어느 정도의 삼킴 문제를 보인다. 종양의 단계(진행암)와 종양 부위(인두 또는 아래인두)는 치료 전 연하장애와 관련이 많다.[78] 흥미롭게도 두경부암 환자의 절반 이상이 연하장애를 호소하고 대부분 기능적 삼킴 능력에 문제를 보인다.[26] 이러한 예상을 기반으로 하였을 때 두경부암으로 진단받은 환자의 절반 이상은 암의 치료 전에 삼킴 능력을 평가하지 않는다는 것을 알 수 있다. 평가되지 않는 치료 전 손상이 치료 후 연하장애 상태와 재활에 영향을 주기 때문에 이러한 접근은 최선의 환자 관리를 제공하지 못한다. 치료 전 평가는 방사선 치료 중에 또는 수술이나 방사선 치료 후에 발생할 수 있는 손상에 대해 논의할 수 있는 기회도 제공한다.[33]

수술 후 삼킴 기능 평가의 시기는 작업치료사와 외과 의사가 상의하여 결정해야 한다. 수술 후 초기에는 삼킴 능력과 평가의 범위를 제한하는 부종이 심하다(원발암 수술 시 심한 부종이 호흡이나 삼킴 기능을 제한할 것으로 예상되면 기관절개술, 위창냄술을 실시함). 초기 평가는 연하장애의 범위를 결정하고 연하장애를 유발하는 요인을 확인하며 집중적인 재활의 시기를 정하는 데 도움을 줄 수 있다. 초기 수술 후 시기에 어느 정도의 기능적 삼킴 능력을 보이는 환자들에게 있어서 입원 기간 동안 연하장애 관련 합병증의 가능성을 제한하기 위한 안전한 "삼킴"을 촉진할 수 있는 전략을 확인하기 위하여 초기 평가는 중요하다.

방사선 치료를 받는 환자들은 치료 전에도 평가를 해야 하고 치료 중간에도 평가를 하여 삼킴 기능에 부정적인 영향을 줄 수 있는 급성기 독성 부작용을 확인해야 한다. Denaro 등[79]은 2012년까지 발표된 논문들을 분석하여 방사선 치료 동안의 연하장애가 과소평가되었고, 확인되지 않은 연하장애가 이환율, 사망률, 삶의 질 감소를 증가시켰다고 하였다. 연하장애가 있는 환자의 약 1/3은 사망률이 20~65%에 이르는 폐렴을 경험한다. 환자들은 방사선 치료를 하고 시간이 지난 후에 삼킴 기능에 손상을 일으킬 수 있는 부작용이 나타나는지를 추적 조사해야만 한다.[80] 방사선 치료 후 늦게 발생하는 연하장애는 아래쪽 뇌신경의 신경병증을 포함하고 연하장애로 인한 폐렴으로 입원을 해야 하는 등의 심각한 합병증을 유발한다.[81-83]

삼킴 기능 및 입안과 관련된 증상의 이환율은 암 치료 전, 중, 후의 다양한 시점에 적용할 수 있는 다양한 임상적 도구와 영상 검사를 이용하여 평가할 수 있다. 7장에서 설명하는 Mann 삼킴 능력 평가(Mann assessment of swallowing ability, MASA)는 처음에는 뇌졸중과 신경학적 질환으로 인한 연하장애를 평가하기 위해 개발된 도구이다. 최근에 MASA-C가 두경부암 환자에게 적용할 수 있는 타당한 연하장애 평가도구로 개발되었다.[84] 기능적 구강섭식 척도(functional oral intake scale, FOIS—7장 참조)는 연하장애 환자가 구강으로 섭취할 수 있는 음식의 종류와 양을 기록할 수 있는 타당도가 확인된 도구이다.[85] Sydney Swallow Questionnaire(SSQ)는 음식과 액체의 종류에 따라 삼킴에 어려움을 기록하는 환자 보고 설문지이다. SSQ의 최초판은 연하장애가 있는 일반적 성인들을 대상으로 타당도를 확인하였지만 두경부암 환자에게서도 **신뢰도(reliability)**와 **타당도(validity)**가 적절한 것으로 확인되었다.[86] 휴스턴에 있는 MD Anderson Cancer Center에서 환자에게 적용할 수 있는 두 종류의 설문도구를 개발하고 타당도를 확인하였다. MD Anderson Dysphagia Inventory(MDADI)는 두경부암 환자가 연하장애가 본인들의 삶의 질에 미친 영향을 답하도록 구성된 신뢰도와 타당도가 확인된 설문지이다.[87] MD Anderson Symptom Inventory–Head and Neck Module(MDASI–HN)은 두경부암 환자에게 적용할 수 있도록 신뢰도와 타당도가 확인된 삼킴 기능과 관련된 증상을 환자가 직접 점수를 기입하는 도구이다. MDASI–HN 점수는 환자의 증상에 따른 부담과 일상생활에 미치는 영향을 보여준다.[88]

영향 요인에 대한 평가

영향 요인(impact factors)은 삼킴 기능에 직접적 또는 간접적으로 부정적인 영향을 줄 수 있는 환자의 특성을 의미한다. 두경부암 환자들이 자주 보이는 영향 요인은 통증, 입안마름증, 미각과 후각의 변화, 섬유화, 영양학적 상태, 심리학적 상태, 비구강식이 방법의 사용 등이 있다.

통증은 수술 후나 방사선 치료 중 또는 후에 발생할 수 있다. 삼킴 시 통증(연하통)과 관련된 삼킴의 변화는 치료의 과정이 다르기 때문에 연하장애와 감별 진단해야 한다. 일반적으로 통증은 다양한 진통제를 적용하여 의학적으로 조절한다. 만약 통증약(특히, 마약 수준의 약물)을 장기간 사용한다면 연하장애 치료사는 위장의 마비 가능성도 고려해야 한다.[89] 연하통과 다른 연하장애의 증상을 감별하기 위한 최소한의 노력으로 치료사는 환자에게 삼킴 기전에서 통증을 확인하고 통증의 정도와 위치를 질문해야 한다. 통증이 방사선 치료로 인한 구강 점막염과 관련되어 있다면 종양전문의와 간호사는 구강 점막염의 단계를 결정하기 위한 표준화된 평가도구를 사용할 수 있다. 이러한 척도에는 구강 점막염의 정도를 결정하는 데 있어서 환자가 구강으로 먹을 수 있는 능력을 평가하는 세계보건기구 등급 척도(World Health Organization Grading Scale)[90]가 있다(**표 4–2**). 치료사는 기관에서 사용하는 평가도구에 익숙해져야 하고 척도가 환자의 삼킴 능력을 적절하게 보여주는지에 관한 기능적 해석을 할 수 있어야 한다. 게다가 치료사는 삼킴 기전 안에서 통증이 발생하는 것은 진균 감염이나 말초신경 손상의 결과일 수 있음을 알아야 한다. 삼킴 기전 안에서의 통증의 원인을 이해하는 것은 치료사가 환자의 광범위한 요구를 만족시키기 위한 암 재활팀과 상호작용하는 데 도움을 준다. 연하통으로 구강섭취가 감소하였던 환자들은 적절한 의학적 치료를 통해 통증이 감소하게 되면 구강으로 섭취하는 음식과 액체의 종류와 양을 증가시켜야만 한다.

입안마름증(xerostomia)은 방사선 치료의 흔한 부작용이다. 앞서 설명했듯이 입안마름증은 구강의 정상적인 감각 기능을 변화시킴으로써 삼킴에 영향을 주고 환자가 자신의 삼킴 능력을 인지하는 데 변화를 초래한다. 입안마름증은 또한 고형식을 씹는 데 직접적이고 부정적인 영향을 준다. 삼킴 능력에 있어서 입안마름증의 특정 영향에도 불구하고 방사선 치료를 받은 환자들 대부분에게서 발생하며 증상은 지속적이다. 입안마름증의 심각도를 점수화하기 위한 두경부암 환자의 임상적 평가를 통해 객관적 등급 정도를 제시할 수 있다. 미시건 대학의 연구진들은 입안마름증을 위한 임상 척도로써 널리 사용되고 있는 환자 보고 척도를 개발하여 타당성을 확인하였다.[91] 이 척도에 있는 항목

표 4–2 구강 점막염의 등급을 위한 세계보건기구 등급 척도

등급	임상적 결과
0	증상 없음
1	구강 통증, 궤양 없음
2	구강 통증과 궤양이 있으나 정상적으로 먹을 수 있음
3	액체만 먹을 수 있음
4	음식 또는 액체를 먹을 수 없음

BOX 4-12 미시건 대학의 입안마름증 설문지*

1. 건조함 때문에 말할 때 어려움을 느낌
2. 건조함 때문에 씹을 때 어려움을 느낌
3. 건조함 때문에 고형식을 삼킬 때 어려움을 느낌
4. 건조함으로 인한 수면에 어려움을 느낌
5. 음식을 먹을 때 입 또는 목의 건조함으로 인해 어려움을 느낌
6. 음식을 먹지 않을 때 입 또는 목의 건조함으로 인해 어려움을 느낌
7. 음식을 삼키는 것을 돕기 위해 액체를 한 모금 부가적으로 삼켜야 함
8. 음식을 먹지 않을 때 입 안의 편안함을 위해 액체를 한 모금 부가적으로 삼켜야 함

* 각각의 항목을 0에서 10점으로 환자가 점수를 준다. 점수가 높을수록 입안마름증이 심하다는 것을 의미한다.

들을 BOX 4-12에 정리하였다. 환자는 각각의 항목에 0점에서 10점(점수가 높을수록 입안마름증이 심함)까지 점수를 준다. 치료사는 삼킴과 다른 구강의 기능에 입안마름증이 미치는 영향에 대한 환자의 인식에 대해 환자와 상의해 보아야 한다. 환자의 보고에 더해 치료사는 혀의 뒤쪽과 앞쪽 혀 밑 천장(sublingual vault)에서 분비물의 유무와 양 그리고 유형(묽은, 끈적함 등)을 확인해야 한다.

미각과 후각은 먹는 즐거움에 있어서 매우 중요하다. 방사선 치료와 화학요법은 이러한 감각들에 부정적인 영향을 줄 수 있다. 미각은 혀를 통해 중개되는데 기본 미각은 5가지[단맛, 쓴맛, 신맛, 짠맛, **감칠맛(umami)**]가 확인되었다. 혀의 많은 조직들은 방사선 치료나 화학요법으로 인해 변화하여 미각이 감소하거나 변할 수 있다. 향은 후각을 통해 중개되고 두경부암 환자에서 후각은 손상받지 않거나 일시적으로 감소할 수 있다. 미각과 후각의 감소는 환자에게 먹는 즐거움을 감소시키고 음식의 선택과 섭취에 부정적인 영향을 미칠 수 있다. 미각과 후각의 변화로 환자들은 음식을 혐오스럽다고 인지하게 되어 구강섭취에 직접적이고 부정적인 영향을 줄 수 있다. 미각과 후각 기능의 체계적인 평가를 위한 표준화된 프로토콜이 있지만 감각 손상의 유무와 음식과 액체의 구강섭취에 미치는 영향을 기록하는 것으로 충분하다고 한다. 만약 미각과 후각의 손상이 구강섭취를 감소시키는 일차적 원인으로 확인되면 좀 더 광범위한 평가와 가능한 치료를 위해 적절한 구강 건강 전문가에게 의뢰해야 한다.

방사선 치료는 혈관절제 부위를 따라 피부와 근육 그리고 말초신경에 손상을 초래할 수 있다. 피부와 근육의 연부조직은 섬유화되어 삼킴 기전과 두경부 부위에서 움직임이 감소하게 된다. 치료사는 감소된 움직임의 원인이 일차적으로 근육의 약화인지 조직의 섬유화 때문인지 감별해야 한다. 섬유화로 인해 수동적 움직임에도 제한을 보일 수 있다. 방사선 조사를 받은 목의 앞쪽 부위에 단단하거나 "목질(woody)"의 연부 조직에 섬유화를 보인다. 인두의 양쪽을 잡고 양옆으로 움직여 보는 것만으로 움직임과 섬유화의 정도를 알 수 있다. 치료사는 환자가 수의적 삼킴을 하는 동안 후두의 움직임을 느껴볼 수 있다. 수동적 움직임과 수의적 움직임의 감소가 복합되어 나타나는 것은 섬유화가 그 제한의 원인임을 의미한다. 가능하다면, 인두와 후두의 내시경적 검사를 통해 섬유화가 표면의 피부와 근육에만 영향을 주었는지, 좀 더 깊은 부위에도 영향을 주었는지 확인할 수 있다. 이 평가에 대한 자세한 정보는 8장에서 설명하고 있지만 중요한 점은 후두, 인두벽, 혀 바닥의 움직임을 평가하는 것이다.

섬유화는 또한 삼킴 기전에 있는 다른 구조물에도 변화를 일으킨다. 방사선 치료의 결과로 인해 상부식도조임근[upper esophageal sphincter, 인두식도분절(pharyngoesophageal segment, *PES*)이라고도 불림]이 섬유화되고 협착이 발생할 수 있다. 이 부위의 협착은 조임근의 열림을 제한하고 환자가 삼킨 음식이 다 내려가지 않을 수 있다. 고형식을 삼키는 데 어려움을 호소하는 두경부암 환자의 경우에 이러한 손상을 고려해 보아야 한다. 결국 섬유화는 입의 벌림을 감소시키는 입벌림 장애를 초래하게 된다. 입벌림 장애는 턱을 닫는 주동근인 깨물근과 관자근의 유연성이 감소한 결과이다. 이 근육들이 섬유화되면 턱을 여는 근육들에 많은 저항을 주게 된다. 이러한 상황은 씹기, 삼킴, 발성, 구강 관리에 부정적인 영향을 주게 된다. 앞서 설명했듯이 수직으로 입을 벌리는 것이 35mm 이하일 경우에는 입벌림 장애로 볼 수 있다. TheraBite(Atos Medical AB, West Allis, Wis.)는 입벌림 장애의 치료를 위한 도구이며 간단한 판지 "자"가 있어 입벌림을 체계적으로 측정할 수

있다. 두경부암 치료를 받은 모든 환자의 입벌림을 측정하는 것을 추천하지만 방사선 치료를 받은 환자의 경우에는 특히 더 필요하다. 그림 4-7은 TheraBite를 이용한 입벌림 자와 그것의 사용을 보여주고 있다. 입벌림 장애가 일상생활활동에 미치는 영향을 평가하는 임상 도구로는 Gothenburg Trismus Questionnaire가 있다.[92]

암 환자의 영양실조는 다양한 원인에 의해 나타나고 삶의 질 저하, 생존율의 감소, 치료와 관련된 이환을 초래한다.[93] 두경부암 환자의 30~50%는 치료 전 · 중 · 후에 어느 정도의 영양실조는 보인다. 영양실조의 원인으로는 연하장애, 연하통, 미각 변화, 식욕 부진(자체의 원인 다양), 열량 요구 증가, 다른 대사, 신체 또는 심리학적 요인 등이 있다. 영양 상태는 다양한 방법을 이용하여 평가할 수 있다. 체중 변화는 영양 변화에 대한 일반적 지침이며 의도하지 않는 체중감소는 영양 상태의 위험을 보여주는 임상적 징후로 여길 수 있다. 체질량지수(body mass index, BMI)는 체중과 신장의 비율로 체중 변화의 정도를 알 수 있다. BMI 계산기는 인터넷에서 쉽게 접할 수 있다. 만약 심각한 영양 손상이 의심된다면 이런 간단한 임상적 도구를 이용하기보다는 의사에게 먼저 의뢰하고 자격을 갖춘 영양 전문가에게 상담을 받는 것이 필요하다.

심리적 상태는 재활에 영향을 줄 수 있다. 암 환자들은 통증, 피로감, 기형, 의사소통의 어려움, 연하장애, 구역과 구토를 포함한 다양한 소화기 문제 등이 동반된다. 이러한 상태들은 많은 경우에 만성적이며 고통과 우울을 유발한다. 심리학적 상담은 잠재된 요인들을 확인하고 이러한 문제들이 재활에 미치는 영향을 최소화하도록 도움을 줄 수 있다.

방사선 치료나 화학방사선 치료를 하는 동안 환자가 입으로 먹고 마시는 것을 지속하는지, 지속하지 않는지 여부는 장기적 삼킴의 결과에 중요한 요인이다. Hutcheson 등[94]은 방사선 치료나 화학방사선 치료를 하는 동안 입으로 섭취하는 것을 유지하고 삼킴운동을 지속하는 것은 두경부암 환자가 좀 더 나은 장기적인 식사를 하는 데 연관이 있다고 하였다. 그러나 영양학적 또는 의학적 이유로 인해 영양튜브(비구강식이)가 필요하다면 영양튜브의 유형과 환자가 입으로 음식을 섭취하는지 여부가 장기적 삼킴의 결과에 영향을 미친다. 비록 최근의 종설논문에서 코위관이 좀 더 나은 삼킴의 결과를 가져온다고 하였지만 코위관과 위영양관의 영향을 비교한 자료들이 어떤 연구들은 코위관이 더 좋다고 하고, 어떤 연구들은 차이가 없다고 하기 때문에 설득력이 떨어진다. 예방적으로 또는 반작용적으로 영양튜브를 적용하는 것이 관련된 논쟁이다. 이러한 절차의 목적은 의학적 치료를 방해하는 것을 최소화하는 것이지만 예방적 식이의 중단이나 입으로 음식이나 액체의 섭취를 심하게 제한할 경우에 의학적 치료 후의 삼킴 기능은 더욱 손상된다.[95-98]

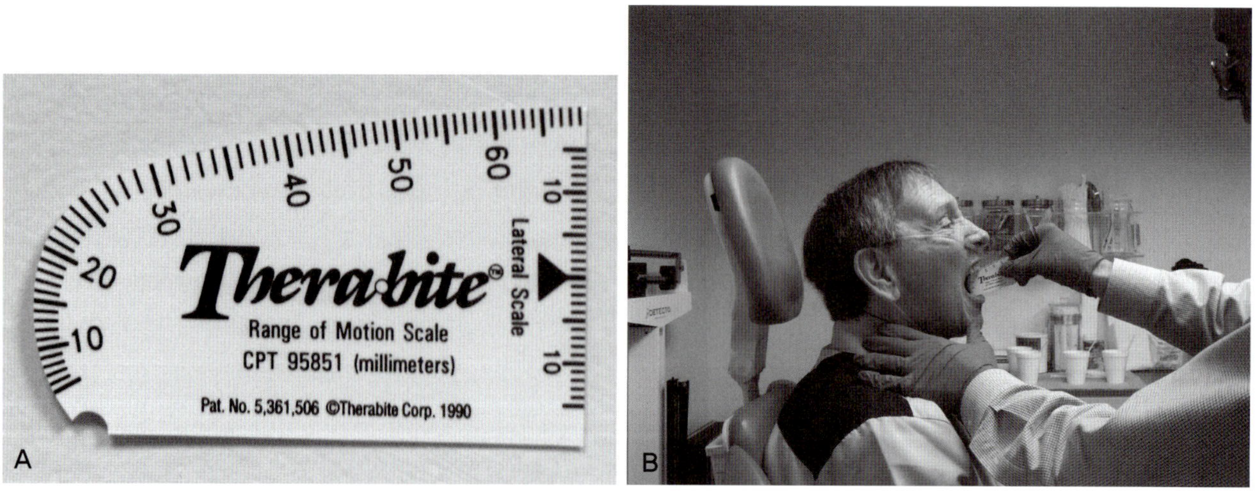

그림 4-7 입벌림의 측정. A. TheraBite 입벌림 자 B. 수직 입벌림을 측정하기 위해 환자에게 자를 사용하고 있음

두경부암으로 인한 연하장애의 치료전략

9장과 10장에서 성인 환자를 위한 좀 더 광범위하고 자세한 치료계획과 치료적 중재들을 설명하고 있다. 그러나 두경부암 치료를 받은 환자들은 연하장애 치료에 있어서 암 자체와 치료로 인해 특별한 임상적 도전에 직면하게 된다. 두경부암 환자에게 있어서 치료에 관한 연구는 소수의 환자를 대상으로 진행되었다. 이러한 이유로 두경부암 환자에게 최고의 치료는 아직 더 많은 연구가 필요하다. 많은 환자들(진행암의 경우 특히 더)은 수술과 방사선 치료를 복합적으로 적용한다. 이러한 상황에서 두 치료의 효과는 치료계획에서 반드시 고려해야 한다.

삼킴 치료의 시기

두경부암 치료를 받은 환자들의 연하장애 치료 시 한 가지 고려할 점은 언제 치료를 시작하느냐이다. 많은 연구들이 암 치료 후 연하장애 치료를 가능한 한 빨리 시작할 것을 제안한다.[99-101] 현재 연하장애 치료를 시작하기까지 장기간 기다리라는 제안은 없었으며 불행하게도 암 치료 후에 연하장애 치료를 시작하는 최적의 시기에 대한 의견의 일치가 없는 상황이다. 일반적 지침으로써 치료는 가능한 한 빨리 시작하는 것이 좋다. 수술 후에 치료적 활동을 시작하는 것에 대한 환자의 준비 정도는 두경부 외과의사와 상의하는 것이 현명한 방법이다. 게다가 치료 후에 문제가 거의 없거나 삼킴 기능을 회복한 일부 환자들은 원발암의 치료 후 수개월 또는 수년 후에 삼킴 기능의 감퇴나 새롭게 연하장애가 발생하는 경우도 있다. 두경부암의 치료 후 만성적 연하장애가 발생한 환자에게 몇몇 연구들이 희망적 제시를 하기도 한다.[102,103]

또 다른 접근법은 암 치료 후 연하장애를 예방하거나 심각도를 감소시키기 위하여 암 치료 전 또는 중에 중재 전략을 고려하는 것이다. 이러한 패러다임은 최근에 적용되기 시작하였고 화학요법을 병행하거나 또는 병행하지 않은 방사선 치료를 받은 환자들에게 주로 적용되었다. 한 군데의 암 치료 병원에서는 방사선 치료 후(화학요법을 병행하거나 하지 않은)에 2주간 삼킴 관련 운동을 수행한 환자들에게 있어서 삶의 질[104]과 삼킴 기능의 특정 영역[105]에서 증진을 확인했다고 하였다. 운동은 일반적으로 알려진 운동들이고 혀 저항운동, 혀 잡기, 머리 들기, 노력 삼킴, 멘델슨 매뉴버를 포함한다.

소규모 무작위 임상 실험에서 방사선 치료 동안 매일 능동적 운동에 기반한 치료를 하였을 때 암 치료 후 연하장애의 정도가 감소하였고 효과가 6개월 정도까지 유지되었다.[106] 이 연구의 결과는 집중적인 운동 기반 치료와 위상치료(sham therapy) 그리고 능동적 치료가 아닌 일반적 관리를 받은 환자들이 암 치료 중에 근육 구조의 유지와 삼킴 능력의 기능적 유지 정도를 비교하였다. 이 연구에서 적용한 운동은 간단하고 혀, 후두, 인두, 턱 움직임에 초점을 맞춘 것으로 혀 저항운동, 노력 삼킴, 가성, 가벼운 저항에 대한 턱 스트레칭 등이 있다. 이 연구에서 두 번째 결과로는 능동적 운동군에서 침의 분비와 후각이 보전되었다는 것이다. 이러한 결과 변수들이 이 환자군에서 연하장애에 영향을 주었을 것으로 생각된다. 이러한 초기 결과에 따르면 방사선 치료 중(또는 전) 능동적 삼킴운동에 참여하는 것이 두경부암으로 치료를 받는 환자들에게 광범위한 도움을 준다. 이 연구의 결과는 연구설계와 치료방법에 차이가 있지만 다른 임상 연구들의 결과에서도 입증되었다.[107-109] Duarte 등[109]은 의학적 치료(방사선 치료 또는 화학방사선 치료) 전과 치료 중에 삼킴운동을 실시한 환자들의 결과를 후향적으로 분석하였다. 이 연구의 흥미로운 점은 삼킴운동 프로그램에 불편함을 느끼는 정도에 따라 환자군을 두 개의 하위 그룹으로 나누어 진행하였다는 것이다. 불편함을 호소한 환자군이 불편함을 호소하지 않는 환자군보다 더 좋은 결과(일반식이, 적은 수의 영양튜브, 더 높은 비율로 식이 유지 또는 향상)를 보였다. 이 결과는 예방적 연하장애 치료의 중요성을 보여준다. 두경부암 환자는 의학적 치료 전 · 중 · 후에 엄청난 부담을 갖게 된다. 치료 후의 삼킴 문제를 감소시키기 위한 것일지라도 의학적 치료 중에 연하장애 치료를 추가하는 것은 또 다른 부담을 더해주는 것이 된다. 이러한 부담의 결과 때문에 두경부암 환자는 삼킴운동법을 유지하지 않을 수도 있다. Duarte 등[109]은 67%의 환자가 운동 프로그램(하루에 모든 운동 세트를 수행함)을 잘 수행하였다. 그러나 좀 더 규모가 큰 연구에서 Shin 등[110]은 13%의 환자만이 완벽하게 운동 프로그램을 수행하였고 32%는 일부만 수행하였다. 나머지 55%의 환자는 운동 프로그램을 수행하지 않았다. 운동을 지속하지 않은 이유로는 "운동이 너무 어려움", "잊어버림", "통증", "너무 바빠서" 등이 있었다. 예방적 운동을 지속하는 것의 장점을 환자에게 알려줌으로써 환자의 운동 참여를 향상시키기 위한 전략이 중요하다. 네덜란드에서 Head Matters라 불리는 두경부암 치료를 받는 환자들이 혼자 수행할 수 있는 운동 프로그램을 개발하였다.[111] Head Matters의 예비연구에서 64%의 운동 수행률을 보였고 58%의 환자는 중등도에서 높은 수준의 운동을 수행하였다. 이러한 접근은 Shin 등[110]이 "환자의 수행률을 최대화하기 위한 지지요법"으로 정의한 예방적 삼킴운동 프로그램을 개발하는 좋은 첫 단계이다.

치료의 과정 중에 방사선 치료를 받는 환자들은 연하장애가 발생할 수 있다. 입으로 음식과 액체를 섭취하는 것이 다시 가능해질 때까지 치료의 중·후에 **장관** 영양튜브(**enteral** feeding tube)를 적용할 수 있다. 이러한 경우에는 입으로 음식을 먹는 것이 가능한지 다시 평가하거나 삼킴치료를 시작하기 위하여 치료 중 또는 후에 환자와 지속적으로 연락을 유지하는 것이 중요하다. 치료 후에 연하장애를 유발할 수 있는 근육의 약화나 움직임의 감소를 제한하거나 발생을 막기 위해 삼킴 기전의 근력 강화와 유연성 유지에 초점을 맞춘 운동을 환자에게 제공해야 한다. 두경부암 환자 중에는 치료 후에 대체적 영양 공급 방법의 장기간 사용이 필요할 수도 있지만 많은 병원들은 이러한 전략을 일시적으로만 사용한다(보통 2~4개월).[112] 이러한 경우에 연하장애 전문가는 환자가 비구강식이에서 구강식이로 전환할 때 중요한 역할을 한다.[113]

두경부암의 크기와 위치는 물론 의학적, 수술적 치료도 다양하기 때문에 이 환자군의 연하장애 치료는 광범위하다. 암 치료 후 연하장애 치료의 시기는 같은 의학적, 수술적 전략으로 치료를 받은 환자들 사이에서도 임상적 특성에 따라 차이를 보인다. 따라서 복잡한 임상적 문제를 단순화하고자 하는 시도에서 두경부암 치료 후 발생한 음식덩이의 이동과 기도 보호 문제에 초점을 맞추고자 한다. 또한 방사선 치료 후 발생할 수 있는 점막과 근육의 변화에 적용할 수 있는 중재 방법에 대해 간략히 소개할 것이다.

음식덩이 이동 문제를 위한 치료

음식덩이를 이동시키는 데 어려움이 있는 경우 치료계획을 세울 때 이동 문제를 유발한 삼킴 기전의 변화를 확인하는 것이 첫 단계이다. 이러한 변화는 수술적 중재나 방사선 치료로 인해 발생할 수 있다. 삼킴 기전을 구성하는 구조물의 움직임이 감소하는 것이 일반적 특성이다. 수술적 치료는 음식덩이의 이동에 중요한 구조물을 제거할 수 있다. 만약 구조물이 제거되었다면 위턱얼굴 치과보철전문가(maxillofacial prosthodontist)가 매우 중요한 역할을 하게 된다. 연하장애 치료사와 함께 위턱얼굴 치과보철전문가는 삼킴 기능 향상에 기여하는 입천장 올림, 폐쇄기구 또는 다른 위턱뼈모양 보철물이나 다른 입천장 보철물을 제작할 수 있다.[114] 입천장 올림(palatal lift) 기구는 물렁입천장을 위로 올리는 데 도움을 주어 입천장인두 닫힘을 향상시킬 수 있다. 폐쇄기구(obturator)는 수술로 절개한 부분에 생긴 공간을 채우는 기구이다. 만약 물렁입천장을 제거하였다면(단단입천장의 일부도) 폐쇄기구가 구강과 비강을 구분하는 데 도움을 줄 수 있다. 위턱뼈모양 보철물(maxillary-shaping device)은 단단입천장 위에 씌우는 보철물이다(위쪽 의치처럼). 이 보철물은 약해지거나 부분 절제한 혀와의 접촉을 최대화하기 위하여 두껍게 하거나 모양을 만들어 줄 수 있다. 혀와 입천장 접촉이 증가하면 구강에서 음식덩이의 이동이 향상된다. 그러나 한 연구에서는 입인두암으로 수술적 치료를 받은 환자들에게 있어서 이러한 보철물들의 전반적 효과에 대해 의심을 던졌다.[115] Yet Koyama 등[116]은 입의 바닥에 생긴 암 수술을 한 3명의 환자에게 위턱과 아래턱에 재형성 보철물을 적용하였을 때의 효과를 보고하였다.

구조물들이 움직임을 제한한다면(수술이나 방사선 치료로 인해) 머리 자세 변화, 식이 도구의 사용, 식이 변화 등을 적용할 수 있다. 관절가동범위운동(즉 스트레칭) 또한 어떤 경우에는 도움을 준다. 혀의 움직임에 제한이 있는 환자들은 중력이 음식덩이를 입의 뒤쪽이나 인두로 이동시켜 줄 수 있도록 턱을 들어 올릴 수 있다. 이런 경우에는 기도 보호가 잘 되는 것이 임상적으로 중요하다. 환자가 기도 보호를 잘 할 수 없으면서 중력을 이용하여 음식덩이를 인두로 이동시키게 되면 흡인의 위험이 증가한다. 또 다른 고려사항으로는 턱을 올리면 인두식도분절의 압력이 증가하는 것이다.[117] 만약 환자가 인두식도분절을 여는 데 어려움을 보이고 있다면 이 방법의 적용은 금기이다. 이 자세 기법을 적용하기 위해서는 음식덩이가 중력에 의해 충분히 움직일 수 있어야 한다. 이러한 점은 구강식이를 액체나 매우 부드러운 음식과 액화 형식의 음식으로 제한할 수 있다.

식사 도구들은 좀 더 단단한 형태의 음식덩이를 구강의 뒤쪽에 놓을 수 있게 해 준다.[118] 혀 마비나 다른 원인으로 혀의 움직임에 제한을 보이는 환자들이 부드러운 음식을 입의 뒤쪽에 놓기 위해 혀절제술용 숟가락을 사용할 수 있다. 심각한 움직임 제한이 있을 경우 환자들은 주사기나 부드러운 카테터를 이용하여 음식을 구강의 뒤쪽, 인두 또는 경우에 따라서 위쪽 식도로 바로 넣어줄 수 있다(일부 환자들은 스스로 입위관을 사용할 수 있음).

스트레칭 운동은 흉터나 섬유화로 인해 움직임이 심하게 제한된 경우에 도움을 줄 수 있다. 입벌림 장애가 있는 환자들에서 입벌림이 증가하는 긍정적인 결과를 보였다. 스트레칭을 위한 두 가지 방법을 추천할 수 있다. 물리치료의 운동과 함께 능동과 수동 스트레칭이 효과적이라는 일부 연구가 있지만,[119] 이 효과에 몇몇 연구자들은 의문을 표시한다.[120] 입벌림 장애의 치료로써 턱의 수동적 스트레칭을 도와줄 수 있는 다양한 도구들이 고안되었다. 전통적으로 앞니(무치아 환자의 경우 잇몸) 사이에 설압자를 겹쳐 넣어서 스트레칭의 정도를 증가시켰다. 상업적으로 이용 가능한 도구로는 Therabite와 Dynasplint Trismus System (Dynasplint Systems, Inc., Severna Park, Md.)이 있다. 두경부암의 치료로 방사선 조사 후에 발생한 입벌림 장애의 치료에서 위의 세 가지 치료방법들이 모두 효과를 보였다.[121,122] 세 가지 방법 중에서 Therabite를 이용한 치료효과에 관한 연구가 가장 광범위하게 진행되었다.[121] 입벌림 장애가 있는 환자들에게서 미세전류 전기치료와 말초 혈관 흐름을 증가시키는 약물인 펜톡시필린을 사용한 소수의 연구에서도 입벌림의 향상이 나타났다.[121]

노력 삼킴이나 멘델슨 매뉴버와 같은 다른 매뉴버나 보상법들 또한 연하장애의 특정 증상에서 음식덩이의 이동을 향상시키는 데 유용하다(다양한 매뉴버와 보상법들의 좀 더 자세한 방법과 삼킴 생리학적인 효과와 기능은 10장 참조). 마지막으로 신맛을 이용하였을 때 삼킴 시 인두기 이동 시간이 향상되었다는 연구도 있었다.[123] 이 연구가 중재 연구는 아니었지만 삼킴 시 신맛의 효과는 많은 관심을 받고 있다.

기도 보호를 위한 치료

기도 보호 기전의 손상은 삼킴 시 협응의 문제 또는 후두 닫힘의 문제로 인해 발생한다. 후두의 변화는 수술이나 방사선 치료로 인해 발생할 수 있으며 두 치료 모두 후두의 해부학적 구조를 손상시키거나 후두 구조물의 움직임을 변화시킬 수 있다. 이러한 관점에서 기도를 보호하기 위한 치료적 노력은 후두 닫힘과 삼킴의 협응을 향상시키는 것에 초점을 맞춘다.

몇 가지 사례에서 감소된 성문 닫힘에 외과적 교정을 적용하기도 한다. 가장 자주 사용되는 두 가지 기법 중에 하나는 방패성형술(thyroplasty)로 비운동성 성대주름의 위치를 가운데로 이동시키는 기법이며 또 다른 하나는 성대주름에 적합한 생체물질(biosubstance)을 주사하는 것이다. 어떤 기법을 적용하는지에 대한 결정 요인은 성문 부전의 정도와 그 기법에 대한 외과의사의 경험 그리고 환자의 전반적인 의학적 상태 등이 있다. **그림 4-8**은 **그림 4-5**에서 본 후두와 같은 사진으로 방패성형술에 의한 오른쪽 진성대의 가운데 이동 후 모습을 보여주며 성문 닫힘이 향상된 것을 확인할 수 있다. 생체물질을 한쪽 또는 양쪽 성대주름에 주사하는 것도 성대 닫힘의 향상에 효과적이다.[124-126] 외과의사마다 성대주름에 주사를 하는 기법이 다를 수 있지만 최근의 기법들은 환자가 수술실에서 전신마취를 받지 않아도 되는 진료실에서 실시할 수 있는 시술들이다. 이러한 기법은 방패목뿔막을 통한 주사와 내시경 화면을 이용하여 성대주름으로 주사를 하는 방법을 포함한다.[127]

다양한 행동 치료기법들 또한 삼킴 시 흡인을 감소시키기 위하여 적용되어 왔다. 이러한 방법들은 후두의 해부학적 변화가 있는 경우에 적용할 수 있지만 음식물의 흡인이 삼킴 시 협응이 잘 되지 않아 발생할 때에도 고려해볼 수 있다. 이러한 보상적 기법들은 턱 당기기 자세, 머리 회전, 성문위 삼킴, 상부-성문위 삼킴 등이 있다. 각각의 기법과 비디오 자료에 대해서는 10장에서 자세히 설명하고 있다. 턱 당기기 자세는 환자가 삼킴 시 인두기 요소의 지연

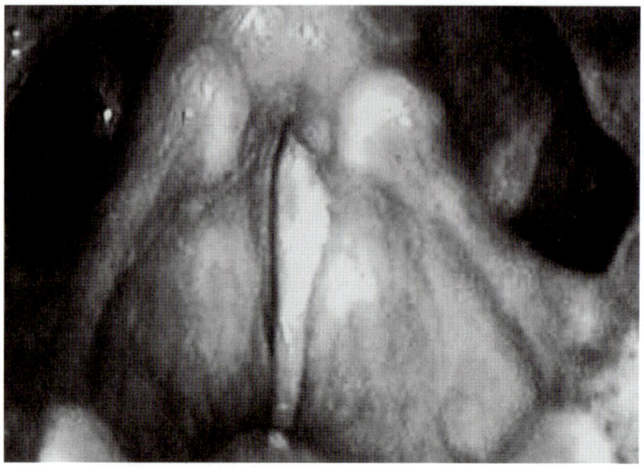

그림 4-8 그림 4-5에서 본 후두의 사진으로 방패성형술에 의한 오른쪽 진성대의 가운데 이동 후 사진. 두 사진을 비교하였을 때 성문 닫힘이 향상된 것을 확인할 수 있다.

을 보일 때 도움을 줄 수 있다. 턱 당기기 시에 머리의 자세는 입인두의 입구를 좁혀주고 환자가 혀의 "오르막"에서 삼킬 수 있도록 한다. 머리 회전 자세는 인두의 한쪽(좀 더 건강한 쪽)으로 음식덩이가 이동하고 반대쪽 인두식도분절의 조임근 내 압력을 낮추는 데 도움을 준다. 삼킴 시 이러한 자세 수정은 음식덩이가 기도에서 멀어지도록 방향을 잡아주고 삼킴 후 흡인될 가능성이 있는 잔여물의 양을 감소시키는 데 도움을 준다. 두 종류의 성문위 삼킴 매뉴버는 모두 삼킴 전에 기도를 닫고 삼킴 후 즉시 후두에 있을 수 있는 잔여물을 없애기 위해 가볍게 기침을 하는 것에 초점을 맞춘다. 이 두 매뉴버의 차이점은 "상부 성문위 삼킴"이 후두의 닫힘 정도를 증가시키거나 확실히 하기 위하여 숨 참기 기간을 좀 더 길게 하는 것이다. 또 다른 삼킴 매뉴버로는 멘델슨 매뉴버가 있으며 이 방법은 삼킴의 협응을 향상시켜 기도 보호의 증진을 간접적으로 촉진하는 방법이다. 삼킴 시 기도보호의 어려움으로 심각한 연하장애를 보이는 암 환자에게 멘델슨 매뉴버를 시행하였다. 그에게 첫 비디오투시 검사 시에 매뉴버를 알려주었으며 환자는 치료를 받을 때에도 멘델슨 매뉴버를 배웠고 기도 보호가 향상되어 구강섭취가 증가하였다. 이 매뉴버를 수행하는 환자의 기술이 향상되었더라도 어떤 음식물에서는 간헐적으로 흡인이 발생하였다. 이러한 경우에 치료사는 기존의 기법이나 매뉴버의 결과에 대해 의문을 가져야 한다. 이 환자의 병력과 치료 경과를 다음에 정리하였다.

방사선 치료로 인한 점막과 근육 변화의 치료

방사선 치료가 삼킴을 방해할 수 있는 점막과 근육에 변화를 초래하면, 이러한 변화의 영향을 최소화하기 위한 활동들로 치료계획을 세우는 것이 환자의 최대 관심사이다. BOX 4-13에 두경부암의 방사선 치료 후에 발생할 수 있는 점막과 근육 조직의 변화를 위한 일반적 중재법들을 요약하였다.

입안마름증(xerostomia, dry mouth)은 음식을 섞어서 음식덩이의 이동을 도와주는 침의 감소로 삼킴의 어려움을 초래한다. 방사선 치료 후의 입안마름증이 운동적 측면보다 감각적 측면에 영향을 준다는 연구가 있다.[66,67] 침의 또 다른 기능은 구강과 치아 건강의 향상에 기여한다는 것이다. 침의 흐름이 감소하게 되면 구강과 치아의 건강에 손상을 준다.[128,129]

불행하게도, 입안마름증은 방사선 치료 후에 오래 지속되거나 심지어 영구적이다. 다양한 중재법이 소개되었지만 이러한 임상적 문제를 보이는 여러 환자에게 완벽하게 효과적인 방법은 없다.[129,130] 침 분비 기능이 남아 있지만 충분하지 않은 환자들에게는 껌을 씹도록 하는 것이 침의 분비를 증가시킬 수 있다. 침의 분비는 맛(특히 신맛과 쓴맛)에 반응하기 때문에 풍선껌이 이런 부분에 많은 도움을 줄 수 있다. 일부 환자들에서 껌이나 약용 캔디(무가당)가 기

BOX 4-13 두경부암의 방사선 치료로 인해 발생한 점막과 근육의 변화를 위한 일반적 중재

점막 변화
- 침 보충물
- 수분
- 진통제
- 얼음 조각
- 구강세정제
- 젤
- 처방된 약
- 기계적 청결

근육 변화
- 냉자극(얼음 조각 필요)
- 스트레칭
- 다양한 운동

계적 또는 화학적 감각자극으로 침의 분비를 증가시킬 수 있다. 천연 침의 소실을 대체하거나 보상하기 위해 합성 침이나 다른 수분 보충제를 상업적으로 이용할 수 있다. 이러한 보충제는 구강세정제, 스프레이, 젤을 포함한 다양한 형태가 있다. 침의 대체품을 사용할 때에는 환자에게 구강 점막 전체를 코팅하고 혀의 앞쪽 아랫부분에 작은 액체덩이를 놓도록 교육하는 것이 중요하다. 일부 환자들은 이러한 대체품으로 효과를 볼 수 있지만 어떤 환자들은 대체품을 거부할 수도 있다. 일반적으로 이런 효과들은 일시적이므로 입안마름증이 연하장애의 원인이라면 환자에게 식사 전에 이러한 대체품을 적용하도록 할 수 있다. 많은 환자들이 구강 건조 때문에 수분공급용 물병의 사용이 필요하다고 한다. 이 환자들은 또한 삼킴 기전에서 음식이 이동하는 것을 돕고 삼킴 후 잔여물을 내려 보내기 위해 식사 중에 자주 음료를 마신다. 물론 이러한 전략은 흡인의 위험을 최소화하거나 제거하기 위해 적절한 기도 보호가 필요하다.

침의 분비를 증가시키기 위해 의사들은 약물을 처방할 수도 있다. 이러한 약물들은 장기간의 복용을 필요로 하고 일부 환자들에게 비용의 부담을 줄 수 있다. 이런 약물들은 또한 침샘에 더해 다른 많은 샘에서 체액의 분비를 증가시킨다. 어떤 환자들은 이 약물을 복용하였을 때 과도한 땀의 분비를 호소하였다. 실제로 입안마름증이 있는 많은 환자들은 구강 윤활을 증가시키기 위한 다양한 접근법을 시도하였다. 치료사는 다양한 선택사항과 정보들을 제공함으로써 환자들을 도울 수 있다. 침의 감소는 구강과 치아 건강을 저하시킨다. 치료사는 환자가 구강의 상태를 유지할 수 있도록 구강 위생 활동을 자주 일상적으로 하도록 조언해야 한다.

입안마름증은 방사선 치료 후에 심각하고 오래 지속되는 합병증이다. 일반적으로 입안마름증은 침분비 저하증(hyposalivation)과 관련이 있지만 침 분비의 영향보다 구강건조에 관한 환자의 인식과 관련이 깊다. 입안마름증은 단단하고, 건조한 음식을 씹는 데 직접적으로 영향을 주고 삼킴의 감각 측면에도 영향을 준다. 국소적, 체계적 약물, 침 대체제, 고압 산소요법, 전기자극, 침 등 두경부암 환자의 입안마름증 치료의 다양한 선택사항들에 대한 연구가 진행되었다. Lovelace 등[131]은 침분비 저하증과 입안마름증의 치료에 관한 종설 연구과 메타분석을 진행하였다.

점막염으로 인한 구강 통증은 방사선 치료(또한 화학요법도 함께)를 받은 환자의 급성 독성의 결과로 심각한 문제이다. 심한 경우에 이 통증은 매우 괴롭고 삼킴의 빈도가 감소하거나 음식이나 액체 모두를 입으로 섭취하는 것을 중단시킬 수도 있다. 효과가 입증된 몇몇 전략들을 이러한 경우에 적용할 수 있다. 의학적 접근이 필요하지 않은 간단한 방법으로는 식염수와 얼음 조각을 이용하여 구강을 세척하는 방법이다.[132] "구강 세척용 스펀지(toothettes)"의 형태로 구강을 세척하는 것은 건조한 점막을 붕괴시킬 수 있으므로 추천하지 않는다. 대신에 환자들은 잔여물 제거를 위해 약한 소금물을 이용한 매우 부드러운 칫솔을 사용하여 구강 점막을 닦는 것을 추천한다. 차가운 얼음 조각은 일시적으로 구강 통증을 경감시켜 줄 수 있고 물은 구강 점막의 윤활에 도움을 줄 수 있다. 몇몇 환자들은 이가 나는 시기의 아기들에게 사용하는 구강 마취용 젤을 사용한다고도 하였다. 심한 통증이 있을 때 의사들은 강력한 진통제 패치를 처방하기도 한다. 약한 경우에는 처방전 없이 구매할 수 있는 물약이 통증을 조절하는 데 적절하다.

구강 점막염을 위한 중재의 효과를 평가하기 위해 코크란 고찰 연구를 진행하였다.[133] 이 연구결과에 따르면 알로퓨리놀 구강세정제, 다른 의학적 접근 또는 최근에는 저강도 레이저의 적용 등이 근거가 약하거나 신뢰할만하지 않다는 결론을 내렸다. 그러나 구강 점막염의 치료에 증명된 중재법이 없음에도 불구하고 적어도 두 가지 긍정적 관점을 언급할 수 있다. 구강 점막염은 급성기 독성의 부작용이며 주로 일시적으로 발행한다. 잘 관리한다면 방사선 조사를 받은 부위의 구강 점막염의 기간과 정도는 다양한 정도로 방지할 수 있다. 두 번째로 치료사와 연구자들은 점막염 환자들을 도울 수 있는 새롭고 특별한 방법의 연구를 지속해야 한다. 순수한 꿀의 국소적 적용[134]과 저강도 레이저의 적용 등이 새로운 접근법이다.[135] 최근에는 가바펜틴(gabapentin)이 구강 점막염의 예방적 치료제로 가능성이 있는 것으로 연구되었다.[136,137] 가바펜틴[뉴론틴(neurontin)이라 알려짐]은 비아편성의 약물로 점막염과 관련된 통증을 조절하는 데 효과가 있고 아편성의 약물에서 발생하는 부작용을 감소시킬 수 있다고 하였다. Worthington 등[138]은 암 치료와 연관된 구강 점막염의 예방이나 중증도를 감소시키는 데 유의미한 효과가 있는 10가지의 중재법을 정리하였다. 더불어 Campos 등[139]은 암 치료에서 구강 점막염 예방과 치료에 관한 리뷰를 정리하였다.

근육 조직의 변화는 방사선 조사를 받은 근육에 섬유화나 신경병이 발생하면서 구조물의 움직임을 제한하게 된다. 또한 입으로 음식과 액체를 섭취하지 않는 환자들에게는 약화를 초래하는 미사용 위축도 고려해야 한다. 모든 환자들에게 단 하나의 치료가 만병치료법이 될 수는 없다. 섬유화가 머리나 목의 움직임을 제한할 경우에는 치료사와의 상담을 통해 섬유화된 근육의 움직임을 증가시키기 위한 전략을 확인하는 것이 좋다. 한 가지 일반적 전략은 섬유화된 근육과 제한된 구조를 스트레칭하는 것이다. 앞서 설명했듯이 반복적

CLINICAL CASE EXAMPLE 4-1 폐렴, 흡인 그리고 삼킴 재활

왼쪽 편도오목(T2N2A)에 암이 발생한 66세의 남성은 왼쪽 목 부위 절개와 방사선 치료를 받았다. 외래로 연하장애 치료를 받으러 오기 전에 환자는 4개월간 방사선 치료를 받았다. 방사선 치료 후에 왼쪽 목 부위 절개를 하기로 하였으나 방사선 치료 후에 환자는 흡인으로 인한 폐렴이 발생하여 치료를 위해 입원하였다. 입원 기간 동안 경피내시경위창냄술을 받았다. 입원 기간 동안 실시한 비디오투시 검사에서는 흡인이 관찰되지 않았고 2달 후에 왼쪽 목 부위 절개를 실시하였다(연하장애 치료를 받으러 오기 2개월 전). 이 수술 3주 후 실시한 비디오투시 검사에서 흡인이 관찰되었으며 환자에게 점도를 높인 액체만 섭취하도록 추천하였다. 환자는 4주 후에 연하재활실에 방문하였다. 삼킴 기능의 내시경 검사에서 환자는 묽은 액체에서 흡인을 보이지 않았다. 점도가 높은 액체에서 침습(penetration)이 관찰되었고 기침을 하면 제거되는 양상을 보였다. 환자는 가성을 내는 동안 인두벽의 움직임이 감소하고 인두에 점액이 들러붙으며, 음식덩이의 점성이 증가할수록 삼킴 후 잔여물도 증가하는 등의 방사선 치료 후 중등도의 인두기 변화를 보였다. 비디오투시 검사를 다시 실시하였을 때 점성이 좋은 음식보다 묽은 액체에서 좀 더 향상된 삼킴 수행(흡인 없음, 적은 잔여물)을 보였다. 기능적 삼킴을 하기에 삼킴의 움직임들이 적절한 것처럼 보였으나 움직임의 정도(목뿔-후두 운동의 감소, 인두 수축의 감소, 인두식도분절 열림의 감소)는 감소되어 있었다. 이 시기에는 묽은 액체의 구강섭취를 시작하고 부드러운 음식의 점도까지 점성을 점차적으로 늘리도록 추천하였다. 담당의와 치료사에게 주기적으로 추적 검사 받도록 하였다.

10개월 후에 이 환자는 오른쪽 아래엽 폐렴으로 입원하였다. 이 시기의 비디오투시 검사결과 흡인이 발생하여 구강으로 음식이나 액체의 섭취를 모두 중단하도록 하였다. 2달 후 환자는 연하재활실을 다시 방문하였다. 비디오투시 검사결과 10mL의 점성이 있는 액체에서 흡인이 발생하였으나 묽은 액체나 적은 양의 점성이 있는 액체(5mL)에서는 흡인이 발생하지 않았다. 성문위 삼킴과 멘델슨 매뉴버를 알려주었으며 두 방법 모두 양이 많은 음식덩이에서 흡인을 줄이거나 발생하지 않게 하는 데 효과가 있었다. 기도보호와 삼킴 시 목뿔-후두 운동, 인두 수축, 인두식도분절의 열림에 초점을 맞춘 집중 삼킴 치료를 이 시기에 추천하였다. 많은 노력을 요하는 멘델슨 매뉴버를 강조하였으며 묽은 액체에서 점차 점도가 있는 액체로 그리고 퓌레 종류의 음식으로 음식의 단계에 변화를 주었다. 표면 **근전도**(surface **electromyographic**, sEMG)를 활용한 생체되먹임을 이용하여 매뉴버를 알려주었으며 삼킴을 하려는 노력이 증가하는 것을 관찰하였다. 경부 청진(cervical auscultation)을 이용하여 삼킴 후 기도에 잔여물의 여부를 확인하였다.

2주간 매일 치료를 한 후에 환자는 혀의 바닥과 뒤쪽 인두벽의 접촉이 증가하였고 인두 수축의 정도와 기간의 증가, 목뿔-후두 운동의 증가 등을 보였다. 환자는 흡인 없이 더 많은 양의 묽은 액체(컵으로 마시기)를 삼킬 수 있었으며 점도가 높은 액체를 삼킨 후에 발생하던 잔여물의 양이 감소하였다. 매일 2주간의 추가 치료 후에 환자는 흡인 없이 점도가 높은 액체를 삼킬 수 있었으며 소량의 잔여물이 남긴 했지만 흡인 없이 "촉촉한 퓌레"를 섭취할 수 있었다. 이 시기에 환자는 영양사와 상담을 통해 튜브영양 식이의 양을 줄이고 구강섭취의 양을 증가시키기 위한 전략을 세웠다. 결과적으로 경피내시경창냄관을 제거하였으며 모든 음식과 액체를 구강으로 섭취할 수 있었다. 음식의 종류는 액체와 부드러운 음식으로 제한되었지만 환자는 튜브영양 식이보다는 훨씬 좋다고 하였다.

이 환자는 방사선 치료의 결과 삼킴 기전의 움직임도 중등도의 감소를 보였다. 방사선 치료 후에 폐렴이 발생하였으며 지속적인 삼킴 영상 검사에서 흡인이 일관성을 보이지는 않았지만 발생하였다. 이러한 비일관성은 시간에 따라, 검사의 종류에 따라 다양하였다. 한 가지 일관된 경과는 점도가 높은 음식보다 묽은 액체를 환자가 더 잘 삼켰다는 것이다. 이러한 결과는 삼킴 경로에 있는 구조물들의 움직임이 감소하여 음식덩이에 적은 힘이 가해지기 때문에 또는 입안마름증으로 인해 구강 점막에 점도가 높은 음식물이 더 잘 들러붙기 때문일 것이다. 이 환자의 구강섭취를 증가시키기 위한 첫 번째 접근법은 삼킴 영상 검사의 결과를 바탕으로 안전한 음식부터 시작하여 담당 의사와 치료사의 감독하에 점차 난이도를 높이는 것이다. 이러한 방법은 성공적일 수 있지만 환자의 순응도와 적절한 강도의 수준은 알려진 것이 없다. 치료 프로그램은 삼킴 시 기도로 음식물이 흡인되는 위험을 감소시키기 위해 주의하면서 입인두 구조물의 움직임을 증가시키는 것에 초점을 맞추었다. 이 경우에 환자는 방사선 치료 후 1년 이상이 지난 후에 향상을 보였다. 이 시기 동안 환자는 삼킴이 가능하였기 때문에 유연성을 다시 회복할 수 있었거나 최소한 더 나빠지지는 않았다. 이 환자의 경우는 많은 흥미로운 의문을 제기하지만 모든 의문에 직접적으로 답을 할 수는 없다. 다만 기도 보호의 문제가 생길 위험이 높고 만성의 환자라 할지라도 삼킴 재활이 성공적이고 안전할 수 있다는 것을 보여준다.

인 스트레칭은 움직임, 특히 턱의 움직임을 향상시켜 준다. 근육의 약화로 인해 움직임이 감소한다면 근육 재활을 위한 운동적 접근이 필요하다. 이러한 접근은 삼킴 기전뿐만 아니라 머리와 목 부위에도 일반적으로 적용할 수 있다.

점막이나 근육 조직에서 방사선으로 인한 변화가 심한 경우에 환자는 입으로 어떤 음식이나 액체도 섭취할 수 없다. 이러한 경우에 암을 치료하는 의사는 비구강식이 전략을 선택할 수 있다. 코위관보다 경피내시경위창냄술의 사용이 좀 더 근거를 갖는다.[140] 경피내시경위창냄술이 코위관보다 삽입 실패의 확률이 적고, 영양학적 결과가 좋으며, 흉부 감염의 위험이 낮다. 그러나 최근에는 코위관이 좀 더 나은 삼킴 결과를 보이는 것으로 나타난다. 임상에서 장관영양법의 적용 시에 위나 코쪽으로 접근할지 결정을 해야 한다.[141] 비구강식이 전략을 추구하는 것은 환자 개개인의 환경을 기반으로 영양사 및 치료사와의 상담을 통해 결정해야 한다. 구강식이를 다시 시작하는 것과 삼킴 치료가 효과적인지를 알아보기 위해 환자를 주기적으로 관찰하는 것이 중요하다. 또한 환자들이 비구강식이로 영양과 수분공급을 받으면서 삼킴 기전에 발생할 수 있는 근육 미사용으로 인한 위축의 가능성을 막기 위해 예방적 운동에 참여하는 것이 중요하다.

요약 및 정리

1. 삼킴 기전 안에 발생한 암과 암의 치료는 연하장애를 유발하고 삶의 질을 변화시킨다. 암의 일차적 치료는 수술과 방사선 치료이다. 이 치료들은 단독으로 또는 복합적으로 적용할 수 있다. 화학요법은 이러한 일차적 접근법들과 함께 사용할 수 있다.
2. 두경부암의 치료로 인한 연하장애의 특징은 치료의 유형과 범위에 따라 다양하다. 한 가지 일반적 특징은 삼킴 기전의 움직임이 감소하는 것이다. 이것은 삼킴의 효율성을 감소시키고 다양한 방법으로 관찰된다. 암 치료의 성격과 범위를 이해하는 것은 연하장애를 치료하기 위한 치료적 전략을 이해하고 수립하는 데 도움을 준다.
3. 방사선 치료를 단독으로 받거나 수술과 함께 받은 환자의 경우 삼킴 기전의 구조물들의 움직임이 감소하거나 입인두 구조물의 통증과 건조함을 호소할 수 있다. 이러한 치료 합병증은 삼킴 기능 향상을 촉진하기 위해 직접적인 치료를 필요로 한다.
4. 두경부암 치료를 받은 환자의 삼킴 기능을 평가할 때 영양상태, 미각과 후각, 지구력, 구강 통증 등의 연하장애와 관련된 상태들을 평가하는 것이 중요하다.
5. 두경부암 환자의 연하장애 치료는 음식덩이의 이동과 기도 보호에 초점을 맞추어야 한다. 삼킴 기능의 향상을 위해 다양한 수술적, 행동적 치료전략들이 이용 가능하다. 최근의 연구에 의하면 조기에 치료를 시작할수록 더 좋은 결과를 얻을 수 있다. 최근에 개발된 연하장애 치료는 예방적 접근에 초점을 맞추는 것으로 연하장애를 감소시키고 화학방사선 치료를 받은 환자의 이환율 감소에 효과적이다.

REFERENCES

1. National Cancer Institute Factsheet: Head and neck cancer: Questions and answers: http://www.cancer.gov/cancertopics/factsheet/Sites-Types/head-and-neck. Accessed August 15, 2014.
2. van Bokhorst-de van der Schuer MA, van Leeuwen PA, Kuik DJ, et al: The impact of nutritional status on the prognoses of patients with advanced head and neck cancer. *Cancer* 86:519, 1999.
3. Silander E, Nyman J, Hammerlid E: An exploration of factors predicting malnutrition in patients with advanced head and neck cancer. *Laryngoscope* 123:2428, 2013.
4. Hébuterne X, Lemarié E, Michallet M, et al: Prevalence of malnutrition and current use of nutrition support in patients with cancer. *J Parenter Enteral Nutr* 38:196, 2014.
5. Fietkau R: Principles of feeding cancer patients via enteral or parenteral nutrition during radiotherapy. *Strahlenther Onkol* 174(Suppl 3):47, 1998.
6. Lees J: Incidence of weight loss in head and neck cancer patients on commencing radiotherapy at a regional oncology centre. *Eur J Cancer Care (Engl)* 8:133, 1999.
7. Johnston CA, Kean TJ, Prudo SM: Weight loss in patients receiving radical radiation therapy for head and neck cancer: a prospective study. *J Parenter Enteral Nutr* 6:399, 1982.
8. Ottosson S, Zackrisson B, Kjellén E, et al: Weight loss in patients with head and neck cancer during and after conventional and accelerated radiotherapy. *Acta Oncol* 52:711, 2013.
9. van der Berg B, Rütten H, Rasmussen-Conrad EL, et al: Nutritional status, food intake, and dysphagia in long-term survivors with head and neck cancer treated with chemoradiotherapy: a cross-sectional study. *Head Neck* 36:60, 2014.
10. American Joint Committee on Cancer: *AJCC cancer staging manual*, ed 6, New York, 2002, Springer.
11. Mendenhall WM, Riggs CE, Cassisi NJ: Treatment of head and neck cancers. In DeVita VT, Hellman S, Rosenberg SA, editors: *Cancer: principles and practice of oncology*, Philadelphia, 2005, Lippincott Williams & Wilkins.
12. Smith RV, Goldman Y, Beitler JJ, et al: Decreased short- and long-term swallowing problems with altered radiotherapy dosing used in an organ-sparing protocol for advanced pharyngeal carcinoma. *Arch Otolaryngol Head Neck Surg* 30:831, 2004.
13. Levendag PC, Teguh DN, Voet P, et al: Dysphagia disorders in patients with cancer of the oropharynx are significantly affected by the radiation therapy dose to the superior and middle constrictor muscle: a dose-effect relationship. *Radiother Oncol* 85:64, 2007.
14. Jensen K, Overgaard M, Grau C: Morbidity after ipsilateral radiotherapy for oropharyngeal cancer. *Radiother Oncol* 85:90, 2007.
15. Paleri V, Roe JW, Corry J, et al: Strategies to reduce long-term postchemoradiation dysphagia in patients with head and neck cancer: an evidence-based review. *Head Neck* 36:431, 2014.
16. Sanguineti G, Rao N, Gunn B, et al: Predictors of PEG dependence after IMRT + chemotherapy for oropharyngeal cancer. *Radiother Oncol* 107:300, 2013.
17. Frank SJ, Cox JD, Gillin M, et al: Multifield optimization intensity modulated proton therapy for head and neck tumors: a translation to practice. *Int J Radiat Oncol Biol Phys* 89:846, 2014.
18. Holliday EB, Frank SJ: Proton radiation therapy for head and neck cancer: a review of the clinical experience to date. *Int J Radiat Oncol Biol Phys* 89:292, 2014.
19. Adelstein DJ, Li Y, Adams GI, et al: An intergroup phase III comparison of standard radiation therapy and two schedules of concurrent chemoradiotherapy in patients with unresectable squamous cell head and neck cancer. *J Clin Oncol* 21:21, 2003.
20. Mittal BB, Pauloski BR, Harah DJ, et al: Swallowing dysfunction—preventive and rehabilitation strategies in patients with head-and-neck cancers treated with surgery, radiotherapy, and chemotherapy: a critical review. *Int J Radiation Oncology Biol Phys* 57:1219, 2003.
21. Logemann JA, Pauloski BR, Rademaker AW, et al: Swallowing disorders in the first year after radiation and chemoradiation. *Head Neck* 30:148, 2008.
22. Zuydam AC, Lowe D, Brown JS, et al: Predictors of speech and swallowing function following primary surgery for oral and oropharyngeal cancer. *Clin Otolaryngol* 30:428, 2005.
23. Pauloski BR, Rademaker AW, Logemann JA, et al: Speech and swallowing in irradiated and nonirradiated postsurgical oral cancer patients. *Otolaryngol Head Neck Surg* 118:616, 1998.
24. Shin YS, Koh YW, Kim SH, et al: Radiotherapy deteriorates postoperative functional outcome after partial glossectomy with free flap reconstruction. *J Oral Maxillofac Surg* 70:216, 2012.
25. Ryzek DF, Mantsopoulos K, Künzel J, et al: Early stage oropharyngeal carcinomas: comparing quality of life for different treatment modalities. *Biomed Res Int* 2014:421964, 2014.
26. Pauloski BR, Rademaker AW, Logemann J, et al: Pretreatment swallowing function in patients with head and neck cancer. *Head Neck* 22:474, 2000.
27. Kendall K, McKenzie S, Leonard R, et al: Timing of swallowing events after single-modality treatment of head and neck carcinomas with radiotherapy. *Head Neck* 20:720, 1998.
28. Kotz T, Abraham S, Beitler JJ, et al: Pharyngeal transport dysfunction consequent to an organ-sparing protocol. *Arch Otolaryngol Head Neck Surg* 125:410, 1999.
29. Conley JJ: Swallowing dysfunctions associated with radical surgery of the head and neck. *Arch Surg* 80:602, 1960.
30. Summers GW: Physiologic problems following ablative surgery of the head and neck. *Otolaryngol Clin North Am* 7:217, 1974.

31. Hsiao HT, Leu YS, Lin CC: Tongue reconstruction with free radial foreman flap after hemiglossectomy: a functional assessment. *J Reconstr Microsurg* 19:137, 2003.
32. Seikaly H, Rieger J, Wolfaardt J, et al: Functional outcomes after primary oropharyngeal cancer resection and reconstruction with the radial forearm flap. *Laryngoscopy* 113:897, 2003.
33. Crary MA, Carnaby-Mann GD: Rehabilitation after treatment for head and neck cancer. In DeVita VT, Hellman S, Rosenberg SA, editors: *Cancer: principles and practice of oncology*, ed 7, Philadelphia, 2005, Lippincott Williams & Wilkins.
34. Frazell EL, Lucas JC: Cancer of the tongue: report of the management of 1,554 patients. *Cancer* 15:1085, 1962.
35. Kimata YSM, Hishinuma S, Ebihara S, et al: Analysis of the relations between the shape of the reconstructed tongue and postoperative functions after subtotal or total glossectomy. *Laryngoscope* 113:905, 2003.
36. Hirano M, Kuriowa Y, Tanaka S: Dysphagia following various degrees of surgical resection for oral cancer. *Ann Otol Rhinol Laryngol* 101:138, 1992.
37. McConnell FMS, Logemann JA: Diagnosis and treatment of swallowing disorders. In Cummings CW, editor: *Otolaryngology, head and neck surgery (update II)*, St Louis, 1990, Mosby.
38. Khariwala SS, Vivek PP, Lorenz RR, et al: Swallowing outcomes after microvascular head and neck reconstruction: a prospective review of 191 cases. *Laryngoscopy* 117:1359, 2007.
39. Tei K, Maekawa K, Kitada H, et al: Recovery from postsurgical swallowing dysfunction in patients with oral cancer. *J Oral Maxillofac Surg* 65:1077, 2007.
40. Pauloski BR, Rademaker AW, Logemann J, et al: Surgical variables affecting swallowing in patients treated for oral/oropharyngeal cancer. *Head Neck* 26:625, 2004.
41. Reiger JM, Zalmanowitz JG, Sytsanko A, et al: Functional outcomes after surgical reconstruction of the base of tongue using the radial forearm flap in patients with oropharyngeal carcinoma. *Head Neck* 29:1024, 2007.
42. O'Connel DA, Rieger J, Harris JR, et al: Swallowing function in patients with base of tongue cancers treated with primary surgery and reconstructed with a modified radial forearm free flap. *Arch Otolaryngol Head Neck Surg* 134:857, 2008.
43. Blyth KM, McCabe P, Heard R, et al: Cancers of the tongue and floor of mouth: five year file audit within the acute phase. *Am J Speech-Language Pathol* 23:668, 2014.
44. Borggreven PA, Verdonck-de Leeuw I, Rinkel RN, et al: Swallowing after major surgery of the oral cavity or oropharynx: a prospective and longitudinal assessment of patients treated by microvascular soft tissue reconstruction. *Head Neck* 29:638, 2007.
45. Wycliffe ND, Grover RS, Kim PD, et al: Hypopharyngeal cancer. *Top Magn Reson Imaging* 18:243, 2007.
46. Martin A, Jackel MC, Christiansen H, et al: Organ preserving transoral laser microsurgery for cancer of the hypopharynx. *Laryngoscope* 118:398, 2008.
47. Preuss SF, Cramer K, Klussmann JP, et al: Transoral laser surgery for laryngeal cancer: outcome, complications and prognostic factors in 275 patients. *Eur J Surg Oncol* 35:235, 2009.
48. Hinni ML, Salassa JR, Grant DG, et al: Transoral laser microsurgery for advanced laryngeal cancer. *Arch Otolaryngol Head Neck Surg* 133:1198, 2007.
49. Hartl DM, de Mones E, Hans S, et al: Treatment of early-stage glottic cancer by transoral laser resection. *Ann Otol Rhinol Laryngol* 116:832, 2007.
50. Lewin JS, Hutcheson KA, Barringer DA, et al: Functional analysis of swallowing outcomes after supracricoid partial laryngectomy. *Head Neck* 30:559, 2008.
51. Pellini R, Pichi B, Ruscito P, et al: Supracricoid partial laryngectomies after radiation failure: a multi-institutional series. *Head Neck* 30:372, 2008.
52. León X, López M, García J, et al: Supracricoid laryngectomy as salvage surgery after failure of radiation therapy. *Eur Arch Otorhinolaryngol* 264:809, 2007.
53. Mannellia G, Meccarielloa G, Deganelloa A, et al: Subtotal supracricoid laryngectomy: changing in indications, surgical techniques, and use of new surgical devices. *Am J Otolaryngol* 35:719, 2014.
54. Pauloski BR, Rademaker AW, Logemann J, et al: Speech and swallowing in irradiated and nonirradiated postsurgical oral cancer patients. *Otolaryngol Head Neck Surg* 118:616, 1998.
55. Pauloski BR, Logemann J, Rademaker AW, et al: Speech and swallowing function after oral and oropharyngeal resections: one-year followup. *Head Neck* 16:313, 1994.
56. Roe JW, Carding PN, Dwivdei RC, et al: Swallowing outcomes following Intensity Modulated Radiation Therapy (IMRT) for head & neck cancer—a systematic review. *Oral Oncol* 46:727, 2010.
57. Lohia S, Rajapurkar M, Nguyen SA, et al: A comparison of outcomes intensity-modulated radiation therapy and 3-dimensional conformal radiation therapy in the treatment of oropharyngeal cancer. *JAMA Otolaryngol Head Neck Surg* 140:331, 2014.
58. Pauloski BR, Rademaker AW, Logemann JA, et al: Comparison of swallowing function after intensity-modulated radiation and conventional radiotherapy for head and neck cancer. *Head Neck* 2014. [Epub ahead of print].
59. Xiao C, Hanlon A, Zhang Q, et al: Symptom clusters in patients with head and neck cancer receiving concurrent chemoradiotherapy. *Oral Oncol* 49:360, 2013.
60. Haisfield-Wolfe ME, Brown C, Richardson M, et al: Variations in symptom severity patterns among oropharyngeal and laryngeal cancer outpatients during radiation therapy: a pilot study. *Cancer Nurs* 2014. [Epub ahead of print].
61. Epstein JB, Emerton S, Kolbinson DA, et al: Quality of life and oral function following radiotherapy for head and neck cancer. *Head Neck* 21:1, 1999.
62. Rosenthal DI: Consequences of mucositis-induced treatment breaks

and dose reductions on head and neck cancer treatment options. *J Support Oncol* 5:23, 2007.
63. Murphy BA: Clinical and economic consequences of mucositis induced by chemotherapy and/or radiation therapy. *J Support Oncol* 5:13, 2007.
64. Cheng KK: Oral mucositis, dysfunction, and distress in patients undergoing cancer therapy. *J Clin Nurs* 16:2114, 2007.
65. Dirix P, Nuyts S, Vander Poorten V, et al: The influence of xerostomia after radiotherapy on quality of life: results of a questionnaire in head and neck cancer. *Support Care Cancer* 16:171, 2008.
66. Logemann J, Smith CH, Pauloski BR, et al: Effects of xerostomia on perception of performance of swallow function. *Head Neck* 23:317, 2001.
67. Logemann J, Pauloski BR, Rademaker AW, et al: Xerostomia: 12-month changes in saliva production and its relationship to the perception and performance of swallow function, oral intake, and diet after chemoradiation. *Head Neck* 25:432, 2003.
68. Hamlet S, Faull J, Klein B, et al: Mastication and swallowing in patients with postirradiation xerostomia. *Int J Radiat Oncol Biol Phys* 37:789, 1997.
69. Mirza N, Machtay M, Devine PA, et al: Gustatory impairment in patients undergoing head and neck irradiation. *Laryngoscope* 118:24, 2008.
70. Yamashita H, Nakagawa K, Tago M, et al: Taste dysfunction in patients receiving radiotherapy. *Head Neck* 28:508, 2006.
71. Sandow PL, Hejrat-Yazdi M, Heft MW: Taste loss and recovery following radiation therapy. *J Dent Res* 85:608, 2006.
72. Schiffman SS: Critical illness and changes in sensory perception. *Proc Nutr Soc* 66:331, 2007.
73. Dijkstra PU, Huisman PM, Roodenburg JL: Criteria for trismus in head and neck oncology. *Int J Oral Maxillofac Surg* 35:337, 2006.
74. Pauli N, Johnson J, Finizia C, et al: The incidence of trismus and long-term impact on health-related quality of life in patients with head and neck cancer. *Acta Oncol* 52:1137, 2013.
75. Johnson J, Johansson M, Rydén A, et al: The impact of trismus on health-related quality of life and mental health. *Head Neck* 2014. [Epub ahead of print].
76. Starmer HM: Dysphagia in head and neck cancer: prevention and treatment. *Curr Opin Otolaryngol Head Neck Surg* 22:195, 2014.
77. Kraaijenga SAC, van der Molen L, van den Brekel MWM, et al: Current assessment and treatment strategies of dysphagia in head and neck cancer patients: a systematic review of the 2012/13 literature. *Curr Opin Support Palliat Care* 8:152, 2014.
78. Starmer H, Gourin C, Lua LL, et al: Pretreatment swallowing assessment in head and neck cancer patients. *Laryngoscope* 121:1208, 2011.
79. Denaro N, Merlano MC, Russi EG: Dysphagia in head and neck cancer patients: pretreatment evaluation, predictive factors, and assessment during radiochemotherapy, recommendations. *Clin Exp Otorhinolaryngol* 6:117, 2013.
80. Zackrisson PMC, Strander H, Wennerberg J, et al: A systematic overview of radiation therapy effects in head and neck cancer. *Acta Oncol* 42:443, 2003.
81. Hutcheson KA, Lewin JS, Barringer DA, et al: Late dysphagia after radiotherapy-based treatment of head and neck cancer. *Cancer* 118:5793, 2012.
82. Hutcheson KA, Yuk MM, Holsinger FC, et al: Late radiation radiation-associated dysphagia (late-RAD) with lower cranial neuropathy in long-term oropharyngeal cancer survivors: video case reports. *Head Neck* 37:E56–62, 2015.
83. Awan MJ, Mohamed AS, Lewin JS, et al: Late radiation-associated dysphagia (late-RAD) with lower cranial neuropathy after oropharyngeal radiotherapy: a preliminary dosimetric comparison. *Oral Oncol* 50:746, 2014.
84. Carnaby GD, Crary MA: Development and validation of a cancer-specific swallowing assessment tool: MASA-C. *Support Care Cancer* 22:595, 2014.
85. Crary MA, Mann GD, Groher ME: Initial psychometric assessment of a functional oral intake scale for dysphagia in stroke patients. *Arch Phys Med Rehabil* 86:1516, 2005.
86. Dwivedi RC, St Rose S, Roe JW, et al: Validation of the Sydney Swallow Questionnaire (SSQ) in a cohort of head and neck cancer patients. *Oral Oncol* 46:e10, 2010.
87. Chen AY, Frankowski R, Bishop-Leone J, et al: The development and validation of a dysphagia-specific quality-of-life questionnaire for patients with head and neck cancer: the M.D. Anderson dysphagia inventory. *Arch Otolaryngol Head Neck Surg* 127:870, 2001.
88. Rosenthal DI, Mendoza TR, Chamgers MS, et al: Measuring head and neck cancer symptom burden: the development and validation of the M.D. Anderson symptom inventory, head and neck module. *Head Neck* 29:923, 2007.
89. Levin AA, Levine MS, Rubesin SE, et al: An 8-year review of barium studies in the diagnosis of gastroparesis. *Clin Radiol* 63:407, 2008.
90. World Health Organization: *Handbook for reporting results of cancer treatment*, Geneva, 1997, World Health Organization.
91. Meirovitz A, Murdoch-Kinch CA, Schipper M, et al: Grading xerostomia by physicians or by patients after intensity-modulated radiotherapy of head-and-neck cancer. *Int J Radiation Oncology Biol Phys* 66:445, 2006.
92. Johnson J, Carlsson S, Johansson M, et al: Development and validation of the Gothenburg Trismus Questionnaire (GTQ). *Oral Oncol* 48:730, 2012.
93. Farhangfar A, Makarewicz M, Ghosh S, et al: Nutrition impact symptoms in a population cohort of head and neck cancer patients: multivariate regression analysis of symptoms on oral intake, weight loss, and survival. *Oral Oncol* 50:877, 2014.
94. Hutcheson KA, Bhayani MK, Beadle BM, et al: Eat and exercise during radiotherapy or chemoradiotherapy for pharyngeal

cancers: use it or lose it. *JAMA Otolaryngol Head Neck Surg* 139:1127, 2013.

95. Oozeer NB, Corsar K, Glore RJ, et al: The impact of enteral feeding route on patient-reported long term swallowing outcome after chemoradiation for head and neck cancer. *Oral Oncol* 47:980, 2011.
96. Prestwich RLD, Teo MTW, Gilbert A, et al: Long-term swallow function after chemoradiotherapy for oropharyngeal cancer: the influence of a prophylactic gastrostomy or reactive nasogastric tube. *Clinical Oncol* 26:103, 2014.
97. Lewis SL, Brody R, Touger-Decker R, et al: Feeding tube use in patients with head and neck cancer. *Head Neck* 36:1789, 2014.
98. Nugent B, Lewis S, O'Sullivan JM: Enteral feeding methods for nutritional management in patients with head and neck cancers being treated with radiotherapy and/or chemotherapy. *Cochrane Database Syst Rev* (1):CD007904, 2013.
99. Denk DM, Kaider A: Videoendoscopic biofeedback: a simple method to improve the efficacy of swallowing rehabilitation of patients after head and neck surgery. *Otorhinolaryngol* 59:100, 1997.
100. Denk DM, Swoboda H, Schima W, et al: Prognostic factors for swallowing rehabilitation following head and neck cancer surgery. *Acta Otolaryngol* 117:769, 1997.
101. Zuydam A, Rogers S, Brown J, et al: Swallowing rehabilitation after oro-pharyngeal resection for squamous cell carcinoma. *Br J Oral Maxillofac Surg* 38:513, 2000.
102. Crary MA, Mann GD, Groher ME, et al: Functional outcomes of dysphagia therapy with adjunctive sEMG biofeedback. *Dysphagia* 19:160, 2004.
103. Carnaby-Mann GD, Crary MA: Adjunctive neuromuscular electrical stimulation in the treatment of chronic pharyngeal dysphagia. *Ann Otol Rhino Laryngol* 117:279, 2008.
104. Kulbersh BD, Rosenthal EL, McGrew BM, et al: Pretreatment, preoperative swallowing exercises may improve dysphagia quality of life. *Laryngoscope* 116:883, 2006.
105. Carrol WR, Locher JL, Canon CL, et al: Pretreatment swallowing exercises improve swallow function after chemoradiation. *Laryngoscope* 118:39, 2008.
106. Carnaby-Mann GD, Crary MA, Schmalfuss I, et al: "Pharyngocise": randomized controlled trial of preventative exercises to maintain muscle structure and swallowing function during head-and-neck Chemoradiotherapy. *Int J Radiat Oncol Biol Phys* 83:210, 2012.
107. Van der Molen L, van Rossum MA, Burkhead LM, et al: A randomized preventative rehabilitation trial in advanced head and neck cancer patients treated with chemoradiotherapy: feasibility, compliance, and short-term effects. *Dysphagia* 26:155, 2011.
108. Kotz T, Federman AD, Kao J, et al: Prophylactic swallowing exercises in patients with head and neck cancer under chemoradiation: a randomized trial. *Arch Otolaryngol Head Neck Surg* 138:376, 2012.
109. Duarte VM, Chhetri DK, Liu YF, et al: Swallow preservation exercises during chemoradiation therapy maintains swallow function. *Otolaryngol Head Neck Surg* 149:878, 2013.
110. Shin EH, Basen-Engquist K, Baum G, et al: Adherence to preventive exercises and self-reported swallowing outcomes in post-radiation head and neck cancer patients. *Head Neck* 35:1707, 2013.
111. Cnossen IC, van Uden-Kraan CF, Rinkel R, et al: Multimodal guided self-help exercise program to prevent speech, swallowing, and shoulder problems among head and neck cancer patients: a feasibility study. *J Med Internet Res* 16:e74, 2014.
112. Al-Othman MO, Amdur RJ, Morris CG, et al: Does feeding tube placement predict for long-term swallowing disability after radiotherapy for head and neck cancer? *Head Neck* 25:741, 2003.
113. Crary MA, Groher ME: Reinstituting oral feeding in tube fed patients with dysphagia. *Nutr Clin Pract* 21:576, 2006.
114. Light J: A review of oral and oropharyngeal prostheses to facilitate speech and swallowing. *Am J Speech Lang Pathol* 4:15, 1995.
115. Pauloski BR, Logemann JA, Colangelo LA, et al: Effect of intraoral prostheses on swallowing function in postsurgical oral and oropharyngeal cancer patients. *Am J Speech Lang Pathol* 5:31, 1996.
116. Koyama Y, Ota Y, Sakaizumi K, et al: Swallowing appliance: intraoral reshaping prosthesis for dysphagia second to oral floor cancer: a pilot study. *Am J Phys Med Rehabil* 93:1008, 2014.
117. Castell JA, Castell DO, Shultz A, et al: Effect of head position on the dynamics of the upper esophageal sphincter and pharynx. *Dysphagia* 8:1, 1993.
118. Fleming SM: Treatment of mechanical swallowing disorders. In Groher M, editor: *Dysphagia: diagnosis and management*, ed 3, Boston, 1997, Butterworth- Heinemann.
119. Grandi G, Silva ML, Streit C, et al: A mobilization regimen to prevent mandibular hypomobility in irradiated patients: an analysis and comparison of two techniques. *Med Oral Pathol Oral Cir Bucal* 12:E105, 2007.
120. Dijkstra PU, Sterken MW, Pater R, et al: Exercise therapy for trismus in head and neck cancer. *Oral Oncol* 43:389, 2007.
121. Dijkstra PU, Kalk WW, Roodenburg JL: Trismus in head and neck oncology: a systematic review. *Oral Oncol* 40:879, 2004.
122. Shulman DH, Shipman B, Willis FB: Treating trismus with dynamic splinting: a cohort, case series. *Adv Ther* 25:9, 2008.
123. Pauloski BR, Logemann JA, Rademake AW, et al: Effects of enhanced bolus flavors on oropharyngeal swallow in patients treated for head and neck cancer. *Head Neck* 35:1124, 2013.
124. Umeno H, Chitose S, Sato K, et al: Efficacy of additional injection laryngoplasty after framework surgery. *Ann Otol Rhinol Laryngol* 117:5, 2008.
125. Dursun G, Boynukalin S, Bagis Ozgursoy O, et al: Long-term

results of different treatment modalities for glottic insufficiency. *Am J Otolaryngol* 29:7, 2008.

126. Morgan JE, Zraick RI, Griffin AW, et al: Injection versus medialization laryngoplasty for the treatment of unilateral vocal fold paralysis. *Laryngoscope* 117:2068, 2007.
127. Amin MR: Thyrohyoid approach for vocal fold augmentation. *Ann Otol Rhinol Laryngol* 115:699, 2006.
128. Scully C: The role of saliva in oral health problems. *Practitioner* 245:841, 2001.
129. Cassolato SF, Turnbull RS: Xerostomia: clinical aspects and treatment. *Gerodontology* 20:64, 2003.
130. Fox PC: Salivary enhancement therapies. *Caries Res* 38:241, 2004.
131. Lovelace TL, Fox NF, Sood AJ, et al: Management of radiotherapy-induced salivary hypofunction and consequent xerostomia in patients with oral or head and neck cancer: meta-analysis and literature review. *Oral Surg Oral Med Oral Pathol Radiol* 117:595, 2014.
132. Symonds RP: Treatment-induced mucositis: an old problem with new remedies. *Br J Cancer* 77:1689, 1998.
133. Clarkson JE, Worthington HV, Furness S, et al: Interventions for treating oral mucositis for patients with cancer receiving treatment. *Cochrane Database Syst Rev* (8):CD001973, 2010.
134. Motallebnejad M, Akram S, Moghadamina A, et al: The effect of topical application of pure honey on radiation-induced mucositis: a randomized clinical trial. *J Contemp Dent Pract* 9:40, 2008.
135. Arora H, Pai KM, Maiya A, et al: Efficacy of He-Ne laser in the prevention and treatment of radiotherapy-induced oral mucositis in oral cancer patients. *Oral Surg Oral Med Oral Pathol Oral Radiol Endod* 105:180, 2008.
136. Bar AV, Weinstein G, Dutta PR, et al: Gabapentin for the treatment of pain related to radiation-induced mucositis in patients with head and neck tumors treated with intensity-modulated radiation therapy. *Head Neck* 32:173, 2010.
137. Starmer H, Yang W, Raval R, et al: Effect of gabapentin on swallowing during and after chemoradiation for oropharyngeal squamous cell cancer. *Dysphagia* 29:396, 2014.
138. Worthington HV, Clarkson JE, Bryan G, et al: Interventions for preventing oral mucositis for patients with cancer receiving treatment. *Cochrane Database Syst Rev* (4):CD000978, 2011.
139. Campos M, Campos C, Aarestrup FM, et al: Oral mucositis in cancer treatment: natural history, prevention, and treatment. *Molecular and Clinical Oncol* 2:337, 2014.
140. Magné N, Marcy PY, Foa C, et al: Comparison between nasogastric tube feeding and percutaneous fluoroscopic gastrostomy in advanced head and neck cancer patients. *Eur Arch Otorhinolaryngol* 258:89, 2001.
141. Koyfman SA, Adelstein DJ: Enteral feeding tubes in patients undergoing definitive chemoradiation therapy for head-and-neck cancers: a critical review. *Int J Radiat Oncol Biol Phys* 84:581, 2012.

CHAPTER 5

식도장애

편역자 박은정

학습목표

1. 삼킴에 영향을 미치는 식도의 구조적 장애에 대해 토의한다.
2. 삼킴에 영향을 미치는 식도의 운동장애에 대해 토의한다.
3. 식도 부위의 장애를 자세히 이해한다.
4. 식도장애가 삼킴의 측면에 어떻게 영향을 미칠 수 있는지 이해한다.
5. 식도의 문제로 인한 연하장애에 적용 가능한 치료 접근법에 대해 토의한다.

치료사의 역할

식도로 인한 연하장애를 진단하고 치료하는 것은 작업치료사(언어치료사)에 의해 많이 다루어지는 분야는 아니지만 구강, 인두, 식도 단계가 서로 연관성이 있기 때문에 식도로 인한 연하장애가 삼키는 것과 관련된 다른 구조물에 어떤 영향을 미칠 수 있는지를 아는 것이 중요하다. 또한 소화기 내과 전문의가 처방한 약물이 삼킴에 영향을 미칠 수 있어 사용된 약물에 관한 지식도 가지고 있어야 한다. 예를 들어, 위식도역류병(gastroesophageal reflux disease, GERD)을 조절하기 위해 환자는 역류현상의 증가를 야기할 수 있는 식사를 하고 있다는 것을 인지할 때에만 약을 복용하기도 한다. 대부분의 경우 환자들은 매일 약물을 사용하여 이를 완화시키거나 좀 더 나은 식단을 제공할 수 있다. 이러한 상황에서 다른 전문가들의 역할과 평가 및 치료방법에 대한 지식 교류는 환자 상태를 개선하고 환자가 자신의 연하장애에 대해 가질 수 있는 질문에 대답하는 데 도움이 될 수 있다.

변형된 바륨 삼킴 검사를 이용하여 식도를 검사하는 것은 점점 더 일반화되고 있다. 이 평가방법은 환자의 구강인두 증상을 설명하는 데 도움이 되어 장애를 감지할 수 있기 때문에 유용하다.

구조적 장애

삼키는 동안 식도가 완전히 열리는 능력의 변화로 음식덩이가 식도를 막게 되어 연하장애가 발생할 수 있다. 식도의 구조적 변화는 관강내 변형(luminal deformities)이나 식도를 압박하는 다른 구조물의 손상에 의해 나타날 수도 있는 협착으로 식도를 개방하는 능력을 제한할 수 있다.

식도 협착증

식도 협착증(esophageal stenosis)은 개념적으로 이해하기에 가장 쉬운 연하장애의 원인이다. 식도의 직경이 좁아지면서 고형 음식덩이가 통과할 수 없게 된다. 식도 협착증은 전형적으로 고형 음식물에 대한 연하장애를 유발한다. 그러므로 섭취되는 고형 음식물의 유형이 증상의 발현에 중요한 요인으로 작용한다. 예를 들어, 식도에서 발생하는 연하장애는 고형 음식물이 질기거나 섬유질일 때 더 잘 발생한다. 부드럽고, 쉽게 씹히는 음식은 식도 연하장애를 일으킬 가능성이 훨씬 적다. 질긴 음식과 부드러운 음식 이외에도 많은 환자들이 부드럽고 흡수력이 좋은 음식인 빵이나 파스타와 같은 음식물에도 문제를 가지고 있다. 이 음식들은 씹는 도중에 침과 섞이면서 부풀어 오른다. 음식덩이를 씹는 중에 고형 음식물에서 식도 협착이 나타나는 것처럼 액체에도 어려움을 겪을 수 있고 고형 음식물에서 연하장애가 시작될 즈음에 동반된다.

임상가들은 음식이 걸린 지점을 확인하기 위해 환자들의 감각에 의존하는 경향이 매우 높은데 환자가 문제가 되는 부위를 가리킬 때 부정확한 경우가 많다. 실제로 식도의 아래쪽에 병변을 가진 환자들의 1/3에서 증상이 보이는 부위로 목을 지칭하기도 하였다.[1] 반대로 인두부에 연하장애를 호소한 환자의 1/3은 식도에 이상을 가지고 있었다(CLINICAL CORNER 5-1).[2]

협착증에도 불구하고 몇몇 환자들은 식사를 잘 하기도 한다. 샤츠키 고리를 가진 환자의 방사선 관측에 근거하여, 18~20mm의 직경을 가진 환자는 증상을 호소하지 않았지만 10~12mm 미만의 직경을 가진 환자는 증상의 출현 빈도가 매우 높아진다.[3] 방사선사는 식도 협착이 의심되는 경우 13mm의 방사선 불투과 알약(radiopaque pill)을 이용하여 협착증을 검출해 낼 수 있다. 식도의 내경이 10~20mm일 때 관련 운동장애의 유무와 선택한 음식물의 종류에 따라 증상의 빈도와 심각도가 다양하게 나타날 수 있다. 협착은 구체적인 원인에 따라 좁아진 부분을 넓히거나 부분 절제하여 치료한다. 이것은 보통 **말루니 확장(maloney bougie dilators)**이나 **풍선 확장(balloon dilatation)**으로 시행한다.

식도를 좁히는 일반적인 내인성 구조이상으로는 점막 고리(mucosal rings), 양성 협착(benign strictures), 악성 종양(malignant tumors)이 있다.

CLINICAL CORNER 5-1 음식의 끈적임

57세의 한 남성이 고형과 액체의 연하장애 때문에 병원에 왔다. 그는 음식이 목구멍 뒤쪽에 달라붙는 것을 느꼈다. 그는 위식도역류병(GERD)을 오랫동안 가지고 있었지만 제대로 관리하지 못하였다. 구강 내 말초검사는 정상이었고, 액체와 고형 음식을 넣은 변형된 바륨 삼킴 검사가 실시되었다. 그는 선 자세를 유지할 수 있었기 때문에 음식덩이가 입에서 위까지 이르는 경로를 확인할 수 있었다. 인두식도분절(pharyngeal esophageal segment, PES)을 통한 음식덩이의 이동은 정상으로 보였지만, 중간 부위의 식도에서 고형 음식덩이의 지연이 관찰되었다. 이러한 이유로 이 증상을 좀 더 철저히 조사하기 위해 환자를 반듯이 눕힌 자세에서 식도에 대한 완전한 검사를 권고했다.

논리적 사고

1. 환자를 반듯이 눕히거나 옆으로 누운 자세로 식도를 검사해야 할 필요가 있는가?
2. GERD가 어떻게 삼키는 문제를 일으킬 수 있는가?

고리와 갈퀴막

식도는 점막과 점막밑층으로 구성된 조직의 띠에 의해 좁아질 수 있다. 전통적으로 이러한 유형의 병변이 식도위접합부(esophagogastric junction)에 위치할 때는 고리(ring)라고 하고, 식도나 후두인두(hypopharynx)에 위치할 때는 갈퀴막(web)이라고 한다.

철분결핍성 빈혈증(철결핍 연하장애, sideropenic dysphagia) 환자에게서 일반적으로 나타나지만 식도갈퀴막 환자의 대다수는 철분결핍과 관련이 없다. 인두식도분절(PES) 또는 목쪽 식도(cervical esophagus)의 갈퀴막은 종종 비대칭이며, 대부분 앞쪽 벽으로부터 식도 안쪽에까지 영향을 미친다(그림 5-1A).

샤츠키 고리(Schatzki's rings)는 밴드처럼 수축된 형태로 식도에서 흔히 나타날 수 있다. 이 병변은 전형적으로 대칭이며 식도접합부(그림 5-1B)에 위치한다. 비대칭성의 샤츠키 고리는 인구의 약 10%에서 나타난다.[4] 고리는 항상 열공 헤르니아(hiatal hernia)가 있을 때 나타난다. 샤츠키 고리의 발생학적 인자는 알려져 있지 않지만 유년기에는 거의 보이지 않고 일반적으로 중년에 처음 눈에 띄기 때문에, 샤츠키 고리가 선천적인 이상으로 나타나는 것은 아닐 것으로 추측한다. 흥미롭게도, 환자는 목 뒤쪽에 딱딱한 음식이 붙어 있다고 호소했다는 것이었다(증상의 부위에 대한 방법은 7장 참조, CLINICAL CASE EXAMPLE 7-1).

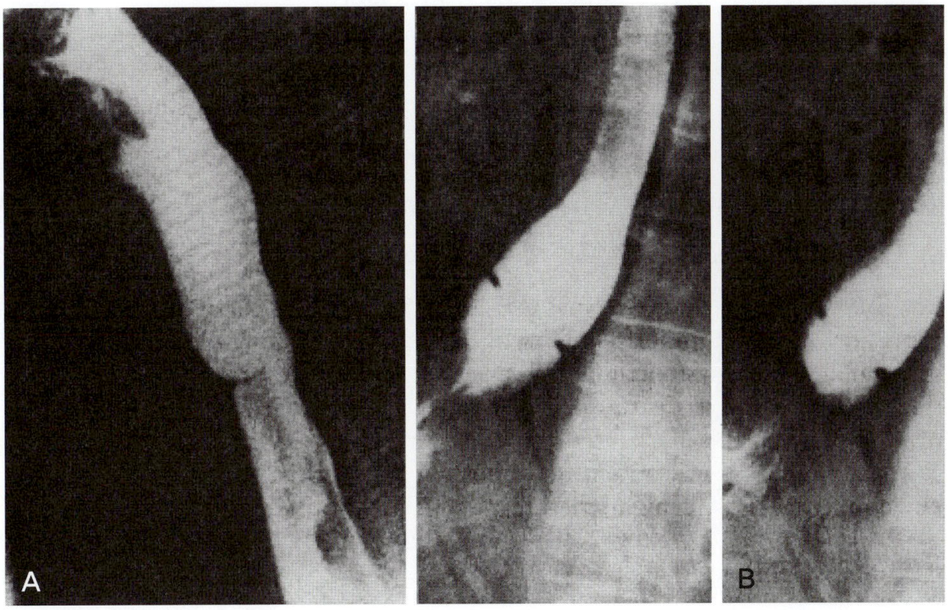

그림 5–1 얇은 띠와 같은 협착성 병변은 일반적으로 식도위 접합부 또는 식도 근처 어느 부위에서도 나타날 수 있다.
A. 갈퀴막은 인두 식도 부위에 위치한다.
B. 샤츠키 고리는 식도위 접합부에 나타나고 그 갈퀴막은 하얀 바륨 기둥에서 어두운 선으로 보인다.
(Courtesy Bronwyn Jones, MD)

갈퀴막과 고리는 전형적으로 고형 음식에서만 연하장애가 나타난다. 환자들은 종종 음식을 조심히 선택하고 조심스럽게 씹으면 증상이 간헐적이고 덜하다고 보고한다(감별진단에 관한 부분 참조). 반대로, 환자가 외식을 하거나 음식을 먹으면서 대화를 계속할 경우 증상이 더 잘 나타난다. 이러한 상황에서는 음식을 선택하는 것이 더 제한되고 삼키기 전에 음식을 적절하게 준비하는 것이 어렵다. 그러므로 환자는 먹는 동안 자주 대화를 멈춰야 한다.

식도이상으로 인해 음식물을 씹고 삼키는 것에 대한 이상이 생기는 경우는 드물지만, 식도의 내부가 심하게 손상되었을 경우 고형 음식을 섭취할 때 관련 증상이 빈번하게 나타날 수 있다. 증상의 진행이 느리기 때문에 증상의 빈도나 심각도의 뚜렷한 변화 없이 증상이 나타날 수 있다.

방사선학적으로, 고리와 갈퀴막은 식도를 따라 선반처럼 수축하는 얇은 띠(2~4mm)로 나타난다. 방사선 전문의들이 종종 두껍게 보이는 병변 부위를 갈퀴막이나 고리라고 부르기도 하지만 이것들은 아마도 비정상적인 근육 수축일 수도 있다.

고리는 얇고, 비섬유질적이며, 팽창하기 쉬우므로 갈퀴막이나 고리의 치료는 다양한 식도 확장으로 이루어진다. 완벽하거나 거의 완전히 증상을 완화시킬 수 있다. 대부분의 환자가 다양한 주기로 재확장(redilatation)이 필요하지만, 영구적인 완화가 가능하고 실패하는 경우가 드물다.[5]

양성 협착

선천적으로 협착이 나타나기는 하지만 극히 드물다. 대부분의 양성 식도 협착은 식도염의 결과로 성인기에 나타난다. 식도가 치유되는 과정 중에 염증과 섬유화로 인한 부종으로 나타난다.

갈퀴막, 고리와 마찬가지로, 일반적으로 고형 음식에서 연하장애가 나타난다. 연하장애는 점진적으로 진행되며 몇 달 또는 몇 년의 기간에 걸쳐 증상이 빈번해지고 심각해진다. 직경이 계속적으로 감소함에 따라 환자는 이전에는 아무런 어려움도 일으키지 않았던 음식도 삼키기 어려워지게 된다. 때때로 협착증은 너무 심해져서 진한 액체에서도 연하장애를 일으킬 수 있다. 그러나 그때까지도 연하장애는 액체보다 고형 음식에서 더 크게 나타난다.

위식도역류병(GERD)을 앓고 있는 대부분의 환자들이

식도염을 가지고 있지는 않지만, 양성 협착(benign stricture)은 대개 역류성 식도염에서 이차적으로 발생한다. 식도염은 식도 안쪽의 염증으로 미세한 염증부터 점막 부종, 침식, 궤양 등 다양한 심각성을 가진다. 환자들은 대개 가슴통증을 나타내며, 제산제(antacids)나 기타 궤양과 관련된 약물을 빈번하게 사용한다. 어떤 환자들은 식도의 산성 노출에 상대적으로 무감각한 것으로 보인다. 이러한 사람들은 심한 식도염과 협착 형성에도 불구하고 유의미한 역류 증상을 경험하지 않는다. 식도염은 식도 협착을 일으키고 다른 여러 가지 질환과 감별해야 한다.

약물 또는 알약으로 인한 식도염은 젊은 성인 환자 또는 노인 환자에서 볼 수 있다. 일반적으로 크기가 큰 약(테트라사이클린; tetracycline, 칼륨; potassium, 퀴니딘; quinidine)은 대동맥활(aortic arch) 부근에 남아서 용해되어 염증과 협착을 일으킨다. 가슴통증, **연하통**(**odynophagia**), 속쓰림, 연하장애 등의 증상이 나타날 수 있으며, 대개 젊은 환자일수록 더 예민하다.[6]

방사선학적으로 양성 협착은 길이 1cm에서 몇 cm에 이르며 방사선 검사에 의해 식도 내강의 좁은 부위로 보인다. 협착은 대칭으로 보통 매끄럽고 점차 가늘어진다. 정상적인 식도의 경로를 따라 염증은 침식된다.

적절한 관리를 위해서는 원인이 되는 염증과 협착의 증식 모두를 치료해야 한다. 식도염의 원인 치료를 위해서는 정확한 진단이 필요하다. 역류는 식도염의 가장 흔한 원인이지만, 특히 비전형적인 이력이 있거나 염증의 비정상적인 분포 또는 역류 치료에 반응하지 않는 경우에는 다른 가능성을 고려해야 한다.

샤츠키 고리에 사용할 수 있는 것과 동일한 확장술(delatation)을 사용하여 협착을 완화할 수 있다. 그러나 협착은 상대적으로 더 단단할 수 있어서 이에 맞는 확장 시스템이 필요할 수 있다. 염증으로 인한 부종은 확장술로 인해 빠른 호전을 볼 수 있지만 빠르게 재협착된다. 샤츠키 고리보다 양성 협착에서 더 빈번한 확장이 필요하다. 계속되는 염증이 완전히 멈추더라도, 특히 초기 치료 후 첫 1년 동안 섬유 반응(fibrotic reaction)의 성숙이 지속되는 경우, 주기적인 확장이 필요할 수 있다.

악성 협착

양성 종양은 식도에서 생길 수 있지만 임상적으로 유의한 식도의 종양은 대부분 악성이다. 과거에는 대부분의 식도성 악성 종양들이 **편평 세포암**(**squamous cell carcinomas**)이었지만, 최근의 연구는 원위부 식도의 **샘암종**(**adenocarcinoma**)이 극적으로 증가했다. 대부분의 식도 샘암종은 **바렛 식도**(**Barrett's esophagus**)에서 생기는 것으로 보이며, 이는 중증 위식도 역류의 결과로 식도 하단을 덮고 있는 편평상피세포가 악성이 되기 전의 상태이다.

다른 종류의 협착증과 마찬가지로, 연하장애는 처음에는 고형 음식물에만 발생한다. 그러나 대개는 연한 음식에 대한 연하장애, 심지어 증상이 나타난 지 몇 달 안에 액체에 대한 연하장애가 생기는 등 빠르게 악화된다.

방사선학적으로 식도의 악성 종양은 다양한 길이의 협착 형태로 나타난다. 종양이 확인될 때에는 암종양이나 그 부위가 수 센티미터 길이가 되어 식도 내강 전체 둘레를 협착시키는 상태가 된다. 전형적인 악성 생성물은 근위부에 선반처럼 생기며 불규칙한 모양으로 식도 내강의 예상 경로와 상당히 다를 수 있다(그림 5-2). 그러나 모든 식도암에서 바륨 방사선 촬영 시에 악성 종양을 볼 수 있는 것은 아니고 때로는 악성으로 보이는 협착이 양성일 수도 있다.[6] 이 때문에 조직검사가 양성 및 악성 강도를 구별하는 데 필수적이다.

방사선 치료의 효과도 보고되었지만 주로 치료적 절제술(curative resection)을 시행한다. 불행히도, 증상이 나타날 때 쯤이면 암은 대개 매우 진행되어 있는 상태이다. 식도암 환자의 전체 5년 생존율은 약 5%에 불과하다.[1] 치료에 대한 반응이 잘 나타나는 사람들 중에서도 5년 생존율은 약 15%에 불과하다.[7] 최근의 연구는 수술 전 방사선 치료와 화학요법의 조합으로 5년 생존율을 두 배로 높일 수 있다고 제시했다. 놀랍게도, 환자의 거의 25%는 추적 검사에서 암이 재발하지 않았다.[8]

치료적 절제술로 치료가 불가능한 환자의 경우에는 완화절제술(palliative resection)을 시행하여 증상을 경감시킬 수 있는 경우가 많다. 과거에는 약 29% 전후의 높은 사망률로 인하여 수술로 인한 효과를 기대할 수가 없었다.[9] 그러나 수술 전 과영양(hyperalimentation) 상태를 제공하여 완화수술의 위험이 감소하였다.[10]

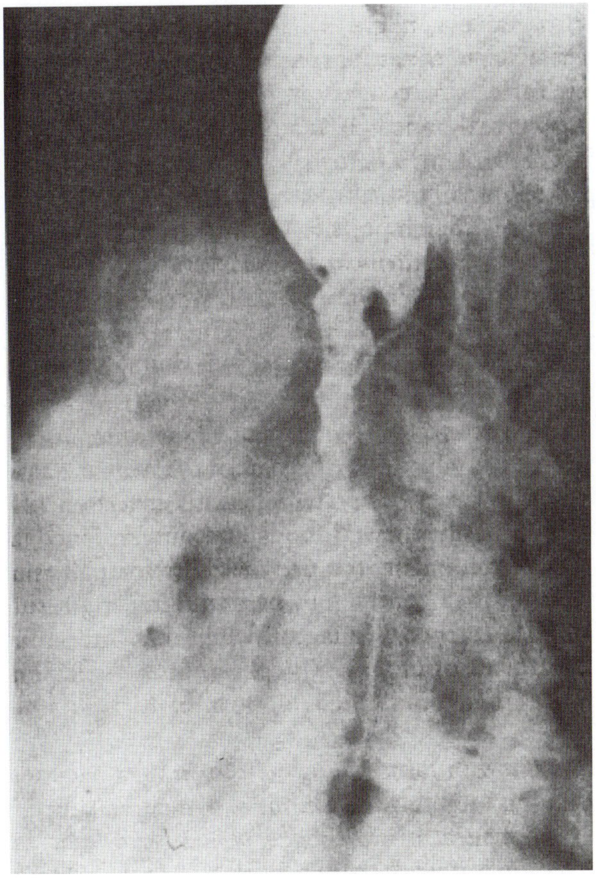

그림 5-2 악성 둘레공막 협착.
양성 협착과 구별되는 특징으로 근위부는 선반과 같고 날카로우며 협착 부위가 불규칙하다. 다른 악성 협착과는 달리 이 협착은 식도 내강의 예상 경로를 따른다. 외관을 그림 5-2에 표시된 양성 협착과 비교해 볼 수 있다(Courtsy Bronwyn Jones, MD).

대안적 접근법으로는 레이저나 양극 전극지짐기(bipolar electrocautery), 확장(dilatation), 종양 절제(종양을 파괴하는 열처리) 및 **스텐트(stent)** 삽입이 있다. 식도암 환자들의 조기 사망의 주요 원인이 영양실조와 흡인성 폐렴이라는 점을 감안하여 이러한 접근법은 식도 내강을 넓혀 먹는 것을 허용하도록 하는 것이다.

확장(dilatation)은 일반적으로 제한적이지만 단시간으로 이완하도록 하여 다른 형태의 치료를 준비하는 데 유용하다. 다른 치료방법은 종양의 특징과 주치의의 숙련도에 따라 달라진다. 내시경 레이저 치료와 양극 전극지짐기는 식도 내강을 막는 종양 조직을 파괴하는 데 사용될 수 있다. 이것은 몇 달간의 구강섭취를 지속시켜 줄 수 있고 장애가 재발하면 치료를 반복할 수 있다.

식도 스텐트(esophageal stent)는 관으로 되어 있어 협착된 부위에 위치시켜 식도 직경을 유지할 수 있다. 스텐트는 부드럽고 쉽게 씹히는 음식과 퓌레 등 변형된 식이의 섭취를 용이하게 한다. 열처리 방법이 개발된 이후 일시적인 스텐트의 사용은 급격히 감소하였으나 기도식도샛길(tracheoesophageal fistula)이 있는 경우에는 사용한다. 이러한 특정 상황에서 스텐트를 적절히 배치하면 기도 개방을 덮으면서 식도 내강을 유지할 수 있다. 최근 확장성 금속 스텐트가 도입되면서 삽입이 쉬워졌고 내부 내강이 넓어져 환자들이 덜 제한적인 식이를 할 수 있게 되었다.

레이저, 양극 전극지짐기, 스텐트로 식도를 넓히는 것이 매우 성공적일 수 있지만 식도암 환자의 상당수는 식욕이 떨어져 체중이 늘지 못한다. 불소내시경 위생술의 조기 사용은 내관이 회복된 후 먹지 않거나 항암요법이나 방사선 치료를 받을 예정인 환자, 거식증을 발생시키거나 악화시킬 수 있는 환자에서 고려되어야 한다.

관강내 변형

외부 압박

정상적인 종격(mediastinal) 구조(대동맥 융기, aortic knob; 좌심실 기관지, 좌심방)의 외적 압력에 의한 관강 기형은 보통 바륨 검사를 통해 확인할 수 있으며, 증상이 나타나는 경우는 거의 없다. 보다 뚜렷한 압박은 대동맥류, 심근경색, 큰종격동맥, 확대된 종격 림프절, 폐암과 같은 상태에서 발생할 수 있다. 맞은편 식도벽의 탄력성은 보통 압박이 훨씬 진행될 때까지 증상이 나타나지 않는 경향이 있다. 확장술은 식도벽의 탄성에 의해 효과가 흡수되므로 효과적이지 않다. 필요한 경우 압박의 원인이 되는 부위를 줄이거나 제거해야 한다. 하지만 이 방법은 압박으로 인하여 심각한 증상을 보이는 환자들에게는 효과적이지 않다.

식도 곁주머니

식도 곁주머니(esophageal diverticulum)는 후두인두의 곁주머니와 비교했을 때 대개는 무증상이며 드물게 나타나지만 비교적 크다. 증상이 발생하면 액체와 고형 음식에 대한 연하장애 및 이전에 삼킨 음식물이 입으로 역류(regurgitation)하게 된다. 일반적으로 연하장애가 없는 역류도 나타날 수 있다.

대부분의 경우 식도 곁주머니는 음식덩이가 누르게 되면서 나타나게 된다. 식도의 압력이 증가하면 상대적으로 약한 부분이 불룩하게 된다. 흔하지는 않지만, 곁주머니는 식도벽이 당겨지면서 생기는 근막염으로 인해 발생할 수 있다(견인성 곁주머니). 대부분의 견인성 곁주머니는 식도의 중간에서 발생하지만, 대부분의 곁주머니는 원위 식도에서처럼 내압에 의해 발생한다.

내압형의 곁주머니에서 증상이 있다면 치료가 필요하다. 운동장애나 구조장애를 일으키는 경우가 많기 때문에 곁주머니가 발생하게 된 다른 원인들을 찾는 것이 중요하다. 겉으로 드러나지 않는 폐쇄성 장애(obstructive disorder)와 곁주머니를 구분하기 어려울 수 있다. 구조적 장애의 경우 확장술을 통하여 압력 증가의 근본 원인을 제거해야 하고 연하장애는 약물로 치료하는 것이 적절하다. 일부 환자들의 경우 보존적인 치료(conservative therapy)를 통해 곁주머니로 인해 나타나는 증상들이 현저하게 개선되기도 한다.

약물을 통한 중재가 실패할 경우 외과적 제거가 필요하다. 그러나 곁주머니절제술(diverticulectomy)은 수술 초기에 문합 누출(anastomotic leakage)이나 재발의 발생률이 높은데, 이는 아마도 수술로는 식도 내 압력이 증가되는 근본 원인을 다루지 못하기 때문에 수술 후 상대적으로 약한 부위에 곁주머니가 다시 형성되기 때문일 것이다. 따라서 곁주머니절제술은 운동(근육절개술, myotomy)이나 구조적인 치료와 병행되어야 한다.

식도운동 장애

유연하고 점진적인 꿈틀운동파(peristaltic wave)는 연하장애가 없는 정상의 경우에서도 매번 삼키고 난 후에 균일하게 나타나는 것은 아니다. 정상과 병적인 정도의 운동성 장애(dysmotility)에 관해서는 정의된 바 없다. 비정상적인 수축의 발생은 비록 나이에 따라서 증가하지는 않지만 음식덩이의 종류(건조한 음식에서 증가)에 따라 변한다.

식도운동 장애를 분류하기 위한 다양한 방법이 제안되었다. 식도 꿈틀운동의 이상 시에는 수축 진폭이 너무 높거나 낮거나 수축 기간이 길거나 식도를 따라 수축 파동이 내려갈 수 있다. 아래식도조임근 기능이상에서는 압력이 너무 높거나 너무 낮거나 이완이 불완전할 수 있다. 마지막으로 식도체(esophageal body)와 아래식도조임근은 따로 또는 함께 움직이는 것이 어려울 수 있다.

꿈틀운동 장애

식도의 운동장애는 연하장애, 가슴통증 또는 역류를 일으킬 수 있다. 꿈틀운동 장애(disorders of peristalsis)로 인한 연하장애는 고형 음식뿐만 아니라 액체에서도 나타날 수 있다. 가슴통증은 심장병처럼 느껴지기도 하고 환자와 의사 모두에게 상당한 우려를 일으킬 수 있다. 삼키면서 시작되거나 악화되는 통증은 식도를 원인으로 여길 수 있지만 먹는 것과 분명한 관계가 없는 통증도 많다. 반대로 삼킴 기전을 동반한 다른 증상들은 식도가 가슴통증의 원인일 가능성이 있다.

광범위 식도연축

식도연축은 부정확한 의미를 가진 용어이다. 식도연축에 대한 진단은 소화기내과를 포함한 의사들 사이에서 꽤 자주 사용된다. 방사선 영상(**그림 5-3**)이나 압력측정법(manometrically; **그림 5-4**)에 의해서 진단된다. 식도연축은 비특이성 식도 연하장애 스펙트럼의 한 가지로 여겨진다. 정상인에게서도 가끔 비정상적인 수축을 볼 수 있다. 반복적으로 높은 진폭의 수축 및 동시 또는 다발성 수축이 긴 시간 지속되기도 하며, 이는 정상적인 꿈틀운동과 무관하게 발생할 수 있다(**그림 5-4** 및 **5-5**). 식도 꿈틀운동의 끝에 약간 덜 심각한 비정상적 움직임이 있고 나서 연축이 발생하는 것을 후기 연축(latter spasm)이라고 부르는 데 있어서는 약간의 의견 차이가 있다.

이 기준은 아래식도조임근에 높은 압력 및 불완전한 이완을 포함한다는 것이다. **광범위 식도 경련**에 있어서 아래식도조임근의 기능장애는 환자의 1/3에서 완전한 이완의

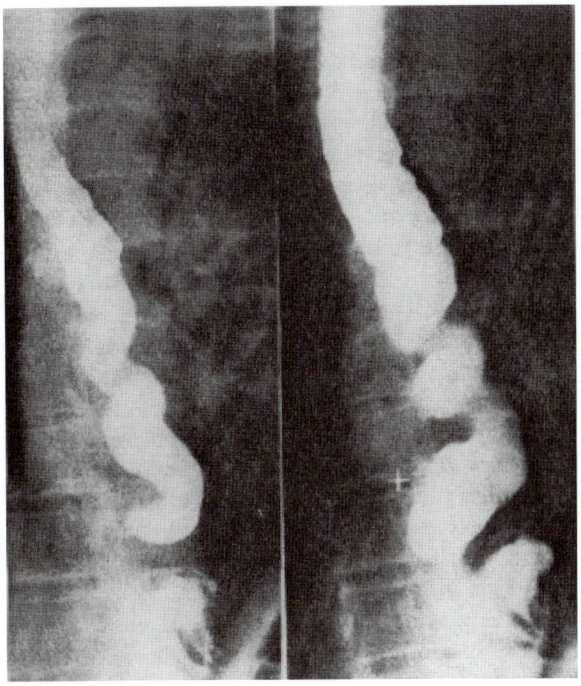

그림 5-3 식도운동성 장애의 방사선 영상.
바륨 방사선 촬영에서 비정상적인 꿈틀운동의 다양한 패턴을 볼 수 있다. 식도 위에 있는 바륨 기둥이 톱니 모양인 반면, 아래에는 코르크 나사와 같은 모양이다. 게다가 열공 헤르니아가 있다. (Courtesy Bronwyn Jones, MD)

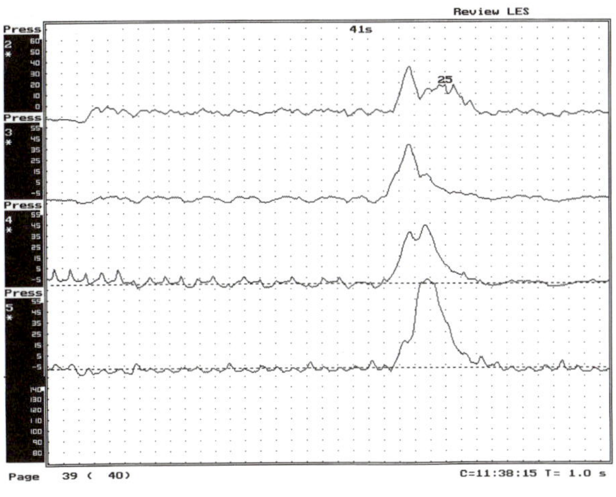

그림 5-4 식도연축의 압력 측정.
식도운동 장애로 압력 측정 시 결과는 동시, 다발성, 고진폭, 긴 수축의 다양한 조합으로 특징지어진다. 더 심한 형태는 광범위 식도연축으로 여겨지지만, 이 진단과 덜 심한 운동장애는 구분 짓기 어렵다. 게다가 때때로 비정상적인 수축은 정상적인 경우에도 볼 수 있다. 위 그림에서 네 개의 선은 원위부 식도 내 2cm 간격으로 배치된 압력 센서에서 나온 것이다(원위부 센서의 거리와 삼키는 타이밍은 상단의 숫자와 문자로 표시된다). 모든 경우 초기 상승은 동시에 이루어진다. 게다가 각각 동시에 2차 상승이 나타난다. 수축의 진폭과 지속시간은 정상 한계 내에 있다. 가로선은 식도 내 휴식 시 압력을 나타낸다(수직축, 1 = 10mmHg; 수평축, 1 = 1초).

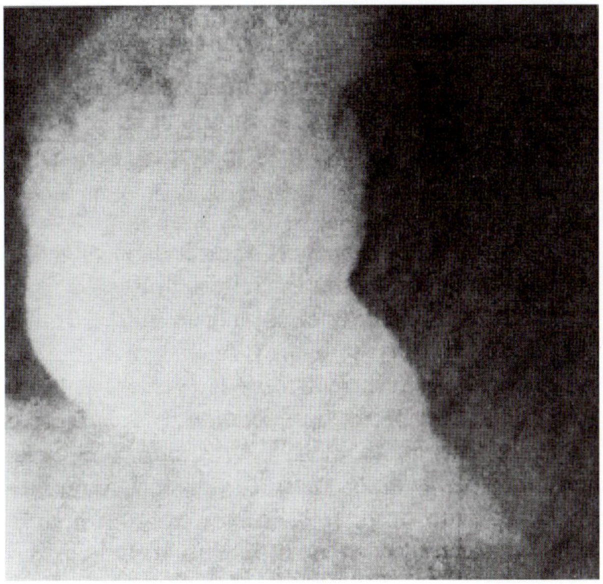

그림 5-5 이완불능증의 방사선적 외관.
식도가 확장되고 완만하게 좁아지는 형태의 바륨 영상으로 이완불능증의 전형적인 특징을 보여준다. 즉 식도위 접합부에서 좁아지는 형태로 음식물이나 바륨이 고여 있게 된다. 더 극단적인 경우 식도는 구불구불한 모습을 보일 수 있다(Courtesy Bronwyn Jones, MD).

장애 형태로 나타난다.[11] 광범위한 식도 경련이 있는 아래 식도조임근 기능장애와 이완불능증(achalasia)은 구별이 어렵다(이 장 뒷부분의 이완불능증 참조).

호두까기 식도

Brand 등[12]은 가슴통증 또는 연하장애를 가진 환자 중 정상적인 꿈틀운동파를 가지며 높은 진폭을 가진 환자들에 대해서 기술하였다. 흔히 호두까기 식도(nutcracker esophagus)로 불리는 이 증후군은 식도운동성의 가장 흔한 문제로 간주된다.

호두까기 식도의 압력 패턴에는 여러 가지 명확하지 않은 점들이 있다. 첫째, 진단 기준이 바뀌었다. 원래 평균 120mmHg 이상의 압력으로 설명되었지만 최근 연구에서는 건강한 성인에 대해서는 이 값이 너무 낮다고 하였다. Castell[13]은 과잉 진단을 피하기 위해 호두까기 식도라는 용어는 평균 압력이 180mmHg 이상인 환자로 제한되어야 한다고 제안했다.

둘째, 동일한 대상군에서 연속적으로 압력을 측정하였

는데 측정 값이 계속적으로 변화했기 때문에 동일한 환자에게서 비정상(호두까기 식도)이나 정상으로 나타날 수도 있다.[14] 흥미롭게도, 압력은 초기 기록에서 가장 높은 경향이 있는데 이는 검사 시 초반에 불안한 심리적 요인이 측정 패턴에 영향을 주었기 때문으로 여겨진다.

셋째, 호두까기 식도가 왜 증상을 일으키는지 명확하지 않다. 바륨 검사 시 정상적인 식도(stripping) 기능을 보여준다. 압력이 증가하면 불편함을 느낄 수 있지만, 검사 당시 움직임이 나타나도 통증이 없다.[15] 호두까기 식도는 광범위한 식도연축이 간헐적으로 나타나는 환자로 인식될 수 있다.

비특이적 운동성 장애

식도연축의 기준이 통일되어 있지는 않지만 다수의 환자가 식도운동성의 이상을 가지고 있어 운동성의 정도와 종류를 식도연축이나 호두까기 식도로 정의하기에 충분하지 않다.[15] 이러한 작은 패턴의 식도운동 장애는 비특이적 식도운동 장애라고 불린다. 임상적 의의는 여전히 불명확하다. 연하장애의 잠재적인 중요성을 무시하기 어렵기도 하지만 비슷한 정도의 이상은 일반인들에게도 너무 흔해서 질병으로 간주하기 어렵다.

호산구 식도염

지속적으로 고형식에서 연하장애를 호소하는 환자들은 대개 통증이나 역류 없이 건초열(hay fever), 천식, 알레르기 비염 등의 알레르기로 인하여 비정상적인 호산구가 축적되어 정상적인 패턴으로 식도가 움직일 수 없게 된다.[16] 이 질환은 어린이에게서 발견되는 경우가 많다. 성인의 경우 여성보다 남성에게서 더 자주 나타난다. 진단은 대개 조직검사에 의해 확인되며, 종종 고형식이에서 연하장애가 발생되었을 때 이를 유발하는 다른 질환들이 아닐 경우 고려될 필요가 있다.

운동장애의 치료

식도운동 장애에 대한 의학적인 치료는 종종 제한적이다. 식도 수축 진폭과 반복되는 수축을 감소하기 위한 시도로 다양한 민무늬근육을 이완시키기 위한 약품(질산염, 하이드라진, 칼슘 채널 차단제)이 사용되어 왔다. 어떤 환자들은 극적인 반응을 경험하지만, 많은 환자들은 그렇지 않다. 지금까지 통제된 임상실험에서는 이러한 약들이 증상에 미치는 유의한 효과를 증명하지 못했다.[17] 이러한 약들에 대한 반응은 상당히 다양하며 종종 불완전하다. 약물은 잠재적으로 저혈압의 부작용이 있어 사용을 제한한다.

식도운동 장애의 치료에서 가장 흔한 실수는 환자가 식도운동성에 일차적인 장애를 가지고 있다고 가정하는 것이다. 위식도역류병과 같은 식도의 자극으로 인해 움직임 장애가 나타날 수 있다. 식도운동 장애는 식도폐색, 신경절변성(즉 활발한 이완불능증), 자율신경증(예: 당뇨병 또는 알코올 남용) 또는 콜라겐 혈관 질환(특히 피부경화증, scleroderma, 혼합된 결합조직 질환)에 의해서도 발생할 수 있다. 근본 원인이 없을 경우 일차(또는 **특발성**) 식도운동 장애가 있다고 여겨진다.

역류로 인한 운동장애는 아마도 식도운동 장애의 가장 일반적인 원인이며 특발성 운동장애보다는 치료가 더 쉽다. 가슴쓰림이 반드시 있는 것은 아니므로 식도연축 환자는 역류를 고려해야 한다. 역설적으로 특발성 운동장애를 치료하는 약은 아래식도조임근의 압력을 더 약하게 하여 역류를 악화시킬 수 있다. 식도운동 장애의 또 다른 원인인 식도협착은 바륨 검사나 내시경 검사를 통해 나타나지 않을 수 있다. 구조적인 장애가 있는 경우에 확장술이 고려된다.

아래식도조임근 이상

이완불능증

이완불능증이란 아래식도조임근이 이완되지 않거나, 불완전하기 때문에 삼킨 물질이 위 안에 유입되지 않는 상태를 말한다. 대개 액체와 고형 모두에 연하장애를 보일 수 있다. 음식을 먹은 뒤 역류를 인식하며 역류가 일반적으로 나타난다. 연하장애, 원발성 이완불능증, 후두인두나 식도의 곁주머니(젠커)에서 소화되지 않은 음식물이 나중에 역류가 되는 것으로 보인다. 바륨 검사상 식도는 일반적으로 부어 올라 있어 조여진 식도위 접합부 위에 다양한 높이에서

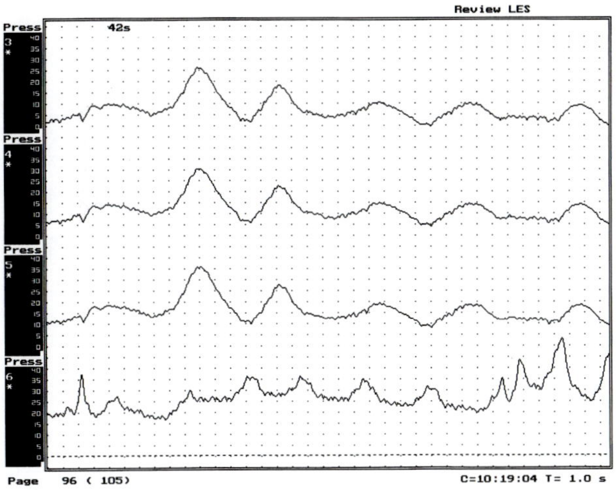

그림 5-6 이완불능증 압력 측정 그래프. 아래식도조임근이 이완되지 않고 지속적인 압력을 보인다.(Courtesy of William Ravich, MD.)

바륨이 남아 있게 된다(그림 5-5 참조). 내시경은 위(stomach)를 지나갈 때 약한 저항으로 느껴지기 때문에 식도 협착의 가능성과는 다르다.[15]

삼킴에 대한 아래식도조임근의 반응은 음식물이 위(stomach)로 들어갈 때 협착이 되었는지 알 수 있는 열쇠가 되지만 이완불능증의 운동성 장애는 연동운동의 완전한 소실을 포함한다(그림 5-6). 식도에 일반적인 이완불능증, 저진폭, 무연동성(aperistaltic) 수축은 조임근의 이완불능과 연결된다. 삼킬 때의 압력으로 인해 인두 내의 압력이 높아지고 식도를 확장시킨다.[15]

활발한 이완불능증(vigorous achalasia)이라고 불리는 변형된 형태가 있다. 이완불능증에서 아래식도조임근은 높은 진폭, 지속되고 다발적인 수축이 나타나며, 이는 삼킴에 대한 식도 내부의 운동 반응이상을 나타낸다.

높은 또는 높은-정상의 휴식기 압력를 가진 아래식도조임근 이완불능증의 압력 특징으로는 삼키는 데에 적절하게 긴장을 풀지 못하는 것과 진행성 꿈틀운동의 소실이다. 식도위 접합부에 종양이 발생하면 동일한 형태의 압력 변화 소견을 보인다. 이 상태를 2차 이완불능증 또는 거짓이완불능증(pseudoachalasia)이라고 한다.[18] 거짓이완불능증은 비악성의 상태이다. 2차 이완불능증은 좀 더 고령에서 발생하며, 증상의 지속시간이 짧고, 식도는 적당히 확장되고, 빠른 체중감소를 특징으로 한다.

다른 1차 식도운동 장애와 비교했을 때, 이완불능증의 식별과 치료는 대개 잘 이루어진다. 이완불능증은 식도와 아래식도조임근 모두 운동이상을 수반하지만, 아래식도조임근의 장애로 폐색이 더 많이 나타나는 특징을 가진다. 대부분의 환자들은 그들의 증상에 따라 치료를 받는다. 밤중에 역류되는 현상은 자는 동안에 흡인을 일으키게 되므로 주요하게 치료되어야 한다. 폐색이 심한 경우 식도가 시간이 지남에 따라 점차 팽창하고 영양이 부족해지므로 치료를 해야 한다.

민무늬근 이완제, 풍선확장술, 보툴리눔 주사, 수술 등 여러 가지 방법이 이완불능증에 대한 치료로 선택 가능하다. 선택된 모든 치료목표는 압력의 감소를 통해 음식과 액체의 흐름에 대한 저항력을 감소시키는 것이다. 식도의 비정상적인 운동 기능에 임상적으로 유의하게 효과를 준 연구결과는 없다.

칼슘 채널 차단제와 장기간 반응하는 질산은 아래식도조임근의 압력을 유의하게 감소시키지 못한다는 단점에도 불구하고 이완불능증에 사용되어 왔다. 환자들은 확장술이나 수술을 받을 수도 있는데, 일반적으로 확장술이 실패하면 외과적 근절개술(myotomy)이 시행된다.

강력한 신경독소[보툴리눔 독소(보톡스)]를 조임근에 직접 주입하는 방법이 이완불능증 치료에 성공적이었다. 위약 통제 연구에서는 확장술과 유사한 반응을 보여주었다.[19] 이 접근방식은 기술적으로 단순하며 위험은 내시경 검사에만 국한된 것으로 보인다. 주사의 효과는 평균 1~4년 동안 지속된다. 처음에 반응하는 사람들은 종종 반복적인 주사에도 반응한다.

아래식도조임근의 분리이상

아래식도조임근의 이상은 이완불능증 환자에게만 국한되지 않는다.

앞서 언급한 바와 같이, 아래식도조임근의 이완장애는 심각한 식도운동 장애를 가진 환자의 1/3에서 일어날 수 있다. 아래식도조임근 장애로 인한 조임근의 압력 증가나 삼킬 때 불완전한 이완 등을 압력측정법을 통해서 확인할 수 있다. 이러한 환자 중 방사선 영상으로 감지할 수 있는 기능 손상을 가진 사람은 거의 없다. 이완불능증의 임상 전단계로 보이거나 정상 꿈틀운동 시 연축이 일어나는 것은 GERD를 예방하기 위해 이차적으로 나타나는 아래식도조임근의 반응으로 여겨질 수 있다. 대부분의 환자에서 임상적인 증상과 아래식도조임근 기능장애를 분리해내기는 어렵다.

근 약화

수축 진폭이나 꿈틀운동의 일시적 손상은 비교적 흔하다. 방사선 검사를 통해 꿈틀운동파 위로 바륨이 빠져나가는 것을 볼 때 연축으로 오인하는 경우가 많다.[15] 일반적으로 수축 진폭을 감소시켜 식도연축을 일으키는 것을 방지하는 약이 실제적인 약화에 대한 문제를 해결하지 못할 수도 있기 때문에 이 구별은 중요하다. 실제로 식도는 중력에 의해 비워질 수 있으며, 식도에 불완전 마비를 앓고 있는 많은 환자들은 대부분 무증상이다. 비록 어떤 약들은 식도 수축력을 증가시킬 수 있지만, 보통 심각한 소아과 환자들에게서만 효과적이다.

심한 식도 약화는 비교적 드물며 피부경화증(scleroderma)과 혼합된 결합조직 질환과 같은 콜라겐 혈관 질환을 가진 환자에게서 발견된다. 식도는 경화증과 관련된 두 번째로 흔한 기관이다.[20] 심킬 때 식도의 수축은 약한 것부터 완전히 없는 것까지 다양하다. 식도운동성의 상실은 바륨 영상을 통해서도 알 수 있다. 이 환자들 중 다수는 아래식도조임근의 압력 측정이 낮게 나온다. 식도를 깨끗하게 하지 못하는 심각한 위식도역류병 환자는 식도염과 협착에 취약하다.

당뇨 환자는 자율신경증의 이차적인 반응으로 식도운동 약화가 있을 수 있다. 식도와 관련된 연하장애로 위(stomach)의 약화가 생기면 위를 비우는 데 어려움을 가질 수 있다.[21,22]

위식도역류병

위식도 역류(gastroesophageal reflux)는 위장 안의 내용물이 식도로 비정상적으로 이동하는 것을 말한다. 위장과 식도 사이의 압력 관계가 끊임없이 변화하기 때문에 이러한 내용물의 움직임이 정상(생리적 역류)으로 간주될 때도 있으며, 이때 대개는 연하장애나 속쓰림을 동반하지 않는다. 아래식도조임근의 이완은 짧게 나타나고, 위의 음식물은 식도 끝으로 약간 들어가게 되며 위는 다시 맑아진다. 이렇듯 모든 역류가 병적인 것이 아니지만 위식도역류병은 지속적인 역류로 인하여 생리학적 변화를 가질 때 정의된다. 많은 사람들이 정기적으로 속쓰림을 경험한다. 건강한 병원 직원들을 대상으로 한 연구에서 약 33%, 14%, 7%가 각각 월별, 주별, 일별로 속쓰림이 있다고 보고했다.[23] 따라서 역류 증상은 정상적인 생활의 특징이며 반드시 병적인 상태를 반영하지는 않는 것으로 볼 수도 있다.

그러나 식도로 들어가는 위 내용물(일반적으로 산성, 펩신, 담즙)이 즉시 해소되지 않거나 일시적인 이완이 빈번할 때는 속쓰림, 역류, 연하통, 연하장애 등 전형적인 증상이 나타날 수 있다. 위장 관련 역류증은 반드시 산이나 펩신과 관련이 있는 것은 아니지만 병리학적 상태를 동반한다.

증상이 뚜렷해지면 위식도역류병(GERD)이라고 한다. 속쓰림(혹은 가슴에서 타는 듯한 느낌)은 일반적으로 식도가 원인이며, 심할 때는 심장병과 혼동될 수 있다. 가슴쓰림은 GERD의 전형적 증상이지만 다른 종류의 식도 연하장애에 대해서 비전형적인 반응으로 나타날 수 있다. 가슴통증, 재발성 부비동염, 만성 기침, 천식, 후두염, 중이염 등의 비전형 증상도 GERD와 관련이 있을 수 있다.[24] GERD로 인한 부정적인 삶의 질은 잘 알려져 있다.[25] 과거력을 살펴보면 전형적이거나 비전형적인 GERD 증상을 발견할 수 있다.[26] 역류된 산성 물질이 인두에 이르면 후두인두역류(laryngopharyngeal reflux; LPR)라고 한다. LPR을 가진 환자들은 고전적인 GERD 증상을 가진 환자와 다른 양상을 나타낼 수 있다.

위식도 역류 기전

위식도역류병과 관련된 연하장애는 다양한 기전에 기인할 수 있다. 식도염이 있건 없건 간에 위식도역류병은 식도운동 장애의 흔한 원인이다. 식도염 없이 속쓰림, 연하장애 등의 증상이 있을 수 있는 위식도역류병 환자는 비부식성 역류성 질환(nonerosive reflux disease, NERD) 환자로 분류한다. 이 두 환자군 사이의 진단은 증상 억제를 위한 관리 전략(의약요법)이 다를 수 있기 때문에 중요하다.[27] 확실히 입증되지는 않았지만 식도 내강의 지속적인 산성과 펩신 자극이 부종을 일으켜 식도염이 없는 속쓰림과 연하장애를 일으킬 수 있다. 위식도역류병 증상을 가진 환자들에게 내시경으로 조직검사를 하면 세포 간 공간이 증가된 것을 관찰할 수 있다. 세포 간 공간이 증가되었다는 것은 비부식성 역류성 질환이 의심되는 환자에서 산성으로 인한 손상이 되었다는 민감한 표시가 될 수 있다.[28] 비부식성 역류성 질환 환자의 하부 그룹은 기능적 속쓰림을 가진 환자들이다. 이러한 환자들은 속쓰림 증상을 보고하지만, 비부식성 역류성 질환과는 다르게 24시간 정상 pH를 보인다는 연구결과를 가지고 있다. 마지막으로 몇몇 종류의 식도에 만성적인 염증이 생기면 협착과 연하장애를 일으킬 수 있다.

GERD의 병태생리학에 대한 완전한 이해를 하기 위해 지난 10년 동안 상당히 연구가 진행되었지만 여전히 불완전한 상태로 남아 있다. "비역류성 장애물(antireflux barrier)"의 주요 구성요소는 식도위 접합부의 해부학적 구성에 의한 LES의 작용 때문이다. 특히 가로막 다리(diaphragmatic crura)는 들숨 시에 식도관 접합부 수준에서 수축을 제공하며 LES는 날숨 시에 더 활동적이다(**그림 5-7**).

이 구조들은 함께 위장과 식도 사이 압력의 평형을 유지한다. 역류는 처음에는 아래식도조임근의 긴장도가 낮을 때 더 가능성이 있다고 생각되었지만, 지금은 정상적인 아래식도조임근의 긴장도에서 삼키지 않는 동안에 갑작스런 이완으로 생기는 것으로 알려져 있다.[29] 이러한 갑작스러운 이완 기간을 일시적인 아래식도조임근 이완(transient lower esophageal sphincter relaxations, TSLERs)이라고 한다. 위식도역류병 환자는 증상이 없는 환자보다 아래식도조임근 이완이 더 많은 경향이 있다.[30] TSLER의 빈도는 천천히 위가 비워지는 것에 의한 식후 압력과 관련이 있을 수 있다는 것도 보고된 바 있다.[30]

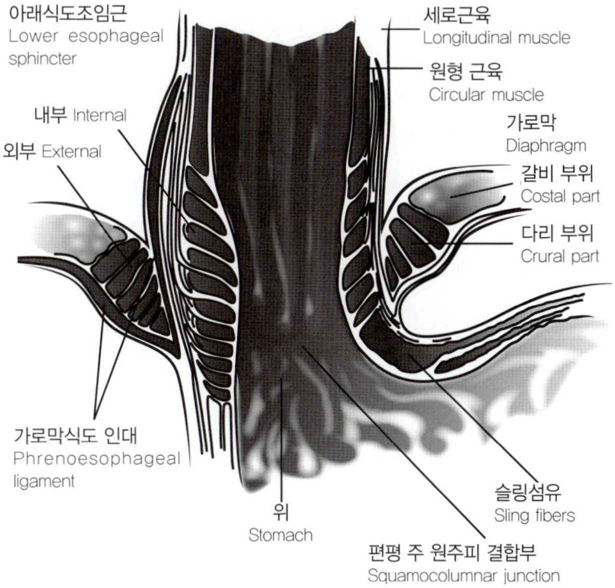

그림 5-7 원위 식도는 위와 결합하면서 가로막을 뚫는다. 들숨에서 가로막 인대가 수축되어 위와 식도의 압력 평형을 유지한다. 아래식도조임근 세로 섬유와 원형 섬유는 위와 식도가 결합하는 식도조임근을 형성한다. 이러한 근육과 인대 배열의 조합으로 역류가 조절된다.

역류 측정

지속적인(24시간) pH 모니터링을 통해 역류량을 객관적으로 평가할 수 있다. 식도산성화에 관한 대부분의 연구에서는 pH 4 이하가 비정상적인 것으로 간주되지만, 산성도가 약한 경우에도 위산도를 조절하기 위해 양성자펌프 억제제(proton pump inhibitors)를 사용하는 경우가 있다.[31] 적용 중에도 환자는 식사, 작업, 수면 등 정상적인 일상생활을 한다. 카테터는 코를 통해 식도로 들어가고 환자가 허리에 차고 있는 측정장치에 연결된다. 가슴쓰림 증상이 나타나면 시간을 기록하는 버튼을 누른다. 지속적인 pH 모니터링은 산성 역류의 유무와 심각성에 대한 정량적 정보를 제공한다. 역류의 발생과 지속시간은 전체 기록 기간과 특정 관심 부문에 대해 계산하고 분석할 수 있다. pH 모니터링에 의해 검출된 역류의 심각성은 식도염증 및 바렛 식도염과 상당히 잘 연관된다.[32]

연속적인 pH 모니터링은 현재 위식도역류병의 진단을 위한 최선의 단일 검사로 간주되며, 민감도와 특수성은 약 90%이다.[33] 식도 내 교류저항(impedance) 모니터링과 임피던스-pH 모니터링을 결합한 새로운 측정 기법은 역류 현상과 식도 통과 장애의 식별에 중요한 방법으로 제안되어 왔다.[34] Kulinna-Cosentini 등[35]은 37명의 환자에게 자기공명영상 투시 진단을 사용하여 역류 식별을 비교했다. 그들은 24시간 pH 연구와 비교했을 때 82%의 사례에서 결과가 비슷하다고 결론지었다. 바륨(이미지) 연구는 연하장애 환자를 평가하는 데는 중요하지만, 증상을 보이는 역류성 질환이 있는 소수의 환자들에게만 역류성의 존재를 확인할 수 있을 뿐이다.

위식도역류병의 치료

위식도역류병의 치료는 항역류 장벽의 강도를 높이고 식도와 위장을 비우는 것을 개선하며 위 내용물의 독성을 감소시키는 것이다. 항역류의 치료에는 생활방식의 변경, 약, 수술의 세 가지 요소가 있다.

많은 환자들의 경우, 역류증은 식생활과 신체 활동에 의해 개선될 수 있다. 특히 많은 양(예: 지방, 초콜릿)을 섭취하는 것과 연관된 환자에게는 아래식도조임근의 압력을 감소시키거나 위산 생성을 자극하는 식품(예: 커피, 차)을 제한하는 것이 중요하다. 일부 역류 환자에게는 식이요법만으로도 증상을 조절하기에 충분하다. 흡연과 알코올 섭취도 식도 기능을 저해하므로 제한해야 한다. 환자에게 약 15cm 블록의 높이 정도로 침대 머리를 올리고 식사 후 3시간 이내에 눕는 것을 피하도록 지시한다. 이러한 조치들은 중력이 역류 방지를 돕고 식도의 비움을 강화하도록 한다.

제산제(antacids)를 이용한 자가투약은 속쓰림 환자에게서 흔히 볼 수 있다. 불행히도, 비전형적인 증상이 있는 환자들의 식도염을 조절하기에는 제산제만으로는 충분하지 않다. 제산제는 주로 간헐적 속쓰림의 증상을 완화하는 데 사용된다. 대부분의 심각한 증상이나 식도염 환자들은 더 많은 강력한 산성 제산제를 필요로 한다. 가장 자주 언급되는 것은 란소프라졸(ansoprazole), 라베프라졸(rabeprazole), 판토프라졸(antoprazole) 또는 오메프라졸(omeprazole)과 같은 양성자-펌프 억제제(proton-pump inhibitors, PPI)이다. 그것들은 체중조절과 관련된 생활방식의 변화와 병행해야 가장 효과적이다. 히스타민 길항제나 H2 차단제(예: 시메티딘; cimetidine, 라니티딘; ranitidine, 니자티딘; nizatidine, 페이머티딘; famotidine)는 식도염 치료에 효과는 떨어지지만 처방전 없이 사용할 수 있다. 위식도역류병에서 전형적으로 사용한 방법은 PPI 치료에서도 효과적이다. 흥미롭게도, 이러한 약물의 조정은 증상을 완화시키는데 일부 환자들의 증상이 항상 조절되는 것은 아니다.[36] 위식도역류병이 의심되는 모든 환자가 H2 차단제나 PPI 요법에 균일하게 반응하기 때문에 용량 옵션과 약물 이외의 옵션을 포함하여 성공과 실패를 다루는 다양한 알고리즘이 개발되었다.[37]

모사프라이드(mosapride), 테가세로드(tegaserod), 우레콜린(urecholine), 메토클로프라미드(metoclopramide) 같은 **위장운동촉진제(prokinetic)**들은 위 비우기를 개선하여 역류성 압력과 역류 증상을 감소시키는 데 사용되어 왔다. 이들 약물은 상부 위장관 운동 기능에 잠재적인 이로운 영향을 미치지만, 단일 약물로 사용되었을 때 일반적으로 결과는 실망스러웠다. 메토클로프라미드의 사용은 불안, 불면증, 무기력증 등 신경정신적 부작용이 빈번하게 발생하여 더욱 제한되어 왔다. 위장운동촉진제, H_2 차단제, PPI와 함께 더욱 중증 환자의 경우 보조제로 사용되는 경우가 있다.

역류는 약물을 신중하게 사용하면 조절될 수 있다. 수술은 일반적으로 질병 내성이 있는 환자들을 위해 남겨진다. 수술의 대부분은 위장의 일부를 식도 아래 원주 또는 전체 둘레에 감싸는 것과 결합하여 식도관절 내복부 위치를 다시 설정하는 것을 포함한다. **복강경(laparoscopic)** 접근법이 개발되었으며, 보다 빠른 회복과 함께 기존의 수술 접근법만큼 효과적인 것으로 보인다. 수술은 환자의 약 80~90%에서 역류 조절에 효과적이다.[15]

GERD를 제어하기 위해 사용된 더 새로운 비수술적 내시경적 접근법에는 LES의 봉합, 전기자극[38] 및 무선주파수 절제(radiofrequency ablation; Stretta procedure)가 포함된다.

무선주파수 절제는 TSLER의 빈도를 줄이기 위해 시도한다. 스트레타 절차를 다른 외과적 기반 시술과 비교한 무작위 실험은 없지만, 초기 데이터는 PPI 사용의 감소와 삶의 질적 점수의 증가를 제시한다.[39] 이러한 절차와 유효성 데이터에 대한 연구는 여전히 보다 확립될 필요가 있다.

후두인두 역류

후두인두 역류(laryngopharyngeal reflux)는 위 내용물이 후두 부위에 도달하여 자주 연하통, 목소리 변화, 인후염, 이물감, 만성 헛기침 등을 일으키는 것이다. 삼킬 때 통증이 심하고 목 부위에 무언가가 남아 있다는 느낌이 자주 생긴다. 역류액이 후두의 수준에 도달하는 기전은 알려져 있지 않다. 상부 기도에 대한 내시경적 평가에서는 후두막의 점막이상, 모뿔연골(arytenoid cartilages) 부종이 나타나고 후두막의 홍반(erythema)을 주로 호소한다. 후두인두 역류를 가진 환자들은 고전적인 GERD를 가진 환자와는 다음과 같은 점에서 다르다. (1) 대부분의 역류는 야간보다는 낮에 발생하며, (2) 적절한 조절을 위해 더 오랜 기간 동안 더 많은 양의 약이 필요하며, (3) 식도운동성과 기전은 정상이다. 후두인두 역류 및 GERD 환자는 다음과 같은 점에서 유사하다. (1) 24시간 pH 또는 방사선 투과 연구의 결과가 항상 정상이지 않을 수 있으며, (2) PES와 아래식도조임근은 정상이며, (3) 속쓰림이 나타날 수 있다.

감별진단

구강인두 기능에 영향을 주는 질환과 달리 식도장애의 원인에 대한 실마리는 병력을 가지고 판단할 수 있는 경우가 많다. 장애는 구조와 운동으로 편리하게 나눌 수 있고, 고형물, 액체 또는 둘 다 삼키기 어려운지를 묻는 질문은 진단에 중요하기 때문에 의사결정 트리의 사용은 어떤 검사를 지시하고 어떤 징후와 증상을 평가해야 하는지를 결정할 때 임상의사를 안내하는 데 유용할 수 있다. Donner와 Castell[40]은 감별진단(differential diagnosis)을 구별하기 위해 의사결정 트리를 사용할 것을 제안하였다(**그림 5-8**). 의사결정 트리는 일반적으로 환자가 식사 중 기침과 질식(구강인두 연하장애와 매우 상관관계가 있음)을 인정하지 않을 때 사용되며, 대부분 액체보다 고형 음식에 대한 불편감이 많을 가능성이 높다.

인두식도분절의 장애

PES 열림 기전의 장애에 대한 감별진단으로는 당김 불량(목뿔뼈 이상), 이완장애(신경성), 섬유증, 갈퀴막, 근염, 퇴행위축(dystrophy) 등 반지인두근의 장애와 이완 또는 수

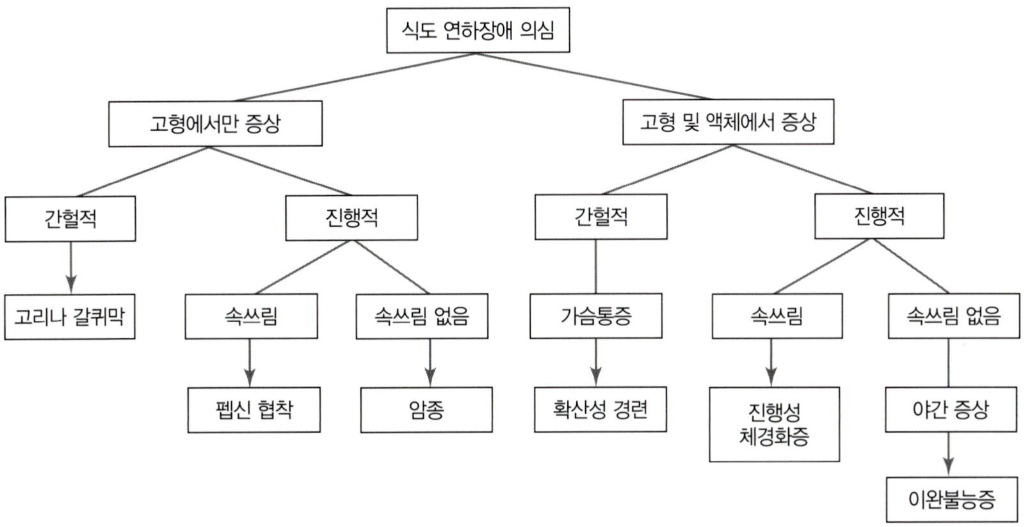

그림 5-8 식도 기반 장애의 의심이 높을 때 환자 보고로부터 감별해야 할 진단에 관한 의사결정 트리. 진단 확인은 적절한 검사를 통해 수행된다. 의사결정 트리는 검사의 선택과 순서를 안내하는 데 도움이 될 수 있다.

축의 장애 등이 있다. 방사선 연구에서는 전형적으로 이 부분을 통과하는 음식덩이, 특히 고형 음식에 대해서는 흐름의 제약이 나타난다. PES 이상으로 진단이 확인되면 목 부위 식도에 음식물이 달라붙는 경우가 많다. 그러나 목 부위 식도에 고형 음식물이 달라붙는 것을 호소하는 대부분의 환자들은 식도에서 원인이 된 장애가 있는 경우가 많다(이 장의 인두식도의 관계 참조).[41]

반지인두 막대

방사선 영상에서 반지인두근(C6~C7) 레벨에서 "막대"의 형태가 나타나는 것은 근육이 완전히 확장되지 못한 결과로 추정된다(**그림 5-9**). 대부분의 경우 이완되는 압력은 정상인 것으로 밝혀졌다.[42] 팽창의 실패는 가벼운 수준부터 심각한 수준까지 다양하다. 심각한 형태에서 음식덩이 흐름의 제한은 기도로의 유입을 야기할 수 있다. 반지인두 막대는 음식 이동 통로가 작아지더라도 연하장애 증상이 없는[43] 노인들의 30%에서 볼 수 있다. 일부 연구들은 반지인두근이 적절하게 팽창하지 못하는 것은 PES 열림 기전의 실패보다는 근육 비대증과 관련이 있으며 노년층에서 더 흔하다는 것을 암시했다. 부검을 통한 이러한 연구결과는 노화에 따른 근육섬유 구성의 변화와 기능 저하의 가능성을 시사한다.[44,45]

반지인두 막대 형성에 관한 한 가지 이론은 반지인두 막대가 이완되지 못한 결과는 경추 식도의 압력 증가(PES 압력이 높아짐)에서 비롯된다는 것이다.[46] 이것은 반지인두 막대를 가진 환자에게 압력측정법이나 방사선 영상 등을 이용하여 식도에 대한 완전한 평가를 해야 함을 시사한다. 반지인두 막대에 대한 치료를 위해서는 확장술과[47] 반지인두 근육절제가 포함된다.[48]

인두주머니(곁주머니)의 형성은 항상 동반되는 것은 아닐지 몰라도, 반지인두 막대의 병태생리학과 관련이 있을 수 있다. 인두주머니는 방패목뿔막 수준에서 보이는 인두벽의 측면 돌출부이다. 주머니의 크기가 커지면 이 주머니에 삼킨 음식물이 모이고, 음식물의 이동 흐름을 지연시키며, 연하장애 증상을 일으킬 수 있다. 음식을 삼키고 난 후에 흡인이 일어날 수 있다.[49] 반지인두 막대(cricopharyngeal bars)와 유사하게, 후두인두 압력의 증가로 주머니 형태가 생길 수 있고 폐쇄가 될 수 있다.

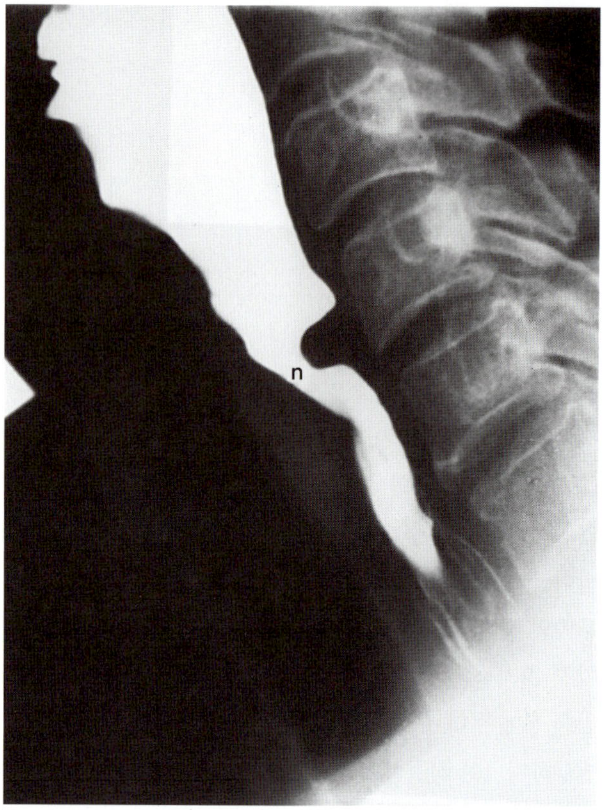

그림 5-9 반지인두근에 바륨을 넣었을 때 바륨 기둥이 좁아지는 (n) 현상을 일으켰다. 이것으로 반지인두 막대를 시각적으로 확인할 수 있다.

> **CLINICAL CASE EXAMPLE 5-1**
>
> 81세의 한 남성이 고형 식품에 대해서 연하장애를 가지고 있었다. 남성은 음식이 목 윗부분에 달라붙어 있다고 생각했다고 보고했고, 의사는 변형된 바륨 삼킴 검사를 제안했다. 묽은 액체를 여러 번 삼키면, PES 수준의 작은 움푹 들어간 부분이 보였는데 조영제가 식도로 흘러들어가는 데는 아무런 제약이 없었다.
>
> 환자에게 더 크고 진득한 음식덩이를 주었을 때 C6 수준에서 반지인두 막대가 뚜렷이 관찰되었다. PES의 확장을 위해 근절제가 필요했으나 환자의 연령과 심장질환 이력 때문에 시행하기 어려워 확장술을 두 번 정도 시행했으며, 이후 고형식에 대한 불편감이 없어졌고 10개월 동안 상태가 유지되었다.

젠커 곁주머니

젠커 곁주머니(Zenker's diverticulum)는 PES의 영역에 있는 후인두 벽에서 발달하는 주머니이다. 반지인두근의 가로섬유 부근과 아래 수축 근육의 빗섬유에서 후두인두 점막이

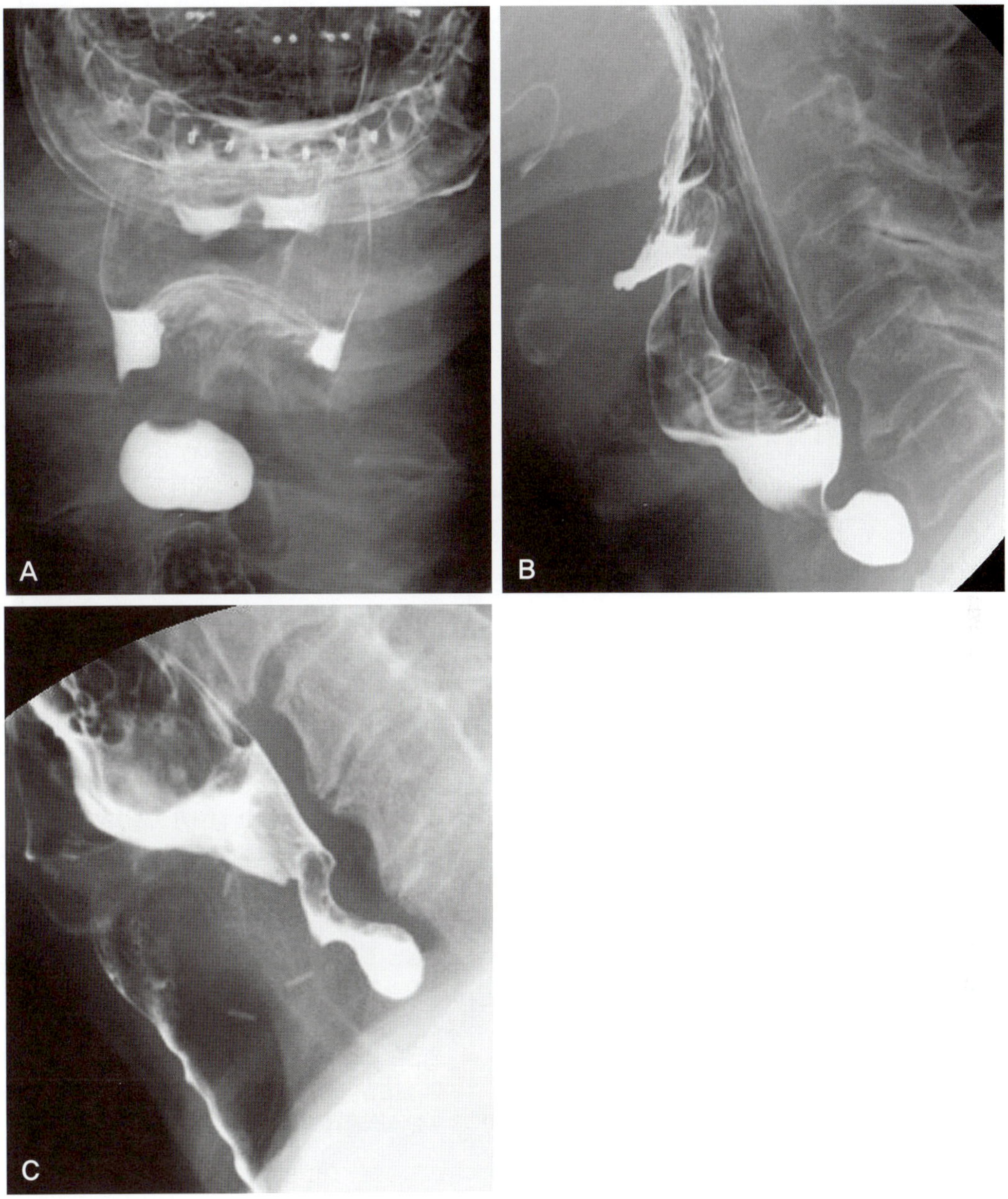

그림 5-10 A와 B는 각각 목쪽 식도 접합부 근처에 후방으로 확장된 바륨으로 채워진 곁주머니의 정면과 측면의 시야를 보여준다.
A. 이미지의 아랫부분에 주머니가 보인다. 조롱박오목과 후두개곡도 바륨으로 채워져 있다.
B. 측면 영상에서, 조롱박오목 위쪽으로 고여 있는 바륨 기둥을 볼 수 있다.
C. 다른 환자의 영상으로 인두 아래쪽에 주머니가 보이고 조영제가 기관지로 들어갔다. 이미지의 왼쪽에 있는 바륨이 선으로 보인다. (Pickhardt PJ, Arluk GM: Atlas of gastrointestinal imaging: radiologic-endoscopic correlation, 2007, Saunders Elsevier.)

튀어나오게 된 것이다. 이러한 주머니는 작을 수 있으며, 후두인두 부위에 국한되어 있을 수 있다. 더 커지면, 목 식도로 확장될 수 있다. 종종 PES를 통과하는 음식물 흐름의 감소와 관련이 있으며, 삼킴 후 흡인을 유발할 수 있다. 그림 5-10C는 기관 흡입이 있는 젠커 곁주머니의 방사선 외관을 나타낸다.

젠커 곁주머니가 생성되는 원인이 논란이 되고 있다. 일부는 음식물이 PES를 통해 흐를 때 생기는 저항에 의해 생성되는 높은 내압력에서 발생한다고 주장했는데, 아마도 반지인두근이 이완되지 않거나 조기 폐쇄되었을 때 발생할 것이다.[42] 시간이 지남에 따라 계속되는 높은 압력은 후두인두 점막을 파열하게 되고 주머니를 형성하게 된다.

Cook 등[50]은 비디오투시 검사를 이용하여 젠커 곁주머니를 가진 14명의 환자를 연구했다. 그들은 주머니의 형성이 PES를 통한 나쁜 흐름의 원인이 아니라고 결론지었다. 그들은 기계적 잡아당김과 이완이 정상이었기 때문에 곁주머니 생성 이후 생기는 저항은 휴식기보다 높은 반지인두근 내의 탄력 부족으로 나타나게 된 것이라고 하였다. 다른 연구자들은 GERD에 의해 야기된 PES의 조기 폐쇄와 상부 기도로 음식물이 역류해서 들어가지 못하도록 보상하기 위해서 생겼다고 주장했다.[51]

Sasaki 등[52]은 젠커 곁주머니 발달에 대하여 단축 이론과 GERD를 제안했다. 정상적으로 삼키는 동안 식도는 음식물을 위쪽으로 밀어내기 위해 짧아진다. 만성 GERD 환자에서 산에 대한 염증반응은 식도 세로근의 비정상적인 수축을 초래한다. 따라서 식도가 비정상적으로 수축할 때 후두인두근육을 멀리 당겨서 주머니가 형성될 수 있게 한다. 젠커 곁주머니는 반지인두근 절개술이나[53] 내시경에 의해서 치료된다.[54]

인두식도 관계

삼킴의 단계는 상호의존적이다. 한 단계에서 나타나는 1차 질병은 다른 단계에 영향을 미칠 수 있다. 식도에 일차적인 장애가 있을 수 있는 환자에게 목의 국소적인 연하장애가 나타날 수 있다. 사실, 비정상적인 PES 기능을 가지고 있는 것처럼 보이는 환자도 식도가 원인이 될 가능성이 높다.

많은 연구자들이 식도의 이완불능에 대한 연구에서 PES의 이상을 압력측정법과 방사선적 검사를 통해 발견한 바 있다.[46,55-57] 아래식도조임근에 흐르는 저항이 PES 수준에서 환자가 인지하는 수준 이상으로 식도에 압력 변화를 일으킨다는 것이다. 흥미롭게도, 아래식도조임근의 확장에 성공하면 이완불능증 환자의 목 부위에서 발생한 국소적인 연하장애 증상을 완화시킨다는 근거가 있다.[58]

또한 GERD를 앓고 있는 환자가 식도산화에 대한 반응으로 식도-PES 과밀도[59]가 되거나 만성 GERD가 PES의 역학을 보상적으로 변화시킬 수 있다는 일부 근거가 있다.[59,60] GERD 증상과 PES 증상의 관계는 완벽하게 입증되지 않았기에 GERD를 조절하면 목 부위 식도에 국소화된 증상이 감소한다는 근거는 없다. 그럼에도 불구하고 연하장애를 보고하는 환자들은 전통적인 속쓰림과 역류 현상이 없다 하더라도 바륨을 이용한 검사 대상이 될 수 있다.

CLINICAL CASE EXAMPLE 5-2 샤츠키 고리

64세의 한 여성은 1차 진료 의사에게 지난 6개월 동안 목에 음식이 달라붙는 것을 느꼈다고 말했다. 그녀는 변형된 바륨 삼킴 검사를 시행하였다. 식도와 관련된 질병의 이력이 없었던 터라 변형된 바륨 삼킴 검사를 통하여 연하고 진한 바륨으로 시행하였다. 이 영상의 측면도에서도 PES 영역을 통과하는 정상적인 흐름을 보여주었다. 정면에서는 LES 레벨에서 흐름의 제한이 바륨 기둥처럼 나타나게 되었다. 위내시경을 통한 식도 추적 검사결과 샤츠키 고리가 발견되었다. 환자는 확장술을 시행하였고 증상이 해소되었다.

CLINICAL CASE EXAMPLE 5-3 반지인두근의 비대

40세의 한 남성이 병원에 와서 지난 1년 동안 고형 음식이 목구멍에 달라붙는 것을 느꼈다고 말했다. 그는 자신이 GERD를 겪고 있었으며 PPI를 비정기적으로 복용하고 있다고 보고했다. 그는 지난 3개월 동안 체중이 약 4.5kg 줄었다고 말했다. 바륨 영상 연구를 통하여 PES 영역에 고형 음식의 이동을 감소시키는 비대성 반지인두근을 확인하였다. 그러나 고형 음식은 식도로 들어갔고 기도로 흘러가지 않았다. 고형 음식에 대한 방해는 심하다고 판단되지 않았고 환자가 재평가되지 않은 GERD의 과거 이력이 있었기 때문에 표준적인 바륨 식도법을 시행했다. 이 연구는 비정상적인 식도운동성과 확장된 식도로 LES의 부위가 눈에 띄게 좁아지는 것을 보여주었다. 식도 내시경 검사를 위해 위장병 전문의에게 의뢰하게 되었다. 내시경 검사결과 식도와 위장의 접합부에 식도 협착이 나타났다.

PES 기능장애에 대하여 반지인두근의 비대증을 초래하게 된 원인은 GERD로 인한 직접적인 산 접촉 또는 미주신경의 이상이 원인일 수 있다. 이 환자의 경우 치료는 GERD를 완화하기 위한 의약품을 재처방 받는 것이다.

요약 및 정리

1. 식도는 위식도조임근과 아래식도조임근 두 개가 있다. 위식도조임근의 생리적 기능은 후두인두 근육과 같다. 생리학적으로 이 부위는 인두식도분절(PES)로 설명된다.
2. GERD의 결과로서 협착과 같은 구조적 장애는 식도의 내강에 영향을 미쳐 음식덩이의 흐름 감소와 연하장애를 일으킨다.
3. 심장비대처럼 식도에 작용할 수 있는 외부 압력은 식도의 내강을 좁혀 연하장애를 발생시킨다.
4. 운동성 장애는 식도의 운동이나 근막에 영향을 미친다. 확산성 식도연축과 이완불능증은 운동장애의 예이다.
5. PES의 장애는 PES의 이완 또는 개방을 감소시키는 많은 원인이 있을 수 있다. 여기에는 당김장애(열림), 신경 질환(이완 상실), 근막염, 섬유증 등 PES 근골격계 내의 장애와 PES 기능에 두 번째로 영향을 미치는 식도 운동성의 장애가 포함된다.
6. PES의 영역에 특수한 장애로는 반지인두근 막대, 가쪽 인두주머니, 젠커 곁주머니가 있다.
7. 목 부위에 음식물이 들러붙어 고형식에 연하장애를 보고하는 환자는 식도장애로 인해 나타날 수 있으며, 후두인두나 목 부위에 영향을 주는 질환이 없을 수 있다.

REFERENCES

1. Edwards DAW: Diagnostic procedures: history and symptoms of esophageal disease. In Vantrappen G, Hellemans J, editors: *Diseases of the esophagus*, New York, 1974, Springer-Verlag.
2. Jones B, Ravich WJ, Kramer SS, et al: Pharyngoesophageal interrelationships: observations and working concepts. *Gastrointest Radiol* 10:225, 1985.
3. Schatzki R: The lower esophageal ring: long term follow-up of symptomatic and asymptomatic rings. *Am J Roentgenol Radium Ther Nucl Med* 90:805, 1963.
4. Goyal RK, Bauer JL, Spiro HM: The nature and location of the lower esophageal ring. *N Engl J Med* 284:1175, 1971.
5. Groskreutz JL, Kim CH: Schatzki's ring: long-term results following dilatation. *Gastrointest Endosc* 36:479, 1990.
6. Ravich WJ, Kashima H, Donner MW: Drug-induced esophagitis simulating esophageal cancer. *Dysphagia* 1:13, 1986.
7. Earlam R, Cunha-Melo JR: Oesphageal squamous cell carcinoma: a critical review of surgery. *Br J Surg* 67:381, 1980.
8. Forastiere AA, Orringer MB, Perez-Tamayo C, et al: Preoperative chemoradiation followed by transhiatal esophagectomy for carcinoma of the esophagus. *J Clin Oncol* 11:1118, 1993.
9. Parker EF, Moertel CF: Is there a role for surgery in esophageal carcinoma? *Am J Dig Dis* 23:730, 1978.
10. Kinoshita Y, Endo M, Nakayama K, et al: Evaluation of ten-year survival after operation for upper- and midthoracic esophageal cancer. *Int Adv Surg Oncol* 1:173, 1978.
11. Dimarino AT, Cohen S: Characteristics of lower esophageal sphincter function in symptomatic diffuse esophageal spasm. *Gastroenterology* 66:1, 1974.
12. Brand Dl, Martin D, Pope CE: Esophageal manometrics in patients with anginal type chest pain. *Am J Dig Dis* 23:300, 1977.
13. Castell DO: The nutcracker esophagus and other primary esophageal motility disorders. In Castell DO, Richter JE, Dalton CB, editors: *Esophageal motility testing*, New York, 1987, Elsevier.
14. Dalton CB, Castell DO, Richter JE: The changing faces of the nutcracker esophagus. *Am J Gastroenterol* 83:623, 1988.
15. Ravich WJ: Esophageal dysphagia. In Groher ME, editor: *Dysphagia: diagnosis and management*, Boston, 1997, Butterworth-Heinemann.
16. Katzka DA: The skinny on eosinophilic esophagitis. *Gastroenterology* 145:1186, 2013.
17. Davis HA, Lewis MJ, Rhodes J, et al: Trial of nifedipine for prevention of esophageal spasm. *Digestion* 36:81, 1987.
18. Kahrilas PJ, Kishk SM, Helm JF, et al: Comparison of pseudoachalasia and achalasia. *Am J Med* 82:439, 1987.
19. Pasricha PJ, Ravich WJ, Hendrix TR, et al: Intrasphincteric botulinum toxin for the treatment of achalasia. *N Engl J Med* 332:774, 1995.
20. D'Angelo WA, Fries JF, Masi AT, et al: Pathologic observations in systemic sclerosis (scleroderma): a study of 58 autopsy cases and 58 matched controls. *Am J Med* 46:28, 1969.
21. Saltzman MB, McCallum RW: Diabetes and the stomach. *Yale J Biol Med* 56:179, 1983.
22. Enweluzo C, Aziz F: Gastroparesis: a review of current and emerging treatment options. *Clin Exp Gastroenterol* 6:161, 2013.
23. Castell DO, Johnston BT: Gastrointestinal reflux disease. Current strategies for patient management. *Arch Fam Med* 5:221, 1996.
24. Napierkowski J, Wong R: Extraesophageal manifestations of GERD. *Am J Med Sci* 326:279, 2003.
25. Liker H, Hungin P, Wiklund I: Managing gastroesophageal reflux disease in primary care: the patient perspective. *J Am Board Fam Pract* 18:393, 2005.
26. Manterola C, Munoz S, Grande L, et al: Initial validation of a questionnaire for detecting gastroesophageal reflux disease in epidemiological settings. *J Clin Epidemiol* 55:1041, 2002.
27. Dickman R, Bautista JM, Wong WM, et al: Comparison of esophageal acid exposure distribution along the esophagus among the different gastroesophageal reflux disease (GERD) groups. *Am J Gastroenterol* 101:2463, 2006.
28. Calabrese C, Fabbri A, Bortolotti M, et al: Dilated intercellular spaces as a marker of oesophageal damage: comparative results in gastro-oesophageal reflux disease with or without bile reflux. *Ailment Pharmacol Ther* 18:525, 2003.
29. Dent J: Patterns of lower esophageal sphincter function associated with gastroesophageal reflux. *Am J Med* 103:29S, 1997.
30. Richter JE, Castell DO: Drugs, foods and other substances in the cause and treatment of reflux esophagitis. *Med Clin North Am* 65:1223, 1981.
31. Mainie I, Tutuian R, Shay S, et al: Acid and non-acid reflux in patients with persistent symptoms despite acid suppressive therapy: a multicentre study using combined ambulatory impedance-pH monitoring. *Gut* 55:1398, 2006.
32. Iascone C, DeMeester TR, Little AG: Barrett's esophagus: functional assessment, proposed pathogenesis, and surgical therapy. *Arch Surg* 118:543, 1983.
33. Richter JE, Castell DO: Gastroesophageal reflux disease: pathogenesis, diagnosis, and therapy. In Castell DO, Johnson LF, editors: *Esophageal function in health and disease*, New York, 1983, Elsevier.
34. Conchillo JM, Smout AJ: Review article: Intraesophageal impedance monitoring for the assessment of bolus transit and gastro-oesophageal reflux. *Aliment Pharmacol Ther* 29:3, 2009.
35. Kulinna-Cosentini C, Schima W, Lenglinger J, et al: Is there a role for dynamic swallowing MRI in the assessment of gastroesophageal reflux disease and oesophageal motility disorders? *Eur Radiol* 22:364, 2012.
36. Milkes D, Gerson LB, Triadafilopoulos G: Complete elimination of reflux symptoms does not guarantee normalization of

intraesophageal and intragastric pH in patients with gastroesophageal reflux disease (GERD). *Am J Gastroenterol* 99:991, 2004.

37. Tytgat GN, McColl J, Tack J, et al: New algorithm for the treatment of gastro-oesophageal reflux disease. *Aliment Pharmacol Ther* 27:249, 2008.
38. Rodriguez L, Rodriguez P, Gomez B, et al: Electrical stimulation therapy of the lower esophageal sphincter is successful in treating GERD: final results of open-label prospective trial. *Surg Endosc* 27:1083, 2013.
39. Reymunde A, Santiago N: Long term results of radiofrequency energy delivery for the treatment of GERD: sustained improvements in symptoms, quality of life, and drug use at 4 year follow-up. *Gastrointest Endosc* 65:361, 2007.
40. Donner MW, Castell DO: Evaluation of dysphagia: a careful history is crucial. *Dysphagia* 2:65, 1987.
41. Roeder BE, Murray JA, Dierkhising A: Patient localization of esophageal dysphagia. *Dig Dis Sci* 49:697, 2004.
42. Goyal RK: Disorders of the cricopharyngeus muscle. *Otolaryngol Clin North Am* 49:115, 1984.
43. Leonard R, Kendall K, McKenzie S: UES opening and cricopharyngeal bar in nondysphagic elderly and nonelderly adults. *Dysphagia* 19:182, 2004.
44. Torres WE, Clements JL, Austin GE, et al: Cricopharyngeal muscle hypertrophy: radiologic-anatomic correlation. *AJR Am J Roentgenol* 142:927, 1984.
45. Xu S, Tu L, Wang Q, et al: Is the anatomical protrusion on the posterior hypopharyngeal wall associated with cadavers of only the elderly? *Dysphagia* 21:163, 2006.
46. Zhang ZG, Diamant NE: Repetitive contractions of the upper esophageal body and sphincter in achalasia. *Dysphagia* 9:12, 1994.
47. Wang AY, Kadkade R, Kahrilas PJ, et al: Effectiveness of esophageal dilation for symptomatic cricopharyngeal bar. *Gastrointest Endosc* 61:148, 2005.
48. Bonavina L, Khan AN, DeMeester TR: Pharyngoesophageal dysfunctions: the role of cricopharyngeal myotomy. *Arch Surg* 120:541, 1985.
49. Jones B, Donner MW: *Normal and abnormal swallowing: imaging in diagnosis and therapy*, New York, 1990, Springer-Verlag.
50. Cook IJ, Gabb M, Panagopoulos V, et al: Pharyngeal (Zenker's) diverticulum is a disorder of upper esophageal sphincter opening. *Gastroenterology* 103:1229, 1992.
51. Brady AP, Stevenson GW, Somers S, et al: Premature contraction of the cricopharyngeus: a new sign of gastroesophageal reflux disease. *Abdom Imaging* 20:225, 1995.
52. Sasaki CT, Ross DA, Hundal J: Association between Zenker diverticulum and gastroesophageal reflux disease: development of a working hypothesis. *Am J Med* 115:1695, 2003.
53. Sen P, Lowe DA, Farnan T: Surgical interventions for pharyngeal pouch. *Cochrane Database Syst Rev* (3):CD004449, 2005.
54. Casso C, Lalam M, Ghosh S, et al: Endoscopic stapling diverticulotomy: an audit of difficulties, outcome, and patient satisfaction. *Otolaryngol Head Neck Surg* 134:288, 2006.
55. Jones B, Donner MW, Rubesin SE, et al: Pharyngeal findings in 21 patients with achalasia of the esophagus. *Dysphagia* 2:87, 1987.
56. DeVault KR: Incomplete upper esophageal sphincter relaxation: association with achalasia but not other esophageal motility disorders. *Dysphagia* 12:157, 1997.
57. Yoneyama F, Miyachi M, Nimura Y: Manometric findings of the upper esophageal sphincter in esophageal achalasia. *World J Surg* 22:1043, 1998.
58. Torrico S, Kern M, Aslam M, et al: Upper esophageal sphincter function during gastroesophageal reflux events revisited. *Am J Physiol Gastrointest Liver Physiol* 279:G262, 2000.
59. Sivit CJ, Curtis DJ, Crain M, et al: Pharyngeal swallow in gastroesophageal reflux disease. *Dysphagia* 2:151, 1988.
60. Mendell DA, Logemann JA: A retrospective analysis of the pharyngeal swallow in patients with a clinical diagnosis of GERD compared with normal controls. *Dysphagia* 17:220, 2002.

CHAPTER 6

호흡장애 및 의인성 장애

편역자 박은정

학습목표

1. 호흡장애가 삼킴에 어떤 영향을 미칠 수 있는지 자세히 설명한다.
2. 연하장애를 유발하거나 악화시키는 일반적인 의학적 및 외과적 합병증을 논의한다.
3. 호흡용 인공 부속물이 삼키는 것을 어떻게 방해하는지 검토한다.

배경

2장에서 상세히 기술했듯이, 호흡과 연하의 상호작용은 잘 알려져 있다. 삼킴 협응과 그 다음에 일어나는 상기도 보호는 유기적인 상호작용에 의존한다.

뇌졸중과 같은 질환 후에 일어나는 호흡장애는 연하장애의 원인이 될 수도 있고 질환을 악화시킬 가능성도 있다. 연하장애와는 상관없이 만성폐쇄성폐질환과 같은 호흡기 질환을 가진 사람들은 급성으로 병원에 입원한다.[1] 심폐상태와는 무관하지만 **삽관**(intubation), 호흡기 보조, 기관절개술(tracheotomy) 등의 심장우회술을 받은 환자 등에서 심폐 합병증이 있다는 이유로 급성 치료 단계로 들어가는 사람들도 있다. 연하장애를 동반한 의학적 · 외과적 합병증은 의인성(iatrogenic)으로 분류된다. 방사선 요법의 암 치료 후 연하에 대한 부작용도 의인성으로 분류되어 4장에서 자세히 다룬다.

인공 기도

호흡기계가 손상된 환자는 기본적인 생활 기능을 지원하기 위해 특별한 중재가 필요할 수 있다. 이에는 기계적 호흡기 연결이나 기관 내 튜브 삽입, 산소 공급용 안면마스크, 코삽입관(nasal cannula) 등이 있다. 산소 사용으로 인한 잠재적인 부작용은 입안마름증(xerostomia)이며 연하에 악영향을 미친다.

기관 내 튜브

기관 내 튜브는 입, 성대, 기관에 삽입되어 호흡곤란 상태의 환자를 보조하는 긴 플라스틱의 유연한 관이다. 환자가 호흡하는 것을 돕기 위해 인공호흡기에 연결되도록 설계되어 있다. 튜브 끝에는 기관 내강을 밀폐하고 구강에서의 분비물이 폐에 들어가는 것을 방지하고, 폐에서 공기가 새지 않도록 커프(cuff)가 팽창(inflated)되어 있다(그림 6-1). 호흡량을 유지시키기 위해서는 호흡능력(competence)을 회복하는 것이 중요하다. 기관 내 튜브는 호흡 능력을 보조하기

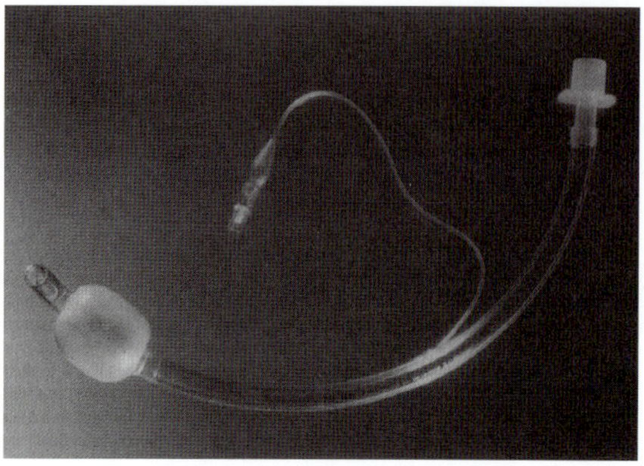

그림 6-1 기관 내 튜브는 입을 통해서 성대 수준까지 통과하도록 설계되어 있다. 이 그림은 튜브 말단 부위에 부풀어 오른 커프를 나타내고 있다. 커프는 사진 가운데에 있는 카테터를 통해서 부풀어 오른다(Photo courtesy Smiths Medical.)

위해 일시적(7~12일)으로 사용된다. 삽관의 기간이 길면 길수록 점막에 대한 국소적 자극으로 후두나 폐에 영구적인 손상을 줄 수 있다. 성대에 있는 육아종(granulomas)과 혈액종(hematomas), 인두궤양과 부종은 소리나 연하 합병증을 일으킬 수 있다. 경우에 따라서는 성대마비가 생길 수 있다. 호흡기 설정(들숨과 날숨 주기)은 환자가 독립된 호흡을 회복할 수 있도록 점진적으로 조절된다. 정상적인 호흡 패턴을 나타내면 기관 내 튜브를 제거한다. 기관 내 튜브를 떼어내도 환자가 호흡곤란이 이어진다면 재삽관할 수도 있다. 여러 번 재삽입하는 것은 환자의 호흡 상태가 약하고, 기도를 유지하기 위해서 장기적으로 기관절개로 이어질 가능성이 있는 것을 시사하고 있다.

기관 내 튜브가 상기도 기능을 대신하게 되면 성대, 구강, 인두를 사용하는 데 어려움이 생겨 입으로는 먹거나 삼킬 수 없게 된다. 기관 내 튜브가 성공한다면 의사는 환자가 경구섭취를 시작하기 전에 삼킴 평가를 요구할 수 있다. 원래 해오던 호흡 방법에 변화가 있었기 때문에 기관 내 튜브를 떼어낸 직후에는 발성이나 삼킴이 어려운 경우가 있다.

Partik 등[2]은 평균 24.6일 동안 삽관한 21명의 환자를 조사하기 위해서 비디오투시 검사를 활용하였다. 그들은 이 그룹의 86%가 삽관 후에 흡인 징후를 보인 점을 발견했다. 삼킴의 대부분은 삼키는 반응 전에 일어나 구강기의 약화와 그에 따른 후두의 상승을 보였다. De Lariminat 등[3]은 튜브를 제거한 후에 연하곤란이 급성으로 발생하는지 만성인지를 연구했다. 그들은 삼킴 응답 시간을 함수의 측정에 사용하여 제거 첫째 날 음식덩이의 전체 량에서 지연이 있음을 발견했고 둘째 날부터 점차 빨라지다가 7일 즈음에 정상 삼킴 반응시간이 나타난 것을 확인하였다. 이 결과는 정상적인 호흡 기능의 중단은 정상적인 연하 응답 시간을 저해할 가능성이 있다는 것을 의미하지만, 시간의 경과와 함께 특별한 치료를 실시하지 않아도 회복한다는 것을 의미한다. 288명의 표본을 포함하는 14개의 논문을 확인한 결과 Skorez 등[4]은 삽관 후에 보고되는 연하장애의 이환율(3~62%)에는 큰 차이가 나타난다고 하였다. 3개 연구의 50% 이상에서 튜브의 사용이 지속적이었다고 보고되었다. 결과적으로 이들 유병률 수치는 특정 예후 진단과는 무관하다.

기관절개술

기관 내 삽관이 불가능한 환자는 기관절개관(tracheotomy tubes)을 외과적으로 삽입해야 한다. 2~3번째 기관 사이에 튜브를 위치시켜 성대 아래에 삽입되도록 절개가 이루어지며, 의료팀은 이 튜브를 통하여 분비물을 흡입할 수 있도록 한다. 기관 내 삽관에 비해서 다른 이점은 삼키기와 발화의 가능성이 더 높으며, 성대에 대한 외상의 감소 및 환자가 편안하게 느끼는 것이다. 기관절개관은 통상 내강 내경에 따라 결정되는 다양한 크기의 튜브를 사용할 수 있다. 통상 사용되는 크기는 8, 6, 4mm이다. 튜브의 크기가 클수록 발성을 위하여 튜브의 주위 공기를 성대 수준까지 보내는 것이 어려워진다(그림 6-2).

발성과 삼킴을 원활하게 유도하고 점차적으로 튜브를 제거하기 위해서 튜브 크기를 8mm에서 6mm로 줄여갈 수 있다. 그러나 기관절개관을 작게 줄여나가는 것이 언어와 연하에 미치는 영향을 연구했던 데이터는 없다(CLINICAL CORNER 6-2 참조). 그림 6-3은 기관절개술을 받은 환자의 튜브를 확대한 영상이다. 공기가 코나 입을 지나가지 않기 때문에 후각이나 미각의 저하, 기관절개 부위에서의 감염, 이물질에 대한 몸의 반응에 의한 분비물의 증가 등이 나타날 수 있다. 계속적인 자극으로 인해 후인두벽 조직의 파괴가 생길 수 있으나 극히 드물게 나타난다. 중증의 경우

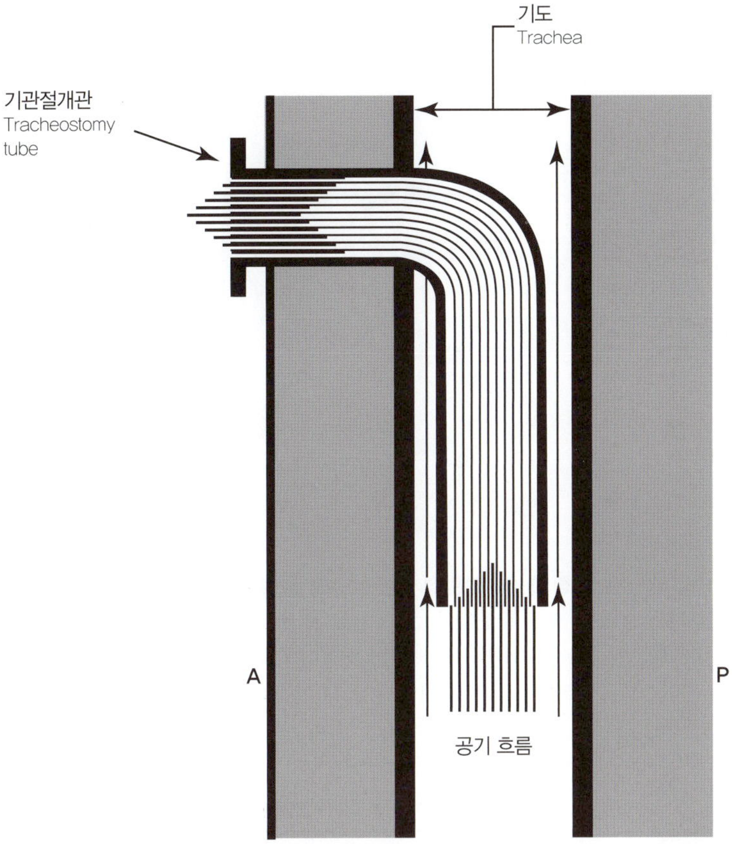

그림 6-2 기관절개관은 목에서 성대 아래쪽에 위치한다. 기관지에 있는 튜브의 직경이 클수록 공기가 튜브를 지나 성대까지 도달하는 것이 어려워진다. 말을 하기 위해서 폐에서 나오는 공기의 대부분은 튜브를 통해 밖으로 나갈 것이다. 튜브 내 직경이 작을수록 성대까지 공기를 끌어올리기 쉽다. **A.** 목앞 **P.** 목뒤

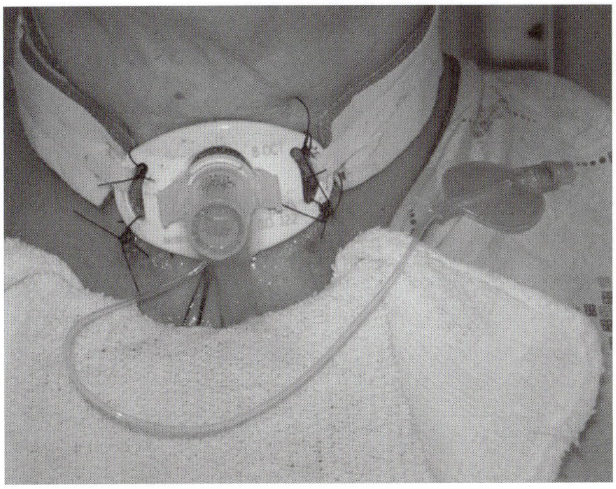

그림 6-3 기관절개관의 확대 사진. 튜브는 처음에 끈에 의해 목 주위에 위치해 있고 봉합하여 고정된다. 튜브의 내경은 테두리(flange) 우측 상단에서 8mm로 판독할 수 있다. 외경은 12.7mm로 표시되어 있다. 기침을 한 환자의 폐에서 나온 분비물을 튜브 안과 주위에서 볼 수 있다.

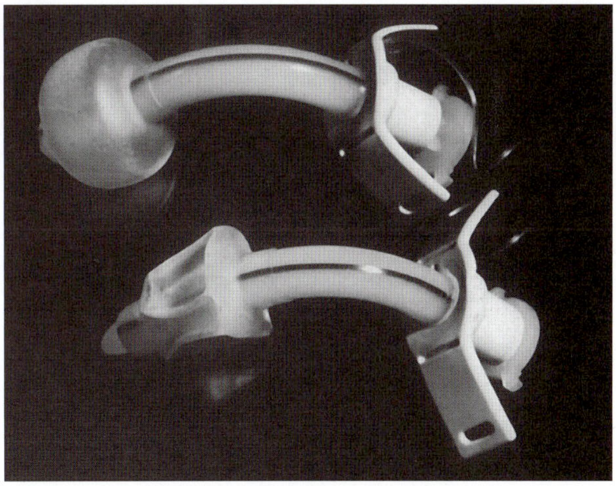

그림 6-4 기관절개관 커프의 팽창(위)과 축소(아래)

이런 조직 파괴는 음식물 또는 분비물이 흡인된 결과로 기관식도샛길(fistula)을 만든다.

기관절개관은 커프가 있을 수도, 없을 수도 있다. 커프는 튜브의 끝부분에 있고, 주사기로 외부의 공기를 주입할 수 있다(**그림 6-4**). 커프가 늘어나면 이론적으로는 분비물이나 음식 흡입을 막기 위해 폐 입구가 봉쇄된다. 환자가 호흡기에서도 환기를 받고 있는 경우 커프는 상기도로 공기가 유출되는 것을 막는다. 커프는 폐를 보호하는 데 유리하지만 후두를 고정하게 되어 발성을 제한하고, 연하

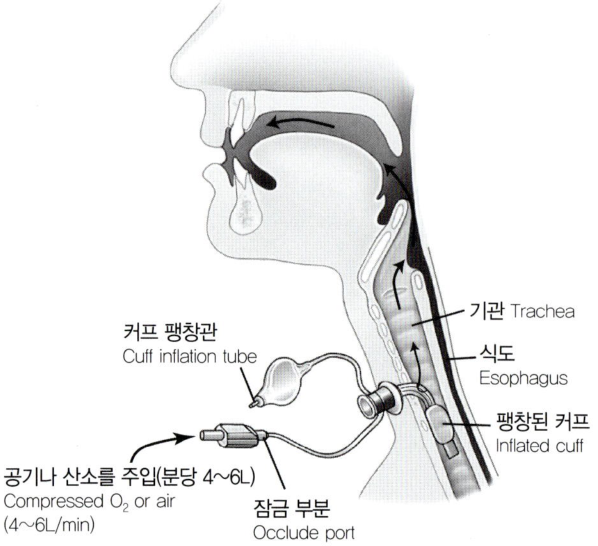

그림 6-5 팽창된 커프는 공기 중에 들어오는 분비물로부터 폐를 보호하고 공기가 상기도로 들어가지 않도록 한다. 또한 커프가 팽창되어 있기 때문에 후두 골격이 고정되어 있어 삼키는 동안 후두가 잠재적으로 제한된다.(From Lewis S, Heitkemper M, Bucher L:http://www.us.elsevierhealth.com/product.jsp?isbn=9780323065801 Medical-Surgical Nursing, ed 8, Mosby, St. Louis, 2011)

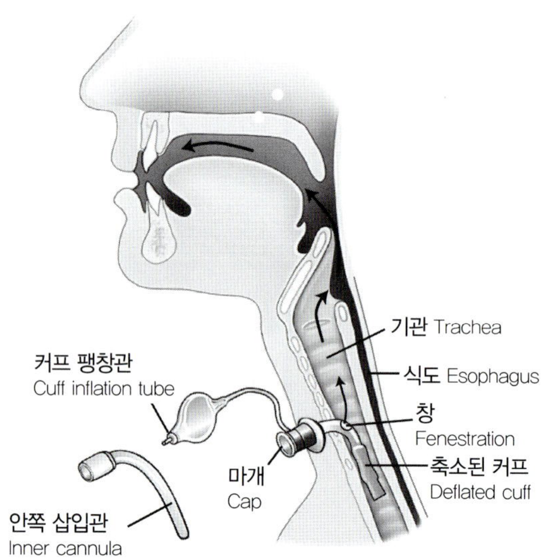

그림 6-6 기관절개관 상단의 창을 통해 폐공기가 성대로 흐를 수 있도록 한다.(From Lewis S, Heitkemper M, Bucher L: http://www.us.elsevierhealth.com/product.jsp?isbn=9780323065801 Medical-Surgical Nursing, ed 8, Mosby, St. Louis, 2011)

CLINICAL CORNER 6-1 심장 수술

76세의 남성은 심장우회술을 받아 수술 후 2일째 호흡 정지가 나타났다. 기관 내 튜브가 즉각 설치돼 인공호흡기를 연결하였다. 최종적으로, 커프가 달린 기관절개관을 삽입하였다. 작업치료사는 삼키는 능력에 대해 평가하도록 의뢰받았다. 평가 시 환자의 목소리를 확인하려고 한다.

논리적 사고

1. 왜 환자의 목소리 평가가 중요한가?
2. 목소리 평가를 하기 위해서 작업치료사는 의사나 간호사를 통해 어떤 정보를 알아야 하는가?

CLINICAL CORNER 6-2 기관절개의 크기 줄이기

37세의 여성은 급성 신부전과 간부전을 앓고 있으며, 결국 기관절개술을 시행하였다. 그녀의 호흡 상태는 안정되지 않았지만 환자는 먹고 싶어 해서 연하치료실에 의뢰되었다. 8mm 내경의 기관절개 커프로는 발성을 못해서 의료진은 가능하면 기관절개관을 축소하거나 창이 있는 8mm 튜브를 설치하는 방안을 검토할 것을 제안했다. 다음 날 창이 있는 8mm 튜브가 설치됐고 작업치료사는 환자를 평가하기 위해 만났지만 환자는 말을 하지 못했다.

논리적 사고

1. 환자가 아직 말을 하지 못하는 이유는 무엇인가?
2. 비록 목소리가 들리지 않아도, 환자의 연하 상태를 확인할 수 있는가?

를 제한(그림 6-5, CLINICAL CORNER 6-1)한다. Ding과 Logeman[5]는 커프를 부풀리거나 수축시켜서 삼키도록 하여 비디오 영상을 평가하였고, 커프의 바람이 없을 때 후두 생체역학과 무증상 흡인의 이환율이 높아지는 것을 발견했다.

그림 6-3은 환자의 가슴 커프에 대한 외부 카테터 라인을 나타내고 있다. 카테터 라인 끝부분의 풍선(balloon)은 평편해서 기관절개관 끝부분의 커프가 수축되었음을 알 수 있다. 환자의 흉부 풍선을 부풀리면 기관절개관 끝부분의 커프를 부풀릴 수 있다.

또 커프 대 비커프 옵션에서 기관절개관에 창(fenestrated)을 내거나 안 낼 수도 있다. 창은 기관절개관 상부에 설치된 구멍으로, 주로 말을 할 때 상기도에 대한 통기량을 증가시킨다(그림 6-6).

연하와 기관절개술

많은 연구에서 기관절개술을 받은 환자의 흡인 발생률은 기관절개를 실시하지 않은 환자보다 높은 것이 지적되고 있다.[6-8] 기관절개술을 받은 환자의 흡인 위험이 높은 요인은 성대문밑(subglottic) 공기압의 상실, 튜브의 물리적 삽입과 관련된 후두 움직임[9] 손상, 상기도 민감성 저하 등으로 인해서 삼키는 동안에 후두 폐쇄에 장애가 생기기 때문이다.[10] Leder와 Ross[11]는 기관절개를 제거한, 복수의 진단을 받은 25명의 환자를 내시경으로 진찰했는데 88%가 기관절개의 기간이나 연령에 관계없이 비슷한 평가결과를 받았다. 이러한 결과는 기관절개만으로는 흡인의 이환율이 높아지지 않는다는 것을 나타낸다. 기관절개를 필요로 하는 환자가 근육의 쇠약이나 정신상태의 변동 때문에 정상적인 삼킴을 할 수 없다는 사실은 기관절개를 필요로 하는 환자가 일반적인 환자보다 고도의 흡인 병력을 이미 갖추고 있기 때문일 것이다.

후두 운동

기관절개는 후두가 움직이지 못하도록 하는데 위쪽 움직임의 영향에 관한 연구는 1개밖에 없다. Terk 등[12]은 연하장애 없이 기관절개관을 가진 환자 7명을 확인한 결과 후두의 움직임에 유의한 변화가 없다고 하였다. 그러나 기관절개관이 후두 움직임에 영향을 주지 않는다고 결론짓기 전에 나이, 호흡기 질환 정도, 병력을 모두 고려해야 한다.

성문밑 압력의 회복

이론적으로는 기관절개 부위에 있어서 구멍(stoma)의 존재는 성문밑 공기압을 회복해 삼킴 기능을 향상시키는 데 도움이 된다. 손가락으로 폐쇄(digital occlusion), 파시-뮤아 밸브(Passy-Muir valve)와 같은 한 방향 밸브에 의한 폐색, 기관절개관 마개의 폐색 등 구멍 교합의 여러 가지 방법이 제공되고 있다(PRACTICE NOTE 6-1).

두경부암 환자 8명의 기관절개관을 손가락으로 막았을 때 다양한 결과가 나왔다.[13] 흡인이 일어난 환자도 있었고 그렇지 않은 환자도 있었다. 연구자들은 손으로 막는 것에 대한 반응은 환자 개개인별로 평가해야 한다고 결론지었다. 16명의 수술 후 환자 그룹에서 Leder 등[14]은 손가락 폐색 여부에 관련하여 흡인의 유병률에 차이는 보지 못했다. 한 방향 스피킹 밸브(one-way speaking valves)의 사용과 그 연하에 대한 효과는 여러 연구자가 평가했지만[15-18] 대상자의 선택의 편차나 연하의 영향을 측정하기에는 결과가 다양해서 결론을 짓기 어렵다. 그러나 밸브를 착용하면 상기도의 분비물을 감소시키고, 후각을 회복하고 환자의 분비물을 내뱉고 기도를 맑게 하는 능력을 향상시킨다는 데 일치한다. Leder 등[19]은 튜브를 막았을 때 인두와 목쪽 식도의 압력 차이의 변화를 발견하지 못했다. Donzelli 등[20]은 37명의 대상자에서 기관절개술을 시행한 후 절개관을 손가

PRACTICE NOTE 6-1

기관절개관을 손가락으로 막을 때는 항상 장갑을 착용한 손가락을 사용하여 기도의 오염을 막는다. 검사자는 보통 삼킬 때에 기관 문을 닫는다. 손가락으로 막는 방법은 엄지로 간단하게 할 수 있지만 세게 막으면 강한 압력을 줄 수 있다. 거울을 보면서 혼자서 막을 수도 있다. 폐색은 삼킴 능력에 도움이 되어 환자가 이야기하는 소리를 되찾는 데 도움이 될지도 모른다.

CLINICAL CASE EXAMPLE 6-1

67세 남성이 무릎관절 치환술 때문에 병원에 입원했다. 수술 중에 그는 심정지가 발생하여 심폐소생술을 시행했다. 기도삽관을 하고 환기장치를 연결하였다. 수술 후 10일째 기관절개술을 하게 되었다. 그 남성의 폐 상태는 개선되어 의사는 삽입관제거(decannulation)를 고려했다. 그는 코위관으로 영양을 받고 있었고 입으로 섭취할 수 있는 능력을 평가하는 변형된 바륨 삼킴 검사를 하게 되었다. 묽은 액체에서는 명백하게 기침을 동반한 흡인이 있었고 턱을 숙인 자세는 기도보호를 촉진했다. 더 진한 액체는 기도 침습이 발생했고, 검사 이후에 의사는 코위관을 더 유지해야 한다고 생각했다. 의사들은 첫 번째 조치로 튜브에 마개를 덮는 것을 우선시하였다. 튜브를 무난히 24시간 적용한 후 환자는 경구섭취를 시작하기 전에 변형된 바륨 연하 검사를 시행하였고, 환자는 모든 음식덩이 종류와 양에서 기도를 보호한 것으로 보였다. 환자에게는 부드럽게 다져진 상태의 식이(soft mechanical diet)가 주문되었다. 환자가 세 끼 식사를 잘 삼킨 뒤 기관절개관을 제거하였다. 이 환자가 보여주는 삼킴 안정성의 현격한 차이는 모든 환자에게 일반화되어서는 안 된다. 기관절개술 후 삼킴의 성공 또는 실패는 환자의 병력 및 현재의 병세와 관련하여 생각해야 한다.

PRACTICE NOTE 6-2

기관절개관을 떼어내는 것은 환자의 최대 관심사이지만 의료센터에서 가장 조직화되지 않은 과정일 수 있다. 튜브 제거기준은 몇 가지가 있다. 예를 들면, 호흡장치 없이 호흡을 안정적으로 하면서 산소포화도를 유지하는 것이 기준이 될 수 있지만 튜브를 제거하는 데 있어 하나의 기준으로 결정하는 일은 드물다. 이는 제거 기준에 대한 합의가 부족하며, 튜브를 떼어내면 환자가 의료상의 악영향을 받지 않거나 재삽입하지 않는다는 보장이 없기 때문이다.

락으로 가볍게 막는 연구를 했다. 흡인과 침습 양상에 차이를 보이는 환자도 있었지만, 대다수의 환자에게는 큰 차이가 없었다(PRACTICE NOTE 6-2).

수술 후 연하장애의 원인

일부 외과적 처치, 특히 목의 외과적 수술은 연하장애의 원인이 된다. 연하장애는 (1) 인두 등 연하 조직의 운동을 제한하는 부종, (2) 동맥내막절제술(endarterectomy), 갑상샘절제술(thyroidectomy), 목 주위 고정술 등에 의해서 삼키는 근육에 말초신경의 공급 장애, (3) 머리바닥이나 뒷머리뼈오목(posterior cranial fossa)에 중추신경의 신경분포 저하, (4) 경열공식도절제술(transhiatal esophagectomy) 등의 말초신경 손상에 의해서 삼킴 구조물에 지장을 준다. 목을 포함한 수술 시 인두수축근을 지배하는 인두얼기의 섬유를 식별하는 것이 어렵다. 수술은 되돌이후두신경의 단독 손상으로는 설명할 수 없는 수술 후의 양쪽 인두 기능 저하를 초래할 수 있다.[21] Leder 등[22]은 내시경 검사(endoscopy)를 통해 여러 가지 요소로 인해서 연하장애를 갖는 환자의 성대마비 발현율을 조사하였으며 4.3%를 보고하였다. 이 환자들은 묽은 액체에 흡인하는 비율이 2.5배 높았고 퓌레에서는 2배 높았다.

갑상샘절제술

갑상샘의 전부 또는 일부의 외과적 절제는 제10뇌신경의 운동과 감각에 장애를 가져올 수 있다. 수술 후 한쪽 성대마비를 가진 환자들 중 목소리와 연하장애를 호소하는 환자 39명을 3개월 동안 추적 조사하였다. Lombardi 등[24]은 목소리와 연하의 이상이 지속적으로 나타난다는 것을 알게 되었다. Wasserman 등[25]의 연구에서도 갑상샘절제술을 받은 33명의 환자 중 49%에서 연하곤란을 보고하였고, 73%가 수술 후 급성으로 연하곤란이 발생했다고 응답했다. 이들은 인두와 후두 구조를 지배하는 외인성 갑상샘 주위 신경얼기(extrinsic perithyroidal neural plexus)가 손상된 결과일 가능성이 높다고 추정했다. Silva 등[26]은 갑상샘 적출을 받은 환자 208명을 보고했고 수술 중에 신경 모니터링을 했는지에 따라 보고된 음성과 연하장애의 증상이 다르다는 것을 발견했다. 모니터링을 하지 않은 환자 중 26%가 목소리 이상, 34%가 연하장애를 앓고 있었다. 조사 대상자의 39%가 음성 증상, 27%가 연하장애였다. Pereira 등[27]은 환자 60명의 추적 조사에서 목 졸리는 느낌, 목소리의 변화, 발성장애 등 "비특이성 상위 소화기관 운동"에 어려움 있는 15%의 환자를 발견했다. 이러한 연구는 어느 것도 객관적인 것이 아니고, 연하장애의 종류나 중증도에 관한 연하 데이터를 나타내는 것은 아니다.

목동맥내막절제술

Ekberg 등[28]은 목동맥내막절제술(carotid endarterectomy) 전후의 환자 12명의 연하 능력을 알아봤다. 삼킴 검사 수술 전에서는 정상이었지만, 수술 후 5명의 환자는 인두 기능 부전과 연하장애가 있었다. 수술 1개월 후 연하장애 환자는 2명이었다. 이들 연구에서 이 기능장애의 원인은 말초신경 손상(미주신경)이나 뇌혈관 손상이라고 추측했다. Monini 등[29]은 목동맥내막절제술 후의 뇌신경 장애 가능성을 언급하였다. 그들은 수술 후 60일 동안 환자의 목소리나 연하기능을 추적 조사하였다. 대부분의 환자는 일시적인 증상밖에 없었는데, 17.5%는 증상이 지속되었고 재활이 필요한 환자는 불과 9%였다. 전향적 연구의 첫 평가에서 환자 19명 중 16명이 연하장애를 앓고 있었다. 1개월 이내에 10명의 환자가 통상의 식사로 돌아간 뒤 90일 뒤에 6명이 일반식이 가능했다. 연구자들은 동맥내막절제술 이후 환자의 연하능력을 면밀히 감시하고 어려움이 해소되지 않을 경우 재활전략을 시행할 것을 제안했다.[30]

심혈관술

심장동맥우회술과 같은 심장판막(cardiac valves)을 재건하는 수술을 받은 환자는 수술 후 연하장애가 생길 수 있다. 제10뇌신경이 대동맥에 근접하기 때문에 일부 환자는 수술 후 일시적 또는 장기적인 성대마비가 생길 수 있다. 이것으로 인해 삽관 또는 기관절개술이 필요하게 되거나 처치 후의 전반적인 약화에 의해서 연하장애가 발생하는 경우가 있다. 성대장애 환자는 연하장애의 위험에 노출될 수 있다. 여러 의학적 진단에 따라서 수술이 필요하고 수술 후 연하장애 발생률은 4%[31]로, 수술 후 연하장애 환자의 51%를 차지한다.[32] 무증상 흡인은 다른 비심장병에 비해 더 많이 볼 수 있다.[33]

목 척추 상태

외상이나 수술로 인한 목 척수신경 압박으로 통증이 생기거나 감각 또는 운동장애가 생겨 이차적으로는 구강인두성 연하장애를 가져올 수 있다. 목에 대한 외과적 접근은 보통 목 앞쪽의 근육을 통해 이루어진다. 경우에 따라서는 뒤쪽 접근 또는 양쪽의 조합을 사용할 수 있다. 종종 목 지지를 위해서 나사로 안정판을 고정한다. **그림 6–7**은 C3~C4 척추뼈 외상 후 C2~C5에서 앞쪽과 뒤쪽의 넓은 지지대가 적용된 환자를 나타내고 있다.

Abel 등[34]은 목 척추 손상 환자 73명에 대한 데이터를 제공했는데, 이 중 10명의 환자들은 뇌손상도 있었다. 척추를 안정시키기 위해 외과적 처치를 필요로 하는 환자도 있고, 삽관과 기관절개를 필요로 하는 환자도 있었다. 이 중 구강인두 연하장애가 있는 환자는 44%로 확인됐다. 수술 중재는 연하장애와는 직접적인 관련이 없고 기관절개술 및 수술 후 목의 안정화를 위하여 사용된 할로(halo) 보조기와 같은 견고한 고정장치가 가장 심각한 문제가 된다고 결론지었다. 할로 보조기는 환자의 목을 과도하게 젖혀지게 하는 경우가 많아 기관 흡인이 더 자주 발생하고[35] 통상적으로 입원 기간이 길고 합병증이 많이 발생한다.[34]

목 척추에 대한 외과적 중재는 인두의 약화를 가져오는 인두얼기(제9, 10뇌신경)의 손상, 국소적 허혈을 일으키는 식도에 직접 손상 및 부종으로 인하여 후두덮개의 움직임을 방해하거나 상부 인두 움직임의 제한을 가져온다.

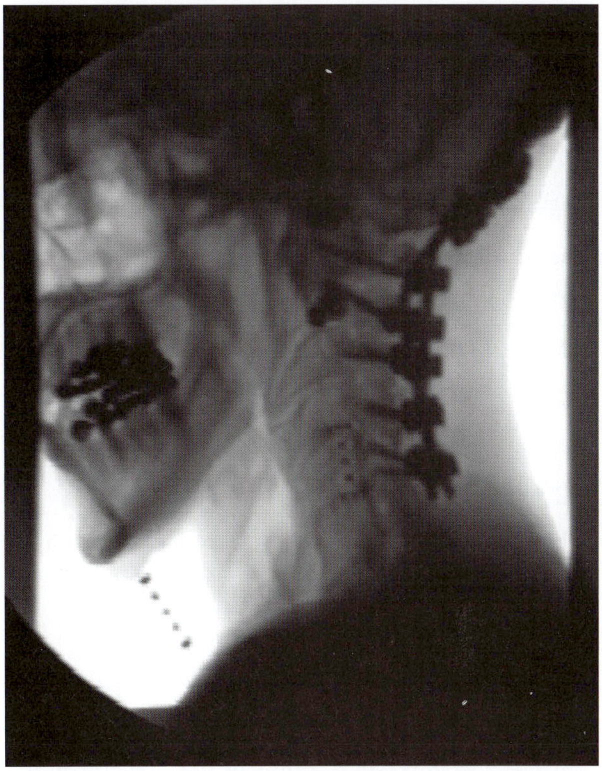

그림 6–7 자동차 사고 후 목의 안정화를 위해 뒤쪽 경추에 금속 기구를 설치하는 수술을 받았다. 목 척추에 대한 외과적 시술을 받은 환자는 수술 후 연하장애가 발생할 위험이 있다.

Kepler 등[36]은 수술 후의 부종 정도가 연하장애와 관련 있는지를 확인하기 위하여 방사선 검사를 이용하여 수술 후 2주와 6주에 촬영을 실시했다. 환자 43명의 수술 후 부종 정도를 측정한 후 부종 정도와 연하장애 사이에는 상관이 없다는 것이 판명되었고, 인두신경얼기 손상 등의 다른 요인이 증상을 야기할 수 있음을 시사했다. 또 근육이나 신경이 당겨지게 되면 말초신경 손상이나 성대마비를 일으켜 연하장애를 유발할 수 있다.[37] 수술 후 앞쪽목융합(anterior cervical fusion, ACF)과 연하장애의 관련성이 문헌 중 가장 주목받고 있다.

ACF 후의 연하장애 합병증 발생률은 80%에서 6.5%까지 다양하다.[39] 환자의 보고나 기계적 검사에 의해서 결과가 다를 수도 있고 연하장애의 심각도에 대한 기준도 달라서 다양한 발생률을 보인다. 예를 들면, 수술 후 평균 3.3년 환자의 추적 조사에서는 환자의 60%가 주로 고형식을 포함한 연하장애를 보고했다.[40] ACF 환자 249명을 대상으로 한 Baraz 등의 연구[41]는 수술 후 1, 2, 6, 12개월에 전화를 통해서 삼키는 문제를 조사했다. 발생률은 1개월에 50.2%에서 6개월 12.5%로 꾸준히 떨어졌다. 6개월에서 연하장애는 여성에서만 나타났고 나이, 수술 종류, 수술 수준, 안정기 등 다른 요인은 최종 결과와 무관했다. 수술 후의 부종에 대한 방사선 기록으로 135명의 환자를 조사한 Song은[42] 상위 척추나 여러 부위에 걸쳐 수술한 환자에서는 연하장애의 이환율이 높다고 결론지었다.

Marquez-Lara 등[43]과 동료는 ACF 환자 1,464명의 데이터를 분석하여 5.6%에서 지속적인 기도 장애에 의한 재삽관이 필요하다고 보고하였다. 이 그룹은 나이가 들면서 연하장애와 흡인성 폐렴의 가능성이 높아졌다.

Buchholz 등[44]은 영화방사선촬영술(cineradiography)을 이용해서 ACF를 하고 난 후 연하장애 호소를(3~108개월) 조사하였다. 고형식에서 연하장애를 보이는 환자들의 경우 수술 부위에서의 국소적 인두 기능 저하가 가장 많이 발견되었다. 이들은 인두신경얼기를 통해 인두수축근에 장애를 가져 연하장애로 고통받은 환자가 완전히 회복되면 관련된 섬유가 재생될 것이라고 추정했다. .

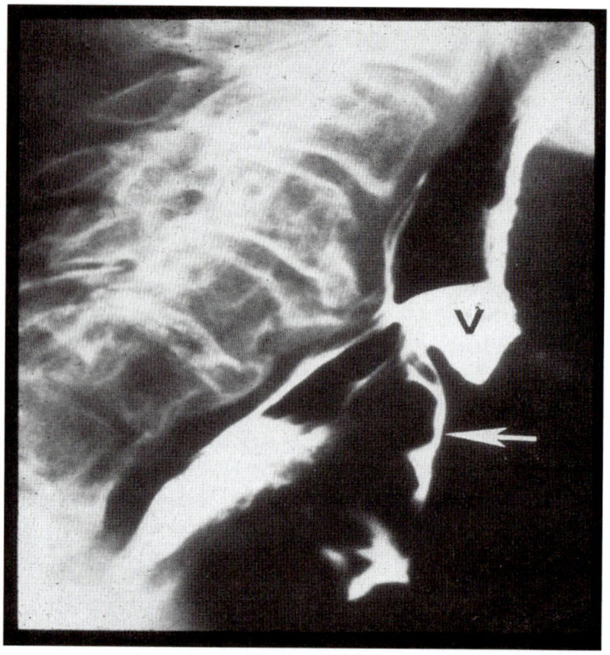

그림 6-8 C3에 있는 커다란 뼈돌기. 음식덩이(흰색)가 후두개곡(V)에 남아 있어 결국 기도(화살표)에 흘러 들어간다.(Reprinted from Jonas B, Donner MW: *Normal and abnormal swallowing: imaging in diagnosis and therapy*, New York, 1991, Springer-Verlag.)

뼈돌기

목뼈 변화(뼈돌기)로 후인두벽이나 식도를 기계적으로 밀어서(폐색) 연하장애를 발생시킬 수 있다(그림 6-8). 이러한 현상은 미만성 특발성 골격 과민증으로 알려진 증후군의 이차적 증상이다. 뼈돌기(osteophytes)는 고령자에서 많다(이 연령층에 속하는 사람의 20~30%). 대부분의 사람이 무증상성이다.[45] 연하장애가 있는 3,318명의 환자 중 1.7%가 뼈돌기 증상이 존재했다.[46] 재미있게도 골다공증 환자 55명 중 12명이 암 수술과 갑상샘절제술, 뇌졸중 등의 공통적인 병력이 있었다. 10mm 이상의 뼈돌기를 가진 환자 중 75%가 흡인과 관련이 있었지만 10mm 미만의 뼈돌기 환자에서는 34%로 나타났다. 뼈돌기는 대부분 C3 수준에서 나타나며 후두덮개가 충분히 반전될 수 없고 C6 수준에서 나타나면 인두식도분절이나 식도 흐름에 장애가 생기게 된다. 두 곳 모두 흡인을 일으킬 수 있다. C3에서의 흡인은 보통 연하 중에 일어나지만, C6에서는 연하 후에 일어난다. 뼈돌기는 염증, 부종, 섬유증 및 반지인두 경련을 동반한 통증과 관련된 경우가 있어 모두 인두 삼킴에 영향을 미칠 수 있다.[47,48] 치료의 선택 사항으로 신경외과적 중재, 턱 내리기와 같은 자세 변화, 고형식 피하기 등이 있다. Zhang 등[49]은 목식도의 흐름을 막는 뼈돌기를 가진 70세의 사례를 발표하였다. 치료는 주로 흡인과 그에 계속되는 폐렴의 제거를 위해 제공되었다.

자세 변화

옆굽음증이나 목 척추의 변형이 심할 경우 인두 삼킴에 어려움을 가져올 수 있다. 경추의 앞굽음증(lordosis)이나 뒤굽음증(kyphosis)은 후두의 상승작용을 방해하고 인두공간을 좁게 한다.[48] 클리펠-파일 증후군(Klippel-Feil syndrome)이나 키아리 아놀드 변형(Chiari Arnold deformity)과 같은 선천성 장애도 목 척수의 변화를 가져와 구강인두 연하장애에 노출될 가능성이 있다.[50]

식도절제술

식도암은 대부분 식도전절제술이 필요하다. 보통 식도는 전체가 제거되고 위 또는 공장으로 조직이 교체된다. 이 조직은 경부식도 잔여부와 결합되어 **식도인두연결(anastomosis)**로 불린다. 환자에 따라 이 연결 부위는 흉곽 아래에 있다. 일반적으로 이 연결술은 식도와 인두 사이의 부조화와 정상적인 식도운동을 저해하고 인두에 대한 미주신경지배(되돌이후두신경)를 부차적으로 방해한다.[48] 식도절제술(esophagectomy)은 입인두계 및 식도계 연하장애의 위험에 노출될 가능성이 있다. 식도절제술을 받은 환자에게 수술 후 연하장애가 있는 경우 폐렴과 그 후의 사망을 예측할 수 있기 때문에 구강식이 전에 비디오투시 검사나 섬유내시경 검사를 조기에 사용하면 경구섭취의 개시에 도움이 된다.[51,52] Atkins 등[53]은 흡인 합병증의 가능성을 피하기 위해 식도절제술 후에 연하장애 여부를 연속적으로 평가할 것을 권장한다. 내시경 검사결과 Leder 등[51]은 73명의 환자 중 21%가 수술 직후에 성대 움직임 저하와 흡인 징후를 나타내는 제10뇌신경 검사가 일반적으로 이루어지지 않는다고 보고했다. Lewin 등[52]은 식도절제술을 받은 26명의 환자 중 81%가 수술 후 평균 13일 동안 액체에서 흡인을 보였던 것을 발견했다. 이들은 후두의 앞쪽 움직임이 저하되어 조롱박오목에 음식물이 고여서 기도로 유입되는 증상을 보였다. 이는 수술의 합병증에 기인한 혀밑신경(CN VII)의 손상으로 인해 상부 목신경(C1~C3)이 지배하는 혀의 약화가 원인일 수 있다고 저자들은 추측하였다. 이것으로 목뿔뼈가 앞으로 움직이지 않는 이유를 설명할 수도 있을 것이다. 이 연구에서는 21명의 환자 중 17명의 환자가 턱 내리기를 사용하여 흡인을 없앴다.[52] Kato 등[54]은 식도절제술로 목뿔뼈의 움직임 저하가 인두식도분절 움직임의 저하를 가져오게 되어 외과적 재건술이 필요할 수 있을 것이라고 하였다. 그러나 입인두 저하 환자는 복장뼈뒤(retrosternal) 수술을 받아도 흡인을 동반한다는 것을 알 수 있었다. 식도절제술이나 연하장애를 가진 환자의 장기적 관찰에 관한 데이터가 부족하다. Martin 등[55]은 10명의 환자를 대상으로 수술 후 6~19주 동안 연하곤란이 없거나 대부분 줄어들었던 것을 발견했다. Heitmiller와 Jones[56]는 15명의 환자를 조사하여 인두 증상(흡인/침습, 후두 상승 불량)이 1개월 내에 해소된 것을 발견했다. 이러한 데이터의 차이는 수술 전 질병의 차이, 외과적 접근법의 차이, 연하의 회복과 관련한 수술 방법의 차이나 흡인 후 합병증의 유무와 관련 있다.

식도절제술 후 폐합병증이 생긴 환자는 그 합병증의 원인이 흡인과 관련되는지 판정하기 위해 삼킴검사를 받는다. 우선 고려되는 사항으로는 수술 연결 부위에 구멍이 생기고 그 결과 생기는 폐합병증이다. 이 상황은 방사선 검사로 간단하게 평가할 수 있다. 더 많은 경우에서 연결 부위에서의 협착을 관찰할 수 있다. 이로 인해 자주 고형식을 섭취하는 데 장해를 일으킨다.[57]

머리뼈바닥/뒤 우묵

두개골과 뇌줄기의 밑 부분을 포함하는 외과적 처치는 삼킴에 중요한 말초뇌신경(CN V, CN VII, CN IX~CN XII) 또는 삼킴의 중추 속질 제어(central medullary controls)에 영향을 미칠 가능성이 있다. 뒤우묵 수술 후의 연하장애 환자는 통상적으로 말초신경 대신 뇌줄기를 연상시키는 양측 인두장애를 나타낸다.[37] Jennings 등[58]은 머리뼈바닥 종양을 절제한 환자 12명의 연하장애 양상은 연하의 주요 뇌신경 장애와 같다고 설명하고 있다. 이들은 구강기 지연, 한쪽 인두 기능 저하, 목뿔뼈의 움직임 저하, 삼킴 후 인두에 음식물 잔존 등 모든 환자에게 구강 인두기 문제가 있음을 발견했다. 게다가, 75%에서 흡인이 나타났고 그중 3명에서는 무증상 흡인이 관찰되었다. 보상적인 연하방법으로 7명의 환자가 경구섭취를 할 수 있었다. 퇴원 시에는 제9~12뇌신경까지 손상된 환자를 제외하고는 모든 환자가 구강식이를 하고 있었다. Starmer 등[59]은 소뇌다리뇌각에 생긴 종양 제거에 따라 연하장애의 이환율과 형태를 181명의 환자를 대상으로 조사하였다. 비디오투시 검사결과 31%에서 입인두 연하장애가 나타났고 그 중 91%가 얼굴신경 장애를 동반하고 있었고, 43%는 얼굴장애가 있지만 연하장애는 없었다. 연하장애 환자의 65%가 특별한 식이요법을 필요로 하고 9%가 튜브 영양법이 필요했다.

외상

머리와 목에서의 외상은 연하에 영향을 미칠 가능성이 있다. 중증의 외상(척추 등)에는 보통 호흡기와 삽관 및 기관

PRACTICE NOTE 6-3

싸움으로 턱이 골절된 22세의 환자를 진찰했다. 구강 외과 의사들은 골절을 고치기 위해 턱에 와이어를 사용하였다. 튜브로 식이를 공급할 수 있도록 한쪽의 어금니 부위에 1개의 구멍을 남겨 작은 카테터를 삽입할 수 있도록 하였다. 환자는 주사기를 이용하여 퓌레식을 공급받았으며 혀에 음식물을 넣어 잘 마셨다. 처음에는 주사기를 너무 빨리 비워 안전한 삼킴보다는 빠른 삼킴에 보다 신경 썼던 탓에 질식(chocking) 증상을 많이 보였다. 하지만 그는 식사 속도를 금방 조절하게 되었다.

절개술이 필요하다. 연하에 관한 겉질의 통제에 관해서는 3장에 기술되어 있다. 후두나 아래턱 골절 등 연하에 관여하는 뼈의 국소적인 외상이 연하를 방해할 가능성이 있다(PRACTICE NOTE 6-3 참조). 후두 손상에서는 기도가 손상되어 기관절개가 필요하거나 성대가 손상되어 삼키는 도중 기도보호를 방해한다. 치유를 촉진하기 위해 아래턱의 뼈마디를 닫은 위치에서 고정(와이어)해야 할 필요가 있다. 이 방식은 경우에 따라서 구강섭취를 방해할 수 있다. Pineau와 Ott[60]는 외상에서 근위 식도가 분리되었던 사례를 기술했다. 52세의 환자는 자동차 사고로 목의 왼쪽이 부어 있었고 혈종(hematoma)을 의심하였다. 다음 날 환자는 고형식을 섭취할 수 없었고 방사선투시 검사를 의뢰하였다. 그 결과 C6~C7에서 협착이 있음을 발견하였다. 연구자들은 사고로 인한 외상으로 아래갑상샘동맥의 식도가지가 손상되었으며, 그 결과 허혈성 협착을 야기했다고 하였다. 협착은 잘 이완되었다.

화상을 입은 환자는 호흡기 합병증이나 구강이나 인두 내 조직 및 구조에 직접 손상을 입어 연하장애를 입기 쉽다. 화상은 종종 폭발과 자동차 사고 등 외상성 사고의 결과로 나타난다.

치아 외상

구강수술은 통증으로 인해 일시적으로 정상적인 연하기능을 상실하게 할 수 있다. 치아의 발치는 구강 준비기에 영향을 미칠 가능성이 있다. 치아가 불충분하여도 구강 준비기에 영향을 줄 수 있다. 치아가 잘 맞지 않는 환자는 아래턱이나 위턱에 외상을 받아 염증을 일으켜 경우에 따라서는 점막에 영구손상을 줄 수 있으며 구강 준비나 구강 내 이동에 문제가 발생할 수 있다. 구강 내 틀니 접촉 부위의 임상검사 시 환자가 불편을 호소하는 부위가 의치 접촉에 의해 붉게 되어 있거나 희게 되어 있는지를 확인해야 한다. 장기적인 자극은 치육 과형성을 일으켜, 부드럽고 유연성이 있는 조직 덩어리가 생겨 염증을 일으키기도 한다.

Tamura 등[61]은 노인에게 있어서 삼킬 때 턱의 안정화를 위해 의치가 중요하다는 것을 발견했다. 이들은 또 노인들이 입안마름증이 발생하기 쉬워, 침 분비가 적으면 의치를 더 불편하게 인식할 수도 있다고 하였다. Furuya[62]와 Yoshikawa 등[63]의 연구에서는 고령자의 치아 소실은 구강기에서 지연이 있고 의치를 뺐을 때 기도 침습이 더 많이 증가하는 것을 발견했다. Hattori[64]는 입인두 역학에서 의치를 착용하거나 제거하였을 때 목뿔뼈를 관찰하였는데, 의치를 제거하였을 때 움직임의 증가를 보였다고 하였다. 이 연구의 대상자 중 폐렴의 위험이 있는 환자는 없었다.

열 화상에 의한 외상

유독 가스의 흡입으로 점막의 손상이 일어나고, 점막의 직접적인 손상으로 삼키는 조직과 구조물에 손상을 가져온다. 점막 손상에 따라 삽관 및 기관절개술을 필요로 하는 호흡기 합병증의 발생률이 높아짐으로써 삼키기를 위한 조직 및 지지조직에 영향을 미친다. 피부이식술에서는 손상된 상기도의 마취를 위하여 삽관이 필요하다. 얼굴 이식은 이차 섬유증과 얼굴의 근육 조직, 턱의 근육 조직에 제한을 일으킬 수 있다. 삼킴에 문제를 가져올 가능성이 있는 다른 호흡기 합병증으로는 기침, 쉰소리(hoarseness), 천식, **호흡곤란(dyspnea)**, 점액 증가, 기관지 경련, 괴사, 궤양 등이 있다. 열에 의한 외상 시 산소와 일산화탄소의 독성으로 광범위한 뇌손상(diffuse brain injury)이 생겨 연하기능이 더욱 어려워진다. 화상에 의한 통증은 안전한 삼킴에 필요한 각성도를 저하시키는 진정제와 마취약으로 관리되고 있다. 심한 화상에는 장관 또는 **비경구영양** 경로에 의한 영양 보조가 즉시 필요하다. 산소 소비량과 심장 요구 증가, 근육 소모, 면역력 저하 등 고대사 상태가 일반적이다. 이러한 상태는 모두 연하 및 영양과 관련되기 때문에 이에 대한 안정화는 성공적인 구강섭취를 위해 필요하다.

DuBose 등[65]은 화상 병동에 있는 122명의 환자를 대상으로 18%가 연하장애를 입은 것을 발견했다. 입인두 연하장애와 기계적 환기 사용 기간, 경구섭취 기간, 연령, 입원 기간, 퇴원 시의 식생활은 큰 관련이 있었다. 연하장애는 나이(odds ratio 2.18), 기관절개술(odds ratio 26.9)과 관련이 있다. Rumbach 등[66]은 438명을 대상으로 한 연구에서 입원 7주에 75%에서 보통의 식이로 전환할 수 있었다. 19명의 화상 환자에 대하여 광섬유 내시경 검사를 이용하여 추적 검사를 시행한 결과 Rumbach 등[67]은 인두기 장애와 감각 저하로 인한 분비물 제거의 어려움, 부종, 전반적인 약화를 관찰할 수 있었다. 화상으로 인한 입술의 구축으로 이차적인 약화가 생겨 구강기 장애를 보이기도 하였다.

약물

약물의 의인성(iatrogenic) 효과는 삼킴에 악영향을 미칠 가능성이 있다. 게다가 심장 기능이나 호흡 기능 등 삼킴에 필요한 지지 시스템에 악영향을 줄지도 모른다. 그러므로 환자가 복용하고 있는 약에 대해 임상가가 재검토하는 것이 중요하다. 일반적으로 연하에 영향을 미치는 약물로 인한 부작용에는 인지나 운동능력에 장애를 주는 약물, 입안 마름증의 원인이 되는 약물, 위장 기능에 영향을 미치는 약물 등이 포함된다. 약물 부작용은 모든 환자에서 나타나는 것은 아니고 다량 복용하는 환자에게 나타날 확률이 높다. 하나의 약물보다는 여러 가지 약물을 복용할 때 약물 부작용의 가능성은 더 높아진다. 임상검사 결과 약물이 연하장애의 원인으로 파악되더라도 약물의 투여량을 줄이거나 약물을 중지하는 것이 반드시 가능한 것은 아니다.

중추신경계를 억제하는 약제는 가로무늬근의 활동을 떨어뜨리고, 이는 삼키는 근육에도 부정적인 영향을 준다. 졸음이나 집중력 부족으로 운동능력을 유지할 수 없기 때문에 안전한 삼킴을 수행하지 못할 수 있다. 운동수행이나 각성 상태에 영향을 미칠 가능성이 있는 약물에는 할로페리도르(haloperidol)나 클로르프로마진(chlorpromazine) 등의 항정신병약, 카르바메페핀(carbamazepine)이나 페니토인(phenytoin) 등의 항경련약, 모르핀과 같은 아편계 약물 등이 있다. 항정신병약의 장기 사용은 혀와 입술의 조절 불능으로 반복적이고 규칙적인 운동으로 특징지어지는 통각장애를 일으킬 수 있다. 심한 경우 삼킴 준비기 및 삼킴 시작을(CLINICAL CORNER 6–3) 어렵게 한다.

경직성 근육을 이완시키는 목적으로 만들어진 단트롤렌(Dantrium) 등의 약은 삼킴 근육을 이차적으로 약화시킬 수 있다. 콜레스테롤 수치를 낮추기 위한 약물이나 염증성 질환의 치료에 사용되는 스테로이드는 근병증(myopathies)이나 연하곤란을 일으킬 수 있다(PRACTICE NOTE 6–4).

많은 종류의 약제는 신경계에 대한 항콜린 작용에 의해

CLINICAL CORNER 6–3 약물의 합병증

83세의 한 남성이 심각한 편집증 발병으로 정신과에 입원했다. 그의 조현병 증세는 진정제(chlorpromazine)로 수년간 잘 조절되어 왔다. 이 약물의 사용은 지연성 이상운동증(tardive dyskinesia)으로 언어를 방해했지만 삼킴을 방해할 정도는 아니었다. 저녁식사 후 환자는 폭력성이 나타났고 5mg의 할로페리돌(Haldol; 조현병에 사용하는 물질)을 사용하여 취침 전에 행동을 통제하라는 처방이 내려졌다. 아침식사 때 그는 일반식에서 기침과 숨막힘이 나타났고 연하재활치료실에 의뢰되었다.

논리적 사고

1. 환자의 병력에 근거하여, 삼키는 것에 대해 어떤 잠재적 원인을 고려할 수 있는가?
2. 당신의 대답을 기초로 하여 그의 문제를 관리하는 당신의 다음 단계는 무엇인가?

PRACTICE NOTE 6–4

파킨슨병 병력이 있는 81세의 환자가 호흡성 폐렴으로 병원에 입원했는데, 이는 입인두 연하장애로 인해 나타난 것으로 추측하였다. 파킨슨병의 진행이 의심되었고, 코위관(nasogastric)이 삽입되었다. 진료 이력을 검토한 결과 환자는 최근 점차적으로 경직된 오른팔의 통증이 심해져 진료받은 적이 있는 것을 확인하였다. 그때 그는 팔을 이완시키고 통증을 완화시키기 위해 단트롤렌나트륨(dantrolene sodium; Dantrium)을 투여받았다. 환자가 약물을 복용하기 전에 꽤 잘 먹고 있었기 때문에 근육 이완제를 사용하게 되면 삼킴 능력이 저하되어 흡인성 폐렴으로 이어질 것이다. Dantrium은 환자가 폐렴으로 치료를 받는 동안 중단되었고, 구강식이를 하게 되었다. 팔 통증을 완화시키려는 의도는 좋은 것이었지만, 치료의 부작용 역시 중요하게 고려되어야 한다.

타액의 흐름을 억제한다. 입안마름증으로 인해 구강준비와 삼킴 시작, 미각과 환자의 위산 중화 능력에 영향을 줄 수 있다. 일반적으로 입안마름증을 가져오는 항우울제로는 아미트리프틸린(amitriptyline), 독세핀(doxepin), 데시프라민(desipramine)이 있다.

위장의 기능에 영향을 주어 연하장애의 합병증을 일으키는 약물은 식욕과 아래식도조임근(LES) 압력의 변화, 위식도역류병(GERD)을 일으킨다. 대부분의 종양치료나 다른 만성적인 질병의 치료제 역시 식욕을 떨어뜨린다. 이들 약물은 직접 연하장애를 일으키는 것은 아니지만, 연하장애 환자는 식욕부진 때문에 충분히 삼키지 못할 가능성이 있다. 칼로리 섭취량이 부족하면 단백질 칼로리 부족(protein–calorie malnutrition), 근육량 감소, 나아가 삼키는 근력 저하로 이어진다.

호흡기 질환의 치료에 사용되는 알부테롤(albuterol), 베클로메사존(beclomethasone), 테오필린(theophylline) 등의 약물은 모두 아래식도조임근의 압력을 낮춰 위식도 역류의 위험성을 높인다. 심장질환 치료에 사용되는 칼슘채널 차단제도 환자의 GERD 위험성을 높일 수 있다. 특정 약물이나 연하장애 환자에게 영향을 미치는 약물에 대한 자세한 내용은 Carl과 Johnson의 연구에 언급되어 있다.[68]

만성폐쇄성폐질환

호흡기계 환자는 연하장애의 위험성이 높다. 연하장애를 유발하는 가장 흔한 호흡기계 질환 중 하나는 만성폐쇄성폐질환(chronic obstructive pulmonary disease, COPD)의 일반적인 카테고리로 분류된다. 하부 질환에는 폐기종, 만성기관지염, 천식, 낭포성 섬유증 등이 있다. 이들 진단은 공기흐름의 제한, 산소 및 일산화탄소 교환이상 및 충분한 양의 일산화탄소를 방출하지 못하고 폐가 팽창되는 것을 특징으로 한다. 세계보건기구는 2020년까지 COPD가 사망 원인의 3위를 차지하고 장애의 원인 중 5위에 해당할 것이라고 추정하고 있다.[69] COPD는 20~30%의 울혈성 심부전의 합병증이 있다.[70]

COPD가 의학적으로 안정된 환자나 급성 환자를 대상으로 구강인두삼킴 수행에 관한 연구가 있다. Mokhlesi 등[71]은 비디오투시 검사를 사용하여 안정된 COPD를 가진 각각 20명의 환자와 대조군을 비교했다. 어느 그룹에서도 흡인은 발견되지 않았지만, COPD 그룹에서는 목뿔뼈 움직임의 감소, 늦거나 빠른 기도폐쇄, 인두식도분절(PES)의 이완 시기와 관련된 조기 기도폐쇄가 나타났다. 환자들은 기도보호에 장애는 없었지만 급성환자의 경우 이들의 생리적 차이가 더욱 두드러지고 삼킴 보호반응 상실이나 기도보호에 문제가 생길 가능성이 있다고 지적했다. Good–Fraturelli 등[72]은 COPD 및 뇌졸중이나 심근경색 등의 질환을 가진 78명의 환자를 조사한 결과 모든 그룹에서 입인두 연하장애가 의심된다고 하였다. 평가 전 95%가 경구섭취가 가능하였고 42%는 묽은 액체에서 흡인되었고 무증상 흡인이 관찰되기도 하였다. Colodny[73]는 COPD가 안정된 환자 15명의 연하 · 호흡 기능을 조사하여, 노화가 흡인을 예측하는 데 가장 영향력 있는 요소라고 하였다. Cvejic 등[74]은 안정적인 COPD 환자 16명과 대조군에 다양한 양의 음식덩이와 마시기 과제를 사용하여 침습–흡인 척도값을 구하였다. COPD 그룹 대부분의 조건에서 침습–흡인 척도가 높았다. 침습과 흡인의 원인은 호흡수의 증가와 산소 불포화와 관련되어 있었다.

Coelho 등[75]은 급성기 COPD 환자 14명을 대상으로 13명이 기관절개, 5명이 환기장치에 의존하는 것을 확인하였다. 비디오투시 검사에 의해서 14명 중 3명이 흡인이 관찰되었으며, 모든 환자는 전신 근력 저하로 구강기와 인두기 모두에서 연하지연을 나타냈다.[75]

Shaker 등[76]은 급성 COPD 환자의 호흡과 연하 주기의 관계를 연구하였다. 급성기에는 들숨 중에 삼킴이 일어나며, 전체 삼키는 시간과 삼킴무호흡과의 관계도 일반적인 피험자와 약간 다르다. 증상이 안정되면 환자는 날숨 주기로 삼킴을 시작하면서 호흡과 삼킴의 타이밍은 정상으로 돌아온다. Nishino 등[77]은 COPD 환자의 들숨–날숨 주기가 정상인과 비슷하다고 하였다.

COPD의 연하장애에서 가장 염려되는 것은 급성 상태 악화(exacerbations)가 흡인과 관련 있는가에 대한 문제이다. COPD의 급격한 악화는 흡인 위험을 증대시키는가? COPD 환자의 1/3에서, 급성 상태 악화의 이유는 불명확하다.[78] Kobayashi 등[79]은 안정기 COPD 환자와 1년 내에

2.4번의 상태 악화를 가진 환자의 삼킴반사 시기를 연구하였다. 두 그룹에는 분명한 차이가 있었다. 상태 악화를 보인 그룹의 삼킴반사 속도는 지연되어 있고 데이터상에서 연하장애와 급성 COPD 간의 명확한 인과관계는 밝힐 수 없었지만 관련성이 있을 가능성이 있다는 것을 보여주었다. Tsuzuki 등[80]은 연하장애와 COPD 상태 악화와의 관련성을 확립할 가능성이 있는 근거를 검토하였다. 약간의 흡인은 상기도의 민감성이 저하되어 생길 가능성이 있다. Clayton 등[81]은 코안 내시경 검사를 이용하여 20명의 안정기 COPD 환자와 11명의 대조군의 후두 및 인두 기능을 비교하였다. COPD군에서 후두 닫힘반사 유발에 큰 차이가 있었으며, 감각상실로 인하여 상기도로 흡인이 높아질 가능성을 나타내고 있었다.

다른 연구자들은 식사 중 산소포화도의 변화를 연구하였으며, 식사 시 산소포화도 수준의 변화는 이차적으로 환자에게 흡인되었을 가능성을 나타낸다고 하였다. Brown 등[82]은 식사 때 COPD 중증 환자 모두가 불포화반응(desaturation)을 경험한 것은 아니라는 점을 발견했다. 식사 전의 포화도 상태가 90% 이하였을 때 불포화 상태를 경험하게 되었다. Vitacca 등[83]은 중증 COPD에서 기관절개술을 받았던 16명의 환자를 대상으로 호흡장치를 사용하거나 하지 않은 채로 식사 중과 식후 30분의 호흡 수치를 비교하였다. 호흡 수, 호흡종말호기(end-tidal) 시 이산화탄소량, 호흡곤란의 증가는 모든 환자에서 환기 지원을 받지 않았을 때에 비정상적으로 높았다. 이것은 특정 환자집단에서 흡인의 가능성을 낮추기 위해 식사 시의 환기 지원이 주의깊게 행해질 필요가 있다는 것을 의미한다.

COPD 환자들은 입인두 및 식도로의 이물질 흡입 위험에 노출되어 있다. 3가지 기전에 의하여 위식도 역류가 COPD 악화의 원인이 될 가능성이 있다. (1) 위 내용물이 폐에 직접 침투, (2) 기관지연축(bronchospasm) 및 불포화 반응(desaturation)으로 인한 구심성 식도 미주신경의 산(acid)에 의한 염증, (3) 식도의 일차적인 장애와 이차적으로 발생한 인두식도분절의 생리학적 변화로 인한 기도보호 기능의 저하.[84] 비디오투시 검사를 사용한 Stein 등[85]의 연구에서는 25명의 심각한 COPD 환자의 연하장애 양상을 조사하였다. 환자 중 21명은 인두식도분절 흐름에 장애가 있었다. 저자는 심각한 COPD를 가진 인두식도분절 장애는 인두식도분절의 보상적 활동과 관련됐을 가능성이 있으며 그 결과 그 부위가 충분히 기능하지 않았을 것이라고 하였다. 이 그룹 환자들은 GERD의 징후를 보일 가능성이 높다. Rascon-Agual 등[86]은 설문을 사용해 COPD 환자 86명 중 37%가 역류 증상을 보인다고 보고했으며, COPD 악화율은 그렇지 않은 사람의 2배로 나타났다.

이 결과는 COPD 환자의 급성 상태 악화가 역류와 연관되는 것으로 볼 수 있어 COPD 환자에서 GERD의 조절이 중요함을 시사하고 있다. Casanova 등[87]은 24시간 pH 모니터링과 산소포화도를 측정하여 COPD 환자의 62%에서 병리학적 역류가 87건 발견되었다고 보고했다. 특히 흥미로운 것은 이 그룹의 반수에서 GERD 증상을 보고하지 않았다는 점이다. Kempainen 등[88]은 COPD 환자의 41명(57%)에서 GERD의 이환율과 비슷한 경향을 보이며, 증상이 보고되지 않았다고 하였다. 또 양성의 역류가 확인된 그룹의 15%가 흡인의 위험성을 보이는 상부 식도 역류로 기도에 대한 위협을 시사하고 있다. 40명의 남성 환자의 35%에서 비정상적인 pH가 보고되었으며, Gadel 등[89]은 아래식도조임근에서 65%, 인두식도분절에서 53% 운동장애가 나타났다고 하였다. 이 대상자들에서의 GERD는 고령자나 흡연자, 체질량지수가 낮은 사람이 많다. 흥미롭게도 미국 내에서 높은 체질량지수가 GERD와 확실히 관련되어 있다는 연구도 있다.[90]

Bin-Miao와 Yu-Lin[91]은 안정기 COPD 환자에서의 GERD를 연구하였다. 역류진단설문지(Reflux Diagnostic Questionnaire)에서 안정된 COPD를 가진 1,486명의 환자가 등록되어 GERD 양성 그룹과 GERD 음성 그룹으로 나뉘었다. 연령, 체질량지수, 성별, 담배, 약물 사용 등과는 그룹 간 차이가 없었고 1초간의 잔량 호흡량에서 차이가 났다. 이러한 결과에 따라 폐기능 검사는 COPD가 GERD로부터 추가 호흡기 장애를 일으킬 가능성이 있는 환자를 분별하는 데 사용될 가능성이 있다는 것을 밝혔다. 5장 인도식두분절의 기능과 GERD를 참고하여 GERD, 식도, 인두 연하기능 장애의 가능성을 충분히 이해하도록 추천한다.

COPD 환자에 있어서 GERD 이환율 증가의 기전은 추측일 뿐이다. 짧은 호흡 주기 또는 불규칙한 호흡 주기의 결과로서, LES의 일시적인 이완장애 때문에 나타난다는 이론도 있다. 가로막(crural diaphragm)은 들숨 시에, LES는 날숨 시에 방해가 된다. 따라서 호흡 능력의 방해에 의해 위 내용물이 아래식도조임근쪽으로 이동할 수 있어 역류의 가능성이 있다.

COPD의 치료에 사용되는 약물에 의해서도 LES 압력이 완화되는 것이 알려지면서[68] COPD 환자의 GERD의 위험성이 높아져 연하장애가 나타날 수 있다.

요약 및 정리

1. 호흡과 연하는 밀접한 관계를 가지며, 호흡장애는 연하장애로 이어질 수 있다.
2. 기관절개술을 필요로 하는 환자는 흡인의 위험이 있고, 특히 여러 합병증이 있는 경우 흡인의 위험이 더 높아진다.
3. 의학적 또는 외과적 중재로부터 생기는 연하장애는 의인성으로 불린다.
4. 목동맥내막절제술, 심장우회술, 갑상샘절제술, 경추 융합, 식도절제술, 두개골기저술 등의 외과 수술에는 연하에 필요한 주요한 뇌신경이 포함되는 경우가 있다.
5. 골절, 치아 외상, 열 화상 등의 외상성 손상은 연하장애 가능성을 높일 수 있다.
6. 의학적 상태를 치료하는 약물 부작용은 연하장애의 주원인이 될 수도 있고, 기존의 연하장애를 악화시킬 가능성도 있다.
7. COPD 환자에서 급성 상태 악화는 연하장애를 일으킬 가능성을 높인다.

REFERENCES

1. Butler SG, Stuart A, Pressman H, et al: Preliminary investigation of swallowing apnea duration and swallow/respiratory phase relationships in individuals with cerebral vascular accident. *Dysphagia* 22:215, 2007.
2. Partik B, Pokieser P, Schima W, et al: Videofluoroscopy of swallowing in symptomatic patients who have undergone long-term intubation. *AJR Am J Roentgenol* 174:1409, 2000.
3. De Larminat V, Montravers P, Dureuil B, et al: Alteration in swallowing reflex after extubation in intensive care unit patients. *Crit Care Med* 23:486, 1995.
4. Skoretz SA, Flowers HL, Martino R: The incidence of dysphagia following endotracheal intubation; a systematic review. *Chest* 137:665, 2010.
5. Ding R, Logemann JA: Swallow physiology in patients with trach cuff inflated or deflated: a retrospective study. *Head Neck* 27:809, 2005.
6. Bonano PC: Swallowing dysfunction after tracheostomy. *Ann Surg* 174:29, 1971.
7. Nash M: Swallowing problems in the tracheotomized patient. *Otolaryngol Clin North Am* 21:701, 1988.
8. Elpern EH, Jacobs ER, Bone RC: Incidence of aspiration in tracheally intubated adults. *Heart Lung* 16:527, 1987.
9. Eibling D, Diez Gross R: Subglottic air pressure: a key component of swallowing efficiency. *Ann Otol Rhinol Laryngol* 105:253, 1996.
10. Sasaki CT, Susuki M, Horiuchi M, et al: The effect of tracheostomy on the laryngeal closure reflex. *Laryngoscope* 87:1428, 1977.
11. Leder SB, Ross DA: Confirmation of no causal relationship between tracheotomy and aspiration status: a direct replication study. *Dysphagia* 25:35, 2010.
12. Terk AR, Leder SB, Burrell MI: Hyoid bone and laryngeal movement dependent upon presence of a tracheotomy tube. *Dysphagia* 22:89, 2007.
13. Logemann JA, Pauloski BR, Coangelo L: Light digital occlusion of the tracheostomy tube: a pilot study of effects on aspiration and biomechanics of the swallow. *Head Neck* 20:52, 1998.
14. Leder SB, Ross DA, Burell MI: Tracheostomy tube occlusion status and aspiration in early postsurgical head and neck cancer patients. *Dysphagia* 13:167, 1998.
15. Dettelbach MA, Gross RD, Mahlmann J, et al: Effect of the Passy-Muir valve on aspiration in patients with tracheostomy. *Head Neck* 17:297, 1995.
16. Leder SB: Effect of one-way tracheotomy speaking valve on the incidence of aspiration in previously aspirating patients with tracheotomy. *Dysphagia* 14:73, 1999.
17. Elpern EH, Borkgren Okonek M, Bacon M, et al: Effect of the Passy-Muir tracheostomy speaking valve on pulmonary aspiration in adults. *Heart Lung* 29:287, 2000.
18. Suiter DM, McCulloch GH, Powell PW: Effects of cuff deflation and one-way tracheostomy speaking valve placement on swallow physiology. *Dysphagia* 18:284, 2003.
19. Leder SB, Joe JK, Hill SE, et al: Effect of tracheotomy tube occlusion on upper esophageal sphincter and pharyngeal pressures in aspirating and nonaspirating patients. *Dysphagia* 16:79, 2001.
20. Donzelli J, Brady S, Wesling M, et al: Effects of the removal of the tracheotomy tube on swallowing during the fiberoptic exam of the swallow (FEES). *Dysphagia* 20:283, 2005.
21. Buchholz DW: Oropharyngeal dysphagia due to iatrogenic neurologic dysfunction. *Dysphagia* 10:248, 1995.
22. Leder SB, Suiter DM, Duffey D, et al: Vocal fold immobility and aspiration status: a direct replication study. *Dysphagia* 27:265, 2012.
24. Lombardi CP, Raffaelli M, D'Alatri L, et al: Voice and swallowing changes after thyroidectomy in patients without inferior laryngeal nerve injuries. *Surgery* 140:1026, 2006.
25. Wasserman JM, Sundaram K, Alfonso AE, et al: Determination of the function of the internal branch of the superior laryngeal nerve after thyroidectomy. *Head Neck* 30:21, 2008.
26. Silva ICM, Netto IPV, Guilherme J, et al: Prevalence of upper aerodigestive symptoms in patients who underwent thyroidectomy with and without the use of intraoperative laryngeal nerve monitoring. *Thyroid* 22:814, 2012.
27. Pereira JA, Girvent M, Sancho JJ, et al: Prevalence of long-term upper aerodigestive symptoms after uncomplicated bilateral thyroidectomy. *Surgery* 133:318, 2003.
28. Ekberg O, Bergqvist D, Takolander R, et al: Pharyngeal function after carotid endarterectomy. *Dysphagia* 10:62, 1989.
29. Monini S, Taurino M, Barbara M, et al: Laryngeal and cranial nerve involvement after carotid endarterectomy. *Acta Otolaryngol* 125:398, 2005.
30. Masiero S, Previato C, Addante S, et al: Dysphagia in post-carotid endarterectomy: a prospective study. *Ann Vasc Surg* 21:218, 2007.
31. Hogue CW, Lappas GD, Creswell LL, et al: Swallowing dysfunction after cardiac operations. *J Thoracic Cardiovasc Surg* 110:517, 1995.
32. Barker J, Martino R, Reichardt B, et al: Incidence and impact of dysphagia in patients receiving prolonged endotracheal intubation after cardiac surgery. *Can J Surg* 52:119, 2009.
33. Harrington OB, Duckworth JK, Starnes CL, et al: Silent aspiration after coronary bypass grafting. *Ann Thoracic Surg* 65:1998, 1599.
34. Abel R, Ruf S, Spahn B: Cervical spinal cord injury and deglutition disorders. *Dysphagia* 19:87, 2004.
35. Morishima N, Ohota K, Miura Y: The influences of Halo-vest fixation and cervical hyperextension on swallowing in healthy volunteers. *Spine* 30:E179, 2005.
36. Kepler CK, Rihn JA, Bennett JD, et al: Dysphagia and soft-tissue swelling after anterior cervical surgery: a radiographic analysis. *Spine* 12:639, 2012.

37. Buchholz D: Dysphagia due to iatrogenic neurological dysfunction. *Dysphagia* 10:248, 1995.
39. Martin RP, Nery MA, Diamant NE: Dysphagia following anterior cervical spine surgery. *Dysphagia* 12:2, 1987.
40. Winslow CP, Winslow TJ, Wax MK: Dysphonia and dysphagia following the anterior approach to the cervical spine. *Arch Otolaryngol Head Neck Surg* 127:51, 2001.
41. Baraz R, Lee MJ, Yoo JU: Incidence of dysphagia after cervical spine surgery: a prospective study. *Spine* 27:2453, 2002.
42. Song KJ, Choi BW, Kim HY, et al: Efficacy of postoperative radiograph for evaluating the prevertebral soft tissue swelling after anterior cervical discectomy and fusion. *Clin Ortho Surg* 4:77, 2012.
43. Marguez-Lara A, Nandyala SV, Fineberg SJ, et al: The incidence, outcomes and mortality of re-intubations following anterior cervical fusions. *Spine* 39:134, 2014.
44. Buchholz DW, Jones B, Ravich WJ: Dysphagia following anterior cervical fusion. *Dysphagia* 8:390, 1993.
45. Gamache FW, Voorhies RM: Hypertrophic cervical osteophytes causing dysphagia: a review. *J Neurosurg* 53:338, 1980.
46. Strasser G, Schima W, Schober E, et al: Cervical osteophytes impinging on the pharynx: importance of size and concurrent disorders for development of aspiration. *AJR Am J Roentgenol* 174:449, 2000.
47. Granville LJ, Musson N, Altman R, et al: Anterior cervical osteophytes as a cause of pharyngeal stage dysphagia. *J Am Geriatr Soc* 46:1003, 1998.
48. Atkins BZ, Shah AS, Hutcheson KA, et al: Reducing hospital morbidity and mortality following esophagectomy. *Ann Thorac Surg* 78:1170, 2004.
49. Zhang C, Ruan DK, He Q, et al: Progressive dysphagia and neck pain due to diffuse idiopathic skeletal hyperostosis of the cervical spine: a case report and literature. *Clin Interven Aging* 9:553, 2014.
50. Papadopoulou S, Exarchakos G, Beris A, et al: Dysphagia associated with cervical spine and postural disorders. *Dysphagia* 28:469, 2013.
51. Leder SB, Bayars S, Sasaki CT, et al: Fiberoptic endoscopic evaluation of swallowing in assessing aspiration after transhiatal esophagectomy. *J Am Coll Surg* 205:581, 2007.
52. Lewin JS, Hebert TM, Putnam JB, et al: Experience with the chin tuck maneuver in postesophagectomy aspirators. *Dysphagia* 16:216, 2001.
53. Atkins BZ, Fortes DL, Watkins KT: Analysis of respiratory complications after minimally invasive esophagectomy: preliminary observation of persistent aspiration risk. *Dysphagia* 22:49, 2007.
54. Kato H, Miyakaki T, Sakai M, et al: Videofluoroscopic evaluation in oropharyngeal swallowing after radical esophagectomy with lymphadenectomy for esophageal cancer. *Anticancer Res* 27:4249, 2007.
55. Martin RE, Letsos P, Taves DH, et al: Oropharyngeal dysphagia in esophageal cancer before and after transhiatal esophagectomy. *Dysphagia* 16:23, 2001.
56. Heitmiller RF, Jones B: Transient diminished airway protection following transhiatal esophagectomy. *Am J Surg* 162:422, 1991.
57. Rice TW: Anastomotic stricture complicating esophagectomy. *Thorac Surg Clin* 16:63, 2006.
58. Jennings SK, Siroky D, Jackson G: Swallowing problems after excision of tumors of the skull base: diagnosis and management in 12 patients. *Dysphagia* 7:40, 1992.
59. Starmer HM, Best SR, Agrawal Y, et al: Prevalence, characteristics, and management of swallowing disorders following cerebropontine angle surgery. *Otolaryngol Head Neck Surg* 146:419, 2011.
60. Pineau BC, Ott DJ: Isolated proximal injury from blunt trauma: endoscopic stricture dilatation. *Dysphagia* 18:263, 2003.
61. Tamura F, Mizukami M, Ayano R, et al: Analysis of feeding function and jaw stability in bedridden elderly. *Dysphagia* 17:235, 2002.
62. Furuya J: Effects of wearing complete dentures on swallowing in the elderly. *J Stomatol Soc Japan* 66:361, 1999 [in Japanese].
63. Yoshikawa M, Yoshida M, Nagasaki T, et al: Influence of aging and denture use on liquid swallowing in healthy dentulous and edentulous older people. *J Am Geriatr Soc* 54:449, 2006.
64. Hattori F: The relationship between wearing complete dentures and swallowing function in elderly individuals: a videofluoroscopic study. *J Stomatol Soc Japan* 71:102, 2004 [in Japanese].
65. DuBose CM, Groher ME, Mann GC, et al: *The prevalence of swallowing disorders following thermal burn injury*, Unpublished manuscript, University of Florida Health Science Center, 2006.
66. Rumbach AF, Ward EC, Cornwell PL, et al: Clinical progression and outcome of dysphagia following thermal burn injury: a prospective cohort study. *J Burn Care and Res* 33:336, 2012.
67. Rumbach AF, Ward EC, Cornwell P, et al: Physiological characteristics of dysphagia following thermal burn injury. *Dysphagia* 27:370, 2012.
68. Carl LL, Johnson PR: *Drugs and dysphagia: how medications can affect eating and swallowing*, Austin, TX, 2006, Pro-Ed.
69. Viegi G, Maio S, Pistelli F, et al: Epidemiology of chronic obstructive pulmonary disease: health effects of air pollution. *Respirology* 11: 523, 2006.
70. LeJemtel TH, Padeletti M, Jelic S: Diagnostic and therapeutic challenges in patients with coexistent chronic obstructive pulmonary disease and chronic heart failure. *J Am Coll Cardiol* 49:171, 2007.
71. Mokhlesi B, Logemann JA, Rademaker A, et al: Oropharyngeal deglutition in stable COPD. *Chest* 121:361, 2002.
72. Good-Fratturelli MD, Curlee RF, Holle JL: Prevalence and nature of dysphagia in VA patients with COPD referred for videofluoroscopic swallow examination. *J Commun Disorders* 33:93, 2000.
73. Colodny N: Effects of age, gender, disease, and multisystem involvement on oxygen saturation levels in dysphagic persons.

Dysphagia 16:48, 2001.
74. Cvejic L, Harding R, Churchward T, et al: Laryngeal penetration and aspiration in individuals with stable COPD. *Respirology* 16:269, 2011.
75. Coehlo CA: Preliminary findings on the nature of dysphagia in patients with chronic obstructive pulmonary disease. *Dysphagia* 2:28, 1987.
76. Shaker R, Li Q, Ren J, et al: Coordination of deglutition and phases of respiration: effect of aging, tachypnea, bolus volume, and chronic obstructive pulmonary disease. *Am J Physiol* 263:G750, 1992.
77. Nishino T, Hasegawa R, Ide T, et al: Hypercapnia enhances the development of coughing during continuous infusion of water into the pharynx. *Am J Respir Crit Care Med* 157:815, 1998.
78. Donaldson GC, Wedzicha JA: COPD exacerbations: epidemiology. *Thorax* 61:164, 2006.
79. Kobayashi S, Kubo H, Yanai M: Impairment of the swallowing reflex in exacerbations of COPD. *Thorax* 62:1017, 2007.
80. Tsuzuki A, Kagaya H, Takahashi H, et al: Dysphagia causes exacerbations in individuals with chronic obstructive pulmonary disease. *J Am Geriatr Soc* 60:2012, 1580.
81. Clayton NA, Carnaby-Mann G, Peters MJ, et al: The effect of chronic obstructive pulmonary disease on laryngopharyngeal sensitivity. *Ear Nose Throat J* 91:370, 2012.
82. Brown SE, Casciari RJ, Light RW: Arterial oxygen saturation during meals in patients with severe chronic obstructive pulmonary disease. *South Med J* 76:194, 1983.
83. Vitacca M, Callogari G, Sarua M, et al: Physiological effects of meals in difficult-to-wean tracheostomized patients with chronic obstructive pulmonary disease. *Intensive Care Med* 31:236, 2005.
84. Mokhlesi B: Clinical implications of gastroesophageal reflux disease and swallowing dysfunction in COPD. *Am J Respir Med* 2:117, 2003.
85. Stein M, Williams AJ, Grossman F, et al: Cricopharyngeal dysfunction in chronic obstructive pulmonary disease. *Chest* 97:347, 1990.
86. Rascon Aguilar IE, Pamer M, Wludyka P, et al: Role of gastroesophageal reflux symptoms in exacerbations of COPD. *Chest* 130:1096, 2006.
87. Casanova C, Baudet JS, Velasco MDV, et al: Increased gastroesophageal reflux disease in patients with severe COPD. *Eur Respir J* 23:841, 2004.
88. Kempainen RR, Savik K, Whelan TP, et al: High prevalence of proximal and distal gastroesophageal reflux disease in advanced COPD. *Chest* 131:2007, 1666.
89. Gadel AA, Mostafa M, Younis A, et al: Esophageal motility pattern and gastro-esophageal reflux in chronic obstructive pulmonary disease. *Hepatogastroenterology* 59:2498, 2012.
90. Corley DA, Kubo A: Body mass index and gastroesophageal reflux disease: a systematic review and meta-analysis. *Am J Gastroenterol* 101:2619, 2006.
91. Bin-Mia L, Yu-Lin F: Association of gastroesophageal reflux disease symptoms with stable chronic obstructive pulmonary disease. *Lung* 190:277, 2012.

CHAPTER 7

성인의 임상적 평가

편역자 박진우

학습목표

1. 연하장애를 조기 발견해야 하는 이유를 기술한다.
2. 성인에서 임상적 연하평가의 주요 내용에 대해 복습한다.
3. 평가 프로토콜의 장점과 단점을 제시한다.
4. 임상검사의 진단 정확도를 향상시키기 위한 비침습적인 기술을 논의한다.
5. 연하장애에 대한 선별검사와 표준화 검사를 검토한다.
6. 연하능력에 대한 잠재적 보조 척도에 대해 제시한다.

근거

연하장애 혹은 의심되는 환자를 포괄적으로 평가하려면 여러 가지 의학 및 관련 건강 분야의 전문가가 필요하다. 연하장애를 주소로 내원한 외래 환자에 대해 수집된 데이터는 진단 과정에 환자당 평균 3.5개의 학문 영역이 필요하다는 것을 보여주었다.[1] 따라서 대부분의 경우 연하장애 환자의 종합 평가는 팀 평가로 간주되어야 한다. 관련된 내용은 1장에서 논의되었다. 작업치료사(OT) 및 언어병리학자(SLP)에 의해 시행되는 평가는 연하기능과 관련된 요인을 평가하기 위한 것이지, 근본적인 질병을 진단하는 것이 아니다. 어떤 경우에는 연하에 대한 임상검사에서 특정 진단을 확인하기도 하는데 이는 연하의 특성이 질병의 다른 측면과 일치하기 때문이다. 예를 들어, 구강 단계에서 반복적인 혀 펌핑과 같은 것은 파킨슨병에서의 특징으로 볼 수 있다.

연하에 대한 임상평가는 종종 침상검사라고 한다. 침상검사는 동일한 절차를 포함하지만, 검사는 다른 환경에서도 수행되며 침대 옆에만 국한되지 않으므로 임상검사가 선호되는 용어이다. 그러나 종종 환자의 협조가 잘 되지 않기 때문에 침대 옆에서 할 때에는 임상평가를 수정할 필요가 있다. 연하의 임상적 평가는 특별 공간 및 장비가 필요한 방사선 촬영 검사와 같은 임상 환경 외부에서 수행된 검사와 같은 영상 평가(8장 참조)와 구별되어야 한다. 장기요양시설과 같은 일부 환자 환경은 기구를 이용한 평가 환경에 쉽게 접근할 수 없고 환자를 이러한 곳으로 이송해야 한다. 따라서 이러한 환경에 있는 임상가들은 진단 및 치료 정보를 제공하기 위해 임상평가에 크게 의존한다. 3차 병원 같은 환경에서는 더 나은 검사 지원을 받을 수 있어서 임상평가에 전적으로 의존하지 않을 수 있다. 오히려 이는 영상평가와 보완적인 것으로 간주된다. 흥미롭게도, 환자 건강 결과에 대한 각 패턴의 효과를 지지하거나 반박하는 **전향적 자료(prospective data)**는 없다.

연하장애 환자의 임상평가에는 세 가지 주요 구성요소

가 있는데 병력, 연하 근육의 신체검진, 삼킴 시도를 통한 연하능력 관측이다. Logemann 등[2]은 (1) 잠재적인 원인(병력)을 정의하고, (2) 장애를 정의하는 작업가설을 수립하며, (3) 임시 치료계획 수립, (4) 질문 목록 개발, (5) 환자가 앞으로의 검사에 협조할 준비가 되도록 해야 한다고 했다. 환자의 협조나 수행이 부족하면 신체적 평가의 모든 요소를 완료하는 것이 불가능할 수 있다. 이 상황에서 임상가는 병력에 크게 의존해야 하거나, 환자가 식사를 하는 경우, 삼키는 능력의 관찰에 의존해야 한다. 임상평가의 또 다른 가치는 연구나 임상에서 결과값으로 사용 가능하다는 것이다. 치료 중재 후 신체 상태의 변화는 각 결과와 관련된 수치로, 임상평가를 통해 쉽게 측정할 수 있다. 숙련된 평가자는 진행성 신경질환 환자에서 기초 임상평가 데이터를 사용하여 시간 경과에 따른 연하장애의 정도를 추적 관찰한다.

임상가들은 연하장애를 검사하거나 발견하는 방법으로 임상검사의 일부분을 사용하도록 선택할 수 있다. 연하장애가 강력히 의심되면 전체 임상검사가 시행된다. 연하장애의 합병증은 환자의 이환율을 높이고, 입원 기간(의료비용)을 증가시키며 궁극적으로 환자의 사망 위험을 증가시킬 수 있기 때문에 조기 발견은 중요하다.[3] 연하장애에 대한 대부분의 “선별검사” 도구는 선별검사 장치의 엄격한 기준을 충족하지 못한다. 연하장애에 대한 효과적인 선별도구는 연하장애 증상이 없지만 실제는 연하장애가 있는 많은 환자 그룹에서 연하장애를 감지할 수 있어야 한다.[4] 선별도구의 장점은 연하장애의 존재를 배제하여 환자가 입으로 영양 섭취를 할 수 있도록 하는 것이다. 선별검사에서 환자가 연하장애의 위험이 있음을 시사하면 환자는 완전한 연하장애 평가를 받게 된다. 평가는 환자의 삼키는 기술에 대한 심층적인 평가를 포함하기 때문에 선별검사와는 다르다. 연하장애에 대한 효과적인 선별도구는 적용의 결과로 환자의 향상된 건강 결과를 보여줄 수 있어야 한다.[5] 건강 상태 개선이 효과적인 선별검사의 결과라는 것을 입증하기 위해 검사도구는 연하장애가 있으나 선별검사를 받지 않은 그룹과 선별검사를 받은 비슷한 그룹에서 시험해 봐야 한다.[5] 현재 연하장애 선별검사는 환자가 이미 증상에 대한 의심이 높기 때문에 선별도구를 사용한다는 것을 전제로 한다. 독거노인 254명을 연구한 후 Serra-Prat 등[6]은 이 연령 그룹에서 잠재적으로 영양 및 호흡기 합병증을 피하기 위해 연하장애의 존재를 일상적으로 선별검사하는 것이 매우 유용할 것이라고 결론지었다. 좋은 선별검사는 높은 민감도(연하장애가 존재할 때 발견하는)와 높은 음성 **예측치(predictive value)**(맞다고 입증된 음성 결과가 있는 환자의 비율)를 가져야 한다. 예를 들어, 연하장애 위험이 없는 것으로 분류된 환자는 대부분 정확하게 분류된다. 이상적으로는, 연하장애 환자에서 선별도구는 흡인성 폐렴이 적고, 영양 상태가 양호하거나 또는 먹는 것과 관련된 삶의 질(QOL) 점수가 높은 경우와 같이 긍정적인 건강 결과를 예측해야 한다. 가장 좋은 도구는 분명한 흡인을 식별할 수 있을 뿐만 아니라 연하장애의 결과로 인한 흡인의 위험성도 알아내야 한다.[7] 연하장애에 대한 선별도구는 모든 의료 전문가가 짧은 시간 동안 쉽게 적용할 수 있어야 한다. 국내의 경우 주로 작업치료사에 의해 시행되는 연하 임상평가는 선별검사가 제공하는 것보다 연하장애 환자에 대한 훨씬 더 넓은 관점을 제공하도록 고안되었다. 미국 뇌졸중 협회는 연하장애 검사도구의 개발을 요청하였고 연하장애 의심 여부와 상관없이 모든 환자는 선별검사를 받아야 한다고 하였다. 다양한 선별검사가 사용되고 있는데, Schepp 등[8]은 35개의 확인된 선별검사에 대한 체계적인 검토에서 단지 4개만이 충분한 신뢰성과 유효성을 가지고 있다고 결론지었다: the Barnes Jewish Hospital Stroke Dysphagia Screen, the Modified Mann Assessment of Swallowing Ability(MMASA), the Emergency Physician Swallowing Screening, and the Toronto Bedside Swallowing Screening Test(TOR-BSST). 이 선별검사 모두 민감도 측정값과 음의 예측값이 90% 이상이다. MMASA는 급성기 뇌졸중 환자 150명을 대상으로 표준화되었고[9] 응급실 의사가 10분 내에 제공하도록 설계되었다. 검사 항목과 가중치 점수 가이드라인은 **표 7-1**에 나와 있다. TOR-BSST는 또한 뇌졸중 환자에게도 유효하다.[10] 간호사와의 검증을 통해 3가지 검사 항목, 즉 물 삼키기, 삼키기 전후의 음성 분석 및 혀의 움직임을 사용한다. Wilson과 Howe[11]는 의사결정 분석 모델과 메타 분석 시스템을 사용하여 연하장애 선별검사의 비용 효율성을 연구했다. 연구팀은 연하장애와 관

표 7-1 연하장애 선별

Modified Mann Assessment of Swallowing Ability (Mini MASA)

지침 : 각 지표에 대해 가장 적절한 임상결과를 표기하시오. 각 지표에 점수를 더하여 총 점수를 계산하시오. 마지막 항목(예: 물 마시기)을 추가하지 마시오.

지표	임상결과(점수)				
각성도	2	5	8		10
	지시에 반응 없음	깨우기가 힘듦	변동 있음		각성됨
협조	2	5	8		10
	협조 안 됨	저항함	변동 있음		협조됨
청각적 이해	2	4	6	8	10
	반응 없음	단서가 있는 경우 가끔 운동반응	반복하며 간단한 대화를 따라함	약간의 어려움이 있지만 일상대화를 함	정상
호흡	2	4	6	8	10
	호흡기 감염 흡입 필요 인공호흡기 의존	거친 마찰음 호흡재활치료	맑은 마찰음	상기도 가래	정상
언어장애	1	2	3	4	5
	평가 불가	기능적 말소리 없음/ 한 단어	제한되지만 짧은 구문/단어로 자기표현 가능	단어를 찾거나 생각을 표현하는 데 조금 어려움	정상
구음장애	1	2	3	4	5
	평가 불가	이해할 수 없는 말	이해는 되나 분명한 결함이 있는 말	때때로 말더듬이나 머뭇거림이 있음	정상
타액	1	2	3	4	5
	줄줄 흘림	가끔 지속적으로 흘림	가끔 흘림	거품같이 뱉음	정상
입천장	2	4	6	8	10
	전혀 퍼지거나 올라가지 않음	움직임이 적고 코안으로 역류가 있으며 공기가 샘	한쪽이 약함	약간의 비대칭 움직임	정상
혀 움직임	2	4	6	8	10
	움직이지 않음	약간 움직임	완전하지 못한 움직임	약간 못 움직임	정상
혀의 세기	2	5	8		10
	전반적으로 약함	한쪽만 약함	조금 약함		정상
구역반사	1	2	3	4	5
	없음	한쪽 없음	한쪽 감소	양쪽 감소	정상
자발적 기침	2	5	8		10
	안 됨	부적절한 시도	약한 기침		정상
선택: 3온스 물 삼킴	2	5	8		10
	심한 기침/ 젖은 목소리	중간 정도 기침/ 젖은 목소리	약한 기침/젖은 목소리		정상
총점					

총점>=95: 경구식이를 시작하고 허용되는 만큼 음식을 제공함. 환자가 먹거나 마시는 것이 어려울 경우 첫 경구섭취를 모니터링하고 연하재활 전문가와 상담 요망.
총점<=94: 정규 연하평가를 위해 연하재활 전문가와 상담 요망.

(From Antonios N, Carnaby-Mann G, Crary M, Behrouz R, Silliman S: Validation of a Physician Administered Bedside Screen for Dysphagia Associated With Acute Ischemic Stroke; The Modified- ann Assessment of Swallowing Ability, Journal of Stroke and Cerebrovascular Diseases 19(1):49-57, 2010)

련된 폐렴 치료비용을 줄이기 위한 가장 비용 효과적인 방법은 임상평가나 비디오투시 연하검사와 임상평가를 같이 사용하는 것보다는 단일 비디오투시 연하검사를 사용하는 것이라고 결론지었다.

임상가들은 비록 연하장애 환자의 모든 임상평가가 동일하지 않다는 것을 인정하지만, 포함시킬 항목을 선택하는 임상가의 선호는 문헌에서 차별적인 것으로 지원되는 항목이다.[12] 대부분의 임상가는 병력, 신체검진 및 시험 삼킴 데이터를 결합한다. 삼킴에 대한 임상평가는 습한 목소리의 정의와 같이 관측에 동의하는 불일치나 신뢰할 수 있는 채점 방법 부족으로 문제를 겪고 있다.[13] McCullough 등[14]은 임상가가 일반적으로 관리되는 항목의 50%만 신뢰할 수 있다고 판단했다. 삼킴에 대한 임상검사에서 가장 신뢰할만한 판단은 튜브의 유무, 구강운동 데이터 및 과거력을 관찰하는 것이었다. 데이터를 기록하는 데 일관성이 없으면 진단 정확도가 떨어질 수 있으며, 이는 결과적으로 치료계획에 영향을 미친다. 따라서 분명히 삼키는 임상평가를 표준화할 필요가 있다(이 장의 뒷부분에 있는 표준화된 검사 참조).

연하장애 증상

징후는 대개 환자가 알아차릴 수 있는 신체 기능의 변화로 정의된다. 이 변화는 결국 환자가 통증이나 불편함을 유발하거나 자신의 생활 방식에 부정적인 영향을 줄 때 의료적 도움을 요청하게 된다. 어떤 사람들은 문제의 심각성이 그들의 생리학적 또는 정신적 건강에 유의미한 영향을 줄 때까지 불리한 의학적 증상을 무시하지만, 또 다른 사람들은 즉각적인 치료를 요구한다. 두 그룹 모두 유형 및 심각도가 유사한 장애의 진단을 받을 수 있다.

환자 설명

연하장애가 있는 환자의 신체적 검사는 증상을 설명하도록 환자에게 요청함으로써 시작하는 것이 일반적이다. 일반적인 증상은 **표 7-2**에 자세히 설명되어 있다. 연하장애는 종종 신경학적 질환에 이차적으로 발생하여 의사소통 기술을 손상시킬 수 있기 때문에 모든 환자가 증상을 보고할 수 있는 것은 아니다. 대뇌겉질의 손상으로 인해 신뢰할 수 없거나 부족한 정보를 제공할 수 있다. 일반적으로 많은 연하장애 환자(특히 식도 기반 환자)가 즉각적인 의료 처치를 요구하지 않는다고 한다. 오히려 음식을 더 잘게 씹거나 식단에서 먹기 어려운 음식들을 제거하는 등 증상을 조절하기 위해 식습관을 변경한다. 삼키는 데 어려움이 있지만 증상의 특성을 설명할 수는 없을 수 있다는 것을 염두에 두고 있어야 한다. 종종 얼마나 오래 증상이 나타나는지 기억하기 어렵기도 하다. 이것은 기능 변화를 수용하기 위해 스스로 적응한 삼킴 관련 기관들의 유연성 때문일 수 있다. 이러한 적응이 더 이상 기능적 수행으로 이어지지 않거나 실행하기에 너무 어려울 때에만 환자가 의료 진찰을 받게 된다. 일부 환자는 연하장애 증상을 나타내지만 무시한다. 예를 들어, 연하장애를 보고하지 않은 56명의 노인에 대한 한 연구에 따르면, 대다수가 삼킴 검사에서 방사선학적 이상이 있는 것으로 나타났다.[15] 이러한 이상은 식도운동 장애와 인두근육 약화를 포함한다. 파킨슨병 환자는 종종 삼키는 데 어려움을 겪는다(1장 참조).

그들의 연하장애 증상을 옆에서 관찰해 온 가족이나 밀접 접촉자들이 자세한 설명의 진단을 내리는 데 도움이 될 수 있다. 평가자가 불편의 원인을 밝히는 데 가장 유용한 진단검사 유형에 초점을 맞추도록 돕기 위해 자세한 설명을 사용할 수도 있다. 환자가 호소하는 불편감과 최종 진단 사이의 관계를 광범위하게 조사한 연구는 아직까지 없다. 불편 사항이 진단 과정을 안내하는 데 유용한지 여부도 실험적으로 검증되지 않았다. 그럼에도 불구하고 환자에게 문제를 설명하도록 요청하는 것은 연하장애 검사에서 출발점이 된다.

문헌에 따르면 환자에게 문제가 있다고 생각되는 부분을 스스로 지목하도록 요청하는 것이 항상 신뢰할만한 것은 아니며 특히 문제가 목에 있다고 할 때 증상의 원인 부위를 유추하는 데 유용하지 않을 수 있다.[16] 한 대규모 연구에서 식도 질환으로 확인된 환자들 중 아래 식도 손상을 지목한 환자들이 가장 많기는 했지만, 실제 원인 부위와 거리가 있는 윗목이나 가슴 부위의 불쾌감을 호소한 경우도 다수(30%) 있었다.[17] 다른 연구자들은 인두 수준에서 음식

표 7–2 연하장애와 관련된 증상 및 징후의 예

증상	징후
씹기 어려움	음식이 입술 밖으로 흘러나옴; 부드러운 음식을 씹는 데 시간이 오래 걸림; 치아가 좋지 않음; 혀, 턱, 입술이 약함
삼킴 시작이 어려움	구강건조가 있음; 입술 또는 혀가 약함
침흘림	입술 또는 혀가 약함; 드물게 삼킴
코로 역류됨	영상의학적 검사상 음식덩이가 코안으로 들어감
삼킴 지연됨	영상의학적 검사상 정상보다 지연이 확인됨
음식이 들러붙음	영상의학적 검사상 삼킴 후 입, 인두, 식도에 과도하게 음식물이 남음
기침과 질식이 있음	음식을 먹여보면 기침함; 비디오투시 검사상 음식이 기도로 들어감
먹지 않을 때도 기침함	영상의학적 검사상 침 흡인을 보이거나 폐에 이상이 보임
역류	소화되지 않은 음식이 입에 있음; 영상의학적 검사상 음식이 식도에서 인두로 역류하거나 내시경상 구강 내 점막손상이 보임; 위산 역류에 대한 pH 탐지 검사상 양성을 보임
체중감소	예상치 않은 체중감소; 정상에 못 미치는 체중

물이 달라붙었다고 기술한 많은 환자가 인두 수준에 이상을 가지고 있음을 발견했다. 그러나 이 비정상의 주요 원인은 종종 식도에 있기도 하였다.[18] 이것은 목이나 인두에 국한되는 연하장애를 호소하는 환자는 해당 특정 부위를 조사해야 할 뿐만 아니라 식도에도 적합한 추가 평가가 있어야 한다는 것을 의미한다. 병의 위치를 한정하지 않고 폭넓게 질문할 때 정확성이 향상되는 경우가 많다. 예를 들어, 환자가 목에 문제를 국한시키고 유동식에 대해 기침한다고 보고하면 인두가 문제일 가능성이 높다.[19] 한 연구에 따르면 목 부분에 음식물이 붙어 있다고 불평한 환자가 호흡기 증상(울혈, 천명음, 기침)을 호소하면, 인두 문제의 연하장애일 가능성이 높아진다.[20] 다른 연구자들은 환자가 증상들을 복합적으로 기술하면(예: 가슴앓이만 단독으로 보고하는 것보다 팽창, 통증 및 체중감소와 동시에 가슴앓이를 호소하면) 식도장애의 하위 유형(운동성 대 폐쇄성)이 환자에게서 발견될 가능성이 높아짐을 발견했다.[21] 일반적으로 연구결과에 따르면 진단 후 문제가 심각하다고 판단될 때 환자가 제시하는 불만 사항(연하장애 증상)이 결과와 더 잘 연관되어 있다. 모든 연구가 환자의 병의 위치를 한정하는 것이 정확한지 여부에 동의하지 않는다는 사실은 부적절한 환자 수, 질병 유형에 대한 최종 분류의 잠재적인 차이 그리고 일부 환자가 현재의 치료를 받기 이전에 다른 치료와 검사를 받았다는 사실에 주로 기인한다.

일부 임상가는 설문조사를 통해 환자의 연하장애 증상을 조사하는 것이 유용하다고 생각한다. 진료실 방문 전에 완료될 수 있는 두경부암 환자에 대한 샘플 설문지가 BOX 7–1에 제시되어 있다. 이 방법은 환자의 증상과 관련된 모든 질문이 평가자에 의해 조사되고 기입된다. 또한 환자는 답하기 전에 증상에 대해 신중하게 생각할 기회를 제공해야 한다. 뇌졸중(Burke Dysphagia Screening Test)[22]이나 파킨슨병 환자[23]를 위한 설문조사와 같은 특정 환자 관련 설문지도 개발되었다. Wallace 등[24]은 증상 중증도 평가도구를 개발하려고 했다. 이 도구는 치료 후 결과를 판단하는 데 사용할 수 있는 초기 연하장애 증상의 심각성을 평가하기 위해 고안된 17점의 설문지이다. 질문은 다양한 질감의 음식을 삼키는 환자의 어려움, 삼키기 시작 시의 문제, 질식 발작 및 장애가 환자의 삶의 질을 어떻게 방해하는지에 이르기까지 다양하다. 삶의 질에 대한 연하장애의 영향을

BOX 7-1 연하장애 설문 예

1. 음식을 씹는 데 어려움이 있나요? 예 아니오
2. 그렇다면, 어떤 음식이 가장 어렵나요? 해당 사항에 밑줄을 그으세요.
   A. 고형식(예: 고기)
   B. 유동식(예: 물)
   C. 반고형식(예: 코티지 치즈, 사과소스, 시리얼)
3. 2번 질문에서 밑줄을 그었다면 그 예를 적으세요.
   특정 고형식:
   특정 유동식:
   반고형식:
4. 치아를 감싸는 데 어려움이 있습니까? 예 아니오
5. 음식을 입에 넣어 한번에 삼키기가 어렵습니까? 예 아니오
6. 입을 열고 닫는 데 어려움이 있습니까? 예 아니오
7. 입안에 감각 저하가 있나요? 예 아니오
8. 음식 먹을 때 숨막힌 적이 있나요? 예 아니오
9. 위 질문에 "예"라고 대답했다면, 먹기 전, 씹을 때 혹은 먹고 난 후 그런가요? 예 아니오
10. 다음이 어려운가요?
    A. 혀 올리기 예 아니오
    B. 혀 옆으로 움직이기 예 아니오
    C. 혀 앞뒤로 움직이기 예 아니오
11. 수술 후 먹거나 마시는 것이 느려졌나요? 예 아니오
12. 다음 음식을 다른 음식에 비해 느리게 먹나요?
    고형식: 예 아니오
    유동식: 예 아니오
    반고형식: 예 아니오
13. 음식이 다음 위치에 걸리나요?
    A. 목 왼쪽편 예 아니오
    B. 목 오른쪽편 예 아니오
    C. 입안 왼쪽편 예 아니오
    D. 입안 오른쪽편 예 아니오
    E. 목젖 뒤 예 아니오
14. 삼키기 위해 음식을 모을 때 여러 번 혀를 움직여야 합니까? 예 아니오
15. 음식을 완전히 삼키기 위해 세 번 이상 삼켜야만 한다고 느끼나요? 예 아니오
16. 약 먹을 때 문제가 있나요? 예 아니오
17. 음식을 먹다가 기침하나요? 예 아니오
18. 그렇다면 언제 그러나요?
    A. 씹을 때 예 아니오
    B. 삼킨 후에 예 아니오
19. 소량의 음식이나 액체가 입에서 빠져 나옵니까?
    A. 삼키기 전 예 아니오
    B. 삼킨 후 예 아니오
20. 음식을 먹고 나서 그렁그렁한 소리가 납니까? 예 아니오
21. 음식을 먹고 난 후 목을 청소하고 싶은 느낌이 있습니까? 예 아니오
22. 침흘림을 조절하기 힘듭니까? 예 아니오
23. 음식이나 액체가 새나요?
    A. 기도 예 아니오
    B. 누공 예 아니오
24. 음식이 들러붙어 먹은 후에 입을 닦아야 합니까? 예 아니오
25. 액체로 음식을 "씻어 내야"한 적이 있습니까? 예 아니오
26. 수술하기 전에 했던 것처럼 많이 먹습니까? 예 아니오
27. 위에서 언급하지 않은 식사로 바꿨습니까? 예 아니오
    도움이 되는 정보를 추가하셔도 좋습니다.

(From Baker BM, Fraser AM, Baker CD: Long-term postoperative dysphagia in oral/pharyngeal surgery patients: subjects' perceptions vs. videofluoroscopic observations, Dysphagia 6:11, 1991.)

측정하는 것은 진단 및 결과 측정 도구로서 중요할 수 있다. McHorney 등[25]은 연하장애와 관련된 삶의 질 평가의 표준화된 척도를 개발했다. SWAL-QOL이라고 불리는 이 설문지에는 연하장애 증상에 대한 삶의 질 10가지 영역을 측정하는 44가지 항목이 포함되어 있다. 치료 후 관리 및 전반적인 환자 만족도를 평가하는 15가지 항목을 포함하는 설문지인 SWAL-CARE를 사용할 수도 있다.[25] Silbergleit 등[26]은 25개의 항목으로 구성된 설문지를 작성하여 7점 간격으로 점수를 매겼다. 설문조사 항목에는 연하장애로 인해 신체적, 정서적 및 기능적 문제에 관한 질문이 포함되어 있다. Eat-10은 삶의 질을 평가하고 삼키는 문제에 질문의 초점을 맞춘 표준화된 10개 항목의 질문 도구이다.[27] 환자는 정상부터 심각한 문제에 이르기까지 4단계로 증상을 스스로 보고해야 한다. 두경부암을 가진 사람들과 같은 연하장애 집단에 대한 표준화된 삶의 질 측정 척도 또한 개발되었다.[28,29] 연하장애의 영향을 받는 삶의 질을 측정할 것을 제안하는 척도에 대한 비판적 검토를 위해 독자는 Timmerman 등의 연구를 살펴봐야 한다.[30]

환자가 직접 보고하든 설문지를 작성하든 간에 환자의 주관적인 불평은 신체검사와 도구평가에서 수집된 객관적인 자료에 항상 부합하지 않을 수 있다. 또 다른 연구에서 두경부암과 연하장애를 가진 환자의 주관적인 불편 호소와 도구평가에서 나온 객관적인 결과를 비교했는데, 일반적으로 많은 객관적인 결과가 환자의 이상 증상과 항상 일치하는 것은 아니었다.[31] 어떤 경우에는 환자가 중요하지 않게 생각한 것이 보고되기도 하였다. Jensen 등[31]은 주관적인 호소가 어떠한 검사를 할지 결정에 유용할 수 있지만 객관적 데이터로 확인되어야 한다고 결론지었다. 진단적 접근법이나 정확도와 관련이 있기 때문에 표준화된 연하장애 설문지와 구조화된 임상 면담 사이에는 비교가 이루어지지 않았다.

초기 인터뷰에서 관련 질문을 하는 것은 숙련된 임상 기술이며 실습이 필요하다. 각 질문은 주요 관심 요소에 대한 명확성이 있을 때까지 다른 질문을 토대로 작성해야 한다. 환자의 설명에 대한 데이터베이스를 작성하면 다른 기관의 의학적 기록에 포함되지 않았더라도 유용한 정보를 얻을 수 있다. 진단 또는 치료 중 다음 단계를 계획하는 데 가장 유용한 유형의 데이터에 대한 지식은 임상 면접에서 필수적이다.

막힘

연하장애 환자의 가장 흔한 불만 중 하나는 음식이나 유동식이 "붙어 있다"고 느끼는 것이다. 빈번하게 끈적거리는 감각이 목이나 식도에 있다고 보고한다. 어떤 환자는 '붙어 있다'라는 단어를 사용하지 않지만 '가득 차 있다' 라는 말을 사용하기도 한다. 특히 환자가 목구멍이 막힌 것을 느낄 때 종종 "목구멍의 덩어리"로 묘사한다. 이 느낌에 대한 의학 용어는 구(*globus*)이다. 일부 의사들은 목구멍의 덩어리에 대한 설명은 대개 **기질성(organicity)**이 아니라 히스테리 증상과 관련이 있다고 믿었기 때문에 이 감각을 묘사하기 위해 히스테리성 구(*globushystericus*)라는 용어를 사용했다. 전문적으로 히스테리성 구는 목 안의 덩어리가 말이나 삼킴으로써 해소되는 경우를 말하며 연하장애의 원인이 아니다. 구 느낌(*globus sensation*)은 대개 삼키는 것으로부터 완화된다. 그러나 구 느낌이라는 용어의 사용은 종종 음식이 경부 식도 수준에 달라붙는 것으로 보고하는 연하장애 환자와 관련이 있다. 초기 연구자들은 매우 드물게 구 느낌의 원인을 발견했다고 보고했는데(즉 환자는 히스테리성이었다), 최근 보고서는 적절한 진단검사를 통해 구 느낌을 밝히는 대부분의 사람들이 확인할 수 있는 질병을 가지고 있다고 하였다.[32] Moser 등[33]은 환자가 가슴통증이나 가슴앓이가 있는 구 느낌을 보고했을 때 식도운동 장애를 일으킬 가능성이 있음을 발견했다.

유동식 대 고형식

환자는 연하장애와 관련된 식이 습관의 변화를 보고할 수 있다. 예를 들어, 구 느낌을 묘사하는 환자는 종종 액체보다 고형식을 더 삼키기 어려워한다. 전통적으로 고형식 섭취장애가 있는 사람들은 식도 기원의 장애가 있는 반면, 유동식 섭취장애가 있는 사람은 구강인두 연하장애가 있을 확률이 더 높다. 그러나 이 이분법은 구강인두 연하장애 환자가 액체와 고형식 모두에 대한 불편함을 가질 수도 있고 식도 연하장애 역시 그럴 수 있기 때문에 인위적일 수 있다.[16] 환자가 유동식 또는 고형식에 숨이 막힌다고 호소하면 인두 문제를 암시하는 반면, 질식을 호소하지 않는 연하장애는 식도에 원인이 더 많을 수 있다. 식도를 연하장애의 근원으로 의심하는 소화기 학자들은 진단을 돕기 위해 5장(**그림 5-9** 참조)과 같은 의사결정 트리(decision tree)를 사용할 수 있다. 이러한 의사결정 트리는 확진된 많은 수의 환자를 대상으로는 검증되지 않았지만 이러한 개념은 질병과 관련된 증상이 잘 알려져 있기 때문에 유용하다. 환자는 식사(유동식 대 고형식), 증상이 간헐적인지 점진적인지, 가슴앓이의 존재 등과 관련된 질문을 받는다. 일반적으로 고형식 섭취가 어려운 환자는 식도에 폐쇄성 유형의 연하장애일 가능성이 높다. 액체와 고형식 모두에 문제가 있는 경우 식도운동 장애가 더 흔하다. 구강인두 연하장애에 대한 의사결정 트리는 많은 질병과 연관되어 있는 중첩된(따라서 비특이적인) 증상 및 징후 때문에 개발되지 않았다. 따라서 환자의 호소에 근거한 의사결정 트리 접근 방식을 사용하면 구강인두 연하장애 환자를 진단하는 데 정확성이 떨어진다.

위식도 역류

일부 환자들은 연하장애와 관련하여 위식도 역류(가슴앓이)의 일화를 보고한다. 일부 환자는 역류와 관련된 가슴통증이나 무언가 걸린 느낌을 설명한다. 일부 사람들은 역류 및 연하장애를 가지고 있지만 가슴통증의 명백한 증상이나 신물이 없기 때문에 역류가 있다는 것을 모르고 있을 수 있다. 모든 환자가 역류 증상을 연하장애와 관련시키지 않기 때문에 평가자가 질문하지 않는 한 역류 증상을 말하는 것은 아니다. 이것은 식도에서의 역류가 인후의 문제와 관련이 있다고 생각하지 않을 수 있기 때문에 환자가 구 느낌을 묘사할 때 특히 그렇다[위식도역류병(GERD) 및 연하장애에 대한 자세한 내용은 5장 참조].

식습관

식습관의 변화에 대한 보고는 연하장애의 존재, 심각성 정도 및 심리적 · 사회적 영향을 나타낼 수 있다. 액체 또는 고형식을 피하거나 혹은 끈적거리거나 부스러기가 있는 것을 피하는 것과 같이 특정 식품의 기피를 중심으로 하는 불만은 평가자가 평가에 초점을 맞출 수 있도록 도와준다. 들러붙는 느낌을 피하기 위해 과도하게 씹는 것은 식도 질환과 관련이 있고 액체가 항상 코를 통해 역류하는 증상을 보인다면 인두 문제와 더 일치할 수 있다. 씹기를 필요로 하는 음식을 피곤해하면 신경학적 손상과 일치할 수 있다. 식사를 끝내기 위해 과도한 시간을 필요로 하는 환자는 종종 신중한 평가가 필요한 연하장애가 있을 수 있다. 역류나 질식을 느끼기 때문에 레스토랑에서 편안하게 식사를 하지 않는다고 보고하는 환자는 조심스럽게 검사해야 한다. 현저한 체중감소를 경험했거나 더 이상 식사의 즐거움을 즐기지 못하는 환자 역시 아마도 심한 수준의 연하장애가 있을 가능성이 있다.

연하장애 징후

징후는 신체검사 중에 유도되는 객관적인 측정이나 행동 관찰이다. 협조가 되는 연하장애 환자에서 삼키는 데 관련된 뇌신경의 검사와 적절한 경우 검사실 검사결과의 해석이 수반된다. 환자의 증상 및 해당 징후에 대한 예가 **표 7-2**에 제시되어 있다. 어떤 징후는 환자가 식사를 할 때 관찰되고 징후와 증상이 겹칠 수 있다. 예를 들어, 음식이 코로 역류하거나 들러붙는다고(증상) 보고할 수 있다. 비디오투시 연하검사에서 두 가지 모두 관찰될 수 있다(징후). 이러한 검사를 통해 환자의 증상이 확인된다.

환자의 신체적 평가는 연하장애와 일치하는 증상을 나타낼 수 있다(예: 침 흘리기, 혀 약화, 좋지 못한 치아상태, 혀, 턱, 덮개의 힘 또는 운동범위의 상실). 좋지 못한 근력과 조절 능력은 실제 삼킬 때 액체에서 질식을 만들거나 음식덩이의 흐름을 좋지 않게 할 수 있다. 환자의 인지 상태는 삼키는 데 영향을 줄 수 있다. 인지 기능 저하의 징후로는 씹지 않거나, 삼키는 동안 이야기하거나, 먹을 때 집중력이 떨어지는 것이 포함될 수 있다. 입원 환자에서는 다음과 같은 명백한 의학적 징후가 있을 수 있다. (1) 영양튜브 삽입 상태, (2) 기관절개관, (3) 식사 후 호흡곤란, (4) 과도한 구강 및 인두 흡인의 가능성, (5) 식이 거부, (6) 영양 부족 및 근육 소모, (7) 식사 시 직립 유지 능력 부족, (8) 기관 내 튜브 및 (9) 음식 역류

CLINICAL CASE EXAMPLE 7-1

50세 여성이 6년 동안의 점진적인 체중감소로 진료실에 내원한다. 그녀는 평가자에게 고형식과 유동식 모두 먹는 것이 점점 어려워지고 있다고 말한다. 그녀는 가슴통증은 없으나 식사를 마치는 데 너무 많은 시간이 걸리기 때문에 사회생활에 방해가 되었다고 한다. 신체적 평가는 왼쪽 혀의 위축을 동반한 우측 얼굴 약화를 나타낸다. 구역반사는 없고 입천장은 왼쪽 편이 약하다. 목소리는 작고 호흡음을 낸다. 유동식과 고형식의 삼킴에서 반복적으로 기침을 한다. 환자 스스로 기입한 보고서에 따르면 체중감소의 증상과 심해지는 연하곤란 증상으로 인한 사회생활의 변화는 연하장애 진단과 일치하는 것처럼 보인다. 신체적 평가에서 그녀는 연하장애와 일치하는 많은 징후가 있다. 여러 뇌신경이 관여하여 음식덩이를 기도로 잘못 흘러들어가게 하고 질식 에피소드가 발생하여 다른 사람 앞에서 먹을 때 당혹스럽게 만든다. 그녀의 증상(불편)은 검사(징후)에 의해 확인된다.

병력

병력은 이전 또는 현재의 의무기록, 환자가 입원한 경우 의료진과의 대화, 환자 또는 가족의 대화를 통해 수집할 수 있다. 누락된 데이터를 제공하거나 불명확한 데이터를 밝히거나 확인하기 위해 환자와의 대화가 종종 필요하다. 환자의 인지 능력이 저하되지 않았다면 신체적 검사는 종종 환자가 자신의 연하장애 증상을 설명하는 것으로 시작한다. 최종 연하장애 진단에 대한 병력의 전반적인 기여도는 알려지지 않았지만 초보 평가자는 종종 그 중요성을 인식하지 못하는 경우가 많다. 이러한 인식의 부족은 많은 원인이 연하장애를 유발할 수 있고 모든 잠재적인 병인이 항상 충분히 평가되지는 않을 가능성이 있기 때문이다(PRACTICE NOTE 7-1 참조). 일부 원인 인자는 **콜라겐-혈관 질환**(collagen-vascular disease)에 이차적인 연하장애가 생기는 경우와 같이 매우 드문 경우도 있다. 상세한 병력은 임상가가 가장 확실한 진단검사를 하도록 안내하는 단서를 제공한다. 각 논리적 사고의 예시들은 주어진 병력의 중요성을 예비 진단 및 평가 계획에 통합하도록 제공한다.

PRACTICE NOTE 7-1

64세 남성이 연하장애 클리닉에 내원했고 3년 동안 유동식에 대해 종종 숨이 막힌 적이 있다고 보고했다. 그는 3년간 정기적으로 표준화된 바륨 검사를 받았으며 모든 결과가 정상이라고 했다. 이 시점에서 나는 그의 문제가 인두에 있고 바륨 검사가 그의 식도 기능만을 자세하게 설명했다고 생각했다. 그러나 그가 입원한 적이 있는지 물어볼 때까지 그의 병력 상태에서 인두에 문제가 있을 만한 어떤 것도 제시되지 않았다. 내가 가지고 있는 파일에는 입원 기록이 없었다. 그는 5년 전 지하실 계단에서 넘어져 의식을 잃었다고 언급했다. 그는 입원했고 3주 후에 병원에서 퇴원했음에도 불구하고 2개월 동안 기관절개관을 유지했다. 나는 그의 기관절개관 내성에 대해 자세히 알지 못했지만, 그가 기관 식도 누공을 동반한 기관 **연화증**(malacia)이 있었을 것으로 생각하기 시작했다. 환자가 보고한 것과 같이 간헐적인 증상이 자주 나타나기 때문에 누공에 대한 의심이 높았다. 표준화된 바륨 검사에서 발견되지 않을 수 있었다. 수정된 바륨 연하검사가 전-후 영상(anterior-posterior view) 관찰에 특히 주의를 기울여 시행되었다. 이 방사선적 검사를 통해 확보한 전-후 영상이 진단을 할 수 있는 최상의 기회를 제공한다. 영상의학과 전문의가 누공을 확인하고 두경부외과 의사가 이를 폐쇄하는 수술을 진행하였다.

병력의 변수

그림 7-1은 병력 기록 양식의 예를 보여준다. 양식은 연하장애 환자의 진단 및 치료에 영향을 줄 수 있는 중요한 병력을 수집하는 데 평가자에게 도움을 줄 수 있다. 이 정보는 환자, 간병인 또는 의무기록에서 얻을 수 있다. 뇌졸중과 연하장애가 있는 환자와 같은 일부 환자는 신경학적 손상과 환자의 불편을 연결한다. 그러나 연하와 관련 없는 수술 후 연하장애를 앓을 수 있는 사람들은 수술과 연하장애를 연결시키지 못할 수도 있다. 예를 들어, 연하장애는 무릎 수술 동안 기도에 삽입된 기관 내 튜브와 더 관련이 있을 수 있다. 연하장애와 관련된 철저한 병력은 때때로 다른 전문가에 의해 무시되었거나 고려되지 않은 중요한 데이터를 나타내기도 한다.

그림 7-1에 제시된 병력은 선천성 질환, 신경성 질환, 수술 절차, 암 관련 절차, 대사장애, 호흡장애, 식도장애, 사전 평가 및 사전의료지침서 상태 등 9가지 부분으로 나뉜다.

Patient's name: ______________________

Date of birth: ______________________

Gender: ______________________

Medical record number: ______________________

Chief complaint: ______________________

____

____

Source of information:

—Patient

—Family

—Recent medical record

—Past history

—Other source

Congenital Family Illness:

Neurologic disease:

—Stroke

—Progressive disease

—Traumatic injury

—Other CNS disorders

—Medications taken for:

Psychiatric disease:

—Medications taken for:

—Movement disorder

Surgical procedures:

—Spinal fusion

—Myotomy

—Alimentary tract

그림 7-1 병력 기록 양식 예. 중추신경계(central nervous system, CNS)

— Fundoplication

— Head/neck cancer

— Thyroidectomy

— Cardiac

Cancer-related:

— Irradiation

— Chemotherapy

Systemic/metabolic:

— Nutrition/hydration status

— Current and ideal weight

— Laboratory values related to nutrition

— Infections

— Toxins

— Diabetes

Respiratory impairment:

— Chronic obstructive pulmonary disease

— Prior history of aspiration pneumonia

— Cardiopulmonary disease

Esophageal disease:

— Reflux/regurgitation

— Motility disorder

— Dilatation

Prior test results:

— Radiographic

— Manometric

— Scintigraphic

— Endoscopic

Current Advance Directive Status:____________________

그림 7-1 병력 기록 양식 예. 중추신경계(central nervous system, CNS)(계속)

선천성 질환

어린 시절부터의 질환, 특히 뇌성마비와 같은 신경인성 질환을 주목해야 한다. 이러한 질환은 과거에는 연하장애를 유발하지 않았지만 현재의 불편과 관련하여 더 중요한 의미를 가질 수 있다.

신경성 질환

신경성 질환은 연하장애의 가장 흔한 원인이다. 뇌졸중, 두부외상 및 다발성 경화증, 근위축성 측삭경화증, 파킨슨병과 같은 진행성 신경질환은 종종 연하장애를 유발한다(성인의 신경학적인 연하장애에 대한 자세한 설명은 3장 참조). 이 질병으로 인한 의학적 합병증, 특히 삼키는 데 악영향을 미칠 수 있는 약물 치료로 인한 부작용을 메모하는 것이 중요하다. 예를 들어, 발작을 조절하기 위해 사용하는 중추신경계 진정제는 삼키는 운동 기능에 악영향을 줄 수 있다.

외과적 시술

외과적 시술은 특히 환자의 성대를 통해 기관 내 튜브를 삽입해야 하는 전신 마취를 시행하는 경우 연하장애 증상을 유발할 수 있다. 성대의 손상은 기도보호를 방해하여 연하장애를 유발할 수 있다. 인후두 또는 호흡 기관을 포함하는 모든 수술은 주의해야 한다. GERD를 조절하기 위해 아래 식도조임근(LES)의 외과적 싸기(fundoplication)를 받은 환자는 랩이 너무 빡빡하기 때문에 연하장애가 있을 수 있다. PES 또는 LES의 수술적 이완(근절)을 받은 환자는 결과 상황을 잘 봐야 한다. 머리, 목 또는 식도에서 암을 제거하는 수술이 특히 중요하다. 환자의 암이 화학요법 또는 방사선요법으로 치료되었는지 여부를 살피는 것은 또한 연하장애를 일으킬 수 있는 요법에서 흔한 부작용을 설명하는 데 도움이 될 수 있다(4장 참조). 주의해야 할 기타 특정 수술 절차에는 심폐 수술, 갑상샘 수술, 상부기도 수술 및 경추 수술이 포함된다. 제10뇌신경의 손상 위험은 다른 수술 절차보다 높으며 이로 인해 환자는 연하장애에 이환될 위험이 더 크다(6장 참조).

전신 및 대사장애

독소(약물 부작용의 결과) 또는 감염으로 인해 발생할 수 있는 인체의 화학적 균형에 장애가 중추신경계에 작용하여 연하장애의 증상을 일으킬 수 있다. 대사장애는 탈수 및 영양 부족으로 이어질 수 있으며 육체적 · 정신적 수행 능력을 저해한다. 육체적인 약점 및 정신 혼란은 연하장애를 유발하거나 악화 요인이 될 수 있다. 환자에게 최근의 체중감소에 대해 물어보거나 현재의 체중과 이전의 체중을 비교하여 물어보면서 연하장애의 심각성에 대한 통찰력을 얻을 수 있다. 당뇨병은 삼키는 데 영향을 줄 수 있는, 특히 식도 연동운동에 영향을 줄 수 있는 전신적인 대사장애의 한 예이다.

호흡장애

호흡과 연하는 공통적인 상호작용을 공유하기 때문에 호흡기계 문제는 연하장애를 유발할 수 있다. 그러므로 환자에게 만성폐쇄성폐질환(6장 참조)이나 천식과 같은 호흡기 질환이 있는지 물어보는 것이 중요하다. 흡인성 폐렴으로 의심되는 환자는 이미 기도를 적절히 보호할 수 없다는 징후가 나타난다.

식도 질환

식도운동 장애 또는 식도의 협착 문제는 연하장애 증상을 정의하는 데 중요한 단서를 제공할 수 있다. 일부 환자는 식도를 압박할 수 있는 심비대증의 병력이 있을 수 있다. 다른 사람들은 역류 또는 역류의 병력이 있어 확장과 같은 치료가 필요하다. 환자가 식도에서 특별한 치료 또는 검사를 받은 경우, 그러한 치료에 대한 반응을 기록해야 한다.

이전 검사결과

상기도, 식도 또는 위 내시경 검사와 같은 실험실 검사결과를 알아봐야 한다. 바륨 삼킴, 변형된 바륨 삼킴 또는 초음파 같은 영상의학적 결과도 중요하다. 연하장애와 역류를 가진 일부 환자는 역류의 양과 정도를 정의하기 위해 핵의학적 평가를 받았을 수 있다. 다른 환자들은 역류의 존재 여부와 빈도를 평가하기 위해 24시간 동안 pH를 검사했을 수 있다.

사전의료지침서

연하장애가 심할 경우 환자는 관급식에 대한 선호를 나타내는 사전의료지침서를 작성하였을 수도 있다. 사전의료지침서가 작성되어 의무기록에 있는 경우, 이를 검토해야 한다. 환자가 어떠한 상황에서도 관급식을 하지 않기로 결정한 경우 추가 검사 또는 치료가 필요하지 않을 수 있다(11장 참조).

신체검진

연하장애와 관련된 신체검진은 전형적으로 기관절개관과 같은 삼킴에 영향을 줄 수 있는 의학적 개입의 관찰과 환자의 정신 상태 및 연하와 관련된 뇌신경의 평가를 포함한다. 환자가 식사를 하는 경우 먹는 과정을 관찰한다. 연하장애 환자의 임상평가와 관련 항목의 체크리스트는 BOX 7-2에 제시되어 있다.

평가자들은 삼킴에 대한 임상평가의 어떤 요소가 장애를 탐지하고 정의하는 데 더 중요한지를 결정하려고 노력해 왔다. 연구결과가 특히 뇌졸중 환자의 중요성을 뒷받침하는 요소에는 발성장애(거친 음성 및 호흡음), 습한 음성, 구음장애, 분비 관리 불량, 시험 삼킴 때 기침 및 후두 상승 감소가 포함된다.[2,34,35] 일부 이 임상징후 중 두 개 또는 그

BOX 7-2 연하 임상평가 지침

임상 관찰

영양 방법
- 코위관
- 위루술
- 공장루술
- 정맥영양

호흡 상태
- 산소포화도 수준
- 기관절개술
- 인공호흡기
- 속도

정신 상태
- 각성 수준
- 지남력
- 협조도
- 지속적인 주의

인지 평가
- 기억력
- 언어
- 지각

뇌신경 평가

CN V
- 턱 열고 닫기
- 턱 옆쪽
- 씹을 때 근력

CN VII
- 평상시 얼굴근육
- 주름, 웃음
- 이마 올리기
- 저항에 이기며 입 다물기

CN IX, CN X
- 구역반사
- 입천장
- 목소리
- 기침
- 마른 삼킴

CN XII
- 혀 운동 가동범위
- 혀 세기
- 근 연축, 근 위축

구강 내 관찰
- 병변, 혀 밀기
- 촉촉함
- 치열

시험 삼킴
- 묽은 액체
- 진한 액체
- 푸딩 점도
- 반고형식

목 부위 청진
- 정상
- 이상 소리
- 삼킴 지연
- 호흡 변화

식사 시간 관찰
- 자세
- 환경
- 스스로 먹는 기술
- 도구 사용
- 도움 필요
- 식사 수준
- 호흡 패턴 변화

이상이 임상검진 후에 발견되면 연하장애 및 안전하지 못한 삼킴을 예측할 수 있는 것으로 나타났다.[36] McCullough 등[37]은 여러 결과의 이상이 한 가지만 있는 것보다 흡인을 예측할 수 있다는 것을 발견했다. 이들 결과는 묽은 또는 진한 액체 5mL와 10mL의 시험 삼킴 후 발성이상, 일측성 턱 약화 및 3온스 물 삼킴 실패가 가장 분명한 예측 인자임을 시사한다. Chang 등[38]은 기도의 침습 또는 흡인을 확인하는 방법으로서 액체 삼킴 후 음색을 5가지로 분석했다. 연하장애가 의심되는 44명의 환자군에서 비디오투시 연하검사 중 기도 침습 또는 흡인과 삼킴 후 음색이상은 관련이 없었다. 두경부암에 걸린 연하장애로 의심되는 40명의 환자에서 Waito 등[39]에 의해 유사한 발견이 보고되었다. 그들은 삼킴 후 명확한 목소리가 침습이나 흡인이 존재하지 않았다는 근거를 제공한다고 결론지었다. 그러나 음성만을 사용한 흡인 예측에서 거짓양성 및 거짓음성 결과에 대한 가능성이 높았다. Steele와 Chichero[40]는 흡인 위험과 관련될 수 있는 생리학적 이상과 관련된 37건의 논문을 체계적으로 검토한 결과 비정상적인 혀의 힘, 목뿔뼈 상승, 호흡패턴 및 인두 잔여물이 기도 침습 또는 흡인과 관련이 있다고 결론지었다. 이 4가지 중 비정상적인 호흡 양상에 대한 근거가 가장 강한 것으로 나타났다.[40] 한 연구에 따르면 급성 뇌졸중 환자에서 비디오투시 연하검사와 비교하여 삼키는 임상평가는 연하장애의 감지를 과소평가했지만 흡입 빈도를 과대평가했다.[41] 기도 안전 예측에 있어 가장 중요한 요소로는 묽은 액체에서의 실패, 삼킴 후 습한 음성, 진한 액체에서의 실패, 삼킴 후 기침, 스스로 먹을 수 없음 등이 있다.

임상적 관찰

신체검진의 일부는 환자의 의학적 상태에 대한 기본적인 관찰을 통해 완료할 수 있다. 이러한 관찰은 병상에 있거나 내·외과적 치료를 받는 환자에게 특히 중요하다. 관측 데이터를 기반으로 삼키는 것에 대한 몇 가지 가정을 할 수 있다.

영양튜브

일부 환자는 구강섭취를 하지 않거나 영양튜브를 통해 영양섭취를 할 수 있다. 코를 통해 위까지 삽입되는 코위관은 쉽게 볼 수 있다(그림 7–2). 영양튜브는 다양한 크기로 제공된다. 막히지 않고 약을 통과시키기 위해서는 더 큰 튜브가 필요할 수 있다. 더 작고 유연한 튜브(예: Dobhoff 튜브, Sherwood Medical Supplies, Forest Hills, NY)가 환자에게 더 편하다. 건강한(정상적인) 피험자에서의 근거에 따르면, 코를 통한 영양튜브의 존재는 튜브 크기에 관계없이 인두 연하의 지연을 가져올 수 있다.[42] 위(위루술) 또는 공장(공장루술)에 배치된 영양튜브는 지지대에 걸려 있는 급식 펌프나 백에 연결되어 있지 않으면 보이지 않을 수 있다(그림 7–3). 다른 환자들은 팔에 넣은 정맥주사 카테터를 통해 수분공급을 받을 수 있으며 특수한 영양소나 약물을 함유한 플라스틱 백과 연결될 수 있다.

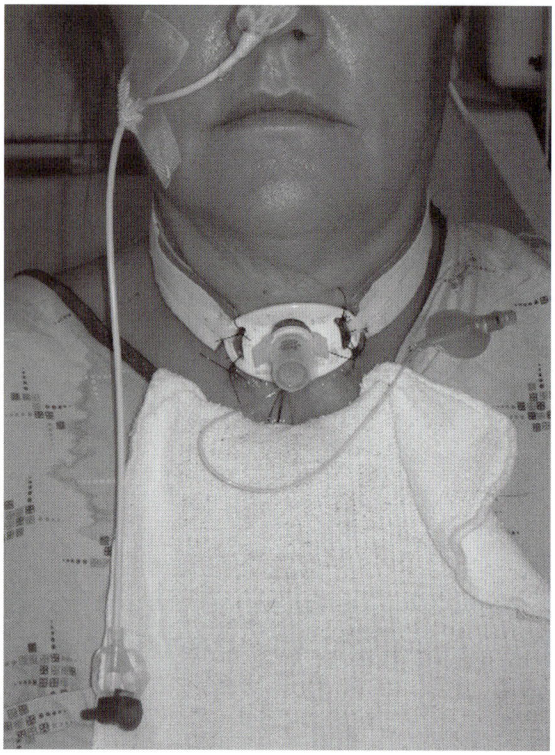

그림 7–2 환자에게 적용된 코–위 영양튜브.
튜브는 코안 궤양을 방지하기 위해 콧구멍으로부터 멀리 테이프를 붙이고 편안함을 위해 뺨에 테이프로 고정한다.

기관절개관

기관절개관의 존재를 주목해야 한다. 기관절개관은 의료팀이 폐 배출을 유지하기 위해 폐에 접근해야 할 때 배치된

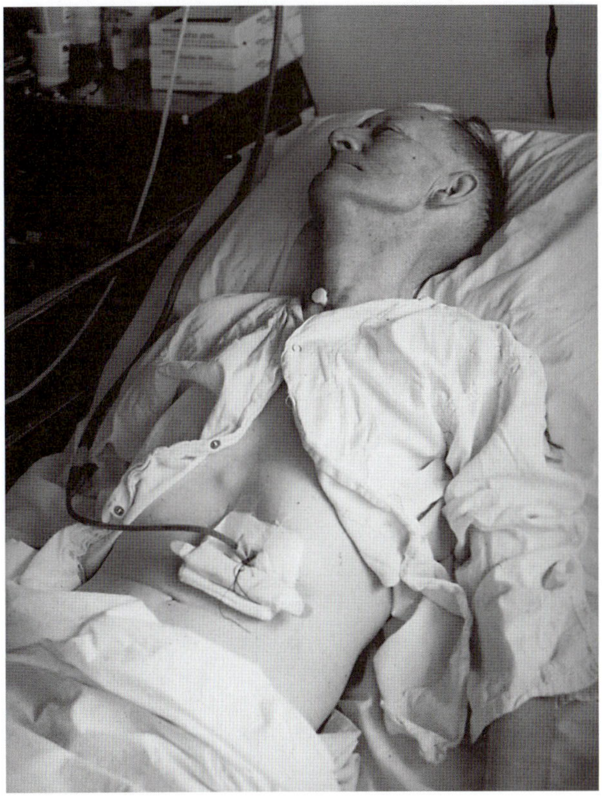

그림 7-3 환자에게 적용된 장관 튜브.
머리 위 백에서 튜브를 통해 특별 식이가 주입되고 있다.

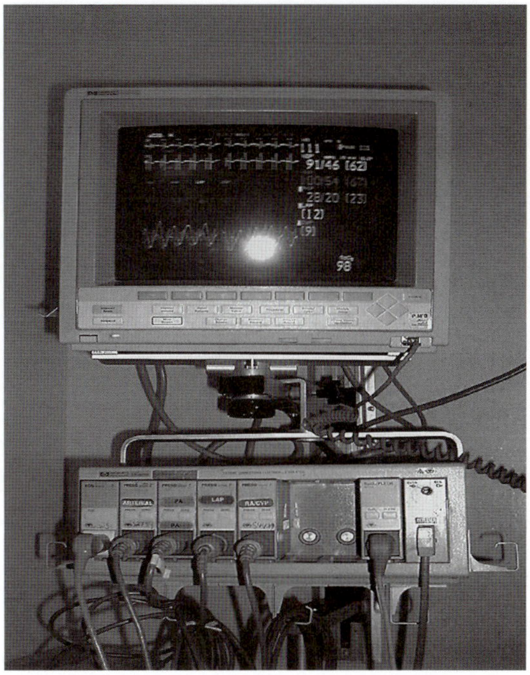

그림 7-4 침대 옆 모니터는 산소포화도(백분율), 심박수 및 혈압을 추적한다. 산소포화도는 손이나 발에 부착된 센서로 모니터링한다. 이 화면의 오른쪽 하단에 있는 산소포화도(SpO_2)는 98%이다.

다. 종종 환자가 호흡곤란이 있거나 외상이나 수술 후 상기도가 막히면 삽입된다(6장 참조).

호흡 패턴

침상 환자는 호흡기에 연결되어 폐의 인공호흡을 돕고 입에 마스크가 있거나 코에 캐뉼라가 있어 산소를 공급할 수 있다. 대부분의 임상가들은 의료팀이 구강식이를 시도하기 전에 인공호흡기 의존도를 줄여가는 것을 선호한다. 가슴의 상승 및 하강을 관찰하여 환자의 인공호흡 패턴을 관찰할 수 있다. 빠른 속도(40회/분 이상)는 삼키는 동안 충분한 시간 기도를 막기가 어려울 수 있다. 일부 환자의 호흡률과 산소포화도는 피부에 부착된 센서로 측정된다. 90% 미만으로 떨어지는 산소포화도(그것에 붙어 있는 헤모글로빈의 %)는 일부 환자의 경우 연하기능 이상의 위험이 있음을 나타내는 지표일 수 있다. 호흡수와 산소포화도는 환자의 머리맡에 있는 스크린에서 모니터링할 수 있다(그림 7-4). 협조가 되는 환자의 경우 폐활량 검사는 휴대용 검사기를 이용하여 외래나 침상에서 측정할 수 있다. 감소하는 호흡 용량은 근위축성 측삭경화증 환자에서 기도보호 장애를 예측하는 것으로 나타났다.[43]

의식 수준

침상 환자의 관찰은 의식 수준의 예비 지표를 제공할 수 있다. 예를 들어, 주의력이 유지되는 환자는 평가자가 눈을 마주치거나 말로 인사를 하면서 들어가면 종종 반응한다. 이러한 긍정적인 반응은 환자가 신체검진의 나머지 부분에 협조할 수 있다는 것을 의미한다. 평가자의 존재를 쉽게 알지 못하거나 지속적으로 격려를 해도 지지를 받지 못하는 환자는 안전한 구강섭취의 대상이 될 수 없다. 신체검진은 환자가 협조할 수 없으면 제한될 수 있다(PRACTICE NOTE 7-2 참조). 주의력 결핍이나 극도의 동요로 인한 비협조적인 환자 또는 호흡하기 어려운 환자는 다음 날이나 추후에 재검사를 받아야 한다. 어떤 경우에는 약물의 부작용이 정상적인 정신 상태를 방해할 수 있다.

다른 경우 약물치료는 정신 상태를 향상시킬 수 있다.

PRACTICE NOTE 7-2

급성 외상성 뇌손상 환자는 종종 폭력적이며 연하기능 평가에 협조가 안 된다. 24세의 환자는 간호사와 싸우고 기관절개관과 영양튜브를 잡아 뺄 위험에 처해 있기 때문에 침대에 누워 결박당했다. 나는 신체검진을 시도하기 위해 그를 앉힐 필요가 있었다. 그를 위치시키려면 구속을 완화시켜야 하지만 유지해야 했다. 똑바로 세워진 후에는 인지 상태가 좋지 않아 신체검진에 협조하기를 원하지 않는다는 것이 분명했다. 그러나 그는 나를 의식하고 있었고, 이해할 수는 없지만 정상적인 목소리를 낼 수 있었다. 그는 또한 자신의 침을 삼키기 시작했다. 나는 그가 삼키는 자극에 반응하도록 할 수 있는지 알아보는 것이 적절하다고 생각했다. 그에게 한 숟가락의 얼음 조각을 주었고, 기침이나 내용물이 기관절개 부위에서 나오지 않고 즉시 삼킴을 보였다. 때로는 비협조적인 환자라도 삼키는 것에 관한 정보를 수집할 수 있다. 일부 환자는 뇌신경 검사에 협조할 수 있는 인지 능력이 없지만 숟가락으로 음식을 주면 섭취할 수 있다.

CLINICAL CORNER 7-1 우측 뇌졸중

우측 뇌졸중이 있는 65세 환자에 대한 상담이 접수되었다. 그는 좌측 편마비와 좌측 얼굴근육의 약화가 있었다. 환자는 액체를 마실 때마다 질식이 있었지만 특별히 우려하지 않았다. 고형식을 먹으려고 할 때 그는 빠른 속도로 식사를 하고 언제 퇴원할 수 있는지 묻고 있었다.

논리적 사고

1. 이 환자가 액체에 질식할 가능성이 있는 것에 특별히 주의를 기울이지 않은 이유를 설명할 수 있는가?
2. 식사 중에 이 환자와 함께 평가해야 할 다른 행동적 요인은 무엇인가?

환자가 협조할 수 있다면 방향, 언어 기술, 지각 능력 및 기억력을 평가해야 한다(CLINICAL CONER 7-1 참조). 이러한 학습 양식은 평가자에게 연하장애 치료 중에 협조하고 배우는 환자의 능력에 대한 정보를 파악하는 데 중요하다. 예를 들어, 혼란스럽고 혼수상태에 빠진 환자는 먹기, 먹이기, 돌보는 데 필요한 치료기술을 수행하는 방법을 알리는 데 최대한의 도움이 필요할 수 있다. 지남력에 관한 질문과 한 단계 청각 명령을 따르는 능력을 포함하는 정신상태 검사의 중요성이 Leder, Suiter 및 Warner에 의해 연구되었다.[44] 연하장애가 의심되는 4,070명의 환자에 대한 검토에서 지남력이 상실되거나 단일 단계 명령을 따를 수 없는 경우 두 가지 작업을 정확하게 완료할 수 있었던 사람에 비해 구강섭취가 안전하지 않을 가능성이 69% 더 높았다.

뇌신경 검사

2장은 연하와 관련된 뇌신경 검사를 포함한다: 제5, 7, 9, 10, 11, 12뇌신경. 냄새와 맛이 문제가 될 수 있는 경우 제1뇌신경의 평가가 적절하다. 삼키는 동안 두경부 근육의 신체검진은 뇌신경의 기능에 대한 정보 수집에 초점을 맞추어야 한다. 검사는 쉽게 볼 수 있는 근육을 검사한 후 구강 및 입인두로 진행하는 것으로 한다. 검사는 일반적으로 관련 근육의 운동 양상에 초점을 맞추지만 입안에서 음식덩이를 하나로 인지하지 못하는 환자에게는 총체적인 구강 감각이 중요할 수 있다. 평가자는 비대칭성, 위약, 휴식 시의 비정상적인 움직임 및 수의적인 조절 동안의 비정상적인 움직임을 포함한 광범위한 비정상 요소들을 면밀히 찾아야 한다.

얼굴근육

얼굴근육의 관찰은 환자가 쉬고 있을 때나 립 퍼싱(lip pursing) 및 미소 짓기와 같은 작업 중에 할 수 있다. 평가자가 입술을 떼어 놓으려는 시도에 대해 입술을 닫도록 환자에게 요청하면 입술의 힘을 판단하는 시험이 된다. 얼굴위아래 근육은 위 및 아래 운동신경 손상을 구별하기 위해 검사해야 한다.

씹기근육

씹기(저작)근육의 평가는 환자가 턱을 위아래로 움직이게 함으로써 시작된다. 입벌림 장애(trismus) 유무 및 정도도 기록해야 한다. 씹기근육의 강도는 환자가 무언가를 깨무는 힘을 측정함으로써 알 수 있다(그림 7-5 및 CLINICAL CORNER 7-2).

병적 반사

다수의 뇌줄기 수준의 원시반사가 씹기 및 삼킴 작용과 관련되어 있다. 일반적으로 이러한 반사신경은 뇌의 고위기능에 의해 억제된다. 성인 환자에서의 이들의 존재는 고위

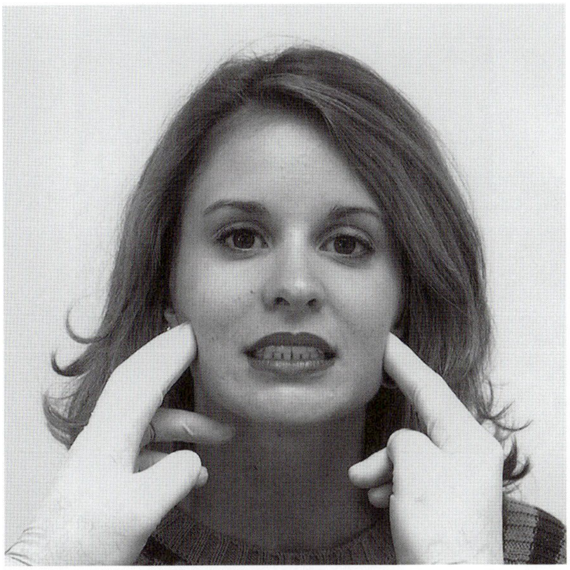

그림 7-5 턱근육의 반응을 촉지하면서 환자에게 깨물라고 요청하면 제5뇌신경의 운동 기능의 완전성에 대한 정보를 얻을 수 있다.

CLINICAL CORNER 7-2 입벌림 장애

58세 여성이 지난 3개월 동안 연하장애와 체중감소로 외래를 방문했다. 5년 전 그녀는 편도암에 대한 방사선 치료의 전체 과정을 완료했다. 임상적 평가결과 심한 입벌림 장애가 발견되어 입안에 숟가락을 넣는 것이 매우 어려웠다. 그녀는 TheraBite (Atos Medical AB, West Allis, Wis.)를 사용하여 3주간 치료를 받음으로써 턱 열림의 개선을 가져왔다.

논리적 사고

1. 입벌림 장애의 가능한 원인은 무엇인가?
2. TheraBite란 무엇인가? 어떻게 활용하는가?

억제 중추가 손상되었음을 시사한다. 이들 병적 반사는 양측 반구 또는 이마엽 손상이 있는 환자에서 가장 일반적으로 나타난다.

빨기반사는 윗입술을 반사 망치로 가볍게 치거나 설압자를 이용하여 입술을 빠르게 치거나 하여 유도할 수 있다. 입술이 자극 방향으로 움직이는 것은 비정상적인 반응이다.

물기반사(bite reflex)는 심한 신경학적 변병이 있는 환자에게서 관찰되는 반사로 설압자로 입술, 치아 또는 잇몸을 건드리면 턱이 강하게 닫히는 것을 통해 확인할 수 있다. 이 반사는 구강검사를 방해할 수 있기 때문에 평가자에게 특히 골칫거리가 될 수 있다. 턱을 강제로 열려고 시도하면 보통 더 강한 물기가 발생한다. 평가자는 아래턱뼈의 골절 또는 탈구를 초래할 수 있는 강한 저항을 피해야 한다. 일부 환자에서는 숟가락이나 음식과 같은 자극 개체가 입에 접근하면 자연스럽게 입을 열기도 한다. 물기반사가 영양 관리를 방해할 수 있지만, 반대로 개구반사는 영양 공급 계획을 돕는 데 사용할 수 있다.

혀 근육

평가자는 환자에게 혀를 내밀어 옆으로 움직이도록 요청한다. 신속한 혀의 움직임은 환자에게 "타"와 같은 혀끝소리를 빠르게 반복하도록 요구함으로써 평가될 수 있다. 환자에게 혀끝을 입천장으로 옮기도록 한다. 이는 음식덩이를 옮길 때 중요한 활동이다. 연하장애 위험이 있는 3,919명의 환자를 대상으로 한 임상시험을 검토한 결과 Leder 등[45]은 감소된 입닫기 및 얼굴 비대칭과 관계없이 감소된 혀의 운동범위가 흡인과 관련이 있다는 것을 발견했다. 혀를 설압자에 대고 밀게 하면 평가자는 혀의 강도를 추정할 수 있다. 혀의 강도에 대한 객관적인 측정은 협조적인 환자가 압력 측정기에 압력을 가할 때 수행할 수 있다.[46] 혀의 전체 부분 및 가쪽 경계를 검사하여 위축 여부를 확인한다. 위축이 보이는 경우 속상 연축(fasciculation)을 찾아본다(그림 7-6 및 CLINICAL CORNER 7-3). 이는 아래 운동신경 손상을 보여준다. 환자가 암으로 인해 혀를 절제한 경우 얼마나 많은 근육이 남아 있는지 확인한다. 재건된 부위와 재건되지 않은 부위의 감각 차이가 있는지 환자에게 질문함으로써 감각검사를 할 수 있다. 가장 민감한 부위를 아는 것은 치료 중 음식물을 혀에 올려놓는 위치를 선택하는 데 중요할 수 있다.

구강

평가자는 환자의 입을 벌려 구강 내에서 병변을 검사한다. 칸디다증(아구창)의 유백색 모양은 곰팡이 감염을 나타낸다(그림 7-7). 치료를 하지 않으면 아구창은 연하통을 일으킬 수 있는데, 이는 급성 또는 만성 질환으로 인해 면역 체계가 좋지 않은 사람들에게서 흔히 볼 수 있다. 침이 정상인지 여부를 확인한다. 입안마름증 환자는 종종 구강 내 수

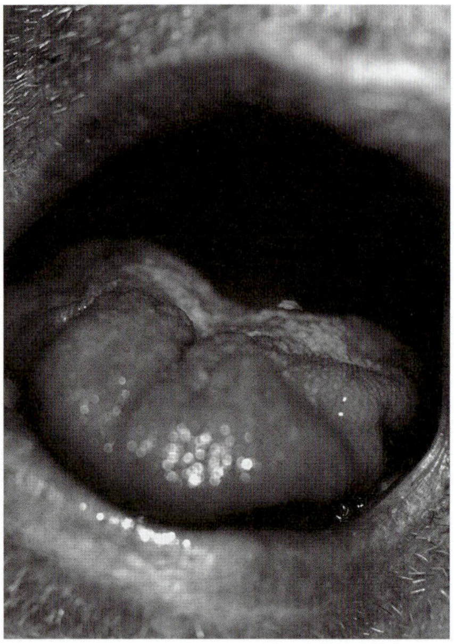

그림 7-6 혀 표면의 전체에 걸쳐 깊은 홈으로 보이는 심각한 혀 위축(조직 덩어리 손실)으로 보아 아래 운동신경 손상이 의심된다.

CLINICAL CORNER 7-3 혀 위축

48세의 여성은 치과 의사에게 밤에는 침으로 인해 사레가 걸리지만 낮에는 없다고 말했다. 그러나 그녀는 탄산음료를 마실 때 목 메임이 발생한다고 하였다. 치과 의사는 연하평가를 위해 그녀를 연하재활 전문가에게 의뢰하였다. 신체검진은 혀의 왼쪽 측면 경계에 약간의 위축을 제외하고 정상이었다.

논리적 사고

1. 어떤 종류의 장애가 혀 위축을 설명할 수 있는가?
2. 연하재활 전문가는 이후 어떤 평가를 추가로 진행해야 하는가?

분이 거의 없고 맛을 잘 못 느낀다고 보고한다. 혀가 붉어지고 분비물이 두꺼운 것처럼 보일 수 있다. 치열을 검사해서 부적절한 치아 상태이거나 의치를 가진 치아는 연하장애에 영향을 줄 수 있다.

입인두

쉴 때와 소리 낼 동안 물렁입천장(velum)을 관찰해야 한다. 혀의 뒤쪽은 구역반사를 평가하기 위해 설압자로 양쪽에서 자극한다. 환자가 구역반응을 보이면 물렁입천장이 대칭으로 상승하고 환자가 기침했는지 확인하는 것이 중요하다. 일부 환자는 혀뿌리가 자극을 받을 때까지도 구역반사를 보이지 않는다. 기침이 동반된 구역반사의 유도는 입인두(물렁입천장) 및 후두(성대 폐쇄) 수준에서 제9뇌신경(감각) 및 제10뇌신경의 온전함에 대한 정보를 제공한다. 구역반사의 유무는 환자가 정상적인 연하반응을 나타내거나 흡인의 위험이 있음을 나타내는 것은 아니다.[47] 그러나 일부 평가자는 이 반사가 없으면 환자의 삼키기가 어려워질 수 있음을 암시할 수 있다고 한다. 연하를 위한 뇌신경 검사에서 독립된 비정상 소견으로서 구역반사가 없다는 것은 중요하지 않을 수 있다(PRACTICE NOTE 7-3 참조).

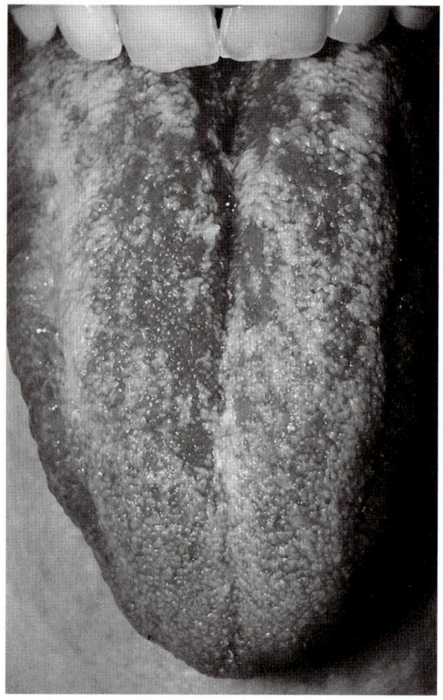

그림 7-7 혀의 하얀 병변은 아구창(구강 칸디다증)과 일치한다. (From Neville B, Damm DD, Allen CM et al: *Oral and maxillofacial pathology*, ed 2, Philadelphia, 2002, WB Saunders.)

PRACTICE NOTE 7-3

초보 임상가는 구역반사를 검사하는 것이 특히 어렵다는 것을 알게 된다. 이는 일반적으로 구역반사가 환자의 일시적인 불편함을 유발할 수 있고, 일부 환자에서는 실제로 **구토(emesis)**를 유발한다는 사실에서 기인한다. 검사는 혀를 이용한 일상적인 구강검사의 일환으로 자연스럽게 이루어지는 것이 가장 좋다. 설압자를 사용하여 혀 옆의 강도를 검사한다. 환자에게 구역반사를 검사한다고 알리는 것이 아니라 목구멍 뒤쪽의 감각을 검사한다고 알린다. 목젖 아래 부위에 위치한 혀 등의 양쪽을 빠르게 누른다. 전체 평가 및 물렁입천장의 반응에 대한 판단은 2초 이상 걸리지 않아야 한다. 구강 내 관찰을 위해 손전등을 사용하면 도움이 될 것이다.

인두

신체검진 동안 삼킴 반응을 면밀히 관찰할 수 있는 인두 기능검사는 없다. 일부 환자의 경우 구역반사 시 인두 벽의 수축이나 가성 발성으로 상부 인두수축근의 활동을 관찰할 수 있다. 인두수축근의 활동은 가성으로 발성하는 것과 같은 작업 중에 내시경 검사로 가장 잘 시각화된다.

후두

환자가 소리를 내게 하거나 대화 중 소리의 질을 확인하는 것은 기도보호 기전의 완전성 및 발음 작업 중 조음 구조의 조정에 대한 유용한 정보를 제공한다. 말을 하는 것은 극도로 복잡하고 숙달된 행동으로, 평가자가 삼키는 역할을 하는 신경근 시스템의 상태를 평가할 수 있는 지표 역할을 한다. 평가자는 지속 시간, 음질(쉰 목소리, 호흡, 날카로움), 음조 및 강도를 기록하면서 환자가 모음을 유지하도록 요청해야 한다. 조음은 정확도와 속도를 평가해야 한다. 자음-모음 조합을 사용하여 구두 길항반복 작업(강제적인 빠른 교대 동작)을 사용하는 것이 좋다. 과도한 비음이나 비음 없이 공명되는 소리 등의 관찰도 중요하다. 과비음은 입천장인두 기능이 손상된 것을 시사한다. 저비음은 코인두 충혈이나 코안 폐쇄를 의미한다. 언어 음성 장애가 없을 경우, 임상가는 연하의 문제가 인두기 후반(윤상인두 기능)이거나 식도 및 아래식도조임근 기능과 관련이 있다고 합리적으로 판단할 수 있다. 나머지 신체적 검사로서 말초 감각-운동 삼킴 기전의 완전성을 확인해야 한다.

갑상샘 패임(그림 7-8) 수준에서 후두를 촉지하면서 환자에게 "마른" 삼킴을 하도록 요청하면 평가자가 후두 거상의 존재와 범위를 평가하는 데 도움이 된다. 정상 높이는 2~4cm이다.

시험 삼킴

이 시점까지 현저한 신경학적 손상이 나타나지 않았고 기도의 위험 없이도 분비물을 삼킬 수 있는 협조가 되고 깨어 있는 환자의 경우, 평가자는 실제 음식물과 함께 삼키는 반응을 총체적으로 평가하기를 원할 수 있다. 이런 평가는 평가자에게 삼키는 역학에 대한 정보를 제공하기 때문에 유용하다. 이 평가 전에 각 뇌신경은 각각 평가되어

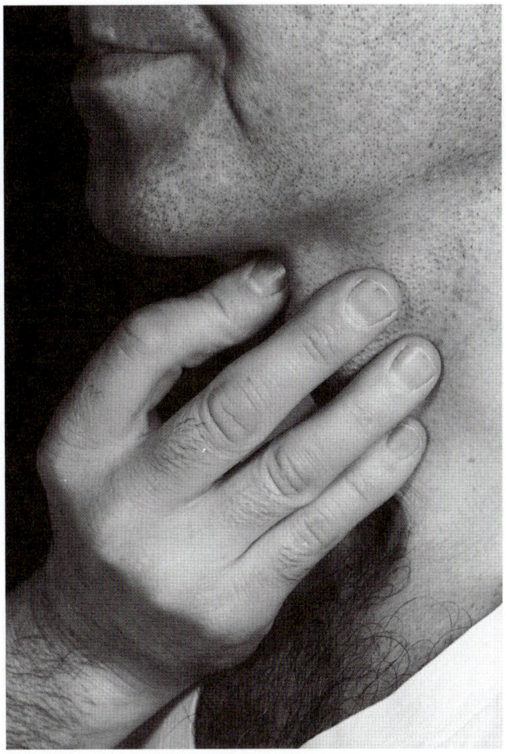

그림 7-8 평가자는 갑상샘 수준에서 촉지하여 후두 상승을 느낄 수 있고 이는 삼키는 반응이 나타남을 표시한다.

야 한다. 일부 평가자는 이 평가가 위험-이익 비율이 낮다고 제언했다.[2,48] 그러나 대부분의 임상 환경에서 일반적으로 수행되는 절차이다. 시험 삼킴의 시도는 모든 삼키는 근육의 통합을 볼 수 있는 기회를 제공한다. 대부분의 평가자는 묽은 액체부터 진한 액체, 푸딩과 부드러운 음식, 씹기를 필요로 하는 음식에 이르기까지 다양한 종류를 사용한다. 처음에는 흡인이 부분적일 때 상대적으로 안전한 물질을 사용하고 흡인이 의심되는 상황에서 환자가 기침을 할 수 있다는 것을 확신할 수 있어야 한다.[49] 한 숟가락의 분쇄된 얼음은 비교적 안전하며 잇몸에 대한 감촉과 차가운 자극 때문에 씹기반사를 이끌어내기 위한 좋은 매개체로 활용된다.

일단 환자가 후두를 적절히 상승시키고 적절한 보호 기침이 있다고 판단되면, 검사는 다른 질감과 일관성을 가진 음식들로 진행될 수 있다. 한 번에 제공하는 양은 일반적으로 5~10mL 범위이며, 처음에는 적은 양으로 시작하고, 성공하면 늘려간다. 일반적으로 제공량을 변경하면 음식의 질감도 변경된다. 10mL로 성공한 경우 평가자는 20mL

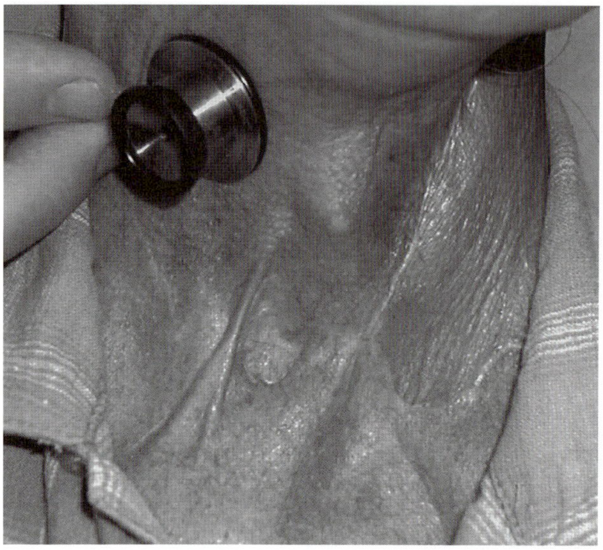

그림 7-9 목 옆쪽에 청진기를 두면 연하반응에 대한 중요한 음향 정보를 제공받을 수 있다.

로 삼키는 것을 검사할 수 있다. Groher 등[50]은 평가자가 흡인으로 유발되는 기침을 관찰하는 데만 관심이 있는 시험시도에서 가장 차별적인 항목은 5mL의 묽은 액체와 5mL와 10mL의 진한 액체라는 것을 발견했다. 컵이나 빨대의 사용을 확인하는 평가는 빨대의 사용이 더 길고 조화된 기도폐쇄 기전을 요구하기 때문에 수행에 중요한 차이가 날 수 있다. 임상가는 씹는 것과 음식덩이 형성을 관찰해야 한다. 삼키는 반응이 지연되는지 여부를 판단하는 임상적 방법 중 하나는 목 부위 청진을 사용하는 것이다.[51,52] 평가자는 성대 수준에서 청진기를 목에 위치시키고 연하와 관련된 소리를 듣는다(그림 7-9). 음식덩이의 크기가 커질수록 전삼킴(preswallow) 소리는 삼키기 전에 들릴 수 있으며, 아마도 큰 음식덩이를 담으려는 혀의 노력 결과일 것이다.[53] 큰 음식덩이는 강렬한 소리를 낸다. 삼키기 전에 평가자는 호흡의 속도 역시 평가해야 한다. 삼킴 전후의 호흡 패턴을 비교해야 한다. 호흡 속도의 현저한 변화 또는 호흡곤란의 증가는 기도 문제의 징후일 수 있다. 삼키는 동안 호흡은 멈춰야 한다(무호흡기). 짧은 무호흡기 내에 두 개의 파열음이 삼킴이 있었다는 표시이다. 이것들은 목 부위 청진을 통해 들을 수 있다(PRACTICE NOTE 7-4 참조). 정상적인 삼킴을 청진하고 나서, 평가자는 삼키기 시작부터 첫 번째와 두 번째 파열까지 패턴의 타이밍이 일정하기 때문에 비정상의 삼킴 지연을 구성하는 요소를 인식하기 시작할 수 있다. 두 번째 소리가 인두를 떠나 식도로 들어갈 때 음식덩이와 관련되는 반면, 첫 번째 소리의 파열은 인두에 들어간 음식덩이 내용과 관련이 있음을 보여준다(그림 7-10). 대부분의 삼킴 후에 짧은 날숨은 음향 에너지의 단일, 짧은 파열(협착성 공기압의 방출)로 들을 수 있다. 이 날숨 또는 성문 방출 신호는 정상적인 삼킴에 존재하며 연령과 음식덩이 부피에 영향을 받는다.[54] 이러한 소리를 감지하지 못하거나 이 소리를 듣지 못하는 것은 삼킴의 이상 징후로 작용할 수 있다.[54] 두경부암 환자에서 Uyama 등[51]은 환자가 연하 후 자발적 날숨을 일으키도록 요청할 때 목 부위 청진이 정상 및 연하장애가 발생한 삼킴을 구별할 수 있음을 발견했다.[55] 0~500Hz 사이의 변화가 정상적인 삼킴의 변화와 비교하여 연하장애가 있는 환자에서 더 두드러졌다. 내시경 영상으로 흡인의 징후를 보인 11명의 환자에서 Shirazi 등[56]은 삼킴 후에 발견된 저주파 성분이 흡인 대 비흡인의 신뢰할 수 있는 예측인자임을 발견했다. 또한 저주파 대역에 대한 보다 구체적인 분석은 86%의 정확도로 이 작은 샘플에서 무증상 흡인(silent aspiration)을 예측했다. 청진을 단독으로 사용할 때 삼킴이상에 대한 평가자 간 동의는 필요하지만 이상이 있는 것과 없는 것에 대한 동의는 집단 토론과 함께 향상되기 때문에 개인이 음향 데이터를 사용하여 안전한 삼킴에 대해 결정을 내릴 수 있다.[52] Borr 등[57]은 또한 정상(건강한) 피험자, 노인 및 알려진 연하장애가 있는 피험자에

PRACTICE NOTE 7-4

삼키는 것과 관련된 3가지 소리는 저주파와 고주파 에너지를 모두 가지고 있다. 첫 번째 두 개의 소리는 저주파 에너지이며, 마지막 소리(호기 버스트)는 고주파 에너지를 포함한다. 마이크로폰과 가속도계는 이러한 삼키는 소리의 전체 주파수 스펙트럼을 감지할 수 있다. 그러나 모든 청진기가 이 기능을 가진 것은 아니다. Hamlet 등[58]은 청진기의 주파수 응답 특성을 연구하였고, Littman Cardiology II(3M, St. Paul, Minn.) 및 Rappaport-Sprague 소아용(Hewlett-Packard, Palo Alto, Calif.) 두 청진기가 적합하다고 하였다. 청진기에는 편평한 혹은 막면 쪽과 오목 또는 종 표면이 있다. Hamlet과 동료들은 종 표면이 삼키는 것과 관련된 소리를 감지하는 데 가장 좋음을 발견했다.

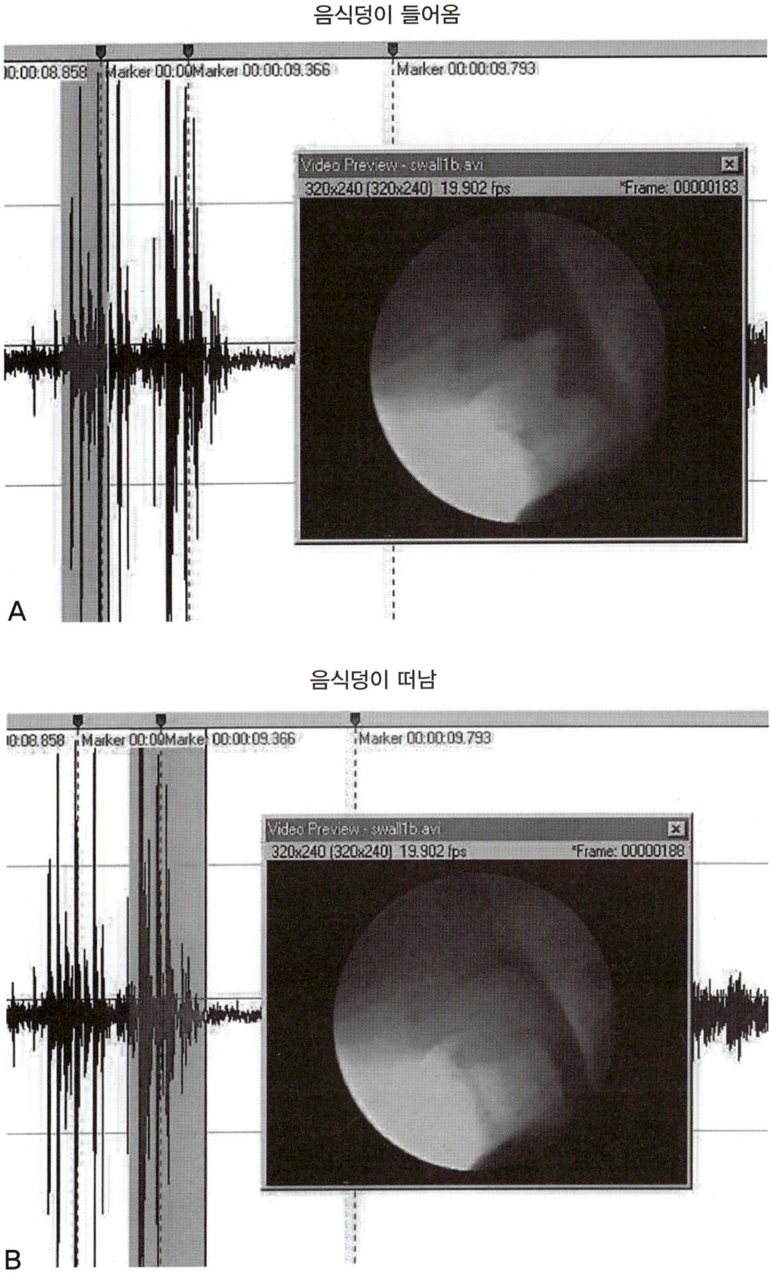

그림 7–10 **A.** 삼킴의 비디오투시 영상과 해당 음향 패턴을 동시에 녹화한 그림. 첫 번째 삼킴 파열음은 인두 내로의 음식덩이 진입과 관련된다. **B.** 두 번째 파열음은 인두를 떠나 식도로 들어가는 음식덩이와 연관되어야 한다.(Courtesy T. Neil McKaig.)

서 삼킴의 음향 녹음 7가지 매개변수를 평가할 때 평가자 간 신뢰성이 좋은 것을 확인했다. 그러나 숙련된 임상가는 70%의 민감도와 94%의 특이성으로 흡인이나 침습을 확실하게 탐지할 수 있었다. 흥미롭게도, 정상적인 노화 삼킴과 연하장애 삼킴 사이의 중요한 구별 요인은 연하장애 환자가 작은 음식덩이 크기에서 한 번 대신 두 번 삼킨 것이다. Borr 등[57]은 목 부위 청진이 완전한 임상평가의 일환으로 기도 문제에 대해 선별하는 실행 가능한 도구일 수 있다고 결론지었다.

사운드 분석 기능이 있는 컴퓨터에 마이크를 연결하여 얻은 전체 호흡기 삼킴 시퀀스의 음향 표현은 **그림 7–11**에 나와 있다.

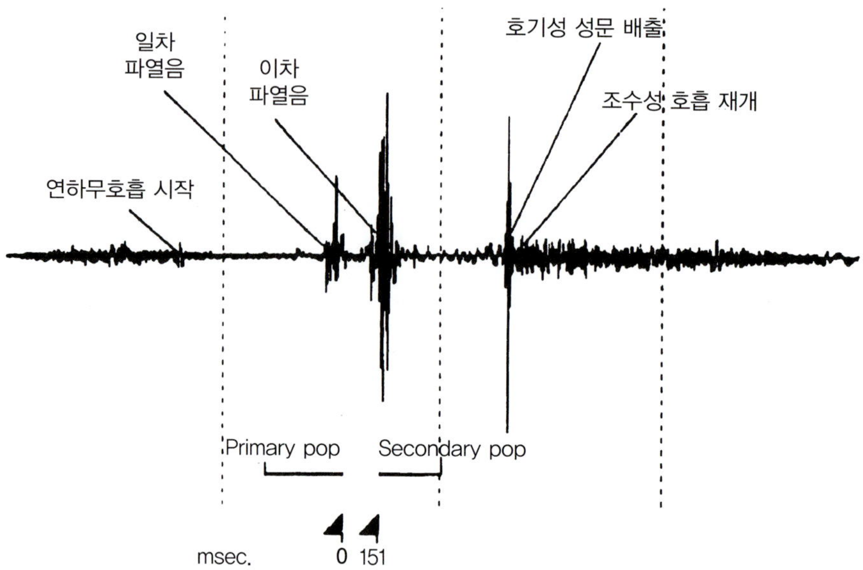

그림 7-11 정상적인 삼킴 시퀀스의 음향 표현. 무호흡 기간(처음 두 개의 점선 사이) 내 호흡 기류의 멈춤과 두 번의 삼킴 파열음이 표시되고 날숨의 파열과 호흡의 재개(마지막 점선)가 따른다.(Courtesy T. Neil McKaig.)

영양 평가

신체검진에 협조할 수 없고 연하장애가 의심되지만 식사를 할 수 있는 환자는 침대 옆에서 주의 깊은 관찰을 통해 부분적으로 평가할 수 있다. 다른 종류의 음식을 포함하여 식사 환경이 아침 식사에서 점심 식사까지 다양할 수 있으므로 침상에서 데이터는 세 끼 식사에 대해 수집해야 한다. 환자가 피로의 영향을 받을 수 있기 때문에 가능한 경우 전체 식사를 관찰해야 한다. 피로가 영향을 주는 경우 삼키는 능력은 식사가 진행됨에 따라 달라질 수 있다.

환경

대뇌겉질의 뇌손상 및 연하장애가 있는 환자는 인지적으로 매우 혼란스러울 수 있다. 산만하기 때문에 식사하는 동안 환자가 말하거나 먹는 것에 집중하지 않으면 안전하지 않을 수 있다. 전형적인 산만함에는 수발하는 사람이 먹는 동안 말을 시킨다거나 라디오를 듣고, 텔레비전을 보는 것이 포함된다. 다른 산만함에는 환자 중심적인 것들이 포함된다. 예를 들어, 환자의 안경이 제자리에 있지 않아 산만해질 수도 있고, 불편함을 유발하는 틀니에 신경이 쓰일 수도 있다.

영양

환자가 스스로 먹을 수 있는 경우 식기를 모두 열어서 식판에서 음식을 인지하고 도구를 잘 사용할 수 있는가? 환자가 도구를 사용하여 음식을 입으로 옮길 수 있는가? 음식을 먹는 속도가 적절한가? 한 입 크기가 적절한가? 빨대를 사용하여 액체를 마시는 것과 컵으로 마시는 것 사이에 삼키는 능력에 차이가 있는가? 환자가 특별한 도구를 사용해야 한다면 제공 가능 여부는? 의치가 필요한 경우 의치가 제자리에 있고 올바르게 장착되어 있는가?

자세

직립 자세가 삼키는 데 가장 좋으므로 환자가 그 자세를 유지할 수 있는지, 식사 내내 그 자세를 유지할 수 있는지 여부를 기록하는 것이 중요하다. 환자가 기도보호 방법(10장 참조)과 같이 특별한 자세를 사용하는 경우, 평가자는 이러한 자세가 가능한지 여부를 관찰해야 한다. 위장관으로 공급받는 환자조차도 위에서 역류할 가능성을 피하기 위해 침대 머리를 약간 높여야 한다.

먹기

식이 수준(부드러운식, 퓌레, 다진식 혹은 정상식)을 기록

해야 한다. 일부 환자는 장애에 적절하지 않은 식이를 제공받는 경우가 있다.[59] 액체의 점도조절을 할 경우 그것이 적절한 수준인가? 점도가 높은 음식물을 제공하기 전에 오래 두면 너무 진해져서 안전하게 섭취할 수 없다. 환자는 반고형식보다 액체류를 섭취할 때 더 어려움이 있는가? 환자가 입안에 씹는 음식을 넣을 때 적절한 씹는 동작이 나타나거나 환자가 삼키기를 시작하려 하지 않고 음식을 물고만 있지는 않는가? 환자는 삼키기 전, 삼키기 중 또는 삼키기가 끝난 후에 질식의 경험이 있는가? 목 부위 청진이나 후두상승 관찰을 사용하면 평가자가 이러한 결정을 내리는 데 도움이 될 수 있다. 평가자는 피로가 일부 환자에서 안전하게 삼키는 것을 막을 수 있기 때문에 식사의 시작과 끝에서 식사 과정이 더 효율적인지 여부를 관찰해야 한다. 섭취한 양과 식사를 끝내기까지 걸린 시간의 총계는 삼키는 효율의 중요한 지표이며 삼키는 치료 후에 유용한 기능적 결과 측정법으로 사용될 수 있다.

보조

환자의 식사 수행 능력을 향상시키기 위해 사전에 권고한 사항이 있는 경우, 이러한 제안에 환자가 따를 수 있는가? 또는 환자가 안전한 식사를 수행하기 위해 알림을 제공해야 하는 도우미를 필요로 한다면 제공되고 있는가?

흡인 감별 검사

비디오투시 검사와 비교하여 임상평가의 유용성을 비교한 연구에서 대부분의 연구결과는 흡인 환자의 60~70%만이 임상검사 후 정확하게 식별된다는 것을 보여주었다.[19,34,60] 이러한 결과로 인해 기도흡인을 감지하는 임상 기반 평가의 정확성을 향상시키기 위한 많은 연구가 있었다. 흡인을 감지하는 임상검사 능력의 정확성을 향상시켜야 하는 또 다른 근거는 많은 임상가가 비디오투시 검사 및 흡인을 시각화하는 능력과 같은 기기 시험에 쉽게 접근할 수 없다는 것이다. 흡인을 발견하지 못한 것으로 추정되는 결과는 이 환자들에게 부수적인 이환율과 사망률을 가진 흡인성 폐렴이 발생한다는 것이다. 흥미롭게도, 동일 집단에서 임상평가를 통해 흡인을 감지하지 못할 경우 건강에 어느 정도의 위험을 줄지에 대해 전향적으로 연구한 데이터는 없다. 예를 들어, 흡인의 탐지를 위한 선별검사는 심각한 흡인을 가진 사람들을 찾아내고 경미한 흡인을 가진 사람들을 탐지하지 못할 수 있으며 경미한 흡인은 건강 결과에 위협이 되지 않을 수 있다[37](CLINICAL CORNER 7–4 참조).

흡인 예측에 대한 대부분의 연구는 뇌졸중 환자를 대상으로 하였는데, 이는 흡인의 위험이 높은 집단으로 남아 있기 때문이다. 내시경 검사나 비디오투시 검사와 같은 기구 검사를 통해 확인된 결과와 임상검사의 흡인 능력과 비교해야 한다.

Mann과 Hankey는[61] 회귀 분석을 사용하여 71명의 뇌졸중 환자에서 연하와 관련된 23가지 임상 특징을 연구하여 흡인의 중요한 독립적인 예측 인자를 확인했다. 중요한 흡인 예측 인자로는 인두 반응 부전, 남성, 뇌졸중(Barthel score<60), 불완전한 구강 제거, 입천장 약화 또는 비대칭, 70세 이상의 연령 등이 있다. 그들은 이 여섯 가지 변수를 함께 사용하여 잠재적으로 보다 효율적인 접근법을 제공함으로써 흡인 위험을 감지할 수 있다고 주장했다. 화상 후 연하평가를 한 환자 그룹에서 Edelman 등[62]은 표준화된 임상검사가 비디오투시 검사에 의해 확인된 흡인에 대해 잘 예견할 수 있다는 것을 발견했다.[62] 그러나 이것은 환자가 심한 입인두 연하장애 상태여서, 결과를 임상검사로부터의 흡인의 높은 예측 정확도로 편향시켰다고 본다. Leder와 Espinoza[63]는 내시경적 흡인과 임상검사(6가지 임상 특징 사용)를 비교했다. 49명의 뇌졸중 환자를 대상으로 한 임상평가에서 내시경 검사상 흡인이 없는 사람들을 흡인이 있다고 과대평가하거나 반대로 흡인이 있는 사람들을 없다고 과소평가했다고 결론지었다. Bianchi 등[64]은 객관적 폐기능 검사를 사용하여 흡인에 이차적인 폐합병증의 위험이 있는 환자를 예측했다. 여러 진단을 받은 연하장애 환자 55명을 대상으로 한 후향적 연구에서 폐합병증이 있는 환자의 33%는 폐기능 검사에서 기침 최대 유량(cough pear flow)이 폐합병증이 없는 환자보다 유의하게 낮았다.[64] 임상평가와 비디오투시 검사를 받은 척수손상 및 팔다리마비 환자 21명 중 38%는 연하장애가 있는 것으로 분류되었다.[65] 한 사람만 영상의학 검사 후 연하장애 진단이 달라졌다. 고형

CLINICAL CASE EXAMPLE 7-2

과거 소아마비를 경험했던 노인 여성이 고관절 치환술을 받기 위해 병원을 방문했다. 그녀는 **고혈압(hypertension)** 및 심장동맥 질환이 있었다. 고관절 수술 후 간호사는 그녀가 유동식에 질식 증상이 있어 연하전문가에게 자문 요청을 하였다.

신체검진을 통해 환자는 의식이 있고, 지남력이 있으며, 협조적이라는 사실을 알았다. 그녀는 침대에서 똑바로 앉은 채로 대화를 유지할 수 있었다. 그녀는 평가자에게 유동식에 목 메임이 유발되기 때문에 더 이상 섭취하지 않고 있으며 부드러운 형태로 구성된 식사를 한다고 했다. 오른팔에 정맥주사 라인이 있었다. 음성 메커니즘을 평가한 결과, 혀와 입술의 전반적인 약화가 나타났으며, 왼쪽보다 오른쪽이 더 심했다. 씹기근육 검사는 정상이었다. 입안마름증이 있었고 치아가 없었다. 구역반사가 있었지만 활발하지는 않았다. 자발적인 기침을 하고 삼킬 수 있었다. 침 삼키기 중에 정상적인 후두 상승이 보였다. 목소리는 쉰 목소리로 들렸지만 숨소리는 아니었다. 그녀는 구음장애 징후를 보이지 않았다. 5mL의 묽은 액체를 삼키는 동안 후두가 상승하면서 갑자기 기침을 했다. 상업용 점도증진제가 묽은 액체에 첨가되었다. 이 점도에서는 기침이나 지연 없이 삼킴이 즉시 나타났다. 10mL와 20mL에서도 성공적으로 반복되었다. 환자는 푸딩 한 숟가락을 입에 넣었을 때 지체나 기침 없이 삼켰다. 모든 삼킴 시도는 목 부위 청진으로 모니터링되어 지연의 판단을 내릴 수 있었다.

이 경우 환자는 묽은 액체를 삼키는 데 어려움을 겪었다. 그녀의 어려움은 간호사들에 의해 보고되었으며, 묽은 액체를 삼킬 때 기침을 했다고 보고했다. 그녀의 문제는 묽은 액체에 점도증진제를 첨가함으로써 보상되었다. 묽은 액체에서 기도를 보호하지 못하는 것은 최근 수술로 인해 기관 내 튜브와 관련된 기도폐쇄 반사가 일시적으로 중단되는 것과 관련이 있다. 기도폐쇄 문제는 묽은 액체가 인두를 통과하는 속도가 빠르기 때문에 가장 분명하다. 이 가능성은 환자의 심한 쉰 목소리로 뒷받침되었다. 또 다른 설명은 그녀의 어린 시절 소아마비로부터 숨뇌 관련 근육의 약화를 보였기 때문에 수술 후 후두 수준에서 더욱 분명해졌다. 근육 약화는 여전히 입술과 혀 근육의 약화로 뒷받침되었다. 입안마름증은 관상동맥질환 때문에 사용하는 약물로 인한 부작용으로 사료됐다. 환자는 부드러운 형태의 식사와 진한 액체를 섭취하기 시작했다. 진한 액체로 수분을 유지할 수 있다고 믿었기 때문에 정맥 주사액을 중단할 것을 권고했다. 정상적인 액체로 돌아가는 예후는 양호한 것으로 판단되었다. 왜냐하면 기도 보호 문제가 일시적이라고 믿었기 때문이다. 호흡 상태에 대한 지속적인 모니터링은 이러한 수준의 식사에서 안전을 보장하기 위해 권장되었다. 그녀의 문제는 임상평가에 의해 설명되고 궁극적으로 해결되었기 때문에 더 이상의 검사는 고려되지 않았다.

CLINICAL CORNER 7-4 연하장애 감지

연구자들은 연하장애 환자가 20mL의 진한 액체를 마시면 기침과 울혈의 결과로 눈물을 흘릴 것이라고 했다. 그들은 "눈물 흘림 검사"가 흡인을 예측할 때 50%의 민감도와 40%의 특이도를 가졌다고 보고했다.

논리적 사고

1. 제시된 민감도를 어떻게 해석하겠는가? 이것이 흡인을 감지하는 데 사용할 수 있는 좋은 검사인가?
2. 검사의 40% 특이도란 무엇을 의미하는가?

음식 섭취 권장사항은 4명의 환자에서 변경되었으며, 8명에서는 유동식이 수정되었다. 저자들은 이 환자군에서 임상평가가 유용한 선별도구임을 결론내렸다.[65]

물 삼킴 검사

물 삼킴 검사는 임상적으로 흡인이나 이에 대한 위험을 감지하는 방법으로 물 한 모금을 받을 수 있는 의식이 명확한 환자에게 사용되어야 한다. 가정은 물이 선택된다는 것인데 왜냐하면 흡인이 발생하더라도 상대적으로 덜 위험하기 때문이다.

첫 물 삼킴 검사는 3온스(85mL) 물 삼킴 검사로 환자가 원하는 속도로 3온스의 물을 삼키려고 시도하는 것이다.[66] 그러면 평가자는 환자의 반응을 토대로 임상적 판단을 한다. DiPippo 등[66]은 76%의 민감도와 59%의 특이도를 보고하였고, 34%의 경우에서 흡인을 잘못 확인하였다. 기침이 흡인의 예측을 돕는 것으로 판단되는 특징이기 때문에 거짓음성 결과(41%)가 많으면 이 코호트에서 많은 수의 무증상 흡인이 있음을 알 수 있다. Garon 등[67]은 3온스 물 삼킴 검사가 흡인 감지의 표준 방식이 되는 것에 우려를 표명했다. 그들은 3온스 물 삼킴 검사를 비디오투시 검사와 비교하여 혼합 신경 원인을 가진 환자를 대상으로 연구했는데 단지 35%만이 흡인으로 올바르게 예측되었다. 그러나 DiPippo 등[66](혼합 신경성 대 안정 뇌졸중)이 보고한 원래의 표본과는 이 표본이 다른 것을 주목하는 것이 중요하다. Suiter와 Leder[68]는 노인 연령대와 연하장애 진단을 받은 3,000명의 환자를 대상으로 3온스 물 삼킴 검사에서의 실패가 반드시 삼키는 실패(71%가 구강 영양에 안전한 것으로 간주됨)를 예측하는 것은 아니며 통과가 다른 검사 없이 구강 영양을 할 수 있다는 것을 예측하는 것은 아니라고 결론을 내렸다.

3온스 물 삼킴 검사와 비슷한 민감도와 특이도 데이터가 시간에 따른 물 삼킴 검사에서 발견되었다.[69] 환자는 150mL의 물을 마셔야 한다. 기침, 삼킴의 수, 전량을 마치는 데 걸리는 총 시간, 환자가 마칠 수 없는 경우 남은 물의 양을 계산한다. 예측의 정확성은 삼킴 완료 속도와 삼킨 물의 양에 근거한다.

임상평가 절차와 물 삼킴 검사의 조합도 연구되었다. Mari 등[70]은 환자 징후 체크리스트, 임상평가 및 3온스 물 삼킴 검사를 흡인의 참조 표준인 비디오투시 검사와 비교하여 흡인을 감지하는 방법으로 결합했다. 3온스 물 삼킴 검사의 예측 값은 다른 두 임상 측정에 대한 예측 값이 낮은 것에 비해 76%를 보였다. 민감도는 다른 연구만큼 우수하지 않았는데 비디오투시 검사에서 무증상 흡인을 보인 환자에서 음성 결과가 나왔기 때문이다. Lim 등[71]은 급성 뇌졸중 환자에서 50mL 물 삼킴 검사와 산소포화도(SpO_2) 데이터를 결합하여 물을 삼키는 동안 포화 수준이 2% 저하되면 흡인이 의심되는 비정상적인 소견의 경계점으로 삼았다. 두 검사의 조합은 100% 감도와 70% 특이도를 나타냈다. Tohara 등[72]은 3온스 물 삼킴 검사, 푸딩 4g, 인두의 표준 일반 X선 필름을 포함한 평가 방식을 설계했다. 그들은 일부 시설에는 비디오투시 검사가 없지만 삼키기 전후에 인두의 정적인 이미지를 얻을 수 있는 능력이 있다고 판단하였다. 3가지 검사에서 63명의 환자 데이터를 합산함으로써, 그들은 흡인을 검출하는데 90%의 민감도와 56%의 특이도를 계산했다. 물 삼킴 검사와 조합을 조사한 11개의 연구에 대한 광범위한 체계적 검토에서 Bours 등[73]은 연하장애를 감지하기 위해 다양한 범위의 민감도와 특이도를 발견했다. 기침과 목소리 변화를 이용하여 물 삼키기와 산소포화도를 결합시킨 방법이 신경계 질환 환자의 연하장애를 감지하는 가장 좋은 방법으로 나타났다. Schultheiss, Nusser-Muller-Busch 및 Seidl[74]는 62명의 신경 및 비신경계 환자에서 연하장애가 의심되는 경우 반고형식을 액체 음식덩이와 결합하여 검사하면 내시경 검사의 민감도와 특이도가 유의하게 증가했다.

삼킴 빈도

Murray 등[75]은 고령의 성인 환자들을 대상으로 한 후향적 연구방법으로 광섬유 내시경 검사를 통해 흡인 관련 폐렴의 예측 인자로 타액 흡인이 있는지를 평가했다. 연구의 일환으로, 검사 중 삼킴의 빈도를 측정하였고 타액 흡인과 감소된 삼킴 빈도가 관련되어 있다고 결론지었다. 삼킴 빈도를 측정하는 방법은 Crary 등[76]에 의해 연구되었다. 연하 발생의 생리적 및 음향 측정치를 비교하여, 음향 측정 기술이 삼키는 빈도의 유효한 측정 방법이 될 수 있음을 발견하였고 연하 발생을 측정하기 위한 이상적인 비침습적 도구가 될 수 있음을 확인하였다. 급성 뇌졸중 환자의 삼킴에 대한 음향 분석을 통해 연하 발생의 측정이 연하장애와 합병증의 위험이 있는 환자를 확인하는 유용한 선별 측정임을 보여주었다(자세한 내용은 3장 참조).[77]

물 삼킴 검사와의 조합이 흡인 탐지를 위한 선별검사로 유용할 수 있지만 결과에 넓은 변동을 일으키는 설계 결함으로 신뢰도에 의문을 불러일으키기도 한다. 연구 대상의 진단 차이, 모집단의 차이, 환자의 발병 후 시간, 측정된 변수 및 측정 방법, 흡인 확증을 위한 기준검사 및 선택한 임상검사의 차이 때문에 연구 비교가 어렵다.[78] 이러한 이유로 평가자가 임상검사로 흡인을 감지하기 위해 어떤 검사가 다른 검사보다 우수한지 알기가 어렵다.

산소포화도 검사

많은 연구에서 맥박 산소측정기(**그림 7-12**)를 사용하여 산소포화도(SpO_2) 수준의 저하가 흡인을 감지할 수 있는지 여부를 조사했다. 이 가정에 대한 이론적 근거는 호흡 상태의 변화가 삼킴 시도 중 기도 보호의 변화를 나타낼 수 있다는 사실에 근거한다. 초기 연구자들은 SpO_2의 감소가 흡인의 사건과 관련이 있다고 결론지었다.[79,80] 최근 Smith 등[81]은 SpO_2 수치가 2% 감소할 때 흡인 예측에는 86%의 민감도가 있지만 예측값은 낮다는 사실을 발견했다. 그들은 예측값을 향상시키기 위해 표준 임상검사와 SpO_2 모

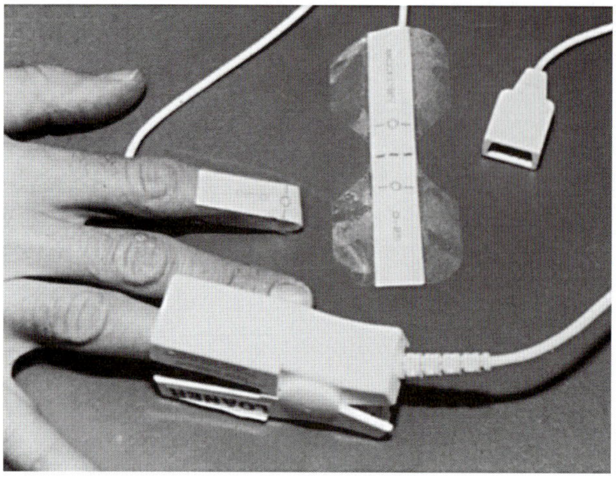

그림 7-12 맥박 산소측정기는 일반적으로 성인의 손가락에 부착되며 종종 유아는 엄지발가락에 부착한다. 이 장치는 호흡 상태의 간접적인 척도로서 혈액의 산소 농도를 추정한다. 산소측정법은 실험실에서 분석한 혈액 샘플의 실제 혈액 가스 측정값만큼 정확하지는 않지만 호흡 상태의 변화에 대한 선별도구 역할을 한다.(From Roberts J, Hedges J: *Clinical procedures in emergency medicine*, ed 4, Philadelphia, 2004, WB Saunders.)

니터링의 결합에 대해 논했다. Colodny[82]는 산소포화도와 광내시경 검사를 동시에 사용하여 연하장애가 있는 104명의 환자와 연하장애가 없는 77명의 환자를 연구했다. 두 그룹 모두 SpO_2 감소가 흡인과는 관련이 없었다. 그러나 포화 수준의 저하가 연하장애 증상이 있는 환자에서 발견될 가능성이 가장 높았다. 산소포화도 저하의 위험이 있는 사람들은 고형식에 흡인이 발생했다.

수정된 에반스 블루 염료 검사

수정된 에반스 블루 염료(modified Evans blue dye, MEBD) 검사는 침상에서 흡인을 감지하는 데 사용되는 또 다른 방법이다. 검사는 기관절개술을 받은 환자를 대상으로 하는데 이는 비디오투시 검사를 위해 방사선 검사실로 이동이 쉽지 않기 때문이다. 검사 프로토콜은 기관마다 다르다. 환자에게는 식용 색소로 채색된 액체 또는 반고형 음식덩이가 투여된다. 흡인된 물질이 다른 분비물과 쉽게 구분될 수 있도록 색이 추가된다. 환자에게 시험용 음식덩이를 준 후에 기관절개 부위를 통해 깊게 흡입(suctioning)을 실시한다. 흡입은 15분 간격으로 1시간 동안 반복된다. 흡입된 내용물을 통해 흡인을 암시하는 착색이 있는지 살펴본다 (PRACTICE NOTE 7-5 참조).

> **PRACTICE NOTE 7-5**
>
> MEBD 절차는 의료센터마다 크게 다르다. 변형은 사용된 색소의 유형과 양, 시험 음식덩이의 크기, 흡입 간격을 포함한다. 흡입은 대개 시험 직후에 이루어지지만 매시간 간격으로 3시간에서 최대 24시간까지 시행할 수 있다. 흡입은 처음에 환자가 흡인이 없더라도 입이나 인두의 잔유물이 나중에 흡인될 수 있기 때문에 계속해서 한다. 이 검사는 흡입된 내용물에 유색 흡착 물질이 있는지 여부에 대한 동의로 혼동을 일으키기도 한다. 환자가 소량만을 흡인하는 경우 흐릿한 흡입관을 통해 보이는 것으로 결정하는 것이 항상 신뢰할만한 것은 아니며 상당한 논쟁의 여지가 있다.

Thompson-Henry와 Braddock[83]은 5명의 환자에서 MEBD 절차를 보고했다. 추적 비디오투시 검사와 내시경 검사에서 모든 환자는 흡인 흔적을 보였으나 MEBD 검사 후 흡인이 관찰된 환자는 없었다. 저자들은 높은 위음성 비율 때문에 MEBD를 조심해서 사용해야 한다고 결론지었다. Brady 등[84]은 비디오투시 검사와 MEBD를 동시에 20명의 환자를 대상으로 사용하였다. 환자를 소량의 흡인 그룹과 다량의 흡인 그룹의 두 그룹으로 구분하였다. 결과는 심한 흡인이 있는 환자에서 100%의 민감도를, 소량의 흡인 환자에서 50%의 민감도를 나타냈다. 이러한 데이터를 통해 MEBD가 중증도 흡인이 의심되는 사람들에게 가장 유용하다는 결론을 얻을 수 있었다. MEBD가 없더라도 시험 삼킴 시 기관절개 부위를 잘 관찰함으로써 MEBD 흡인 탐지와 같은 정도의 정확성을 가질 수 있다. O'Neill-Pirozzi 등[85]은 또한 50명의 환자에서 동시 비디오투시 검사와 MEBD를 사용했을 때 민감도를 80%, 특이도를 62%로 보고했다. 그러나 MEBD에 대한 흡인과 비디오투시 검사상 중증도 사이에는 연관성이 없었으며 MEBD는 심한 흡인을 가진 일부 환자를 발견하지 못했다. 이 연구들의 차이점은 MEBD 절차상 차이, 예를 들어, 음식덩이 유형 및 사용된 용량, 흡입 간격 및 연구 대상 환자의 급성 질환의 중대한 정도의 잠재적 차이에 기인한다.

표준화된 검사

대부분의 임상가들은 연하장애 상태를 발견하고 정의하는 데 가장 유용한 것으로 판단한 요소를 토대로 임상평가를 설계한다. 이 검사의 대부분은 플러스/마이너스(+/–) 채점 시스템으로 채점되고 채점의 신뢰도에 대한 데이터는 없으며 다른 관련 측정(유효성)과의 유용성도 비교하지 않는다. 표준화는 검사 개발자가 대상 질병의 다양한 심각도 수준을 가진 많은 환자 샘플에 대해 신뢰성과 유효성 데이터를 제공함을 의미한다. 시험 개발 프로세스(이론적 근거)의 근거, 기준 시험과의 비교, 신뢰성과 타당성을 뒷받침하는 통계 유형, 시험 관리 방법에 대한 명확한 진술을 시험 매뉴얼에 명시해야 한다.

Mann Assessment of Swallowing Ability(MASA)는 정신적 평가를 통합한 첫 임상평가이다.[86] 첫 뇌졸중 환자 128명에 대한 신뢰도 및 유효성 데이터, 양성 및 음성 예측값, 긍정적 우도 비율이 보고되었다. MASA는 임상 진단 기준(순차적 위험도) 또는 개별 하위 검사 점수를 더하고 연구 표본과 비교하여 연하장애 및 흡인 심각도를 판단할 수 있도록 한다. 채점 가이드라인은 각성, 협조, 청각적 이해, 호흡, 삼키기 이후의 호흡률, 실어증, 실행증, 구음장애, 타액 관리, 입술 닫기, 혀 움직임, 혀 강도, 혀 조화능력, 구강 준비, 구역반사, 입천장 움직임, 음식덩이 제거, 구강 통과, 기침반사, 자발적 기침, 목소리, 기관절개술, 인두기 및 인두 반응을 포함하는 24가지 항목을 제공한다. MASA는 회복기 아급성 단계 또는 두경부암과 같은 비신경학적 장애가 있는 환자의 예측 능력에 대해 평가되지 않았다.

McGill Ingestive Skills Assessment(MISA)는 자연스러운 환경에서 환자의 기능적 식사 능력을 임상적으로 평가할 수 있도록 개발된 표준화된 도구이다.[87] 환자는 먹지만 연하장애 증상을 가졌거나 혹은 식사를 하지 못한다면 평가자는 다양한 종류의 음식을 준비하고 환자의 식사 시도를 기록한다. MISA는 환자의 병력에 관한 기존 데이터와 함께 사용해야 한다. 개념상 이 도구는 전문 간호시설에서 노인과 일하는 임상가를 위해 고안되었다. 점수는 자세잡기, 자가 섭취, 유동식 섭취, 고형식 섭취 및 음식물 변형 관리(다양한 음식 관리)의 식사와 관련된 다섯 가지 영역에서 환자에게 적용된다. 연하기능의 각 영역 내에 총 43개의 하위 검사가 있다. 각 검사는 맞는 행동에 대한 명확한 점수 지침이 있는 3점 척도로 되어 있다. 각 숫자 범주에는 평가자가 치료에서 선택하는 기능적 활동으로 쉽게 인도하는 바람직한 성과에 대한 자세한 설명이 포함되어 있다. MISA는 또한 건강 결과에 관한 예측 데이터를 가지고 있다.[88] 전문 간호시설에 있는 73명의 환자가 MISA 시행 후 563일 동안 추적 관찰을 받았다. 통계 분석에 의하면 고형식 섭취, 자가 섭취 및 음식물의 변형 여부와 같은 선택적 하위 검사는 사망까지의 시간을 예측하는 것으로 나타났다.

추가 검사

때로는 연하장애 환자를 평가하는 평가자가 환자의 불만사항과 관련된 정보를 수집하는 데 관심이 있을 수 있다. 보통 이러한 검사는 쉽게 관리되고 채점된다. 이상적으로 검사는 엄격한 표준화를 거쳤을 것이다. 이러한 검사의 정보는 종종 치료 후 결과를 평가하는 측정도구로 사용된다. 추가 검사의 예로는 환자의 현재 식이수준, 영양 상태, GERD 또는 후두인두 역류(LPR) 평가 등이 있다.

환자의 현재 식이 수준을 기록하기 위한 신뢰할 수 있고 유효한 측정 방법은 기능적 구강섭식 척도(functional oral intake scale, FOIS)이다.[89] FOIS는 원래 뇌졸중 후 연하장애가 있는 환자에게 유효성이 확인된 도구로 환자의 기능적 식사 상태를 튜브에 완전히 의존하는 상태부터 아무런 제한이나 특별한 준비없이 식사가 가능한 상태까지 7점 척도를 가진다. 정보는 환자보고 또는 평가자의 관측으로부터 나온다. FOIS는 **표 7–3**에 제시되어 있다.

특히 임상가가 영양사에게 쉽게 접근할 수 없는 경우 영양 상태의 측정이 초기 평가에 유용할 수 있다. Mini Nutritional Assessment(MNA)는 선별도구로써 또는 추가 검사 항목과 함께 영양 불량 지표를 제공할 수 있는 영양 상태에 대해 신뢰할 수 있고 유효한 측정 수단이다.[90] MNA의 검사 항목은 주관적인 평가자의 인상, 환자보고 및 객관적인

표 7-3 기능적 구강섭식 척도

FOIS는 평가 시점에서 환자의 기능적 식사 상태를 문서화하는 데 사용할 수 있는 순위척도(ordinal scale)이다. 또한 치료 전 및 치료 후 결과 측정도구로 유용하다.

수준	영양 및 수분 필요에 충족하는 안전한 구강영양 식이 수준
튜브 의존	1. 입으로 안 됨(NPO) 2. 약간의 음식 혹은 액체 시도는 하지만 튜브에 의존 3. 정기적으로 음식 혹은 액체를 먹지만 튜브에 의존
구강 영양	4. 한 가지 점도로 완전 구강영양 5. 다양한 점도로 완전 구강영양. 하지만 특별한 준비와 보상이 필요 6. 특별한 준비 없이 다양한 점도로 완전 구강영양. 하지만 특정 음식 제외 7. 제한 없이 완전 구강영양

측정으로 구성되어 있다. 첫 5가지 검사 항목은 빠른 선별 측정으로 사용된다. 여기서 11점 이하를 얻은 환자는 12개의 추가 항목을 측정해야 한다. 연하재활 전문가가 이 검사를 수행하는 데 필요한 것은 팔 중간 둘레, 키 및 몸무게를 측정할 수 있는 능력이다.

경부 식도 수준에서 음식이나 액체가 들러붙는 것으로 연하재활 전문가를 찾아간 환자의 경우 위식도 역류를 검사해야 한다. the GERD score,[91] the Reflux Disease Questionnaire,[92] the Gastrointestinal Symptoms Rating Scale,[93] 및 the Reflux Questionnaire(ReQuest)[94]를 포함하여 위식도 역류 검사를 위한 신뢰할 수 있고 유효한 몇 가지 방법이 개발되었다. ReQuest는 짧은(5분) 과정과 긴(20분) 과정이 있고 환자가 질문에 답하는 형태로 7점 Likert 척도를 사용한다.

구 느낌, 쉰 목소리, 만성 기침, 연하장애 또는 연하통과 만성적 가래 뱉기를 보이는 환자는 LPR 검사를 받아야 한다. 가장 쉬운 검사 방법은 Reflux Symptom Index(RSI)이다.[95] 환자는 LPR 검출에 민감한 9가지 항목에 대한 질문에 답해야 한다. 각 대답은 5점 척도로 채점된다. 10보다 큰 RSI 점수는 LPR이 있음을 나타낸다. 증상 확인을 위해 광섬유 내시경 검사를 후속 조사해야 한다.

표면 근전도 검사(sEMG)의 임상평가 방법으로 사용은

CLINICAL CORNER 7-5 바이오피드백 사용

58세의 중증 근무력증 환자는 딱딱한 음식물로 인해 연하장애를 호소했다. 삼킬 때의 힘을 측정하기 위해 sEMG와 함께 비디오투시 검사를 받았다. 환자는 인두의 음식물을 잘 제거하도록 힘껏 삼키라고 교육받아왔다. sEMG에 의해 그의 삼키는 노력은 평균 13μV였다. 검사하는 동안 환자에게 힘을 덜 주면서 삼키도록 하였다. 환자는 여전히 평균 8μV의 노력으로 인두를 깨끗하게 할 수 있었다.

논리적 사고

1. 중증 근무력증의 진단은 어떻게 삼키는 것을 방해하는가?
2. 이 환자가 적은 노력으로 삼키는 것이 왜 중요한가?

경험적으로 연구되지는 않았지만 연하의 감지 및 삼키는 힘에 대한 기준 데이터 설정에 유용할 수 있다(CLINICAL CORNER 7-5 참조).[96] 턱끝밑 근육 활동은 목뿔뼈 상승 및 삼킴 시작과 관련이 있다. 숙련자와 초보자 모두 sEMG 추적을 사용하여 시각적인 표현을 보고 삼키는 사건이 발생했는지 여부를 확인할 수 있다.[97] 그러므로 sEMG에 의해 감지된 연하 지연의 측정은 정상적인지 비정상적인지 차이를 결정하는 데 유용할 수 있다(그림 7-13). 음식덩이의 유형이나 양의 차이에 따른 삼킴 완수에 필요한 근력에 대한 표준 데이터가 없지만 sEMG 기술은 성공적인 삼킴을 완료하는 데 필요한 힘을 수치화할 수 있다.

요약 및 정리

1. 환자들은 종종 연하장애를 호소하기 전에 오랜 기간 동안 참았을 수 있다.
2. 환자가 항상 연하장애의 각 요소를 설명할 수 있는 것은 아니다.
3. 반복적인 폐렴과 체중감소는 연하장애의 결과일 수 있음을 환자 스스로 인지하지 못할 수 있다.
4. 증상은 환자가 삼킴 과정 중 문제가 있다고 보고하는 내용을 말한다.
5. 징후는 객관적으로 측정되고 연하장애를 암시하는 결정된 삼킴 과정의 측면이다.

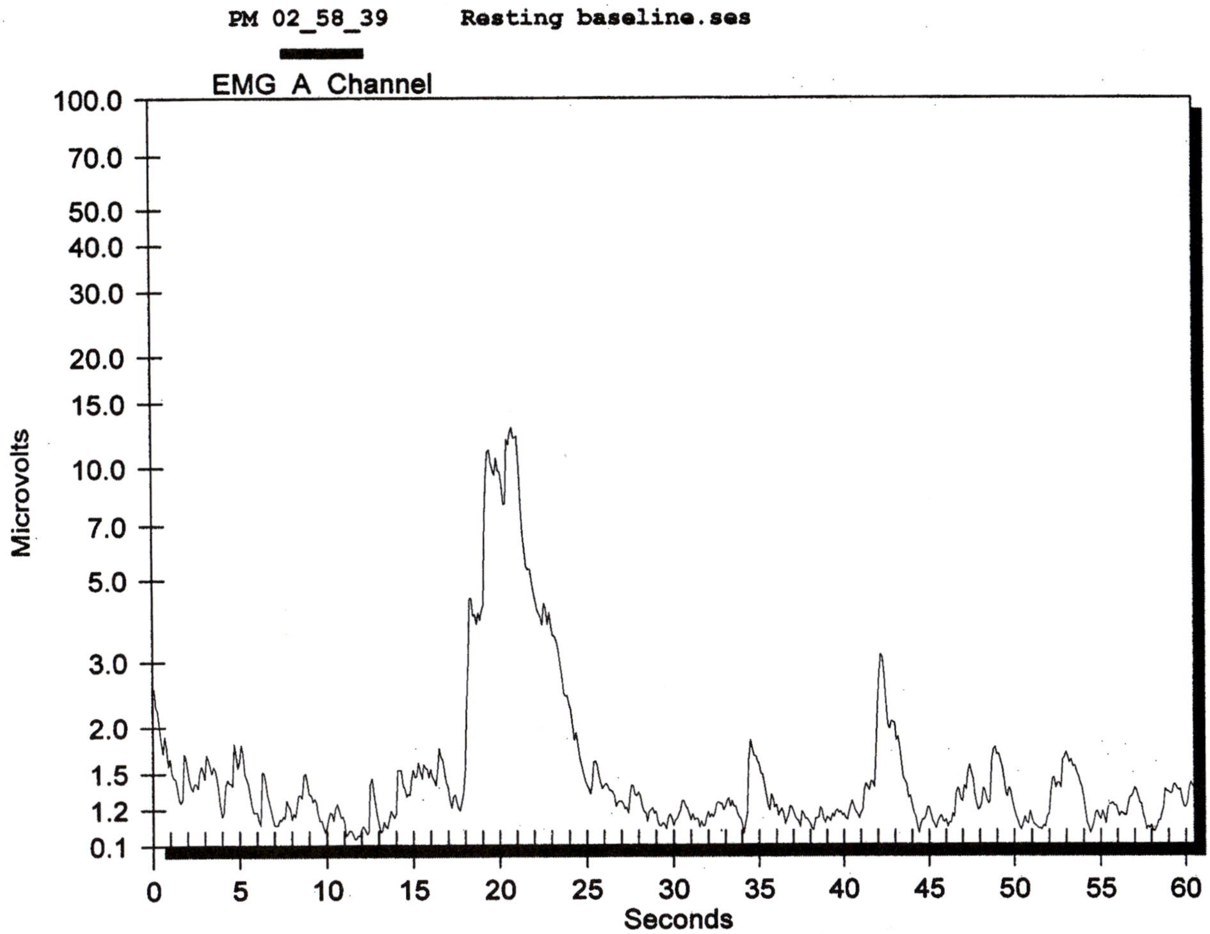

Session Timing:
Continuous Total session time: 60.5 sec. or 1 min. 0.5 sec.

Overall Session Values:

Channel A					Tot
Avg	**Min**	**Max**	**StD**	**%S**	**%S**
1.81	1.00	12.9	1.83	0.00	0.00

그림 7-13 측면 목에 고정된 표면 근전도 전극을 사용하여 삼킴 현상을 추적한다. 삼키는 힘은 마이크로 볼트(μV)(수직축)로 측정된다. 수평축은 삼킴을 나타내는 활동의 피크(15μV)가 20초에 나타날 때까지 18초 동안 2μV 미만의 근육 활동을 보여준다. 삼킨 후에, 근육 활동은 근육이 이완되면서 2μV 이하로 되돌아간다.

6. 일반적인 연하장애 증상은 구 느낌, 가슴앓이, 식사와 관련된 즐거움의 상실, 과도한 씹기 같은 특별한 준비, 역류 및 식이 수준의 변화를 포함한다.
7. 연하장애의 흔한 징후로는 침을 흘리거나, 질식하거나, 식사 후 답답함, 흡입의 필요성 증가, 식사 시 피로감, 식사 시 잘못된 자세, 식사 환경에 대한 인지 조절 능력의 상실, 영양 부족 및 근육 소모, 기관절개 및 기관 내 튜브가 있다.
8. 연하에 대한 임상평가에는 병력, 신체검진 그리고 적절한 경우 실제 삼킴의 검토가 포함된다.
9. 임상평가는 흡인하는 모든 환자와 흡인하지 않는 환자를 감지하지 못할 수 있다.
10. 신체검진은 식사할 때와 하지 않을 때 관찰, 정신 상태 평가, 연하 시 필요한 뇌신경의 평가를 포함한다.

11. 물 삼킴 검사, 산소포화도 측정, 목 부위 청진 및 MEBD 검사가 흡인을 감지하기 위한 보완적 임상평가로 제안되었다.
12. 입인두 연하장애에 대한 표준화된 검사는 MASA와 MISA가 있다.
13. 입인두 연하장애를 감지하기 위한 표준화된 선별검사로는 MMASA, TOR-BSST, Barnes Jewish Hospital Dysphagia Screen 및 Emergency Physician Swallow Screening이 있다.

REFERENCES

1. Ravich WJ, Donner MW, Kashima H, et al: The swallowing center: concepts and procedures. *Gastrointest Radiol* 10:255, 1985.
2. Logemann JA, Veis S, Colangelo L: A screening procedure for oropharyngeal dysphagia. *Dysphagia* 14:44, 1999.
3. Smithard DG, O'Neill PA, Park C, et al: Complications and outcome after stroke: does dysphagia matter? *Stroke* 27:1200, 1996.
4. World Health Organization: *Principles and practices of screening for disease*, Geneva, 1968, World Health Organization.
5. Martino R, Pron G, Diamant N: Screening for oropharyngeal dysphagia in stroke. *Dysphagia* 15:19, 2000.
6. Serra-Prat M, Palomera M, Gomez C, et al: Oropharyngeal dysphagia as a risk factor for malnutrition and lower respiratory tract infection in independently living older persons: a population-based prospective study. *Age Aging* 41:376, 2012.
7. Daniels SK, Anderson JA, Wilson PC: Valid items for screening dysphagia risk in patients with stroke: a systematic review. *Stroke* 43:892, 2012.
8. Schepp SK, Tirschwell DL, Miller RM, et al: Swallowing screens after acute stroke. *Stroke* 43:869, 2012.
9. Antonios N, Carnaby-Mann G, Crary M, et al: Analysis of a physician tool for evaluating dysphagia on an inpatient stroke unit: the modified Mann assessment of swallowing ability. *J Stroke Cerebrovasc Dis* 19:49, 2010.
10. Martino R, Silver F, Teasell R, et al: The Toronto Bedside Swallowing Screening Test (TOR-BSST): development and validation of a dysphagia screening tool for patient with stroke. *Stroke* 40:555, 2009.
11. Wilson RH, Howe EC: A cost-effectiveness analysis of screening methods for dysphagia after stroke. *PM & R: J Inj Func Rehab* 4:273, 2012.
12. McCullough GH, Wertz RT, Rosenbek JC, et al: Clinicians' preference and practice in conducting clinical/bedside and videofluoroscopic examinations of swallowing in an adult neurogenic population. *Am J Speech Lang Pathol* 8:149, 1999.
13. Mathers-Schmidt BA, Kurlinski M: Dysphagia evaluation practices and inconsistencies in clinical assessment and instrumental examination decision making. *Dysphagia* 18:114, 2003.
14. McCullough GH, Wertz RT, Rosenbek JC, et al: Inter- and intrajudge reliability of a clinical examination of swallowing in adults. *Dysphagia* 15:58, 2000.
15. Ekberg O, Feinberg MJ: Altered swallowing function in elderly patients with dysphagia: radiographic findings in 56 cases. *AJR Am J Roentgenol* 156:1181, 1991.
16. Cook IJ, Kahrilas PJ: AGA technical review on management of oropharyngeal dysphagia. *Gastroenterology* 116:455, 1999.
17. Edwards DA: Discriminative value of symptoms in the differential diagnosis of dysphagia. *Clin Gastroenterol* 6:5, 1976.
18. Jones B, Ravich WJ, Kramer SS, et al: Pharyngoesophageal interrelationships: observations and working concepts. *Gastrointest Radiol* 10:225, 1985.
19. Logemann JA: *Evaluation and treatment of swallowing disorders*, ed 2, San Diego, 1998, Pro-Ed.
20. Lindgren S, Ekberg O: Swallowing complaints and cineradiographic abnormalities of the pharynx. *Dysphagia* 3:97, 1988.
21. Kim CH, Weaver AL, Hsu JJ, et al: Discriminant value of esophageal symptoms: a study of the initial clinical findings in 499 patients with dysphagia of various causes. *Mayo Clin Proc* 68:948, 1993.
22. DiPippo KL, Holas MMA, Resing MJ: The Burke Dysphagia Screening Test: validation of its use in patients with stroke. *Arch Phys Med Rehabil* 75:1284, 1994.
23. Manor Y, Gilada N, Cohen A, et al: Validation of a swallowing disturbance questionnaire for detecting dysphagia in patients with Parkinson's disease. *Mov Disord* 22:1917, 2007.
24. Wallace KL, Middleton S, Cook IJ: Development and validation of a self-report symptom inventory to assess the severity of oral-pharyngeal dysphagia. *Gastroenterology* 118:678, 2000.
25. McHorney CA, Robbins J, Lomax K, et al: The SWAL-QOL and SWAL-CARE outcomes tool for oropharyngeal dysphagia in adults: III. Documentation of reliability and validity. *Dysphagia* 17:92, 2002.
26. Silbergleit AK, Schultz L, Jacobson BH, et al: The Dysphagia Handicap Index. *Dysphagia* 27:46, 2012.
27. Belafsky P, Mouadeb DA, Rees CJ, et al: Validity and reliability of the eating assessment tool (EAT-10). *Ann Otol Rhinol Laryngol* 117:919, 2008.
28. Chen AY, Frankowski R, Bishop-Leone J, et al: The development and validation of a dysphagia-specific quality-of-life questionnaire for patients with head and neck cancer: the MD Anderson Dysphagia Inventory. *Arch Otolaryngol Head Neck Surg* 127:870, 2001.
29. Bjordalk K, Ablner-Elmquist M, Tollesson E, et al: Development of a European organization for research and treatment of cancer (EORTC) questionnaire module to be used in quality of life assessments in head and neck cancer patients. *Acta Oncol* 33:879, 1994.
30. Timmerman AA, Speyer R, Heijnen BJ, et al: Psychometric characteristics of health-related quality-of-life-questionnaires in oropharyngeal dysphagia. *Dysphagia* 29:183, 2014.
31. Jensen K, Lambertsen K, Torkov P, et al: Patient assessed symptoms are poor predictors of objective findings. Results from a cross sectional study in patients treated with radiotherapy for head and neck cancer. *Acta Oncol* 46:1159, 2007.
32. Ravich WJ, Wilson RF, Jones B, et al: Psychogenic dysphagia and globus: reevaluation of 23 patients. *Dysphagia* 4:35, 1989.
33. Moser G, Vacariu-Ganser GV, Schneider C, et al: High incidence of esophageal motor disorder in consecutive patients with globus sensation. *Gastroenterology* 101:1512, 1991.
34. Linden P, Kuhlemeir KV, Patterson C: Probability of correctly

predicting subglottic penetration from clinical observations. *Dysphagia* 8:170, 1993.
35. McCulloch GH, Wertz RT, Rosenbek JC: Sensitivity and specificity of clinical/bedside signs for detecting aspiration in adults subsequent to stroke. *J Commun Disord* 34:55, 2001.
36. Daniels SK, McAdam CP, Brailey K, et al: Clinical assessment of swallowing and prediction of dysphagia severity. *Am J Speech Lang Pathol* 6:17, 1997.
37. McCullough GH, Rosenbek JC, Wertz RT, et al: Clinical swallowing examination measures for detecting aspiration post-stroke. *J Speech Lang Hear Res* 48:1280, 2005.
38. Chang HY, Torng PC, Wang TG, et al: Acoustic voice analysis does not identify presence of penetration/aspiration as confirmed by videofluoroscopic swallowing study. *Arch Phys Med Rehabil* 93:1191, 2012.
39. Waito A, Bailey GL, Molfenter SM, et al: Voice quality abnormalities as a sign of dysphagia: validation against acoustic and videofluoroscopic data. *Dysphagia* 26:125, 2011.
40. Steele CM, Cichero JAY: Physiological factors related to aspiration risk: a systematic review. *Dysphagia* 29:295, 2014.
41. Daniels SK, Ballo LA, Mahoney MC, et al: Clinical predictors and aspiration risk: outcome measures in acute stroke patients. *Arch Phys Med Rehabil* 81:1030, 2000.
42. Huggins PS, Tuomi SK, Young C: Effects of nasogastric tubes on the young, normal swallowing mechanism. *Dysphagia* 14:157, 1999.
43. Yorkston KA, Miller RM, Strand EA: *Management of speech and swallowing disorders in degenerative disease*, Tucson, AZ, 1995, Communication Skill Builders.
44. Leder SB, Suiter DM, Warner HL: Answering orientation questions, following single-step verbal commands: effect on aspiration status. *Dysphagia* 24:290, 2009.
45. Leder SB, Suiter DM, Murray J, et al: Can an oral mechanism examination contribute to the assessment of odds of aspiration? *Dysphagia* 28:370, 2013.
46. Yoshikawa M, Yoshida M, Tsuga K, et al: Comparisons of three types of tongue pressure measurement devices. *Dysphagia* 26:232, 2011.
47. Leder SB: Videofluoroscopic evaluation of aspiration with visual examination of the gag reflex. *Dysphagia* 12:21, 1997.
48. Langmore SE, Logemann JA: After the clinical bedside examination: what next? *Am J Speech Lang Pathol* 9:13, 1991.
49. Miller RM: Clinical examination for dysphagia. In Groher ME, editor: *Dysphagia: diagnosis and management*, Boston, 1997, Butterworth-Heinemann.
50. Groher ME, Crary MA, Mann GC, et al: The impact of rheologically controlled materials on the identification of airway compromise on the clinical and videofluoroscopic swallowing examinations. *Dysphagia* 21:218, 2006.
51. Takahashi K, Groher ME, Michi K: Methodology for detecting swallowing sound. *Dysphagia* 9:54, 1994.
52. Leslie P, Drinnan MJ, Finn P, et al: Reliability and validity of cervical auscultation: a controlled comparison using videofluoroscopy. *Dysphagia* 19:231, 2004.
53. Cichero JAY, Murdoch BE: Acoustic signature of the normal swallow characteristics by age, gender, and bolus volume. *Ann Otol Rhinol Laryngol* 111:623, 2002.
54. Cichero JAY, Murdoch BE: What happens after the swallow? Introducing the glottal release sound. *J Med Speech Pathol* 11:31, 2003.
55. Uyama R, Takahashi K, Michi Ken-ichi, et al: Objective evaluation using acoustic characteristics of swallowing and expiratory sounds for detecting dysphagic swallow. *J Jpn Stomatol Soc* 46:147, 1997.
56. Shirazi SS, Buchel C, Daun R, et al: Detection of swallows with silent aspiration using swallowing and breath sound analysis. *Med Biol Eng Comput* 50:1261, 2012.
57. Borr C, Hielscher-Fastabend M, Lucking A: Reliability and validity of cervical auscultation. *Dysphagia* 22:225, 2007.
58. Hamlet S, Penney DG, Formole J: Stethoscope acoustics and cervical auscultation of swallowing. *Dysphagia* 9:63, 1994.
59. Groher ME, McKaig TM: Dysphagia and dietary levels in skilled nursing facilities. *J Am Geriatr Soc* 43:1, 1995.
60. Splaingard ML, Hutchins B, Sulton LD, et al: Aspiration in rehabilitation patients: videofluoroscopy vs bedside clinical assessment. *Arch Phys Med Rehabil* 69:637, 1988.
61. Mann G, Hankey GJ: Initial clinical and demographic predictors of swallowing impairment following acute stroke. *Dysphagia* 16:208, 2001.
62. Edelman DA, Sheehy-Deardorff DA, White MT: Bedside assessment of swallowing is predictive of an abnormal barium swallow examination. *J Burn Care Res* 29:89, 2008.
63. Leder SB, Espinoza JF: Aspiration risk after acute stroke: comparison of clinical examination and fiberoptic endoscopic evaluation of swallowing. *Dysphagia* 17:214, 2002.
64. Bianchi C, Baiardi P, Khirani S, et al: Cough peak flow as a predictor of pulmonary morbidity in patients with dysphagia. *Am J Phys Med Rehabil* 91:783, 2012.
65. Shem KL, Castillo K, Wong SL, et al: Diagnostic accuracy of bedside swallow evaluation versus videofluoroscopy to assess dysphagia in individuals with tetraplegia. *Phys Med Rehab* 4:283, 2012.
66. DiPippo KL, Holas MA, Reding MJ: Validation of the 3 oz water test for aspiration following stroke. *Arch Neurol* 49:1259, 1992.
67. Garon B, Engle M, Ormiston C: Reliability of the 3 oz water test utilizing cough reflex as the sole indicator of aspiration. *J Neurol Rehabil* 9:139, 1995.
68. Suiter DM, Leder SB: Clinical utility of the 3-ounce water swallow test. *Dysphagia* 23:244, 2008.
69. Nathadwarawala KM, McGroary A, Wiles CM: Swallowing in neurological outpatients: use of a timed test. *Dysphagia* 9:120, 1994.
70. Mari F, Matei M, Ceravolo MG, et al: Predictive value of clini-

cal studies in detecting aspiration in patients with neurological disorders. *J Neurol Neurosurg Psychiatry* 63:456, 1997.

71. Lim SH, Lieu PK, Phua SY, et al: Accuracy of bedside clinical methods compared with fiberoptic examination of swallowing (FEES) in determining the risk of aspiration in acute stroke patients. *Dysphagia* 16:1, 2000.
72. Tohara H, Saitoh E, Mays K, et al: Three tests for predicting aspiration without videofluoroscopy. *Dysphagia* 18:126, 2003.
73. Bours GJJW, Speyer R, Lemmens J, et al: Bedside screening tests vs. videofluoroscopy or fibreoptic endoscopic evaluation of swallowing to detect dysphagia in patients with neurological disorders: systematic review. *J Adv Nurs* 65:477, 2009.
74. Schulheiss C, Nusser-Muller-Busch R, Seidl RO: The semisolid bolus swallow test for clinical diagnosis of oropharyngeal dysphagia: a prospective randomized study. *Eur Arch Otorhinolaryngol* 268:1837, 2011.
75. Murray J, Langmore SE, Ginsberg S, et al: The significance of accumulated oropharyngeal secretions and swallowing frequency in predicting aspiration. *Dysphagia* 11:99, 1996.
76. Crary MA, Sura L, Carnaby G: Validation and demonstration of an isolated acoustic recording technique to estimate spontaneous swallow frequency. *Dysphagia* 28:86, 2013.
77. Crary MA, Carnaby GD, Sia I, et al: Spontaneous swallowing frequency has potential to identify dysphagia in acute stroke. *Stroke* 44:3452, 2013.
78. Carnaby-Mann G, Lenius K: The bedside examination in dysphagia. *Phys Med Rehabil Clin North Am* 19:747, 2008.
79. Collins M, Bakheit A: Does pulse oximetry reliably detect aspiration in dysphagic stroke patients? *Stroke* 28:1773, 1997.
80. Sherman B, Nisenbaum JM, Jesberger ML, et al: Assessment of dysphagia with the use of pulse oximetry. *Dysphagia* 14:152, 1999.
81. Smith HA, Lee SH, O'Neill PA, et al: The combination of bedside swallowing assessment and oxygen saturation monitoring of swallowing in acute stroke: a safe and humane screening tool. *Age Aging* 29:495, 2000.
82. Colodny N: Comparison of dysphagics and nondysphagics on pulse oximetry during oral feeding. *Dysphagia* 15:68, 2000.
83. Thompson-Henry S, Braddock B: The modified Evan's blue dye procedure fails to detect aspiration in the tracheostomized patient: five case reports. *Dysphagia* 10:172, 1995.
84. Brady SL, Hildner CD, Hutchins B: Simultaneous videofluoroscopic swallow study and modified Evans blue dye procedure: an evaluation of blue dye visualization in cases of known aspiration. *Dysphagia* 14:146, 1999.
85. O'Neill-Pirozzi TM, Lisiecki DJ, Momose KJ, et al: Simultaneous modified barium swallow and blue dye tests: a determination of the accuracy of the blue dye test aspiration findings. *Dysphagia* 18:32, 2003.
86. Mann G: *MASA: The Mann assessment of swallowing ability*, Clifton, NY, 2002, Thomson Learning.
87. Lambert HC, Gisel EG, Wood-Dauphinee S, et al: *MISA: The McGill ingestive skills assessment and forms*, Ottawa, 2006, Canadian Association of Occupational Therapists ACE.
88. Lambert HC, Abrahamowicz M, Groher M, et al: The McGill Ingestive assessment predicts time to death in an elderly population with neurogenic dysphagia: preliminary evidence. *Dysphagia* 20:123, 2005.
89. Crary MA, Mann GDC, Groher ME: Initial psychometric assessment of a functional oral intake scale for dysphagic stroke patients. *Arch Phys Med Rehabil* 86:1516, 2005.
90. Vellas B, Guigoz Y, Garry PJ, et al: *The Mini Nutritional Assessment: MNA. Nutrition in the elderly*, ed 2, Paris, 1994, Serdi.
91. Allen CJ, Parameswaram K, Belda J, et al: Reproducibility, validity, and responsiveness of a disease-specific symptom questionnaire for gastroesophageal reflux disease. *Dis Esophagus* 13:265, 2000.
92. Shaw M, Dent J, Reebe T, et al: The Reflux Disease Questionnaire: a measure for assessment of treatment response in clinical trials. *Health Qual Life Outcomes* 6:31, 2008.
93. Revicki DA, Wood M, Wikland I, et al: Reliability and validity of the Gastrointestinal Symptom Rating Scale in patients with gastroesophageal reflux disease. *Qual Life Res* 7:75, 1998.
94. Bardhan KD, Stanghellini V, Armstrong P, et al: International validation of ReQuest in patients with endoscopy-negative gastro-esophageal reflux disease. *Aliment Pharmacol Ther* 20:891, 2004.
95. Belafsky PC, Postma GN, Koufman JA: Validity and reliability of the reflux symptom index. *J Voice* 16:274, 2002.
96. Crary MA, Caraby Mann GD, Groher ME: Biomechanical correlates of surface electromyography signals obtained during swallowing by healthy adults. *J Speech Lang Hear Res* 49:186, 2006.
97. Crary MA, Carnaby Mann GD, Groher ME: Identification of swallowing events from sEMG signals obtained from healthy adults. *Dysphagia* 22:94, 2007.

CHAPTER 8

영상 삼킴 검사: 비디오투시 검사와 내시경 검사

편역자 박진우

학습목표

1. 삼킴 기전의 영상과 영상검사를 통한 삼킴 기능 평가의 중요성을 설명한다.
2. 비디오투시 검사와 내시경 검사의 기본 구성요소와 가능한 조작들에 대해 기술한다.
3. 비디오투시 검사와 내시경 검사의 강점과 약점을 기술한다.
4. 다양한 연하장애 특성의 구별에서 비디오투시 검사와 내시경 검사를 비교한다.

영상 삼킴 검사에서의 고려사항

삼킴 기능의 다양한 측면을 평가하기 위해 많은 도구적 기술이 사용된다. 이 장에서는 가장 흔히 사용되는 두 가지 영상 기술을 설명한다; 비디오투시 삼킴 검사(videofluoroscopy, 또는 videofluorography)와 굴곡형 내시경 검사(flexible endoscopy, 다른 용어로 fiberoptic endoscopy 또는 transnasal endoscopy). 그러나 이러한 영상 의학적 평가가 시행되기 전에 연하장애를 가진 환자의 전반적인 임상평가가 우선 이루어져야 한다. 이런 기술들에 대해서 흔하게 받는 질문은 "검사를 통해 달성하고자 하는 것은 무엇인가?"와 "언제 영상의학적 검사를 시행할 것인가?"이다. 다음 정보는 the American Speech–Language–Hearing Association에서 출판된 임상 가이드라인을 참고하였다.[1-4] 이 실용적 가이드라인을 기본으로 하는 개념은 경험 많은 전문가의 창의적 · 임상적이고 과학적인 의견에 대한 전문적 검토를 통해 이루어졌다. 그 점에서 이러한 견해는 새로운 정보를 획득함에 따라 달라질 수 있지만 기존 지식과 의견을 공정하게 요약하였다.

영상 삼킴 검사의 목표

삼킴의 영상검사는 삼킴의 수행과 기능을 이해하는 검사 중 한 부분이다. 일반적으로 철저한 임상평가가 어떤 영상검사보다 우선되어야 한다. 임상평가는 영상검사가 제시하는 특정 질문을 맞추는데 중요할 수 있으며, 연하장애가 의심되는 환자에 대한 포괄적인 임상 정보를 제공한다. 실제로, 한 조사에서는[5] 연하장애 검사로 의뢰된 모든 환자에게 포괄적 임상평가는 71%에서 완료된 반면, 영상검사는 오직 36%에서 시행되었다. 그러나 다른 조사에서는[6] 임상가 중 60%는 초기 연하장애 치료에 앞서 비디오투시 삼킴 검사를 일반적으로 시행한다고 하였다. 이러한 두 개의 조사는 영상검사가 항상 필요한 것은 아니며, 임상가가 연하장애 치료계획에 유용하다고 판단한 경우 사용될 수 있다는 것을 말한다. 삼킴의 영상검사는 환자와 임상 상황에 따라 여러 가지 목표를 달성할 수 있다. 이러한 검사는 (1) 삼킴 시 사용되는 구조물과 근육의 해부학적, 생리학적 정보를 제공하고, (2) 환자의 다양한 물질을 삼키는 능력을 평가하고, (3) 그것들에 대한 환자의 반응과 분비물을 측정하고, (4) 호흡과 삼킴 사이의 협응과 기도 보호의 적절성을 확인하고, (5) 삼킴 기능과 기도 보호에 있어서 보상적 기법들의 효과를 평가하는 데 도움을 준다. 삼킴 기능의 비디오투시 삼킴 검사와 내시경 검사는 측정하는 방식과 그 원리는 다르지만, 많은 공통적인 기능을 공유한다. 덧붙여 말하면, 각각의 영상검사는 다른 검사에서는 보이지 않는 특징적 소견을 가진다. 또한 각각의 검사는 삼킴 평가에서 영구적인 기록을 제공하기 때문에 문서화와 결과의 검토를 통해 높은 객관성을 가질 수 있다.

영상 삼킴 검사의 목적

BOX 8–1은 영상 삼킴 검사의 다양한 목적을 보여주고 있다. 아마도 영상 삼킴 검사의 가장 명백한 목적은 삼킴 기전의 구조물, 삼킴과정에서 이러한 구조물의 운동과 그들의 기능적 통합을 위한 다른 운동들에 대해 영상화하는 것이다. 이러한 평가는 입술, 혀, 턱, 입천장인두의 기전, 인두, 후두 그리고 식도를 포함한다. 이러한 구조의 평가는 해부학적 적절성과 운동 능력을 나타내는 지표를 포함해야 한다. 어떤 경우에는 감각통합과 운동 기능을 평가하거나 추측하는 것이 가능하다. 기본적인 해부학적 구조와 특정 구조의 움직임 이외에도, 삼킴 기전의 다양한 요소들의 협응 또한 평가되어야 한다. 이 평가는 삼킴 기전에서 환자가 다양한 양과 질의 재료를 삼키는 것과 변형된 음식이나 조절된 자세의 관찰(긍정적이든 부정적이든)을 허용하는 것을 필요로 한다. 이 영상검사의 구성요소는 음식덩이의 잘못된 방향(특히 기도로 들어가는 것)을 식별하고 비효율적인 삼킴으로 인한 삼킴 후 잔여물을 확인하는 데 도움을 준다. 만약 흡인이 확인될 경우, 영상검사는 환자가 흡인이 더 잘되는 경우와 덜 되는 경우를 구분하는 데 도움을 준다. 삼키는 다양한 물질과 보상적 기법을 결합시킴으로써 임상가는 삼키는 데 가장 안전하고 효과적인 물질에 관하여 추측할 수 있고, 삼킴의 안정성과 효율성을 향상시키기 위한 자세나 다른 조절들의 필요성 또한 추측할 수 있다. 삼킴 기전에서 고인 분비물들은 환자들의 호흡기 합병증에 문제가 될 수 있다. 이러한 액체에 대한 환자의 반응 및 삼킴의 경로에서 그것들을 제거할 수 있는 능력을 포함해서 식별하고 설명되어야 한다. 어떤 상황에서는 임상가는 경구영양이 안전하고 적절하지 않다는 결론으로 비경구영양을 추천하는데(또는 경구영양을 다시 하고, 비경구 영양의 중단을 권유하는데) 영상검사의 결과를 이용할 수 있다. 요약하면, 삼킴 기능에서 영상검사는 삼킴 기전의 객관적인 영상을 제공하고, 이는 임상가에게 삼킴 재활치료의 필요성과 방향을 결정하는 데 도움을 준다. 비디오투시 삼킴 검사와 내시경 검사에 관한 더 세부적인 내용은 다음 장에서 제공한다.

BOX 8–1 영상 삼킴 검사의 다양한 목적

- 상부 호흡소화관 구조의 영상화: 구강, 입천장인두, 인두, 후두, 인두식도분절, 식도
- 생리적 통합에 관한 공식적 추론에 대해 상부 호흡소화관에서 삼킴과 관련된 구조물의 운동 패턴을 평가한다(예: 운동의 속도, 대칭성, 범위, 힘, 감각, 조화).
- 상부 호흡소화관에서 삼킴과 관련된 구조물의 운동 패턴을 평가한다(예: 삼킴의 효율성 및 안전성, 다양한 물질에 대한 적응).
- 기도의 문제(예: 흡인, 침습) 및 이러한 사건이 발생하는 상황을 확인하고 설명한다.
- 삼킴의 안전성과 효율성을 향상시키기 위한 보상적 기법들에 대한 효과를 평가한다.
- 아래인두와 후두(또는 잠재적 부분) 안에 고인 분비물들을 확인하고 설명한다. 삼킴 또는 기침과 분비물 제거 활동 같은 고인 분비물을 움직이거나 제거하려는 환자의 노력을 포함하여 기술한다.
- 연하장애 증상에 명백하게 관여하는 식도 관련 요소를 확인하기위해 식도의 해부학 및 생리학적 평가를 완료한다.
- 일반적 영양 또는 수분 섭취(예: 경구, 비경구), 가장 안전하고 효율적인 식사 단계, 식이 변경의 필요성 또는 치료적 접근을 포함한 임상적인 권고사항 마련을 돕는다.

영상 삼킴 검사의 적응증

BOX 8–2는 세 가지 중요한 질문을 보여준다: (1) 영상 삼킴 검사가 반드시 필요한 경우는 언제인가? (2) 영상 삼킴 검사가 필요할 수도 있는 경우는 언제인가? (3) 영상 삼킴 검사가 필요하지 않은 경우는 언제인가?[1]

BOX 8-2 영상 삼킴 검사의 적응증

검사의 명백한 적응증

- 임상적 검사를 통해 환자가 가진 문제나 임상적 의문을 완전히 해결하지 못한 경우
- 연하장애의 특징이 모호하고 확진이나 더 나은 서술이 필요한 경우
- 연하장애로 인한 영양 또는 호흡기적 문제가 의심되는 경우
- 삼킴의 안전성 또는 효율성에 대한 고려
- 삼킴 재활의 방향 제시
- 연하장애 증상을 유발하는 의학적 기저질환을 구분하는 데 도움이 필요한 경우

검사가 가능한 적응증

- 연하장애의 위험성이 큰 의학적 상태의 환자
- 연하기능에서 명백한 변화가 보이는 경우
- 임상적 검사에서 환자가 비협조적인 경우

검사의 비적응증

- 환자가 더 이상 연하장애를 호소하지 않는 경우
- 환자의 의학적 상태가 심하게 좋지 않거나, 검사를 완료하는 데 비협조적인 경우
- 임상가의 판단상, 검사가 임상적 상태나 관리 계획에 변화를 주지 않을 것이라 판단되는 경우

아마도 언제 영상검사가 적용되는가에 대한 기본적인 답변은 "유의미한 질문에 임상적 검사로 설명할 수 없을 때"이다. 만약 임상적 검사를 통해 환자가 가진 특별한 문제를 명확히 설명할 수 없다면, 영상검사의 적응증이 된다. 이 검사는 의미 있는 연하장애가 있는지를 명확히 하고, 연하장애의 종류-구강, 인두, 식도 또는 이러한 요소들의 조합에 대해 설명하는 데 도움을 줄 수 있다. 영상검사로부터 얻은 정보는 잠재적으로 호흡기 감염과 관련된 기도 보호 문제를 명확히 하거나, 잠재적으로 영양 결핍과 관련된 삼킴 효율성 문제에 대해 설명할 수 있다.

앞서 언급했듯이, 보상적 기법의 효과가 영상검사 동안 확인될 수 있고, 삼킴 운동의 다른 정보도 확인해서 연하재활 치료의 방향성을 촉진할 수 있다. 마지막으로 어떤 경우에는 영상검사에서 얻은 정보가 연하장애 증상을 유발하는 의학적 진단을 더 잘 이해하는 데 도움이 될 수 있다.

영상 삼킴 검사는 다양한 이유로 적응증이 될 수 있고, 대부분은 환자의 상태와 연관되어 있다. 예를 들면, 일부 의학적 상태는 연하장애를 유발할 위험이 높으며, 환자의 불편함을 제때 확인하기 어려울 수 있다. 영상검사는 문제를 조기에 확인하고 관리를 향상시키기 위한 삼킴 능력의 객관적 평가를 제공한다. 추가로, 임상적 조건들은 기저질환의 변화에 따라 시간이 지나면 달라질 수 있으며(예: 진행 또는 회복되는 상태) 환자의 변화(새로운 치료나 질병)에 따라서도 달라질 수 있다. 일부 환자에서는 임상적 검사를 시행할 때 협조가 어려운 경우(인지장애 또는 의사소통장애)가 있다. 이러한 상황에서 영상검사는 삼킴 능력과 관련된 문제를 해결하는 데 도움이 될 수 있다.

마지막으로, 일부 임상상황에서는 영상검사가 적응증이 되지 않는다. 아마 가장 확실한 것은 환자가 과거에 삼킴에 어려움이 있었으나, 현재 더 이상 어려움이 없다고 할 때이다. 다른 상황은 환자의 임상적 상황으로 검사를 시행할 수 없거나, 협조가 되지 않는 경우를 포함한다. 만약 임상가가 환자의 상태에 따라 영상검사가 유용한 정보를 제공하지 못할 것이라고 판단하면, 환자의 상태가 유용한 검사결과를 낼 수 있을 때까지 검사는 연기될 수 있다. 임상적 판단의 가치가 과소평가되어서는 안 된다. 때때로 임상가들은 제공되는 모든 정보들에 삼킴 기능의 영상검사 추가가 더 이상의 유용한 정보를 제공하지 않는다고 느낄 수 있다.

영상 삼킴 검사-특히 비디오투시 삼킴 검사와 내시경 검사-는 연하장애 증상을 가진 환자의 평가에 객관적이고 가치 있는 요소를 제공한다. 하지만 이러한 정보들은 임상적 평가로 얻은 정보와 따로 구분되어서는 안 된다. 이러한 도구들의 조합으로 연하장애 환자의 가장 완전한 임상적 모습을 제공하는 것을 기대할 수 있고, 이는 가능한 최고의 치료를 이룰 수 있다. 삼킴 기능에 대한 영상검사는 삼킴 경로의 해부학적 구조와 생리학적 구조들에 대한 정보를 제공하고, 각각 다른 물질들의 삼킴에서 어떻게 이런 구조물들이 움직이는지에 대한 정보를 제공한다. 임상가들은 또한 검사를 통해 즉각적인 보상기법들에 대한 효과를 평가할 수 있다. 사용 가능한 가이드라인에는 영상검사를 사용해야 하는 시기, 사용할 수 있는 시기 또는 사용하지 말아야 할 시점이 제시되어 있다. 그러나 모든 임상상황에 대해 설명하는 가이드라인은 없다. 전체 상황을 알고 있는 임상가의 판단은 삼킴 기능의 영상검사를 언제, 어떻게 사용하는지 결정하는 데 중요하다.

이어지는 장에서는 삼킴의 비디오투시 삼킴 검사와 내시경 검사를 각각 구분하여 비교하고, 임상가가 한 종류, 두 종류 모두 또는 다양한 임상상황에 따라 이러한 검사를 사용하지 않는 것이 적절한지에 대해 설명한다.

비디오투시 삼킴 검사

검사명이 의미하는 바는?

여러 연구들과 의료 기관들은 본질적으로 동일한 검사에 대해 다른 용어를 사용하는 경우가 많다. BOX 8-3은 이 검사에 대한 다양한 이름을 보여준다. 이 항목들은 포괄적이지는 않지만 아마도 명명법에 존재하는 다양성을 보여준다. Logemann[7]에 의해 처음 사용된 '*modified barium swallow*' 용어는 문자 그대로 해석된다. 식도와 위에 초점을 맞춘 전통적인 바륨 삼킴은 많은 양의 액체 바륨(**조영제 contrast agent**)과 확장된 식도의 관찰을 위해 스틸 프레임을 사용하여 위 배출과 다른 상부 위장관 기능을 평가하는 데 사용된다. 이 검사는 대개 누워 있는 자세의 한 가지 또는 하나 이상의 조합으로 환자에게 수행된다. 연하장애를 가진 성인 환자는 다량의 액체 바륨을 삼키는 것과 삼키는 동안 누워 있는 자세가 어려울 수 있다. 따라서 이 검사는 양과 점도가 다양한 소량의 조영제를 사용하고, 일반적으로 먹는 자세와 유사한 바로 선 자세(신체적으로 가능할 때)에서 검사하는 것으로 수정되었다. 이러한 검사는 the modified barium swallow(*MBS*)로 알려졌다.

일부 전문가와 연구자들은 비교적 새로운 술기에 대한 이름을 선택하는 데 있어서 다른 규칙을 사용하였다. 위장관 방사선 전문의들은 이 술기를 upper GI series with hypopharynx로 언급하였다. 이 용어는 전통적인 식도 조영술을 반영하지만 하인두에 대한 검사가 추가되었다. 다른 용어들은 *videofluoroscopic swallow study*,[8,9] *videofluoroscopic barium examination*[10]과 *videofluoroscopic swallow examination*[11]을 포함한다. 아마도 이러한 각각의 용어들은 입인두 연하 기능을 평가하는 특징적인 방사선 촬영기법을 명확히 하기 위한 것으로 보인다. 각각 다른 분야에서의 임상가들은 같은 검사를 언급하는 다른 용어를 알고 있거나 사용할 수 있다(PRACTICE NOTE 8-1 참조). 이 장에서는 더 일반적인 용어인 *videofluoroscopic swallowing examination*(*VFSE*)를 사용한다.

BOX 8-3 비디오투시 삼킴 검사를 기술하는데 사용되는 용어들

- Modified barium swallow (MBS)
- Upper gastrointestinal series with hypopharynx
- Videofluoroscopic swallow study (VFSS)
- Videofluoroscopic barium examination (VFBE)
- Videofluoroscopic swallow examination (VFSE)
- Rehabilitation swallow study

PRACTICE NOTE 8-1

삼킴의 투시 검사 평가에서 각기 다른 용어가 적용되어 왔다. 1980년대 초 이런 검사들에 참여했던 많은 임상가들은 *modified barium swallow* 용어에 혼란스러워했다. 저자의 경험상, 관련된 임상가들은 종종 그들이 "modified version"을 언급하려 할 때 전통적인 "barium swallow"를 더 사용하는 경향을 보였다. 저자의 기관에서 이런 혼선을 줄이기 위하여 *rehab swallow*라는 용어가 선택되었고 후에 *rehab barium swallow*로 되었다. 언어재활사들과 영상의학과 의사들 사이에서 협상을 통해서 이 용어는 "삼킴 재활의 필요성과 방향성의 결정"에 대한 중요성을 반영한 것이다. *rehab* 단어를 포함시킴으로써 언어재활사들이 영상의학 검사에 참여하게 되었다. 이 검사의 의학적 및 재활 목표는 이러한 검사에 영상의학과 의사들이 함께 수행함으로써 충족되었다.

비디오투시 삼킴 검사의 목적

비디오투시 삼킴 검사는 다양한 목적을 가질 수 있다. 첫 번째는 삼키는 동안 상부 호흡소화관의 비디오 영상 획득이다. 삼키는 물질, 삼키는 방법, 환자 자세를 조작함으로써 임상가는 삼킴 능력을 포괄적으로 평가할 수 있다. BOX 8-4에서 비디오투시 삼킴 검사의 더 많은 목적을 나열하였다. 추가적인 목표가 환자 개인이나 문제에 따라 적절하게 사용될 수 있다.[12]

삼킴 기전의 평가는 초기에 삼킴 경로 내 해부학적 구조물의 편차를 확인하고 설명함으로써 접근한다. 이는 방사선 해부학을 포함한 임상가의 해부학에 대한 상세한 지식을 전제로 한다. 그림 8-1은 정상 삼킴 기전의 양쪽 측면

BOX 8-4 비디오투시 삼킴 검사의 목적

- 삼킴 기전의 해부학적 · 생리학적 평가
- 삼킴 생리의 평가
- 삼킴 생리 장애의 유형 확인
- 삼킴 생리 장애의 결과 확인
- 보상적 기법의 효과 확인
- 환자 증상의 확인
- 예측의 결정

및 전방 영상을 보여준다. 삼킴 기전의 기본 생리는 환자에게 발성, 호흡, 발살바 기법 수행, 가성 발성, 또는 삼킴 경로 내 구조물들의 움직임을 촉진시키는 활동을 수행하게 함으로써 평가될 수 있다. 이러한 평가 요소들은 입인두 연하장애와 적절한 보상기법의 선택에 영향을 주는 운동장애를 확인하는 데 도움이 된다.

삼킴 생리는 환자에게 다양한 양과 재질의 조영물질을 삼키게 함으로써 평가할 수 있다. 정상 및 손상된 삼킴 생리에 대한 지식은 투시 검사의 구성요소를 평가할 때 중요하다. 생리적으로 비정상적인 부분은 감소되거나 변형된 운동 패턴에 따라 설명된다. 또한 흡인이나 잔여물과 같은 생리적 장애의 결과가 나타난다. 마지막으로, 다양한 보상 기법들의 효과가 평가된다. 보상적 자세 또는 삼킴 기법은 삼킴의 안전성 또는 효율성을 즉시 개선하고, 잠재적으로 이득이 되는 치료전략을 확인하는 데 유용하다.

증상의 확인은 비디오투시 삼킴 검사를 포함한 모든 영상검사의 중요한 목적이다. 만약 환자가 목 아래 부분에 음식물이 붙어 있다고 말하면, 투시 검사에서 그 부위를 철저히 평가해야 한다. 결과가 밝혀지지 않으면, 그 증상을 유발할 수 있는 다른 요소들을 확인해야 한다(이 경우에는 식도와 아래식도조임근이 철저히 평가되어야 한다). 이렇게 하는 목적은 임상가의 기술을 환자의 불편감과 연하장애의 증상에 초점을 맞추고, 연하장애 증상을 기술하며 증상들에 영향을 주는 삼킴 기전의 구성요소들을 적절히 평가하기 위해 투시 검사를 사용하게 하는 것에 있다.

비디오투시 삼킴 검사는 시간이 제한적이고, 환자가 먹을 수 있는 모든 음식을 대상으로 검사할 수 없다는 것을 감안할 때 검사를 해석하는 데 어느 정도의 예측이 필요하다. 이런 이유로 비디오투시 삼킴 검사의 목적에 "예측"을 포함하였다. 삼킴 기전의 구조와 기능, 삼킴 생리와 운동장애의 결과 그리고 보상적 기법의 효과를 철저히 평가한 후에 임상가는 각 환자의 기능적 삼킴 성과에 관한 일련의 결정에 관여해야 한다. 이러한 결정의 예로는 잠재적인 향후 합병증, 예를 들면 흡인성 폐렴 또는 영양 결핍; 기능적 식이 능력과 권고된 식사 단계의 변화; 적응증에 해당할 경우, 삼킴 치료의 필요성과 방향; 추가적인 임상적 평가 또는 영상의학적 평가가 필요한지; 다른 전문가들에게

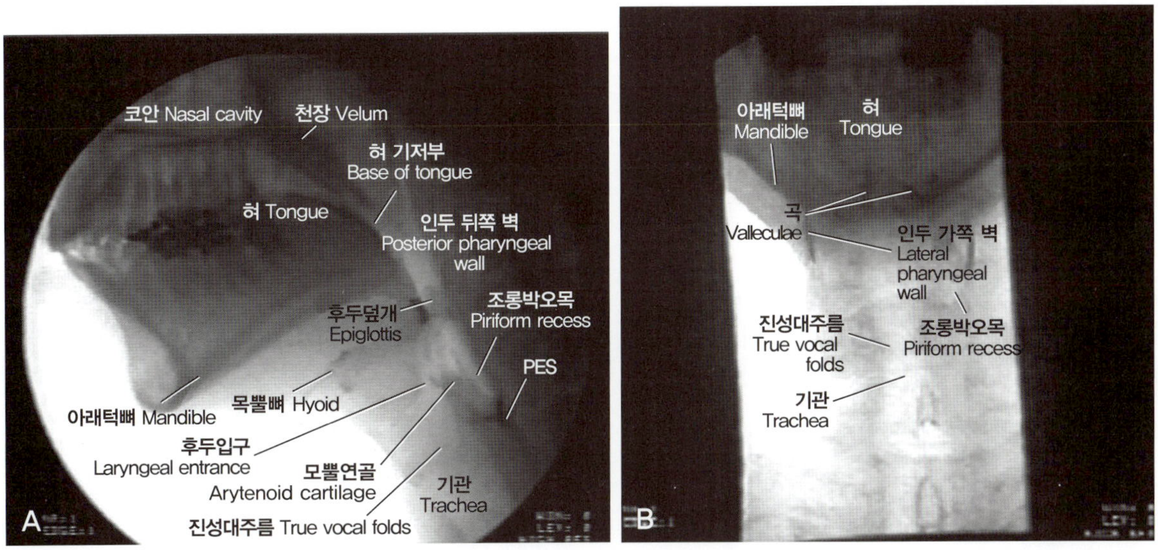

그림 8-1 정상 삼킴 기전의 측면(A)과 전방(B) 방사선 영상. PES, Pharyngoesophageal segment.

의 조언을 포함한다. 이들은 임상가가 참여할 수 있는 잠재적인 예측 부분 중 일부에 지나지 않는다. 궁극적으로 음식이나 액체의 안전하고 적절한 경구섭취에 대한 질문은 직접적으로 다루어져야 하며, 이는 이 검사의 결과에 근거해야 한다.

비디오투시 삼킴 검사의 절차

투시 검사를 위한 표준 프로토콜이 강력히 권고되고 있다. 프로토콜을 표준화함으로써 검사의 일관성과 재현성을 높일 수 있다.[8,9,12] 표준화된 프로토콜을 사용하는 것이 특정 환자나 문제에 필요할 수 있는 개별적인 변화들을 배제할 수는 없지만, 합리적인 변형이 이루어질 수 있는 일관된 틀을 마련해 준다. 환자 교육, 환자 자세잡기, 삼키는 물질, 연하검사의 순서, 결과의 해석 및 문서화 등 프로토콜 내의 여러 요소를 고려해야 한다.

환자 교육

다른 평가들과 마찬가지로 환자 자신이 무엇을 해야 하는지 이해하는 것이 중요하다. 심한 인지 기능 제한이나 의사소통 제한이 있는 환자를 이해시키는 것이 항상 가능한 것은 아니지만, 일반적으로 각 환자들에게 검사에 대한 지침을 제공해 준다. 제한된 연구에서는 투시 검사의 결과에 대한 환자 교육의 역할에 대해 언급하고 있다. 한 가지 측면으로 고려된 것은 삼킴 시 구두 신호의 역할이다. Daniels[13]등은 건강한 노년의 소수그룹을 대상으로 삼킴 시 음식덩이 흐름에 구두 신호가 주는 효과를 평가했다. 각 피험자는 5mL의 액체바륨을 자가 투여한 후 구두 신호를 줄 때까지 입안에 액체를 담아두거나 또는 평소대로 삼키도록 했다. 구두 신호 후 삼키는 경우와 평소대로 삼키는 경우 음식덩이의 위치가 달랐다. 구두 신호 후 삼키는 경우에 입안에서는 음식덩이가 더 뒤쪽에 위치했고, 인두에서는 음식덩이가 더 위쪽부터 위치했으며, 삼킴 시간이 더 짧았다. Nagy 등[14]도 건강한 젊은 성인들을 대상으로 구두 신호 유무에 따른 삼킴 시간과 음식덩이 위치 차이에 대해 보고했다. 이러한 구두 신호 유무에 따른 차이가 두 개의 연구에서 모두 도출되고 있음에도 불구하고, 두 가지 추가적인 관찰을 고려해야 한다. 첫째, Martin-Harris 등[15]이 보고하였듯이 건강한 젊은 성인에서 인두기 삼킴이 일어나기 전의 삼킴 시간과 음식덩이 위치가 다양하다는 것이다. 둘째, 건강한 성인들을 대상으로 얻은 데이터를 연하장애가 있는 환자들의 수행도로 직접적인 변환이 불가능하다는 것이다. 임상가는 환자의 상태를 고려하여 이러한 검사들을 시행해야 하지만, Daniels[13]와 Nagy[14] 연구에서 보고된 데이터에서처럼 타이밍 또는 음식덩이 위치가 연하장애의 직접적인 결과를 말해 주지는 않는다. 환자 교육 또는 검사에 대한 상황적 검토가 투시 검사결과에 영향을 줄 수 있다.

환자 자세잡기

자세를 잡는 것은 환자의 신체적인 능력과 크게 관련이 있다. 일반적으로 이 검사는 환자가 머리와 몸을 적절히 지지하면서 똑바로 앉아 있는 상태에서 수행된다. 쇠약(weakness), 피로, 질병 또는 다른 이유로 신체적 제한이 있는 환자는 검사 중에 자세를 잡아주는 특별한 시스템이 필요할 수 있다(PRACTICE NOTE 8-2 참조). 신체적 제한이 있는 환자가 최적의 자세를 취할 수 있도록 돕기 위해 다양한 상업용 자세잡기용 의자를 사용할 수 있다. 자세잡기용 의자를 구매하거나 제작하기 전에 사용될 특정 투시 시스템의 물리적 치수를 아는 것이 중요하다. 주로 투시경 테이블과 타워 사이에는 고정된 최대 거리가 있다. 뿐만 아니라 이 검사는 전형적으로 측면과 전방 촬영이 이루어진다. 선택된 의자 또는 자세잡기 시스템은 측면과 전방 촬영을 모두

PRACTICE NOTE 8-2

일본을 방문하였을 때, 나는 특히 혁신적인 자세잡기용 의자가 비디오투시 삼킴 검사에 사용되는 것을 관찰했다. 환자(뇌졸중 후 심각한 신체적 제한이 있었다)는 수정된 전동 휠체어처럼 보이는 의자에 앉혀졌다. 그 의자는 C-arm 투시경의 영상 영역 안에 위치되었다. 검사자가 원격조정을 통해 환자를 올리거나 내릴 수 있고, 앞으로 또는 뒤로 기울일 수 있으며, 좌우로 기울일 수 있었다. 이 의자는 특정 영상검사에서 환자의 자세 변형이 삼키는 기능에 미치는 영향을 평가할 수 있다는 점에서 유익했다. 이 특별한 의자가 없었다면 자세 변화에 대해 평가되지 않았거나 평가 시 환자와 검사자 모두에게 큰 부담을 주었을 것이다.

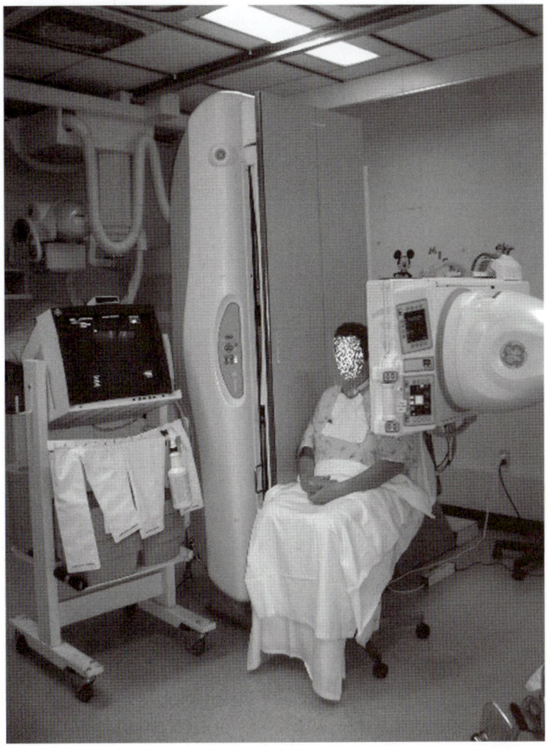

그림 8–2 환자가 측면 촬영을 위해 투시경에서 자세를 취하고 있다.

수용할 수 있도록 조정 가능해야 한다. 마지막으로 측면 촬영의 경우 몸집이 큰 환자는 투시경 테이블과 타워 사이의 고정된 공간에 쉽게 맞지 않을 수 있다. 이런 경우에는 가능한 한 측면 시야를 유지하면서 환자를 약간 비스듬한 방향으로 회전시키는 것이 가능하다.

전형적으로, 비디오투시 삼킴 검사는 환자의 측면(또는 비스듬한) 위치에서 투시 영상을 촬영하는 것으로 시작한다(그림 8–2). 측면 영상은 입술에서 경부 식도까지의 삼킴 기전을 잘 보여주고, 기관과 식도를 가장 잘 분리해서 보여준다. 측면 촬영은 물질이 상부 기도로 들어가는지를 결정하는 데도 유용하다. 측면에서 연하 검사를 한 후, 전방 촬영을 위해 환자를 회전시킨다. 전방 영상은 삼킴 기전에서 대칭성을 평가하는 데 유용하다. 환자가 앉아 있는 자세에서 식도를 촬영할 때 시야의 범위가 종종 제한된다. 이러한 상황에서는 환자의 신체적 제한이나 연하장애의 특정 양상에 따라 서거나 누운 자세를 취하게 한 상태에서 영상을 촬영한다. 실제로, 투시 검사 동안 도움 없이 서는 것이 가능한 일부 환자에서는 전체 검사에서 선 자세로 시행할 수 있다. 이러한 경우 환자가 이동하고 자세를 잡을 때 조정의 정도를 크게 허용할 수 있다.

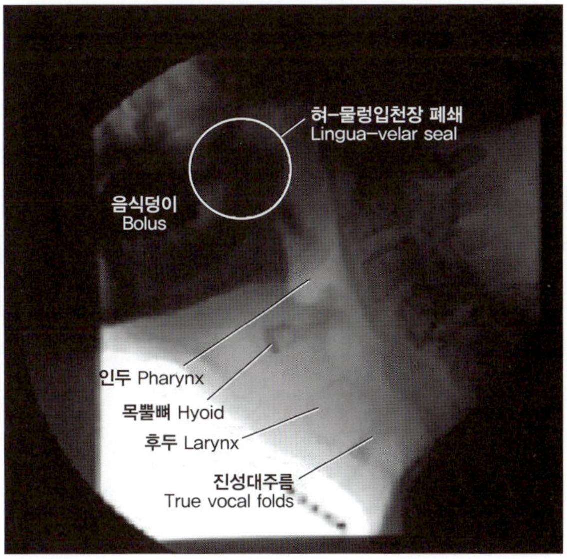

그림 8–3 입안에 음식덩이를 물고 있는 모습을 보여주는 측면 촬영 영상

투시 검사 시 사용되는 물질

투시연하검사에서 사용되는 주요 물질은 황산바륨 현탁액이다. 이는 양성조영제로서 **방사선 불투과성(radiopaque)** 물질이다. 결과적으로 황산바륨은 투시 영상에서 공기와 같이 회색 음영으로 보이는 음성조영제에 대비하여 까맣게 나타난다. 조직과 뼈는 회색 음영(공기보다 어둡게)으로 나타나는데 이는 밀도와 관련이 있다. 그림 8–3은 입안 음식덩이의 음영, 다양한 뼈 구조들(목뿔뼈 포함), 인두와 기관 안에 있는 공기 등을 보여준다.

임상가들 사이에서 황산바륨을 단독으로 사용할지 또는 실제 음식물과 혼합하여 사용할지는 뜨거운 논쟁거리이다. 논의를 통해 명확한 정답이 나오지 않았고, 양쪽 지지자들 모두 타당한 의견을 보이고 있다. 바륨을 단독으로 사용하는 것을 주장하는 입장은 음식 질감의 범위가 방대해서 환자에게 주어진 섭취 가능한 모든 음식 또는 액체를 모두 영상화하기 불가능하다는 것이다. 실제 음식을 사용하는 것에 대한 또 다른 반대 의견은 음식물이 기도로 들어가서 흡인되면 합병증의 잠재적 원인이 될 수 있다는 것이다. 바륨과 실제 음식을 혼합하여 사용하는 것에 대한 지지자들은 바륨이 실제 음식물의 농도를 변화시키지 않는다는 것이다. 그러나 Nagy, Steele와 Pelletier[16]의 연구에서 바륨을 액체에 첨가해도 삼킴과 관련된 변수들에 크게 변화를 주지 않는다고 보고했다. 흥미롭게도 바륨이 맛이라는 삼킴의 특성(10장 참조)에 영향을 주는 것으로 보인다. Dietsch 등[17]의 연구에서는 바륨의 첨가가 다양한 액체들의 맛의 강도를 낮추고, 식욕을 감소시키며, 액체 마시는 것을 거부하는 비율을 증가시킨다고 보고했다. 이 연구들은 음식 대 바륨 논의를 다루기 시작한 흥미로운 관찰들을 제시한다. 그러나 보다 강력한 결론을 내리기 전에 넓은 범위의 삼키는 물질(예: 액체 이상)과 연하장애 환자에게 초점을 맞춘 추가적인 연구가 필요하다.

음식 대 바륨 논의의 결과와 무관하게 투시 검사 중에 다양한 범위의 질감과 양을 사용하는 것의 중요성은 간과할 수 없다. 정상적인 삼킴 기전이 음식덩이의 양과 질감의 변화에 적응한다는 것은 잘 알려져 있다.[18-21] 이러한 조절이 없을 경우 연하장애 환자는 다양한 보상을 보일 수 있고, 생리적 기능 장애와 보상능력의 상실을 나타낼 수 있다. 투시 검사 시에 사용된 양은 발표된 보고서에 따라 상이하다. 한 가지 고려사항은 정상 성인에서 섭취하는 평균적인 양이다. 출판된 문헌은 약 20mL의 액체 한 컵을 평균적으로 마시는 양으로 제시하고 있다.[22] 그리고 평균적인 티스푼의 양은 5mL이다. 그러므로 기능적인 관점으로 볼 때 임상증상이 더 적거나 더 많은 물질을 사용할 임상적 적응증이 없는 경우, 대다수의 삼킴 시도는 이 범위 내의 양을 포함하는 것이 합리적이다. 실제로, 최근 연구결과[23]에 의하면 5mL의 묽은 바륨 액체를 삼키는 것과 5mL의 과일즙 농도의 바륨 액체를 삼키는 것이 15개의 생리적 연하 구성요소를 해석하는 데 가장 큰 기여를 했다고 한다. 저자의 표준 프로토콜은 임상적으로 적응증이 된다면, 각 5mL와 10mL의 물질을 사용하고 환자가 컵 또는 빨대를 사용해 자유롭게 마시도록 허용한다. 양과 농도의 선택은 앞서 언급한 것과 같이 기능적 고려를 기반으로 하며, 이전 연구에서처럼 5mL와 10mL 양의 묽고 진한 액체의 표준물질을 사용하는 것이 흡인의 임상적 징후와 실제 흡인이 비디오투시 삼킴 검사를 하는 동안 관찰되는 것과 강한 연관성을 가진다는 것을 보여준다.[24]

PRACTICE NOTE 8-3

나는 임상 실습 중에 투시 검사에 대해 두 가지 다른 접근법을 사용하게 되었다. 입인두 연하장애가 임상적으로 확인되어 재활치료 대상자가 될 수 있는 환자에게 *rehab* 투시 프로토콜이라는 방법을 사용했다. 이 프로토콜에서 각 음식덩이의 양을 측정하고 묽은 액체부터 진한 액체, 푸딩까지 범위의 물질을 표현했다. 만약 환자가 이 물질들을 삼키는 게 가능한 경우, 컵 또는 빨대로 마시는 것과 으깬 물질을 추가할 수 있다. 반대로, 환자가 넓은 범위의 음식과 액체를 입으로 먹고 있지만, 특정한 증상(목구멍에 음식이 붙는 것과 같은)이 있는 경우에는 다른 접근법을 사용한다. 이런 환자들은 서 있는 자세에서 검사하고 다양한 물질을 컵으로 주고 집에서 평소 하는 것처럼 마시거나 먹도록 했다. 이러한 구별을 두는 이유는 실용성을 위해서이다. 음식과 액체를 다양하게 섭취하고 있는 환자에게 소량의 물질을 주면 검사 시간이 길어질 수 있고(그러면서 방사선 피폭 증가), 더 많은 양과 농도가 진한 물질로 평가해도 어려움이 없을 것으로 보인다. 마찬가지로, 심각한 입인두 연하장애가 있는 환자에게 많은(조절되지 않는) 양의 이러한 물질들을 준다면 기도와 관련한 합병증의 위험을 증가시킬 수 있다.

더욱이 양, 농도 또는 점도의 다양성은 삼킴 간에도 다양하다. 일반적인 점도 또는 질감의 카테고리에는 묽은 액체, 진한 액체, 페이스트 또는 푸딩, 으깨진 물질이 포함된다.[10] 어떤 바륨 제품 유형은 황산바륨을 묽게, 과일즙, 꿀의 점도로 표준화하는 것을 시도했다. 페이스트 점도의 물질은 이 제품 유형에서 가능했다. 이러한 표준화된 바륨 제품의 이점은 환자 내, 환자 간의 반복된 검사에서 일관성과 재현성을 준다는 것이다. 즉 표준화된 재료를 사용하면 다양한 재료를 사용함으로써 발생할 수 있는 검사 간 변수를 줄일 수 있다.

투시 검사 시 포함할 물질 선택을 할 때 최종적으로 고려할 사항은 환자가 보고한 증상이다(PRACTICE NOTE 8-3 참조). 예를 들어, Madhavan 등[25]은 목구멍에 음식이 붙는다고 호소한 환자들을 대상으로 어떤 물질이 가장 높은 진단적 산출(근원적인 문제를 가장 자주 확인)을 가지는지를 평가하였다. 액체(묽고 진한), 푸딩, 바륨 정제, 으깨지지 않은 마시멜로 반 개로 비교하였는데, 연구자들은 이러한 특정 증상이 있을 때 마시멜로가 가장 높은 진단적 산출을 냈다고 보고했다. 따라서 특정 증상을 보이는 일부 환자의 경우, 투시 검사에 대한 수정된 접근법이 바람직할 수 있다.

투시 검사의 순서

서로 다른 프로토콜이 투시 검사에 대해 각자 다른 순서를 제안하고 있다. 예를 들어, Logemann[12]은 묽은 액체부터 시작해서 양을 점진적으로 늘려가는(1mL, 3mL, 5mL, 10mL) 방법을 권장했다. 묽은 액체를 삼키는 것이 끝나면, 푸딩과 으깬 물질들로 평가한다. Palmer 등[8]은 투시연하 프로토콜로 5mL의 진한 액체(이 프로토콜에서는 이 카테고리에 푸딩도 포함된다)부터 시작해서 묽은 액체 그리고 으깬 물질 순서로 따라가도록 되어 있다. Martin-Harris 등[23]은 5mL의 묽은 액체로 시작해서 진한 액체, 푸딩, 으깬 물질 순서로 프로토콜을 제시했다. 그러나 이 그룹은 묽은 액체에 대해 적절히 기도 보호가 되고 인두에 남는 것이 없는 경우에 한해서만 양이 더 많고, 더 진하고, 으깬 물질을 먹도록 주의를 주었다. Jung 등[26]은 투시 검사와 내시경 검사를 사용하여 액체와 반고형 음식 간의 순서 효과를 평가했다. 그들은 시험 물질의 순서가 영상 연구의 안전성 정확도에 영향을 주지 않는다고 결론을 내렸다. 저자는 표준화된 프로토콜이 투시 검사를 할 때 유익하다는 것에 동의한다. 그러나 각 환자에 대한 "진단 결과(diagnostic outcomes)"를 극대화하기 위해 검사의 순서에 유연성을 주는 것을 권장한다. 투시 검사 시 물질의 순서를 정할 때 적어도 두 가지 접근법을 고려해야 할 것으로 보인다. 첫 번째 접근법은 환자의 연하 능력에 상관없이 표준화된 순서로 물질을 제공하는 것이다. 두 번째 접근법은 이전의 음식덩이에 대한 개별 환자의 수행능력에 따라 매우 다양한 순서로 물질을 제공하는 것이다. 이 두 가지 접근법 모두 전형적으로 환자가 앉은 자세에서 측면 영상이 보이도록 한 상태로 시작한다. 첫 번째 과제는 일반적으로 간단한 말하기 또는 발성으로, 이를 통해 삼킴 기전에 해당하는 구조물(입술, 혀, 물렁입천장, 인두벽)의 움직임을 가늠한다. 이어서 처음 바륨 음식덩이가 환자에게 제공된다.

표준화된 순서적 접근법에서는 심각한 입안마름증(xerostomia), 쇠약 또는 입안 구조물의 해부학적 편위가 없다면, 처음 음식덩이는 일반적으로 5mL의 과일즙 농도의 액체로 한다. 그 다음 물질로는 5mL의 묽은 액체 그리고 5mL 푸딩으로 이어진다. 이러한 순서를 10mL 양으로 연속적으로 반복한다. 이후 환자에게 컵에 담긴 묽은 액체 바륨을 자유롭게 마시도록 주고, 바륨 푸딩이 코팅된 으깬 물질(주로 크래커)을 제공한다.

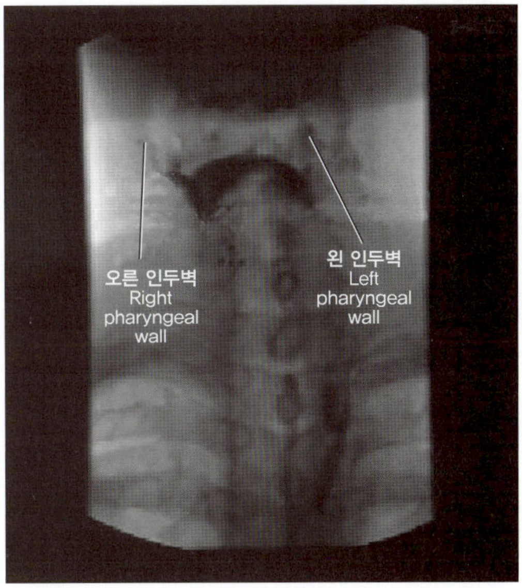

그림 8-4 환자에게 "트럼펫" 수기를 수행하도록 했을 때의 전방 촬영 영상

이러한 일련의 과정을 측면 영상으로 본 후 환자를 회전시켜서 전방 영상을 본다. 전방 영상에서 환자가 발성을 유지하고 같은 모음을 반복하도록 해서 진성대주름(true vocal folds)의 움직임을 확인한다. 일부 환자들은 가성으로 발성하도록 해서 측면 인두벽의 내측 운동을 평가한다. 일부는 "트럼펫" 수기를 수행하도록 해서 측면 인두벽의 약화를 평가한다. 트럼펫 수기는 환자에게 턱을 당기도록 하는 것으로 이를 통해 전체 인두의 영상을 확실하게 볼 수 있다. 그런 다음 환자에게 뺨을 부풀리고 트럼펫을 연주하듯이 입김을 불도록 한다(**그림 8-4**). 삼키는 동안 고개를 양쪽으로 돌리도록 하는 것은 각각의 반인두(hemipharynx)와 인두식도분절이 열리는 효과를 평가하는 데 도움이 될 수 있다. 전방 촬영 시 사용되는 물질은 측면 촬영 시 검사했던 연하기능 결과에 달려 있다. 일반적으로 방향 전환과 함께 모든 물질들을 반복하는 것은 아니지만, 충분히 삼킴을 확인하여 대칭성, 생리, 장애가 있는 움직임을 평가한다.

전방에서의 삼킴 기능 평가 전후에, 연하 생리적으로 관찰된 장애의 효과를 평가하기 위해 보상적 매뉴버를 도입할 수 있다. 흔한 보상적 수기는 턱내림 자세, 고개 돌리기, 성문위 삼킴(supraglottic swallow), 멘델슨 매뉴버(Mendelsohn maneuver)가 있다(10장 참조). 이 수기들의 효과는 삼킴의 안정성 개선(흡인과 침습이 덜 됨), 효율성(타이밍이 더 좋고, 잔여물이 더 적음) 측면에서 평가될 수 있다.

마지막으로, 식도는 가능한 경우에 평가를 시행한다. 만약 환자가 적절히 자세를 취할 수 없거나 흡인의 위험성이 매우 크다면, 식도를 관찰하는 것이 표준적인 입인두 검사에서 추가되지 않는다. 일반적으로 전체 식도 검사와 입인두 검사는 동시에 완료되지 않는다. 그러나 식도에 대한 간략한 검사가 명백한 막힘이 있거나 식도를 통해 위로 물질이 들어가는 흐름이 나쁜지를 배제하기 위해 시행될 수 있다. 만약에 임상적 소견이 심각한 식도 관련성 연하장애를 시사하고 입인두 검사에서 명백한 문제점이 밝혀지지 않았다면, 더 철저한 식도영상검사가 시행되어야 할 것이다.

임상가들은 환자에게 어느 정도의 표준 프로토콜을 시행할 것인지를 결정해야 한다. 많은 양의 음식덩이가 흡인된 환자에서 물질을 계속 제공하는 것은 바람직하지 못하며 금기시된다. 마찬가지로, 만약 환자가 과도하게 피로해지거나 반응이 없는 경우에도 검사를 중단해야 할 것이다. 환자의 개별적인 요구사항에 대한 고려 없이 맹목적으로 표준 프로토콜을 따라하는 것은 바람직하지 않다. BOX 8-5에 표준화된 투시 검사에 포함될 수 있는 물질과 그 순서를 나열하였다.

개별화된 순서적 접근법은 표준 순서적 접근법과 같은 구성요소가 포함되지만, 물질의 적용은 환자의 수행도에 따라 다르다(CLINICAL CORNER 8-1 참조). 이와 같은 접근법에서 임상가들은 다음 물질 또는 양을 선택하기 전에 각 물질에 대한 환자의 수행도를 고려해야 한다(그림 8-5). 예를 들어, 5mL의 과일즙 농도 액체가 처음 음식덩이이고, 환자에서 흡인은 없었지만 잔여물이 과도하게 남는다면, 임상가는 잔여물을 줄이기 위해 5mL의 묽은 액체를 다음 물질로 선택할 것이고, 기도 보호가 유지되는지 확인할 것이다. 만약 이 결과가 얻어진다면(잔여물이 더 적고 흡인이 없음), 다음 음식덩이는 10mL의 묽은 액체가 될 것이다. 반대로, 만약에 처음 음식덩이(5mL의 과일즙 농도의 액체)가 흡인되었다면, 다음 음식덩이를 5mL의 푸딩으로 해서 농도가 진한 물질이 기도 밖에서 유지되는지를 확인할 것

BOX 8-5 표준화된 투시 검사에 포함될 수 있는 물질과 그 순서

측면 영상 촬영 시

- 간단한 말하기와 모음 발성
- 5mL의 묽은 액체 바륨
- 5mL의 진한 액체 바륨
- 5mL의 바륨 페이스트(푸딩)
- 10mL의 묽은 액체 바륨
- 10mL의 진한 액체 바륨
- 10mL의 바륨 페이스트(푸딩)
- 컵 또는 빨대로 자유롭게 마시는 묽은 액체
- 으깬 물질(바륨 페이스트가 코팅된 크래커)
- 크래커가 남는다면 묽은 액체 반복

전방 영상 촬영 시(측면 영상 결과에 따른 실제 물질)

- 모음 발성과 가성 반복
- 전방 주시하고 삼키기와 고개 돌리고 삼키기

보상적 매뉴버

- 임상적으로 필요한 경우 검사 중 어느 때라도 도입 가능

식도 평가

- 명백한 막힘 또는 운동 이상이 있을 때 간략한 평가 시행

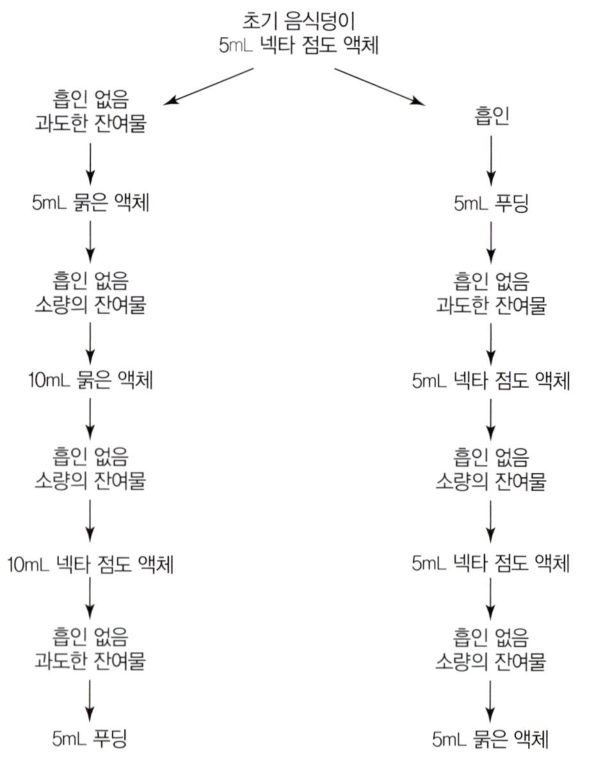

그림 8-5 투시 검사 동안 개별적인 물질의 순서가 어떻게 체계화되는지 보여주는 예시

CLINICAL CORNER 8-1 삼키는 물질을 바꿔서 적용하는 방법

환자의 특정 임상적 증상에 따라 임상가가 삼키는 물질을 제공할 때와 환자가 자가로 먹을 때 연하 기능의 수행도를 평가하는 것이 중요하다. 여기에는 더 작거나, 측정된 양 그리고 숟가락, 컵 또는 빨대로 자체적으로 선택한 양이 포함된다. 수행도의 차이가 일부 환자에서는 클 수 있는데, 특히 신경학적 결손에 기인한 인지 기능이나 운동장애가 있는 환자들에서 그렇다. 예를 들어, 임상가가 입안에 음식덩이를 넣을 때 환자가 삼키는 것을 시작하지 못한다면, 임상가는 같은 물질을 환자 손에 들려 있는 숟가락에 놓고 환자가 그 숟가락을 입으로 가져갈 수 있도록 도와야 한다(필요하다면). 비록 일부 사례에서는 이러한 간단한 수정이 유익하지 못하지만, 다른 경우에는 이러한 조정이 환자의 수행도에 큰 차이를 줄 수 있고, 따라서 비디오투시 삼킴 검사결과의 임상적 해석이 가능할 수 있다.

논리적 사고

1. 어떤 임상증상이나 장애가 연하의 시작이 안 되는 것에 영향을 주는가?
2. 어떤 신경학적 또는 인지적 기전이 스스로 먹을 때와 타인에 의해 먹여질 때 환자의 수행도 변화에 대한 효과를 가져오는가?
3. 환자가 스스로 먹었을 때 연하의 수행도 변화가 나타나는 것이 어떤 임상적 영향을 주는가?

이다. 중요한 것은 이러한 물질의 순서적 접근법들 중 어느 것도 경험적으로 연구되지 않았기 때문에 어느 하나가 다른 것보다 우월하다거나 또는 완전히 다른 접근법이 더 낫다는 것이 알려지지 않았다는 것이다. 다만 여기에서는 임상가가 투시 검사 중에 선택할 수 있는 옵션들을 제시하였다. 이러한 권고사항 외에도, 영상검사의 다른 구성요소들도 권장된다.

BOX 8-6 비디오투시 삼킴 검사로부터 얻게 되는 정보

해부학적 구조

- 모든 구조물

삼킴 움직임이 없는 경우(음성 또는 모음 발성)

- 입술
- 혀
- 아래턱뼈
- 물렁입천장
- 후두(앞쪽 화면에서 성대 움직임)
- 인두벽(가성 발성)

삼킴 움직임(음식덩이 크기와 점도에 따른 변동)

- 구강에서 앞과 뒤쪽에서의 유지 정도
- 반고형과 고형에 대한 씹기 작용
- 물질의 아래인두까지로의 구강 이행
- 입안-코안 분리
- 목뿔뼈 움직임
- 후두 상승과 폐쇄
- 인두 수축
- 인두식도조임근 개방

삼킴의 생리적 장애로 인한 결과

- 앞뒤로의 흐름
- 잔여물
- 음식덩이의 잘못된 방향성, 기도 내용물

보상적 매뉴버의 효과(장애에 따른 변동)

- 자세 교정
- 머리 위치 변화
- 삼킴 타이밍의 변화(예: 멘델슨 매뉴버)
- 호흡-멈춤 매뉴버
- 음식덩이 변화

* 인두식도분절

관찰 요소

비디오투시 삼킴 검사의 "정량화" 해석에 대한 최근의 시도에도 불구하고,[23,27-30] 해석은 삼킴의 여러 다른 요소들에 관련된 다양한 범위의 사건들을 나타낸다. 이전에 언급된 검사에서의 다양한 요소들과 사건들을 고려한 해석은 임상가들과 저자들에 따라 다양하다. 다음 내용에서는 투시 검사 해석의 일반적인 접근법을 제시한다.

이 관찰 요소의 "짧은 형식"은 비디오투시 삼킴 검사의 해부학적, 생리학적 요소에 대한 것이다. 첫째로, 해부학적 세부 사항과 편차를 설명한다. 이는 구강구조, 물렁입천장, 인두, 후두, **인두식도조임근(pharyngoesophageal sphincter)**, 경부식도뿐만 아니라 경추까지 포함한다. 환자의 호소 증상에 따라 생리학적 또는 삼킴의 평가를 진행하기 전에 해부학적 요소들이 양쪽 측면 영상 또는 앞뒤 영상으로 보여진다. 측면 영상은 일련의 삼킴과정에 있어서의 움직임을 가장 잘 보여준다. BOX 8-6은 측면, 앞뒷면 영상에서 볼 수 있는 주요 사항들을 요약한 것이다. 삼킴과정의 해부학적 검토가 이루어지면, 실제의 삼킴 시도 없이 삼킴과정에 관여하는 구조물들의 기본적인 움직임 양상이 평가되어야 한다. 이를 통해 삼킴 문제를 유발하는 생리학적 원인을 이해할 수 있다. 일반적으로 평가의 이러한 요소들은 간단하며 짧은 음성 또는 모음발성과 관련이 있다. 검사 중 임상가는 입술, 혀, 턱, 물렁입천장, 후두, 인두벽들이 적절하게 움직이는지를 관찰한다. 인두벽의 움직임은 환자에게 가성 발성을 하게 하고 앞쪽에 보았을 때 가장 잘 평가될 수 있다. 이때 인두벽은 일반적으로 인두의 중앙을 향해 움직인다.

해부학 요소와 기본적인 움직임에 대한 기능을 평가한 후 임상가는 실제적으로 삼키는 과정에 대한 평가를 하게 된다. 종종 환자들에게 음식덩이를 삼키지 않고 입안에 가지고 있도록 지시할 수도 있다(그러나 이러한 방법에서 언어적 단서의 잠재적인 영향을 고려해야 한다). 이를 통해 앞쪽에서의 입술 닫힘과 뒤쪽에서의 혀, 물렁입천장의 닫힘을 평가할 수 있다. 이러한 부분에 있어서의 문제가 있는 경우 음식덩이가 앞쪽으로 유출되거나 뒤쪽 기도로의 유출이 일어날 수 있다. 만약 고형의 음식덩이가 사용되면 임상가는 환자의 음식물에 대한 씹기 작용과 응집된 음식덩이를 입인두로 넘기는 것을 관찰할 수 있다. 음식덩이가 더 크게 씹혀질수록 피스밀(piecemeal) 양상의 삼킴이 일어나게 된다. 이러한 패턴에서 환자는 입에 남은 음식물들은 남겨둔 채로 소량의 저작된 음식만을 인두로 넘기게 된다. 유동적인 음식덩이든 고형의 음식덩이든 음식덩이의 구강 통과 시기와 효율성이 확인되어야 한다. 삼킴에 있어서 구강 요소의 시간적 협응이 떨어지는 경우 기도가 닫히지 않은 상태에서 음식물이 기도로 들어갈 수 있게 된다. 또는 연장된 구강 삼킴 요소들이 식사시간을 길어지게 하여 환자에 있어서 영양장애를 유발할 가능성을 높이게 된다. 구강 삼킴 요소들의 효율성 저하는 삼킴 이후 입안의 잔여물을 초래한다. 이는 협응 저하 또는 해부학적 결함으로부터 기인하게 된다.

해부학적 또는 물렁입천장 운동의 생리학적 변화에서 기인한 입안-코안 분리의 결손은 음식물 또는 액체의 코안으로의 유입을 초래한다. 이러한 소견은 흔히 입인두 역류(nasopharyngeal reflux)라는 용어로 표현된다. 목뿔뼈와 후두는 일반적으로 삼킴 과정이 일어나는 동안 기능적인 복합체로서 움직이게 된다. 광범위한 편차가 존재하지만 대부분의 연구자나 임상가는 혀후두 복합체의 움직임을 기본적으로 상방, 전방이라고 말한다(상방움직임이 일어난 후 전방움직임이 일어난다). 이러한 움직임을 단순한 움직임으로 볼 수 있으나 적절한 혀후두 복합체의 움직임은 충분한 혀 기저부와 인두벽의 근육 기능과 관련성이 있다. 총체적으로 이러한 작용에 의해 인두식도조임근의 개방이 일어난다. 또한 혀후두 복합체의 움직임은 삼키는 동안의 후두덮개 움직임에 영향을 끼친다. 후두덮개는 혀 기저부와 후두 사이에 위치한다. 후두의 상승작용과 함께 혀 기저부는 후하방으로 움직이고 상방의 인두가 수축하며 후두덮개는 뒤쪽으로 굽혀져 기도를 보호한다. 이러한 결합된 움직임 양상(혀 기저부, 목뿔뼈, 후두, 인두)의 결함은 후두덮개 앞쪽의 후두개곡(valleculae)의 삼킴 후 잔여물을 남기게 된다. 삼키는 동안 원치 않는 물질이 기도로 들어가는 것을 막기 위해 후두 또한 닫히게 된다. 측면 투시 검사 화면상 후두덮개 쪽으로 근접하여 앞쪽으로 움직이는 모뿔(arytenoid)연골을 볼 수 있게 된다. 후두가 상방으로 움직이며 인두는 수축하고 혀 기저부의 뒤쪽으로 밀어주는 작용과 함께 음식덩이를 아래인두를 통해 인두식도조임근 안으로 이동시킨다. 후두 뒤쪽에서 인두식도조임근이 열리며 음식덩이는 경부 식도로 이동한다. 인두 수축 또는 인두식도조임근 열림의 결함은 인두벽, 조롱박오목(piriform sinus)의 잔여물을 남기게 된다.

만약 삼킴의 생리적인 장애가 있는 경우 임상가는 그 장애로 인해 어떠한 기능장애가 유발되는지 확인해야 한다. 여러 생리적인 장애가 유발하는 기능장애들은 이전의 내용에서 언급된 바 있다. 삼킴 후 잔여물과 후두 안뜰(vestibule)으로 특정한 음식 형태가 들어가서 보이는 기도 내용물 또는 진성대 밑으로 흡인되는 것들에 대한 철저한 확인과 평가가 이루어져야 한다. 이러한 평가는 잔여물 여부, 흡인의 원인, 침습이나 흡인이 일어나는 시기 그리고 그에 대한 환자의 반응 유무가 포함된다(PRACTICE NOTE 8-4 참조). 마지막으로 보상적 매뉴버를 했을 때 효과가 있는지를 평가한다. 보상적 매뉴버를 시행할 때는 삼킴의 생리(예: 삼킴 또는 움직임의 빨라짐) 또는 기능적인 결과(예: 잔여물의 감소, 향상된 기도 보호)의 변화를 줄 수 있는지가 고려되어야 한다. 일반적인 보상적 매뉴버는 10장의 치료적 기술에서 다루고 있다.

PRACTICE NOTE 8-4

어떤 물질이든 기도로의 흡입은 심각한 일이다. 하지만 임상가는 흡인의 발생을 이해하고 이를 최소화하거나 제거하기 위해서 추가적으로 검사를 진행할 수 있다. 초기 검사 시기에 우리는 환자가 어느 물질이든 흡인이 발생하는 순간 투시 검사가 종료되는 상황들을 경험했다. 환자가 호소하는 임상적인 문제에 대한 어떠한 단서도 얻지 못하고 조기에 검사가 종료되는 것은 명백히 환자에게 이득이 되지 않는다. 몇 년의 시간이 지나는 동안 나는 투시 검사 중 흡인이 발생하는 경우에 도움이 될 수 있는 전략들을 개발하게 되었다. 우선 환자가 흡인이 발생했을 때 어떻게 반응하는가를 아는 것이 중요하다고 생각하였다. 그래서 환자가 어떠한 물질에 의해 흡인을 일으켰을 때 검사를 바로 종료하지 않고 더 지켜보기로 하였다. 이러한 수행은 환자가 흡인 물질에 대해 어떻게 반응하는지를 결정할 수 있게 기회를 제공하는 것이었다. 두 번째로 환자의 전반적인 건강상태가 크게 나쁘지 않다면 흡인의 일관성을 평가하기 위하여 한 번 더 그 흡인된 물질을 이용하여 검사를 시행한다. 만약 두 번째 검사에서 흡인이 일어나지 않는다면 세 번째 검사를 시행한다. 완벽하지는 않지만 세 번 중 두 번의 법칙을 이용하여 흡인이 될 가능성이 있는 물질들을 점도와 양을 달리하여 평가한다. 핵심은 흡인이 비일관적으로 발생할 수 있다는 것이며 이러한 간단한 전략을 통해 어떠한 물질에서 흡인이 얼마나 일관적으로 관찰되는지를 평가할 수 있다는 것이다. 어떠한 물질에 대해서 흡인이 어느 정도 일관적인지를 파악하게 되면 흡인을 줄이거나 제거하기 위해 보상적 자세나 매뉴버 또는 다른 물질들이나 양 조절을 시행해 볼 수 있다.

임상가는 체크리스트를 채택하거나 개발하여 비디오투시 삼킴 검사의 해석에 참고할 수 있다. 체크리스트는 검사의 해석을 조직화하는 데에 도움을 주나 보조적인 도구로서 사용되어야 한다. 비디오투시 삼킴 검사의 해석은 체크리스트 항목 조합 그 이상의 것이며 검사의 해석에 도움을 줄 수 있는 여러 시도들이 시행되어왔다. 연하 결과 중증도 척도 Dysphagia Outcome and Severity Scale(DOSS)[31]는 7점의 서열척도이며 기능적 장애의 정도, 권장 식이, 식이 독립성의 정도, 영양 종류를 평가한다. 이 척도에서 평가자간 신뢰성, 평가자 내 신뢰도는 입증되었으나 타당도는 입증되지 않았다. 또한 이 척도는 투시 검사뿐만 아니라 다양한 분야의 접근법에 근거하기 때문에 투시 검사의 해석에 초점이 맞추어져 있지 않은 면이 있다. 침습-흡인척도(The Penetration-Aspiration scale)[32]는 일차원적 서열척도이며 기도로의 물질이 들어가는 깊이와 들어온 물질을 배출시키는 환자의 능력을 평가한다. 임상가는 "침습-흡인" 척도가 연하장애의 중증도를 나타내는 척도가 아니라는 것을 반드시 알아야 한다. 이 척도는 연하장애의 여러 측면 중에 물질이 기도로 들어가는 것을 평가하는 한 가지 측면만을 설명한다. 이처럼 이 척도는 침습과 흡인을 보이는 환자들에만 초점을 두고 있다. 많은 환자들은 음식물의 후두로의 침습 또는 성대 밑쪽으로의 흡인이 없이도 심각한 연하장애를 보인다. DOSS 척도와 같이 침습-흡인 척도의 신뢰도는 입증되었으나 타당도는 입증되지 않았다. 더욱이 Carnaby[30]가 지적한 대로 이러한 척도를 사용한 여러 논문과 문헌들에서 환자의 증상과 관련된 일정하고 일치되는 결과를 얻지 못했다. 그래서 침습-흡인 척도는 흡인이 되는 깊이와 이에 대한 환자의 반응을 나타내는 데에는 적절하나 그 이상의 임상적 의미를 가지지는 않는다.

최근에 Martin-Harris 등[23](Modified Braium Swallow impairment Tool [MBSImp]), Han 등[27,28](Videofluoroscopic Dysphagia Scale, VDS), Carnaby(Computed Video Fluoroscopic Evaluation, C-VFE)[30]는 비디오투시 삼킴 검사를 평가하는 체계적이고 유효한 프로토콜을 개발하는 시도를 해왔다. 이러한 프로토콜들이 전반적인 임상 현장에서 사용되지는 않으나 세 프로토콜 모두는 투시 검사를 평가하는 좋은 접근법이다. **표 8-1**은 각각의 프로토콜 안의 평가 항목들을 보여준다. 몇몇의 평가 항목들이 각 프로토콜에서 공통적으로 나타나지만 임상적으로 중요한 차이가 존재한다. 그럼에도 불구하고 이러한 투시 검사의 정량적인 접근법의 장점은 각 고유의 프로토콜에 내재된 심리측정학적 타당성이며 필요에 따라 각각의 접근법에 대한 더 많은 세부 사항을 추가적으로 참고할 수 있다는 점이다. 이러한 검증된 정량화된 평가법은 근래에 일반적으로 적용될 것으로 보인다. 삼킴 수행에 있어서 추가적인 평가로는 삼킴의 타이밍 측면을 평가하는 것이다. Logemann[12]는 삼키는 동안의 음식덩이가 움직이는 시간에 초점을 맞추어 구강 이행 시간(oral transit time), 인두 이행 시간(pharyngeal transit time), 인두 지연 시간(pharyngeal delay time), 식도 이행 시간(esophageal transit time)에 대한 평가를 제시했다. 또한 삼킴 기능의 요약화된 측정법으로 oropharyngeal swallow efficiency(OPSE) score를 제시했으며 이는 식도로

표 8-1 세 가지 수치화된 삼킴 척도의 항목 비교

MBSImp (Martin-Harris)	VDS (Han)	C-VFE (Carnaby)
입술 닫기	입술 닫기	구강 준비
자세유지/혀 조절	음식덩이 형성	구강 이행
음식덩이 준비/씹기	씹기	인두기 시작
음식덩이 운반/혀 움직임	실행증	혀인두 상승
구강 잔여물	혀-입천장 접촉	인두 기능
인두기 삼킴 시작	이른 음식덩이 놓침	인두식도조임근 기능
물렁입천장 상승	구강 이행 시간	흡인
후두 상승	인두 삼킴 시작	
앞쪽 목뿔뼈 움직임	후두덮개 오목 잔여물	
후두덮개 움직임	후두 상승	
후두 닫힘	조롱박오목 잔여물	
인두 스트리핑 파형	인두벽의 코팅	
인두 수축	인두 이행 시간	
인두식도조임근 열림	흡인	
혀 기저부 되돌아옴		
인두 잔여물		
식도 청결		

C-VFE, Computed Video Fluoroscopic Evaluation; *MBSImp*, Modified Barium Swallow Impairment tool; *VDS*, Videofluoroscopic Dysphagia Scale.

넘어가는 음식물의 %를 구강과 인두 시간의 합으로 나눈 수치이다. 시간 측정은 투시 검사에서 포착된 영상을 이용하여 비교적 용이하게 시행될 수 있다. 추가적인 **생역동학적(biokinematic)** 측정법으로 삼킴이 일어나는 동안의 다양한 구조물들의 복합적인 움직임을 타이밍과 함께 분석하는 방법이 있다. 이러한 접근법에서 목뿔뼈와 후두의 최대 상승, 위식도조임근의 최대 개방, 인두 수축의 양과 같은 다양한 삼킴 움직임이 측정될 수 있다.[33-35]

삼킴의 타이밍과 움직임에 대한 평가는 기본적인 삼킴 패턴에 대한 해석에 객관적인 측면을 더해 준다. 그러나 McCullough 등[36]이 강조하였듯이, 제안된 많은 투시 검사 해석에 대한 평가법들을 검증하고 표준화할 필요가 있다. 저자의 경험에 따르면 임상가들은 삼킴 과정에서 음식덩이의 속도를 통해 예비 진단을 생각하지만 구체적인 시간 요소들에 대해 객관적으로 평가하는 것은 임상현장에서 흔히 시행되지 않는다. 추후의 연구들은 삼킴기능의 저하에 대해 임상적으로 가장 의미를 갖는 객관적인 타이밍과 움직임에 대한 측면들을 밝히는 데 초점을 둘 것으로 보인다.

투시 검사의 강점과 약점

투시 검사는 연하장애를 임상적으로 평가하는 가장 적합한 검사로 여겨진다(CLINICAL CORNER 8-2 참조). 투시 검사는 이를 뒷받침하는 많은 강점을 가지고 있다. 영상으로 기록되는 역동적인 검사로서 구강, 인두 삼킴과정의 전체적인 생체역학적 평가가 이루어질 수 있으며 입술부터 식도까지의 포괄적인 삼킴에 대한 정보를 제공한다. 또한 병원환경에서 환자와 임상가 모두에게 쉽게 검사가 가능하다.

이러한 투시 검사의 강점들에도 불구하고 검사의 약점 또한 존재한다. 가장 문제가 되는 부분은 평가에 있어서 평가자 사이에서의 광범위한 다양성이다. McCullogh 등[37]과 Baijen 등[38]은 투시 검사의 평가에 있어서 평가자 간, 평가자 내의 광범위한 다양성을 보고했으며 투시 검사의 평가자에 대한 체계적인 교육을 시행하도록 강력히 권유하였다. 방사선의 사용 또한 문제가 될 수 있는 부분으로, 특히 여러번 반복적으로 검사가 시행되는 경우에 해당한다. 한 번의 검사에서 노출되는 방사선의 양은 극히 적다. 또한 자연적으로 발생하는 분비물은 영상에서 조영되지 않으므로 이를 평가하는 데에는 좋지 못한 방법이다. 다른 문제 사항은 다음과 같다. 흡인의 발생 유무가 평가되나 실질적으로 흡인이 발생되어 생기는 결과는 알 수 없다는 것, 기도가 닫히는 과정에 대한 평가가 어렵다는 것, 병원 밖 환경에서 평가가 어렵다는 것, 일반적인 식이 환경이 아닌 특수한 환경에서 매우 짧은 시기에 검사가 진행되어 실제의 기능적인 식이 능력을 반영하지 못한다는 것, 영상의학과와의 협

CLINICAL CORNER 8-2 삼킴 기전을 위한 더 많은 영상 검사

방사선사는 삼킴/소화기계를 영상화하는 다양한 방법을 가지고 있다. 두 흔한 기술은 기존의 바륨 삼킴 검사와 섬광조영술이다. 첫 번째 검사인 바륨 삼킴 검사는 상부 위장관계 검사 또는 식도촬영술로 알려져 있다. 이 검사가 주로 보는 것은 식도이다. 아래인두와 위가 검사 중에 보일 수 있다. 이 검사의 많은 변형된 검사가 존재하지만 검사 절차는 일반적으로 엎드려 누워 시행된다. 액화된 바륨이 대량으로 빨대를 통해 섭취된다. 방사선사는 실시간으로 연속적인 화면을 보게 되지만 보통 식도에서의 특정한 병리학적 이상을 보이는 사진만을 얻을 수 있다.

두 번째 검사인 섬광조영술은 실제로 핵의학적 절차로 진행된다. 섬광조영술은 방사성 동위원소를 이용하며 주로 테크니튬-99 설퍼 콜로이드를 다른 물질과 섞어 사용한다. 저자의 실험실에서는 흔히 계란의 흰자 용액이 섞는데 사용되며 이 검사는 "tech-egg study"로 알려져 있다. 하지만 방사성 동위원소는 다양한 반고형 물질과 진한 액체류 음식에도 섞일 수 있다. 이 검사에서 방사선은 방사성 동위원소를 통해 방출되고 섬광 카메라와 컴퓨터를 통해 측정된다. 간단하게 말해 환자는(매우 적은 양의) 방사성을 띠는 물질을 검출기 앞에서 삼키고 서고 앉고 눕는다. 이 검사의 장점은 삼킴의 타이밍과 방향성, 삼킨 물질의 위치 그 외의 객관적인 삼킴 요소들이 평가될 수 있다는 것이다. 그래서 위 배출 검사는 특정 시기에서 삼킨 물질이 얼마나 많이 위를 떠났는지를 알기 위해 이러한 검사법을 통해 시행될 수 있다. 이 검사법은 또한 흡인된 물질의 양과 깊이를 정량화할 수 있다. 신티그래피가 입인두 연하장애에 사용되어 왔으나 임상적 평가를 위해 정기적으로 시행되지는 않는다.

논리적 사고

1. 투시 검사보다 상부 위장관계 검사를 고려할 만한 연하장애 증상 유형은 무엇인가?
2. 동시에 투시 검사와 식도촬영술을 하는 경우 어떤 제한점이 있을지 논의하시오.
3. 입인두 연하장애에서 섬광조영술의 강점과 한계점에 대해 논의하시오.

조문제, 평가자들 사이에서의 해석의 불일치가 있다. 이러한 문제 사항들은 투시 검사의 약점을 강조하려고 언급한 것이라고 보기보다는 투시 검사를 수행하고 해석할 때 고려할 수 있는 단서들로서 제시되고 있다.

내시경 삼킴 검사

내시경 삼킴 검사와 비디오투시 삼킴 검사의 차이점

비디오투시 삼킴 검사와 같이 내시경 검사는 다양한 명칭으로 불리며 *Videoendoscopic evaluation of dysphagia(VEED)*,[39] *videoendoscopic swallowing study(VESS)*,[40] *fiberoptic endoscopic evaluation of swallowing safety(FEESS)*[41]가 그 예시이다. 미국 발성-언어-청각 협회[3,42]는 위와 같은 내시경적 검사들을 총칭하여 *fiberoptic endoscopic evaluation of swallowing(FEES)*이라는 용어로 사용하도록 권장하고 있다. 한 가지 예외로는 상부 기도의 민감도를 평가하는 검사로서 *fiberoptic endoscopic evaluation of swallowing with sensory testing(FEESST)*[43]이다. 하지만 투시 검사와의 차이점을 논의하기 위하여 이 장에서는 위의 용어들을 통합하여 내시경 삼킴 검사라는 용어를 사용하기로 한다.

BOX 8-7 투시 검사와 내시경 삼킴 검사의 유사점과 차이점

유사점
- 검사목적
- 검사재료
- 평가 과정

차이점
- 기술적 차이
- 화면 시야
- 이동성
- 반복성
- 검사시간
- 감각 평가

내시경 삼킴 검사는 연하장애를 다루는 임상에서 투시 검사보다 좀 더 최근에 시행되는 검사로 이를 사용하는 전문가는 투시 검사를 사용하는 전문가보다 드문 편이다. 이 영상검사는 점점 대중성을 얻어 적용되고 있으며 투시 검사와의 유사점과 차이점이 공유되고 있다. BOX 8-7은 현저한 유사점과 차이점을 요약하였다.

유사점

투시 검사와 내시경 삼킴 검사는 삼킴을 평가한다는 유사한 목적을 가지고 있다. 각 검사는 삼킴에 관여하는 상부 호흡소화기계의 해부학적, 생리학적 정보를 제공한다. 각 검사의 장점과 단점이 뚜렷하지만 동일한 목표를 가지고 있는 것이다. 두 검사에 사용되는 재료는 양과 질감에 있어서 다양하다. 투시 검사에서는 조영효과를 위해 황산바륨을 이용하는 반면에 내시경 검사는 자연적으로 색깔을 나타내거나 색깔을 첨가한 액체류나 고형식의 음식을 사용한다. 결론적으로 두 검사 모두 각각의 검사에서 쉽게 시각화될 수 있는 다양한 액체류와 음식을 사용한다. 두 검사 모두는 상부 삼킴 기전, 삼킴 기능, 보상 기법에 대한 해부학적, 생리학적 평가를 가능하게 한다.

차이점

명백한 기술적인 차이와 더불어 각 검사에서 확인되는 영상 결과물도 다르다. 투시 검사는 갈비뼈부터 윗쪽 구조물을 포함하는 보다 포괄적인 정보를 제공한다. 내시경 검사는 코인두부터 아래인두까지의 인두에 집중하여 영상물을 획득할 수 있다. 일반적으로 내시경 검사에서 구강과 식도의 구조물과 기능은 평가되지 않는다. 또한 투시 검사와 달리 내시경 검사는 삼킴의 절정일 때나 음식물이 내시경을 뒤덮을 때의 영상을 얻을 수 없다. 그림 8–6은 깨끗하게 보이는 인두의 내시경 검사 영상과 분비물에 의해 불명확하게 보이는 내시경 검사 영상, 삼킴의 절정 때에 발생하는 화이트아웃의 예시 영상을 비교하고 있다. 내시경 검사 중 영상의 상태 저하가 있더라도 이 검사는 삼킴 기전에 있어서 해부학적 요소와 흘러나오는 분비물에 대한 평가를 하는 데에 있어서 투시 검사에 비해 더 우수하다. 다른 장점으로는 이동성에 있다. 내시경 삼킴 검사 장비는 상대적으로 운반이 쉬워 다양한 공간에 있는 환자를 검진하기 용이해 접근성이 높다. 또한 내시경은 방사선을 이용하지 않으므로 반복된 투시 검사에서 문제가 될 수 있는 방사선 노출에 우려가 없이 반복적으로 검사를 시행할 수 있으며 더 길게 검사를 시행할 수 있다. 마지막으로 내시경 검사는 세밀하지는 않을지라도 점막을 자극하고 환자에게 자극을 느끼는지 물어봄으로써 감각기능을 평가할 수 있다.

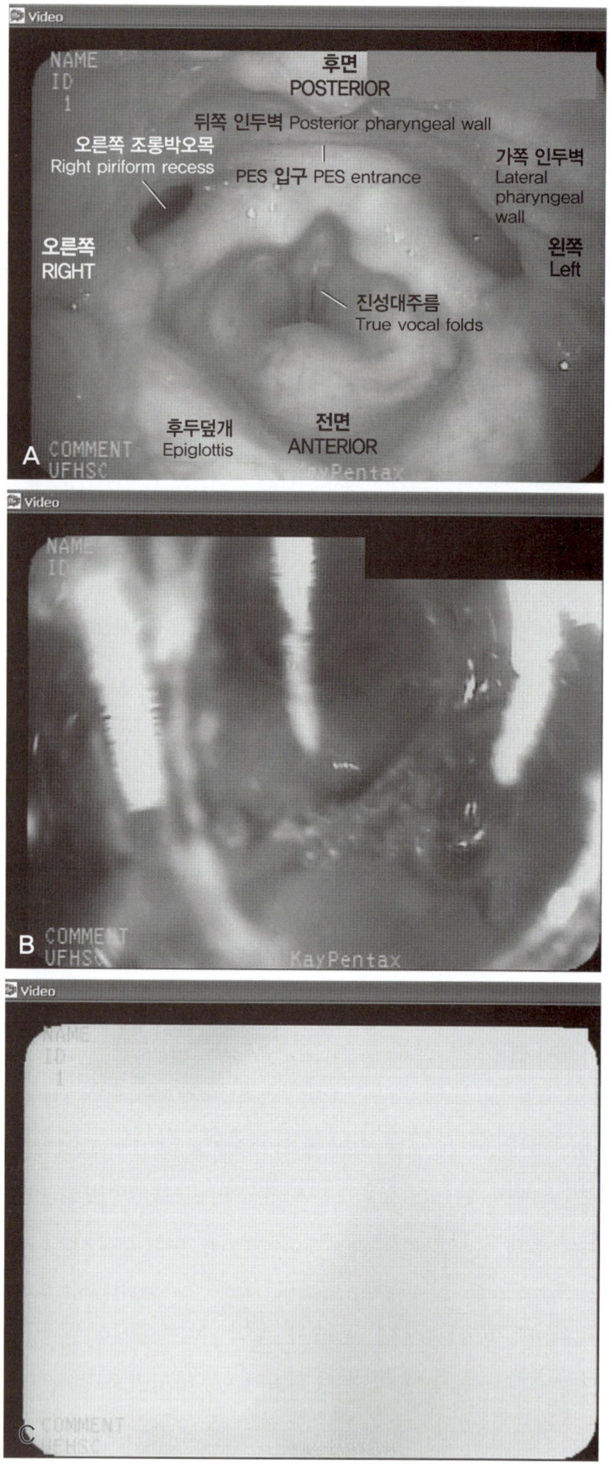

그림 8–6 인두식도 부위.
A. 깨끗이 보이는 인두의 내시경 검사 영상
B. 분비물에 의해 불명확하게 보이는 내시경 검사 영상
C. 화이트아웃의 예시 영상

내시경 삼킴 검사에 대한 절차

내시경 삼킴 검사는 이상적으로 코인두에서부터 아래인두까지의 인두를 보기 위해 맞춰졌다. 이 영상검사에서 약간의 변형이 설명되지만 일부 요소는 모든 변형에서 공통적이다.[39,43-45] 일반적으로 내시경 삼킴 검사는 다섯 가지 구성요소로 이루어진다.

(1) 인두 해부의 평가(인두 구조 포함), (2) 인두 구조의 움직임과 감각의 평가, (3) 분비의 평가, (4) 액체와 고형 음식의 연하 기능에 대한 직접적인 평가, (5) 보상 동작의 효과에 대한 평가

이 평가를 위해서는 특수한 장비가 필요하다. 연하기능 평가에 적합한 내시경 장치로서 최소한의 필요사항은 광섬유 내시경, 광원, 카메라 등을 포함한다. 이러한 기본적인 요소들은 **그림 8-7**에 설명된다. 더 고급 옵션은 **그림 8-8**에 보이는 녹화장비(비디오테이프, DVD 또는 컴퓨터 파일)를 포함한다. 비디오 내시경은 내시경의 끝에 "카메라"를 마이크로칩으로 위치시킴으로써 훌륭한 영상들을 제공한다. **그림 8-9**는 일반 내시경과 비디오내시경을 비교하는 사진이다.

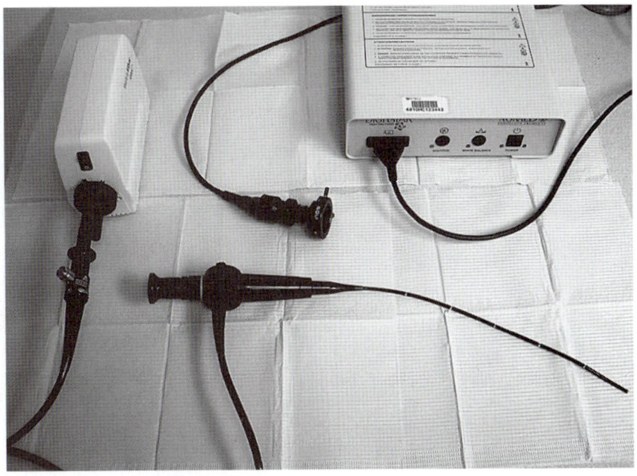

그림 8-7 내시경 삼킴 검사의 기본 장비: 내시경, 광원, 카메라

내시경 검사의 첫 단계는 환자 교육이어야 한다. 이것은 이 검사를 처음 하는 환자에게 특히 중요하다. 코를 통한 내시경 검사는 통증이 없으나 일부 사람들에게는 불편할 수도 있다. 가능하다면 언제든지 환자에게 절차에 대한 설명을 해야 한다.

다음 단계는 코 마취제의 사용 여부이다. 역사적으로 **혈관수축제**(vasoconstrictor)와 마취는 검사 전 스프레이 형태

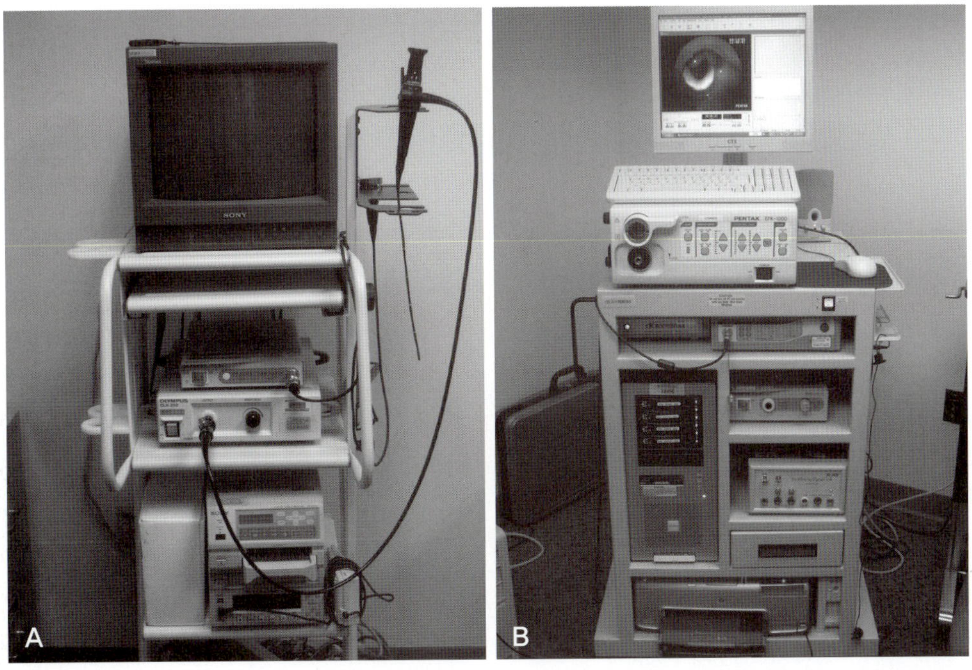

그림 8-8 완전한 내시경 시스템

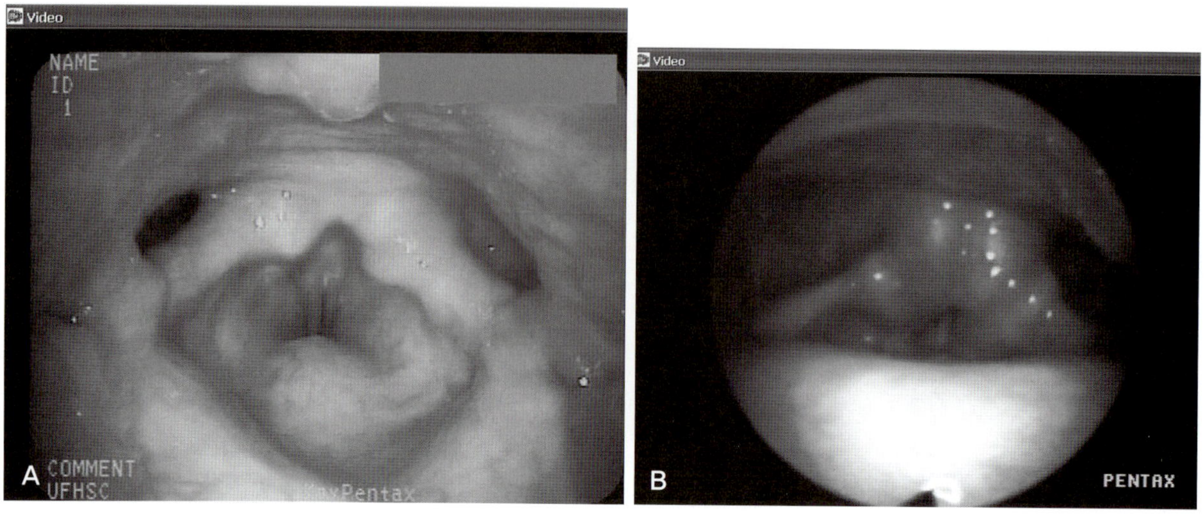

그림 8-9 비디오내시경(A)과 일반 내시경(B)의 영상 비교

의 제품을 사용해왔다(PRACTICE NOTE 8-5 참조). 대부분 검사[46,47]에 대해 약제가 필요하다는 근거는 없음에도 불구하고 적어도 한 연구[48]에서 코 스프레이 마취(1mL, 4% Lidocaine)가 검사 동안의 불편감과 통증을 줄이고 참을 수 있는 능력을 개선하는 것으로 보고했다. 그러나 이러한 코 스프레이 마취의 "이점"은 연하 수행에 더 큰 결함을 갖게 했다. 반대로, Kamarunas 등[49]은 코 스프레이의 사용이 연하 수행에 크게 영향을 미치지 않는다고 보고했다. 이 두 연구들은 앞으로의 연구에서 내시경 삼킴 검사 동안의 코 스프레이 종류와 용량의 영향에 대한 평가가 필요하다고 결론지었다. 모든 약제들은 잠재적인 부작용이 있기 때문에 만약 이 약제들이 사용된다면 적절한 투약 승인과 함께 의료진의 감독이 필요하다.

PRACTICE NOTE 8-5

많은 언어재활사들처럼 나는 이비인후과 의사의 조언 하에 내시경 기술을 배웠다. 이비인후과에서 일하면서 혈관수축제와 국소 마취제를 사용하는 것이 관습적이다. 흥미롭게도, 많은 환자들은 이것이 검사에서 가장 힘든 경험이었으며 내시경 검사가 끝난 후에도 약물 효과가 지속되었다고 말하는 경우가 많았다. 간혹 초진 환자인데도 이전에 다른 기관에서 이 약들의 적용을 받았던 환자들이 방문한다. 가끔은 그들이 "먼저 나에게 스프레이를 하지 않나요?"라고 말할 것이다. 내 대답은 부드러운 접근법을 쓴다면 약물치료가 필요 없다는 것을 확신시켜 주는 것이다. 모든 환자는 아니더라도 대부분은 "마비시키는 약"이 이 검사를 시행하는데 필요하지 않음을 알게 되었다.

처음에 광섬유내시경을 신중하게 한쪽 코안을 통과하여 코사이막을 지나 **아래콧길**(inferior nasal meatus)에 위치시킨다. 일단 내시경이 **뒤쪽콧구멍**(nasal choana)에 위치하면 물렁입천장-인두를 보기 위한 위치가 될지 모른다(NOTE: 숙련된 내시경 검사자는 가운데콧길에 내시경을 위치시키면 물렁입천장-인두를 가장 잘 볼 수 있다는 것을 안다. 그러나 환자의 불편감을 증가시킬 수 있다). 물렁입천장-인두의 조절 기능은 환자에게 흥얼거리게 하고 모음과 자음, 짧은 문장을 말하게 함으로써 검사될 수 있다. 우선, 침을 삼키는 것은 삼킴 동안 물렁입천장 움직임을 평가하기 위해 시행된다. 만약 코인두 반사가 검사되면 침을 삼키는 동안 물렁입천장-인두 입구를 통해 우선적으로 침의 통로를 찾음으로써 평가될 수 있다. 이 순간에 환자에게 삼킬 재료를 주지 않는 것이 선호되지만 기도가 깨끗하게 보일 때까지 기다릴 필요가 있다.

물렁입천장-인두의 조절 검사 후에 내시경의 끝은 입인두 안으로 들어가 목젖 아래 또는 후두덮개 위로 진행된다. 이 위치에서 후두의 구조물들을 포함한 인두는 잘 보여야 한다. 그림 8-10은 이 위치에서 모음과 벌림하는 후두의 정상 해부구조를 나타낸다. 발살바 조작을 수행하고, 다양한 재료를 삼키는 인두 활동에 대한 평가 기술은 가성 발성을 포함한다. 이것은 미묘한 해부학적 편차나 인두의 한쪽 위약의 표시를 나타내는 데 도움이 될지 모른다.

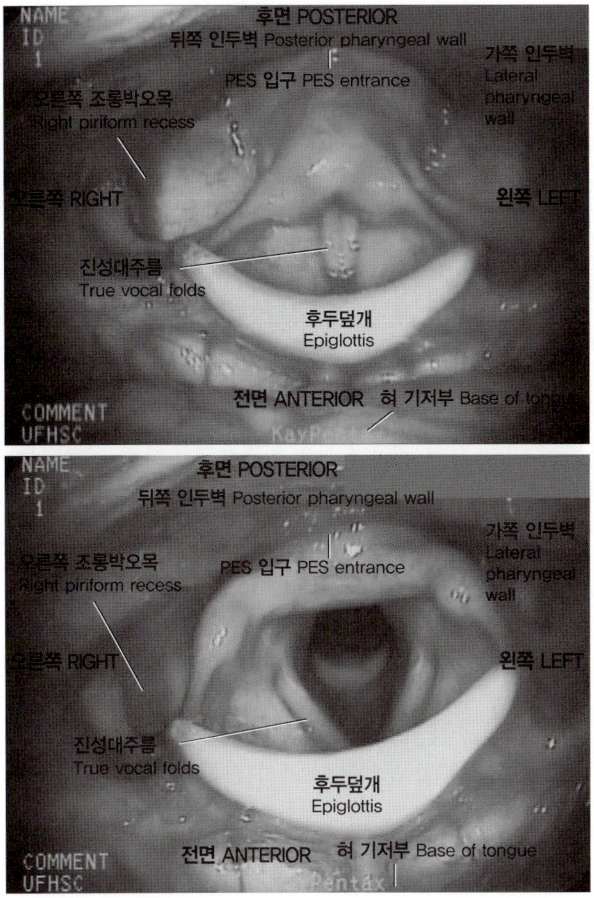

그림 8-10 후두를 모았을 때(A)와 벌렸을 때(B)의 정상 내시경 모습. PES, Pharyngoesophageal segment.

후두 기능의 평가는 모음과 벌림에 대한 활동, 빠른 교대 운동, 호흡 정지, 기침을 하여 깨끗이 하는 행동을 포함한다. 간단한 발성은 인두 모음을 잘 관찰할 수 있게 한다. 모음 "이~"는 후두를 늘리고 내시경 시야를 잘 보이게 하기 때문에 가장 흔히 사용된다. 외전은 강제로 숨을 들이마시게 하거나 코를 킁킁거리게 하여 평가될지 모른다. 후두 빠른 교대 운동은 발성과 킁킁거림을 교대로 하거나 반복된 음절 "씨~" 또는 "히"를 반복하게 하여 평가할 수 있다. 호흡정지조작은 간단호흡정지("숨을 멈추세요")와 강제호흡정지("숨을 멈추고 참으세요")를 포함해야 한다. 많은 성인들은 간단호흡정지에서 후두를 완전히 닫지 않는 것으로 잘 알려져 있다. 후두를 닫는 것은 전형적으로 강제호흡정지에서 이루어진다(상당한 해부학적 또는 생리학적 결손을 제외하고). 호흡정지조작은 호흡 조절 프로그램을 적용해야 할 수도 있을 때 간단호흡정지가 성문 폐쇄를 시키는지 또는 강제호흡정지가 그럴 것인지를 파악하는 데 중요하다. 마지막으로 환자가 자발적인 기침을 하고 그 기침이 성대로부터 고여 있는 분비물 또는 점액을 충분히 깨끗이 할 수 있는 능력이 있는지 명백히 하는 것이 중요하다.

삼킴의 시도는 내시경 검사에서 명백히 확인할 수 있는 음식 재료의 선택 이후에 이루어져야 한다. 삼킬 재료의 선택과 순차적인 준비는 비디오투시 삼킴 검사의 준비와 유사한 개념을 따른다. 삼킬 재료의 종류와 그 수는 이 검사의 해석에 영향을 미친다. 예를 들어, Butler 등[50]은 컵 또는 빨대로 다양한 액체를 사용하여 건강한 노인들의 흡인을 평가했다. 이 연구의 주요한 결론은 이 인구에서 물보다 우유에서 더 빈번한 흡인을 일으켰다는 것이다. 부피와 전달 방식이 기도 잔여물의 양에 영향을 미친 것이다. 또한 Baijens 등[51]은 삼킴의 횟수가 연하장애가 있는 종양환자와 신경계 환자에서 점도가 낮은 액체 흡인의 확인에 영향을 미친 것으로 보고하였다. 이 두 연구결과는 흡인의 식별을 높이기 위해 다양한 물질의 여러 가지 연하평가를 해야 한다고 제안한다. 각각의 연하 동안 화이트아웃의 기간은 최대 인두 협착 지점에서 발생한다. 삼킴 후 인두와 후두가 다시 보이고 침습이나 흡인에 의한 기도잔여물의 평가와 잔여물의 형태가 평가될 수 있다. 다시 말해서, 모습은 다를지 모르지만 내시경 검사에서 무엇을 볼 것인지에 대한 개념은 투시 검사와 유사하다. 손상된 연하 생리가 밝혀지면 손상된 생리와 그 결과에 대한 영향을 평가하기 위해 내시경 검사를 통해 보상 조작이 실행될지 모른다. BOX 8-8은 내시경 삼킴 평가에 포함될 몇 가지 중요한 기법과 관찰들을 요약한다. 연하장애 평가 분야에서 이 기법은 상대적으로 새롭고 모든 임상가가 일상적으로 수행하지 않기 때문에 임상가들은 이 기법에 대한 공식적인 훈련 프로그램을 찾아볼 필요가 있다.

관찰 요소

비디오투시 삼킴 검사와 마찬가지로, 내시경 삼킴 검사의 해석은 세부적인 설명을 필요로 한다.[44,45] 이 검사에서 기술하는 관찰 결과의 예시들이 BOX 8-8에 제시되어 있다. 일반적으로, 검사자는 삼킴 기전의 단계(물렁입천장-인

BOX 8-8 내시경 삼킴 평가에 대해 제안된 기법과 관찰

물렁입천장-인두
- 해부학적 편차
- 발성에서의 움직임
- 삼킴에서의 움직임
- 삼킴 동안의 조임근을 통과하는 물질의 징후

인두
- 해부학적 편차
- 분비물
- 가성에서의 움직임(바깥쪽 인두벽의 안쪽 움직임)
- 발살바 조작 – 인두 확장(주머니 또는 기타 해부학적 편차)

후두
- 해부학적 편차
- 분비물
- 발성에서의 움직임 – 모음
- 호흡정지/강제호흡정지에서의 움직임 – 모음
- 외전에서의 움직임 – 흡입 또는 킁킁거림
- 빠른 교대 운동
- 기침

삼킴
- 재료의 부피와 "양"을 다르게 하라
- 구강 봉쇄 : 혀-물렁입천장 봉쇄
- "화이트아웃" – 인두 수축의 정도
- 잔여물
- 기도 중간물 – 후두 침습/흡인
- 잔여물 또는 기도 중간물에 대한 환자의 반응
- 조작과 보상의 효과

두, 인두, 후두)의 해부학적 무결성을 평가해야 한다. 각 단계의 기본동작 특성은 감소되거나 없어진 동작을 참조하여 문서화되어야 한다. 또한 분비물의 존재 역시 기록되어야 한다. 분비물은 인두 또는 후두의 위치, 양과 농도(물기가 많은, 두꺼운 등), 자발적 삼킴 동안의 움직임, 목구멍 청소 또는 기침 등으로 설명되어야 한다. 일단 삼킴 기전의 기본적인 해부와 생리가 평가되면 삼킴 시도가 평가된다. 비디오투시 삼킴 검사와 마찬가지로 환자는 다양한 부피와 농도의 재료로 삼킴을 시도하게 된다. 삼킴 구조물 움직임은 삼킴 시도 동안 기술된다. 기도 문제와 잔여물은 침습, 흡인 또는 잔여물에 대한 환자의 반응과 함께 기술되어야 한다.

기본 설명 외에도, 비디오투시 삼킴 검사에서 먼저 개발된 침습-흡인 척도[19]와 같은 척도가 내시경 삼킴 검사의 해석에 적용된다.[52] 비디오투시 삼킴 검사와 유사하게 임상가와 검사자들은 내시경 삼킴 검사에 적용할 다양한 시간 측정 방법을 고려해왔다.[44] 그러나 각 측정법은 내시경 삼킴 검사에서 적용하는 데에 투시 검사에서와 같은 강점과 한계점를 제시한다. 또한 비디오투시 삼킴 검사와 유사하게 내시경 삼킴 검사의 해석을 정량화하고 임상적 의사결정에 도움이 되는 내시경 관찰을 확인하기 위한 최근의 시도 또한 나타났다.[53-57] 최근에 투시 검사의 해석을 정량화하는 시도 역시 유사하게 있음에도 불구하고 이러한 프로토콜은 일반적으로 임상에서 사용되지 않는다.

내시경 삼킴 검사의 강점과 약점

투시 검사와 마찬가지로 내시경 검사는 동적인 연구이며 기록할 때 검토 기능을 갖춘 인두 연하 기능의 객관적인 검사를 제공한다. 투시법과 비교하여 인두 해부학, 감각, 후두 폐쇄 패턴 및 분비물에 대한 우수한 정보를 제공한다. 장비의 휴대성과 반복된 평가로 인한 X선 노출의 걱정이 없기 때문에 접근성은 내시경 검사의 강점으로 간주된다. 일부 임상가와 연구자들은 종종 환자들에게 기도 보호 전략을 가르치기 위해 바이오피드백 도구로써 반복적 응용으로 이 기술을 사용해왔다.[58-60] 마지막으로 이 절차대로의 내시경 검사는 방사선이 포함되지 않기 때문에 투시 검사보다 오래 시행하는 것이 가능하다.

아마도 내시경 삼킴 검사의 가장 큰 한계는 비교적 제한된 내시경의 시야이다. 투시 검사와 달리 이 검사는 구강, PES 또는 식도의 영상을 제공하지 않는다. 그래서 이미지와 평가 초점은 삼킴에서 인두 측면에 있다(CLINICAL CORNER 8-3 참조). 연하의 정점 동안 화이트아웃의 문제는 이 검사의 가장 큰 한계로 제기되어 왔다. 그러나 이 검사에서 일시적인 이미지의 손실은 평가의 결과에 거의 영향을 미치지 않으며 일부의 경우 정상적 화이트아웃 현상이 발견되지 않을 경우 인두 삼킴의 약화를 의미한다.

이 검사에 대하여 안전문제가 제기되는 경우가 있다. 잠재적인 합병증으로 코피, 후두 경련, **혈관미주신경 반응(vasovagal response)**, 사용된 약제로 인한 알레르기 반응 등이 있다. 그러나 이 검사를 받은 많은 환자들에 대한 연

CLINICAL CORNER 8-3 인두 너머의 내시경

이 장은 의사와 언어재활사를 포함하여 연하장애 클리닉에서 시행하는 가장 흔한 검사인 광섬유 내시경 삼킴 검사(FEES)에 초점을 맞추고 있다. 그러나 흔히 *esophagoscopy*나 *esophagogastroduodenoscopy*(EGD)로 불리는 다른 검사들은 빈번하게 위장전문가에 의해 시행된다. 더 최근의 검사인 경비식도 내시경 검사(TNE)는 이비인후과 전문의들 사이에서 인기를 얻고 있다. 두 검사들은 FEES에서 사용되는 것보다 더 길고 큰 내시경을 사용하여 식도를 평가할 수 있다. EGD 검사에는 진정제를 사용하지만 TNE는 그렇지 않다. TNE 동안에 환자가 깨어 있기 때문에 다양한 재료를 삼킬 수 있고 의사는 음식덩이가 식도를 통과하는 것을 평가할 수 있다. 또한 TNE는 내시경으로 깨어 있는 환자의 코를 통과시키면서 이비인후과 전문의에게 인두와 후두를 평가할 기회를 제공한다.

연하장애 임상가들은 캡슐내시경 같은 추가적인 검사를 접할 수도 있다. 이름에서도 알 수 있듯이, 이 기술은 환자가 착용하는 작은 장치에 사진을 전송하는 무선카메라를 포함하는 캡슐(대략 비타민제제 크기)을 환자가 삼켜야 한다. 캡슐이 식도를 통과하면서 비디오 이미지가 캡처된다. 현재까지 저자의 경험에 따르면, 이 검사는 입인두 연하장애의 범위 내에서 일하는 임상가는 자주 접하지 않는다.

논리적 사고

1. 환자는 TNE와 FEES의 이점을 언제 얻을 수 있는가?
2. 다른 검사를 두고 한 검사를 제안하는 특정 증상에 대해 토론하시오.
3. TNE에 대한 FEES의 역선호도에 대해 토론하시오.
4. 연하장애가 있는 환자에게 적합한 다른 내시경 영상 기법은 무엇인가?

구에서 합병증이 거의 없는 안전한 검사라는 것을 보고했다.[44,61-65]

이 절의 앞부분에서 언급했듯이 추가 연구에 따르면 이 검사를 마치는 데에 마취제나 혈관 수축제가 필요하지는 않다.[46,47] 그럼에도, 환자의 안전은 모든 임상 환경에서 가장 중요한 관심사여야 한다. 안전하게 검사를 완료하기 어려운 운동장애 또는 출혈 질환을 가진 환자들은 이 검사에 대한 위험요인을 증가시킬지도 모른다.

내시경 삼킴 검사의 마지막 한계는 고려대상이다. 내시경 삼킴 검사의 적용이나 해석에 참여하기 전에 임상가는 적절한 수준의 감독 교육을 받아야 한다(물론, 이것은 투시 검사에도 다루어져야 한다). 미국 발성-언어-청각 협회에서 이 검사를 수행하는 데 필요한 지식과 기술을 자세히 설명하고 적절한 교육을 받을 수 있는 기전을 제안하는 가이드라인을 제시했다.[42,66]

투시 검사와 내시경 검사의 직접 비교

몇 가지 조사에서 투시 검사와 내시경 삼킴 검사의 비교를 다루었다. 몇몇은 임상 경험을 바탕으로 한 적용을 위한 실질적인 제안이었지만,[39,40] 반면에 다른 것들은 연하장애 환자 그룹에서 각각의 절차에 대한 구체적인 결과를 보다 엄격하게 비교한 것이었다.[44,67] 투시 검사의 한 가지 이점은 입술에서 위까지 삼킴에 대한 더 포괄적인 평가를 한다는 것이다. 이 장점을 토대로 투시 검사는 초기 삼킴 평가 및 식도에 초점을 맞춘 삼킴장애 증상의 영상평가를 위해 선호되는 절차로 지지되었다. 반대로 내시경 검사는 해부학 및 분비물에 대한 우수한 검사를 제공한다.[68] 이러한 장점을 바탕으로 내시경 검사는 뇌신경병증, 수술 후 또는 외상성 해부학적 변화에 이은 마비 또는 분비물의 관리나 흡인 문제가 있는 모든 연하장애와 관련 있는 경우에 지지되었다. 마지막으로 내시경 검사의 휴대성과 방사선 노출이 없는 장점 때문에 이송할 수 없는 환자(예: 침대를 벗어날 수 없는), 반복된 삼킴 검사를 필요로 하는 상황, 치료에서 바이오피드백으로써 사용될 때 지지되었다. 이러한 임상 선호도는 **표 8-2**에 요약되어 있다.

이 두 가지 영상검사 사이에 특정 결과를 비교하는 연구는 일관되게 높은 수준의 일치를 보였다. 일반적으로 두 영상 평가 간의 일치도는 다양한 관심 항목에 대해 60~90% 이상 사이의 범위이다. **표 8-3**은 이러한 연하장애를 비교하는 두 검사의 결과를 요약한 것이다.[69,70] 잔여물 또는 기도 문제는 두 검사 사이에 평균 80~90%의 일치를 나타낸다. 그러나 Crary와 Baron[71]은 주의할 점을 언급했다. 이 연구자들은 직접 관찰한 내시경 소견과 동일한 환자에서 비디오투시 삼킴 검사를 시행한 것을 비교했다. 예를 들어, 기도로 들어가는 물질이 관찰되었다면 이것은 직접적으로 관찰된 내시경 소견이다. 그러나 내시경 검사에서 삼킴 후 잔여물이 발견되면 인두가 약해지거나 감소된 후두 올림, 감소된 PES의 개구를 추측할 수 있다. 직접적으로 관찰된

표 8-2 비디오투시 삼킴 검사와 내시경 삼킴 검사의 상대적인 임상적 장점과 사용

적용	투시 검사의 이점	내시경 검사의 이점
초기 평가	V	
식도 연하장애	V	
불완전마비/완전마비(뇌신경)		V
해부학적 편차		V
분비물 평가		V
이송 불가능한 환자		V
반복 사용		V
바이오피드백		V

표 8-3 비디오투시 삼킴 검사와 내시경 삼킴 검사의 구체적인 결과를 비교한 두 가지 연구결과

소견	연구 1	연구 2
인두 잔여물	80%	89%
흡인	90%	86%
후두 침습	85%	86%
조기 유출(후방)	66%	61%

상기의 숫자는 두 영상검사 간의 일치율을 반영함

소견은 다른 내시경 결과로 추측된 소견들보다 투시 검사와 더 높은 일치를 나타냈다. Crary와 Baron은 내시경 검사가 추측된 소견들에 의해 지배될 때, 동일한 환자에 대해 투시 검사 또한 완료되어야 한다고 결론지었다. 그래서 임상 상황의 필요에 따라 한 검사가 다른 검사보다 우위를 나타낼 수도 있고 두 검사가 같은 연하장애 평가에서 상호보완적인 방법으로 사용될 수도 있다.

CLINICAL CASE EXAMPLE 8-1

85세 여성이 연하 클리닉 외래로 왔다. 환자는 최근 장기요양보호 시설에 거주하고 있다. 시설 직원이 걱정을 하고 있었는데 환자가 먹는 것이 감소하고 체중이 줄기 시작했기 때문이다. 게다가 그녀는 식사 중에 기침을 한다고 했다. 아들이 평가를 위해 그녀를 모시고 왔고 주된 정보제공자 역할을 했다. 그는 어머니를 일주일에 적어도 두 번씩 방문하였고, 식사 시간을 관찰하며 음식을 먹이는 일에 참여했다. 환자는 손에 심각한 관절염이 있어 스스로 먹을 수 없었다. 중등도의 치매가 있었지만 좋고 싫음에 대한 간단한 의사소통 정도는 가능하였다. 전적으로 퓌레로 만든 음식과 점도가 있는 액체를 입으로 먹었다. 그녀는 현재 식이가 별로라고 표현했고 음식에 맛이 없다고 했다. 경우에 따라 가족들은 일반 음식을 가져와 그녀가 어려움 없이 먹는 것을 관찰했다. 임상적 검사에서 뇌신경 기능에 큰 이상이 없었고 구강 구조물에서 해부학적 편위도 관찰되지 않았다. 목소리도 나이와 의학적 상태를 고려했을 때 적절하였다. 자발적 기침도 정상적이었다. 그녀가 매일 먹고 있는 식이를 기반으로 하여 음식을 먹도록 제공하였다. 처음에는 점도가 있는 액체를 숟가락에 얹어서 주었다. 환자는 어려움 없이 삼켰고 삼킴 후 목소리 변화도 없었다. 점도가 있는 더 많은 양의 액체가 컵으로 제공되었다. 이것 역시도 어려움이 없는 것으로 관찰되었다. 다음으로 묽은 액체(과일주스)가 처음에는 숟가락으로 제공되었고, 그 다음에는 컵으로, 그 다음은 빨대로 제공되었다. 컵으로 마실 때 한 번의 기침이 관찰되었다. 빨대로 마시는 동안에는 문제점이 관찰되지 않았다. 푸딩도 숟가락 크기의 양으로 제공되었다. 혀의 저작이 명확했고 문제점은 관찰되지 않았다. 다음으로 크래커가 제공되었다. 씹기 기능이 명확했지만, 삼킴 후 입안에 잔여물이 관찰되었다. 묽은 액체는 구강 잔여물이 깨끗해지도록 빨대로 제공하였다. 명백한 흡인이나 액체를 마신 후 목소리 변화의 근거는 없었다. 구강 잔여물은 빨대로 마시는 것으로 깨끗해졌다.

해석

이 환자는 연하기능 평가를 위한 영상검사가 필요하지 않았다. 임상적 평가가 음식 거부와 식사 중 간간이 하는 기침에 대한 우려를 해결하기 위한 평가로 충분했다. 이 환자에 대한 제안은 식단을 부드러운 일반적인 식이로 업그레이드하고 더 나아가 선호도와 수용도에 따라 묽은 액체를 허용하도록 하는 것이 포함되었다. 작업치료 상담은 묽은 액체(특히 물)를 빨대를 통해 마실 수 있도록 해 주는 컵 고정장치에 대해 이루어졌다. 이 환자의 추적 관찰을 통해 권고 사항이 이행된 것을 확인하였다. 또한 식이 및 액체 섭취가 늘고, 연하장애와 관련된 합병증이 발생하지 않았다.

CLINICAL CASE EXAMPLE 8-2

64세 남성이 편도오목 상피암에 대한 방사선 치료 이후 발생한 연하장애를 주호소로 내원하였다. 환자는 입안마름증을 호소하였고, 이로 인해 마른, 고형 음식을 삼키기 어려웠고, 삼키는 동안 중등도의 목통증을 호소하였다. 환자는 명백한 뇌신경 장애는 보이지 않았으나, 약간 쉰 목소리가 났다(환자는 방사선 치료 후의 결과라고 이야기하였다). 그는 목으로부터 점성의 분비물을 제거하기 위해 지속적으로 기침을 하였다.

해석

이 환자는 내시경 삼킴 검사를 시행하기 위한 몇 가지 적응증을 보이고 있다. 그는 방사선 치료를 받았으며, 이로 인한 입안마름증, 점막염, 해부학적 변화 그리고 삼킴 시 사용되는 인두 구조물의 생리학적 변화를 보였다. 그는 후두 밸브의 검사에서 목소리 변화를 보여주었으며, 점도 높은 분비물의 고임을 이야기하였다. 내시경 삼킴 검사 시 조롱박오목에서 양측으로 두꺼운 분비물을 발견하였고 후두전정 내에서 더 적은 정도의 분비물을 발견하였다. 성대주름은 움직였으나 자극을 반영하는 붓고 충혈된 양상이 관찰되었으며, 왼쪽 성대가 약간 구부러져서 발성 중에 작은 성문틈이 생겼다. 여러 가지 점도를 삼키는 시도에서 묽거나 진한 액체에서는 어려움이 없었지만 푸딩과 씹기 재료에 대해서는 아래인두에서 경미하게 잔여물이 관찰되었다. 이 잔여물은 이어서 묽은 액체를 삼킨 후에 완전히 제거되었다. 이 검사의 결과를 기반으로 투시 검사는 시행되지 않았다. 환자는 전적인 경구식이의 지속 및 푸딩이나 고형음식을 섭취하기 전에 입을 적시기, 고형 음식에서 잔여물을 제거하기 위해 액체를 사용, 점막염 치료를 위해서는 종양전문의와 상의할 것을 권고받았다.

CLINICAL CASE EXAMPLE 8-3

76세 남성이 뇌졸중 이후의 삼킴 어려움을 호소하였다. 음식이 들러붙는 어려움을 호소하였다. 그는 복장뼈 바로 위, 목 아래 부위에 불편감을 호소하였다. 과도한 침으로 인하여 나오는 기침으로 불편함을 호소하였다. 기침은 약하였고, 목소리는 작고 호흡 소리가 섞여 있었다.

해석

이 환자는 내시경 삼킴 검사와 투시 검사를 모두 필요로 하는 연하장애를 가지고 있었다. 분비물 관리의 어려움, 약한 기침 그리고 목소리 변화는 인두와 후두의 기능을 검사하기 위한 내시경 검사의 적응증이다. 목 아래 부위에서 음식물이 붙어 있는 느낌은 투시 검사의 적응증이다. 내시경 검사에서 불완전 성문 폐쇄를 동반한 왼쪽 성대주름 마비가 관찰되고, 하인두와 후두전정에서 "거품양상"의 분비물이 고여 있었다. Falsetto기법은 마비된 왼쪽 반인두를 노출시켰다. 왼쪽 조롱박오목에 삼킴 이후의 잔여물이 관찰되었으며, 삼키는 물질의 점도가 증가할수록 잔여물도 증가하였다. 투시 삼킴 검사에서 왼쪽 반인두 마비를 확인하였고 왼쪽에서 덜 열리는 불완전한 인두식도분절의 열림을 확인하였다. 초기 권고사항은 성대주름의 내측화 및 인두식도분절의 열림을 향상시키기 위해 이비인후과 의사에게 의뢰하는 것에 중점을 두었다.

요약 및 정리

1. 다양한 음식덩이와 환자의 상태에 따라 삼킴의 영상학적 검사는 삼킴 기전과 생체역학에 있어 객관적인 해부학적 · 생리학적 영상 정보를 제공한다.
2. 임상적 평가에서 환자를 대할 때 적절한 임상적 문진이 충분하지 않을 경우 영상검사가 강력히 권유된다. 연하장애 항목의 기술, 기도 보호 문제에 대한 명료화, 보상적 매뉴버의 효과, 시간에 따른 변화 관찰이 포함되어야 한다. 이러한 평가들은 연하장애를 유발하는 의학적 조건을 이해하는 데에 중요한 정보를 준다.
3. 투시 검사와 내시경 삼킴 검사에는 공통점이 존재한다. 두 검사 모두 삼킴 기전과 수행에 있어 역동적인 영상을 제공하며 다양한 음식덩이의 양과 질감을 이용하고 보상적 매뉴버의 안전성과 효율성에 대한 효과를 평가할 수 있다. 또한 각 검사는 특정 환자군이나 특정한 연하장애를 평가하기 위해 변형되어 시행될 수 있다.
4. 투시 검사와 내시경 삼킴 검사는 각각 장단점이 있어 그에 맞는 검사 적응증을 갖는다. 투시 검사는 삼킴 기전에 있어 더 포괄적인 정보를 제공하는 반면 내시경 삼킴 검사는 해부학적 측면과 분비물을 관찰하는 데에 더 유리하다. 두 검사 모두 약점으로는 흡인의 유무를 확인할

수 있으나 흡인이 유발하는 실제적인 결과에 대한 정보는 알 수 없다. 두 검사는 삼킴의 수행도를 평가함에 있어서 실제 식이 상황이 아닌 특수한 상황에서 진행된다. 이러한 몇몇 문제 사항들이 있으나 두 검사는 삼킴의 수행도를 평가하는 데 있어서 중요한 검사이다.

5. 보고된 자료들에 의하면 투시 검사와 내시경 삼킴 검사는 삼킴 후 잔여물, 흡인과 같은 개개의 연하장애 양상을 확인하는 데에 강력히 일치되는 정보를 제공한다. 상대적인 강점과 약점을 고려하여 각 검사를 시행하거나 두 검사 모두를 시행하면 특정한 임상소견들을 확인하는 데에 있어 도움이 된다.

REFERENCES

1. American Speech-Language-Hearing Association: Clinical indicators for instrumental assessment of dysphagia [guidelines]. Available at www.asha.org/policy.
2. American Speech-Language-Hearing Association: Guidelines for speech-language pathologists performing videofluoroscopic swallowing studies [guidelines]. Available at www.asha.org/policy.
3. American Speech-Language-Hearing Association: Role of the speech-language pathologist in the performance and interpretation of endoscopic evaluation of swallowing: guidelines [guidelines]. Available at www.asha.org/policy.
4. American Speech-Language-Hearing Association: Knowledge and skills for speech-language pathologists performing endoscopic assessment of swallowing functions [guidelines]. Available at www.asha.org/policy.
5. Martino R, Pron G, Diamant NE: Oropharyngeal dysphagia: surveying practice patterns of the speech-language pathologist. *Dysphagia* 19:165, 2004.
6. Carnaby GD, Harenberg L: What is "usual care" in dysphagia rehabilitation: a survey of USA dysphagia practice patterns. *Dysphagia* 28:567, 2013.
7. Logemann J: *Evaluation and treatment of swallowing disorders*, San Diego, 1983, College-Hill Press.
8. Palmer JB, Kuhlemeier KV, Tippett DC, et al: A protocol for the videofluorographic swallowing study. *Dysphagia* 8:209, 1993.
9. Martin-Harris B, Jones B: The videofluorographic swallowing study. *Phys Med Rehabil Clin North Am* 19:769, 2008.
10. Roberts MW, Tylenda CA, Sonies BC, et al: Dysphagia in bulimia nervosa. *Dysphagia* 4:106, 1989.
11. Peruzzi WT, Logemann JA, Currie D, et al: Assessment of aspiration in patients with tracheostomies: comparison of the bedside colored dye assessment with videofluoroscopic examination. *Respir Care* 46:243, 2001.
12. Logemann JA: *Manual for the videofluorographic study of swallowing*, ed 2, Austin, TX, 1993, Pro-ED.
13. Daniels SK, Schroeder MF, DeGeorge PC, et al: Effects of verbal cue on bolus flow during swallowing. *Am J Speech Lang Pathol* 16:140, 2007.
14. Nagy A, Leigh C, Hori SF, et al: Timing differences between cued and noncued swallows in healthy young adults. *Dysphagia* 28:428, 2013.
15. Martin-Harris B, Brodsky M, Michel Y, et al: Delayed initiation of the pharyngeal swallow: normal variability in adult swallows. *J Speech Lang Hear Res* 50:585, 2007.
16. Nagy A, Steele CM, Pelletier CA: Barium versus nonbarium stimuli: differences in taste intensity, chemesthesis, and swallowing behaviour in healthy adult women. *J Speech Lang Hear Res* 57:758, 2014.
17. Dietsch AM, Solomon NP, Steele CM, et al: The effect of barium on perceptions of taste intensity and palatability. *Dysphagia* 29:96, 2014.
18. Buchholz DW, Bosma JF, Donner MW: Adaptation, compensation, and decompensation of the pharyngeal swallow. *Gastrointest Radiol* 10:235, 1985.
19. Kahrilas PJ, Lin S, Logemann JA, et al: Deglutitive tongue action: volume accommodation and bolus propulsion. *Gastroenterology* 104:152, 1993.
20. Kahrilas PJ, Lin S, Chen J, et al: Oropharyngeal accommodation to swallow volume. *Gastroenterology* 111:297, 1996.
21. Kendall KA, Leonard RJ, McKenzie SW: Accommodation to changes in bolus viscosity in normal deglutition: a videofluoroscopic study. *Ann Otol Rhinolaryngol* 110:1059, 2001.
22. Adnerhill I, Eckberg O, Groher ME: Determining normal bolus size for thin liquids. *Dysphagia* 4:1, 1989.
23. Martin-Harris B, Brodsky MB, Michel Y, et al: MBS measurement tool for swallow impairment—MBSImp: establishing a standard. *Dysphagia* 23:392, 2008.
24. Groher ME, Crary MA, Carnaby-Mann GD, et al: The impact of rheologically controlled materials on the identification airway compromise on the clinical and videofluoroscopic swallowing examinations. *Dysphagia* 21:218, 2006.
25. Madhavan A, Hollen M, Shaw L, et al: *Food sticking in the throat during swallowing.* Presentation to the Annual Convention of the American Speech-Language-Hearing Association, Atlanta, Georgia, November, 2012.
26. Jung SH, Kim J, Jeong H, et al: Effect of the order of test diets on the accuracy and safety of swallowing studies. *Ann Rehabil Med* 38:304, 2014.
27. Han TR, Paik NJ, Park JW, et al: The prediction of persistent dysphagia beyond six months after stroke. *Dysphagia* 23:59, 2008.
28. Kim J, Oh BM, Kim JY, et al: Validation of the videofluoroscopic dysphagia in various etiologies. *Dysphagia* 29:438, 2014.
29. Mann (Carnaby) G, Hankey GJ, Cameron D: Swallowing disorders following acute stroke: prevalence and diagnostic accuracy. *Cerebrovascular Dis* 10:380, 2000.
30. Carnaby GD: *Relationships among videofluoroscopic scales and stroke outcome.* Presentation to the Dysphagia Research Society, Nashville, TN, March, 2014.
31. O'Neil KH, Purdy M, Falk J, et al: The dysphagia outcome and severity scale. *Dysphagia* 14:139, 1999.
32. Rosenbek JC, Robbins JA, Roecker EB, et al: A penetration-aspiration scale. *Dysphagia* 11:93, 1996.
33. Crary MA, Butler MK, Baldwin BO: Objective distance measurements from videofluorographic swallow studies using computer interactive analysis: technical note. *Dysphagia* 9:116, 1994.
34. Kendal KA, McKenzie S, Leonard RJ, et al: Timing of events in normal swallowing: a videofluoroscopic study. *Dysphagia* 15:74, 2000.

35. Kendall KA, Leonard RJ: Pharyngeal constriction in elderly dysphagic patients compared with young and elderly nondysphagic controls. *Dysphagia* 16:272, 2001.
36. McCullough GH, Wertz RT, Rosenbek J, et al: Clinicians' preferences and practices in conducting clinical/bedside and videofluorographic swallowing examinations in an adult, neurogenic population. *Am J Speech Lang Pathol* 8:149, 1999.
37. McCullough GH, Wertz RT, Rosenbek J, et al: Inter- and intrajudge reliability for videofluoroscopic swallowing evaluation measures. *Dysphagia* 16:110, 2001.
38. Baijens L, Barikroo A, Pilz W: Intrarater and interrater reliability for measurements in videofluoroscopy of swallowing. *Eur J Radiol* 82:1683, 2013.
39. Bastian RW: Videoendoscopic evaluation of patients with dysphagia: an adjunct to the modified barium swallow. *Otolaryngol Head Neck Surg* 104:339, 1991.
40. Bastian RW: The videoendoscopic swallowing study: an alternative and partner to the videofluoroscopic swallowing study. *Dysphagia* 8:359, 1993.
41. Langmore SE, Shatz K, Olsen N: Fiberoptic endoscopic examination of swallowing safety: a new procedure. *Dysphagia* 2:216, 1998.
42. American Speech-Language-Hearing Association: The role of the speech-language pathologist in the performance and interpretation of endoscopic evaluation of swallowing; [technical report]. Available at www.asha.org/policy.
43. Aviv J, Kim T, Sacco R, et al: FEESST: a new beside endoscopic test of the motor and sensory components of swallowing. *Ann Otol Rhinolaryngol* 107:378, 1998.
44. Langmore SE: *Endoscopic evaluation and treatment of swallowing disorders*, New York, 2001, Thieme.
45. Murray J: *Manual of dysphagia assessment in adults*, San Diego, 1999, Singular Publishing.
46. Leder SB, Ross D, Briskin KB, et al: A prospective, double blind, randomized study on the use of a topical anesthetic, vasoconstrictor, and placebo during transnasal flexible fiberoptic endoscopy. *J Speech Lang Res* 40:1352, 1997.
47. Singh V, Brockbank M, Todd G: Flexible transnasal endoscopy: is local anesthetic necessary? *Laryngol Otol* 111:616, 1997.
48. Lester S, Langmore SE, Lintzenich CR, et al: The effects of topical anesthetic on swallowing during nasoendoscopy. *Laryngoscope* 123:1704, 2013.
49. Kamarunas EE, McCullough GH, Guidry TJ, et al: Effects of topical nasal anesthetic on fiberoptic endoscopic examination of swallowing with sensory testing (FEESST). *Dysphagia* 29:33, 2014.
50. Butler SG, Stuart A, Leng X, et al: Factors influencing aspiration during swallowing in healthy older adults. *Laryngoscope* 120:2147, 2010.
51. Baijens LW, Speyer R, Pilz W, et al: FEES protocol derived estimates of sensitivity: aspiration in dysphagic patients. *Dysphagia* 29:583, 2014.
52. Colodny N: Interjudge and intrajudge reliabilities in fiberoptic endoscopic evaluation of swallowing (FEES) using the penetration-aspiration scale: a replication study. *Dysphagia* 17:308, 2002.
53. Farneti D: Pooling score: an endoscopic model for evaluating severity of dysphagia. *Acta Otorhinolaryngol Ital* 28:135, 2008.
54. Farneti D: Endoscopic scale for evaluation of severity of dysphagia: preliminary observations. *Rev Laryngol Otol Rhinol* 129:137, 2008.
55. Dziewas R, Warnecke T, Olenberg S, et al: Towards a basic endoscopic assessment of swallowing in acute stroke—development and evaluation of a simple dysphagia score. *Cerebrovasc Disord* 26:41, 2008.
56. Farneti D, Fattori B, Nacci A, et al: The pooling-score (p-score): inter- and intra-rater reliability in endoscopic assessment of the severity of dysphagia. *Acta Otorhinolarygol Ital* 34:105, 2014.
57. Warnecke T, Ritter MA, Kroger B, et al: Fiberoptic endoscopic dysphagia severity scale predicts outcome after acute stroke. *Cerebrovasc Dis* 28:283, 2009.
58. Denk DM, Kaider A: Videoendoscopic biofeedback: a simple method to improve the efficacy of swallowing rehabilitation of patients after head and neck surgery. *ORL J Otorhinolaryngol Relat Spec* 59:100, 1997.
59. Leder SB, Novella S, Patwa H: Use of fiberoptic endoscopic evaluation of swallowing (FEES) in patients with amyotrophic lateral sclerosis. *Dysphagia* 19:177, 2004.
60. Manor Y, Mootanah R, Freud D, et al: Video-assisted swallowing therapy for patients with Parkinson's disease. *Parkinsonism Relat Disord* 19:207, 2013.
61. Warnecke T, Teismann I, Oelenberg S, et al: The safety of fiberoptic endoscopic evaluation in acute stroke patients. *Stroke* 40:482, 2009.
62. McGowan SL, Gleeson M, Smith M, et al: A pilot study of fiberoptic endoscopic evaluation of swallowing in patients with cuffed tracheostomies in neurological intensive care. *Neurocrit Care* 6:90, 2007.
63. Aviv JE, Mury T, Zschommier A, et al: Flexible endoscopic evaluation of swallowing with sensory testing: patient characteristics and analysis of safety in 1,340 consecutive examinations. *Ann Otol Rhinol Laryngol* 114:173, 2005.
64. Cohen MA, Setzen M, Perlman PW, et al: The safety of flexible endoscopic evaluation of swallowing with sensory testing in an outpatient otolaryngology setting. *Laryngoscope* 113:21, 2003.
65. Warnecke T, Teismann I, Oelenberg S, et al: The safety of fiberoptic endoscopic evaluation of swallowing in acute stroke patients. *Stroke* 40:482, 2009.
66. American Speech-Language-Hearing Association: Knowledge and skills needed by speech-language pathologists providing services to individuals with swallowing and/or feeding disorders. *ASHA Suppl* 22:81, 2002.

67. Périé S, Laccourreye L, Flahault A, et al: Role of videoendoscopy in assessment of pharyngeal function in oropharyngeal dysphagia: comparison with videofluoroscopy and manometry. *Laryngoscope* 108:1712, 1998.
68. Schröter-Morasch H, Bartolome G, Troppmann N, et al: Values and limitations of pharyngolaryngoscopy (transnasal, transoral) in patients with dysphagia. *Folia Phoniatr Logop* 51:172, 1999.
69. Langmore SE, Shatz K, Olson N: Endoscopic and videofluoroscopic evaluations of swallowing and aspiration. *Ann Otol Rhinolaryngol* 100:678, 1991.
70. Wu CH, Hsiao TY, Chen JC, et al: Evaluation of swallowing safety with fiberoptic endoscope: comparison with videofluoroscopic technique. *Laryngoscope* 107:396, 1997.
71. Crary MA, Baron J: Endoscopic and fluoroscopic evaluations of swallowing: comparison of observed and inferred findings. *Dysphagia* 12:108, 1997.

CHAPTER 9

치료 시 고려사항 및 결정사항

편역자 백지영

학습목표

1. 근거 기반의 치료 결정에 대한 개념을 소개한다.
2. 치료 결정에 영향을 미치는 일반적인 요인에 대해 논의한다.
3. 연하장애를 치료하는 세 가지 주요 방법과 관련된 사례를 살펴본다.
4. 평가결과가 치료계획에 영향을 미치는 방식에 대해 논의한다.
5. 연하장애 치료방법을 선택하고, 시행하기 위한 의사결정 단계를 소개한다.

근거 기반 치료

연하장애는 환자의 치료법을 선택할 때 관련 문헌 및 유사한 문제를 다뤄 본 임상가의 경험에 기초한 최적의 근거를 기반으로 삼아야 한다. 이러한 기반하에 세워진 치료계획을 근거 기반 치료(evidence–based practice, EBP)라고 한다. 임상가는 각 환자의 상태를 고려하여 다양한 근거들을 치료적 기반으로 삼을 수 있을 것이다. EBP는 임상적인 직관과 경험에만 의존하지 않고, 환자의 요구와 발표된 연구에 대한 정밀한 판단을 기초로 하기 때문에 전통적으로 행해진 경험적 임상 관리와 차별된다. 모든 보건 · 의료 분야에서 임상가는 비용 대비 효율이 가장 높은 방법으로 임상의 문제를 해결하고, 환자에게 최상의 치료를 제고하기 위해 유용한 연구들을 근거로서 활용해야 한다. EBP가 환자의 치료 경과에 미치는 영향에 관한 연구들은 많이 있다(PRACTICE NOTE 9–1). 예를 들어, 삼킴의 시작이 지연된 환자에게 온도–촉각 자극이 유용하다는 근거의 연구들이 있기 때문에 임상가는 연구와 유사한 환자 그룹에 온도–촉각 자극을 시행할 수 있는 것이다. 하지만 또 다른 다양한 문헌적 근거들을 통해 온도–촉각 자극이 효과적인 측면에서 효율성이 미비하다고 제시된 다양한 연구결과들이 있으며, 임상가는 이러한 상황에서 치료를 고려하게 된다.

논리적 근거에 따라 치료적 접근을 변경하더라도, 그 전에 새로운 근거에 대한 효과(신뢰도)를 평가해야 한다. 유력한 실험적 근거가 있음에도 불구하고 일부 임상가는 자신의 경험과 직관을 단념하기가 쉽지 않다는 것을 알게 된다. 근거에만 전적으로 의존하면 치료의 가이드라인을 설정하기가 어려울 수도 있고, 경험에만 의존한다면 치료 방향이 환자의 기능적 증진과 무관하게 흘러갈 수도 있다. 실험 근거, 임상 경험, 환자의 요구가 교차되는 지점이 궁극적으로 최적의 치료방법을 제시할 것이다. EBP 모델을 사용할 때 임상가는 자신이 적용한 평가나 치료가 다양한 연구들에서 유사한 치료효과를 보이는지를 확인할 의무가 있다. 경험이 많은 임상가는 EBP를 수행하는 것이 효과면에서도 효율적일 뿐만 아니라, 친숙하고 편안한 치료만을 과도하게 적용하는 위험성을 줄여준다는 것을 인식하

PRACTICE NOTE 9-1

1998년 네덜란드 신경학회는 근거-기반을 바탕으로 신경인성 연하장애 치료의 지침서를 발간하였다. 다음은 이 지침서에 포함된 신경인성 연하장애 환자의 치료과정 일부이다.

1. 연하장애는 가장 유용한 선별검사인 '물 50mL 삼키기'로 선별
2. 연하장애가 발견된다면, 코위관(nasogastric tube) 적용
3. 2주 후에도 연하장애가 지속되면, 경피위창냄관 적용
4. 비디오투시 검사에 대한 과학적인 근거 없음

이 지침서는 연하장애 환자의 관리를 위한 엄격한 규정을 제시하고 있으나, 현재의 지식에 비추어서는 과학적 요소들이 부족해 보이고, 근래의 임상적 접근과 상이한 부분이 많다. 하지만 지침서가 개발되고 발표될 당시에는 본 내용이 환자의 가장 큰 관심사에 부합되는 것이었으며, 임상가들 대부분이 이 임상 치료 과정을 지지하였다.

고 있다. EBP를 숙지하지 않을 경우, 가장 효과적인 치료 전략이라고 제시된 방법을 사용하더라도 방법적인 면에서 부정확하게 적용하는 경우가 있을 수 있다. 예를 들어, 어떤 운동을 할 때 하루에 100회를 반복해야 최고의 결과를 성취할 수 있다는 실험 근거가 있는데도 불구하고, 그 운동을 하루에 10회 진행하도록 지시하는 상황이 발생하는 것이다.

근거에 대한 평가

임상적 평가(clinical evaluation) 및 도구적 검사(instrumental evaluation)를 시행한 후에 임상가는 환자의 상태에 맞는 치료 접근법을 추측할 수 있어야 한다(가설 세우기). 예를 들어, 환자가 삼킴 과정 동안 기도를 보호하기 어렵다면 "삼킴 전략 훈련이 도움이 될까? 자세 수정이 효과적일까?"와 같은 질문을 던진다. 더욱 세밀한 질문으로는 "자세 수정과 삼킴 전략을 같이 사용하는 것이 기도를 보호할 수 있을까, 아니면 한 가지 방법만 사용하는 것이 더 나을까?" 등의 질문을 예로 들 수 있다. 다른 적절한 질문으로는 "환자가 완벽하고 안전하게 삼키려면 이 치료를 얼마나 오래 받아야 할까?" 등이 있다.

질문에 대한 답은 개인의 경험("그 방법이 이전에 효과적이었으니까 이번에도 해 봐야겠어"), 관련 교재(보통은 코스가 끝난 후 다시 들춰보지 않게 되는)나 지속적인 교육을 통한 전문가의 의견("그 전문가가 그렇게 말했으니까, 틀림없이 사실일거야"), 상업 제품("당신에게 필요한 것은 바로 이것입니다"), 학술 논문(전문적인 논문 정독은 졸업한 지 오래될수록 감소한다는 연구결과가 있음)을 포함하여 다양한 자원에서 모색되어야 한다. 발행된 학술 논문을 제외한 모든 자원은 개개인의 역량에 따라 달리 수집할 수 있는 정보에 해당한다. 정보는 근거와 구별되어야 하는데, 근거는 통제된 접근방법으로 임상적인 질문에 대한 답을 도출해 주기 때문이다.

임상가가 문제해결을 위해서 적용할 만한 근거를 고찰할 때 다음 단계는 그 질문에 답을 줄 수 있는 주제어를 이용하여 관련 있는 데이터베이스를 찾는 것이다. 연구 초기에는 "자세", "삼킴", "결과", "치료"와 같은 용어들을 사용하기도 한다. 메드라인(MEDLINE), 펍메드(Pubmed), 코크란 라이브러리(Cochrane Library)나 미국의사협회(American College of Physicians)와 같이 자료를 요약해 놓은 웹사이트를 통해 관련 있는 근거를 찾을 수도 있다. 검색창에 "근거 기반", "임상 실험"과 같은 단어를 입력하면 관련된 다른 데이터베이스를 찾을 수도 있다. www.guideline.gov(National Guideline Clearinghouse) 같은 정부 기반의 웹사이트는 근거 기반 연구를 시작할 때 유용하다. 만약 파킨슨병과 같은 특정 질환을 연구한다면, 특정 단체의 공식적인 웹사이트를 살펴보는 것도 유용할 것이다.

근거를 찾은 후에 임상가는 근거의 신뢰도 및 근거를 적용하려는 자신의 환자와의 연관성, 치료에 적용하기 위한 명확성 등을 평가해야 한다. 근거의 효용성을 판단하는 것은 연구설계의 특성을 분석하는 동안 지속적으로 이루어진다. 일부 웹사이트(예: 코크란 라이브러리)는 많은 진단과 치료의 질문에 대해 고안되었다. 이러한 체계적인 분석은 단일 주제에 대한 여러 연구의 강점을 수집하고 단계화할 수 있기 때문에 광범위한 조사를 할 시간이 부족한 바쁜 임상가에게 매우 유용하다. 하지만 입인두 연하장애의 소수 하위 분야에서 모든 임상적인 질문이 체계적으로 고찰되기는 어렵다.

연구에 적용된 실험 설계가 근거의 신뢰할만한 수준을

표 9-1 근거 수준을 등급화하기 위한 분류 시스템

근거 등급	근거 수준	근거 유형
A	1a	RCT 연구를 대상으로 한 체계적 고찰
	1b	개별적인 RCT 연구
	1c	RCT 연구이나 타당도 부족
B	2a	코호트 연구를 대상으로 한 체계적 고찰
	2b	개별적인 코호트 연구
	2c	결과 도출을 위한 연구
	3a	사례 연구를 대상으로 한 체계적 고찰
	3b	개별적인 사례 연구
C	4	사례집(낮은 수준의 사례 조절, 코호트 연구)
D	5	타당성을 인정받지 않은 전문가의 견해 또는 생리학이나 기본 원칙에 기반을 둔 전문가의 견해

근거 수준의 등급. 가장 오른쪽 세로줄은 연구설계 명칭을 나타낸다. 연구설계에 따라 강점 수준을 지정하였다(가운데 세로줄). 가장 강한 설계는 1등급이고, 가장 약한 설계는 5등급이다. 근거의 각 수준 내에서 2a에서 3b와 같이 등급화하였고, 2a등급에 해당하는 연구가 3b보다 강하다. 같은 디자인을 사용한 연구 사이의 세밀한 구별은 어려울 수 있기 때문에, A–D와 같은 보다 일반적인 분류 방법으로 연구를 등급화하는 경우가 많다(가장 왼쪽 세로줄). Adapted from Oxford Centre for Evidence–Based Medicine, 2001

결정하는 경우가 자주 있기 때문에 연구설계에 따른 결과의 근거 수준을 판별하는 것이 중요할 때가 많다. **표 9–1**은 연구설계의 특성에 따라 근거의 수준을 등급화하는 분류 시스템이다. 예를 들어, 가장 높은 수준의 근거(A등급 또는 1)는 무작위 대조실험(randomized controlled trials, RCTs) 연구설계이다.

낮은 수준(D등급 또는 5)은 환자의 사례보고 연구에 해당한다. RCTs 설계를 사용한 연구자는 그 질문에 답하기 위해서 보다 엄격한 기준을 적용한다. 일반적으로 이런 기준은 결과의 신뢰도에 대한 의심을 떨쳐낼 수 있도록 연구에서 편차를 제거하기 위한 것이다. 이러한 기준의 일부로는 무작위로 추출된 피험자 실험 집단의 선택과 대조 집단의 표본 크기를 크게 하고, 연구의 목적에 대해 알지 못하는 연구자들이 측정하며, 모든 피험자의 결과를 실험의 최종 단계에서 계산하는 방법 등이 있다. B, C, D등급에 있는 연구설계가 이런 기준에 부합할 수도 있지만 전부 그런 것은 아니다. 이들은 A등급의 연구에 비해 요구되는 기준이 적고, 그 근거가 약하다. 일반적으로 임상가는 D등급보다 A등급에 해당하는 연구를 더 확신한다. 그러므로 RTCs에서 도출된 결과를 활용하는 것이 유사한 결과를 보이는 사례 중심 연구설계보다 더욱 객관적 확신을 가지고 임상적으로 적용할 수 있는 정보가 될 것이다. 근거의 수준과 그 수준에 부합하는 특성에 대한 심도 있는 토론은 이 장의 범위를 벗어난다(보다 깊은 정보를 위해서는 참고문헌의 The Handbook of Evidence–Based Practice in Communication Disorders 참조).[1]

실험적 근거의 강점을 판단하는 데에는 다른 분석적인 방법이 별도로 필요할 수 있다. 예를 들어, 관련된 연구가 논의되고 있는 환자와 유사한 환자군을 대상으로 한 것인가?, 아니면 참고 표본과 비교하여 연령이나 성별 등의 특성이 같은가, 다른가? 연구에서 제시한 치료 프로토콜이 복제할 수 있을만큼 충분히 세밀하게 기술되었는가? 당신에게 치료를 복제하는 데 필요한 기술이 있는가? 등의 질문을 요구한다. 또 다른 예를 들면, 만약 치료에 특정 도구를 사용하도록 기술되어 있는 경우 당신은 그 도구를 가지고 있으며 사용할 수 있도록 훈련되었는가? 등이 있다. 마지막으로 연구에 나타난 결과가 당신이나 당신의 환자가 바라는 것과 유사한가? 등이 있다. 훌륭한 연구설계를 바탕으로 한 1등급의 연구라 해도 당신의 임상적인 질문에 적합하지 않을 수 있다. 1등급 연구라 해도 철저한 검토 후에 연구가 임상적인 의미를 갖는지 판단해야만 한다. 다시 말하면, 만약 "X" 테크닉이 급성기 뇌졸중 환자 집단에서 목뿔뼈를 2mm 올렸다는 연구결과가 있다면, 이것이 임상적으로 유의미한 차이인지 검토할 필요가 있다는 뜻이다. 이 예시의 경우, 만약 연구에서 목뿔뼈를 2mm 올린 것이 기도 보호에서 실제로 변화를 일으키거나 음식물 섭취에서 향상을 보인다고 보고하지 않는 한, 누군가는 "X" 테크닉이 통계적 차이를 보임에도 불구하고, 그 결과를 무시하기로 결정할 수도 있다.

치료 시 일반적 고려사항

연하장애의 모든 면에서 근본적으로 고려해야 하는 두 가지 고려사항은 기도 보호와 영양 및 수분공급이다. 임상가는 “환자에게 구강섭취를 안전하게 회복 또는 증진시킬 수 있는가?” 라는 중요한 질문에 자주 직면하게 된다. 이 질문을 분석하는 것은 연하장애 치료에서 중대한 고려사항이다. 연하장애 환자의 주요 치료적 접근법은 안전함과 충분함이라는 단어로 대표될 수 있다. 안전함은 기도 보호와 관련하여 자주 표현된다. 대부분의 음식덩이나 액체에서 흡인을 보이는 환자들은 그로 인해 발생하는 호흡기 감염 및 고형의 음식으로 인한 기도폐쇄의 위험 등이 뒤따른다. 충분함은 영양과 수분공급을 유지하기 위해(상황에 따라서는 증가시키기 위해) 구강으로 충분한 양의 음식물을 섭취할 수 있는가를 말한다. 구강섭취가 가능하나 적절하지 못한 양의 음식과 음료를 제공받는 환자라면 앞으로 건강상 문제가 발생할 위험이 있다. 비경구적인 방법으로 섭취를 하고 있는 환자일 경우 치료는 잠재적으로 음식의 구강섭취를 회복시키는 것에 초점을 맞추어야 한다. 만약 환자가 구강식이만을 하고 있다면, 영양을 강화시키기 위해 다양한 종류의 식이로 확장시키는 것을 치료의 목표로 삼을 수도 있다. 치료계획을 세울 때 환자의 현재 상태를 명확하게 파악하고, 임상가와 환자 모두가 원하는 목표를 달성하기 위해 이를 도울 수 있거나 방해하는 요인들을 선별해 내는 것이 중요하다.

어떤 치료를 선택할 때의 고려사항은 선택한 치료가 소기의 목적에 부합하는가이다. 의학적으로 볼 때 치료의 목표는 질병을 고치는 것이다. 임상가는 어떻게 연하장애를 고칠 수 있는가? 연하장애를 고친다는 것은 환자를 비구강적인 섭취에서 구강식이로 반드시 되돌려야 한다는 의미인가? 이러한 결과가 항상 가능한 것은 아니므로 치료의 정의를 다시 생각해 볼 필요가 있다. 또한 임상가는 연하장애와 관련된 동반 질환(colorability)의 방지를 목표로 삼을 수 있다. 잠재된 목표 중 한 가지는 폐렴의 재발을 감소시키거나 제거하는 것일 수 있다. 목표는 치료계획의 방향을 확실하게 수립하는 데 중요한 역할을 한다. 어떤 상황에서 임상가는 기능적인 악화를 제한하거나 회복을 촉진하는 것에 주안점을 둘 수도 있다. 이런 사안에서 임상가는 각 환자의 연하장애에 영향을 미치는 근원적인 상태에 대해서 명확하게 이해하고 있어야 한다. 당연히 임상가는 본인이 적용한 치료가 이차적인 합병증을 유발하기를 원하지 않으며, 실제로 폐렴이나 영양실조와 같은 합병증을 예방할 수 있기를 기대한다.

치료의 구체적인 목표를 넘어서, 임상가는 삼킴 결손의 본질과 환자에게 유용한 치료 선택권(주: 이 둘이 항상 같은 것은 아니다)에 대해 고려하여야 한다. BOX 9-1은 연하장애와 관련된 중요하게 다루어야 할 주제들에 대해 요약한 것이다. 임상가는 섭식과 삼킴 과정을 오가며 다양한 임상적 질문을 던지게 된다. 삼킴 기능에 악영향을 미치지는 않지만, 성공적인 섭식을 방해하는 신체적 요소나 인지적 요인이 있는가? 이 두 가지 요인이 모두 있는가?, 그렇다면 그것들이 어떠한 방법(긍정적 혹은 부정적)으로 작용하는가? 연하장애를 유발하는 특정 질병들의 경우 치료적 접근이 환자의 수의적 혹은 불수의적 기능에 관여하는가? 연하장애가 주로 구강, 입인두, 인두 또는 식도 중 어느 부분에서 발생하는가?

임상가는 이런 단계뿐만 아니라 해부학적인 한 부분에 의해 촉발된 연하장애가 다른 부분의 움직임에도 잠재적인 영향을 미칠 수 있는 상호 관계(2장 참조) 역시 고려해야만 한다. 또한 환자가 사용하는 보상적 활동을 통해 특정 연하장애 증상을 구분해낼 수도 있다. 예를 들어, 삼킴을 시도하고 나서 음식물을 즉시 뱉어내는 환자나 헛기침을 많이 하고 음식물을 여러 번에 걸쳐 불완전하게 삼키는 유형을 보이는 환자는 실제로 음식물에 의한 삼킴의 지장을 경험하고 있는 것이다. 치료사는 이러한 환자의 유형이 손상된 생리기전을 반영하는 것인지, 아니면 기도를 보호하기 위한 보상적 방법인지, 또는 다른 가능성이 있는지 명확히 구분할 필요가 있다. 어떤 경우에는 이러한 구별이 중요하지 않을 수도 있지만, 대부분의 경우 치료의 결과로 반영되는 다양한 요소들을 이해하기 위해 노력해야 한다.

주목할 만한 또 다른 사항으로는, 연하장애의 치료가 한 가지 요소에만 초점을 맞추는 경우가 드물다는 것이다. 연하장애는 근원적인 질병 또는 질환의 과정으로 인해 야기되는데, 이로 인해 연하장애 증상이 있는 환자는 의학적, 수술적, 행동적 영역을 포괄한 치료를 받는 경우가 많다.

CLINICAL CASE EXAMPLE 9-1

심장우회술 후에 호흡정지가 발생한 69세 여성 환자이다. 튜브 제거 후 회복의 단계에 있으며, 삼킴 검사를 처방받았다. 비디오투시 검사결과 모든 음식물 종류와 양에 기도 보호가 양호하였으며, 구강 단계의 지연이 관찰되었다. 부드럽게 으깬 음식 위주의 식이와 일반적인 음료를 권장하였고, 다음 날 작업치료사가 상태를 관찰하기로 하였다. 아침식사 동안 환자는 제공된 식사의 절반을 먹었고 피로감과 식욕부진을 호소하였다. 의사는 환자의 영양과 수분섭취를 파악하기 위해 3일 동안 칼로리를 계산하도록 지시하였다. 영양사는 환자에게 매일 2,000칼로리가 필요하다고 계산하였다. 구강식이 둘째 날, 환자의 호흡상태와 의식 상태에 변화가 발생하였다. 칼로리 계산 결과 매일 필요한 2,000칼로리 중에 약 1,100칼로리만 섭취하고 있었음이 밝혀졌다. 그 시점에서 치료팀은 환자가 구강으로 영양섭취를 유지하기 어렵다고 판단하며, 호흡과 의식 상태의 이차적인 변화는 영양과 수분섭취 부족으로 인한 것이라고 생각하였다. 환자가 자신의 신진대사에 필요한 칼로리를 충분히 섭취할 수 있는 시점에 도달할 때까지 코위관으로 영양 및 수분공급을 유지하기로 하였다.

BOX 9-1 연하장애의 본질에 초점을 맞춘 치료 고려사항

- 섭식이나 삼킴 결손(또는 둘 다)
- 자발적이거나 비자발적인 과정
- 손상의 단계
- 결손이나 보상 활동

연하장애 환자를 치료하는 임상가는 본인의 치료를 전략뿐만 아니라 다른 치료적 전략을 사용하는 연하재활팀의 다른 전문가의 치료적 접근에 대해서도 인식하고 있어야 한다(PRACTICE NOTE 9-2). 그림 9-1은 이렇게 상호작용하는 치료의 범주를 제시하는 모형이다. 임상 상황에 따라 한 가지 범주가 주요하거나 단독적인 치료 접근법이 될 수도 있으며, 또 다른 상황에서는 두세 가지 범주의 조합이 가장 효과적인 치료를 구성하기 위한 방법일 수 있다.

환자 중심 치료

연하장애 환자의 경우 그 표현되는 증상이 다양하므로 환자의 상태에 따라 적절한 치료적 환경을 조성해 주어야만 한다. BOX 9-2는 연하장애 선택권과 결정에 영향을 줄 수 있는 잠재적으로 환자와 관련된 고려사항 목록이다. 연하장애는 근원적인 질병 과정에 의해 발생한 것이기 때문에 연하장애의 원인을 임상적으로 최대한 이해하고 있어야 한다. 원인이 되는 질병은 시간의 흐름에 따라 삼킴 기능에 변화를 가져올 수 있으므로, 임상가는 환자의 상태에 대한

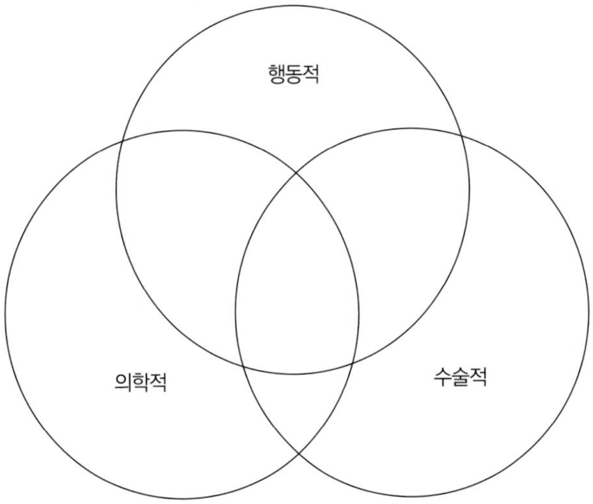

그림 9-1 연하장애에서 행동적, 의학적, 수술적 치료 선택권의 잠재적인 상호작용에 대한 모형

PRACTICE NOTE 9-2

머리, 목, 몸통 윗부분에 심각한 화상을 입은 34세 환자이다. 손상 후에 전형적으로 수반되는 심한 통증 때문에 진정제를 투여받았고, 그로 인해 각성 상태를 유지하기 어려웠다. 어느 정도의 회복 후에, 담당 의사는 환자가 구강식이를 시작할 수 있을 만큼 회복되었다고 판단하였다. 임상적 평가 동안 환자는 5분간의 완전한 각성 상태를 유지할 수 있었지만, 식사하는 동안 충분히 각성 상태를 유지할 수 있을지 의문이라고 작업치료사는 보고하였다. 또한 임상적 평가에서 환자가 음료를 마실 때 기침할 수 있지만, 삼킴 단계 동안 숨을 참아야 하는 성문위 삼킴 등을 적용한다면 기침하지 못한다는 것이 밝혀졌다. 성문위 삼킴은 시도할 때마다 집중해야 하기 때문에 환자의 각성 수준이 이 보상 전략을 사용할 수 있을지 확신할 수 없었다. 보고서를 읽은 후에 의사는 약물을 중단하기로 하였고 코위관을 유지하기로 하였다. 1주 후에 환자는 작업치료사에게 재검사를 받았다. 작업치료사는 환자의 각성 수준의 뚜렷한 변화로 구강식이가 가능하고, 식사 동안 필요한 보상 전략을 사용할 수 있을 것이라고 판단하였다. 이 사례는 약물 관리의 변화가 행동적 치료의 성공에 영향을 미치는 방식에 대해 잘 보여준다.

BOX 9-2 환자의 특성에 초점을 맞춘 치료 고려사항

- 원인(근본적인 원인/질병 또는 질환)
- 심각한 정도
- 섭식 능력
- 정신사회적 요인
- 예상되는 의학적 과정
- 보호자 요인

PRACTICE NOTE 9-3

다발성 경화증(multiple sclerosis, MS)의 합병증으로 의심되는 연하장애를 진단받고 외래 치료를 받는 37세 여성이 있다. 환자의 비디오투시 검사결과 기도로 적은 양의 침습이 발생하였고, 묽은 액체에서는 기침을 세게 하였다. 작업치료사는 현재 식이를 지속하도록 하였으나, 흡인의 위험성을 주지시켰다. 이후 치료의 모든 중점은 MS의 재발 가능성과 이에 따른 삼킴의 영향이 될 것이다. MS의 어떤 유형은 악화와 완화를 반복하기 때문에 만약 삼킴이 갑자기 나빠진다면 새로운 악화시기에 진입한 신호일 수 있다는 것을 인식하고 있어야 한다. 그러나 이러한 악화도 의학적 및 행동적 치료를 통해 증상을 개선시킬 수 있다. 논의되어야 할 또 다른 사항은 환자가 영양관 식이를 원하는지, 원하게 된 배경이 무엇인지를 파악하는 것이다. 환자는 향후 삼킴과 관련한 부가적인 문제가 발생하기 쉽기 때문에 악화된 시기의 의학적 관리 지침을 설정하기 위한 사전의료지침서(advance directive)의 실행 여부에 대해 논의하여야 한다(사전의료지침서의 개념은 11장 참조).

이해와 다양한 치료전략을 바탕으로 한 임상적 접근이 필요하다(PRACTICE NOTE 9-3).

연하장애의 심각도를 구체화하는 일은 생각하는 것보다 훨씬 복잡한 개념일 수 있다. 연하장애의 심각도는 어떻게 등급화할 수 있을까? 어떤 임상가와 연구자는 도구적 검사에 기반을 둔 삼킴 생리기전의 손상 정도를 사용하는 반면, 또 다른 임상가는 구강으로 섭취할 수 있는 음식과 음료의 양과 같은 기능적인 측정에 더 중점을 두기도 한다. 일부 임상가는 구강으로 음식을 전혀 섭취할 수 없는 환자라면, 삼킴의 생리기전도 매우 좋지 않을 것이라고 판단한다. 유감스럽게도 이는 항상 통용되는 사실이 아니다. 환자의 상태는 시간에 따라 변화할 수 있으며, 비구강섭취만을 하고 있는 환자도 실제로는 구강으로 어느 정도의 음식이나 음료를 섭취할 수 있는 경우도 있다. 연하장애의 심각도는 여러 요인이 관련되어 있기 때문에 일원적인 개념으로 다룰 수 없다.[3,4]

섭식 능력은 구강섭취를 증진시키고자 하는 환자의 동기부여 요소로 작용할 수 있다. 이는 특정한 정신사회적 고려사항과 직접적으로 상호작용한다. 예를 들어, "먹기 위해 살지, 살기 위해 먹지는 않아요"라고 말하는 환자나, 삼킬 수 없지만 미각을 위해 씹는 연습을 하고 있는 환자는 비구강적인 방법만 사용하거나 음식물이나 음료의 구강섭취를 전혀 시도해 보지 않은 환자에 비해 엄격한 치료에 더 잘 순응하는 편이다. 게다가 섭식 능력은 환자의 환경과 연관된 특정 음식의 제한 또는 음식 선택(예: 어떤 음식을 전혀 먹지 않는 환자 또는 항상 그 음식을 먹는 환자)에 대한 문화적 성향을 반영할 수 있다. 식사의 사회적인 측면은 환자의 현재 상황("저는 제 방에서 혼자 먹는 것을 시도하고 있어요")과 앞으로의 목표("저는 식당에서 먹고 싶어요")를 고려하여야 한다. 마지막으로, 구강식이와 영양관 식이를 병행하는 환자에게 섭식 능력은 식이 형태의 전환 시점을 결정하는 요소로 작용할 것이다. 이러한 요인은 치료적 접근 시 기능적인 목표 성취와 관련하여 중요하다.

환자에게 예상되는 의학적 과정은 임상가가 반드시 이해해야 하는 필수 요소이다. 이는 치료 접근의 시점과 시행할 치료 유형을 결정하기 위한 고려사항에 영향을 줄 수 있다. 어떤 임상 시나리오에서는 환자의 상태를 관찰하면서 기다리는 것이 더 나을 수도 있다(예: 안정성과 지구력이 확보될 때까지 기다림). 또 다른 상황에서는 적극적인 치료를 해야 할 경우도 있다. 임상가는 환자의 근본적인 상태(연하장애와 관련한)의 변화에 따라 치료전략을 변화시켜야 한다는 것을 알아야 한다(PRACTICE NOTE 9-4).

보호자와 관련된 사항들 역시 환자에게 고려할 점의 연장선상에 있으며, 특히 자조 활동(식사 포함)을 수행할 수 없는 환자(어떤 연령이라도)와 연관이 깊다. 보호자(간호사, 다른 자격증이 있는 보건 관련 종사자, 배우자, 다른 가족, 친구 누구라도)는 연하장애가 있는 환자의 수행에 직접적인 영향(긍정적 또는 부정적)을 미칠 수 있다. 적절한 식사 전략에 대한 지식과 경험이 없는 보호자는 의존적인 환자의 식사 수행 과정을 더 복잡하게 만들 수 있다. 보호

PRACTICE NOTE 9-4

78세의 혼자 살고 있는 여성으로, 2차례의 뇌졸중으로 움직일 수 없었으며, 연하장애가 발생하였다. 입원기간 동안 갈아만든 음식을 안전하게 섭취할 수 있는 정도로 삼킴이 향상되었다. 그녀는 충분한 칼로리 보충을 위해 매일 6번씩 구강으로 보충제를 섭취하였다. 퇴원 후, 그녀의 이웃과 친구가 자발적으로 환자의 집에 방문하기로 하였다. 퇴원하기 전에 이웃은 영양사에게 환자의 식사 준비 방법에 대해 훈련받았다. 6개월 후, 이웃은 환자의 식사 준비가 부담되기 시작하였고, 환자의 친구는 보충제를 살 형편이 정말 안 된다고 하였다. 하지만 그녀는 친구가 요양시설에 들어가기를 원하지 않았다. 의사, 친구, 환자는 위창냄술을 통해 대부분의 칼로리를 섭취하기로 동의하였다. 특별한 준비가 필요하지 않으며, 환자가 특히 좋아하는 약간의 음식은 즐거움을 위해 구강으로 섭취하기로 하였다.

자는 환자에게 추천되는 자세, 식사 준비 방법과 비율, 다른 변수들에 대해 확실하게 이해할 필요가 있다.

환자의 거주 환경 또한 연하장애 치료의 본질에 영향을 미칠 수 있다. 강도 높은 치료 환경에서의 환자의 욕구와 외래 치료를 받는 환자의 욕구는 다를 수 있다. 게다가 환경의 변화에 따라 이용 가능한 자원이 많이 달라진다. 학문적인 의학 센터에서 일하는 임상가는 지방의 장기 요양기관에서 근무하는 임상가보다 유용한 자원을 더 많이 보유하고 있는 경우가 많다.

치료적 접근법

치료적 기법(의학적, 수술적 그리고 행동적인 것을 포함)은 환자의 치료적 중재를 계획함에 있어 구체적인 고려를 필요로 한다. 앞에서 언급한 바와 같이, 치료방법의 선택은 시간에 따라 환자의 상태가 변하는 것과 발맞추어 변화되어야 한다. 이러한 관점에서 환자의 상태에 따라 어떻게 중재할 것인지(기법의 선택)뿐만 아니라, 중재의 시기에 대한 결정이 바뀌게 된다. 일반적으로 치료전략은 환자와의 상호작용 및 치료목적 등을 고려하여 변경된다. 쇠약이 심각하거나 질환의 급성기에 있는 환자들의 일반적인 접근법은 예방적 접근이다. 이 접근법은 종종 환자에게 실질적인 활동을 요구하지 않는 수동적인 경향을 보일 수 있다. 구강 위생이나 수동적 움직임, 식이 변화 등이 수동적 개입으로 간주될 수 있다. 그에 반해, 능동적 개입(중재)은 삼킴 수행의 어떤 국면을 변화시키기 위해 환자에게 직접적인 기법이나 보상 작용을 요구하는 것이다. 능동적 개입과 수동적 개입처럼, 또 다른 이분법적 접근으로는 환자-중심 중재와 환경-중심 중재가 있을 수 있다. 환자-중심 중재는 능동적 혹은 수동적 개입일 수 있으며, 중요한 것은 모든 접근이 환자에게 초점이 맞추어진다는 것이다. 반면, 환경-중심 중재는 주로 수동적이지만, 초점이 환자의 변하는 상태에 맞춘 환경의 조절에 맞추어진다. 연하장애 환자를 위한 식당이나 특별한 식사 시간은 환경-중심 중재의 예가 된다.

치료방법 선택

BOX 9-3에는 구체적인 치료기법을 선택하는 데 있어 고려해야 할 사항의 목록이 제시되어 있다. 임상가는 어떠한 치료 선택이 현실적으로 가능한지를 고려해야 한다. 이러한 결정 과정에는 다음과 같은 것들이 고려되어야 한다. 구체적인 기법을 사용하기 위해 요구되는 기구, 장비의 물리적인 존재(예: 근전도 검사 장비 및 바이오피드백 기기 등), 구체적인 기법을 행하는 데 필요한 임상가의 지식과 기술(환자가 주의 혹은 지시 사항을 이해하는가? 환자는 그 기법을 수행할 수 있는가? 환자가 그 기법을 이겨낼 수 있는가? 기법을 제대로 실행하기 위해 환자에게 요구되는 사항은 무엇인가? 등).

임상가는 "이처럼 특별한 기법을 선택하는 이유?"에 대해 스스로 질문한다. 고려하고 있는 치료법이 환자의 연하장애 증상과 어떤 관계가 있는가? 치료방법이 임상적, 생

BOX 9-3 구체적인 치료기법 선택에 있어서의 고려사항

부가치료법	→	무엇으로 할 것인가?
임상 지시	→	왜 선택되었나?
예상되는 위험과 이점	→	즉시 반영
기능적 결과	→	장기간의 예상
환자에게 선택 일임	→	동의 필요

물학적인 입장에서 봤을 때 가능한 것인가? 치료방법을 독자적으로 실행할 것인가, 아니면 다른 기법들과 병행할 것인가? 구체적인 기법의 선택에 있어 이러한 고려사항은 중요하다. 이러한 질문들에 대한 답변의 추구는 확실한 문헌 연구를 기초로 형성된다. 제안된 기법의 즉각적인 결과와 관련해 환자에게 예상되는 위험과 이점을 고려해야 한다. 어떤 기법은 매우 효과적으로 보이지만 환자의 동반 질환을 복잡하게 할 수 있다. 예를 들어, 삼킴을 시도할 때 지속된 호흡 정지를 강조하는 기법들은 심각한 호흡장애를 갖고 있는 일부 환자에게 문제가 될 수 있다(6장 참조). 반복적인 삼킴 시도로 상당한 근력을 요구하는 기법은 근육이 약화된 환자나 근육이 소모되는 질환이 있는 환자에게 역효과를 가져다 줄 수 있다. 임상가는 위험 요소를 밝혀내는 것 외에, 어떤 제안된 기법으로부터 환자에게 나타날 수 있는 가능한 직접적인 이점도 규명해 내야 한다. 어떤 치료기법들은 삼킴 결손을 완화하거나 극복하는 데 즉각적인 효과가 있는 것으로 밝혀졌다[예: 잔류물(residue)과 흡인을 유발하는 편측 인두 약화에 대한 보상으로 머리 돌리기를 하는 것 등](10장 참조). 임상가는 환자에게 나타날 수 있는 가능한 이점 외에 어떤 치료방법으로 인해 야기될 수 있는 위험성을 항상 고려해야 한다.

기능적 결과란 제안된 기법으로 인한 장기적인 유익을 말한다. 이것은 종종 치료의 목적과 관련해 고려된다. 삼킴의 즉각적인 변화를 가져다주는 기법은 장기적인 측면에서 긍정적인 영향을 주거나(혹은 그렇지 않을 수도), 일상적인 환경에 기능적이지 못할 수도 있다. 마찬가지로, 어떤 기법은 그것을 집중적으로 행했을 때, 즉각적인 영향을 주지는 못하지만 장기적인 면에서 기능상의 유익을 가져다 줄 수 있다. 그러므로 가능한 즉각적인 영향 외에 장기적인 측면에서의 기능적 결과를 고려하여 치료적 기법을 선택할 필요가 있다.

환자의 역량강화는 다양한 측면에서 해석될 수 있다. 이를 위한 한 가지 주요 초점은 환자를 치료에 참여시킴으로써 적용하려는 치료계획에 대한 환자들의 이해와 참여의지를 고취시킬 수 있다. 이러한 과정은 환자를 단순히 수혜자가 아니라 치료의 동반자로 여기는 것이다. 이러한 과정에 권한을 부여받은 환자는 치료 활동에 보다 수용적인 것으로 알려져 있으며, 이는 결과의 성공 가능성을 높여준다.

치료 선택에 대한 개요

임상가들은 연하장애의 중재를 위해 여러 가지의 선택 가능한 방법(의학적, 수술적, 행동적 치료법들)들이 있다는 사실을 알아야 한다. 이러한 지식들은 다른 건강관리팀과의 긴밀한 대화를 통해 개별 환자를 위한 최선의 치료방법을 선택할 수 있는 가능성을 높여준다. 이 절에서는 연하장애를 위한 치료방법으로 잘 알려진 의학적, 수술적 및 행동적 치료방법에 대해 간단히 개관하고자 한다(10, 15장 참조).

의학적 선택

BOX 9-4는 연하장애 치료를 위한 일반적인 의학적 선택이 제시되어 있다. 본 주제에서의 의학적 선택은 식이 변화나 약물 관리를 포함한다. 식이 조절을 의학적인 치료 선택권에 포함시킨다는 것이 쉽게 납득되지 않을지도 모르지만, 임상의들은 문제가 되는 병이나 상태에 적응시키기 위해서 환자의 식이(구강 혹은 비구강적인 방법) 방법을 변경하는 것이 필요하다는 사실을 인식해야 한다. 이러한 경우의 예가 흔히 당뇨병이나 고혈압 환자에게서 나타나는데, 두 가지 모두 뇌졸중과 깊은 연관이 있다. 다른 예로는 특정 튜브 영양법을 견뎌내지 못하는 환자들 사이에서 발견되는데, 이는 설사나 변비를 유발할 수 있다. 또 한 가지 다

BOX 9-4 연하장애 치료를 위한 일반적인 의학적 선택

식이 변형
- 특별한 식사
- 영양과 수분공급 작용의 규제
- 영양 공급 통로(구강 대 비구강)의 상호작용

약리학적 관리
- 항역류 약물치료
- 위장운동 촉진제
- 침(타액) 관리

른 예로는 연하장애로 인한(혹은 그와는 무관한) 건강상의 이유로 최소(혹은 최대)의 칼로리 섭취를 요구하는 환자에게서 나타난다. 비록 식이의 특수한 변경이 요구된다는 사실은 연하장애 중재를 위한 계획과 상호 연관되어 있다.

연하장애에 대한 약물 관리는 삼킴 기능의 특정 부분에 대한 개선을 위해 약물치료를 사용하는 것을 말한다. 연하장애 개선을 목적으로 가장 일반적으로 사용하는 약물치료에는 역류를 막고, 위 운동을 개선시키며, 분비물을 제거하는 등의 방법이 있다. 역류 증상을 막는 약물의 접근에는 단계가 있는데, 접근이 비교적 수월한 낮은 쪽의 단계로는 의사의 처방 없이 구입 가능한 제산제가 있다. 다음 접근 단계의 약물로는 히스타민-수용체 길항제가 있다. 이 약물을 복용하면 위산의 약 2/3를 제거할 수 있는 것으로 보고되고 있다. 가장 높은 접근의 단계는 양성자-펌프 억제제이다. 이러한 약물의 접근은 거의 모든 위산을 제거하므로, 산 억제를 위한 가장 강한 약리학적 접근법을 대표하는 것으로 보고된다(5장 참조).

적용되는 약물의 선택은 환자의 내성(부작용이 적은)과 필요한 증상 완화 수준에 의해 결정되는데, 각각의 약물 특성을 고려한 다양한 약물의 사용이 가능하다.

위장 운동을 개선시키는 데 활용할 수 있는 약물치료법은 많지가 않다.[5] 이른바 위장운동 촉진제는 식도의 운동성을 개선하고, 아래식도조임근의 압력을 증가시키며, 위 배출을 향상시키기 위한 목적으로 제공된다.

침 분비 역시 삼킴 기능에 있어 중요하다. 침은 삼킴 기전에 중요한 윤활액을 제공하며, 치아를 보호하고, 소화 기능을 돕는 중요한 화학물질을 함유하고 있다. 일반적으로 침은 2가지 성분으로 구분지어 생각할 수 있다. 그 중 하나는 혀 밑에서부터 나는 묽은 성분의 침이고, 다른 하나는 음식물을 씹거나 그 외의 구강 움직임을 조절할 때 생성되는 보다 점도가 높은 성분의 침이다. 전자의 혀 밑 침샘은 내부 점막으로 두껍게 덮여 있다. 방사선 요법(6장 참조)과 같은 일부의 의학적인 치료법이나 일부 약물치료는 묽은 침의 양을 줄여 환자의 구강을 건조하게 하고, 입과 혀 속에 있는 점액의 접착력을 강화시킬 수 있다. 상태의 원인에 따라 특정한 약물치료(점액용해제와 같은)를 통해 농도가 짙은 분비액을 묽게 하여, 환자에게 삼킴(필요할 경우 뱉어내게 하든지)을 용이하게 해 줄 수 있다. 그 외에도 묽은 분비물의 양을 증가시키는 데 시도할 수 있는 몇 가지의 약물치료가 있다. 또한 외부적 공급을 통해 구강에 윤활액을 제공할 수도 있다(이러한 윤활액은 별도의 처방을 요구하지 않는 경우가 많음). 의학적 처치를 통해 침의 흐름이 정상보다 증가되는 경우는 거의 없다. 간혹 관찰되는 과다하게 침을 분비하는 환자를 면밀히 조사해 보면 구강이나 인두에 잔류해 있는 침으로 인해 삼키는 횟수가 평균보다 적어지는 경우가 있다.

수술적 선택

BOX 9-5는 연하장애 치료를 위한 일반적인 수술적 중재들을 요약하고 있다. 수술적인 중재는 3가지의 범주로 분류될 수 있는데 첫째, 성문 폐쇄를 개선시키는 것과 둘째, 기도를 보호하기 위한 것, 마지막으로 인두식도 분절의 열림을 개선하기 위한 것이 그것이다.

성문 폐쇄 개선

성문 폐쇄 개선에는 2가지의 기본적인 접근법이 주로 이용되고 있는데, 내전 방패성형술(thyroplasty, 갑상성형술)과 생체적합물질의 주사법이다.

통상적인 경험에 의하면 흡인 환자들의 성문 폐쇄 개선은 직접적이고, 즉각적인 효과가 있는 반면, 그 밖의 환자

BOX 9-5 연하장애 치료를 위한 수술적 중재의 일반 사항

성문 폐쇄 개선
- 내전 방패성형술
- 생체적합물질 주사

기도 보호
- 스텐트
- 후두기관 분리
- 후두절제술
- 기관절개관
- 영양 튜브

인두식도분절 열림 개선
- 확장술
- 근육절제술
- 보툴리늄 독소 주사

들은 다른 치료법과 병행하더라도 이 기법의 효과가 매우 미미하다. 내전 방패성형술은 환자가 진정제를 마시는 것이 요구되지만, 전신 마취는 필요로 하지 않는 외과적인 치료방법이다. 이 시술은 방패연골 위쪽의 목 아래 부분에 조그만 절개를 한다. 이때 성대의 바로 뒤쪽에 관통하는 작은 창을 낸다. 성대주름을 중앙 쪽으로 이동시키고, 그것과 갑상연골 사이에 있는 성대주름 뒤에서 의학적인 수준의 작은 성형이 이루어진다. 이 과정이 진행되는 동안 환자는 각성 상태로 있기 때문에 성대주름의 연골 상태를 모니터하는 데 경비내시경 검사법(transnasal endoscopy)이 사용되며, 집도의가 목소리 생성을 위한 성문의 기능을 평가하기 위해 발성을 요구할 수 있다. Kraus 등에 의한 방패성형술 후 경과 보고에 의하면, 성대주름 마비를 보였던 15명의 환자들 모두에서 방패성형술 시행 후 삼킴 기능에 개선이 이루어졌다고 하였다.[6,7]

조직을 "확대하여" 성문 폐쇄를 개선하기 위한 시도로, 약화된 성대주름에 생체적합물질을 직접 주사할 수 있다. 역사적으로 보면, 성대주름에는 테프론이 일반적인 물질로 주사되었다. 최근에는 테프론의 선호도가 떨어지고 자가 지방(환자의 복부에서 떼어내는)이나 콜라겐으로 대체되고 있다. 가장 일반적인 시술법으로는, 환자를 전신 마취시킨 후 성대주름에 관련 물질을 주사하는 것이다. 일반적으로 성문 간격을 보다 줄이기 위해서는 생체적합물질의 주사가 사용되는 반면, 방패성형술은 그것을 확대시키는 데 사용된다.

기도 보호

성문 폐쇄법이 삼킴 시 기도 보호를 목적으로 적용되지만, 어떤 의학적인 조건은 보다 적극적인 기도 보호를 요구할 수 있다. 이러한 외과적인 접근법들 중에는 위험이 사라질 때까지 일시적인 효과를 목적으로 적용되는 방법이 있는 반면, 보다 장기적인 목적으로 사용되는 시술법도 있다. 후두 스텐트(laryngeal stent)는 후두 안에서 물질이 기도로 들어가는 것을 방지하는 "마개" 역할을 한다. 성문의 폐쇄로 인해 이러한 과정에는 기관절개술이 요구된다. 후두–기관 분리(laryngotracheal separation)는 외과적 과정의 하나로, 기관은 후두 바로 밑에서 외과적으로 분리되고, 후두 아래쪽의 잔여 기관은 봉합 · 폐쇄된다. 따라서 이 경우 후두는 제자리에 있지만 기도로부터는 분리된다. 2개의 스텐트 적용과 후두–기관 분리는 지금까지 환자가 급성 흡인의 위험으로부터 회복될 때까지의 한시적인 외과적 치료방법으로 묘사되어 왔다.[8]

이 시술을 통해 환자에 대한 일련의 치료에서 Mita는 흡인과 재입원율의 감소를 보고했다. 그러나 구강섭취가 가능한 환자는 21%에 불과했다.[9] Pletcher 등은 뇌졸중 후 심각한 흡인을 위한 후두–기관 분리를 실시했다.[10] 이후 환자는 구강섭취와 발성이 가능한 정도까지 회복되었다. 5년간의 추적조사를 통해 환자는 안전한 식사와 정상적인 발성이 계속 가능하다는 것을 보고하였다. Zocratto 등은 후두–기관 분리를 받은 60명의 환자들에 대한 자료를 제시하였는데, 그들 가운데 12명에서 외과적 부작용이 있었다.[11] 흡인을 성공적으로 관리했음에도 불구하고, 집단 안에서 부작용이 없는 합병증의 비율은 43%였다. 집단 안에서 부작용이 있는 합병증 비율은 58%였다. 저자들은 이 시술을 통한 흡인 감소의 효과는 긍정적이지만, 외과적 치료 후의 합병증 비율이 수용하기 어려울 만큼 높다는 결론을 내렸다. 후두전절제술이 연하장애와 흡인에 대한 영구적인 외과적 해결 가능책으로 제시되기도 하였다. 이는 극적인 접근 방법이긴 하지만, 특정 환자들은 후두 없이도 전반적으로 보다 나은 기능을 하게 된다. 기도와 식도의 영구적인 분리는 개인으로 하여금 음식물과 액체를 안전하게 소화시키는 것을 가능케 하며, 후두절제술을 통해 목소리 회복을 용이하게 한다.

흡인으로부터 기도를 보호하기 위해 적용한 기관절개관이나 영양관 식이의 사용에는 의문이 제기되기도 한다. 아직까지 이러한 방법들이 흡인의 가능성을 낮춘다는 확실한 이론적 근거가 부족하여, 일부 환자에게 있어 기관절개관이 삼킴 기능을 더욱 악화시키고, 기도의 저항력을 감소시킬 수 있다는 사실을 시사하고 있다(6장 참조). 튜브 영양법(코위관이나 위창냄술)이 항상 흡인을 감소시키지 않으며, 흡인의 비율이나 심각성을 증가시킬 수 있는데, 주로 역류로 인한 경우가 많다. 그러므로 앞서 제시한 2가지의 외과적 선택 방법이 특정 환자들에게 있어서는 유익할 수 있지만, 그 밖의 환자들에 대한 적용에는 주의와 분명한 근거의 확보가 선행되어야 한다.

인두식도분절의 열림 개선

인두식도분절의 열림을 개선하는 데 사용 가능한 외과적인 접근법에는 일반적으로 3가지가 있다. 스트레칭이나 절단 또는 마비가 그것인데, 스트레칭은 확장술을 통해 이루어진다. 확장은 한 가지 이상의 복합적인 기법에 의해 실현 가능하지만, 그것의 목적은 인두식도분절의 관내강(lumen)을 늘리는 것이다. 만약 인두식도분절의 열림이 흉터에 의해 제한된다면, 확장술은 입구를 넓히기 위해 조직을 째는 방법으로 적용된다. 하지만 이에는 2가지 위험이 따르는데 첫째, 절개가 식도를 넘어갈 수 없으며, 둘째, 효과가 종종 일시적이어서 반복적인 과정이 필요할 수 있다.[12] 생리적 측면에서 비롯되는 인두식도분절의 한계는 확장술까지 영향을 미칠 수 있다. 확장술은 다른 치료에 비해 드물게 사용되지만, 인두식도분절에 있는 생리적인 협착증(physiologic stenosis)에는 매우 유익하다. 외과적 근육절제술(surgical myotomy)은 인두식도분절에 있는 반지인두근(criopharyngeal muscle, 윤상인두근)의 근섬유를 분리시키는 시술법이다.[13] 근육절제술은 성문위 후두절제술(supraglottic laryngectomy)이나 후두전절제술(total laryngectomy)과 같은 다른 수술 기법과 함께 사용될 수 있다. 특정 환자에게 적절하게 적용할 경우, 외과적 근육절제술은 연하장애 환자에게 상당한 효과를 가져다 줄 수 있다.

보툴리늄 독소(botulinum toxin, Botox) 주사는 인두식도분절을 이완시키는 데 효과적인 치료법으로 적용되고 있다. 보툴리늄 독소는 탈신경 과정을 통해 효과를 나타내며, 그 안에서 운동신경과 근육 사이의 화학적 의사소통이 단절된다. 그 결과 근육에 마비 현상을 나타낸다. 보툴리늄 독소 주사는 특정 환자들에게 있어 인두식도분절의 열림과 삼킴 기능을 개선시키는 데 효과가 있음이 밝혀졌다.[14-16] 이러한 치료방법을 적용할 환자를 선정하는 일반적인 원칙은 인두식도분절보다 삼킴 기전에 문제를 보이는 환자를 대상으로 적용되어야 한다는 것이다. 심각한 식도 역류 환자들에게는 이 기법의 사용이 금기가 될 수 있는데, 이는 인두식도분절을 마비시키면 역류가 더 심각해지고, 이는 발성을 위협하고 기도에 상부 식도 합병증을 야기할 수 있기 때문이다.

행동적 선택

연하장애의 치료적 선택에는 의학적이며, 수술적 선택보다 훨씬 더 많은 행동적 중재가 활용된다. BOX 9–6은 연하장애 중재에 사용되는 5가지 일반적인 행동적 중재를 요약하였다. 여기서 제시한 범주들은 모든 것을 망라한 것은 아니며(10, 15장 참조), 행동적 치료 접근법에 대해 개괄적으로 소개하고 있다.

식이 조절

식이조절은 연하장애를 위한 치료에 있어 가장 널리 사용되는 행동적 중재에 해당한다. 삼킴 결손을 보완하거나 기능적인 개선을 위해 환자가 섭식하는 음식과 음료는 다양한 방법으로 수정이 가능하다. 음식덩이와 음료의 수정 방법에는 다음 여러 사항들을 고려할 수 있다.

유동학

음식과 음료의 유동학적 성질을 변화시키는 것은 가장 일반적인 식이조절 방법이다. 액체류의 이동 속도를 줄이고, 음식덩이의 접착력을 약화시키기 위해서 시판되는 점도증진제를 적용해 액체의 농도를 짙게 하거나, 넥타와 같은 점성이 있는 영양캔 형태의 제품을 구매하여 적용하기도 한다. 이와 같은 유동학적 변화 식이의 적용은 환자에게 기도 흡인의 위험 없이(혹은 적게) 삼킬 수 있도록 하는 기회를 제공한다. 이러한 적용의 이점은 임상적 경험을 통해 지지되어 왔지만, 문제는 임상에서 환자에게 적용되는 음식의 점도와 비디오투시 검사 등의 기구적 검사에서 적용되는 바륨 혼합 음식물과의 점도가 동일하지 않다는 점에서 논란의 여지가 많다.[17,18] 비디오투시 검사에 사용되는 물질에 대한 성공적인 삼킴이 곧 환자의 실제 식탁에 올려지는 음식물과

BOX 9–6 연하장애 환자를 위한 행동적 중재의 5가지 일반적 범주

- 식이조절
- 식이 활동 변형
- 환자의 자가 조절
- 삼킴 변형
- 삼킴 기전의 변형

유동학적으로 동일하지 않을 수 있다는 것이다. 최근의 연구에 의하면 환자는 점성 있는 액체의 섭취를 선호하지 않으며 경우에 따라 식이를 기피하는 상황에 놓여질 수 있으므로, 임상가는 이 같은 사항을 고려해 환자가 필요 영양의 균형을 맞출 수 있도록 세심한 접근을 할 필요가 있다.[19]

고형 음식물도 유동학적인 변화가 가능하다. 한 예로, 퓌레 음식을 들 수 있다. 경험이 풍부한 임상가들은 퓌레에 대한 개념이 매우 다양하다는 것을 알고 있다. 한 임상가는 "어떤 사람의 퓌레가 다른 사람에게는 수프와 같을 수 있다."고 말했다. 그럼에도 불구하고, 임상가와 보호자 및 환자는 씹는 횟수를 줄이고, 특정한 음식이 갖고 있는 미립자적 특성을 감소시키며, 삼킴의 용이성을 높이기 위해 퓌레식을 선호한다. 이러한 범주에 속하는 식이 변형의 또 다른 예로는 부드럽게 변형시킨 식이이다. 이런 유형의 음식 역시 씹는 것을 요구하지만, 삼킬 때보다 느린 통과 시간을 확보하여 기도 보호를 도울 수 있다. 하지만 이런 음식은 때로 접착력이 강한 덩어리를 형성한다. 이를 조절하기 위해 "어느 정도나 부드러운가?" 하는 질문이 제기된다. 환자가 어느 정도의 식이 수준을 받아야 할 것인지에 대해 명확히 결정해 주는 지침이 될 만한 근거 자료는 거의 없다. 따라서 임상가들은 이러한 결정을 하는 데 있어 환자 개개인의 상태에 따른 객관적 접근이 필요하다.[20]

부피

부피(volume)의 조절을 통한 식이 변형은 설명이 필요 없을 정도로 광범위하게 적용되고 있다. 환자들 중에는 구강에서 안전하게 음식물을 이동 및 변화시키고 극소량의 잔류물을 남기기 위해 보다 작은 음식덩이를 요구하는 경우가 있다. 또한 다양한 이유로, 보다 큰 음식덩이를 요구하는 환자도 있다(예: 증가된 감각입력을 목적으로). 일반적으로 성인이 한번에 구강 안에 머금는 액체류의 평균 크기는 15~26mL이며, 남녀에 따라 차이가 있다.[21,22] 음식덩이의 양은 삼킴의 생리를 바꿀 수 있는 한 가지 요소로 작용한다. 그러므로 작은 음식덩이를 섭취하도록 하는 식이 지도는 평가나 치료에 있어 삼킴의 생리를 변화시킬 수 있다. 주요한 임상적 문제는 각 환자에게 적정한 음식덩이의 양은 개인의 기능 및 삼킴 관련 구조의 안정성에 따라 달라지므로, 긍정적인 효과를 위해서는 면밀한 평가를 통한 개별화된 접근이 필수적이라는 것이다.

온도

연하장애의 치료적 중재에 있어 음식물의 온도 조절은 흥미로운 고려사항 중 하나이다. 차가운 음식은 음식덩이에 대한 인식을 향상시켜 입인두 삼킴 생리에 영향을 준다. 음식물의 온도는 부피 및 음식과도 상호작용하는데, 뜨거운 음식이나 아주 차가운 음식은 일반적으로 적은 양일 때 섭취가 더 용이하다. 뜨거운 음식과 차가운 음식 모두 식도 기능에 영향을 준다. 아주 뜨거운 음식이나 아주 차가운 음식을 섭취한 환자는 음식덩이가 식도를 통과할 때 불편함을 자각한다. 근긴장증(myotonia) 환자에게 있어 차가운 음식물의 적용은 순차적인 삼킴에 필요한 빠른 근육의 수축에 장애를 일으킬 수 있다. 광범위 식도연축(disffuse esophageal spasm, DES; 광범위 식도경련 수축)의 경우, 식도 내에 있는 뜨겁거나 차가운 음식에 의해 통증이 야기될 수 있다. 이러한 환자들에게 뜨겁거나 차가운 음식물의 섭취는 금기이다. 삼킬 때 음식덩이의 온도와 관련해서 느린맥(bradycardia)과 함께 실신(syncope, vasovagal reflex, 혈관미주신경반사)에 대한 보고가 있다.[23]

온도에 대한 또 다른 견해로는, 구강식이가 가능하지만 비능률적인 섭식을 하는 환자에게 온도 조절이 유용하다는 것이다. 이러한 사람들은 따뜻한 음식을 먹을 때 식사를 종료하기 전에 음식이 다 식어버리므로 불편감이나 좌절에 직면할 수 있다. 이러한 환자들을 위해서는 식사가 진행되는 동안 음식의 온도를 유지하기 위해 전자레인지나 오븐 혹은 열판 등의 도구를 적용해야 한다.

맛과 냄새

맛과 냄새에 대한 감각은 전형적 삼킴 관련 평가에 포함되지 않는 경우가 많다. 그러나 맛과 냄새 역시 음식물의 원활한 섭취에 있어 필수적인 요소가 된다. 맛과 냄새는 상호연관된 감각인데, 이는 네 가지 기본적인 맛에 대한 감각이 냄새에 의해 보완 관계를 이루어 음식을 먹는 동안에 완전한 감각으로 제공되기 때문이다. 맛과 냄새의 변화는 식욕과 섭식에 대한 즐거움 및 삼킴 생리에 영향을 줄 수 있다.[24] 또한 맛의 증대(전형적으로 향의 증가를 통해 나타나는)는 나이가 많은 노년층과 특정의 임상가 집단에서 구강 섭취에 긍정적인 영향을 주는 것으로 밝혀졌다. 이처럼 맛과 냄새의 변화를 통해 유발되는 긍정적인 측면은 음식물과 액체의 섭취에 개선을 가져와 건강 상태의 증진에 도움을 준다.

그림 9-2는 동일한 퓌레 음식물을 서로 다른 심미적 관점에서 제시한 것이다. 접시에 놓여 있는 음식을 보고 지각하는 시각적 정보는 맛이나 냄새만큼이나 식이에 중요한 역할을 한다. 어떤 퓌레 음식은 시각적으로 입맛을 돋우지 못하고 역겹게 보이며, 식욕이나 먹고 싶은 욕구를 전혀 자극하지 못할 수 있다. 아직까지 치료적 접근에 있어서 음식물에 대한 심미적 요소는 고려되지 않고 있는 영역이지만, 환자의 원활한 섭식을 위해서는 반드시 고려되어야 할 부분이다.

식이 활동 변형

개별적인 환자의 조건을 충족시키기 위해 섭식 활동 자체에 수정이 요구될 수 있다. 식이 활동 변형의 예에는 식사 적용 시간의 변경과 입인두 청결 및 탈수 예방 계획, 식이 도구의 적용 등이 포함된다. 특정 환자들에게는 식사 시간의 변경이 대단히 중요할 수 있는데, 파킨슨병과 같은 특정

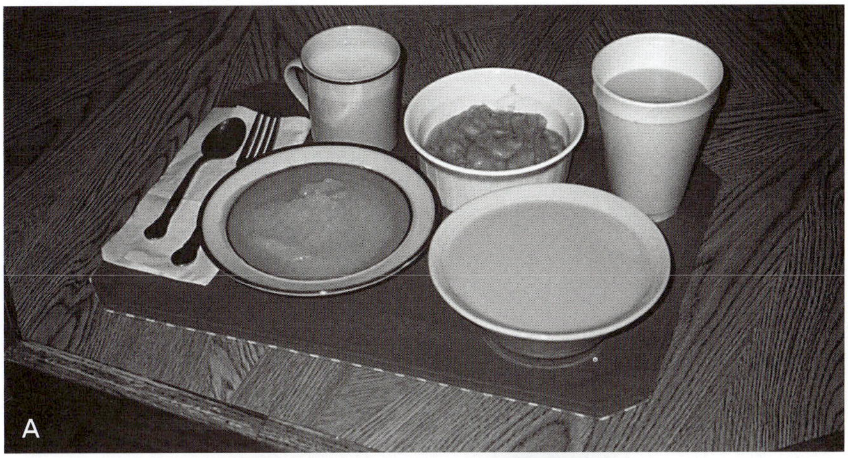

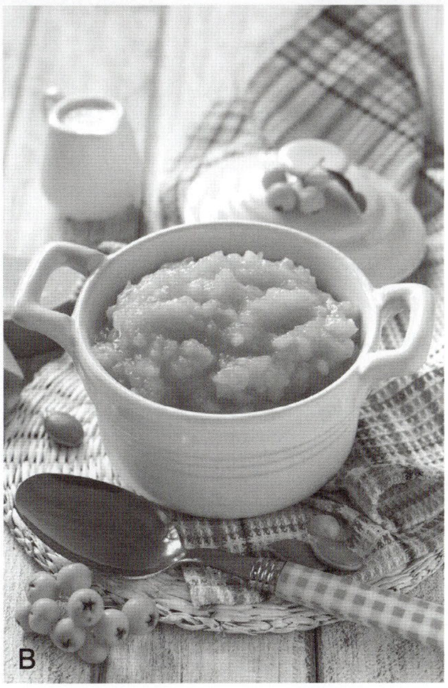

그림 9-2 A와 B는 심미적으로 다르게 표현된 퓌레 음식 사진이다.(Photo © istock.)

한 질병에 있어 약물의 최대 효과를 위해 식사 시간의 적절한 선택은 매우 중요하다. 다른 예로는, 적은 양의 식사에 만족하고, 적당한 영양 공급의 유지를 위해 하루에 여러 차례 식사가 요구되는 환자가 해당된다. 마지막으로, 지구력이나 근력 등을 이유로 튜브 영양법을 적용해야 하는 환자라도 어느 정도 안전한 구강식이가 가능하다면, 일반적으로 권해지는 튜브 영양법 이전에 환자가 인내할 수 있을 만큼은 구강으로 식사하도록 하여, 최대한 구강식이 능력을 유지시키도록 하는 것이다(11장 참조).

다양한 상황에서 식사 시간의 조절 역시 얼마든지 가능할 수 있다. 예를 들어, 보호 시설에 거주하는 환자들의 경우 식사 중 주의산만을 최소화하기 위해 특별한 식사 조절을 요구할 수가 있다. 연하장애 환자를 위한 식사실을 별도로 마련하는 것도 환자에게 타인의 시선을 피할 수 있도록 하고, 긍정적인 식사 경험을 할 수 있게 한다는 점에서 고려할만 하다.[25] 병행 가능한 또 다른 식이 활동의 변형으로는 영양 공급 비율의 조절과 음식덩이 형태의 대체, 잔류물을 최소화하기 위한 다양한 청결 전략과 기도 보호의 증진을 위한 특별 대체식들이 포함된다. 식사 도중 적용되는 이러한 전략은 주의집중이 저하된 환자들에게 임상가와 간병인의 지속적인 환기를 통해 더욱 높은 성과를 거둘 수 있다.[26] 특정 음식을 삼킬 때 입인두 청결이 저하된 환자는 액체 삼킴과 병행하면 도움이 될 수 있다. 이는 먼저 삼킨 음식물이 인두부에 잔류될 것을 고려해, 액체를 뒤이어 마심으로써 잔여물을 씻어 내거나 청결하게 하려는 목적으로 적용된다. 또한 이 방법은 환자에게 입안마름증이 있을 경우 입안의 음식덩이를 이동시키는 데 도움이 될 수 있다. 이를 적용하는 방법으로는 액체를 직접 삼키거나, 젖은 거즈를 빨아들이거나(sucking), 압안에 물을 뿌리거나, 합성된 침(synthetic saliva)을 사용하는 방법들이 있다.

생리적 혹은 해부학적 한계가 있는 환자들에게는 영양 공급 보조기구의 사용이 유익할 수 있다. 작업치료사(1장 참조)는 일상생활의 편의를 제공하는 기구를 고안하는 데 있어 대단히 중요한 역할을 수행한다. 영양 공급을 외부에 의존하는 환자들을 위한 다양한 식이 보조 기구들의 사용이 환자의 독립성을 높이고 자가 섭식을 가능하게 하는 데 도움을 줄 수 있다.

환자의 자가 조절

이 범주에서 활용되는 가장 일반적인 전략은 자세잡기 전략이다. 여기에는 머리 회전(head-turn)이나 턱-당기기 매뉴버(chin-tuck maneuver), 전체적-자세잡기 전략(whole-positioning strategies)과 같은 머리 위치 전략(head-position strategies)들을 포함한다(10, 15장 참조). 이 장에서는 전체적-자세잡기 전략에 대해 다루고자 한다.

특정 환자의 신체 자세를 바꾸는 것은 다른 연하장애 팀원, 특히 물리치료사의 자문을 필요로 한다(1장 참조). 일반적으로 환자에게는 신체적 기능을 극대화하고 삼킴의 향상을 구체화시킬 수 있는 자세가 적용되어야 한다. 이러한 사실을 고려한 일반적 자세 조정에는 환자를 옆이나 뒤쪽으로 기울이거나, 옆으로 눕히거나, 바로 앉은 자세를 유지시키는 것이 포함된다.

편측 인두의 약화를 보이는 환자는 건측을 아래로 기울여, 중력을 받아 음식덩이가 보다 강한 인두 쪽으로 삼켜지도록 도울 수 있다. 이러한 자세잡기 기법은 인두의 약한 쪽으로 머리 회전을 하는 것과 동시에 적용 가능하다. 이러한 접근방법의 과장된 예시의 하나로 옆으로 눕는 자세를 들 수 있다. 이러한 기법은 환자의 강한 쪽 인두 근육의 기능을 극대화하는 동시에, 중력의 영향을 제거할 수 있으므로 음식덩이의 통과를 빠르게 하고자 하는 상황에서 사용될 수 있다.

환자로 하여금 뒤로 눕게 하는 것은 음식덩이의 구강 통과 시간을 줄이거나, 조롱박오목에 잔류물이 남아 있는 환자들에게 유익할 수 있다. 이 기법을 적용하는 데 있어 한 가지 주의할 점은 환자의 기도 보호 능력이 필요하다.

바로 앉은 자세는 입인두의 문제나 식도 질환이 있는 환자에게 중요하게 고려되어야 하는 자세이다. 식도 근위부에 남아 있는 잔류물은 음식을 먹는 도중이나 후에 아래인두로 역류할 수 있다. 환자에게 똑바른 자세를 유지하게 하는 것은 후두 잔류물의 흡인을 막아 후두를 보호할 수 있는 가능성을 더해 준다. 심한 역류가 발생하는 환자의 경우 식사 중과 후에 적용한 바로 앉은 자세는 환자가 위창냄 튜브(gastrostomy tube)로부터 영양을 공급받는 것만큼이나 중요할 수 있다. 마지막으로, 침대의 머리맡을 높이는 것이

야간 역류의 예방에 도움이 된다는 것은 널리 알려진 사실이다.[27]

삼킴 기전의 변형

삼킴 기전을 변화시키는 방법에는 생리적 또는 해부학적 결함을 보충하기 위해 운동 조절과 감각 자극, 인공 보조 장치 등의 적용이 포함된다. 운동 조절에는 전형적인 5가지 범주인 근력, 지구력, 협응력, 관절가동범위, 근긴장도의 조절이 포함된다. 기본적인 질병과 명백한 운동 기능 장애에 따라 다양한 기법이 적용될 수 있다. 근력을 개선시키기 위한 일반적인 접근 방법으로는 외부적 저항의 적용이 있으며, 관절가동범위의 증가는 스트레칭의 적용이 주로 쓰인다. 입벌림 장애가 있는 환자의 입벌림을 증가시키기 위해 적용하는 스트레칭은 관절가동범위를 증가시키기는 한 예가 된다. 협응력과 지구력의 증진에는 기능 장애의 구체적인 특징에 따라 다양한 기법이 사용될 수 있는데, 이에는 음식덩이의 유동학적 특징을 변형하는 것에서부터, 입주위를 음식덩이로 자극하는 방법 등이 있을 수 있다.

감각 자극을 위한 활동에는 맛의 변화와 온도, 압력의 변형이 포함될 수 있다. 삼킴과 관련한 운동 능력의 개선을 위한 감각 접근 방법으로 전기자극을 통한 치료법이 적용되고 있다(10장 참조). 마지막으로, 개선된 구강 위생은 감각 기능을 촉진시키고 감염의 위험성을 줄일 수 있다.

인공 보조 장치로는 연하장애팀의 일원으로 위턱-얼굴 보철전문의(maxillofacial prosthodonist)의 도움을 받을 수 있다. 보철전문의는 연하장애 환자에서 나타날 수 있는 해부학적 결손을 막아주기 위해 인공 입천장이나 밀폐 기구 등을 제작하여 적용한다.

삼킴 변형

삼킴 변형은 원칙적으로 삼킴의 생리를 변화시키는 것에 초점을 맞춘다. 이를 위해서는 환자의 적극적인 참여와 집중적인 실천이 필요한데 13, 14장에서 아동과 성인의 삼킴 생리학을 변화시키기 위한 보다 일반적인 행동 기법에 대한 상세한 견해를 제공한다.

치료의 결정

중재 계획을 결정하는 데에는 다양한 치료적 접근법이 고려되어야 한다. 이 장은 연하장애 임상가에게 도움이 되는 임상적 결정의 단계에 대해 자세하게 설명한다. 세 가지 측면이 고려될 수 있는데 (1) 치료계획에 사용된 정보의 원천, (2) 의미 있는 임상적 질문 형성, (3) 개별 치료계획 개발 등이 그것이다.

정보의 원천

그림 9–3은 치료에 초점을 둔 임상적 정보의 기초를 보여주는 순서도이다. 이 설명에서 치료 사안은 "독립성 요소"와 "안전성 요소"로 나뉜다. 독립성 요소에는 감독, 보조, 순응이 포함된다. 감독은 음식 섭취를 모니터하고 보상을 사용하거나 다른 이유 등으로 식사 시간 동안 직접적인 관찰이 필요한 경우를 말한다. 보조는 식사 동안 직접적인 신체적 보조의 적용을 가리킨다. 순응은 중재계획에 환자가 얼마나 충실히 참여하는지를 나타낸다. 안전성 요소는 기도 보호와 영양, 수분공급(hydration)을 포함한다. 기도 보호는 과도한 잔여물이나 그 밖의 다른 요인으로부터 흡인의 위험이나 명확한 흡인에 노출되는 것에 대한 관리를 말한다. 기도 보호에는 또한 단단한 음식으로부터 기도의 폐쇄가 발생하는 경우도 고려해야 한다. 영양과 수분공급은 충분한 칼로리와 유동 음식을 섭취하는 환자의 능력을 나타낸다. 독립성 요소와 안정성 요소는 상호작용한다. 예를 들어, 적절한 보조가 필요하지만, 현재 보조를 받지 않는 환자는 기도 보호가 감소되거나 불충분한 양의 음식이나 음료를 섭취하게 된다.

그림 9–3은 독립성과 안정성 요소와 관련해 평가 정보의 원천을 추정하기 위한 시도를 보여준다. 독립성 요소는 신체적 평가와 식이 평가에 더 초점을 둔다. 독립성 요소에서 도구적 검사는 필요하지 않을 수 있다. 반대로 안전성 요소를 결정하기 위해서는 도구적 검사가 중요한데, 특히 기도 보호와 관련한 요소에서 필수적이다. 영양과 수분공급에 관련된 요소는 도구적 검사와 식이 평가의 결합을 통해 더 잘 파악할 수 있다.

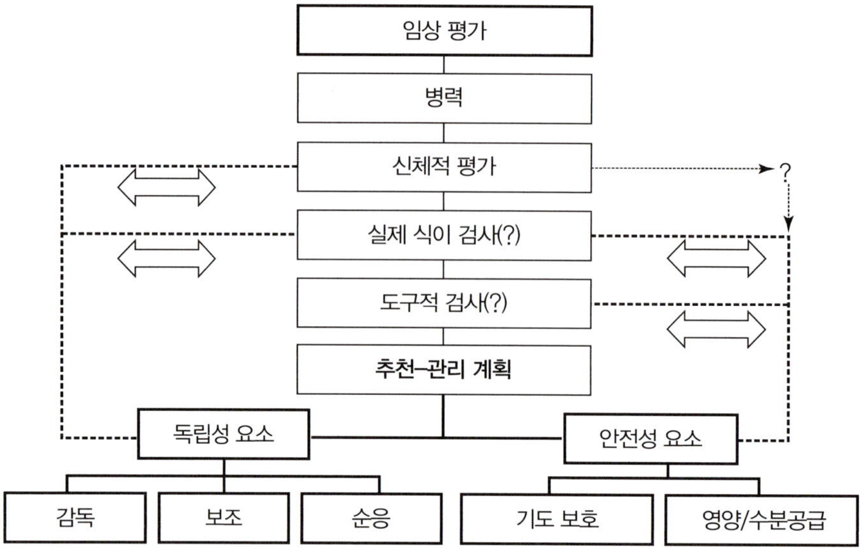

그림 9-3 연하장애 평가의 다양한 구성요소에 기초한 치료계획의 기본을 기술한 순서도

의미 있는 질문 형성

관련된 임상 정보가 개념적 틀에 맞춰 모아지고 조직화되면(그림 9-3), 다음 단계는 "어떤 치료적 기술이 환자의 문제에 가장 적합한가?"라는 질문을 하는 것이다. 이러한 과정이 연하장애 치료의 근거에 기반한 접근의 기초로 작용한다. 그림 9-4에서 서술된 틀은 치료방법과 관련된 의미 있는 임상적 질문을 공식화하기 위한 잠재적인 방법을 제공한다. 임상가는 환자 및 유발된 문제들에 초점을 두고 첫 단계 질문을 시작한다. 그림 9-4는 비진행성 질환으로 생긴 신경성 후두 삼킴 환자의 예이다. 환자는 검사에서 잔여물과 흡인을 보였다. 평가에 기초해 치료방법이 검토되었고, 표면 근전도 바이오피드백이 추천되었다. 또한 이후의 치료적 대안이 고려되어 멘델슨 매뉴버의 적용이 추가되었다. 마지막으로 이러한 치료적 접근이 기대하는 결과를 유발시키는지에 대한 질문을 던지게 된다. 임상적 매뉴버에 덧붙여 적용한 바이오피드백의 사용이 치료 횟수를 감소시키고(예: 치료의 효용성을 증가시킴), 기능적 결과(예: 더 잘 삼키기)를 향상시킬 수 있는가? 이 질문을 한 후 임상가는 해답을 찾기 위해 다양한 근거들을 찾아볼 필요가 있다. 한 예로, 바이오피드백의 사용을 지지하는 근거로 바이오

	환자 또는 문제	치료 기술	다른 선택	결과
질문의 초점	환자에게 다음과 같은 질문으로 시작한다: "나는 유사한 환자 그룹을 어떻게 기술하는가?"	질문하기: "내가 고려하고 있는 기술은 어떤 것인가?"	질문하기: "주요 대안이나 방법은 무엇인가?"	질문하기: "내가 얻고자 하는 것은 무엇인가?"
예	잔여물과 흡인을 보이는 비진행성의 신경 손상에서 기인한 인두 연하장애 환자	"sEMG 바이오피드백 사용"	"멘델슨 매뉴버와 비교하기"	"기능적 치료 결과 향상과 치료 세션의 횟수 줄이기"

그림 9-4 최선의 치료방법과 관련한 의미 있는 임상적 질문을 제기하기 위한 틀. sEMG, 표면 근전도 검사

피드백을 사용하지 않는 치료보다 바이오피드백을 사용한 치료가 시간 투자 대비 치료 효용을 높일 수 있다고 제시한 근거 논문들을 찾아야 한다.[28-30] 치료적 근거가 확인되면 임상가는 이 기술을 실제 환자에게 적용하는 것을 고려해야 한다.

개별 치료계획

근거에 기초하여 질문이 공식화되고 치료방법이 체계적으로 고려되면 개별 치료계획이 수립된다(BOX 9-7). 치료적 목표는 임상적 평가결과와 함께 환자의 치료 전 기능 수준에 기초해 예상되는 결과를 진술한 것이다. 초기에는 임상가는 환자의 상태가 변함에 따라 목표가 변할 수 있다는 것을 명심하도록 한다. 임상가는 다양한 치료적 목표를 수립할 수도 있고, 가장 중요한 하나의 목표로 치료적 계획을 세울 수도 있다. 치료적 목표는 환자와 보호자가 이해할 수 있는 문장으로 제시한다(PRACTICE NOTE 9-5). 예를 들어, 구강으로 음식이나 액체를 섭취하지 못하는 환자를 위한 목표는 "구체적 종류의 음식과 구체적 양으로 안전하고 일관되게 구강으로 섭취하기"가 될 수 있다. 환자가 근본적으로 목표하는 기능 수준에 도달할 수 없다면, 음식물의 구강섭취를 목표에서 제외할 수도 있다. 환자의 상태에 대한 고려 없이 지나치게 과도한 목표를 설정하는 것은 환자의 (임상가 또한) 동기와 치료 프로그램에 대한 순응도를 감소시킨다. 과도한 목표는 결코 도움이 되지 않는다.

치료의 목적은 기능적 목표에 도달하기 위해 변화시키고자 하는 환자의 능력과 관련된다. 증가된 목뿔뼈-후두 거상과 같은 삼킴 생리의 측면에서 접근할 수도 있고, 구강 섭취의 비율과 같은 환자의 기능적 측면에서 접근할 수도 있다. 목적이 연속적으로 충족되었을 때, 결국 목표로 수렴되는 일관성 있는 계획이 중요하다.

계획 세우기는 환자와 임상가의 참여 활동을 반영하는 절차에 대한 직접적인 진술이다(CLINICAL CORNER 9-1). 계획 세우기는 환자에게 시행하는 기술의 지시 사항, 연습 횟수, 삼키는 양, 치료 프로그램의 다른 직접적인 외적 측면 등을 포함한다. 또한 계획 세우기는 즉각적인 치료 효과를 관찰하는 기술을 포함해야 한다. 관찰은 면밀히 검토하거나 진전을 평가하기 위해 반복된 도구적 검사를 필요로 하지 않는다. 예를 들어, 각각의 삼킴에서 수행 능력 변화의 잠재적인 관찰은 삼킴 후 가래 뱉는 횟수가 감소하는 데 초점이 맞춰질 것이다. 그러나 종종 도구적 검사를 이용해 삼킴 수행의 변화를 관찰할 필요가 있다(CLINICAL CORNER 9-1, 9-2).

BOX 9-7 연하장애 환자의 치료계획 개발을 위한 서식

목표
- 기대하는 기능적 결과 진술

목적
- 기능적 목표에 도달하기 위해 변화를 요구하는 삼킴 또는 환자의 표적 움직임

계획 세우기
- 환자와 임상가가 참여하는 활동; 특정 치료에 사용된 절차와 향상 수준 관측 방법 제시

PRACTICE NOTE 9-5

뇌줄기 뇌졸중을 겪은 환자는 발병 두 달 후 위절제술로 식사를 하였고, 연하장애 치료 대상자인지를 결정하기 위해 평가 의뢰되었다. 작업치료사는 평가결과 환자의 연하장애 치료가 의미 있다고 생각하여, 치료를 통해 그가 성취하고 싶은 것은 무엇인지 묻고 의논했다. 작업치료사는 7점 척도의 functional oral intake scale를 사용하였고, 환자가 합리적인 목표라고 믿는 척도의 숫자를 가리키도록 요구했다. 평가 당시 환자는 완전한 영양튜브를 하고 있었기 때문에 환자의 최근 수준은 1이었다. 즉시 그는 7을 가리켰다(제한이 없는 전반적인 구강식이). 과거에 유사한 환자를 치료해 보았고 최근의 평가에 기초해 작업치료사는 제한이 없는 전반적인 구강식이는 비합리적이라고 생각했다. 대신에 작업치료사는 초기 목표에서 4단계에 도달하는 것을 목표로 하고 이것은 영양튜브로부터 자유로워지는 것을 의미한다. 이 목표는 환자에게 커다란 안도와 삶의 질을 매우 향상시키는 자가 공통의 목표에 도달할 것인지를 판단하는 데 가치가 있다.

치료계획의 틀

그림 9-5와 9-6은 연하장애 치료를 계획하기 위한 조직화된 틀을 제시하고 있다. 인두기 연하장애의 예를 이용한 순서도는 치료계획을 세우기 위해 고려해야 할 개념에 대한 일반적인 조직화 과정을 제시하고 있다. 제일 윗 단계에서

CLINICAL CORNER 9–1

신입 임상가는 삼킴 지연을 보이는 환자에게 신 음식을 이용한 치료 중재가 유용하다는 것을 선임자들에게 듣는다. 이 기법의 적용을 위해 치료실에는 레몬 얼음이 항상 냉장고 안에 비치되어 있었다. 신입 임상가는 암으로 인해 이차적으로 혀의 일부를 절제하여 삼킴의 지연을 보이는 환자에게 레몬 얼음을 적용하였다. 치료를 시작하고 6일 후까지 환자는 어떤 호전도 보이지 않아, 신입 임상가는 레몬 얼음으로 치료하는 것이 삼킴 지연의 향상과는 무관하다고 믿게 되었다.

논리적 사고

1. 위의 사례에서 레몬 얼음이 환자의 빠른 삼킴을 촉진시키지 못한 잠재적인 이유는 무엇인가?
2. 신 음식과 삼킴 지연에 관한 문헌 검색을 하고 언제, 어떻게, 누구에게 이 기술을 사용할 수 있는지 판단해 보시오.

CLINICAL CORNER 9–2

혀 기저부의 방사선 치료 후 환자는 후두 거상을 향상시키기 위해 강한 삼킴(hard swallow) 기법을 사용하고 있다. 5mL와 10mL의 물을 사용한 삼킴 시도에서 환자는 상당한 삼킴 지연을 보였으며, 구강과 인두로부터 음식덩이의 잔류를 줄이기 위해 대부분의 음식물을 중복 삼키기를 하였다. 또한 삼킴과 다음 삼킴 시도 사이 약 30초 정도 상당한 기침을 하고 나서야 편안해 했다.

논리적 사고

1. 생리학적으로, 환자가 삼킴 후 왜 기침을 하는지 추측해 보시오.
2. 위의 사례에서 환자의 기능 향상을 측정할 수 있는 간단한 행동 측정에는 무엇이 있는가?

(그림 9–5) 치료 전 기능 수준이 결정된다. 이전에 설명했듯이 연하장애의 심각성이나 기능적 수준을 판별하는 것은 복잡한 사안이다. 평가 시간에 환자가 입으로 안전하게 섭취하는 음식, 액체의 양과 유형을 고려할 필요가 있다. 지나치게 단순할지라도 이러한 순서도에 의한 접근법은 환자에게 매우 큰 의미가 있다. 기능적 수준에서 더 나아가 감소된 기능에 영향을 미쳤다고 보이는 다양한 삼킴 요인들을 확인할 수 있게 한다. 그 다음 단계는 치료목표를 수립하는 것이다. 이는 환자에게 기대되는 결과를 진술하는 것이고, 가능하다면 환자가 기능적 목표에 도달하기 위한 다양한 목적과 특정 행동 변화들이 디딤돌로써 선택되어야 한다. 마지막으로 각각의 치료기술에 대한 위험 및 기대되는 효과에 대한 사항들이 고려되어야 한다.

그림 9–6A는 인두기 연하장애의 예를 들어, 치료계획 과정 동안 수행되는 구체적인 결정 과정을 설명하고 있다. 치료계획의 초기에 임상가는 환자가 치료가 필요한 대상인지를 결정해야 한다. 이 결정에는 예후를 포함한다. 치료 대상의 선별을 위한 몇 가지 고려사항은 이 장의 초기에 논의되었다. 그러나 연하장애 환자의 치료 반응을 예측하는 것은 정밀과학의 영역이 아니다. 최선의 과정은 객관적 근거에 기초해야 가능한 예후에 최대한 근접할 수 있다는 것을 명확히 인식하는 것이다.

만약 환자가 치료 대상자로 간주되면 목표와 목적이 개발된다. 그림 9–6A는 인두기 연하장애에 고려되는 4가지 목적을 제시하고 있다: 후두 거상, 인두 수축, 기도 보호, 인두식도분절 열림. 다음 단계는 각각의 목적을 위해 계획을 세우는 것이다. 그림 9–6B는 4가지 목적 중 하나를 선택하고(후두 평가) 세 가지 잠재적인 계획을 세우는 과정이다. 멘델슨 매뉴버는 지속적인 후두 거상을 촉진하므로 적

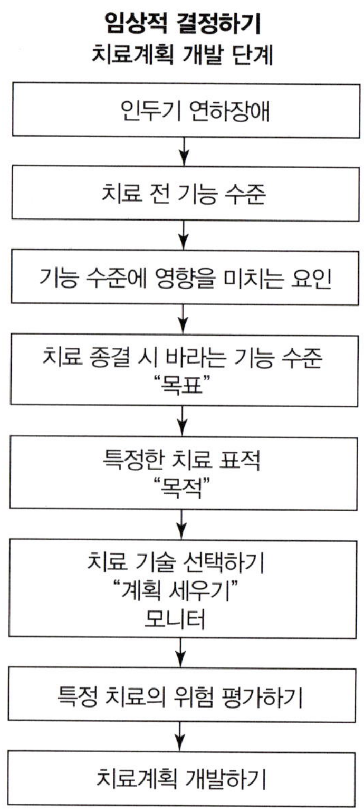

그림 9–5 연하장애 치료계획을 위한 조직화된 틀

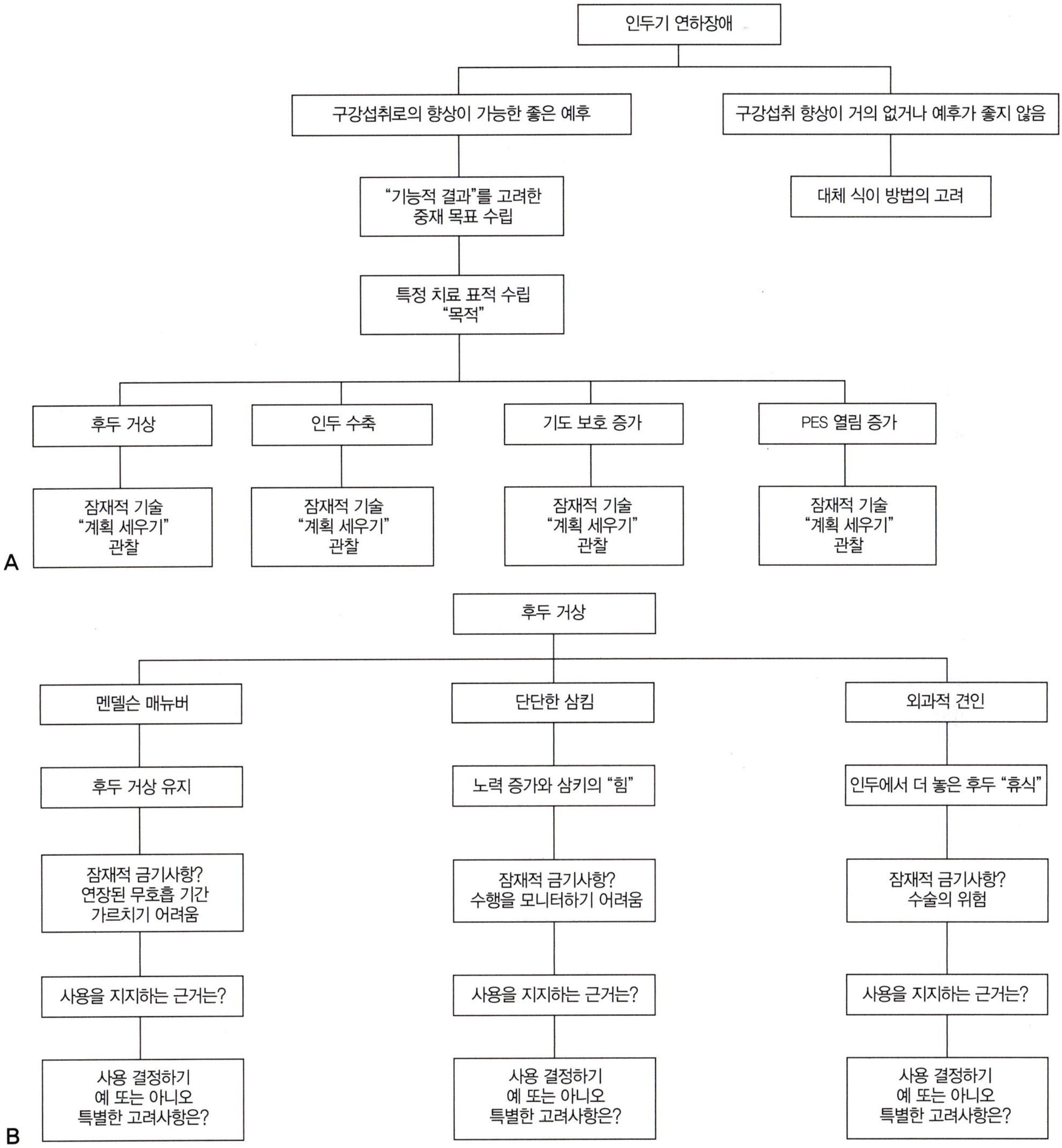

그림 9-6 A와 B는 각각 가상의 인두기 연하장애의 사례를 기반으로, 연하장애 치료계획을 세우기 위한 조직화된 틀의 구체적인 예를 제시하고 있다.

CLINICAL CASE EXAMPLE 9-2

78세 여성은 6개월 전 뇌졸중이 발병하였고, 아직 가족에게 알리지 않았다. 그녀는 지금 장기요양시설에 거주하고 있다. 뇌졸중을 일으킬만한 과거력이 있었지만, 이용 가능한 자세한 정보는 없다. 환자는 워커를 이용하고 신체적 보조를 받아 보행한다. 그러나 대부분의 깨어 있는 시간을 휠체어와 침대에서 보낸다. 최근에 퓌레와 점도 있는 액체로 변형한 전체적인 구강식이를 하고 있으며, 스스로 먹을 수 있었다. 하지만 계속해서 살이 빠지고 있으며, 식사 동안 기침이 유발되기 때문에 연하장애 평가와 치료에 의뢰되었다. 의료 기록의 검토를 통해 최근 반복된 요로 감염을 확인했다. 상태 실어증이 의심되었다. 임상적 평가에서 그녀는 명백한 겉질숨뇌의 결함은 없었으나, 오른팔과 다리는 마비되었고 다리는 팔보다 마비가 더 심했다. 삼킴에 대해 물어봤을 때 환자는 "괜찮다"라고 답했다. 거주하고 있는 시설의 음식에 대해 물어봤을 때 환자는 "좋다"라고 대답했다. 비디오투시 검사를 통한 삼킴 평가는 저하된 구강 전달 속도, 감소된 목뿔뼈-후두 거상, 감소된 인두 수축, 감소된 PES 열림을 포함해 약간의 생리적 편향을 나타냈다. 삼킴 후 잔여물은 주로 후두개곡과 조롱박오목에서 두껍게 관찰되었다. 잔여물을 제거하기 위해 액체를 뒤이어 마시면, 삼킴 후 1분 정도 사레가 이어졌다. 환자는 흡인으로 의심되는 사레와 함께 일관된 기침 반응을 보였다. 턱 당기기, 머리 돌리기와 같은 방법은 이런 형태의 삼킴에는 효과가 없었다. 환자는 크래커를 씹을 수 있지만 응집력이 있는 덩어리를 형성하기 어렵고, 구강 잔여물을 제거하기 어려워했다.

이 환자의 경우 치료계획의 첫 번째 고려사항은 현재의 기능적인 섭식 수준이다. 환자는 현재 구강으로 모든 음식과 음료를 스스로 먹고 있지만, 퓌레와 점도 있는 액체 형태의 제한된 식이를 한다. 크래커처럼 건조하고 입자가 있는 물질은 더 삼키기 어려워했다. 또한 흡인이 자주 발생하고 강한 기침 반응을 보였다. 환자의 주요한 문제는 계속해서 체중이 감소한다는 것이다. 또한 요로 감염이 반복 발생하는 문제도 있었다.

다음으로 고려해야 하는 사항은 현재의 기능 수준에 영향을 미치는 요인이다. 체중이 감소하고 요로 감염이 반복되는 것은 불충분한 영양섭취 및 수분공급과 관련이 있다. 이에 대한 관리는 현재 환자가 거주 중인 장기요양시설과의 의사소통을 통해 개선되어야 한다. 취약 요인이 항상 명확하고 명백한 것은 아니므로 다양한 요인들을 고려해야 한다. 이 경우 고려해야 하는 몇 가지 요인으로는 삼킴 생리, 신체적 상태, 식욕, 환자의 환경 등이다. 임상가는 비디오투시 검사를 통해 관찰된 삼킴 생리를 고려하여 환자의 기능적 먹기 수준을 수립해야 한다. 환자는 구강 및 인두의 느린 통과 시간과 삼킴의 인두 기능에서 약간 저하된 상태를 나타냈다.

마지막 고려사항은 식사 동안 관찰되는 기침과 관련이 있다. 기능적 먹기 유형의 생리적 편향은 이해하기 더 어렵다. 전반적인 느림은 연장된 식사 시간과 감소된 섭취량으로 이어진다. 치매의 초기 단계를 반영하는 약간의 인지적 변화를 보이고 있으므로, 이러한 인지 변화가 삼킴에 영향을 주는지 판단해야 한다. 이를 확인하기 위해서는 더 많은 임상적 평가가 필요할 수 있다.

환자의 신체적 상태가 음식과 액체의 섭취 감소와 관련될 수 있다는 점도 고려되어야 한다. 현재 이 환자는 스스로 식사를 하고 있지만, 오른쪽 팔이 약화되어 있고, 이전에도 뇌졸중의 병력이 있었으므로 환자의 신체적 기능 수준이 자가 식이가 가능한 수준에 제한을 줄 수 있다. 이러한 신체적 제한을 관찰하기 위해 실제 식사 동안 음식과 액체의 섭취 형태를 면밀히 확인해야 한다. 환자는 음식을 "좋아한다"고 말했지만 식사에 대한 높은 동기가 보이지 않았다. 이것은 인지 또는 환경적(사회적) 사안과 관련지을 수 있다. 우울 또한 고려되어야 한다. 최근 환자의 식이 상황은 산만하고, 시끄럽고, 즐겁지 않았을 확률이 높다. 이러한 상황에서 환자가 식사를 지속하기 위한 지시나 격려가 제공되지 않았을 수 있다. 결국 이런 환경적 조건이 이어지면, 이 또한 환자의 기능 개선을 위해서는 가능한 최선의 중재를 끄집어내기 위한 모든 요인들이 고려되어야 한다.

이 환자의 주된 목표는 체중감소를 막고, 결과적으로 적당한 수준으로 체중을 증가시키는 것이다. 요로 감염의 감소가 관련된 목표로 수립될 수 있다(요로 감염이 탈수로부터 비롯되었다면). 목표의 달성을 위해서는 최근 기능적 수준에 영향을 미치는 요인에 초점을 두어야 하고, 기능적 상태를 향상시키기 위해 변경할 수 있는 요인을 치료목적으로 선택해야 한다. 이 환자의 명백한 치료목적은 구강으로 섭취하는 영양과 수분공급의 양을 증가시키는 것이다. 이러한 치료적 접근에는 환자의 인지 요인을 개선시켜 구강섭취량을 증가시키는 방법 등이 쓰일 수 있다.

구체적인 계획을 수립하기 위해서는 많은 관찰 기간을 필요로 한다. 예를 들어, 다양한 종류의 음식이 섞여 있는 식사를 관찰하거나, 다양한 양의 음식을 먹는 것을 관찰하거나, 맛의 특성 및 식사 시간에 제공되는 힌트, 식이 환경 변화 등이 환자에게 어떻게 작용하는지를 신중히 관찰해야 한다. 최선의 중재 접근은 위 전략들의 결합을 통해 이루어질 수 있을 것이다. 또한 환자의 기능 개선에 따라 매일 섭취하는 칼로리의 양과 수분공급의 양을 모니터해야 한다. 이를 통한 기능적 결과로서, 적당한 수준의 체중으로 복귀하고, 요로 감염을 감소시키게 된다.

절한 계획 세우기에 해당한다. 이 방법의 부정적인 측면은 삼킴 동안 무호흡 기간을 연장하기 때문에 호흡 기능에 문제가 있는 환자에게는 금기해야 한다는 것이다. 또 한 가지 고려할 사항은 일부 환자들이 이 방법의 숙지를 어려워한다는 것이다. 임상가는 심사숙고하여 특정 문제와 환자에게 가장 적합한 이용 가능한 근거를 지지하는 매뉴버 사용을 고려해야 한다(10장, 15장 참조). 마지막으로 다양한 부가적 접근의 사용 여부를 위한 결정이 고려되어야 한다. 부가적 접근의 한 예로는, 어려운 매뉴버를 가르치기 위해 바이오피드백을 사용하는 것을 들 수 있다. 마지막으로 임상가는 다음과 같은 질문 등을 고려해야 한다. 적용된 기술이 미치는 영향은 무엇인가? 잠재적 금기사항 또는 위험이 있는가? 기술 사용을 지지하는 근거가 있는가?

요약 및 정리

1. 근거 기반 치료는 발행된 연구, 임상 전문가의 경험, 환자의 기대 등을 반영한 가장 효과적인 치료계획 수립과 관련 있다.
2. 연하장애 치료를 위한 주된 고려사항은 기도 보호와 영양, 수분공급이다. 이를 위해 환자와 관련된 다양한 요인, 잠재적 질환, 임상가와 건강 관리 환경 등의 다양한 고려가 필요하다.
3. 연하장애의 치료는 다학제 간의 다면적인 접근을 필요로 한다. 임상가는 의료적, 외과적, 행동적 영역에 걸친 다양한 치료방법들을 숙지해야 한다.
4. 특정 치료 기술의 선택은 환자의 건강 상태, 치료하는 임상가의 기술, 건강 관리 환경 및 그 밖의 여러 요인에 달려 있다.
5. 임상가는 치료적 방법을 선택할 때 건강에 영향을 주는 위험 요인과 잠재적인 장애물에 대한 평가도 반드시 포함시켜야 한다.
6. 포괄적 치료계획은 기능적 목표의 진술, 목표를 충족시키기 위한 목적과 각각의 목적을 위해 수행하는 구체적인 행동 등을 포함한다.

REFERENCES

1. Dollaghan CA: *The handbook of evidence-based practice in communication disorders*, Baltimore, 2007, Paul H Brookes.
3. O'Neil KH, Purdy M, Ralk J, et al: The Dysphagia Outcome and Severity Scale. *Dysphagia* 14:139, 1999.
4. Crary MA, Carnaby GC, Groher ME, et al: Initial psychometric assessment of a functional oral intake scale for dysphagia in stroke patients. *Arch Phys Med Rehabil* 86:1516, 2005.
5. Storr M, Allescher HD: Esophageal pharmacology and treatment of primary motility disorders. *Dis Esophagus* 12:241, 1999.
6. Kraus PH, Orlikoff RF, Rizk SS, et al: Arytenoid adduction as an adjunct to type I thyroplasty for unilateral vocal fold paralysis. *Head Neck* 21:52, 1999.
7. Grant JR, Hartemink DA, Patel N, et al: Acute and subacute awake injection laryngoplasty for thoracic surgery patients. *J Voice* 22:245, 2008.
8. Isshiki N: Progress in laryngeal framework surgery. *Acta Otolaryngol* 120:120, 2000.
9. Mita S: Laryngotracheal separation and tracheoesophageal diversion for intractable aspiration in amyotrophic lateral sclerosis—usefulness and indications. *Brain Nerve* 59:1149, 2007.
10. Pletcher SD, Mandpe AH, Block MI, et al: Reversal of laryngotracheal separation: a detailed case report with long-term follow-up. *Dysphagia* 20:19, 2005.
11. Zocratto OB, Savassi-Rocha PR, Paixao RM, et al: Laryngotracheal separation surgery: outcome in 60 patients. *Otolaryngol Head Neck Surg* 135:571, 2006.
12. Scolapio JS, Gostout CJ, Schroder KW, et al: Dysphagia without endoscopically evident disease: to dilate or not? *Am J Gastroenterol* 96:327, 2001.
13. Kelly JH: Management of upper esophageal sphincter disorders: indications and complications of myotomy. *Am J Med* 108(Suppl):43S, 2000.
14. Crary MA, Glowasky AL: Using botulinum toxin A to improve speech and swallowing function following total laryngectomy. *Arch Otolaryngol Head Neck Surg* 122:760, 1996.
15. Murray T, Wasserman T, Carrau RL, et al: Injection of botulinum toxin A for the treatment of dysfunction of the upper esophageal sphincter. *Am J Otolaryngol* 26:157, 2005.
16. Shaw GY, Searl JP: Botulinum toxin treatment for cricopharyngeal dysfunction. *Dysphagia* 16:161, 2001.
17. Cichero JA, Jackson O, Halley PJ, et al: How thick is thick? Multicenter study of the rheological and material property characteristics of mealtime fluids and videofluoroscopy fluids. *Dysphagia* 15:188, 2000.
18. Groher ME, Crary MA, Carnaby Mann G, et al: The impact of rheologically controlled materials on the identification of airway compromise on the clinical and videofluoroscopic swallowing examination. *Dysphagia* 211:218, 2006.
19. Low J, Wyles C, Wilkinson T, et al: The effects of compliance on clinical outcomes for patients with dysphagia on videofluoroscopy. *Dysphagia* 16:123, 2001.
20. National Dysphagia Diet Task Force: *National dysphagia diet: standardization for optimal care*, Chicago, 2002, American Dietetic Association.
21. Adnerhill I, Ekberg O, Groher ME: Determining normal bolus size for thin liquids. *Dysphagia* 4:1, 1989.
22. Steele CM, Van Lieshout P: Influence of bolus consistency on lingual behaviors in sequential swallowing. *Dysphagia* 19:192, 2004.
23. Omi W, Murata Y, Yaegashi T, et al: Swallow syncope, a case report and review of the literature. *Cardiology* 105:75, 2006.
24. Schiffman SS: Intensification of sensory properties of foods for the elderly. *J Nutr* 130(Suppl):927S, 2000.
25. Shanley C, O'Loughlin G: Dysphagia among nursing home residents: an assessment and management protocol. *J Gerontol Nurs* 26:35, 2000.
26. Musson ND, Kincaid J, Ryan P, et al: Nature, nurture, nutrition: interdisciplinary programs to address the prevention of malnutrition and dehydration. *Dysphagia* 5:96, 1990.
27. de Carle DJ: Gastro-oesophageal reflux disease. *Med J Aust* 169:549, 1998.
28. Crary MA: A direct intervention for chronic neurogenic dysphagia secondary to brainstem stroke. *Dysphagia* 10:6, 1995.
29. Huckabee ML, Cannito MP: Outcomes of swallowing rehabilitation in chronic brainstem dysphagia: a retrospective evaluation. *Dysphagia* 14:93, 2002.
30. Crary MA, Carnaby Mann GD, Groher ME: Functional benefits of dysphagia therapy using adjunctive sEMG biofeedback. *Dysphagia* 19:160, 2004.

CHAPTER 10

성인 환자 치료

편역자 백지영

학습목표

1. 보상 전략과 재활 전략을 구별하는 몇 가지 기본적인 차이를 기술하며, 이러한 차이가 특정 치료기법에 어떻게 적용될 것인가를 설명한다.
2. 다양한 치료기법이 삼킴 기전에 미치는 영향을 설명한다.
3. 다양한 행동 치료전략과 관련하여 예측되는 기능적 효과들을 파악한다.
4. 특정 치료기법을 환자에게 적용할 때 나타날 수 있는 위험을 설명한다.
5. 부정적인 결과와 연하장애 자체에 초점을 맞춰 "예방" 개념을 설명하고 부정적인 결과와 연하장애 측면에서 구체적인 예시를 제시한다.
6. 특정 환자에 대한 기존 또는 새로운 중재의 적합성을 평가하는 과정에서 도움이 될 수 있는 전략을 설명한다.

치료기법의 선택과 고려사항

9장에 명시된 바와 같이, 활동 중인 임상가는 치료기법의 적용을 뒷받침하는 (또는 반박하는) 근거를 활용해야 한다. 하지만 임상가는 이러한 근거 외에도 개념틀을 통해 임상기법을 고려할 수 있다. 이러한 추론의 방향에 따라 다음과 같이 몇 가지 공통적인 질문을 고려해 볼 수 있다: (1) "기법의 목적은 무엇인가?" (2) "기법은 어떠한 세부적인 특징을 지니고 있는가?" (3) "삼킴 기전에 어떠한 영향을 미치는가?" 그리고 무엇보다 (4) "이 기법은 환자의 요구와 한계에 적합한가?"

임상가는 다양한 중재 전략의 적용 시에 서로 다른 목적을 지니고 있을 수도 있다. 중재라는 용어는 연하장애에 대한 포괄적 접근법으로 간주할 수 있다. 연하장애 관리 범주 내에서 임상가는 보상, 재활 또는 예방 전략을 선택할 수 있다(그림 10-1). 연하장애 환자의 현 상태를 유지하고, 합병증 위험을 줄이려는 경우 연하장애에 대한 보상 접근법을 선택할 수 있다. 이 과정에서 임상가는 삼킴 기전에 변화를 주기보다는 영양과 수분공급을 유지하면서 연하장애와 관련된 합병증이 발생하지 않도록 예방하는 전략을 활용한다. 보상은 단기적인 조절을 통해 삼킴 기능의 향상을 촉진시키지만 삼킴 생리에 지속적인 효과를 주지는 못한다. 보상에는 자세, 음식 및 액체 조절 또는 삼킴 패턴 조절이 포함될 수 있다. 보상기법을 사용하지 않으면 환자가 안전하게 적정량을 삼키지 못하게 될 것이다. 반면, 재활이라는 용어는 삼킴 평가에서 식별된 특정 장애에 초점을 맞춘 기법을 체계적으로 적용하여 손상된 삼킴 기전을 향상시키는 중재 활동을 의미한다. 재활 기법은 기법이 중단된 후에도 삼킴 수행능력을 지속적으로 변화시킬 것으로 예상된다. 이러한 차이를 고려해 볼 때 임상가는 기법의 효과가

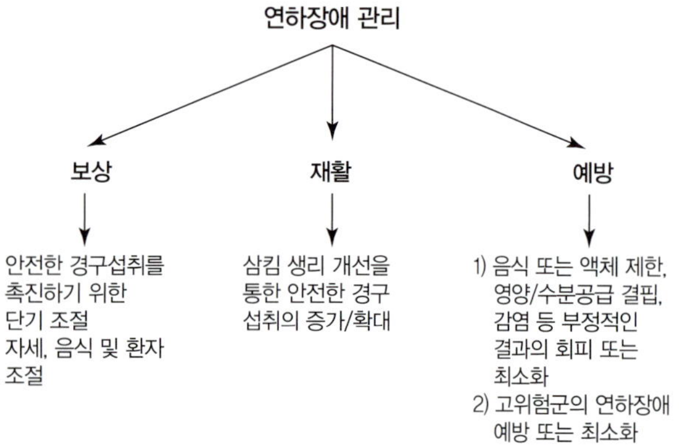

그림 10-1 성인 연하장애 관리의 구성요소

단기적인지 또는 장기적인지, 다양한 음식덩이 특성을 수용하는지, 삼킴 생리를 변화시키는지 또는 환자나 삼킴 기전에 다른 영향을 미치는지에 대해 질문할 수 있다. 임상가는 임상적 중재의 목적 또는 의도에 따라 서로 다른 기법(보상 대 재활)을 사용하게 될 것이다. 예방은 두 가지 관점에서 고려할 수 있다. 첫째, 예방은 부정적인 결과의 회피 또는 최소화에 초점을 맞춰야 한다. 부정적인 결과의 예로, 음식 또는 액체 제한, 영양 및 수분공급 결핍 또는 감염을 들 수 있다. 최근에 발표된 한 연구에서는 예방의 또 다른 관점, 즉 고위험군의 연하장애 예방 또는 최소화를 집중적으로 다뤘다. 임상가는 이러한 모든 관점들을 포괄적인 연하장애 관리하에서 고려하고자 할 것이다.

어떤 기법이든 관련 세부 사항은 적절한 임상적 적용을 위해 매우 중요하다. 아무리 간단한 기법이더라도 임상가 또는 환자에게 혼란을 야기할 수 있다. 예를 들어, 최근 한 조사에 따르면[1] 턱 당기기 자세에 대해 임상가들이 실제 적용하는 방식에 대한 일관성이 떨어진다는 것이 확인되었다. 이 간단해 보이는 보상은 생각보다 더 가변적일 수 있으며, 이와 같이 변형된 세부 사항은 서로 다른 용어를 사용해 설명되어 왔다. 서로 다른 자세는 삼킴 기전에 서로 다른 생리적, 기능적 영향을 미칠 것으로 예상되기 때문에 이러한 가변성은 임상적으로 중요할 수도 있다. 따라서 공개된 논문, 제시된 정보 또는 기타 정보원이 고려 중인 기법을 수행하거나 가르치는 방법을 명확히 설명하는지를 기본적으로 파악해야 한다. 이러한 정보는 기법에 대한 명확한 설명과 기법을 임상적으로 적용하는 방식에 대한 구체적인 지시사항을 포괄할 수 있다. 이 정보는 해당 기법을 얼마나 자주 그리고 어떤 상황에서 사용해야 하는지를 포함하고 있어야 한다. 그리고 공개된 정보가 해당 기법에서 고려하는 환자와 유사한 환자군에서 수집한 것인지를 파악하는 것이 중요하다. 예를 들어, 뇌졸중 환자에 대한 해당 기법의 사용을 뒷받침하는 근거는 두부 및 경부암 환자에게는 적용할 수 없다.

그 외에도 삼킴 기전에 대한 해당 기법의 의도된 효과를 이해하는 것이 중요하다. 어떤 기법이든 그 영향은 해당 기법을 사용한 중재의 결과와 관련이 있다. 궁극적으로, 중재 활동을 통해 환자에게 기능적 혜택을 제공할 수 있어야 한다. 그렇다면 의도된 기능적 혜택이란 구체적으로 무엇을 말하는 것일까? 9장의 용어에 따르면 기법이란 임상가가 사용하는 실행 계획이라 할 수 있다. 기법은 삼킴 기전 측면에서 치료목표와 관련해 예상되는 생리적 효과를 지니고 있다. 기법이 성공을 거둔다면 치료의 목적 또는 기능적 결과가 실현된다. 따라서 임상가는 삼킴 기전에 대해 특정 기법이 지닌 의도된 생리적 효과를 파악하고, 이러한 변화가 중재로 얻으려는 기능적 혜택과 어떠한 관련이 있는지를 이해해야 한다.

BOX 10-1에는 연하장애 치료 문헌에 기술된 일반적인

BOX 10-1 치료기법 목록

- 자세조절
  - 신체 자세
  - 머리 자세
- 액체 및 고체 점도 조절
- 구강운동훈련
- 성문위 삼킴
- 최대 성문위 삼킴
- 멘델슨 매뉴버
- 노력 삼킴
- 중복 삼킴
- 혀 유지 기법
- 머리 들기 운동
- 온도-촉각 자극
- 운동 원리 적용
- 부가적 치료법

치료기법이 제시되어 있다. 각 기법은 연하장애 환자 단계에 대한 사용의 타당성을 어느 정도 뒷받침해 주는 근거를 지니고 있다. 각 기법과 관련해 (1) 기법의 목적, (2) 기법의 세부 사항, (3) 삼킴 기전에 대한 영향과 같은 내용이 제시된다.

연하장애 증상의 관리: 보상, 재활 및 예방

보상 전략은 자세, 음식 및 액체 또는 삼킴 패턴의 단기적인 조절 또는 조정으로 간주된다. 보상은 적절한 환자에게 적용한다면 연하장애 관리에서 중요한 역할을 할 수 있다. 일반적으로 삼킴 전략 없이도 성공적인 삼킴을 할 수 있는 단계까지 환자의 상태가 개선될 것으로 예상된다면 보상을 적절히 활용할 수 있다. 보상은 삼킴 생리에 그렇게 큰 긍정적 효과가 없을 것으로 예상되며(즉 재활 효과가 없음), 기능적 삼킴에 대한 지속적인 효과도 없다. 하지만 보상기법은 적절히 활용한다면 성공적인 삼킴에 상당한 도움을 줄 수 있다. 임상가는 해당 환자에게 어떤 보상이 필요한지를 고려한 다음, 차후 삼킴 평가에 기초해 가장 효과적인 보상을 선택해야 한다.

신체 자세 조절

자세 조절은 머리만 해당되거나 전신을 조절할 수도 있다. 일반적으로 머리 또는 신체 자세의 변화는 여러 환자군에서 흡인을 감소시키는 데 효과적인 것으로 여겨진다.[2,3] 보고된 결과에 따르면, 자세를 변화시키면 음식덩이를 다른 방향으로 보내 음식덩이의 흐름 속도에 변화를 줌으로써 환자가 삼킴을 조절하는 시간을 더 늘릴 수 있다. 특히 신체적인 문제로 인해 자세가 비정상적인 환자 등 일부 임상적 상황에서 안전한 삼킴을 촉진하기 위한 신체 자세 조절은 장기간에 걸쳐 진행될 수 있다. 하지만 이러한 상황에서도 신체 자세 조절은 비정상적인 삼킴의 역학을 변화시키려는 시도라기보다는 보상기법으로 간주된다. Logemann은[4] 단일 자세로 모든 환자의 삼킴 기능을 향상시킬 수는 없다고 진술하고 있다. 따라서 임상가는 개별 환자에서 확인되는 특정 삼킴 결함에 맞게 한 가지 이상의 보상 자세를 활용하여 더 안전하게 삼킴 기능을 개선할 수 있다. 임상가는 자세 외에도 일부 환자의 안전한 삼킴 기능을 촉진하기 위해 필요한 추가 보상기법을 활용할 수 있다.[5]

전형적으로, 드러눕기 또는 옆으로 눕기가 신체 자세 변화에 해당한다. 두 자세 변화 모두는 삼킴 동안의 중력 효과 또는 삼킴 후 잔류물에 대한 중력 효과를 줄여줄 것으로 예상된다. 옆으로 눕기 기법은 인두의 오른쪽과 왼쪽의 기능에 차이가 확인될 경우에 적용할 수 있다. 통상적으로 이 상황에서는 더 강한 쪽이 아래쪽이 된다. 이 자세에서는 중력을 활용해 음식덩이(또는 잔류물)가 더 강한 편측인두 쪽으로 향하게 한다. 신체 자세의 변화가 삼킴, 구체적으로 기도 보호에 미치는 직접적인 임상적 효과는 삼킴 영상 검사를 통해 평가할 수 있다(PRACTICE NOTE 10-1 참조). 삼킴 동안 옆으로 눕게 되면 생리학적으로 음식덩이에 가해지는 후두인두 압력이 증가하여 인두식도조임근의 최대 개방을 증가시키고, 삼킴 동안 조임근 개방의 기간을 감소시킬 수 있다.[6] 일부 환자에게 있어 이러한 생리학적 변화는 삼킴 강화에 도움이 될 수 있다.

신체적 또는 인지적 한계로 인해 비순응 위험이 있는 환

> **PRACTICE NOTE 10-1**
>
> 신체 자세의 변화가 삼킴에 미치는 영향은 삼킴 영상 검사에서 평가할 수 있다. 이 보상기법은 흡인을 감소시키거나 제거하기 위해 자주 사용되기 때문에 비디오투시 검사로 자세 조절 효과를 평가하는 것이 가장 적절하다. 옆으로 눕기 또는 다른 자세를 고려하는 경우 환자를 비디오투시 검사대에 적절한 자세로 눕혀 다양한 "눕기" 자세의 효과를 검사할 수 있다. 그리고 비디오투시 검사대를 다양한 각도로 기울여 평평한 자세와 기울어진 여러 각도의 자세 중 어떤 것이 가장 효과가 좋은지를 확인할 수 있다. 기울어진 자세의 경우 방사선 검사 공간에서 환자의 일상적인 환경으로 전환하는 방법을 고려해야 한다. 여기서 임상적 창의성이 필요하다.
>
> 비디오투시 검사가 불가능한 상황이라면 임상가는 내시경을 사용해 흡인과 관련된 임상적 징후의 변화를 보고 신체 자세 변화의 효과를 평가할 수 있다. 내시경 검사는 각 삼킴 시도 전후에 기도를 관찰할 수 있기 때문에 임상적 징후를 사용하는 것보다 이점을 지니고 있다. 임상적 징후만 활용한다면 경부청진법을 적용해 삼킴 시도 전후 기도 소리를 모니터링하는 것을 강력히 제안한다. 이 임상적 접근법은 여러 제약이 있긴 하지만 경우에 따라 자세 변화가 삼킴 안전성에 미치는 영향을 평가하는 유일한 방법일 수 있다.

자의 경우에는 자세 조절이 이상적인 중재가 아닐 수 있다. 그리고 신체 자세의 변화, 구체적으로 옆으로 눕기의 변형 자세는 식도 운동 기능에 영향을 줄 수 있다.[7,8] 기능적 측면에서 역류 증상을 보이는 환자들에게 바로 누운 자세의 효과를 추가로 고려해 볼 수 있다.[9] 역류가 심각한 환자(튜브를 통해 영양을 공급받는 환자도)는 식사 동안 그리고 그 후에 바로 앉은 자세를 유지하면 효과를 볼 수 있다. 바로 앉은 자세는 흡인을 유발할 수 있는 역류의 감소 또는 예방에 도움을 준다. 그리고 야간 침상머리 올림은 야간 역류 환자의 증상 완화에 오래전부터 도움을 주었다. 이 간단한 자세 조절은 식도에서 산을 제거하는 데 매우 효과적이다.[10] 따라서 임상가는 삼킴 영상 검사를 진행하는 동안 신체 자세 변화가 식도 기능에 미치는 영향을 평가해야 한다. 특히 이 지침은 식도 결핍의 임상적 증상이나 징후가 있는 환자에게 적용된다.

머리 자세 조절

머리 자세는 폄, 굽힘 또는 회전 방식으로 변화를 줄 수 있다. 이러한 각 자세 조절은 보상적인 것으로 간주되며, 자세를 너무 오랜 시간 동안 유지하는 것은 자제해야 한다. 각 조절은 동일한 중재 범주에 속하지만 삼킴 기전에 서로 다른 영향을 주기 때문에 임상적 적응증에 맞게 각 조절을 선택해 사용해야 한다.

고개 뒤로 기울이기

턱을 들면 머리를 폄할 수 있다. 고개 뒤로 기울이기는 구강인두를 넓히는 해부학적 효과를 지니고 있으며(그림 10-2), 구강 또는 혀 결손이 있을 경우 음식덩이를 입에서 인두로 이동시키는 데 도움을 줄 수 있다. 따라서 혀절제술, 다른 구강절제술, 재건술을 받은 환자 또는 혀가 심하게 마비된 환자는 고개 뒤로 기울이기 기법을 사용하면 효과를 볼 수 있다. 기본적으로 턱을 올리게 되면 구강의 음식덩이가 중력에 의해 인두 쪽으로 이동하게 된다. 환자는 기도 보호를 위해 적절한 인두 기능을 지니고 있고, 후두를 적절히 폐쇄할 수 있어야 한다. 비디오투시 검사에서 적용한 고개 뒤로 기울이기 자세의 임상적 혜택(흡인 감소)은 구강암 치료를 받은 소수의 환자에서 입증되었다.[2] 반면 머리 중립

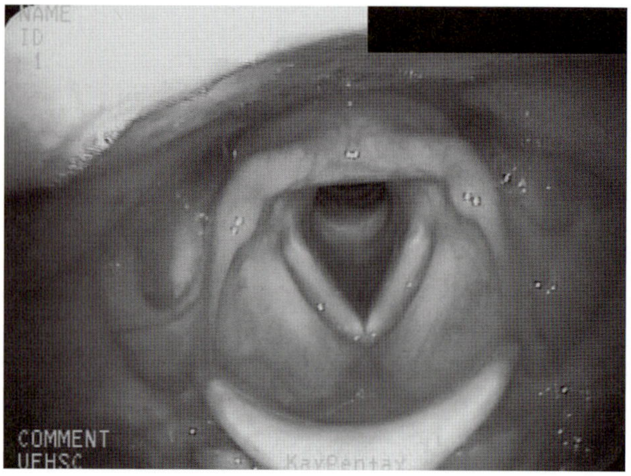

그림 10-2 고개 뒤로 기울이기(턱 들기)로 넓어진 구강인두

자세에서 삼키는 동안 정상적인 후두 폐쇄를 보인 환자 중 약 1/3(35명 중 10명)은 고개 뒤로 기울이기 시에 후두 폐쇄 결함을 보였다.[11]

고개 뒤로 기울이기는 인두식도분절(인두식도조임근)의 열림뿐만 아니라 인두와 인두식도분절 활동 간 협응에도 영향을 미칠 수 있다. 구체적으로, 압력계로 측정할 경우 고개 뒤로 기울이기는 관내 압력을 증가(이완 감소)시키고 인두식도분절의 이완 기간을 줄이며 인두와 인두식도분절 삼킴 압력 간 시간적 협응을 변화시킨다.[12] 이러한 변화는 기존의 삼킴 문제를 악화시킬 수 있다. 따라서 고개 뒤로 기울이기는 음식덩이를 입에서 인두로 이동시키는 데 어려움을 겪는 환자에게 유용한 임상기법이 될 수 있지만, 기도를 보호하고 있거나 인두식도조임근 결손이 있는 환자에게는 삼킴을 더 어렵게 할 수도 있다. 대부분의 보상법과 마찬가지로, 고개 뒤로 기울이기가 삼킴 기능에 미치는 영향은 삼킴 영상 검사에서 평가할 수 있다.

머리 굽힘–턱 당기기

머리 굽힘은 삼킴 과정에서 기도 보호의 결함이 있는 환자의 기도를 보호하고 개선하기 위한 기법으로 제안되었다.[11] 머리 굽힘(턱 당기기)은 후두안뜰의 폐쇄를 개선하고,[12] 구강인두를 좁히고[13] (그림 10-3), 목뿔뼈와 후두 사이의 거리를 줄이는[14] 해부학적 효과를 지니고 있다.

연하장애 환자에 대한 머리 굽힘(턱 당기기)의 생리학적 효과는 미미한 수준으로 보고되었다. 삼킴 대조군과 턱

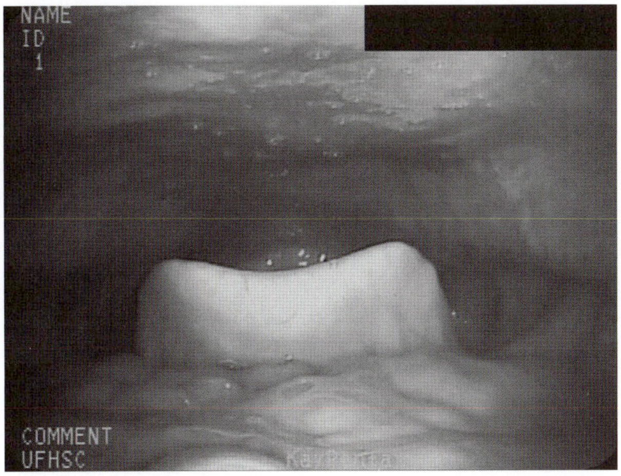

그림 10-3 머리 굽힘(턱 당기기)으로 좁아진 구강인두

당기기 기법을 사용한 삼킴 간 압력 차이는 발견되지 않았다.[14,15] 하지만 적은 수의 건강한 지원자는 턱 당기기 자세에서 삼킴 동안 상대적으로 약한 인두 수축을 보였다.[16] 그리고 기대는 자세(60°)와 턱 당기기(60°)를 병행하면 **삼킴 무호흡** 기간이 유의하게 증가될 수 있다.[17] 일부 환자의 경우 이러한 호흡 패턴 변화는 호흡 스트레스의 증가로 이어질 수 있다. 적어도 임상가는 턱 당기기 또는 삼킴법의 적용으로 유도된 호흡 변화와 인두 잔류물을 모니터링해야 한다.

턱 당기기 기법의 임상적 혜택은 주로 기도 보호의 향상과 관련해 기술되었다. Shanahan과 동료들[18]은 신경 손상으로 인해 연하장애가 발생한 15명의 환자에게 턱 당기기를 적용한 후에 흡인이 제거되었다고 보고했다. 또한 이 연구자들은 조롱박오목에 삼킴 후 잔류물이 있거나 삼킴 시작의 지연이 보이는 환자에게는 유용하지 않았다고 보고했다. 더 큰 규모의 이질 표본을 사용한 Rasley와 동료들의 연구에서 보고한 바에 따르면[3] 84명의 환자 중 21명(25%)은 검사한 모든 용량에서 턱 당기기 자세로 흡인이 제거되었다.

Logemann, Rademaker 및 Pauloski의 보고에 따르면[2] 두부 및 경부암 관련 연하장애가 있는 6명의 환자 중 5명(83%)은 비디오투시 검사에서 최소 한 덩이 용량의 액체 바륨에서 흡인을 제거할 수 있었다. Lewin와 동료들[19]은 식도절제술을 받은 21명의 환자에게 턱 당기기를 적용해 비디오투시 검사를 실시한 결과, 17명의 환자에서 흡인이 제거되었다고 보고했다. 마지막으로 Logemann과 동료들은[20] 치매 또는 파킨슨병으로 인해 연하장애를 겪고 있는 환자에게 턱 당기기 자세를 적용한 후에 걸쭉한 액체에 대비한 흡인 감소의 효과성을 평가하는 대규모 무작위 연구를 수행했다. 이러한 각 연구는 비디오투시 검사의 제한된 범위 내에서 턱 당기기 자세의 효과를 평가했다. 따라서 각 연구는 이 자세의 효과를 즉각적인 보상으로 설명하고 있다. Zuydam과 동료들이 보고한 바에 따르면[21] 치료 기법으로 사용한 보상법(턱 당기기 및 성문위 삼킴)은 흡인한 환자의 50%에서만 효과적이었다. Robbins과 동료들은[22] 걸쭉한 액체를 삼키기 위한 턱 당기기의 효과를 연구한 논문에서,[19] 초기 삼킴 검사 후 3개월 동안 환자를 모니터링했다. 환자는 관리 전략으로써 세 가지 중재(묽은 액체, 과일즙 점도의 액체 또는 꿀 점도의 액체에 대한 턱 당기기) 중 하나에 무작위로 배정되었으며, 새로운 폐렴이 발생하는 비율(발생률)을 1차 결과로 평가했다. 결과에 따르면 세 중재에 걸쳐 유의한 폐렴 발생률 차이는 확인되지 않았다.

연하장애가 있는 일부 환자의 경우 턱 당기기는 흡인 감소나 제거에 도움이 될 수 있지만, 모든 환자에게 효과가 있는 것은 아니며, 일부 환자의 경우 걸쭉한 액체가 더 효과가 있을 수 있다. 이 자세에 따른 해부학적 조절은 입증되었지만 생리학적 변화는 미미한 수준으로 보고되었으며, 경우에 따라 턱 당기기를 적용하지 못할 수도 있다. 그리고 한 연구에서는 특히 이 자세와 기대는 신체 자세를 병용하면 삼킴과 호흡의 협응을 변화시킬 수 있다고 보고했다. 마지막으로, 이 기법은 다른 자세 또는 음식덩이 변화를 포함한 다른 전략과 병용하면 효과를 최대화할 수 있다.[2] 이 기법은 어렵지 않게 수행할 수 있기 때문에 삼킴 영상 검사에서 적절한 환자를 대상으로 그 효과를 평가해야 한다.

이 장에서는 특정 보상 자세를 언급하기 위해 턱 당기기라는 용어를 사용했을 뿐만 아니라 발표된 다른 논문에서 언급된 머리 굽힘과 턱 당기기 자세 등의 용어도 사용했다. 이러한 용어의 가변성은 서로 다른 자세가 서로 다른 생리학적, 기능적 결과로 이어질 수 있다는 사실을 상기시켜 준 Okada와 동료들의 조사에서[1] 집중적으로 다루어졌다. 따라서 임상가에게 단순한 것이라도 환자에게는 혼란스러울 수 있다. 임상가는 기법을 평가하는 과정에서 단순히 용어만 살펴볼 것이 아니라 기법은 물론 환자에게 그 기법을 지도하는 방법에 대한 확신을 가져야 한다. 무엇보다도 임상가는 명확성과 일관성을 기반으로 기법의 효과를 평가하거나 환자를 지도해야 한다.

머리 회전–머리 돌리기

머리 회전 또는 머리 돌리기는 효과적인 단기 보상으로 활용할 수 있는 또 다른 자세 조절 기법으로서 삼킴 기능을 개선해 준다.[23,24] 머리 돌리기 자세는 한쪽 인두가 결손된 경우에 주로 사용되었다. 편측 손상이 있을 경우 환자는 더 약한 쪽으로 머리를 돌리도록 권장한다. 해부학적으로, 이 자세 기법은 머리를 돌리는 쪽의 삼킴 기관을 좁히거나 폐쇄한다. 이 효과는 **그림 10–4**에 입증되어 있는데, 머리를 각 측면으로 돌리면 이에 상응하여 구강인두의 배열이 변화하게 된다. 하지만 일부 환자의 경우 이 폐쇄 효과는 후두인두 전체로 이어지는 것이 아니라 후두인두 위에 있는 목뿔뼈로 제한되며, 인두의 아래는 개방된 상태를 유지한다.[25]

생리학적으로, 머리를 회전하면 인두식도조임근 압력이 낮아지고 이에 상응하여 인두식도조임근 개방이 증가한다.[24,26] 그 외에도 머리를 돌리게 되면 생리학적으로, 머리를 돌리는 쪽의 인두에서 삼킴 압력이 증가하고[27] 머리를 돌리는 반대 방향에서 인두식도조임근 휴식압이 증가하게 되며, 인두식도조임근 폐쇄가 지연된다(예: 인두식도조임근 이완이 더 길어진다). 이러한 생리학적 결과는 인두식도조임근 개방이 감소된 환자에게 머리 회전 기법을 적용하는 것을 고려해 볼 수 있다는 점을 시사한다. 머리 돌리기에서 기인한 이 해부학적, 생리학적 변화에 기초해 삼키는 양의 증가와 잔류물의 감소뿐만 아니라 기도 손상 위험의 감소가 촉진될 것으로 기대해 볼 수 있다.

머리 돌리기 자세의 임상적 혜택은 다양한 환자군에서 보고되었다. Logemann과 동료들은[24] 외측 숨뇌 뇌졸중 후에 연하장애를 겪고 있는 환자 5명 모두(100%)의 삼킴 기능이 개선되었다고 보고했다(더 많은 양의 음식덩이를 삼키고, 잔류물이 줄어듦). 다양한 원인의 연하장애 환자를 연구한 Rasley와 동료들[3]의 보고에 따르면 77명의 환자 중 20명(26%)은 검사한 모든 용량에서 액체 흡인이 제거되었다. 수술을 받은 두부 및 경부암 환자군을 연구한 Logemann, Rademaker 및 Pauloski는[2] 최소 1회 용량에서 75%(12명 중 9명)의 환자가 액체 흡인 제거 효과를 보였다고 보고했다.

다수의 자세 기법과 마찬가지로, 머리 회전은 장기적인 삼킴 조절이 아니라 보상기법으로 간주해야 한다. 또한 이 범주에 속하는 다른 기법과 마찬가지로 순응도, 인지요인, 물리적 요인 또는 다양한 삼킴 결함의 존재에 따라 효과성이 감소될 수 있다(PRACTICE NOTE 10–2 참조). 그리고 이 자세 조절을 다른 보상 또는 기법과 병용하면 삼킴 기능이 향상될 수 있다.[2] 마지막으로, 머리 돌리기의 기능적 효과는 비디오투시 또는 내시경 검사에서 쉽게 확인할 수 있다.

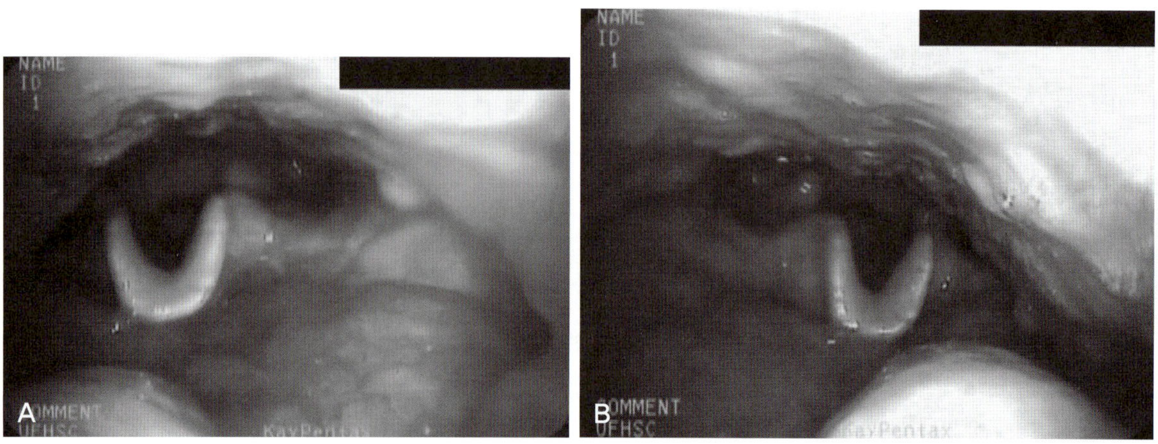

그림 10–4 머리 회전에 따른 구강인두 배열의 변화 A. 오른쪽 B. 왼쪽

PRACTICE NOTE 10-2

비디오투시 검사 또는 내시경 검사에서 머리 회전(또는 머리 자세)의 영향을 평가하는 것은 자세의 잠재적 혜택을 식별하고, 회전(또는 굴곡)의 정도를 식별하는 데 도움이 된다. 머리 돌리기 자세에서 삼킴 내시경 검사는 임상가가 보상의 잠재적인 혜택을 제한하거나 없앨 수 있는 요인을 식별할 수 있다는 점에서 비디오투시 검사보다 약간 더 낫다고 볼 수 있다. 예를 들어, 우리는 몇 년 전에 목정맥구멍종양을 절제한 후에 광범위한 왼쪽 편측인두 및 후두마비를 경험한 환자를 평가하게 되었다. 이 환자는 입천장에서 후두로 이어지는 제10뇌신경 결손과 제12뇌신경의 마비로 인해 혀의 좌측이 위축되고 운동 기능이 약화되었다. 내시경 검사 과정에서 머리를 좌측으로 돌려보았다. 검사물질이 좌측의 뒤쪽 구강에 모인 다음, 후두덮개를 넘어 기도로 들어가는 것이 관찰되어 이 기법은 실패했다. 이 검사를 추가로 평가한 결과 좌측 혀의 위축으로 인해 모든 액체(묽은 액체와 걸쭉한 액체)가 흘러가는 쪽에 작은 컵 또는 그릇과 매우 유사한 해부학적 결손이 발생했다. 그 이후에 삼킴을 시도했을 때, 이 검사물질은 이미 삼킴 기전의 좌측에 있었으며, 좌측 후두의 약화가 더해지면서 액체는 후두덮개를 간단히 넘어 기도로 이동했다. 다행히도 다른 보상기법이 이 환자에게 효과가 있었다.

액체 점도 조절 및 식이변형

액체의 점도 조절: 장점과 단점

액체 점도의 변화는 연하장애 환자를 평가하고 치료하는 데 적용되었다.[28-30] 걸쭉한 액체의 사용과 관련해 주로 다음 두 가지 사항에 초점이 맞춰져 있다.

(1) 연하장애 환자의 경우 액체의 점도가 높을수록 흡인이 더 감소하며, (2) 액체의 점도에 따라 삼킴 기전에 대한 생리학적 효과가 나타난다. 걸쭉한 액체를 사용하는 가장 흔한 이유로 삼킴 시작의 지연 그리고 구강의 묽은 액체 조절 장애가 보고되었다. 특히 걸쭉한 액체를 사용하는 가장 흔한 이유로 흡인의 감소는 보고되지 않았다. 하지만 흡인이 언급되지 않은 것은 연하장애를 앓고 있는 성인 환자에게 걸쭉한 액체를 사용하는 근거로서 흡인 감소를 조사 질문에서 직접적으로 언급하지 않았기 때문인 것으로 보인다. 이 조사에서 걸쭉한 액체에 대한 환자의 기호도는 "걸쭉한 정도"에 영향을 받는다. 꿀 점도의 액체와 숟가락으로 떠 먹을 수 있는 점도의 액체는 과일즙 점도의 액체보다 기호도가 낮은(매우 싫어하는) 것으로 보였다. 그리고 초기의 부정적인 인식은 시간이 지남에 따라 그대로 유지되거나 더 심해졌다. 이러한 환자의 기호도 패턴은 전문 간호시설에 수용된 환자의 걸쭉한 액체 사용 패턴에도 반영되어 있다.[32] 전문 간호시설의 걸쭉한 액체 사용 패턴을 전국적으로 검토한 결과에 따르면, 모든 환자(총 표본 25,470명) 중 약 8%가 걸쭉한 액체를 제공받았다. 이들 중 60%는 과일즙 점도의 액체를 제공받았고, 33%는 꿀 점도의 액체를 그리고 6%는 푸딩이나 수저로 떠먹을 수 있는 점도의 액체를 제공받았다. 따라서 성인 연하장애 관리에서 걸쭉한 액체가 빈번하게 사용되고 있으며, 그 중에서 과일즙 또는 시럽 점도가 가장 흔히 사용되고 있다.

걸쭉한 액체가 연하장애를 겪고 있는 성인 환자에게 임상적 혜택을 제공한다는 강력한 근거가 상대적으로 부족함에도 불구하고 걸쭉한 액체를 빈번하게 사용하고 있다. 2005년 조사에 따르면[31] 응답한 임상가의 거의 85%는 액체를 걸쭉하게 만들면 관리에 효과적이라고 보고했으며, 단 5%만이 이 의견에 반대했다. 이 응답 결과는 임상가의 긍정적인 인식을 반영하고 있지만, 최근까지 이러한 임상적 중재에 대한 실증적 근거는 부족한 상황이다. Kuhlemeier, Palmer 및 Rosenberg는[33] 190명의 연하장애 환자를 대상으로 흡인율에 영향을 주는 음식덩이 요소를 연구했으며, 액체의 걸쭉한 정도(묽은 액체, 걸쭉한 액체, 매우 걸쭉한 액체)와 제공 방식(숟가락 vs 컵)이 비디오투시 검사 동안 흡인율에 직접적인 영향을 준다고 보고했다. 비디오투시 검사에서는 숟가락으로 제공되는 매우 걸쭉한 액체는 흡인율이 가장 낮았고, 숟가락으로 제공하는 걸쭉한 액체와 컵으로 제공하는 걸쭉한 액체가 각각 2번째와 3번째로 흡인율이 낮았으며, 묽은 액체의 흡인율이 가장 높게 나타났다. 현재까지 액체 점도가 비디오투시 검사 동안 흡인에 영향을 준다는 가장 강력한 근거는 치매 또는 파킨슨병 환자의 액체 흡인을 감소시키는 기법에 대한 대규모 무작위 연구에서 도출되었다.[20] 이 연구의 결과는 Kuhlemeier, Palmer 및 Rosenberg가 이전에 보고한 결과를 뒷받침해 준다.[33] 흡인율은 꿀 점도의 액체(가장 걸쭉한 액체)에서 가장 낮았고, 묽은 액체(턱 당기기 자세와 병행)에서 가장 높게 나타났다. 과일즙 점도의 액체는 다른 두 점도의 중간 정도에 해당하는 흡인율을 보였으며, 두 점도와 큰 차이가 있었다. 흥미롭게도 꿀 점도의 액체에서 보고된 혜택은 검사한 음식물을 이 점도로 마지막에 제공했을 때에는 유지되지 않았다. 연구자들은 환자의 피로가 이러한 결과를 나타낸다고 했다. 임상가는 삼킴 평가의 결과를 해석하고, 평가에 기초해 임상적 권고를 하는 과정에서 환자의 지구력(피로의 정반대)을 고려해야 한다.

Kuhlemeier, Palmer 및 Rosenberg의 연구에 따르면[33] 음식덩이 제공 방식은 점도에 더해 흡인의 발생에 영향을 줄 수 있다. 다른 음식덩이 특성도 흡인율에 영향을 줄 수 있다. 예를 들어, 급성환자 치료 환경의 성인 환자 흡인과 잔류물 비율을 평가한 미발표 연구에서 우리는 음식덩이의 걸쭉한 정도와 용량이 상호작용할 수 있다는 사실을 알게 되었다. **표 10-1**에는 묽은 점도, 과일즙 점도 및 푸딩 점도의 황산바륨 조영제 5mL와 10mL를 삼킨 20명의 환자에 대한 비디오투시 검사에서 확인한 흡인율과 잔류물 비율이 요약되어 있다. 삼킨 물질의 걸쭉한 정도와 용량에 따라 임상적 추적진단이 달라지게 된다. 예를 들어, 두 용량 모두의 경우 흡인율과 잔류물 비율은 묽은 액체에서 동일하다. 그러나 5mL의 경우 물질을 걸쭉하게 만들면 흡인율이 감소하지만(20% → 5% → 5%), 10mL의 경우에는 그 혜택이 동일하지 않다(20% → 15% → 20%). 푸딩 10mL의 흡인율은 묽은 액체의 5mL 또는 10mL만큼 높다. 그리고 삼키는 물질이 걸쭉해지면서, 후두개곡의 잔류물 비율은 용량이 많을수록 더 증가한다. 이러한 패턴 유형은 삼킨 물질의 걸쭉한 정도 외에 다른 것들도 평가해야 한다는 점을 시사한다. 개별 환자가 보여주는 패턴에 따라 치료법 그리고 아마도 식이 권장사항이 달라질 것이다.

표 10-1 점도와 용량 간 잠재적인 상호작용(비율)*

흡인			
용량	묽은 액체	과일즙 정도의 액체	푸딩
5mL	20%	5%	5%
10mL	20%	15%	20%
잔류물			
용량	묽은 액체	과일즙 정도의 액체	푸딩
5mL	65%	70%	80%
10mL	65%	80%	90%

* 비디오투시 검사에서 관찰된 흡인 및 잔류물의 비율

검토한 여러 연구에서 액체를 걸쭉하게 하면 환자군의 흡인율이 감소한다고 보고하고 있지만, 임상가는 이러한 연구가 치료 연구가 아니라는 사실을 염두에 두어야 한다. 이러한 연구는 비디오투시 검사 동안 액체를 걸쭉하게 만드는 경우의 즉시 효과를 평가하는 것이지, 중재나 장기 관리 전략으로 걸쭉한 액체를 사용하는 경우의 효과성을 직접적으로 증명하는 것은 아니다. 치매 또는 파킨슨병을 앓고 있는 고령의 성인 환자를 상대로 진행된 한 임상연구에 따르면[22] 3개월의 기간 동안 흡인을 감소시키기 위해 걸쭉한 액체를 사용한 환자에서 턱 당기기 자세에 대비한 폐렴 발생률의 유의한 차이는 확인되지 않았다. 반면 Karagiannis, Chivers 및 Karagiannis[34]는 걸쭉한 액체가 입원환자에게 미치는 영향을 평가했다. 이들은 한 임상연구에서 걸쭉한 액체 섭취군 또는 물+걸쭉한 액체 섭취군에 환자를 무작위 배정했으며, 걸쭉한 액체와 함께 물을 마실 수 있도록 할 경우 환자의 상태가 더 심각할수록(중증 신경기능장애) 폐 합병증(예: 폐렴) 발생 확률이 더 높아졌다. 이러한 결과는 추가 연구를 통한 타당성 입증이 필요하지만, 이 초기 연구는 액체를 걸쭉하게 만들 경우의 잠재적인 혜택을 보여주며, 이 전략을 통해 어떠한 환자가 혜택을 얻을 수 있는지에 대한 지침을 제공해 준다. 관리 전략의 일환으로 걸쭉한 액체를 지속적으로 사용할 경우 발생하는 임상적 혜택, 특히 장기적인 혜택은 전반적으로 명확하지 않다. 그리고 걸쭉한 액체를 지속적으로 사용하면 연하장애가 있는 성인 환자에게 다른 건강상의 위험이 발생할 수 있다. 그 중에서도 수분 섭취 감소로 인한 탈수의 위험이 우려된다. 고령의 성인 환자, 특히 연하장애 환자는 수액 섭취 감소로 인해 탈수를 경험할 위험이 더 높은 것으로 간주된다.[35] 연하장애가 있는 성인 환자가 걸쭉한 액체를 싫어하는 비율이 높게 나타난 조사 결과와 전술한 잠재적인 위험을 종합해볼 때, 수분 섭취의 감소, 특히 걸쭉한 액체의 섭취는 이 환자군의 탈수 위험을 더욱 증가시킬 수 있다. 한 소규모 무작위 임상연구에서는[36] 연하장애가 있는 뇌졸중 환자를 걸쭉한 액체 또는 걸쭉한 액체+물 섭취군에 무작위 배정했다. 복합 액체(물+걸쭉한 액체)를 섭취한 환자는 걸쭉한 액체만 섭취한 환자보다 상대적으로 덜 걸쭉한 액체를 섭취했고, 일상적으로 수액 섭취가 더 많았다. 두 환자군 모두는 중대한 호흡기 합병증을 경험하지 않았다. 이 연구와 관련해 프레이지어(Frazier) 재활병원은 20년이 넘는 임상 경험을 축적해왔다.[37] 이 재활병원은 묽은 액체 흡인 환자를 포함한 연하장애 환자들에게 식사 중간에 물을 마실 수 있도록 했다. 이들은 인상적인 경험을 했는데, 18개월의 기간에 걸쳐 이 프로토콜을 준수한 대규모 환자 표본(N = 234)에서 탈수(234명 중 5명, 즉 2.1%) 또는 흉부 감염(234명 중 2명, 0.9%)이 거의 발생하지 않았다. 이 단일기관 결과는 Karagiannis, Chivers 및 Karagiannis이[34] 최근에 수행한 임상연구로 그 타당성이 뒷받침된다. 움직임이 양호하고 인지 능력이 적절한 환자는 프레이지어 워터 프로토콜(Frazier Water Protocol)의 적용으로 혜택을 얻을 것으로 예상된다.[38] 하지만 프레이지어 워터 프로토콜은 연하장애 환자에게 단순히 물을 제공하는 것이 아니라 복잡한 절차에 따라 진행된다는 것을 유념해야 한다. 임상가는 이 전략을 이행하기 전에 프로토콜 전체를 철저하게 검토해야 한다. 이 임상연구의 사례는 삼킨 물질의 걸쭉한 정도가 증가함에 따라 감소하는 흡인율을 설명하는 과정에서 일관성을 보인다. 그리고 제공방식, 용량, 환자 피로도에 따라 액체를 걸쭉하게 만들어 얻게 되는 임상적 혜택이 달라질 수 있다. 무엇보다 이 연구의 대부분은 치료 연구가 아니라는 사실을 염두에 두어야 한다. 다수의 연구는 비디오투시 검사 동안 흡인율의 감소를 보여주는 즉각적인 효과에 대한 연구이다. 한 임상연구에서 상대적으로 상태가 심각한 환자가 걸쭉한 액체를 섭취하는 것이 타당하다는 증거를 제시하고 있지만, 이 예외적인 결과에 근거해 모든 환자에게 이 전략이 필요하다고 판단할 수는 없다. 따라서 임상가는 치료 중재로 걸쭉한 액체를 사용하는 환자의 순응도, 잠재적인 혜택, 잠재적인 합병증을 지속적으로 모니터링해야 한다.

액체의 점도가 삼킴 기전에 미치는 추가적인 영향

액체를 걸쭉하게 만들면 삼킴 생리에 영향을 줄 수 있다. 예를 들어, 건강한 지원자를 상대로 액체의 점도를 증가시키면 혀-입천장 접촉 압력이 증가된다는 것이 확인되었다.[39] 그리고 액체 점도를 증가시키면 음식덩이의 이동이 느려지고,[40,41] 인두 압력과 위식도조임근 이완이 증가될 수 있다.[41,42] 이러한 연구와 여타 연구는 삼킴 기전이 온전하면 음식덩이 특성(구체적으로, 액체 점도)이 다르더라도 이에 적응하는 경향이 있음을 입증하고 있다. 하지만 시기의 변화 외에 연하장애가 있는 환자를 상대로 다양한 액체 점도의 음식덩이 적응을 평가한 연구는 거의 없으며, 신경성 연하장애가 있는 성인을 대상으로 액체 점도를 증가시킬 경우 삼킴의 시기 또는 음식덩이 추진력이 영향을 받는다고 보고한 연구가 1건 존재한다.[43] 따라서 음식덩이 적응은 건강한 성인과 연하장애 환자 사이에 차이가 있을 수도 있다. 임상 관리에서 액체를 조절하는 빈도를 고려해 볼 때 걸쭉하게 만든 액체가 성인 환자의 삼킴 생리에 미치는 영향은 임상 연구의 중요한 영역인 것으로 보인다.

기타 액체 변형

이전 내용에서는 비디오투시 검사 동안 액체의 흡인 측면에서 환자의 수행능력에 영향을 줄 수 있는 변수로 음식덩이 용량, 점도 및 제공방식을 소개했다. Bülow와 동료들은 또 다른 액체 변수를 평가했다.[44] 이 연구자들은 침습 또는 흡인 비율, 삼킴 속도(인두 이동 시간) 및 삼킴 후 잔류물 측면에서 탄산음료의 잠재적인 이점을 평가했다. 묽은 탄산음료는 묽은 비탄산음료보다 기도에 대한 침습률이 낮았고, 걸쭉한 액체보다 인두 이동이 더 빨랐으며, 걸쭉한 액체보다 잔류물이 더 적었다. Sdravou, Walshe 및 Dagdilelis는[45] Bülow와 동료들의[44] 관찰결과에 보충하여 신경성 연하장애가 있는 환자가 5mL와 10mL 용량의 탄산음료를 섭취하면 기도 보호가 개선(흡인과 침습 감소)된다고 보고했다. 하지만 이전 연구와 달리 탄산음료의 사용으로 인한 시기 차이는 발생하지 않았다. 그리고 탄산음료에 대한 환자 기호도가 높았는데, 이 음료를 싫어한다고 보고한 환자는 단 1명에 불과했다. Krival과 Bates는[46] 건강한 성인 여성이 탄산음료를 섭취하면 혀-입천장 압력이 더 커진다고 보고했다. 이들은 이 노력 증가가 구강 점막의 **화학적 감각(chemesthetic)** 자극에서 기인한 것으로 보았다. 이와 마찬가지로, Morishita와 동료들은[47] 삼킴 문제가 없는(젊은 연구 대상자가 아닌) 고령의 성인 입원환자가 탄산음료를 삼킬 경우 후두 거상의 기간이 감소된다고 보고했다. 하지만 이들은 삼킴 동안 인두 반응 시간 또는 근육 활성(예: 노력)에 탄산음료가 미치는 유의한 효과는 보고하지 않았다. 이들은 고령 연구 대상자에서 확인된 후두 거상 기간 감소가 삼킴 생리의 개선을 반영하는 것으로 해석했다. Krival 및 Bates와 마찬가지로[46] 이 연구자들은 삼킴 변화를 촉진할 수 있는 직접 감각신경자극제로서 음료에 있는 탄산을 통해 물체감각을 식별했다. 이러한 결과는 흥미로운 것이지만, 임상가는 이전 절에서 기술한 연구와 마찬가지로 이 연구도 비디오투시 검사 또는 다른 생리학적 삼킴 검사 동안 탄산음료의 즉각적인 효과를 평가하는 것이며, 치료 접근법으로 탄산음료를 활용하는 입증된 혜택으로 직접 해석되지 않음을 염두에 두어야 한다.

맛은 삼킴 수행능력에 영향을 줄 수 있는 또 다른 음식덩이 특성일 수 있다. Logemann과 동료들[48]은 연하장애가 있는 성인을 상대로 맛이 삼킴 수행능력에 미치는 영향을 최초로 평가했다. 이들은 시큼한 음식덩이(50% 레몬주스와 50% 바륨액체)를 일반적인 바륨 음식덩이와 비교해 신경성 연하장애 환자의 구강 삼킴 시작이 더 빠르고(모든 환자), 인두 지연이 감소되고(뇌졸중 환자), 흡인 빈도가 감소(다른 신경성 원인)한다고 보고했다. 그 이후에 Pelletier와 Lawless는[49] 구연산(시큼한 음식덩이)과 구연산+자당(새콤달콤한 음식덩이)이 요양원에 거주하는 연하장애 환자의 삼킴 수행능력에 미치는 영향을 평가했다. 이들은 물과 비교해 구연산 용액(2.7%)이 흡인과 침습을 감소시키고, 처음 음식을 삼킨 후 맛 자극으로 인해 자발적인 마른 삼킴이 증가한다고 보고했다. 맛 자극이 삼킴에 미치는 영향을 평가한 추가 연구는 건강한 지원자에게 초점이 맞춰졌다. Chee와 동료들은[50] 포도당(달콤한), 시트러스(시큼한), 염류(짭짤한) 액체가 건강한 성인의 삼킴 속도를 감소시킨다고 보고했다. Palmer와 동료들[51]은 건강한 지원자를 대상으로 시큼한 액체와 물의 삼킴을 비교했으며, 시큼한 음식덩이의 섭취로 근육이 수축하지만(근전도 활동이 더 커지지만) 맛 조건에 걸쳐 삼킴의 시기는 변하지 않는다고 보고했다. 마지막으로, Pelletier와 Dhanaraj는[52] 중간 정도의 자당(달콤한) 농도와 높은 구연산(시큼한) 농도 및 염 농도를 섭취하면 물과 비교해 혀 삼킴 압력이 유의하게 더 높아진다고 보고했다. Miyaoka와 동료들의 연구[53]에서는 다른 결과가 보고되었다. 이 연구자들은 건강한 지원자에게 다른 맛(달콤한 맛, 짭짤한 맛, 시큼한 맛, 쓴맛, 감칠맛)을 제공하더라도 삼킴의 운동 기능에 변화가 없다고 보고했다.

액체를 걸쭉하게 만들면 액체의 맛이 변할 수 있다. Matta와 동료들은[54] 흔한 액체(커피, 우유, 사과 주스, 오렌지 주스)에 전분 기반 또는 수지 기반 점도증진제를 첨가하면 뻣뻣하거나, 거칠거나, 매끈한 질감 또는 수지와 전분 고유의 향미가 액체에 더해져 음료의 기본 향미를 억제한다고 보고했다. 이러한 효과는 꿀 점도의 더 걸쭉한 액체에서 보다 두드러지게 나타났다. 이 관찰결과는 연하장애가 있는 성인 환자가 걸쭉한 액체를 싫어하는 이유를 설명하는 데 도움을 줄 수 있다.[31] 적어도 이 관찰결과는 임상가가 연하장애 환자에게 걸쭉한 액체를 권할 때 맛과 다른 감각 속성을 고려하는 데 도움을 줄 것으로 보인다.

액체를 걸쭉하게 만드는 것은 성인의 연하장애를 관리하는 과정에서 적용하는 통상적인 방법이다. 환자가 액체를 입으로 통과시키고 묽은 액체의 흡인으로부터 기도를 보호하는 능력에 대한 임상가의 인식이 주로 작용하여 걸쭉한 액체를 적용하는 것이 관행으로 자리잡은 것으로 보인다. 안타깝게도 이러한 관행을 뒷받침하는 근거는 거의 존재하지 않는다. 이용 가능한 근거는 비디오투시 삼킴 검사 동안 과일즙 또는 꿀 점도로 액체를 걸쭉하게 만들면 환자의 흡인율이 감소하는 것으로 보인다.[20,33] 하지만 관리 전략으로 액체를 걸쭉하게 만든다고 해서 폐렴 발생률이 항상 감소하는 것은 아니라는 결과가 존재한다.[22] 그리고 연하장애가 있는 고령의 성인 환자가 비디오투시 검사 동안 묽은 액체를 흡인하더라도 반드시 폐렴 발생으로 이어지는 것은 아니라는 결과도 존재한다.[55] 마지막으로, 프레이지어 워터 프로토콜을 통해 쌓은 경험에 따르면[37] 묽은 액체를 흡인하는 환자는(상태가 심각하고 움직일 수 없는 환자를 제외하고) 안전하게 물을 마셔 건강상의 긍정적인 혜택을 얻을 수 있을 것으로 보인다. 걸쭉한 액체 전략의 대상자가 연하장애 환자라는 사실을 염두에 두어야 한다. 이용 가능한 결과에 따르면 걸쭉한 정도가 증가할수록 걸쭉한 액체에 대한 거부감이 증가하는 것으로 보인다. 그리고 환자 순응도에 대한 몇 건의 연구에서 보고된 바에 따르면 걸쭉한 액체를 처방받은 환자의 거의 50%가 실제로 걸쭉한 액체를 일상적으로 사용하지 못하고 있다.[56] 이 임상연구의 관찰결과는 연하장애 관리 전략으로 걸쭉한 액체가 권장되는 환자에 대한 신중한 평가와 지속적인 모니터링의 필요성을 강조한다. 임상가는 연하장애 관리의 구성요소로 액체 조절을 고려할 때 탄산화와 다양한 맛 등 다른 액체 조절 수단도 강구해야 한다.

질감 조절 식이

액체와 마찬가지로, 연하장애 환자의 삼킴 기능 제한 정도를 알아보기 위하여 고형 음식도 조절할 수 있다. 고형의 음식물은 다양한 방법으로 변화를 줄 수 있다. Logemann은[4] 한 연구에서 환자의 식이 선택을 검토했다. 구강암으로 치료를 받은 환자를 6개월의 기간에 걸쳐 모니터링했다. 환자는 먹는 데 시간이 많이 소요되는 점도의 음식과 흡인 가능성이 높은 점도의 음식을 자신이 섭취하는 음식물에서 기피하는 경향이 있었다. 이러한 임상적 관찰결과는 삼키기 어려운 식이항목을 환자가 스스로 조절한다는 것을 보여준다. Curran과 Groher[57]는 연하장애 환자의 흡인을 줄이기 위해 병원의 일반식 메뉴를 조절하는 전략을 설명했다. 이와 유사하게 O'Gara[28]와 Pardoe는[29] 안전한 삼킴(흡인 최소화)과 적절한 영양을 촉진하기 위한 식이 조절을 제시한 바 있다. 하지만 이와 같은 긍정적인 초기의 임상적 설명에도 불구하고, 보다 더 최근에 진행된 연구에서는 음식물 조절에 따른 영양 적정성에 의문을 제기했다. Wright와 동료들은[58] 질감을 조절한 식이를 먹는 고령의 병원 환자의 영양 섭취(에너지 및 단백질) 수준이 일반식을 먹는 환자보다 더 낮다고 보고했다. 이에 더해 이 연구자들은 질감 조절 식이로 인해 다른 영양소들이 부족할 수 있다고 지적했다. 반면 Germain과 동료들은[59] 요양시설에 입원한 고령의 성인 환자에게 전통적인 식이를 제공하는 것보다 질감 조절 식이를 제공하는 것이 영양학적으로 더 혜택이 크다고 보고했다. 이 두 시험에서는 서로 다른 환자군에 초점을 맞추고 서로 다른 기간 동안 영양 섭취를 평가했지만, 결과가 명백히 불일치하는 것으로 보아 영양 상담 없이 흡인 감소를 위한 식이 조절을 해서는 안 될 것으로 보인다. Crary와 동료들은[60] 급성 뇌졸중 환자에게 질감 조절 식이를 제공하면 걸쭉한 액체를 제공하는 것보다 탈수 위험이 높아질 수 있다고 보고했다. 이와 관련된 잠재적인 이유는 보고되지 않았지만, 반유동식을 먹는 급성 뇌졸중 환자에서 탈수가 발생할 가능성이 유의하게 더 높다는 관찰결과가 있어, 임상적으로 추가적인 연구가 진행되어야 할 것으로 보인다. 따라서 식이 조절을 권하는 연하장애 임상가는 영양 전문가와 상담해 조절된 식이의 영양과 수분공급 적정성을 확인해야 한다.

조절된 식이를 권장하거나 최적의 식이 조절 수준을 규명하는 과정에서 연하장애 임상가에게 도움을 주는 지침은 거의 존재하지 않는다. Groher와 McKaig는[61] 전문 간호시설 두 곳에 거주하고 있는 212명의 환자를 대상으로 삼킴 능력과 질감 조절 식이의 종류를 평가했다. 이 환자들 중 31%는 물리적으로 조절된 연성 음식을 먹고 있었다. 연구자들은 새로운 식이 수준에 대한 반응을 평가하기 위해 30일 추적조사 기간 동안 구강식이에 변화를 주도록 권고했다. 이 연구자들은 검사한 환자의 91%가 매우 제한적인 식이를 하고 있다고 보고했다. 구체적으로 이 환자들은 일상적으로 먹고 있던 음식보다 더 높은(조절이 덜 된) 식이 수준을 안전하게 섭취할 수 있었다. 나머지 4%는 안전하게 섭취할 수 있는 수준보다 더 높은 식이 수준에 속해 있었고, 나머지 단 5%만이 제공되었던 조절 식이에 적절했던 것으로 평가되었다. 이 결과를 통해 다음과 같은 중요한 두 가지 프로그램 관리 사항을 도출할 수 있다: (1) 구강식이 조절 시에는 반드시 적격한 연하장애 임상가가 식이 결정에 직접적으로 관여해야 한다. (2) 환자를 정기적으로 모니터링 및 재평가해 식이 조절이 필요한지 또는 처방된 식이 조절 수준이 환자의 삼킴 능력에 여전히 최적인지를 확인해야 한다. 이 연구는 식이 수준을 조절하는 것이 기도 보호를 평가하는 것보다 더 복잡할 수 있다는 점을 지적하고 있지만, 그 결과는 적절한 식이 조절 수준을 선택하는 임상 지침을 여전히 제공하지 못한다는 한계가 있다.

연하장애가 있는 성인 환자에게 조절 식이를 적용하는 과정에서 메뉴와 결정 과정을 표준화하려는 목적으로 2002년에 National Dysphagia Diet가 제안되었다.[62] 이러한 식이를 개발하는 프로젝트 팀은 음식 질감을 평가한 결과에 기초해 식이 조절의 표준화된 네 가지 단계를 제안했다. 이 네 가지 단계가 BOX 10-2에 제시되어 있다. 이 권고사항을 개발하는 프로젝트 팀은 표준화된 식이 조절 전략을 권고하기 위해 많은 노력을 했다. 이 프로젝트 팀은 보고서에서 표준화된 평가도구의 사용을 언급하고 각 식이 단계에 맞는 음식을 권고하며, 각 단계에서 피해야 하는 음식을 설명하고 있을 뿐만 아니라 음식 준비 방법에 대해 설명하며, 조절 식이에 대한 환자의 기호도를 개선하기 위한 여러 제안사항도 제시하고 있다. 또한 이 프로젝트 팀은 묽은 액체, 과일즙 점도의 액체, 꿀 점도의 액체 그리고 숟가락으로 떠 먹을 수 있는 점도의 액체와 같이 액체의 걸쭉한 정도에 대한 표준 설명을 권고했다. 하지만 이 프로젝트 팀은 걸쭉한 액체의 사용에 대한 구체적인 임상적 전략을 제공하지 않았다.

앞서 논의한 걸쭉한 액체의 적용과 마찬가지로 National Dysphagia Diet는 중요한 임상적 문제에 대한 표준적인 접근법을 제공하려는 노력의 결과물이지만, 아직까지 임상적 연구 검증을 완벽히 거치지 못한 상태이다. 표준화된 접근법과 다른 식이 조절 전략이 지닌 혜택을 비교하는 구체적인 연구는 현재 진행되지 않았다. 하지만 한 연구에서는 이 표준화된 식이의 적용과 관련해 중요한 시사점을 제공하고 있다. Strowd와 동료들은[63] National Dysphagia Diet에서 권장하는 연하장애 음식과 연하장애 환자를 평가하기 위해 사용한 바륨 물질 간의 관련성이 높지 않다고 보고했다. 구체적으로 바륨 검사물질은 National Dysphagia Diet에서 상응하는 권장 음식보다 점도가 훨씬 더 높았다. 이 관찰결과는 National Dysphagia Diet의 명백한 처방적 가치에 의문을 제기한다. 식이를 권장하기 위해 사용하는 검사물질과 이러한 권장사항 내에 포함된 음식의 유사성이 높아질 때까지 임상가는 Groher와 McKaig의 조언을 참고해야 한다.[61] 즉 조절 식이를 먹는 환자의 기호도를 철저하게 모니터링하고, 식이의 안전성(여기서는 기도 보호) 그리고 영양과 수분공급 적정성 모두를 정기적으로 재평가해야 한다. 한 마디로, 연하장애가 있는 성인 환자에 대한 식이 조절은 그렇게 간단하지가 않다. 식이 조절을 위한 결정과 과정에는 적격한 전문가로 구성된 팀의 조언, 협력 그리고 지속적인 정보전달이 요구된다.

BOX 10-2 National Dysphagia Diet 4단계

1단계: 반유동식(Pureed)
응집력이 매우 높은 푸딩과 같은 질감의 음식;
음식덩이의 조절이 요구되지만 씹기 능력은 요구되지 않음

2단계: 물리적으로 조절된 연식(Mechanically Altered)
응집력 있는 촉촉한 반고형 음식; 씹기 능력이 요구됨

3단계: 향상된 식이(Advanced)
더 높은 수준의 씹기 능력이 요구되는 부드러운 고형 음식

4단계: 일반식(Regular)
모든 종류의 음식 허용

마지막으로 고려해 볼 만한 사항이 하나 더 있다. 걸쭉한 액체와 마찬가지로, 질감 조절 식이는 연하장애가 있는 성인 환자에게 기호도가 높지 않을 수도 있다. NDD 식이 프로젝트 팀은 이러한 문제를 인식하고 기호도 향상을 위한 여러 사항을 제안했다. 음식이 정갈하고, 냄새가 좋고, 맛이 좋으며, 적절한 온도로 제공되면 당연히 환자의 기호도가 더 높아질 것이다. 연하장애가 있는 성인 환자를 위한 "조절 식품"의 설계는 과학적 기술의 뒷받침을 필요로 할 수도 있다. 실제로, 최근에 한 독일 회사는 3D 프린터를 사용한 조절 식품을 생산했다(http://www.engadget.com/2014/05/29/smoothfood-performance-eu-3d-printed-food-project/?a_dgi=aolsharefacebook).

음식의 특정 내용물 그리고 음식 품질에 영향을 줄 수 있는 다른 요소와 더불어 입자 크기와 다른 질감을 포함한 음식 특성을 평가하는 연구는 연하장애가 있는 성인 환자에게 기호도가 높고, 안전하며, 영양가가 높은 식이를 개발하는 데 도움이 될 것이다.[64]

삼킴의 변화: 재활 접근법

앞서 언급한 것처럼, 재활 접근법은 환자에게 기능적 혜택을 제공할 수 있을 뿐만 아니라, 생리학적으로 삼킴 기전을 향상시킬 수 있어야 한다. 다수의 재활 접근법은 운동 요소와 관련이 있다. 하지만 연하장애 재활에서 운동 원리의 체

계적 적용은 비교적 최근에서야 이루어지고 있다. 다수의 통상적인 기존의 활동은 어느 정도의 운동과 관련이 있으며, 손상된 삼킴 기전을 생리적으로 향상시킬 수 있는 잠재력을 지니고 있다. 이 절에서는 기본적인 기존의 활동을 먼저 검토한 후에 운동 원리를 연하장애 재활 전략에 체계적으로 통합하는 보다 더 최근의 전략을 검토할 것이다. 본 내용의 나머지 부분에서는 각각의 기법을 설명하고, 환자에 대한 기능적 혜택의 증거를 제시하며, 손상된 삼킴 기전의 생리학적 개선에 대한 증거를 제시하는 데 초점을 맞추어 각 기법 또는 접근법을 다루게 될 것이다.

기전의 향상: 구강운동훈련

언어–삼킴 기전에서 근육을 신장 및 강화하는 운동 또는 근육의 기본적인 운동 특성을 개선하는 훈련의 개념은 새로운 것이 아니다.[65] Logemann은[4] 환자의 흡인율이 높으면 삼킴 기능을 바로 치료하는 것보다 구강운동훈련이 더 좋은 전략이 될 수 있다고 지적한다. 이러한 견해는 논리적인 근거를 지니고 있다. 환자의 흡인이 지속되고 있다면 삼킴 시도를 최대화할 수 없다(그리고 환자는 지속적인 실패를 경험한다). Logemann은 이 접근법을 삼킴 재활 간접 치료라고 지칭하며 (1) 구강운동 조절을 개선하는 운동, (2) 삼킴반사의 자극, (3) 기도 최상부에서 조직의 모음(기도 폐쇄)을 증가시키는 운동의 세 가지 사항에 주안점을 두고 있다. 구강운동훈련에는 혀의 운동 범위, 혀 저항 및 음식덩이 조절 활동이 포함된다. 일반적으로 삼킴반사 자극은 구개활에 대한 온도 촉각 자극을 통해 유도된다. 기도 폐쇄 활동은 다양한 발성 및 "밀기(pushing)" 활동으로 이루어진다. 삼킴 반응을 유도하는 온도 촉각 자극은 전반적으로 인기가 시들해졌다. 하지만 구강운동훈련은 연하장애 임상가들이 치료 접근법으로 빈번하게 사용하고 있다. 발표되지 않은 2007년 조사에서, Crary와 Carnaby는 뇌졸중 후에 연하장애가 발생한 성인 환자에 대한 치료전략을 설명하기 위해 사례 문제해결 시나리오를 활용했으며, 이 과정에서 60명의 임상가를 조사했다. 구강운동훈련은 제시된 모든 사례에서 권장되었으며, 각 사례에서 서로 다른 삼킴 문제를 서술하고 있지만 각 사례에서 이 기법의 권고 빈도가 가장 높았다. 보다 더 최근에 진행된 사례 기반 조사에 따르면[66] 구강운동훈련은 가장 빈번하게 적용되는 치료전략은 아니었지만, 가장 흔하게 적용되는 연하장애 치료전략 중 상위 1/3에 여전히 속해 있었다. 그리고 Carnaby와 Harenberg는 영상으로 입증된 한 사례에서 보고한 여러 연하장애 치료기법들이 큰 차이를 보인다는 것을 확인하고, 연하장애 치료에 대한 "공통된 치료 패턴"을 식별할 수 없었다고 주장했다. 이 조사에서는 연하장애 임상가가 각 환자에게 적합한 치료전략을 까다롭게 선택하여 적용하지 않을 수도 있으며, 흡인 위험이 거의 없기 때문에 구강운동훈련을 여전히 빈번하게 적용하고 있다고 하였다. 이 해석은 추측에 근거한 것이지만 연하장애 환자에 대한 치료법을 선택하는 과정에서 활용되는 의사결정 과정에 대한 정보를 제공하고 있다.

구강운동훈련의 가치를 뒷받침하는 몇 가지 근거가 되는 연구들도 존재한다. Lazarus와 동료들은[67] 아이오와 구강수행도구(Iowa Oral Performance Instrument, IOPI) 또는 혓날로 수행된 혀 밀기(저항) 운동으로 건강한 지원자들의 혀 근력이 증가한다는 것을 입증했다. Robbins와 동료들은[68] 혀 저항 운동의 체계적 프로그램을 통해 건강한 고령의 성인 10명에서 혀 등척성 및 삼킴 압력(예: 근력)의 증가가 확인되었다고 보고했다. 그 이후 이 연구자들은[69] 뇌졸중 후에 연하장애가 발생한 10명의 환자군에 대한 저항 운동의 체계적 프로그램을 통해 혀 근력과 삼킴 능력 모두가 증가된다는 사실을 입증했다. Hagg와 Anniko는[70] 연하장애 뇌졸중 환자에 대한 저항성 입술 훈련 프로그램을 통해 입술 근력과 삼킴 능력이 향상된다는 사실을 입증했다. 이 연구들은 구강운동훈련, 구체적으로 혀 및 입술 저항 운동을 통해 약한 삼킴 근육들을 강화시키고, 삼킴 기능을 개선시킬 수 있다는 것을 보여준다.

기도 보호: 숨 참기, 성문위 삼킴법, 최대 성문위 삼킴법

자발적인 숨 참기, 성문위 삼킴법과 최대 성문위 삼킴법은 삼킴 전에 기도를 폐쇄해 흡인으로부터 기도를 보호할 목적으로 설계된 기법이다. 두 성문위 삼킴법의 경우 성대주

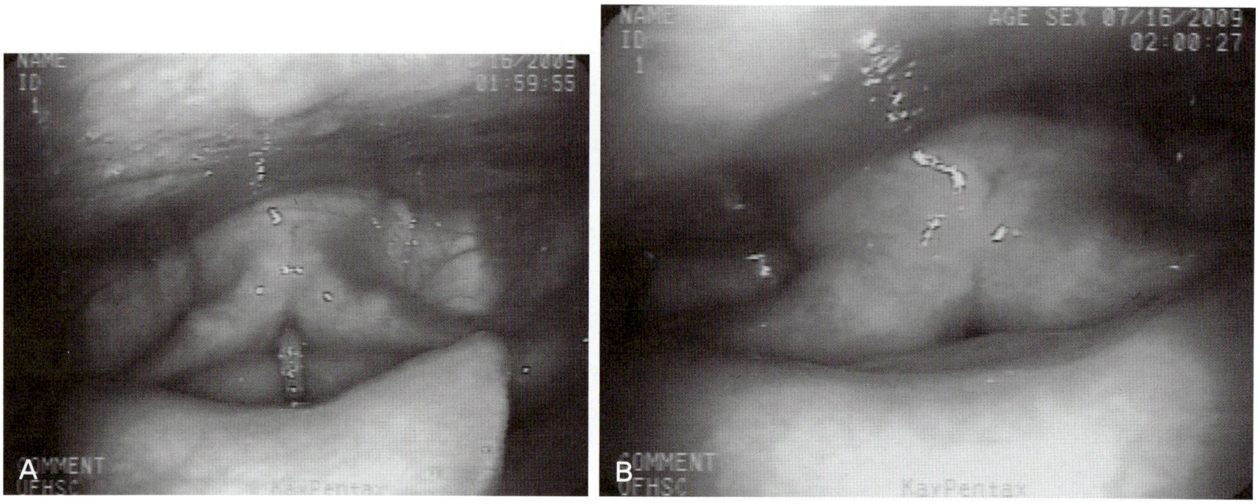

그림 10-5 정상 숨 참기(A) 및 노력 숨 참기(B)에 따른 후두 배열

름에서 잔류물을 제거하기 위해 삼킴 후에 자발적으로 기침을 한다. 이 두 기법은 삼킴 후 숨 참기의 노력 정도에서 차이를 보인다. 명칭에서 유추할 수 있듯이, 최대 성문위 삼킴법은 인위적인 노력이 부가된 숨 참기를 요구하는 반면, 성문위 삼킴법은 추가적인 노력이 없는 숨 참기를 요구한다. 최대 성문위 삼킴법의 경우 성문 폐쇄를 촉진하기 위해 추가적인 노력이 필요하다. 성문 폐쇄는 삼킴의 과정 중 가장 초기 단계에 나타나는 현상 중 하나이다.[71] 따라서 흡인 환자의 성문 폐쇄를 촉진하는 기법은 흡인 감소에 기여할 수 있다. 내시경 검사결과에 따르면 건강한 성인이 자발적인 숨 참기 기법 동안 성문을 완전히 닫지 못할 수도 있다. 건강한 지원자 중 57~82%는 자발적인 숨 참기로 성문을 완전히 닫을 수 있을 것으로 추정된다.[72-74] 자발적인 숨 참기 기법에 인위적인 노력이나 발성(vocalization)을 더하면 성문을 닫을 가능성이 증가한다.[72,74,75] 그림 10-5는 단순 숨 참기 기법과 강제 또는 노력 숨 참기 기법 간의 성문 폐쇄 패턴의 차이를 보여주고 있다. 그림 10-5A는 단순 숨 참기 기법(예: 자발적인 숨 참기 또는 성문위 삼킴법)과 관련된 성문 폐쇄 패턴을 보여준다. 주요 특징으로, 모뿔연골과 성대주름이 수평으로(오른쪽에서 왼쪽으로) 움직여 기도를 폐쇄한다. 이 패턴은 완료되면 삼킴 시도 동안 기도를 보호하는 데 효과적일 수 있다. 숨 참기 기법에 노력을 더하면 완전한 기도 폐쇄 확률이 증가된다. 그림 10-5B는 강제 숨 참기 기법(예: 최대 성문위 삼킴법)과 관련된 성문 폐쇄 패턴을 보여준다. 성문위 삼킴법에서 관찰된 수평 폐쇄 패턴에 더해 모뿔은 거의 후두덮개 끝까지 전방으로 움직인다. 이 움직임으로 인해 성대주름만으로 폐쇄할 때보다 전체적으로 성문의 윗부분이 보다 완전하게 폐쇄된다. 이 결과에서 흥미로운 점은 이 두 성문 폐쇄 패턴(수평 및 전방)이 정상 삼킴의 성문 폐쇄 단계를 반영한다는 것이다. 자기공명영상에서 입증된 바에 따르면 정상 삼킴에서 후두가 최대로 거상하는 시점에 후두가 완전히 폐쇄된다.[76] 이러한 폐쇄 패턴은 자발적인 숨 참기, 성문위, 최대 성문위 삼킴법에서 볼 수 있다.

지금까지 정상적인 성인과 연하장애 성인 모두를 상대로 성문위 삼킴법의 생리학적 효과가 여러 차례 평가되었다. 다양한 연구에서는 성문위 삼킴과 삼킴 대조군(정상 삼킴)간 차이가 없는 결과에서부터 기도 폐쇄의 연장, 앞쪽 후두 운동의 증가, 혀 기저부 움직임 증가 및 인두식도조임근 개방의 증가까지 다양한 결과를 보고하고 있다. Bülow와 동료들이 건강한 8명의 지원자를 대상으로 진행한 한 연구에서는[16] 성문위 삼킴과 정상 삼킴 간 운동 또는 내압의 차이가 보고되지 않았다. 이 연구자들은 성문위 삼킴을 수행하는 건강한 지원자의 능력은 각자 다르게 나타났고, 환자가 이 기법을 적절히 수행하려면 이 기법을 오랜 시간 동안 훈련해야 할 수도 있다고 보고했다. 동일한 임상연구팀은 성문위 삼킴을 수행한 8명의 환자에서 잘못된 방향으로 추진된 삼킴의 횟수[14] 또는 음식덩이 내 압력의 최대 진폭 또는 기간의 변화를[15] 보고하지 않았다. 그리고 이들은 8명의 환자 중 3명이 이 기법을 수행할 수 없었다고 보고했다. Bodén, Hallgren 및 Hedström은[77] 건강한 지원자가 성문위 삼킴법으로 삼킴을 수행할 경우 인두식도조임근의 최대 수축이 더 약해진다고 보고했다. 이러한 최대 압력의 감소로 인해 연하장애 환자의 삼킴 효율이 향상되거나 흡인이 감소할 가능성은 낮다고 주장했다. 긍정적인 측면에서, Ohmae와 동료들은[78] 건강한 지원자가 성문위, 최대 성문위 삼킴법을 시도할 경우 후두가 더 빠르게 폐쇄되고 더 오래 지속될 뿐만 아니라 인두식도조임근의 개방 시간이 연장되고, 목뿔과 후두 운동의 기간이 연장된다고 보고했다. 이 관찰결과는 최대 성문위 삼킴법에서 더 두드러지게 나타났다. 다른 연구에서도 최대 성문위 삼킴법이 성문위 삼킴법보다 생리학적 효과가 더 크다는 결과의 타당성을 뒷받침해주고 있다. 예를 들어, Miller와 Watkin은[79] 건강한 지원자가 최대 성문위 삼킴법으로 삼킴을 시도할 경우 인두벽의 운동 기간이 더 길어진다고 보고했다. 이 결과는 이 기법을 사용하면 삼킴 기간이 길어진다는 것을 의미하는데, 정상 또는 성문위 삼킴과 비교해 건강한 지원자가 최대 성문위 삼킴법을 수행할 경우 음식덩이 이동 시간이 더 길어진다고 보고한 Bodén와 동료들의 연구[77] 데이터로 그 타당성이 뒷받침된다. 이러한 변화는 기본적으로 인두식도조임근 이완이 좋지 않은 환자의 삼킴 및 삼킴 후 잔여물 이동 기간이 증가해 일부 연하장애 환자에게 유해할 수도 있다. 하지만 최대 성문위 삼킴은 일부 환자군에서 긍정적인 삼킴 변화로 이어진다고 보고된 적도 있다.

Lazarus와 동료들은[80] 두부 및 경부암을 치료하고 난 후 연하장애를 겪는 3명의 환자에서 뒤쪽 인두벽과 혀 기저부의 접촉 기간이 더 길어지고, 이 접촉 지점에서 내압이 더 높아진다고 보고했다. Logemann과 동료들은[81] 방사선 치료 후에 두부 및 경부암 환자 5명이 최대 성문위 삼킴법으로 삼킴을 시도할 경우 혀 기저부 운동이 더 이른 시기에 발생하고, 삼킴 발생 시 목뿔뼈의 위치가 더 높으며, 목뿔 운동이 전반적으로 증가한다고 보고했다. 또한 이 환자들은 이 기법으로 인해 인두식도조임근의 최대 개방이 감소했지만 인두벽에는 거의 변화가 없었다.

이 기도 보호 기법이 삼킴에 미치는 생리학적 영향을 평가하는 여러 건의 연구가 있지만, 임상적 혜택을 증명한 연구는 거의 없다. Hamlet과 동료들은[82] 성문위후두절제술을 받은 후에 이 기법을 사용한 1명의 환자에서 흡인 감소를 확인했다. 하지만 이 환자는 이 기법으로 식사 시간이 매우 길어져, 식사 시간을 감소시키려는 목적으로 기법을 변경했다. Lazarus와 동료들은[83] 두부 및 경부암에 대한 수술적 치료를 받은 1명의 환자에서 성문위 및 최대 성문위 기법의 사용으로 기도 폐쇄의 연장이 확인되었지만 흡인이 제거되지 않았다. 하지만 멘델슨 매뉴버는 이 환자에게 성공적이었다. 이 사례 보고서는 어떤 기법이든 치료기법으로 활용하기 전에 임상적 효과를 확인하는 것이 중요하다는 점을 강조하고 있다. Lazarus는[84] 두부 및 경부암에 대한 방사선 치료 중재를 완료한 후 6개월이 넘지 않는 4명의 환자를 대상으로 비디오투시 삼킴 검사 동안 최대 성문위 삼킴을 사용하여 흡인의 100% 제거를 확인했다. 하지만 그녀는 4명의 환자 중 3명의 경우 이 삼킴법을 사용했음에도 액체 음식덩이당 여러 차례의 삼킴이 필요했다고 지적했다.

이 기도 보호 기법이 뇌졸중 환자에게 미치는 영향을 평가하는 몇 건의 연구 중 한 연구는 환자의 안전을 우려해 부정적인 결론을 내렸다. Chaudhuri와 동료들은[85] 연하장애가 있는 뇌졸중 환자를 상대로 성문위, 최대 성문위 삼킴법이 심혈관에 미치는 영향을 평가했다. 뇌졸중 후 입원재활 기간 동안 세 환자군을 평가했다. 환자군 1에는 연하장애를 겪고 있고 심장동맥질환의 병력이 있는 환자가 포함되었다. 환자군 2에 속한 환자는 연하장애가 있었지만 심장동맥질환 병력은 없었다. 환자군 3에 속한 환자는 대조군으로 간주되었으며, 연하장애가 없거나 심장동맥질환 병력이 없는 정형외과(orthopedic) 환자 중에서 선별되었다. 모든 환자는 뇌졸중이 발생한 지 1주일 이상 경과했고 성문위, 최대 성문위 삼킴법에 대한 훈련을 받았으며, 그 후에 연하장애 치료 세션에서 이 기법을 사용했다. 치료 세션 동안 그리고 그 이후 일상적인 활동을 하는 동안 **홀터 모니터(Holter monitor)**로 심장 측정 결과를 모니터링했다. 측정 결과에 따르면, 이 기도 보호 기법을 사용한 훈련 및 치료 세션 동안 환자군 1에 속한 환자 중 82%(11명 중 9명) 그리고 환자군 2에 속한 환자 중 100%(4명 중 4명)에서 심혈관 이상이 나타났다. 심장 측정 결과에서는 기법 간 명백한 차이가 확인되지 않았다. 저자들은 신체적 피로로 인해 발살바법을 적용했던 것이 이러한 심혈관 변화로 이어졌다고 판단했다. 이 저자들은 연하장애가 있는 뇌졸중 환자에게, 특히 심장 부정맥 또는 심장동맥질환의 의 병력이 있다면 이 기법을 사용해서는 안 된다는 결론을 내렸다. 이 결과로 인해 이 기법의 적용뿐만 아니라 삼킴 외에 신체 기능에 영향을 줄 수 있는 일체의 기법과 관련된 여러 중요한 의문이 제기된다. 모든 연구가 그렇듯이, 이 연구에 대한 의문이 제기될 수 있지만 추가 연구를 통해 Chaudhuri 연구결과를[85] 확증 또는 반증하게 될 때까지 임상가는 급성 뇌졸중 환자에게 조심스럽게 이 기법을 적용해야 한다.

성문위 삼킴법을 변형한 두 기법 모두는 기도 폐쇄를 연장하는 것으로 보이지만, 삼킴 수행능력에 다른 생리학적 영향을 미칠 수도 있다. 하지만 임상적 효과와 관련해 이용 가능한 데이터는 소규모 환자군(대부분 두부 및 경부암 치료 후 연하장애가 있는 환자)으로 국한되어 있다. 뇌졸중 환자에 대한 임상적 효과를 다룬 중요한 연구에 따르면, 급성 뇌졸중 재활 중인 환자는 이 기법으로 인해 심혈관 이상 반응이 발생할 위험에 처할 수 있다. 상당한 임상 훈련이 이 기법에서 필요할 수 있다는 이러한 함의와 제안들은 이 기법이 지닌 잠재적 위험보다는 잠재적인 임상적 혜택을 집중적으로 고찰할 가치가 있음을 시사한다. 이 기법은 정확히 적용할 경우 삼킴 기능의 개선에 기여할 수 있다는 점에서 보상기법으로 간주할 수 있다. 이 기법을 사용한 단기적인 생리학적 변화가 입증되었지만, 기법을 적용하지 않을 경우에 삼킴에 미치는 지속적인 긍정적 효과에 대한 증거는 많지 않다.

삼킴 유지: 멘델슨 매뉴버

멘델슨 매뉴버는 목뿔뼈–후두 거상과 인두 수축이 최대가 되는 시점에서 삼킴을 중지하고, 몇 초 동안 이 자세를 연장한 다음 이완해 삼킴 기도가 삼킴 전 위치로 복귀하도록 환자에게 적용된다. 이 방법의 목적은 목뿔뼈–후두 거상을 연장 및 확대하는 것이다.[86] 환자가 휴식 자세를 취하고 있는 동안 그리고 멘델슨 매뉴버 방법의 거상 및 수축 자세를 취하고 있는 동안 비디오투시 검사를 통해 확인된 측면 영상이 그림 10–6에 제시되어 있다. 일부 연구자들은 연장된 목뿔뼈–후두 거상에 더해 이 방법이 인두식도조임근 개방도 연장한다고 보고했다.[86] 하지만 이 결과는 정상 삼킴 연구에서 일관되게 보고되지는 않는다.[87] 그 외에 이 방법의 사용으로 촉진되는 정상 삼킴의 생리학적 변화는 다음과 같다. 특히 턱밑 근육군에서 (1) 측방 인두벽 운동 기간의 연장,[79] (2) 인두 최대 수축의 증가, 인두 최대 수축 기간의 연장 및 음식덩이 이동 시간의 증가,[77] (3) 표면 근전도(sEMG) 신호 진폭 및 기간의 증가(노력과 기간의 증가)(CLINICAL CONER 10–1),[88] 혀–입천장(palate) 압력 기간의 증가,[89] 그리고 고해상도 압력측정을 활용해 멘델슨 매뉴버에 대한 인두와[90] 식도[91] 반응을 평가하는 일단의 관련 연구에서는 건강한 성인이 이 기법을 사용할 경우 입천장 인두 조임근 압력이 증가하고 위식도조임근의 재개방이 감소하지만, 식도 꿈틀운동이 감소한다고 보고했다.

멘델슨 매뉴버에서 기인하는 생리학적 삼킴 변화는 연하장애 환자에 대한 소규모 연구에서도 보고되었다. 소규모 두부 및 경부암 환자군(N = 3)에서 확인된 생리학적 삼킴 변화에는 혀 기저부와 뒤쪽 인두벽 접촉의 기간 증가 및 이 접촉의 압력 증가가 포함된다.[80] 그리고 McCullough와 Kim은[92] 뇌졸중 후 연하장애가 있는 환자군에 멘델슨 매뉴버로 치료 중재를 한 후에 목뿔뼈의 최대 거상이 증가한다고 보고했다. 치료 후에 위식도조임근 개방의 최대 폭이 증가했지만 유의하지는 않았다.

이 방법은 치료기법으로 널리 사용되어 왔으며, 보상 및 재활 기능 모두를 제공할 수 있다. 보상 기능은 이 방법을 사용해 삼킴 후 잔류물 또는 흡인의 감소를 보고한 연구에서 확인할 수 있다.[80,83] 재활 기능은 이 기법을 사용한 후에 그리고 기법에 의존하지 않고 삼킴 기능의 향상을 보고한 연구에서 확인할 수 있다. 예를 들어, Lazarus와 동료들은[83] 이 방법을 사용한 1명의 환자에서 삼킴 시기 협응이 향상되었다고 보고했다. Neumann와 동료들은[93] 연하장애의 주요 원인으로 신경성 결함이 있어 튜브로 영양

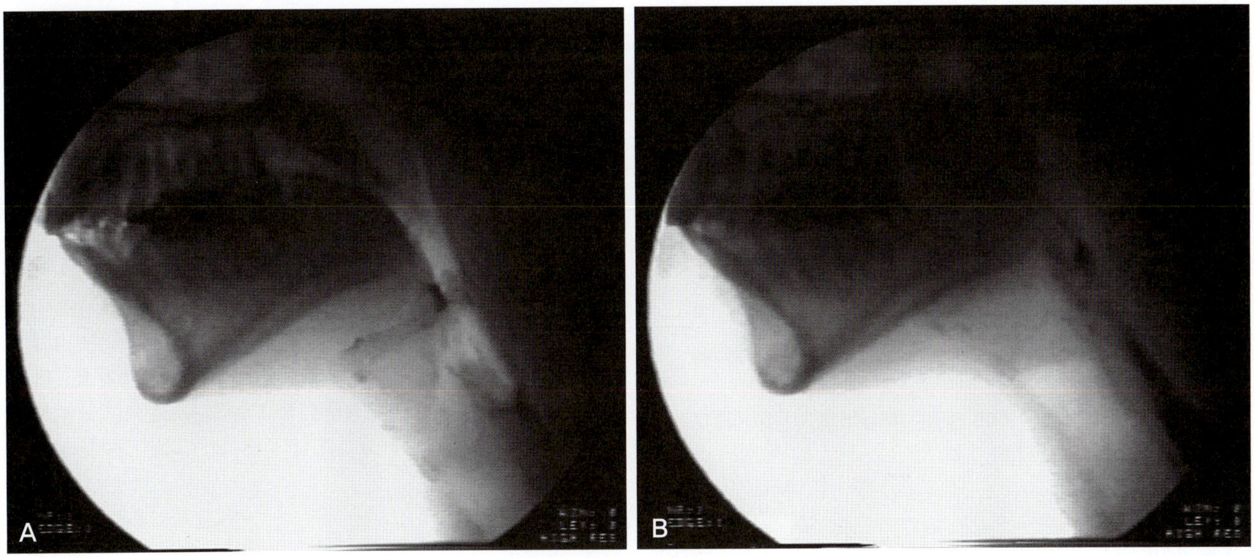

그림 10-6 휴식기(A)와 멘델슨 매뉴버(B) 동안의 인두 배열

을 공급받는 58명의 환자 중 2/3에서 성공적인 치료결과(완전 구강영양공급)를 보고했다. 이 환자들 중 거의 절반은 치료과정에서 멘델슨 매뉴버를 사용했다. Crary는[94] 튜브를 통해 영양을 공급받는 뇌줄기 뇌졸중 환자에 대한 집중 치료 프로그램(켄델슨 매뉴버와 유사한)에서 지속적 인두 수축 기법을 사용했다. sEMG 생체되먹임의 도움을 받아 환자에게 이 기법을 가르쳤다. 만성 중증 연하장애 환자 6명 중 5명은 평균 3주 동안 매일 치료를 받은 후에 합병증 없이 완전 구강영양공급으로 회복되었다. 삼킴 생리의 변화는 삼킴 시도 동안 협응과 노력이 향상되었다는 것을 반영했다. 후속 논문에서 Crary와 동료들은[95] 평균 10회의 치료 세션을 통해 만성 연하장애 환자 45명 중 87%에서 안전한 구강섭취가 증가되었다고 보고했다. 또한 Huckabee와 Cannito는[96] 1주 내에 10회의 치료 세션 동안 삼킴 기능이 유의하게 개선되었다고 보고했다. 이 연구자들은 치료요법의 일환으로 멘델슨 매뉴버를 사용했다. 일반적으로 삼킴 기능의 긍정적인 결과는 연하장애 치료에서 멘델슨 매뉴버를 사용한 후에 보고되었다. 하지만 임상적으로 이 기법을 환자가 완수하도록 가르치는 것이 쉽지 않다는 문제가 있다. 예를 들어, Ding과 동료들의 연구에서는[88] 건강한 성인 지원자가 멘델슨 매뉴버를 적절히 배우려면 1~9회 정도의 연습 과정이 필요했다. 일부 임상 연구자들은 멘델슨 매뉴버의 학습이 어렵다는 문제를 해결하기 위해 보조 생체되먹임 기법, 주로 sEMG의 성공적인 사용을 보고했다.[94-96] 이 보조기법은 기법을 시도하는 동안 근육 활동에 대한 즉각적인 생리학적 정보를 환자에게 제공한다. **그림 10-7**은 멘델슨 매뉴버를 사용한 삼킴(오른쪽 또는 두 번째 사건)과 비교한 정상 삼킴(왼쪽 또는 첫 사건)의 sEMG 활동 추적을 보여준다. 배열에서 명백한 차이가 보이기 때문에 sEMG 생체되먹임의 사용으로 이 삼킴 기법의 학습 개선이 촉진된다는 것을 확인할 수

CLINICAL CORNER 10-1 삼킴 기법의 생리학적 효과

Lazarus와 동료들은[80] 다양한 의학적, 수술적 중재로 두부 및 경부암 치료를 받은 3명의 환자를 대상으로 네 가지 자발적 삼킴법(노력 삼킴, 최대 성문위 삼킴, 멘델슨 매뉴버 방법, 혀 유지 매뉴버)의 효과를 보고했다. 그 결과에 따르면 모든 매뉴버는 뒤쪽 인두벽에 대한 혀 기저부의 접촉 기간과 압력 모두를 증가시켰다. 또한 이 연구자들은 각 매뉴버를 사용할 경우 상부 인두 잔류물이 상대적으로 적다고 보고했다. 연구결과는 분석적 통계 비교 없이 사실에 근거를 두고 있다.

논리적 사고

1. 임상기법의 가치를 이해하는 소규모 표본 연구에서 어떤 혜택을 얻을 수 있는가?
2. 임상기법 연구에 적은 표본을 사용할 경우 고려해야 하는 한계는 무엇인가?
3. 임상가는 이 정보를 어떻게 해석하고 사용해야 하는가?

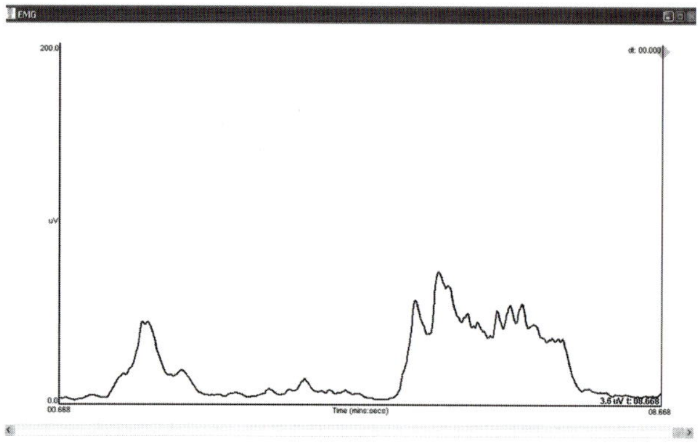

그림 10-7 "정상" 삼킴(왼쪽)과 멘델슨 매뉴버를 사용한 삼킴(오른쪽)의 패턴을 보여주는 sEMR 추적

PRACTICE NOTE 10-3

멘델슨 매뉴버는 삼킴 관련 무호흡을 증가시킨다. 식사 동안 적용할 경우 또는 치료 시간 동안 이 효과는 누적되어 환자의 호흡 상태에 부정적인 영향을 미친다. 호흡 기능에 대한 이 방법의 영향을 평가하는 간단한 방법으로, 환자에게 숨을 멈춰 보라고 말한다. 그런 다음 환자에게 4(경우에 따라 5)까지 숫자를 센 후 숨을 쉬라고 말한다. 간단한 숨 참기에서 호흡 스트레스가 심하지 않으면(예: 호흡수가 증가하지 않으면) 멘델슨 매뉴버(또는 무호흡 중지를 연장할 수 있는 다른 매뉴버)의 적용을 고려할 것이다. 하지만 호흡 변화(빠른 심호흡 또는 연장)가 두드러지게 나타나면 삼킴 무호흡을 연장할 수 있는 모든 기법을 피하고, 환자에게 부정적인 효과가 나타나지 않는 다른 전략을 찾아볼 것이다.

있다. 또한 임상적으로 이 기법을 정확히 수행하면 삼킴의 연장으로 삼킴의 무호흡기가 증가된다는 문제가 있다. 이 연장된 무호흡 기간으로 인해 호흡기 질환을 앓고 있거나 삼킴 활동과 호흡 간 불협응이 심각한 환자에게 적용하지 못할 수도 있다(PRACTICE NOTE 10-3 참조).

삼키는 힘의 증가: 노력 삼킴

강한 삼킴 또는 강제 삼킴이라고도 불리는 노력 삼킴은 환자가 삼킴 기전 내 여러 조직을 통해 음식덩이에 가해지는 힘을 증가시키려는 시도를 의미한다. Pouderoux와 Kahrilas는[39] 건강한 지원자의 강제 삼킴 동안 혀 추진력이 4배 증가하는 것을 확인했다. 환자에게 "더 세게 삼키도록" 요청하면 "정상" 삼킴보다 더 많은 생리학적 변화를 유도할 수 있다. Bülow와 동료들은[16] 건강한 지원자가 노력 삼킴("혀를 쥐어 짜서 물렁입천장으로 상방–후방 운동하면서 매우 강하게 삼킴")을 완료하기 전에 목뿔과 후두–아래턱 거리(목뿔과 후두 거상)가 감소되었다고 보고했다. 이 삼킴 후 자세의 결과로, 노력 삼킴 동안 목뿔과 후두 거상의 발생이 상대적으로 감소했다. 건강한 지원자가 노력 삼킴을 시도하는 동안 압력측정에서 인두 압력 증가가 관찰되지 않았다. 반면 Hind와 동료들은[97] 노력 삼킴 동안 건강한 지원자의 목뿔뼈 거상이 증가되었다고 보고했다. 또한 이 연구자들은 혀 압력[삼킴 동안 단단입천장(hard palate)에 대한 혀의 압력]의 증가 그리고 목뿔 거상의 기간, 후두 개방의 기간, 인두식도조임근 개방의 기간을 포함한 삼킴 기간의 증가를 보고했다. 압력이 증가하고 기도 폐쇄가 연장되었다는 것은 특정 환자가 노력 삼킴법을 사용하면 침습 또는 흡인을 통해 기도 손상 위험을 줄이면서 삼킴 기전을 통한 음식덩이 제거에 도움을 받을 수 있다는 것을 의미한다. Huckabee와 동료들은[98-102] 건강한 지원자가 수행하는 노력 삼킴법에 대한 일련의 흥미로운 연구를 완료함으로써 Pouderoux와 Kahrilas[36] 그리고 Hind과 동료들의 연구에서[97] 도출한 초기 결과의 타당성을 뒷받침해 주었다. 초기 연구에서[98] 이 연구자들은 건강한 지원자가 노력 삼킴을 완수하는 동안 인두 압력이 더 커지고 인두식도조임근 압력이 더 낮아진다고(이완이 더 증가한다고) 보고했다. 그리고 노력 삼킴법을 사용할 경우 sEMG 진폭이 더 높아졌는데, 이는 삼킴 시도 동안 전반적인 노력이 더 커졌다는 것을 의미한다. Hiss와 Huckabee는[99] 노력 삼킴과 정상 삼킴 동안 인두와 인두식도조임근 압력 시작의 시기를 비교했다. 그 결과 노력 삼킴의 시작이 지연되었으며(인두 압력의 증가 또는 인두식도조임근 이완이 지연되었음), 이 삼킴의 기간이 전반적으로 증가했다. 이 결과를 통해 삼킴 동안 인두 요소의 시작이 지연되는 환자에게 노력 삼킴 기법이 적합하지 않을 수 있지만, 인두 압력 증가와 상대적으로 더 큰 인두식도조임근 이완을 통해 인두 잔여물 제거에 도움을 줄 수 있음을 확인할 수 있다. Witte와 동료들은[102] 후속 연구에서 이 초기 연구를 추가로 검토했다. 이 연구자들은 음식덩이(침 대 물 10mL)가 노력 삼킴과 정상 삼킴에 미치는 영향을 비교평가했다. 일반적으로 침을 삼키면 노력과 정상 삼킴 모두에서 상부 인두 압력이 더 높게 나타났지만, 인두식도조임근 이완은 물보다 침의 노력 삼킴에서 더 높게 나타났다. 이 결과는 노력 삼킴(특히 침의 노력 삼킴)의 사용으로 입천장인두, 후두인두 중앙 및 위식도조임근 압력이 증가한다고 보고한 Takasaki와 동료들의 고해상도 압력측정 연구에서 그 타당성이 입증되었다.[103] 삼킴 동안의 인두 압력 증가와 마찬가지로, Fritz와 동료들은[104] 노력 삼킴 동안 삼킴 전 인두 면적이 감소되고 인두 폐쇄가 연장된다고 보고했다. 요컨대, 이 연구들은 노력 삼킴이 인두 압력 증가와 인두식도조임근 이완에 미치는 긍정적인 효과(침 삼킴 동안 개선될 수 있는 효과)를 보여준다.

한 쌍의 관련 보고서에서 Huckabee와 Steele는[100,101] 건강한 지원자가 정상 및 노력 삼킴을 수행하는 동안 입혀 압력이 인두 압력의 진폭과 시기에 미치는 영향을 평가했다. 이 연구자들은 노력 삼킴 동안 혀-입천장 압력을 증가시키라는 지시("혀로 강하게 밀기" 대 "혀를 사용하지 않고 삼킴 힘 증가시키기")를 하게 되면 sEMG 진폭, 혀-입천장 압력 및 인두 압력이 증가한다고 보고했다. 반면 혀-입천장 압력을 강조해 노력 삼킴을 수행하게 되면 미미한 시기 차이만 관찰되었다. 노력 삼킴과 멘델슨 매뉴버 방법을 비교하는 한 연구에서 Fukuoka와 동료들은[105] 단단입천장의 넓은 면적에 걸쳐 혀-입천장 압력을 증가시키는 데 노력 삼킴이 더 효과적이라고 보고했다. 마지막으로 Clark과 Shelton은[106] 건강한 성인을 대상으로 비노력 삼킴보다 노력 삼킴을 수행하는 동안 앞쪽 혀-입천장 압력이 증가한다는 사실을 입증했다. 그리고 4주 노력 삼킴 훈련 프로그램 후에 삼킴 노력이 증가함에 따라 이 앞쪽 혀-입천장 압력이 증가했다. 이 연구들은 노력 삼킴을 통해 삼킴 관련 압력이 증가되기 때문에 구강인두 연하장애가 있는 특정 환자의 인두 음식덩이 제거를 촉진하는 데 노력 삼킴이 도움이 될 수 있다는 이전의 결과와 해석의 타당성을 뒷받침해 준다.

건강한 지원자의 노력 삼킴에 따른 생리학적 효과와 관련해 한 가지 더 논의할 사항이 있다. Lever와 동료들은[107] 노력 삼킴 동안 원위 식도에서 꿈틀운동 진폭이 증가하지만 근위 식도에서는 그렇지 않다고 보고했다. 그리고 아래 식도조임근 잔류압은 노력 삼킴법을 사용한 남성보다 여성에서 더 낮게 나타났다. Nekl과 동료들은[108] 임피던스를 적용한 고형내압검사기(solid-state manometry)를 사용해 Lever의 연구 범위를 확대했다. 그 결과 비노력 삼킴과 비교해 노력 삼킴을 사용할 경우 전체 식도 내에서 식도 꿈틀운동과 음식덩이 제거가 향상되었다. O'Rourke와 동료들은[109] 멘델슨 매뉴버(식도 꿈틀운동의 감소에 기여)와 비교해 노력 삼킴은 식도 꿈틀운동의 증가에 기여한다는 사실을 추가로 입증했다. 이 연구들은 노력 삼킴이 감소된 식이 꿈틀운동의 치료로 적용되고 있지는 않지만, 식도 운동성과 제반 기능이 감소된 환자에 대한 잠재적인 행동 치료 전략을 포함한 인두식도 상호작용에 영향을 줄 수 있다는 의미 있는 연구라 할 수 있다.

노력 삼킴법의 생리학적 효과에 대한 대부분의 연구는 건강한 성인(대부분 건강한 젊은 성인)을 대상으로 수행되었다. 이러한 연구를 통해 임상적 적용에 대한 추론을 할 수 있지만, 연하장애 환자의 수행능력에 직접 적용하는 것은 과잉 해석으로 간주할 수 있다. 따라서 연하장애 환자를 대상으로 이 기법(또는 이 문제라면 어떤 기법이든)의 생리학적 효과와 치료결과 모두를 연구해야 한다.

건강한 지원자에 대한 연구에 기초해 노력 삼킴법이 삼킴 동안 운동뿐만 아니라 혀-입천장 및 인두 압력을 증가시킨다고 추정할 수 있다. 이러한 운동학적, 생리학적 변화의 잠재적인 혜택으로 기도 보호의 개선과 삼킴 후 잔류물의 감소를 들 수 있다. 하지만 이 "기법"이 연하장애가 있는 성인환자의 삼킴에 미치는 생리학적 영향을 다루거나 이 기법이 치료 후 삼킴 변화에 미치는 영향을 기록한 보고서는 거의 없다. 인두 기능이상 환자에게 노력 삼킴을 적용할 경우 잘못된 방향으로 추진된 삼킴의 횟수(침습 또는 흡인의 빈도) 또는 인두 잔류물의 정도에 어떠한 영향도 미치지 않지만, 삼킴 물질이 후두와 기관으로 침습하는 깊이를 감소시킨다고 보고되었다.[14] 이 저자들은 이 연구에 참여한 8명의 환자 중 4명이 아마도 혀 기능 약화(이에 대해서는 이 연구에서 직접 검사하지 않았음)로 인해 기법 수행에 어려움을 겪었다고 보고했다. 개별 연구에서 이 연구자들은 인두 연하장애 환자 8명을 상대로 아래인두수축근에서 음식덩이 내 압력(압력 센서가 완전히 음식덩이 내에 있을 경우의 내압)을 검사했다.[15] 그 결과 노력 삼킴법을 사용할 경우 음식덩이 내 최대 압력과 이 압력의 기간에 변화가 없었다. 반면 Lazarus와 동료들은[80] 두부 및 경부암 치료를 받은 후에 연하장애를 겪고 있는 3명의 환자에서 삼킴 압력(혀 기저부–뒤쪽 인두벽)이 증가하고, 접촉(혀 기저부–뒤쪽 인두벽) 기간이 증가되었다고 보고했다. 이와 같이 모순된 보고는 삼킴 기전에서 서로 다른 지점(위인두 대 아래인두)에 초점을 맞춘 것에서 또는 연하장애에 기여한 원인이 달랐던 것(뇌졸중 환자 6명과 두부 및 경부암 환자 2명 대 두부 및 경부암 환자 3명)에서 기인한 것으로 보인다. 그리고 환자에서 확인된 가변성으로 인해 소규모 환자군 표본 연구에서 얻은 결과가 과장되었을 수도 있다(CLINICAL CONER 10–2).

연하장애가 있는 성인 환자가 노력 삼킴법을 사용한 후의 치료결과는 더 식별하기 어렵다. 일부 임상연구자는 치료 프로그램의 일환으로 노력 삼킴을 사용했는데, 이러한 치료연구에서 도출된 결과는 노력 삼킴법에 초점이 맞춰져 있지 않다. Crary는[94] 치료과정에서 환자가 "더 강하고, 더 오래" 삼키도록 하기 위해 sEMG 생체되먹임을 사용했다. 6명의 환자 중 5명은 치료 후에 삼킴의 기능이 극적으로 향상(영양 튜브 제거)되고, 생리학적으로 개선되었다. 삼킴의 생리학적 변화에는 음식덩이 삼킴 동안 측정된 sEMG 신호 진폭과 기간의 증가가 포함되었다. 이러한 변화는 이 기법을 사용하는 건강한 지원자에서 보고된 변화와 일치한다. Carnaby–Mann과 Crary는[110] 다양한 음식덩이를 강하고 빠르게 삼키도록 지도하는 기법을 사용하여 3주 치료 과정을 완료한 5명의 환자가 임상적으로 유의하게 호전되었고, 목뿔뼈–후두 거상이 개선되었다고 보고했다[맥네일 연하장애 치료 프로그램(McNeill Dysphagia Therapy Program, MDTP) 이 두 연구에 따르면 노력 삼킴법은 연하장애 환자에서 긍정적인 임상적, 생리학적 변화를 유도할 수 있다. 하지만 임상적 관점에서 이 기법을 철저하게 검토한 연구는 아직까지 없는 상태이다].

노력 삼킴법은 음식덩이에 적용되는 힘을 증가시키고 삼킴 기간을 연장해 삼킴 향상을 촉진할 수 있다. 이 기법을 사용하면 삼킴이 더 강해지고 협응이 더 향상될 것으로 보이지만, 이 임상적 효과는 추가적인 연구가 필요하다. 이용 가능한 논문에서 제안한 바에 따르면 환자 지도 방식, 삼키는 물질의 종류와 양이 이 기법의 즉각적인 효과와 치료결과에 영향을 미칠 수도 있다. 그 외에 고려할 또 다른 변수로는 이 기법을 사용해 삼킴 수행 능력을 모니터링하는 환자와 임상가의 능력을 들 수 있다. 멘델슨 매뉴버와 관련해 언급한 것처럼, sEMG 생체되먹임은 환자가 기법을 효과적으로 사용하도록 도움을 주고, 환자의 수행능력에 대한 즉각적인 정보를 임상가에게 제공한다. 그림 10–8은 정상 마른 삼킴(이미지의 왼쪽)과 노력 마른 삼킴(이미지의 오른쪽)을 비교해 보여주고 있다. 멘델슨 매뉴버와 마

CLINICAL CORNER 10–2 치료기법에 대한 기대

임상가는 치료기법이나 접근법을 사용할 때마다 해당 접근법에서 예상되는 생리학적, 기능적 변화를 이해하는 것이 무엇보다 중요하다. 그리고 연하장애 치료로 인해 발생할 수 있는 일체의 이상반응을 다루기 위한 계획을 세워야 한다. 몇 년 전, 두부 및 경부암 방사선 치료를 받은 후에 연하장애를 겪은 환자를 검사한 적이 있다. 초기 삼킴 비디오투시 검사에서 환자에게 멘델슨 매뉴버의 사용을 지도했고, 이 기법은 환자를 위한 매우 안전한 구강기법이 될 수 있다고 판단했다. 이 기법은 환자와 임상가 모두에게 모니터링이 어렵기 때문에(따라서 배우기 어려운 경우가 많음), sEMG 생체되먹임을 활용해 환자에게 기법을 가르치고 환자의 수행능력을 모니터링하기로 결정했다. 이 환자는 첫 며칠 동안 치료기법을 매우 잘 수행해 주었다. 첫 주가 끝나는 시점(5번째 세션)에서 이 환자는 열이 나고 가슴에 울혈이 발생하여 지역 의사에게 가서 즉시 검사를 받았다. 그 의사는 환자를 평가한 후에 폐렴 치료가 필요하다고 판단해 환자를 입원시켰다. 10일 동안 입원하고 회복된 후에 이 환자는 치료기법을 다시 요청했다.

논리적 사고

1. 이 환자에게 폐렴을 발생하게 한 잠재적인 기전은 무엇인가?
2. 이 환자에게 치료기법의 재적용을 결정하는 과정에서 어떤 요소를 고려해야 하는가?

그리고... 이야기의 나머지 부분

환자, 주치의, 가족과 여러 차례 논의한 후에 우리는 이 환자를 삼킴 치료 세션에 다시 등록시키기로 결정했다. 이 환자는 폐렴 이전과 동일한 기법을 사용했다. 우리는 이 사례를 통해 치료계획의 일환으로 삼킴 재활에 사용하는 비정상적인 매뉴버를 점차적으로 제거해야 한다는 점을 깨닫게 되었다. 결국 이 환자는 치료기법을 잘 수행해 주었다. 이 환자는 입으로 완전히 음식을 먹을 수 있게 되었고, 연하장애와 관련된 건강 문제 없이 5년 동안 살다가 암이 재발해 사망했다.

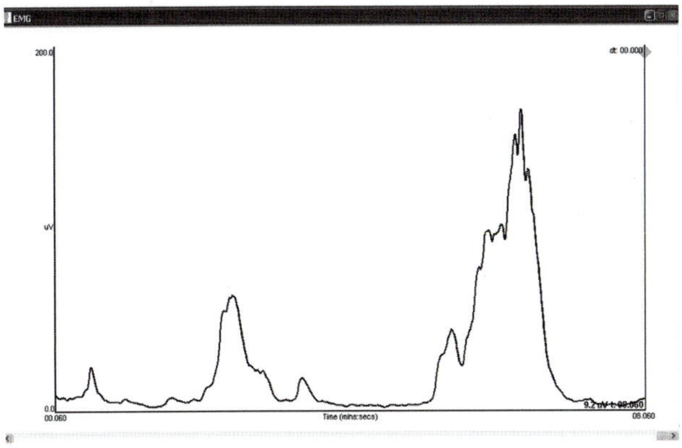

그림 10–8 "정상" 삼킴(왼쪽)과 노력 삼킴(오른쪽)을 보여주는 sEMG 추적

찬가지로, 비전문가라도 명백한 차이를 눈으로 확인할 수 있다. 따라서 sEMG 생체되먹임의 시각적 제시는 환자에게 이 임상기법의 적절한 적용을 가르치는 중요한 보조 수단이 될 수 있다. 방금 검토한 치료전략들은 보다 더 "전통적인" 전략으로 간주된다. 자세 조절, 삼킴법과 함께 액체 및 식이 조절은 지난 몇 년 동안 사용해온 연하장애 중재의 대부분을 차지한다. 표 10–2에는 주요 자세 조절과 삼킴법이 요약되어 있으며 각 기법의 수행 방법, 목표한 효과, 예상되는 생리학적 변화 그리고 예측되는 기능적 결과가 간략히 기술되어 있다. 각 자세 조절과 삼킴 매뉴얼은 "비정상적인" 삼킴의 한 형태를 대표한다. 따라서 극단적인 상황이 아니라면 환자는 이러한 삼킴 중재를 장기간 동안 사용해서는 안 된다. 임상가는 이러한 기법을 단기 보상으로 간주하거나 경우에 따라 손상된 삼킴 기전의 변화 및 개선을 위한 기법으로 간주해야 한다.

삼킴 변화를 위한 추가기법

치료기법으로서 여러 번 삼킴

한 번쯤은 누구나 목에 걸린 듯한 음식물을 내려보내기 위해 여러 번 삼킴을 시도한 적이 있을 것이다. 이와 마찬가지로, 임상가는 연하장애 환자에게 "다시 삼키세요"라고 요구하는 경우가 많다. 이 전략은 음식덩이를 삼키고 나서 남아 있는 잔류물을 제거하기 위해 사용한다. 하지만 여러 번 삼킴의 적용을 치료전략으로서 지지하거나 반박하는 증거는 거의 존재하지 않는다. 여러 번 삼킴은 연하장애가 있는 성인 환자에서 자주 확인되며,[111-113] 건강한 성인이 나이가 들어감에 따라 여러 번 삼키는 빈도가 더 늘어날 수 있다.[114] 또는 건강한 성인과 연하장애가 있는 성인 환자 모두에서 질감[112,113] 또는 맛[49]에 따라 여러 번 삼킴을 유도할 수 있다.

치료기법으로서 여러 번 삼킴 전략의 효과성을 평가하는 데 이용 가능한 데이터는 전무한 상태이다. 일반적으로 여러 번 삼킴은 음식덩이를 삼킨 후 삼킴 기전 내 다양한 지점에서 잔류물을 제거하려는 목적으로 사용하게 된다. 하지만 여러 번 삼킴 전략을 적용하면, 구체적으로 여러 번 삼킴을 과도하게 수행하게 되면(단일 음식덩이의 경우 또는 각 음식덩이를 삼킨 후에) 환자의 기능적 먹기 능력의 효율을 떨어뜨릴 수 있다(CLINICAL CONER 10–3 참조). 각 음식덩이마다 여러 번 삼키게 되면 식사 시간이 증가해 구강섭취가 감소될 수 있다. 또한 기능적 먹기 동안 여러 번 삼킴을 과도하게 적용하면 환자의 피로도가 높아지고, 구강섭취 또는 기도 보호에 부정적인 영향을 미칠 수 있다. 연하장애 치료에서 여러 번 삼킴 전략의 혜택 또는 위험에 대한 객관적인 데이터가 부재하다는 점을 고려해 볼 때, 임상가는 치료 프로그램에 이 전략을 포함시키기 전에 개별 환자에 대한 이 전략의 효과를 평가해야 한다.

혀 유지 기법(마사코법)

뒤쪽 인두벽은 삼킴 동안 앞쪽으로 "돌출"되는 경향이 있다. 이로 인해 혀 기저부가 수축해 압력이 발생하게 되는데, 이 압력을 통해 음식덩이가 밀려 인두를 통과하게 된다. 혀 기저부가 후방으로 움직여 인두벽 쪽으로 갈 수 없고, 인두벽이 생리학적으로 기능을 할 수 있다면 혀 기저부–인두벽 접촉의 감소를 보상하기 위한 시도로서 전방 "돌출" 정도를 증가시킬 수 있다. 삼킴 시에 뒤쪽 인두벽은 강력하게 전방으로 움직이게 된다. 추정컨대, 이를 통해 혀 기저부와의 접촉이 증가해 기능적 삼킴이 가능하게 된다. 혀 유지 기법에 대한 초기 임상결과는 외과적으로 앞쪽 혀를 고정해 뒤쪽 혀 운동을 제한한 구강암 환자군에서 관찰되었다.[115] 이 개별 환자들은 뒤쪽 인두벽이 전방으로 돌출되었다. 이후 건강한 젊은 환자들에게 혀의 전방 고정을 따라해 보도록 하는 기법을 수행하도록 했다.[116] 이 건강한 연

표 10-2 연하장애 치료에서 흔히 사용되는 행동 삼킴법 요약

기법	수행	목적	생리	결과
옆으로 눕기	• 정상 측이 아래로 가도록 눕는다.	• 음식덩이의 이동을 늦춘다. • 기도를 조절 및 보호할 시간을 준다.	• 인두 수축을 두드러지게 한다.	• 흡인 감소
턱 들기	• 턱을 들어올린다.	• 음식덩이를 입의 뒤쪽으로 추진한다.	• 구강인두를 넓힌다. • PES 압력을 증가시킨다.	• 구강운반 향상
턱 내리기	• 턱을 내린다.	• 기도 보호를 개선한다.	• 구강인두를 좁힌다.	• 흡인 감소
머리 돌리기	• 머리를 오른쪽이나 왼쪽으로 돌린다.	• 삼킴 후 잔류 및 흡인을 감소시킨다.	• 음식덩이가 인두의 강한 쪽으로 향하도록 한다. • PES 압력을 낮춘다.	• 삼키는 양의 증가 • 잔류물 및 흡인 위험 감소
성문위 삼킴	• 숨을 멈춘다. • 삼킨다. • 가볍게 기침한다.	• 성문 폐쇄를 증가시켜 흡인을 감소시킨다.	• 수평 성문 폐쇄 • 삼킴 조직의 운동 증가	• 흡인 감소 • 후두 거상 증가
최대 성문위 삼킴	• 숨을 멈춘다. • 내려 누른다. • 삼킨다. • 가볍게 기침한다.	• 성문 폐쇄를 증가시켜 흡인을 감소시킨다.	• 수평 및 전후방 성문 폐쇄 • 삼킴 조직의 운동 증가	• 흡인 감소 • 후두 거상 증가
멘델슨 매뉴버	• 최고 지점에서 쥐어 짜는 느낌을 유지한다.	• 삼킴 협응을 개선한다.	• 목뿔뼈-후두 거상의 증가 및 연장	• 삼킴 협응 개선 • 삼킴 후 잔류물 감소 • 흡인 감소
노력 삼킴	• 더 강하게 삼킨다.	• 음식덩이에 가해지는 혀의 힘을 증가시킨다.	• 혀-입천장 압력의 증가 • 삼킴 기간의 증가 • 혀 기저부 운동의 증가	• 잔류물 감소

PES, 인도식도분절

> **CLINICAL CORNER 10-3 여러 번 삼킴**
>
> 환자에게 반복적으로 삼키도록 요청하는 것은 일반적인 중재 기법 중 하나이다. 이 전략에서는 "강하게 삼키세요"라는 요청도 함께 하게 된다. 비디오투시 또는 내시경 검사 동안 삼킴 후 잔류물이 관찰되거나 목소리 변화, 목 가다듬기 또는 기침이 관찰되면 전형적으로 이러한 요청을 하게 된다. 이러한 일반적인 관행에도 불구하고 여러 번 삼킴을 적용하게 되면 기능적 삼킴의 "비능률"이 어느 정도 발생할 수 있다. 이 장에서 검토한 것처럼, 치료기법으로서 여러 번 삼킴의 사용을 지지하거나 반박하는 증거는 거의 존재하지 않는다. 이로 인해 이 전략의 적용에 대한 의문이 제기될 수 있다.
>
> **논리적 사고**
>
> 1. 연하장애 치료에서 여러 번 삼킴의 적용으로 얻게 되는 혜택은 무엇인가?
> 2. 기능적 먹기 동안 여러 번 삼킴 전략을 하도록 환자에게 요청하면 어떤 어려움 또는 "비능률"이 발생할 수 있는가?
> 3. 여러 번 삼킴 전략이 환자에게 도움을 줄 수 있는지를 파악하려는 평가 또는 치료 과정에서 임상가는 어떤 전략을 활용할 수 있는가?

구 대상자들은 앞쪽 혀(혀끝 약간 뒤에 있는)를 삼킴 동안 치아 사이에 유지했다. 비디오투시 삼킴 검사에 따르면 이 삼킴법을 사용하는 건강한 성인은 뒤쪽 인두벽의 전방 돌출이 증가한다.

이 전방 혀 유지 기법으로 삼킴을 수행하면 삼킴 동안 뒤쪽 인두벽의 전방 운동을 증가시키는 것으로 보인다. 하지만 이 기법으로 삼킴을 수행하면 적어도 다음과 같은 세 가지 부정적인 결과로 이어진다는 것이 확인되었다. (1) 기도 폐쇄 기간의 감소, (2) 삼킴 후 잔류물의 증가, (3) 삼킴에 관여하는 인두 요소의 시작 지연 증가.[117] 일부 환자의 경우 이 부정적인 결과가 개별적으로 또는 복합적으로 기도 손상 가능성(침습 또는 흡인)의 증가에 기여할 수 있다. 따라서 이 기법은 주의해서 적용해야 한다. 마사코(Masako) 또는 혀 유지 기법은 음식덩이와 함께 사용해서는 안 된다. 그리고 이 삼킴 기법의 임상적 혜택을 뒷받침하는 근거는 현재 존재하지 않는다.

혀 유지 기법에서 기인하는 생리학적 삼킴 변화에 대한 평가가 점점 증가하고 있다. 두부 및 경부암 치료 후에 연하장애를 겪는 환자 3명에 대한 소규모 표본 연구에서 Lazarus와 동료들은[80] 어떠한 기법도 사용하지 않은 경우보다 혀 유지 기법으로 삼킴을 시도할 경우 혀 기저부-인두벽 접촉의 기간과 압력이 모두 증가한다고 보고했다. 또한 이 환자들의 경우 혀 유지 기법을 사용해 삼킴 후 잔류물이 감소했다. 이는 삼킴 후 잔류물 증가를 보고한 Fujiu-Kurachi의 연구와 정반대되는 관찰결과이다.[117] 연하장애 환자에 대한 혀 유지 기법 연구는 거의 수행되지 않았지만, 최근 연구에서는 건강한 성인 지원자를 상대로 이 기법과 관련된 내압 변화를 평가했다. Doeltgen와 동료들은[118] 40명의 건강한 젊은 성인을 상대로 삼킴을 수행해 삼킴 대조군보다 인두 수축 압력이 감소하고 인두 압력 기간이 더 짧아지며, 위식도조임근의 이완이 커진다는 것을 확인했다. 후속 연구에서 Doeltgen과 동료들은[119] 이 기법을 사용할 경우 구강인두와 인두 압력의 변화가 연령에 따라 일관되게 나타나지만, 위식도조임근 압력이 고령의 건강한 연구 대상자에서 증가(이완이 감소)한다고 보고했다. 이 연구결과는 Fujiu-Kurachi의 임상적 관찰결과를 어느 정도 뒷받침해준다.[117] 인두 압력의 감소(그리고 고령의 성인 환자에서 위식도조임근 이완 감소)는 삼킴 후 잔류물의 증가에 기여할 수 있다. 관련 연구에서 Hammer와 동료들은[120] 삼킴 전과 삼킴 동안 혀와 인두수축근의 활성 증가를 보고했다. 하지만 이들은 삼킴 동안 혀 내밀기 정도와 관련된 인두 삼킴 압력의 변화를 확인하지 못했다. Fujiu-Kurachi와 동료들은[121] 혀 내밀기가 증가함에 따라 단단입천장에 대한 혀 압력의 패턴이 점차 가변적으로 되었다고 보고했다. 또한 이들은 혀의 유연성 정도(최대 혀 내밀기 정도를 측정)가 결과에 영향에 미쳤을 수도 있다고 진술했다. 혀 유지 기법에 대한 제안된 수의 연구(대부분의 건강한 성인을 상대로 수행)에 따르면 삼킴 동안 인두 압력이 감소하며, 특히 고령의 연구 대상자의 경우 위식도조임근의 이완이 감소할 수 있다. 혀 유지 기법과 관련된 이 생리학적 변화로 인해 잠재적인 삼킴 재활 기법으로서 이 기법의 사용에 대한 의문이 제기된다(PRACTICE NOTE 10-4 참조).

PRACTICE NOTE 10-4

혀 유지 기법의 적용에 따른 잠재적인 환자의 혜택과 위험을 논의할 경우 임상가는 음식덩이 없이 기법을 삼킴 운동으로 활용한다고 말하는 경우가 많다. 하지만 운동과 관련된 혀 유지 기법의 잠재적인 혜택을 뒷받침하는 데이터가 존재하지 않는다. 임상가는 혀 유지 기법으로 삼킬 경우 삼킴에 관여하는 근육에 더 큰 힘이 들어가는 것 같다고 예상했다. 안타깝게도, 이는 적절한 수준의 운동이라 할 수 없으며, Doeltgen과 동료들이 보고한 데이터에 따르면[118] 혀 유지 기법으로 인해 인두 운동 수행 능력이 오히려 감소하는 것으로 보인다. 따라서 혀 유지 기법은 도움을 주는 기법이라는 느낌을 받을 수는 있지만, 연하장애가 있는 성인 환자에 대한 임상적 또는 생리학적 혜택을 뒷받침하는 체계적 데이터는 현재까지 없는 상태이다.

혀 유지 기법은 혓바닥 높이에서 뒤쪽 인두벽의 전방 돌출을 증가시키려는 경우에 임상적으로 적용할 수 있다. 하지만 이 기법과 관련해 환자의 유형, 구체적인 연하장애 특성 그리고 예상되는 구체적인 결과를 더욱 세분화할 필요가 있다. 효과와 기능적 혜택에 대한 추가 연구와 근거의 명확화가 없으면, 혀 유지 기법은 연하장애 치료에 적용하기에는 여전히 불명확하고 잠재적으로 위험을 안고 있는 기법이라 할 수 있다.

머리 들기 기법(샤케어 기법)

샤케어(Shaker) 기법이라고도 하는 머리 들기 기법은 인두식도조임근 개방에 기여하는 근육군의 "근력"을 증가시켜 인두식도조임근 개방을 향상시키는 활동이다. 삼킴 동안 목뿔위 근육군은 목뿔뼈-후두 복합체가 위쪽과 앞쪽으로 움직이도록 해 인두식도조임근이 위쪽과 앞쪽으로 당겨진다. 이것은 인두식도조임근 개방의 중요한 생리학적 요소이다. 약해진 목뿔위 근육군을 강화하면 이러한 기전을 통해 인두식도조임근 개방에 긍정적인 영향을 미칠 것으로 예상된다. 머리 들기 기법은 환자가 반듯이 누워 발가락이 충분히 보일 정도로 머리를 들도록 하여(하지만 어깨를 들지 않음) 이러한 근육을 강화하는 것이 목적이다. 이때 머리 자세는 지정된 시간 동안 유지하고, 정해진 횟수에 따라 반복된다.[122] 등척성 운동방법으로 환자는 반듯하게 누워 머리들기를 3회 실시하는데, 머리 들기는 매회 1분 동안 유지해야 한다. 각 머리 들기 유지 자세 사이에 1분의 휴식 기간이 주어진다. 등속성 운동으로 적용하고자 할 때에는 머리 들기 자세를 유지하지 않고 30회 연속으로 머리 들기를 완수해야 한다. 이러한 머리 들기 운동은 6주의 기간 동안 매일 3회 실시한다. 이 활동은 경추(cervical spine) 결손, 목의 운동 능력 저하(두부 및 경부암을 앓고 있는 일부 환자), 인지 기능 또는 다른 요인으로 인해 정확한 방법을 준수할 수 없는 환자에게는 적용되지 못할 수도 있다.

여러 연구에서는 머리 들기 운동의 임상적 혜택과 생리학적 기초를 평가했다. Shaker와 동료들은[122] 머리 들기 운동을 완료한 고령의 건강한 성인 연구 대상자에서 앞쪽 후두 거상과 위식도조임근 개방의 증가를 확인했다. 거짓운동을 수행한 성인 환자군에서 삼킴 동안 유사한 생리학적 변화가 관찰되지 않았다. 후속 연구에서는 비정상적인 위식도조임근 개방으로 인해 튜브 영양이 요구되는 성인 환자군을 상대로 머리 들기 운동에 따른 생리학적, 임상적 변화를 평가했다.[123] 머리 들기 운동 프로그램을 완료한 환자는 앞쪽 후두 거상이 향상되었고 위식도조임근의 개방이 개선되었으며, 삼킴 후 흡인이 감소되었다. Antunes와 Lunet는 체계적 검토를 통해[124] 머리 들기 기법을 평가한 총 9건의 연구를 확인하였다. 이 연구의 대부분은 기법과 관련된 삼킴 기전의 생리학적 변화에 초점을 맞췄으며, 대다수는 적은 수의 연구대상만을 포함하고 있었다. 이 저자들은 머리 들기 기법이 연하장애 재활에 도움이 될 것으로 보이지만, 이 기법의 효과성을 제대로 평가하기 위한 추가 연구가 요구된다고 결론을 내렸다.

머리 들기 후 관찰된 임상적 개선의 내용은 이 운동 프로그램이 목뿔위 근육을 강화한다는 것이다. 이 기법에 대한 2건의 연구에서는 목뿔위와 목뿔아래 근육군이 머리 들기 운동 후에 피로해졌다고 보고했다.[125,126] 근육 피로는 근육 활동 또는 운동의 근거로 여겨진다. 또 다른 연구에서는 머리 들기 운동 후에 방패목뿔 단축이 개선되었다고(목뿔뼈와 갑상샘 연골 사이의 거리가 짧아졌다고) 보고했다.[127] 요컨대, 이 결과는 목뿔뼈-후두 복합체의 전방 운동과 거상으로 위식도조임근의 개방에 도움을 주는 근육이 머리 들기 운동으로 강화된다는 근거로 해석된다. 목뿔위 근육은 이러한 활동에 관여하는 주요 근육으로 간주된다. 주요 측정 기법에는 비디오투시 검사를 통한 생체운동학적 측정과 sEMG를 통한 생리학적 측정이 포함되었다. Yoshida와 동료들이 수행한 관련 연구에서는[128] 머리 들기 운동과 혀 누르기(단단입천장에 혀 밀기) 운동 사이에서 sEMG로 측정된 턱끝밑(목뿔위) 근육 활동을 비교했다. 이 연구자들은 53명의 건강한 젊은 성인을 대상으로 이 두 운동 사이에서 측정한 sEMG 신호의 진폭에 차이가 없다고 보고했다. 실제로, 정적 자세에서 턱끝밑 sEMG 활동이 혀 누르기 운동 동안 더 커졌다. 이 연구자들이 진술한 바에 따르면, 혀 누르기 활동은 머리 들기 운동과 유사한 목표를 달성할 수 있지만 환자에 대한 신체적인 요구가 상대적으로 적다. 이와 마찬가지로 Watts는[129] 저항성 턱열기 운동을 할 경우 머리 들기 기법을 사용할 때보다 목뿔뼈-후두 근육 활성이 더 커진다고 보고했다. 또한 Yoon과 동료들은[130] 저항성 턱 당기기 활동을 할 경우 머리 들기 운동을 할 때보다 목뿔위 근육조직의 sEMG 활동이 더 커진다고 보고했다. 마지막으로 Wada와 동료들은[131] 최대 및 정적 턱열기 활동(무저항)을 4주 기간에 걸쳐 완료하면 연하장애가 있는 성인 환자의 목뿔뼈 거상이 증가하고, 위식도조임근 개방이 증가한다고 보고했다. 이 보고들은 위식도 개방을 증가시키면서 목뿔위 근육조직을 강화한다는 목표를 다양한 기법을 통해 성취할 수 있음을 시사한다.

특히 쇠약한 고령의 연하장애 환자의 경우 머리 들기 운동에 대한 신체적 요구를 주의해야 한다. 머리 들기 운동의 요구에 대한 순응도를 평가한 연구에서[132] 연하장애가 있는 26명의 고령 성인 환자는 지시된 대로 머리 들기 운동에 참여했다. 이들 중 50%만 운동 프로그램의 일부인 **등속성**(반복 들기)을 완료했고, 70%는 등척성(정적 들기) 운동을 완료했다. 이 운동 프로그램을 중단한 대부분의 환자는 첫 2주 내에 중단했다. 이 연구결과는 연하장애 치료기법으로 머리 들기 운동 프로그램을 사용할 경우 순응도 모니터링이 중요하다는 것을 보여준다.

온도-촉각 자극

이 치료기법은 "오랫동안 사용되어 온" 연하장애 치료법 중 하나이다. 이 기법은 수년 동안 사용되어 왔으며, 여러 건의 치료 관련 및 삼킴 생리 연구에서 수정 및 재논의되었다. Logemann은[4] 삼킴반사를 자극하는 기법으로 1983년 그녀의 논문에 이 기법을 소개했다. 그녀가 제안한 냉자극으로 앞쪽 구개활 쓰다듬기는 앞쪽 구개활이 삼킴반사를 시작하는 민감한 구강 부위 중 하나라는 사실을 확인한 Pommerenke의 연구에서[133] 기인한 것으로 여겨진다. 이 기법의 성공에 대한 주요 결과 척도는 삼킴(주로 인두단계) 시작 지연 시간의 감소이다. 논리적으로 추론해 보면 이 기법은 삼킴의 인두 단계 시작이 지연된 환자에게 적절할 수 있다. Lazzara와 동료들은[134] 신경결손으로 연하장애를 겪고 있는 환자에게 온도 자극을 한 후에 삼킴에 따른 인두 및 총 이동 시간이 더 빨라졌다고 보고했다. 단일 삼킴 동안 삼킴 반응 시간의 변화를 비디오투시 검사를 통해 검사했다. 이들은 앞쪽 구개활에 대한 온도 자극이 삼킴 반응을 촉발한다는 견해의 타당성이 자신들의 연구 결과를 통해 뒷받침되었다는 결론을 내렸다. 또한 Regan, Walshe 및 Tobin은[135] 파킨슨병이 발생한 후에 연하장애를 겪고 있는 소규모 환자를 대상으로 한 코호트 연구를 통해 액체와 걸쭉한 물질의 인두 이동이 더 빨라진다는 것을 입증했다. 이러한 연구들은 뒤쪽 구강 내에 온도–촉각 자극을 가하면 단기적으로 삼킴 시기에 효과가 발생할 수 있음을 시사한다.

Rosenbek과 동료들은[136] 최소 2회의 뇌졸중 발생 후 연하장애를 겪고 있는 7명의 성인 환자를 상대로(온도 자극이라고 지칭한) 이 기법을 치료기법으로 평가했다. 연구 대상자는 한 주 동안은 온도 자극 치료를 받고, 한 주 동안은 치료를 받지 않는 방식으로 교대 치료를 받았다. 이 교대 치료 설계 내에서 각 환자에게 총 2주의 온도 자극 치료가 제공되었다.

초기 비디오투시 검사의 즉각적인 효과에도 불구하고, 이 연구자들은 이 제안된 중재를 통해 치료효과를 뒷받침할 수 있는 강력한 근거를 찾지 못했다. 그리고 온도 자극으로 흡인과 침습은 개선되지 않았으며, 치료 후 1개월 시점에서 어떠한 단기 치료효과도 유지되지 않았다. 후속 연구에서 Rosenbek와 동료들은[137] 연하장애 뇌졸중 환자에게 온도 자극을 가하면 단계이동시간(*duration of stage transition*, *DST*)이 감소한다고 보고했다. DST는 아래턱뼈 가지의 뒤쪽 가장자리에 음식덩이가 도착하는 시간과 목뿔뼈 거상이 시작되는 시간 사이의 간격을 의미한다. DST 값이 작으면 삼킴에서 인두 단계의 시작이 상대적으로 덜 지연된 것으로 판단한다. 따라서 Lazzara와 동료들의 연구[134] 및 Rosenbek과 동료들의 초기 연구와 마찬가지로[136] 이 연구는 앞쪽 목구멍에 냉자극을 가하는 즉각적인 효과(삼킴 동안 인두 반응의 지연 감소)가 존재한다는 사실을 뒷받침해 준다. 마지막으로 Rosenbek과 다수의 연구자들은[138] 온도 자극(이들은 촉각–온도 자극으로 지칭함)의 결과에 자극 강도가 미치는 영향을 평가했다. 환자들은 2주 동안 촉각–온도 자극 치료를 받았으며, 주당 150, 300, 450 또는 600회의 시험에 무작위로 배정되었다. 1회의 시험에서는(아이스 캔디와 유사한) 아이스스틱으로 구개활 양쪽을 3회 이상 쓰다듬었다. 이 연구팀은 치료 빈도로 인한 결과의 차이는 없었다고 보고했다. 그리고 치료기간 동안 고강도 치료(450 및 600회 시험)는 완전히 완료되지 않았다(목표한 시험 수보다 적었다). 마지막으로 삼킴 시기와 기도 보호(침습 및 흡인)의 변화가 관찰되기는 했지만 이 연구에서 평가한 서로 다른 음식덩이에서 일관된 양상을 보이지 않았다.

건강한 성인 지원자에 대한 온도 자극 연구에서 도출된 결과는 연하장애 성인 환자의 결과보다 훨씬 더 가변적이었다. Kaatzke–McDonald와 동료들은[139] 냉자극과 맛 자극(설탕 대 소금)이 건강한 성인 여성의 삼킴 지연에 미치는 영향을 평가했다. 이들은 냉자극만이 삼킴 지연의 감소로 이어진다고 보고했다. 반면 Sciortino와 동료들은[140] 자극을 주지 않을 때와 비교해 기계적 자극, 냉자극 및 맛 자극(시큼한 맛)이 복합적으로 작용할 경우에만 삼킴 지연이 감소한다고 보고했다. 그리고 이 연구자들은 자극 효과는 단일 음식덩이의 경우에만 지속된다고 보고했다. Knauer와 동료들[141] 그리고 Ali와 동료들은[142] 건강한 성인 지원자에게 냉자극을 가해 어떤 유의한 삼킴 변화도 확인하지 못했다.

앞쪽 구개활에 냉자극을 가한 후 흡인 감소 등 기능적 혜택을 평가한 여러 연구에서는 긍정적인 결과가 도출되지 않았다. 주요 효과로 삼킴 지연 감소가 식별되었지만 일관적이지 않았다. 따라서 이 기법은 삼킴 활동의 지연된 환자에게 적용할 수 있지만 기도 손상이 있는 환자에게는 적용할 수 없다.

새로운 재활 방향: 운동 원리 및 보조기법

이번 장에 기술된 여러 기법들은 삼킴 기전에 관여하는 근육에 대한 여러 형태의 운동으로 간주할 수 있다. 실제로 언어와 삼킴 기능 재활에 수년 동안 다양한 형태의 운동이 사용되어 왔다.[65] 반면 최근 몇 년 동안 임상가와 임상연구자는 운동 원리의 체계적인 적용에 기초해 효과적인 치료 프로그램을 개발하려는 시도로서 운동 생리학자와 관련 전문가가 사용하는 방법들을 응용해왔다. 이러한 응용 기법은 비교적 새로운 것이며 완전히 개발된 것은 아니다. 여러 제안이 존재하지만 몇 가지 실현 가능한 응용 기법들이 개발 및 평가되었다.

연하장애 재활 분야에서 보조기법의 사용 빈도도 증가하고 있다. sEMG 생체되먹임과 신경근 전기자극(neuromuscular electrical stimulus, NMES)은 보조기법으로 가장 많은 관심을 받아왔다. 보조기법이라는 용어는 일차 치료에서 발생하는 혜택을 뒷받침하기 위해 사용되는 기법을 의미한다. sEMG 생체되먹임과 NMES는 체계적으로 적용되지 않을 경우 소기의 목적을 달성하기 어려울 수도 있지만, 일반적으로 높은 치료효과를 기대할 수 있는 보조기법으로 여겨진다.

운동 원리와 연하장애 치료

연하장애 재활에 적용할 수 있는 운동 원리는 근력 운동에 주로 초점을 맞춰 검토가 이루어진다.[143,144] 운동 원리에 대한 종합적인 검토는 이번 장의 범위를 벗어나지만, 연하장애 재활과 관련된 공통된 운동 원리를 Crary와 Carnaby가 검토했다(표 10-3).[145] 임상가는 연하장애 재활 프로그램을 선택할 때 최소한 강도와 특이성의 원리를 고려해야 한다. 강도는 다양한 방식으로 증가시킬 수 있다. 운동에 대한 저항을 증가시키는 것은 강도 증가의 흔한 방식이다. 예를 들어, 더 무거운 무게를 들면 역도 운동에 저항이 더 가해지게 된다. 운동 빈도로 강도를 증가시킬 수도 있다. 정해진 기간 동안 운동을 더 많이 반복하면 더 강력한 운동을 할 수 있다. 운동 강도가 증가하면 운동 변화가 촉진되고 근력이 더 증가하게 된다. 반면 운동을 중지하거나 강도를 줄이면 가역성 또는 운동중단 효과를 확인할 수 있다. 간단히 말해, 가역성이란 운동을 줄이거나 관리 프로그램을 사용

표 10-3 연하장애 재활 프로그램에 통합할 수 있는 기본적인 운동 원리의 정의와 적용 시 제안사항

원리	정의	적용
과부하	근육을 자극해 근육에 변화가 생기도록 충분한 강도, 시간 및 빈도로 운동한다.	운동에 적용되는 시간 또는 부하를 증가시킨다.
점진성	운동에 적용되는 강도(부하)와 요구(시간/빈도)를 체계적으로 증가시킨다.	운동 활동에 적용되는 요구를 지속적이고 점진적으로 증가시킨다. 즉 반복 횟수를 늘리고, 부하를 증가시키고, 속도를 더 높인다.
강도	운동에서 가해지는 부하	밀기, 당기기 또는 머리 들기 등의 변화를 준다.
적응	운동, 기술 또는 과제를 반복적으로 연습해 근육 상태에 변화를 준다.	특정 운동 패턴을 지속적으로(규칙적으로) 연습한다.
가역성	운동 훈련이 근육에 미치는 효과가 활동의 부족으로 손실될 것이다.	"근육을 사용하지 않으면, 근력을 잃게 된다." 운동 중단을 막기 위한 관리계획이 필요하다.
특이성	운동은 특정 목표에 적합해야 한다.	달리기 선수가 되는 것이 목표라면 운동에 달리기를 포함시켜야 한다.
회복	반복된 운동의 중간에 또는 근력강화 운동 세트 사이에 휴식을 취한다.	활동 사이에 충분한 휴식을 취해 피로도를 줄이고 근육을 안정시킨다.

(From Crary MA, Carnaby GD: Adoption into clinical practice of two therapies to manage swallowing disorders: exercise-based swallow rehabilitation and electrical stimulation, *Curr Opin Otolaryngol Head Neck Surg* 22:172, 2014, with permission.)

하지 않으면 증가했던 근력이 손실될 수 있다는 것을 의미한다.

특이성이란 특정 운동이 특정 과제에 혜택을 줄 가능성이 높다는 것을 의미한다. 예를 들어, 엄청난 무게를 드는 것은 장거리 달리기 선수에게 가장 효과적인 운동 방법으로 보기 어렵다. 목표 활동(이 경우, 장거리 달리기)마다 신경근계에 요구하는 것이 달라 서로 다른 근육군이 관여하게 된다. 연하장애 임상가는 흔히 다음과 같은 말을 한다. "삼킴 재활을 하는 최선의 방식은 환자가 삼키도록 하는 것이다." 이 문구는 특이성의 원리를 표현하고 있다. 하지만 관련 개념(교차 시스템 효과 또는 전이)을 설명해야 한다. 한 기능에 적합한 운동이 다른 기능에서도 혜택이 있을 때 교차 시스템 효과가 발생한다. 삼킴 기전의 근육은 언어와 발성에도 사용되기 때문에 언어 또는 목소리 기능의 향상을 위한 운동이 삼킴 기능에(또한 역으로) 교차 시스템 효과가 있는 것으로 보는 것이 타당한 듯하다. 교차 시스템 효과는 연하장애 재활과 관련해 광범위하게 연구되지는 않았지만, 공개된 예들을 통해 삼킴 기전에 관여하는 운동들이 상부호흡소화관의 다른 기능에 영향을 줄 수 있음을 확인할 수 있다.[146-148] 표 10-4에는 최근에 사용되고 있는 세 가지 운동 기반 연하장애 중재(혀 저항, 머리들기, MDTP)가 공통된 운동 원리와 함께 해석되어 있다.

운동 기반 연하장애 치료를 통한 여러 긍정적인 기능적 혜택이 보고되었다. Robbins와 동료들은[68,69] 구체적인 운동 기반 기준을 사용해 연하장애 재활 프로그램을 정립한 최초의 연구자들이었다. 치료는 단단입천장에 혀로 압력을 가하는 혀 누르기 활동을 사용해 혀 근력을 증가시키는 데 집중했다. Robbins와 동료들은 혀 밀기의 힘을 측정한 다음, 혀 밀기의 힘이 얼마나 강한지 환자에게 피드백을 제공할 목적으로 아이오와 구강수행도구(IOPI)를 사용해 혀 누르기 활동의 강도를 점진적으로 증가시켰다. 그녀는 1-RM(1회 최대반복, 즉 환자가 할 수 있는 최대 노력)의 개념을 통합해 운동의 저항을 체계적으로 증가시켰다(예: 1-RM의 60%, 70%, 80%). 또한 그녀는 치료의 완료에 걸리는 고정된 기간(8주)을 사용했다. 두 건의 연구 결과에 따르면, 자발적 혀 밀기 활동과 삼킴 동안 혀 근력이 증가되었고 삼킴 동안 기도 보호가 개선되었으며, 혀 근육 크기

표 10-4 운동 목표 그리고 세 가지 운동 기반 연하장애 재활 프로그램에 포함된 운동 원리에 대한 설명

프로그램	목적	사용되는 원리
혀 저항	삼킴을 개선하기 위한 혀 근력 발달	점진성 과부하 적응 강도 회복
샤케어 머리 들기	목뿔위 근육조직 강화 그리고 위식도조임근 개방의 개선	적응 회복
MDTP	삼킴 과정에 관여하는 근육요소의 점진적인 발달, 강화 및 개선	점진성 과부하 적응 강도 가역성 특이성 회복

MDTP, 맥네일 연하장애 치료 프로그램
(From Crary MA, Carnaby GD: Adoption into clinical practice of two therapies to manage swallowing disorders: exercise–based swallow rehabilitation and electrical stimulation, *Curr Opin Otolaryngol Head Neck Surg* 22:172, 2014, with permission.)

가 증가되었다. 이 결과는 삼킴에 사용되는 핵심 근육군의 근력을 간단한 삼킴 관련 운동으로 증가시킬 수 있고 환자에게 어느 정도 기능적 혜택을 제공한다는 것을 보여주었다는 점에서 고무적이라 할 수 있다.

McNeill Dysphagia Therapy Program(MDTP)은[110,149] 특이성 및 강도의 운동 원리를 빈번한 치료 세션 및 다양성과 통합해 삼킴 동안 협응 개선을 촉진한다. 환자는 삼킴에 관여하는 근육군의 움직임을 상기시켜 주는 일일 치료 세션을 가졌다. 삼킨 물질은 순차적으로 유입되어 삼킴의 점진적인 저항이나 속도 그리고 협응을 촉진한다. 임상가는 특정 규칙을 정해 환자의 수행능력을 기준으로 치료 동안 환자를 개선시킨다. MDTP 후에 환자는 기능적 구강섭취가 향상되었을 뿐만 아니라 삼킴 노력과 시기에서 긍정적인 변화를 보였다.[150,151] 이 치료 프로그램의 결과를 통해 다른 치료에 실패한 만성 연하장애 환자에게 이 프로그램이 효과적이고,[110] 보조 생체되먹임으로 지도한 전통적인 삼킴법(예: 멘델슨 매뉴버)보다 MDTP가 임상적으로 더 우수한 결과로 이어진다는 것을 확인할 수 있었다.[149] 그리고 뇌졸중 재활 병원에서 수행된 무작위 임상시험 결과에 따르

면, MDTP는 전통적인 치료 또는 MDTP와 경피적 전기자극의 병용보다 기능적으로 우수한 결과를 보여줬다.[152] MDTP 중재로 도출된 초기 결과는 고무적이지만 환자 선택, 중재 빈도, 중재 기간의 문제를 명확히 하기 위해 추가 평가가 필요할 것이다. MDTP는 근력운동만이 아니라 여러 요소를 통합하는 운동 기반 치료를 대표한다.

보조기법은 환자에게 무엇을 제공하는가?

표면 근전도와 기타 형태의 생체되먹임

이번 장에서 논의한 다수의 삼킴법은 환자의 운동 학습을 필요로 한다. 그리고 이 중 다수의 조절기법은 학습하기 쉽지 않은 새로운 운동 패턴으로 구성되어 있다. 치료에 대한 보조기법으로서 생체되먹임의 적용은 운동 학습률을 향상시켜 치료 시간을 줄일 수 있다. 생체되먹임은 새로운 운동, 친숙하지 않은 운동 또는 모니터링하기 어려운 운동을 가르치는 데 도움이 되었다.[153] 다수의 삼킴 치료기법은 이 카테고리 중 한 가지 이상에 속한다. 그리고 생체되먹임은 환자가 삼킴 수행능력을 모니터링하는 데 유용하게 활용될 수 있다. 환자에게 "더 강하게 삼키세요"라고 요청하더라도 삼킴 노력이 크게 증가하지 않을 수도 있다. 하지만 sEMG 신호의 진폭을 증가시키기 위해 sEMG 생체되먹임은 환자의 삼킴 노력이 증가할 확률이 높아진다(**그림 10-8** 참조). sEMG 생체피드백은 근육 활동을 모니터링해 환자에게 이 활동을 제시하는 과정이다. 이 피드백은 환자가 노력을 모니터링하는 데 도움을 줄 뿐만 아니라 환자와 임상가에게 즉각적이기 때문에 환자에 대한 임상가의 지원 또는 재지도를 촉진한다. Crary와 Groher는 연하장애 재활에 sEMG 생체피드백을 적용하는 것과 관련해 보다 더 종합적인 검토를 제공해 준다.[154]

연하장애 치료의 보조기법으로서 sEMG 생체되먹임 사용은 여러 보고서에서 그 타당성이 입증되었다. 이러한 형태의 생체되먹임은 이완, 강화 및 협응 활동을 가르치기 위해 사용되었다. 연하장애 치료를 집중적으로 다룬 여러 연구에서 제안한 바에 따르면, 이러한 형태의 생체되먹임은 치료시간을 줄여줄 뿐만 아니라 만성 연하장애 환자에서도 긍정적인 결과를 도출할 수 있다.[94,155-158] 최근에 Athukorala와 동료들은 sEMG 생체되먹임의 혁신적인 적용을 설명했다.[159] 그들의 "기술 훈련" 프로그램에서는 컴퓨터 스크린상에 무작위로 위치하고 있는 채색된 사각형 내에 삼킴 sEMG 추적이 위치하도록 환자가 충분한 정확성과 조절로 삼킴을 수행해야 했다. 파킨슨병으로 인해 연하장애를 겪고 있는 10명의 환자는 삼킴 시기와 sEMG 특성에서 선택적 개선을 보였다. 이 혁신적 패러다임이 적용된 추가 연구가 진행된다면 sEMG 생체되먹임의 적용에 대한 새로운 방향을 제안할 수 있을 것이다.

다른 형태의 생체되먹임을 삼킴 치료에 적용할 수도 있다. 환자가 비디오투시 검사 동안 모니터상에서 삼킴 시도를 지켜본다는 것은 특정 기법을 가르치는 한 방식으로 제안되었다.[160] 분명히 이 방식은 시간이 제한적이기는 하지만 특정 환자에게 잠재적으로 가치가 있다. 이와 유사하게 성문위, 최대 성문위 삼킴법 등 적절한 숨 참기 기법을 가르치기 위한 기전으로 내시경 생체되먹임이 제안되었다.[161] 내시경 생체되먹임은 특정 기법을 가르치는 과정에서 가치 있는 보조기법으로 사용될 수 있다. 생체되먹임 접근법으로 목 부위 청진을 사용하는 것은 비디오투시 또는 내시경을 사용하는 것보다 침습이 덜 나타나게 된다. 이 접근법은 공식적으로 평가되지는 않았지만, 환자가 삼킴과 관련된 특정 소리 패턴을 듣거나 삼킴에 관여하는 호흡 패턴을 듣게 되면 삼킴 패턴을 더 빠르게 변화시킬 수 있다.

선택한 생체되먹임 형태와는 무관하게 임상가는 생체되먹임만으로는 치료효과를 볼 수 없다는 사실을 명심해야 한다(**PRACTICE NOTE 10-5** 참조). 적절한 치료계획에 대한 보조기법으로 신중하게 적용된 생체되먹임은 긍정적인 효과로 이어질 수 있다. 여기서 핵심은 보조적이라는 것이다. 그리고 "생체되먹임으로 어떤 변화를 촉진하려 하는가?"가 핵심 개념이다. 임상가는 환자의 개별 특성, 문제, 기저질환에 기초해 강력한 치료계획을 개발한 다음, 이 계획을 보조하기 위해 생체되먹임을 적용할지 그리고 어떤 식으로 적용할지를 결정해야 한다.

신경근 전기자극

신경근 전기자극(NMES)은 연하장애 재활에서 비교적 새로운 보조기법이다. NMES 원리에 대한 심도 있는 논의는 이 장의 범위를 넘어서는 것이지만, 연하장애 재활

PRACTICE NOTE 10-5

몇 년 전에 나는 뇌줄기 종양 수술을 받은 4세 남자아이를 진찰해달라는 요청을 받았다. 뇌줄기에 문제가 있는 여느 성인과 마찬가지로, 그 아이는 심각한 언어장애를 앓고 있었다. 그 당시에 나는 sEMG 생체되먹임 적용에 관한 연구에 한참 열중하고 있었다. 이 접근법은 뇌줄기 뇌졸중 성인 생존자에서 좋은 결과를 보였기 때문에 유사한 접근법을 이 아이에게 적용해 보기로 결정했다. 우리는 랩탑 컴퓨터를 사용해 시각적 피드백을 제공했다. 차가 언덕 위로 올라가 인기 있는 식료품 체인점의 상징인 M까지 도달하는 게임 소프트웨어 프로그램을 사용하였다. 이 아이가 더 강하게 삼킬수록 차가 'M'에 더 가까워졌다. 삼킴 수축의 유지 시간이 길수록, 차가 레스토랑에 머무는 시간이 길어졌다.

치료의 시작은 성공적이었다! 이 남자아이는 예상한 것보다 훨씬 더 과제를 잘 수행하고 있었다. 이 아이는 거의 즉시 목표를 달성했다. 그 순간, 내가 큰 실수를 했다는 것을 깨닫게 되었다. sEMG 생체되먹임을 추진하는 운동이 실제로 삼킴 활동이었는지를 확인하지 않았던 것이다. 확인 결과, 이 아이는 단지 혀를 입천장에 대기만 하면 "차가 움직인다"는 사실을 알게 되었던 것이다. 정말 영리한 아이였다!

나는 아이의 삼킴 시도와 생체되먹임 신호를 연결시키는 방법을 찾아야 한다고 생각했다. 따라서 생체되먹임을 추진하는 두 번째 요소를 적용해야 했다. 장난감 의료키트에서 청진기 헤드를 연결했다. 그런 다음, 마이크를 휴대용 배터리 구동 스피커에 꽂았다. 내 목에 청진기 헤드를 갖다 대고 강하게 삼켰다. 스피커에서 분명하게 소리가 들렸으며, 나는 그 아이에게 내가 한 것처럼 해보라고 요청했다. 그 아이가 지시대로 일관되게 삼킴을 시도하는 것을 보고, sEMG 생체되먹임 접근법을 다시 적용했다. 결국 그 아이는 이 복합 생체되먹임 접근법으로 어느 정도의 기능적 삼킴 능력을 얻게 되었다.

따라서 여러분은 제공하는 생체되먹임이 목표한 운동에서 발생한 것인지를 반드시 확인해야 한다.

에 대한 적용 데이터와 기본적인 원리를 간략하게 검토할 것이다.

NMES는 약화된 근육에 대한 말초신경공급이 온전할 경우 이러한 근육의 수축을 개선하기 위해 사용된다.[162] NMES를 통한 근육전기자극은 전극을 피부에 배치하거나(경피적), 근육 내에 배치하거나 장치를 완전히 이식하는 방식이 적용된다. NMES는 기능적 운동 또는 과제를 수행하는 동안 전기자극을 가하는 기능적 전기자극의 하위 개념이라 할 수 있다. 다양한 물리학적 재활 분야에서 확인된 여러 예들을 살펴보면, NMES는 기능적 활동을 향상시키고 생리를 변화시켜 명시적인 기능 변화 없이 기능을 보조하며, 운동 재학습 효과에 기여할 수 있다.[162] 연하장애 재활에 특화된 NMES 적용은 삼킴에 관여하는 근육군에 미치는 생리학적 효과 또는 기능의 개선 측면에서 주로 연구되었다.

Carnaby와 Harenberg가 수행한 연하장애 치료에 대한 2013년 사례 기반 조사에서 NMES는 가장 빈번히 권장되는 치료기법이었다.[66] 이 보조기법의 혜택에 관한 증거들이 서로 상충되고 있는 가운데서 이는 약간 놀라운 결과라 할 수 있다. 공개된 여러 건의 연구에서는 보조 NMES으로 연하장애를 치료한 후에 삼킴 능력이 기능적으로 개선되었다고 보고했다.[110,163-171] 이러한 기능적 이득의 보고는 연하장애 재활에서 적용된 전기자극에 대한 대규모 국가조사에 반영되어 있다.[172] 이 조사에서 도출된 결과에 따르면 응답한 임상가의 거의 80%는 NMES로 치료한 환자의 절반 이상이 삼킴 개선을 보였다고 믿고 있었다. 이 임상가들이 보고한 주요 효과에는 구강식이의 향상, 흡인 감소 그리고 튜브 영양에 대한 의존 감소가 포함되었다. 반면 다른 연구에서는 연하장애 치료 과정에서 보조 NMES를 사용한 결과와 사용하지 않은 결과 사이에 유의한 차이가 없다고 보고했다.[173-175] 서로 다른 환자 표본, 서로 다른 전기자극 계획서 또는 NMES와 병용한 서로 다른 행동 치료가 연구 결과 불일치의 결과를 나타낼 수 있다. 실제로 Tan과 동료들이 수행한 메타분석에서는[176] 뇌졸중 환자에서 NMES 결과는 전통적인 치료의 결과와 다르지 않지만(뇌졸중을 제외한) 다양한 병인에서 연하장애를 살펴볼 경우 NMES는 결과의 개선에 기여한 것으로 보인다고 결론을 내렸다. 따라서 연하장애에서 NMES 적용의 효과 여부는 명확하지 않다. 아마도 행동 치료 및 NMES 병용과 관련해 Carnaby와 동료들이 보고한 연구가 가장 타당성이 높은 것으로 보인다.[177] 이 이중맹검 무작위 임상시험에서는 아급성 재활 동안 연하장애 치료를 받은 뇌졸중 환자를 상대로 세 가지 치료 접근법, 즉 MDTP + 운동성 NMES, MDTP + 거짓 NMES 및 전통적인 연하장애 치료를 비교했다. 행동 치료(MDTP)와 거짓 NMES를 병용한 환자가 가장 좋은 결과를 보였다. 이 대조군 연구에서 NMES는 임상적 결과가 개선되지 않았다.

건강한 성인과 연하장애 성인 환자 모두에 대한 NMES

의 비치료 효과를 탐색하는 연구들 또한 상충되는 결과를 보인다. Suiter, Leder 및 Ruark는[178] 10명의 건강한 성인 남성을 대상으로 운동 없이 매일 2주 동안 NMES를 적용할 경우의 효과를 평가했다. 연구자들은 NMES 2주 전후 턱끝밑 근육의 sEMG 활동을 측정해 삼킴 관련 근육 활동의 차이가 없다는 것을 발견했다. Humbert와 동료들은[179] 건강한 성인 연구 대상자의 앞쪽 목에 전기자극을 가할 경우 휴식 시에 후두 및 목뿔이 하강하고, 삼킴 동안 목뿔뼈-후두 거상이 감소한다고 보고했다. 관련 연구에서[180] 만성 삼킴 후 연하장애 환자는 앞쪽 목에 전기자극을 가할 경우 휴식 시에 목뿔이 하강하지만 후두는 하강하지 않았다. 흥미로운 사실은 그 연구에서 휴식 동안 확인된 목뿔 하강 정도는 비디오투시 삼킴 검사 동안 삼킴 기능의 점수와 반비례한다는 것이었다. 휴식 시에 전기자극을 가할 때 목뿔 하강이 클수록 삼킴이 더 좋았다. 실제로 Park과 동료들은[181] NMES의 목뿔 하강 효과와 노력 삼킴을 결합한 새로운 치료 패러다임에서 이 효과를 활용해 치료 후 후두 거상이 증가하게 되었다. 경피적 NMES의 생리학적 효과는 변수의 수에 영향을 받을 수 있다. 예를 들어, Berretin-Felix와 동료들은[182] 건강한 성인에서 확인되는 NMES 진폭과 연령 사이에 존재하는 상호작용을 보고했다. 구체적으로 말해, 고령의 성인은 운동성(더 높은 진폭) 자극에서 삼킴의 특정 생리학적 요소가 감소했다. Nam과 동료들은[183] 서로 다르게 전극을 배치하면 연하장애 성인 환자의 삼킴 생리에 대한 효과에 차이가 발생한다고 보고했다. Furata와 동료들은[184] 감각성 자극(낮은 진폭)에서 간섭 전류를 사용해 건강한 성인의 자발적 삼킴 빈도가 증가한다는 것을 확인했다. Heck, Doeltgen 및 Huckabee는[185] 턱끝밑 근육 NMES의 즉시 효과를 식별하지 못했지만, 후두인두 수축 감소의 지연 효과(최대 1시간 지연)를 보고했으며 위식도조임근 이완 증가를 보고했다. 이 후자 결과는 위식도조임근 이완 기간의 10% 증가를 보고한 Jungheim와 동료들의 연구결과와 일치한다.[186]

다수의 기법과 마찬가지로, 연하장애 재활에 대한 NMES의 적용과 관련된 잠재적인 효과 또는 위험과 관련해 이용 가능한 데이터는 명확하지 않다. 다수의 연구에서 긍정적 효과를 보고하고 있지만, 일부 연구에서는 행동 치료에 NMES를 추가해도 어떠한 효과도 발생하지 않는다고 보고하고 있다. 일부 연구에서는 NMES의 적용 동안 삼킴 조직이 운동하지만 다른 조직은 영향을 받지 않은 것으로 보인다고 진술하고 있다. 몇 건의 연구를 제외하고 대부분의 연구에는 적은 수의 연구 대상자가 포함되었으며, 다수의 연구는 설계가 체계적이지 않았다. 그리고 대부분은 아니지만 다수의 연구에서는 검증되지 않은 측정 도구를 사용해 NMES의 임상적 효과를 평가했다. 합병증이 없었던 여러 건의 연구에서 보고된 긍정적인 임상적 결과를 고려해볼 때, 연하장애 재활을 위한 NMES 적용은 유망하지만 보다 더 체계적인 미래 연구를 통해 이 보조기법의 잠재력을 보증할 때까지는 불명확한 것으로 분류해야 한다.

연하장애 관리에서의 예방

개념적으로 연하장애 관리에서의 예방은 두 가지 관점에서 바라볼 수 있다. 연하장애 관리(보상 또는 재활)의 공통된 목적은 부정적인 결과의 회피 또는 최소화이다. 넓은 관점에서의 부정적인 결과는 음식 또는 액체의 제한, 영양 또는 수분공급 결핍, 감염 그리고 삶의 질 감소라는 보다 더 일반적인 카테고리가 포함된다. 따라서 연하장애 중재는 기능적 구강섭취를 향상시키는 동시에 이러한 부정적 결과를 최소화(또는 완전히 회피)하는 데 집중되어야 한다.

연하장애 관리에서 예방에 대한 두 번째 관점은 고위험군에서 연하장애를 예방하는 것이다. 이 분야의 초기 연구는 두부/경부암으로 인해 방사선 치료를 받은 환자의 연하장애를 예방(또는 최소화)하는 데 초점을 맞췄었다. Carroll과 동료들은[187] 화학방사선 치료를 받기 전 간단한 삼킴 운동 프로그램을 완료한 환자에서 두부 및 경부암 치료 후에 삼킴 기전이 향상되었다고 보고했다. Carnaby-Mann과 동료들은[188] 두부 및 경부암으로 인해 화학방사선 조사를 진행하는 동안 간단한 삼킴 운동 프로그램을 완료한 환자에서 삼킴 기능의 유지, 체중감소의 완화, 근육량 유지, 입안마름증의 완화가 확인되었다고 보고했다. Van der Molen과 동료들은[189] Carnaby-Mann 연구에 참여한 환자와 같은 범위의 혜택은 식별하지 못했지만, 의학적 치료 후 예방적 운동을 통해 튜브로 영양을 공급받는 환자의 수가 줄어들었다고 보고했다. 마지막으로, Kotz와 동료들은[190] 예방적 삼킴 운동을 통한 즉시 효과는 보고하지 않았지만, 의학적 치료 후 3개월 및 6개월 시점에서 구강섭취가 개선되었다고 보고했다. 의학적 치료 후 9개월 및 12개월 시점에서 예방적 삼킴 운동을 수행하지 않은 환자는 운동을 수행한 환자와 유사한 결과를 보였다. 이 보고들은 운동 기반 삼킴 치료를 통해 긍정적인 혜택을 얻을 수 있는 가능성을 반영할 뿐만 아니라, 연하장애 치료의 전환을 보여준다. 이 보고들은 심각한 연하장애가 발생할 위험이 있는 환자가 운동 기반 삼킴 치료를 통해 연하장애를 예방 또는 최소화할 가능성이 있다는 것을 시사한다. 예방적 치료 준수,[191] 적절한 수준의 예방상 삼킴 치료[192] 그리고 영향을 미치는 다른 요인이 미래 연구에서 평가된다면, 위험에 처한 광범위한 환자군에 대한 예방적 삼킴 중재에 대한 광범위한 접근법이 도출될 수 있을 것이다.

잠재적 미래 방향

이 장에는 많은 정보가 제시되어 있지만, 이 정도의 정보량으로는 연하장애 치료와 관련해 계속 쌓여가고 있는 풍부한 정보를 충분히 다루지 못한다. 임상 및 중재연구에서는 연하장애 치료와 관련된 새로운 아이디어를 계속해서 생산하고 있다. 연하장애 치료와 관련된 미래 연구는 다음과 같은 세 가지 영역에 초점을 맞춰 진행되어야 한다. 첫째, 연구자와 임상가는 전통적인 치료기법의 혜택과 위험을 계속해서 평가해야 한다. 턱 당기기, 멘델슨 매뉴버, 노력 삼킴 등의 기법에 대한 더 많은 지식이 쌓이면, 임상가는 최상의 방식으로 이러한 기법을 선택 및 적용하기 위해 필요한 더 많은 정보를 얻게 될 것이다. 둘째, 연하장애 재활에 대한 운동 기반 전략을 추가로 평가해야 한다. 다수의 삼킴장애는 근력 약화와 관련이 있지만, 단일 치료가 모든 문제에 효과가 있을 가능성은 없다고 볼 수 있다. 특정 연하장애에 가장 적합한 운동 원리를 깊이 있게 이해하면 임상가가 환자에게 가장 적합한 중재를 선택하는 데 도움이 될 것이다. 셋째, 보조기법의 잠재적인 적용을 고려 및 평가해야 한다. 보조기법의 사용은 비교적 새로운 연하장애 재활 방식이다. 따라서 어떤 보조기법이 연하장애 재활의 다른 기법에 도움이 될 수 있는지(도움이 되지 않는지) 더 많이 연구해야 한다.

임상가가 연하장애 환자에게 잠재적인 최상의 관리를 제공하는 데 도움을 줄 수 있는 지금까지와는 다른 임상연구 방안이 나타나게 될 것이다. 다양한 임상도구에 대한 근거 기반이 점차 강화되면서 다수의 연하장애 환자를 위한 임상가의 기술과 임상적 결과가 향상될 것이다.

근거 사용에 관한 최종 의견

정보는 근거와 같지 않다. 근거는 과학적 프로세스를 통해 체계적으로 걸러진 정보로서, 엄격성의 최소 기준을 충족한다. 근거 기반 중재는 연하장애 재활 분야에서 일반적인 용어가 되었다. 이 장의 초반에서는 근거의 적용 측면에서 임상적으로 관련 있는 질문을 논의했었다. 근거 수준의 개념은 9장에서 논의했으며, 세부 정보가 BOX 9-1에 제시되어 있다. 이번 장에서 논의된 각 기법에 대한 근거 수준은 제공되지 않았지만, 대부분의 기법은 어느 정도의 근거(주로 사례 보고서, 사례 대조 연구 또는 소규모 코호트 연구)로 뒷받침된다. 이는 시작에 불과하다. 전문가로서 치료적 노력의 일환으로 더 강력한 근거를 찾고 있다.[193] 임상가는 적절한 임상 중재를 선택하는 데 도움을 줄 수 있는 간단하지만 중요한 질문에 집중할 수 있다. 첫째, 정보가 신뢰할 수 있는 저널에 또는 다른 형식으로 공개되었는지 고려해야 한다. 만약 그렇다면, 한 개 이상의 간행물이 존재하는가? 임상적 결과의 반복은 보조근거를 구축하는 중요한 요소이다. 정보가 공개된 형식으로 얻은 것이 아니라면, 신뢰할 수 있는 간행물에 기반을 두고 있는가? 이 초기 단계는 어떤 수준의 과학적 검토가 필요한지를 어느 정도 알려준다. 9장에 기술된 근거 수준은 해당 기법을 뒷받침하는 근거의 강도를 결정하는 데 참조할 수 있다. 하지만 대부분의 기법이 최대 근거 수준으로 검증받지 않았다는 것이 일반적인 인식이기 때문에 여전히 임상가는 해당 기법이 특정 환자에게 적절한지를 평가하는 과정에서 일부 시스템을 활용해야 한다. Sackett와 동료들의 연구에서 발췌한 다음 질문들은[194] 이 과정을 처리하는 데 도움이 될 수 있다. 이 질

CLINICAL CASE EXAMPLE 10-1

한 70세 남성은 2년 전 뇌줄기 뇌졸중이 발생했다. 이 환자는 경피내시경위창냄술관으로 모든 영양을 공급받고 있지만 일부 액체를 삼키는 데 성공하기도 한다. 비디오투시 검사에서 인두 수축의 감소, 목뿔뼈-후두 운동의 감소 그리고 PES 개방의 감소가 확인된다. 흡인은 보이지 않으며, 이 환자는 목 가다듬기와 가래침 뱉기를 통해 잔류물을 효과적으로 제거할 수 있다.

이 환자의 만성 연하장애를 치료하기 위한 최상의 접근법에 관한 정보를 검색하는 과정에서, 여러분은 뇌줄기 뇌졸중으로 인한 장기 연하장애에 대한 치료 경험을 기술한 공개 논문 3건을 발견하게 된다. 이 중 2건은 의료기관이 서로 다르고, 서로 약간 다른 접근법을 사용하고 있지만 이 두 논문 모두는 수정된 형태의 멘델슨 매뉴버를 포함하고 있으며 이 기법을 가르치고, 생리학적 진전을 모니터링하기 위해 sEMG 생체되먹임을 사용하고 있다. 세 번째 논문은 상대적으로 더 많은 환자에 대해 보고하고 있는 의료기관 중 한 곳에서 진행된 후향적 연구결과를 요약하고 있다.

해석

이 사례에서 근거의 수준은 레벨 IV이다. 첫 두 연구는 환자를 과거 대조군으로 사용하는 사례 연구이다. 두 연구 모두 적은 수의 환자를 포함하고 있으며 후향적이다. 서로 다른 의료기관이 유사한 환자군으로 유사한 결과를 보고했다는 사실은 근거를 강화하는 어느 정도의 반복을 반영하고 있다.

이 연구에 기술된 환자가 여러분의 환자와 유사한지가 첫 번째 질문이다. 이 질문은 논문에 포함된 환자에 대한 세부적인 설명과 여러분의 환자에 대한 검사결과에 따라 좌우된다. 설명된 기법을 여러분의 환자에게 적용하려 한다면 이 질문은 매우 중요하다. 공개된 환자군의 검사결과, 기능적 먹기 양상, 만성도 및 다른 기술적(descriptive) 특성이 여러분의 환자와 유사한가? 또한 여러분의 환자와 유사한 환경에서 기법이 적용되었는가? 여러분의 환자가 논문의 내용과 일치한다면 그 기법은 여러분 환자에게 적절할 수 있다.

두 번째로, 논문에 설명된 결과가 여러분이 환자에게서 얻으려는 결과와 유사한지 질문해 볼 수 있다. 이 결과는 어떻게 측정되었는가? 여러분은 결과 측정방법을 이해하는가 그리고 유사한 측정방법을 사용할 수 있는가? 여러분의 환자가 보이는 문제와 관련해 이 결과 측정방법이 적절했는가? 다음으로, "나는 치료기법을 이해했는가?" 라는 질문을 해 볼 수 있다. 이 질문은 논문에 제시된 세부적인 설명에 따라 좌우된다. 치료계획서는 여러분에게 적절했는가? 각 적용에 대한 반복의 빈도와 횟수를 포함한 구체적인 단계가 기술되었는가? 이 경우, sEMG 생체되먹임을 사용했다. 여러분은 이 장비를 이용할 수 있는가? 이 기술을 사용하기 위한 기술을 보유하고 있는가? 또는 정해진 기간 내에 이 기술을 획득해 특정 환자에게 사용할 수 있겠는가? 치료기법에 대한 생체되먹임의 적용에 관한 내용이 논문에 명확히 설명되어 있는가? 여러분의 환자는 논문에 설명된 대로 이 기법을 사용할 수 있는가?

마지막으로 치료 실패가 기술되었는지를 고려해야 한다. 임상가는 모든 치료가 동일한 수준의 효과로 이어지는 것이 아니라는 사실을 분명히 인식해야 한다. 치료를 받고 개선되지 않은 환자의 특성과 개선되지 않은 이유를 파악해야 한다.

근거 논문에 기초해 이 모든 질문을 처리하지 못할 수도 있다. 임상가는 기법을 적용하기 전에 이 질문들 중 가능한 한 많은 질문을 적용해야 한다. 개별 환자가 논문에 제시된 설명과 더 유사할수록 특정 기법의 적용 타당성이 더 높아진다.

문은 그렇게 많은 것이 아니며, 오히려 임상가가 특정 환자에게 적용하는 치료기법의 적절성에 관한 정보와 근거를 평가할 수 있는 시작점으로 활용할 수 있다. 이용 가능한 문헌을 검토할 경우 다음 질문은 치료기법 선택에 도움을 줄 수 있다.

1. 연구에 포함된 환자들은 내 환자와 유사한가?
2. 내가 동일한 방식으로 사용할 수 있을 정도로 기법이 충분히 상세하게 설명되어 있는가?
3. 내가 근무하고 있는 환경(병원, 외래진료소, 장기요양시설 등)과 유사한 환경에서 기법을 적용할 수 있는가?
4. 나에게 이용 가능한(이용 불가능한) 기술이 기법에서 요구되는가?
5. 연구에서 도출된 결과는 내가 내 환자에게서 얻길 원하는 결과와 동일한가(또는 유사한가)? 환자에게 어떠한 효과가 있는가?
6. 실패와 그 이유가 연구에 설명되어 있는가? 내 환자에게 어떠한 위험이 있는가?
7. 나는 연구에 기술된 대로 이 기법을 적용하기 위한 임상적 기술을 지니고 있는가 또는 특정 교육이 요구되는가?
8. 실용적인 관점에서 내 환자와 환경에 이 기법이 적절한가(예: 현실적인 나의 업무부담 또는 내 환자의 지구력, 순응도를 넘어서는 시간 또는 강도가 요구되는지 확인)?

요약 및 정리

1. 근거 기반 중재는 임상가에게 임상 치료 능력을 향상시키고 개별 환자의 관리를 개선시켜 주는 체계적인 접근법을 제공한다. 이 접근법을 통해 과학적 정보의 탐색, 평가 및 사용이 가능하다.
2. 연하장애 중재를 뒷받침하는 대부분의 근거는 가장 최고의 수준은 아니지만, 임상가 지침을 제공하고 개별 환자 관리의 개선을 촉진하는 근거가 된다.
3. 보상기법은 단기적 사용을 목적으로 하고 있으며, 안전하고 효율적인 삼킴에 대한 긍정적인 효과를 지니고 있는 삼킴 패턴을 조절하는 기법이다. 재활 기법은 즉각적인 효과를 위한 것이 아니라 손상된 삼킴을 재구성해 기능적 삼킴을 개선시켜줄 수 있다. 예방은 위험에 처한 환자군의 부정적인 결과를 최소화하거나 연하장애를 예방 또는 최소화하는 데 초점이 맞춰질 수 있다.
4. 기법, 환자, 환경, 임상가를 포함해 다양한 요소들이 치료기법 적용 전에 고려되어야 한다. 모든 기법이 이러한 모든 요소에 대한 정보를 제공하는 수준까지 연구되지는 않았다. 임상가는 해당 치료기법을 적용하기 전에 근거가 제한적인 상황에서도 다양한 요소를 고려해야 한다.
5. 일부 치료기법의 기능적 효과는 영상검사 과정에서 명확히 평가된다. 그 밖에 기법의 효과를 평가, 지도 및 모니터링하기 위해 추가적인 보조 절차(예: 생체되먹임)를 필요로 한다.

REFERENCES

1. Okada S, Saitoh E, Palmer JB, et al: What is the chin-down posture? A questionnaire survey of speech language pathologists in Japan and the United States. *Dysphagia* 22:204, 2007.
2. Logemann JA, Rademaker AW, Pauloski BR: Effects of postural change on aspiration in head and neck surgical patients. *Otolaryngol Head Neck Surg* 110:222, 1994.
3. Rasley A, Logemann JA, Kahrilas PJ, et al: Prevention of barium aspiration during videofluorographic swallowing studies: value of change in posture. *AJR Am J Roentgenol* 160:1005, 1993.
4. Logemann J: *Evaluation and treatment of swallowing disorders*, San Diego, 1983, College Hill Press.
5. Ohmae Y, Karaho T, Hanyu Y, et al: Effect of posture strategies on preventing aspiration. *Nippon Jibiinkoka Gakkai Kaiho* 100:220, 1997.
6. Johnsson F, Shaw D, Gabb M, et al: Influence of gravity and body position on normal oropharyngeal swallowing. *Am J Physiol* 269:G653, 1995.
7. Bernhard A, Pohl D, Fried M, et al: Influence of bolus consistency and position on esophageal high-resolution manometry findings. *Dig Dis Sci* 53:1198, 2008.
8. Tutuian R, Elton JP, Castell DO, et al: Effects of position on oesophageal function: studies using combined manometry and multichannel intraluminal impedance. *Neurogastroenterol Motil* 15:63, 2003.
9. Portale G, Peters J, Hsieh CC, et al: When are reflux episodes symptomatic? *Dis Esophagus* 20:47, 2007.
10. Johnson LF, DeMeester TR: Evaluation of elevation of the head of the bed, bethanechol, and antacid form tablets on gastroesophageal reflux. *Dig Dis Sci* 26:673, 1981.
11. Ekberg O: Posture of the head and pharyngeal swallowing. *Acta Radiol Diagn* 27:691, 1986.
12. Castell JA, Castell DO, Schultz AR, et al: Effect of head position on the dynamics of the upper esophageal sphincter and pharynx. *Dysphagia* 8:1, 1993.
13. Welch MV, Logemann JA, Rademaker AW, et al: Changes in pharyngeal dimensions effected by chin tuck. *Arch Phys Med Rehabil* 74:178, 1993.
14. Bülow M, Olsson R, Ekberg O: Videomanometric analysis of supraglottic swallow, effortful swallow and chin tuck in patients with pharyngeal dysfunction. *Dysphagia* 16:190, 2001.
15. Bülow M, Olsson R, Ekberg O: Supraglottic swallow, effortful swallow, and chin tuck did not alter hypopharyngeal intrabolus pressure in patients with pharyngeal dysfunction. *Dysphagia* 17:197, 2002.
16. Bülow M, Olsson R, Ekberg O: Videomanometric analysis of supraglottic swallow, effortful, and chin tuck in healthy volunteers. *Dysphagia* 14:67, 1999.
17. Ayuse T, Ayuse T, Ishitobi S, et al: Effect of reclining and chin-tuck position on coordination between respiration and swallowing. *J Oral Rehabil* 33:402, 2006.
18. Shanahan TK, Logemann JA, Rademaker AW, et al: Chin-down posture effect on aspiration in dysphagia patients. *Arch Phys Med Rehabil* 74:736, 1993.
19. Lewin JS, Hebert TM, Putnam JB, Jr, et al: Experience with the chin tuck maneuver in postesophagectomy aspirators. *Dysphagia* 16:216, 2001.
20. Logemann JA, Gensler G, Robbins J, et al: A randomized study of three interventions for aspiration of thin liquids in patients with dementia or Parkinson's disease. *J Speech Lang Hear Res* 51:173, 2008.
21. Zuydam AC, Rogers SN, Brown JS, et al: Swallowing rehabilitation after oro-pharyngeal resection for squamous cell carcinoma. *Br J Oral Maxillofac Surg* 38:513, 2000.
22. Robbins J, Gensler G, Hind J, et al: Comparison of 2 interventions for liquid aspiration on pneumonia incidence: a randomized trial. *Ann Intern Med* 148:509, 2008.
23. Kirchner JA: Pharyngeal and esophageal dysfunction: the diagnosis. *Minn Med* 50:921, 1967.
24. Logemann JA, Kahrilas PJ, Kobura M, et al: The benefit of head rotation on pharyngoesophageal dysphagia. *Arch Phys Med Rehabil* 70:767, 1989.
25. Tsukamoto Y: CT study of closure of the hemipharynx with head rotation in a case of lateral medullary syndrome. *Dysphagia* 15:17, 2000.
26. McCulloch TM, Hoffman MR, Ciucci MR: High-resolution manometry of pharyngeal swallow pressure events associated with head turn and chin tuck. *Ann Otol Rhinol Laryngol* 119:369, 2010.
27. Ohmae Y, Ogura M, Kitahara S, et al: Effects of head rotation on pharyngeal function during normal swallow. *Ann Otol Rhinol Laryngol* 107:344, 1998.
28. O'Gara JA: Dietary adjustments and nutritional therapy during treatment for oral-pharyngeal dysphagia. *Dysphagia* 4:209, 1990.
29. Pardoe EM: Development of a multistage diet for dysphagia. *J Am Diet Assoc* 93:568, 1993.
30. Penman JP, Thomson M: A review of the textured diets developed for the management of dysphagia. *J Hum Nutr Diet* 11:51, 1998.
31. Garcia JM, Chambers E, Molander M: Thickened liquids: practice patterns of speech-language pathologists. *Am J Speech Lang Pathol* 14:4, 2005.
32. Castellanos VH, Butler E, Gluch L, et al: Use of thickened liquids in skilled nursing facilities. *J Am Diet Assoc* 104:1222, 2004.
33. Kuhlemeier KV, Palmer JB, Rosenberg D: Effect of liquid bolus consistency and delivery method on aspiration and pharyngeal retention in dysphagia patients. *Dysphagia* 16:119, 2001.
34. Karagiannis MJ, Chivers L, Karagiannis TC: Effects of oral in-

take of water in patients with oropharyngeal dysphagia. *BMC Geriatr* 11:9, 2011.

35. Whelan K: Inadequate fluid intakes in dysphagic acute stoke. *Clin Nutr* 20:423, 2001.
36. Garon BR, Engle M, Ormiston C: A randomized control study to determine the effects of unlimited oral intake of water in patients with identified aspiration. *J Neurol Rehabil* 11:139, 1997.
37. Panther K: *Frazier Water Protocol: safety, hydration, and quality of life*, Rockville, MD, 2008, American Speech-Language-Hearing Association.
38. Karagiannis M, Karagiannis TC: Oropharyngeal dysphagia, free water protocol and quality of life: an update from a prospective clinical trial. *Hell J Nucl Med* Suppl 1:26, 2014.
39. Pouderoux P, Kahrilas PJ: Deglutitive tongue force modulation by volition, volume, and viscosity in humans. *Gastroenterology* 108:1418, 1995.
40. Chi-Fishman G, Sonies BC: Effects of systematic bolus viscosity and volume change on hyoid movement kinematics. *Dysphagia* 17:278, 2002.
41. Dantas RO, Dodds WJ, Massey BT, et al: The effect of high- vs low-density barium preparations in the quantitative features of swallowing. *AJR Am J Roentgenol* 153:1191, 1989.
42. Butler SG, Stuart A, Castell D, et al: Effects of age, gender, bolus condition, viscosity, and volume on pharyngeal and upper esophageal sphincter pressure and temporal measurements during swallowing. *J Speech Lang Hear Res* 52:240, 2009.
43. Clavé P, de Kraa M, Arreola V, et al: The effect of bolus viscosity on swallowing function in neurogenic dysphagia. *Aliment Pharmacol Ther* 24:1385, 2006.
44. Bülow M, Olsson R, Ekberg O: Videoradiographic analysis of how carbonated thin liquids and thickened liquids affect the physiology of swallowing in subjects with aspiration of thin liquids. *Acta Radiol* 44:366, 2004.
45. Sdravou K, Walshe M, Dagdilelis L: Effects of carbonated liquids on oropharyngeal swallowing measures in people with neurogenic dysphagia. *Dysphagia* 27:240, 2012.
46. Krival K, Bates C: Effects of club soda and ginger brew on linguapalatal pressures in healthy swallowing. *Dysphagia* 27:228, 2012.
47. Morishita M, Mori S, Yamagami S, et al: Effect of carbonated beverages on pharyngeal swallowing in young individuals and elderly inpatients. *Dysphagia* 29:213, 2014.
48. Logemann JA, Pauloski BR, Colangelo L, et al: Effects of a sour bolus on oropharyngeal swallowing measures in patients with neurogenic dysphagia. *J Speech Hear Res* 38:556, 1995.
49. Pelletier CA, Lawless HT: Effect of citric acid and citric acid-sucrose mixtures on swallowing in neurogenic oropharyngeal dysphagia. *Dysphagia* 18:231, 2003.
50. Chee C, Arshad S, Singh S, et al: The influence of chemical gustatory stimuli and oral anaesthesia on healthy human swallowing. *Chem Senses* 30:393, 2005.
51. Palmer PM, McCulloch TM, Jaffee D, et al: Effects of sour bolus on the intramuscular electromyographic (EMG) activity of muscles in the submental region. *Dysphagia* 20:210, 2005.
52. Pelletier CA, Dhanaraj GE: The effect of taste and palatability on lingual swallowing pressure. *Dysphagia* 21:121, 2006.
53. Miyaoka Y, Haishima K, Takagi M, et al: Influences of thermal and gustatory characteristics on sensory and motor aspects of swallowing. *Dysphagia* 21:38, 2005.
54. Matta Z, Changers E, Mertz Garcia J, et al: Sensory characteristics of beverages prepared with commercial thickeners used for dysphagia diets. *J Am Diet Assoc* 106:1049, 2006.
55. Feinberg MJ, Kneble J, Tully J: Prandial aspiration and pneumonia in an elderly population followed over 3 years. *Dysphagia* 11:104, 1996.
56. Shim JS, Oh BM, Han TR: Factors associated with compliance with viscosity-modified diet among dysphagic patients. *Ann Rehabil Med* 37:628, 2013.
57. Curran J, Groher ME: Development and dissemination of an aspiration risk reduction diet. *Dysphagia* 5:6, 1990.
58. Wright L, Cotter D, Hickson M, et al: Comparison of energy and protein intakes of older people consuming a texture modified diet with a normal hospital diet. *J Hum Nutr Diet* 18:213, 2005.
59. Germain I, Dufresne T, Gray-Donald K: A novel dysphagia diet improves the nutritional intake of institutionalized elders. *J Am Diet Assoc* 106:1614, 2006.
60. Crary MA, Carnaby GD, Shabbir Y, et al: *Clinical factors impacting dehydration risk in acute stroke*. Presentation to the World Stroke Congress, Istanbul, Turkey, October, 2014.
61. Groher ME, McKaig N: Dysphagia and dietary levels in skilled nursing facilities. *J Am Geriatr Soc* 43:528, 1995.
62. National Dysphagia Diet Taskforce: *The National Dysphagia Diet: standardization for optimal tare*, Chicago, 2002, American Dietetic Association.
63. Strowd L, Kyzima J, Pillsbury D, et al: Dysphagia dietary guidelines and the rheology of nutritional feeds and barium test feeds. *Chest* 133:1397, 2008.
64. Hall G, Wendin K: Sensory design of foods for the elderly. *Ann Nutr Metab* 52(Suppl 1):25, 2008.
65. Stathopoulos E, Duchan JF: History and principles of exercise-based therapy: how they inform our current treatment. *Semin Speech Lang* 27:227, 2006.
66. Carnaby GD, Harenberg L: What is "usual care" in dysphagia rehabilitation: a survey of USA dysphagia practice patterns. *Dysphagia* 28:567, 2013.
67. Lazarus C, Logemann JA, Huang CF, et al: Effects of two types of tongue strengthening exercises in young normals. *Folia Phoniatr Logop* 55:199, 2003.
68. Robbins J, Gangnon RE, Theis SM, et al: The effects of lingual exercise on swallowing in older adults. *J Am Geriatr Soc* 53:1483, 2005.
69. Robbins J, Kays SA, Gangnon RE, et al: The effects of lingual

exercise in stroke patients with dysphagia. *Arch Phys Med Rehabil* 88:150, 2007.
70. Hagg M, Anniko M: Lip muscle training in stroke patients with dysphagia. *Acta Otolaryngol* 128:1027, 2008.
71. Shaker R, Dodds W, Dantas R, et al: Coordination of deglutitive glottic closure with oropharyngeal swallowing. *Gastroenterology* 98:1478, 1990.
72. Mendelsohn M, Martin RE: Airway protection during breath holding. *Ann Otol Rhinol Laryngol* 102:941, 1993.
73. Hirst LJ, Sama A, Carding PN, et al: Is a "safe swallow" really safe? *Int J Lang Commun Disord* 33(Suppl):279, 1998.
74. Donzelli J, Brady S: The effects of breath-holding on vocal fold adduction: implications for safe swallowing. *Arch Otolaryngol Head Neck Surg* 130:208, 2004.
75. Martin BJ, Logemann JA, Shaker R, et al: Normal laryngeal valving patterns during three breath hold maneuvers: a pilot investigation. *Dysphagia* 8:11, 1993.
76. Flaherty RF, Seltzer S, Campbell T, et al: Dynamic magnetic resonance imaging of vocal cord closure during deglutition. *Gastroenterology* 109:843, 1995.
77. Bodén K, Hallgren A, Witt Hedström H: Effects of three different swallow maneuvers analyzed by videomanometry. *Acta Radiol* 47:628, 2006.
78. Ohmae Y, Logemann JA, Kaiser P, et al: Effects of two breath-holding maneuvers on oropharyngeal swallow. *Ann Otol Rhinol Laryngol* 105:123, 1996.
79. Miller JL, Watkin KL: Lateral pharyngeal wall motion during swallowing using real time ultrasound. *Dysphagia* 12:125, 1997.
80. Lazarus C, Logemann JA, Song CW, et al: Effects of voluntary maneuvers on tongue base function for swallowing. *Folia Phoniatr Logop* 54:171, 2002.
81. Logemann JA, Pauloski BR, Rademaker AW, et al: Super-supraglottic swallow in irradiated head and neck cancer patients. *Head Neck* 19:535, 1997.
82. Hamlet S, Mathog R, Fleming S, et al: Modification of compensatory swallowing in a supraglottic laryngectomy patient. *Head Neck* 12:131, 1990.
83. Lazarus C, Logemann JA, Gibbons P: Effects of maneuvers on swallowing function in a dysphagic oral cancer patient. *Head Neck* 15:419, 1993.
84. Lazarus C: Effects of radiation therapy and voluntary maneuvers on swallowing function in head and neck cancer patients. *Clin Commun Disord* 3:11, 1993.
85. Chaudhuri G, Hildner CD, Brady S, et al: Cardiovascular effects on the supraglottic and super-supraglottic swallowing maneuvers in stroke patients with dysphagia. *Dysphagia* 17:19, 2002.
86. Kahrilas PJ, Logemann JA, Krugler C, et al: Volitional augmentation of upper esophageal sphincter opening during swallowing. *Am J Physiol* 260:G450, 1991.
87. Jaffe DM, Van Daele DJ, Rao SSC, et al: Contribution of cricopharyngeal muscle activity to upper esophageal sphincter manometry in the normal swallow and Mendelsohn's maneuver [abstract]. *Dysphagia* 15:101, 2001.
88. Ding R, Larson CR, Logemann JA, et al: Surface electromyographic and electroglottalgraphic studies in normal subjects under two swallow conditions: normal and during the Mendelsohn maneuver. *Dysphagia* 17:1, 2002.
89. Fukuoka T, Ono T, Hori K, et al: Effect of the effortful swallow and the Mendelsohn maneuver on tongue pressure production against the hard palate. *Dysphagia* 28:539, 2013.
90. Hoffman MR, Mielens JD, Ciucci MR, et al: High-resolution manometry of pharyngeal swallow pressure events associated with effortful swallow and the Mendelsohn maneuver. *Dysphagia* 27:418, 2012.
91. O'Rourke A, Morgan LB, Coss-Adame E, et al: The effect of voluntary pharyngeal swallowing maneuvers on esophageal swallowing physiology. *Dysphagia* 29:262, 2014.
92. McCullough GH, Kim Y: Effects of Mendelsohn maneuver on extent of hyoid movement and UES opening post-stroke. *Dysphagia* 28:511, 2013.
93. Neumann S, Bartolome G, Buchholz D, et al: Swallowing therapy of neurologic patients: correlation of outcome with pretreatment variables and therapeutic method. *Dysphagia* 10:1, 1995.
94. Crary MA: A direct intervention program for chronic neurogenic dysphagia secondary to brainstem stroke. *Dysphagia* 10:6, 1995.
95. Crary MA, Carnaby-Mann GD, Groher ME, et al: Functional benefits of dysphagia therapy using adjunctive biofeedback. *Dysphagia* 19:160, 2004.
96. Huckabee ML, Cannito MP: Outcomes of swallowing rehabilitation in chronic brainstem dysphagia: a retrospective evaluation. *Dysphagia* 14:93, 1999.
97. Hind JA, Nicosia MA, Roecker EB, et al: Comparison of effortful and noneffortful swallows in healthy middle-aged and older adults. *Arch Phys Med Rehabil* 82:1661, 2001.
98. Huckabee ML, Butler SG, Barclay M, et al: Submental surface electromyographic measurement and pharyngeal pressures during normal and effortful swallowing. *Arch Phys Med Rehabil* 86:2144, 2005.
99. Hiss SG, Huckabee ML: Timing of pharyngeal and upper esophageal sphincter pressures as a function of normal and effortful swallowing in young healthy adults. *Dysphagia* 20:149, 2005.
100. Huckabee ML, Steele CM: An analysis of lingual contribution to submental surface electromyographic measures and pharyngeal pressure during effortful swallow. *Arch Phys Med Rehabil* 87:1067, 2006.
101. Steele CM, Huckabee ML: The influence of oralingual pressure on the timing of pharyngeal pressure events. *Dysphagia* 22:30, 2007.
102. Witte U, Huckabee ML, Doeltgen SH, et al: The effect of ef-

fortful swallow on pharyngeal manometric measurements during saliva and water swallowing in healthy participants. *Arch Phys Med Rehabil* 89:822, 2008.

103. Takasaki K, Umeki H, Hara M, et al: Influence of effortful swallow on pharyngeal pressure: evaluation using a high-resolution manometry. *Otolaryngol Head Neck Surg* 144:16, 2011.
104. Fritz M, Cerrati E, Fang Y, et al: Magnetic resonance imaging of the effortful swallow. *Ann Otol Rhinol Laryngol* 123:786, 2014.
105. Fukuoka T, Ono T, Hori K, et al: Effect of effortful swallow and the Mendelsohn maneuver on tongue pressure production against the hard palate. *Dysphagia* 28:539, 2013.
106. Clark HM, Shelton N: Training effects of the effortful swallow under three exercise conditions. *Dysphagia* 29:553, 2014.
107. Lever TE, Cox KT, Holbert D, et al: The effect of an effortful swallow on the normal adult esophagus. *Dysphagia* 22:312, 2007.
108. Nekl CG, Lintzenich CR, Leng X, et al: Effects of effortful swallow on esophageal function in healthy adults. *Neurogastroenterol Motil* 24:252, 2012.
109. O'Rourke A, Morgan LB, Coss-Adame E, et al: The effect of voluntary pharyngeal swallow maneuvers on esophageal swallowing physiology. *Dysphagia* 29:262, 2014.
110. Carnaby-Mann GD, Crary MA: Adjunctive neuromuscular electrical stimulation for treatment-refractory dysphagia. *Ann Oto Rhinol Laryngol* 117:279, 2008.
111. Robbins JA, Logemann JA, Kirshner HS: Swallowing and speech production in Parkinson's disease. *Ann Neurol* 19:283, 1986.
112. Dziadziola J, Hamlet S, Michou G, et al: Multiple swallows and piecemeal deglutition; observations from normal adults and patients with head and neck cancer. *Dysphagia* 7:8, 1992.
113. Leslie P, Drinnan MJ, Ford GA, et al: Swallow respiration patterns in dysphagia patients following acute stroke. *Dysphagia* 17:202, 2002.
114. Nilsson H, Ekberg O, Olsson R, et al: Quantitative aspects of swallowing in an elderly population. *Dysphagia* 11:180, 1996.
115. Fujiu M, Logemann JA, Pauloski BR: Increased postoperative posterior pharyngeal wall movement in patients with anterior oral cancer: preliminary findings and possible implications for treatment. *Am J Speech Lang Pathol* 4:24, 1995.
116. Fujui M, Logemann JA: Effect of a tongue holding maneuver on posterior pharyngeal wall movement during deglutition. *Am J Speech Lang Pathol* 5:23, 1996.
117. Fujui-Kurachi M: Developing the tongue holding maneuver. *Dysphagia* 11:9, 2002.
118. Doeltgen SH, Witte U, Gumbley F, et al: Evaluation of manometric measures during tongue-hold swallows. *Am J Speech Lang Pathol* 18:65, 2009.
119. Doeltgen SH, Macrae P, Huckabee ML: Pharyngeal pressure generation during tongue-hold swallows across age groups. *Am J Speech Lang Pathol* 20:124, 2011.
120. Hammer MJ, Jones CA, Mielens JD, et al: Evaluating the tongue-hold maneuver using high-resolution manometry and electromyography. *Dysphagia 29:564*, 2014.
121. Fujiu-Kurachi M, Fujiwara S, Tamine K, et al: Tongue pressure generation during tongue-hold swallows in young healthy adults measured with different tongue positions. *Dysphagia* 29:17, 2014.
122. Shaker R, Kern M, Bardan E, et al: Augmentation of deglutitive upper esophageal sphincter opening in the elderly by exercise. *Am J Physiol* 272:G1518, 1997.
123. Shaker R, Easterling C, Kern M, et al: Rehabilitation of swallowing by exercise in tube-fed patients with pharyngeal dysphagia secondary to abnormal UES opening. *Gastroenterology* 122:1314, 2002.
124. Antunes EB, Lunet N: Effects of the head lift exercise on the swallow function: a systematic review. *Gerodontology* 29:247, 2012.
125. Ferdjallah M, Wertsch J, Shaker R: Spectral analysis of surface EMG of upper esophageal sphincter opening muscles during head lift exercise. *J Rehabil Res Dev* 37:335, 2000.
126. White KT, Easterling C, Roberts N, et al: Fatigue analysis before and after shaker exercise: physiologic tool for exercise design. *Dysphagia* 23:385, 2008.
127. Mepani R, Antonik S, Massey B, et al: Augmentation of deglutitive thyrohyoid muscle shortening by the shaker exercise. *Dysphagia* 24:26, 2009.
128. Yoshida M, Groher ME, Crary MA, et al: Comparison of surface electromyographic (sEMG) activity of submental muscles between the head lift and tongue press exercises as a therapeutic exercise for pharyngeal dysphagia. *Gerodontology* 24:111, 2007.
129. Watts CR: Measurement of hyolaryngeal muscle activation using surface electromyography for comparison of two rehabilitative dysphagia exercises. *Arch Phy Med Rehabil* 94:2542, 2013.
130. Yoon WL, Khoo JKP, Liow SJR: Chin tuck against resistance (CTAR): a new method for enhancing suprahyoid muscle activity using a Shaker-type exercise. *Dysphagia* 29:243, 2014.
131. Wada S, Tohara H, Iida T, et al: Jaw-opening exercise for insufficient opening of upper esophageal sphincter. *Arch Phy Med Rehabil* 93:1995, 2012.
132. Easterling C, Grande B, Kern M, et al: Attaining and maintaining isometric and isokinetic goals of the Shaker exercise. *Dysphagia* 20:133, 2005.
133. Pommerenke W: A study of the sensory areas eliciting the swallowing reflex. *Am J Physiology* 84:36, 1928.
134. Lazzara GL, Lazarus C, Logemann JA: Impact of thermal stimulation on the triggering of the swallowing reflex. *Dysphagia* 1:73, 1986.
135. Regan J, Walshe M, Tobin WO: Immediate effects of thermal-tactile stimulation on timing of swallow in idiopathic Parkinson's disease. *Dysphagia* 25:207, 2012.

136. Rosenbek J, Robbins J, Fishback B, et al: Effects of thermal application on dysphagia after stroke. *J Speech Hear Res* 34:1257, 1991.
137. Rosenbek J, Roecker EB, Wood JL, et al: Thermal application reduces the duration of stage transition in dysphagia after stroke. *Dysphagia* 11:225, 1996.
138. Rosenbek J, Robbins J, Willford WO, et al: Comparing treatment intensities of tactile-thermal application. *Dysphagia* 13:1, 1998.
139. Kaatzke-McDonald MN, Post E, Davis PJ, et al: The effects of cold, touch, and chemical stimulation of the anterior faucial pillar on human swallowing. *Dysphagia* 11:198, 1996.
140. Sciortino K, Liss JM, Case JL, et al: Effects of mechanical, cold, gustatory, and combined stimulation to the human anterior faucial pillars. *Dysphagia* 18:16, 2003.
141. Knauer CM, Castell JA, Dalton CB, et al: Pharyngeal/upper esophageal sphincter pressure dynamics in humans: effects of pharmacologic agents and thermal stimulation. *Dig Dis Sci* 35:774, 1990.
142. Ali GN, Laundl TM, Wallace KL, et al: Influence of cold stimulation on the normal pharyngeal swallow response. *Dysphagia* 11:2, 1996.
143. Clark HM: Neuromuscular treatments for speech and swallowing: a tutorial. *Am J Speech Lang Pathol* 12:400, 2003.
144. Burkhead LM, Sapienza C, Rosbenbek J: Strength-training exercise in dysphagia rehabilitation: principles, procedures, and directions for future research. *Dysphagia* 22:251, 2007.
145. Crary MA, Carnaby GD: Adoption into clinical practice of two therapies to manage swallowing disorders: exercise-based swallow rehabilitation and electrical stimulation. *Curr Opin Otolaryngol Head Neck Surg* 22:172, 2014.
146. LaGorio LA, Carnaby-Mann GD, Crary MA: Cross-system effects of dysphagia treatment on dysphonia: a case report. *Cases J* 1:67, 2008.
147. Easterling C: Does exercise aimed at improving swallow function have an effect on vocal function in the healthy elderly? *Dysphagia* 23:317, 2008.
148. El Sharkawi A, Ramig L, Logemann J, et al: Swallowing and voice effects of Lee Silverman Voice Treatment (LSVT): a pilot study. *J Neurol Neurosurg Psychiatry* 72:31, 2002.
149. Carnaby-Mann GD, Crary MA: *A case-control evaluation of the McNeill Dysphagia Therapy Program (MDTP)*. Presented at the Dysphagia Research Society, New Orleans, March 2009.
150. Crary MA, Carnaby GD, LaGorio L, et al: Functional and physiological outcomes from an exercise-based dysphagia therapy: a pilot investigation of the McNeill Dysphagia Therapy Program. *Arch Phys Med Rehabil* 93:1173, 2012.
151. Lan Y, Ohkubo M, Berretin-Felix G, et al: Normalization of temporal aspects of swallowing physiology after the McNeill Dysphagia Therapy Program. *Ann Otol Rhinol Laryngol* 141:525, 2012.
152. Carnaby G, LaGorio L, Miller D, et al: *A randomized, double blind trial of neuromuscular electrical stimulation+ McNeill Dysphagia Therapy (MDTP) after stroke (ANSRS)*. Paper presented at Dysphagia Research Society. Toronto CA, March 8, 2012.
153. Mulder T, Hulstyn W: Sensory feedback therapy and theoretical knowledge of motor control and learning. *Am J Phys Med* 63:226, 1984.
154. Crary MA, Groher ME: Basic concepts of surface electromyographic biofeedback in the treatment of dysphagia: a tutorial. *Am J Speech Lang Pathol* 9:116, 2000.
155. Haynes SN: Electromyographic biofeedback treatment of a woman with chronic dysphagia. *Biofeedback Self Regul* 1:121, 1976.
156. Lichstein KL, Eakin TL, Dunn ME: Combined psychological and medical treatment of oropharyngeal dysphagia. *Clin Biofeedback Health Int J* 9:9, 1986.
157. Bryant M: Biofeedback in the treatment of a selected dysphagic patient. *Dysphagia* 6:140, 1991.
158. Crary MA, Carnaby-Mann GD, Groher ME, et al: Functional benefits of dysphagia therapy using adjunctive sEMG biofeedback. *Dysphagia* 19:160, 2004.
159. Athukorala RP, Jones RD, Sella O, et al: Skill training for swallowing rehabilitation in patients with Parkinson's disease. *Arch Phys Med Rehabil* 95:1374, 2014.
160. Logemann JA, Kahrilas PJ: Relearning to swallow after stroke—application of maneuvers and indirect biofeedback: a case study. *Neurology* 40:1136, 1990.
161. Denk DM, Kaider A: Videoendoscopic biofeedback: a simple method to improve the efficacy of swallowing rehabilitation of patients after head and neck surgery. *ORL J Otorhinolaryngol Relat Spec* 59:100, 1997.
162. Sheffler LR, Chae J: Neuromuscular electrical stimulation in neurorehabilitation. *Muscle Nerve* 35:562, 2007.
163. Freed ML, Freed L, Chatburn RL, et al: Electrical stimulation for swallowing disorders caused by stroke. *Respir Care* 46:466, 2001.
164. Leelamint V, Limsakul C, Geater A: Synchronized electrical stimulation in treating pharyngeal dysphagia. *Laryngoscope* 112:2204, 2002.
165. Blumenfeld L, Hahn Y, LePage A, et al: Transcutaneous electrical stimulation versus traditional dysphagia therapy: a noncurrent cohort study. *Otolaryngol Head Neck Surg* 135:754, 2006.
166. Shaw GY, Sechtem PR, Searl J, et al: Transcutaneous neuromuscular electrical stimulation (VitalStim) curative therapy for severe dysphagia: myth or reality? *Ann Otol Rhinol Laryngol* 116:36, 2007.
167. Oh BM, Kim DY, Paik NJ: Recovery of swallowing function is accompanied by the expansion of the cortical map. *Int J Neurosci* 117:1215, 2007.
168. Baijens LW, Speyer R, Roodenburg N, et al: The effects of neuromuscular electrical stimulation for dysphagia in opercular syndrome: a case study. *Eur Arch Otorhinolaryngol* 265:825, 2008.

169. Ryu JS, Kang JY, Park JY, et al: The effect of electrical stimulation therapy on dysphagia following treatment for head and neck cancer. *Oral Oncol* 45:665, 2009.
170. Kushner DS, Peters K, Eroglu ST, et al: Neuromuscular electrical stimulation efficacy in acute stroke feeding tube-dependent dysphagia during inpatient rehabilitation. *Am J Phys Med Rehabil* 92:486, 2013.
171. Bhatt AD, Goodwin N, Cash E, et al: Impact of transcutaneous neuromuscular electrical stimulation on dysphagia in head and neck cancer patients treated with definitive chemoradiation. *Head Neck* 2014. [epub ahead of print].
172. Crary MA, Carnaby-Mann GD, Faunce A: Electrical stimulation therapy for dysphagia: descriptive results for two surveys. *Dysphagia* 22:165, 2007.
173. Kiger M, Brown CS, Watkins L: Dysphagia management: an analysis of patient outcomes using VitalStim therapy compared to traditional swallow therapy. *Dysphagia* 21:243, 2006.
174. Bülow M, Speyer R, Baijens L, et al: Neuromuscular electrical stimulation (NMES) in stroke patients with oral and pharyngeal dysphagia. *Dysphagia* 23:302, 2008.
175. Baijens LW, Speyer R, Passos VL, et al: Surface electrical stimulation in dysphagia Parkinson patients: a randomized clinical trial. *Laryngoscope* 123:E38, 2013.
176. Tan C, Liu Y, Li W, et al: Transcutaneous neuromuscular electrical stimulation can improve swallowing function in patients with dysphagia caused by non-stroke diseases: a meta-analysis. *J Oral Rehabil* 40:472, 2013.
177. Carnaby GD, LaGorio L, Miller D, et al: *A randomized double blind trial of neuromuscular electrical stimulation + McNeill dysphagia therapy (MDTP) after stroke (ANSRS)*. Presentation to the Dysphagia Research Society Annual Meeting, Toronto, Canada, March 2012.
178. Suiter DM, Leder SB, Ruark JL: Effects of neuromuscular electrical stimulation on submental muscle activity. *Dysphagia* 21:56, 2006.
179. Humbert IA, Poletto CJ, Saxon KG, et al: The effect of surface electrical stimulation on hyolaryngeal movement in normal individuals at rest and during swallowing. *J Appl Physiol* 101:1657, 2006.
180. Ludlow CL, Humbert IA, Saxon K, et al: Effects of surface electrical stimulation both at rest and during swallowing in chronic pharyngeal dysphagia. *Dysphagia* 22:1, 2007.
181. Park JW, Kim Y, Oh JC, et al: Effortful swallowing training combined with electrical stimulation in post-stroke dysphagia: a randomized controlled study. *Dysphagia* 27:521, 2012.
182. Berretin-Felix G, Carnaby GD, et al: *NMES immediate effects on swallow physiology in younger vs older healthy volunteers*. Presentation to the Dysphagia Research Society Annual Meeting, San Antonio, Texas, March, 2011.
183. Nam HS, Beom J, Oh BM, et al: Kinematic effects of hyolaryngeal electrical stimulation therapy on hyoid excursion and laryngeal elevation. *Dysphagia* 28:548, 2013.
184. Furuta T, Takemura M, Tsujita J, et al: Interferential electric stimulation applied to the neck increases swallowing frequency. *Dysphagia* 27:94, 2012.
185. Heck FM, Doeltgen SH, Huckabee ML: Effects of submental neuromuscular electrical stimulation on pharyngeal pressure generation. *Arch Phys Med Rehabil* 93:2000, 2012.
186. Jungheim M, Janhsen AM, Miller S, et al: Impact of neuromuscular electrical stimulation on upper esophageal sphincter dynamics: a high-resolution manometry study. *Ann Otol Rhinol Laryngol* 124:5, 2015.
187. Carroll WR, Locher JL, Canon CL, et al: Pretreatment swallowing exercises improved swallow function after chemoradiation. *Laryngoscope* 118:39, 2008.
188. Carnaby-Mann GD, Crary MA, Schmalfuss I, et al: "Pharyngocise": randomized controlled trial of preventative exercises to maintain muscle structure and swallowing function during head-and-neck chemoradiotherapy. *Int J Radiat Oncol Biol Phys* 83:210, 2012.
189. Van der Molen L, van Rossum MA, Burkhead LM, et al: A randomized preventive rehabilitation trial in advanced head and neck cancer patients treated with chemoradiotherapy: feasibility, compliance, and short-term effects. *Dysphagia* 26:155, 2011.
190. Kotz T, Federman AD, Kao J, et al: Prophylactic swallowing exercises in patients with head and neck cancer undergoing chemoradiation: a randomized trial. *Arch Otolaryngol Head Neck Surg* 138:376, 2012.
191. Shinn EH, Basen-Engquist K, Baum G, et al: Adherence to preventive exercises and self-reported swallowing outcomes in post-radiation head and neck cancer patients. *Head Neck* 35:1707, 2013.
192. Carnaby GD, Crary MA, Amdur R, et al: *Dysphagia prevention exercises in head neck cancer: pharyngocise dose response study*. Presentation to the Dysphagia Research Society, Toronto, Canada, March 2012.
193. Carnaby G, Madhavan A: A systematic review of randomized controlled trials in the field of dysphagia rehabilitation. *Curr Phys Med Rehabil Rep* 1:197, 2013.
194. Sackett DL, Haynes RB, Guyatt GH, et al: *Clinical epidemiology: a basic science for clinical medicine*, ed 2, Boston, 1991, Little, Brown.

CHAPTER 11

윤리적 고려사항

편역자 박은정

학습목표

1. 연하장애 환자에 관한 의료윤리의 기본 원칙을 제시한다.
2. 다양한 식이의 위험과 이점에 대해서 논의한다.
3. 흡인과 흡인성 폐렴을 예측하는 요인의 차이를 안다.
4. 튜브 제거 방법을 제시한다.
5. 대체적인 식사 또는 유지 시 생기는 윤리적 예를 안다.

의료윤리

1991년 12월 1일 미국에서는 환자 자기 결정법(The Patient Self-Determination Act)이 시행되었다. 이 법률은 환자가 자신의 건강관리에 관한 결정, 특히 중병이나 말기 질환 등의 판단에 전면적으로 참가할 수 있도록 하는 가이드라인이다. 의사와의 소통을 통해 개인의 도덕적 가치관과 제한된 의료계의 시스템이나 이점을 확인할 수 있다. 예를 들면, 환자는 어느 상황에서라도 살고 싶은지 혹은 생명을 유지하기 위해서 영양관으로 영양을 섭취하고 싶은지 혹은 또 다른 방식으로 생명을 유지하고 싶은지에 대한 판단을 가질 수 있다. 튜브 영양법의 위험성과 이점에 대해 상담을 할 때 연하장애 전문가의 전문 지식이 필요하다.[1] 한 연구에서는 치매 환자의 의사결정을 도울 때 연하장애 전문가의 의사결정이 65%를 차지하고 있다고 하였다.[2]

의료윤리는 의료문제에 관한 최선의 결정을 내리기 위해 환자, 간병인, 비의료 종사자, 의료 종사자가 함께 노력하여 최고의 의사결정을 하는 것이다. 의사결정은 개인 및 사회적 도덕과 가치관, 근거에 의한 의료지식, 법적 전례 등을 통한 데이터로 이루어진다는 이해를 바탕으로 해야 한다. 윤리적 딜레마는 균형이 잡히지 않는 경우, 즉 한쪽 당사자가 치료계획에 동의하지 않는 경우에 발생한다. 예를 들어, 의료진은 환자의 생명을 구하거나 연명할 수 있다고 확신하지만 종교상의 이유로 환자가 코위관(nasogastric tube, NGT)을 단기간 사용하는 데 동의하지 않을 수도 있다. 이러한 딜레마는 해결되어야 하며 의료센터 윤리위원회의 중재가 필요할 수도 있다. 일반적인 해결책으로 (1) 환자가 선호해 왔던 건강유지 방법을 고려하거나, (2) 제안된 의학적 방법의 위험성과 이점을 고려하거나, (3) 의료개입에 대한 환자와 가족의 부담을 고려하거나, (4) 환자가 의사결정을 할 수 없을 때와 같은 상황에서는 법률 지침을 참고하는 방법이 있다.

사전의료지침서

사전의료지침서(advance directives, AD)는 의사결정이 가능한 경우 특정 상황이 발생하였을 때 치료를 받을지, 받지 않을지를 사전에 선택하여 작성해 놓는 것이다. 의료기관에 입소하면 환자는 자동으로 AD 옵션을 선택하게 된다. AD에 반드시 서명할 의무는 없으며 환자에게 자주 서명을 요구하지도 않는다. 의료진은 환자 치료에 도움이 된다고 생각한다면 문서를 작성할 수 있다. 만일 AD가 이미 실시되고 있거나, 다른 입소시설 혹은 과거에 실시된 문서가 이미 실행되고 있는 경우 그 사전의료지침서는 환자의 희망에 의해서 다시 수정될 수 있다. 대부분의 경우 AD는 개인의 병세가 아주 악화되는 경우에 특별히 검토될 가능성이 높다. 일반적으로 AD에는 두 가지 내용이 담긴다: 생존에 대한 환자의 의지와 대리인에 대한 의사결정 위임 여부가 그것이다. 생존에 대한 환자의 의지는 치료 후반기 생명 연장을 위한 특정 중재를 시행받을 것인지, 말 것인지를 서면으로 결정해 놓는 것이다. 의사결정 위임은 사망 또는 회복 불가능한 상황을 대비하여 환자를 대리하여 결정할 수 있는 자를 지명하는 것이다. 대리인은 환자의 희망 사항들을 미리 파악해 두었기 때문에 환자를 위하여 최선의 선택을 할 수 있다. 말기 진행성 질환 환자는 상황이 더욱 악화되기 전에 대리인에 의해서 AD를 실행해야 하는 경우가 있다. 환자가 위급한 상황이거나 혼돈된 상황에서 자신의 치료방법을 결정하는 것은 합리적인 결정을 어렵게 하고 의료적 치료를 복잡하게 한다(CLINICAL CORNERS 11-1, 11-2).

> **CLINICAL CORNER 11-1 식이 중단**
>
> 한 환자의 보호자는 남편이 식사 시간에 질식할 정도로 기침을 하는 것 때문에 남편의 구강식이를 중단시키고 싶다고 의료진에게 말했다. 환자의 임상적, 영상적 삼킴 평가를 토대로 치료팀은 그가 구강식이로 식사를 계속할 수 있어야 한다고 생각한다.
>
> **논리적 사고**
>
> 1. 치료팀의 다음 단계는 무엇인가? 몇 가지 선택사항이 있는가?
> 2. 부인과 치료팀이 사례를 검토한 후에도 의견이 일치하지 않으면 누가 최종 결정을 내릴 것인가?

> **CLINICAL CORNER 11-2 근위축성 측삭경화증 환자의 흡인**
>
> 58세의 남성은 3년 동안 근위축성 측삭경화증을 앓았다. 삼킴 검사에서 그가 모든 음식물에 약한 기침을 하면서 흡인한다는 것을 확인하였다. 그 환자는 사전의료지침서(AD)를 작성하지 않았고 계속해서 구두로 먹고 싶다고 말한다.
>
> **논리적 사고**
>
> 1. 작업치료사로서 환자가 계속 먹도록 내버려 두는 경우를 생각해 보시오.
> 2. 환자의 상태가 지속적으로 악화되지만 구강식이를 계속하게 했다는 이유로 법정에 서게 된다면 어떤 변호를 할 것이며, 그것을 어떻게 증명할 것인가?

튜브 영양

연하장애 전문가는 튜브 영양(tube feeding)을 적용할 때 환자들이 이를 거부하는 경우가 많아 윤리적인 딜레마를 겪는 경우가 많다. 그러므로 전문가들은 튜브 영양법의 심리적 및 의학적인 장단점을 이해하는 것이 중요하다.

비구강 영양법에는 주로 장관(enteral) 영양법과 비장관(parenteral) 영양법이 있다. 비장관적인 영양법은 때로는 과영양으로 제공된다.

장관 영양법

장관 영양법의 주요 유형은 코위관(nasogastric), 위창냄술(gastrostomy), 빈창자창냄술(jejunostomy)이 있다. 특별히 조제된 고칼로리의 액체가 튜브를 통해 공급 부위로 보내진다. 튜브 삽입 위치보다 높이 매달린 비닐봉지 또는 기계식 펌프에서 액체를 공급한다.

코위관

코에서 위로 삽입된 튜브는 영양분을 보내거나 불필요한 분비물을 빨아들일 수 있다. 영양을 제공하는 튜브는 NGT로 직경은 8~18Fr이다. 숫자가 클수록 직경이 넓고 뻣뻣해서 코와 목을 불편하게 한다. 큰 굵기의 코위관(nasogastric tubes)은 약제나 퓌레를 통과시키기 위해서 필요하다. 얇은 튜브는 묽은 액체를 주입할 때 주로 사용하지만 간혹 묽은 액체도 막혀서 제거를 해야 하나 삽입 시 불편함은 덜하다. 작은 직경의 튜브는 액체를 쉽게 주입하기 위하여 튜브 끝에 도브호프 튜브(Dobhoff tubes)를 이용하면 쉽게 주입할 수 있다.

NGT는 콧구멍을 통해 인두로 들어가 인두식도분절을 통해 식도로 진입하고 마지막으로 아래식도분절을 통해 위장으로 들어간다. 위의 역류에 의한 합병증을 막기 위해 유문 밸브(pyloric valve)를 통해서 빈창자(jejunum)까지 삽입하기도 한다. 식이를 주입하기 전에 소화관에 잘 들어갔는지 확인하기 위하여 특수 방사선을 사용하여 위치를 확인한다. 코위관은 입으로 영양을 섭취하기 어려운 급성기 환자의 병세가 단기간에 좋아질 가능성이 높다고 생각될 때 이용된다. 코위관의 사용 시간은 규정되어 있지 않지만 환자가 3, 4주 이상 긴 시간 동안 장관 영양을 필요로 하는 경우 위창냄술이나 빈창자창냄술 등으로의 변경을 고려할 수 있다. 이러한 튜브는 외과적(통상적으로 환자에게 전신마취가 필요) 또는 내시경으로(가벼운 마취가 필요) 삽입할 수 있다. 내시경 시술은 피부경유내시경위창냄술(percutaneous endoscopic gastrostomy, PEG) 또는 **피부경유내시경빈창자창냄술(percutaneous endoscopic jejunostomy)**의 형태가 있다.

위창냄관과 빈창자창냄관

위창냄관은 위장의 소화 작용이 온전하다는 가정하에 위장에 직접 튜브를 넣는 것이다. 포뮬라(formula)는 위 바깥쪽에 위치한 카테터를 통해 전달된다. 위장이 기능을 발휘하지 못하면 작은창자의 빈창자(jejunum)에 튜브를 넣어야 할 수도 있다. 일부 임상가들은 빈창자에 튜브가 위치하게 되면 유문(pyloric) 밸브가 위 내용물의 식도 역류를 막는 추가적인 장벽을 제공하기 때문에 인두 속으로의 역류 위험을 감소시킨다고 주장한다. 그러나 실험 근거는 이 주장을 명확하게 뒷받침하지 못한다.[3] Marik과 Zaloga는 유문 밸브의 전후를 비교한 8개의 연구를 체계적으로 검토했다.[4] 그들의 리뷰에서는 폐렴률, 사망률, 달성한 칼로리 목표치의 비율을 비교하였고 결과는 유의하지 않았다. 표 11-1은 장관 영양법의 의료적 장단점을 요약한 것이다.

비장관 영양법

위마비(gastroparesis), 폐색, 출혈 등의 합병증으로 위장관을 사용할 수 없게 되었을 경우 비장관 영양을 할 수 있다.

표 11-1 장관 영양법의 장단점

단점	장점
코위관	
불편함	쉬운 삽입
외관이 좋지 않음	마취 필요 없음
인두식도분절과 아래식도조임근의 팽창으로 인한 역류	작은 직경 사용으로 편안함
코 염증	단기간 영양공급에 적합
부비동염(Sinusitis)	자가 영양공급 가능
삼킴 지연	
미주신경 느린맥(vagal bradycardia)발생	
위창냄술	
외과수술 필요	장기간 영양공급에 적합
튜브 삽입 부위 감염	외관상 보이지 않음
튜브 빠짐	쉬운 튜브 교체
빠른 주입 시 역류	쉬운 튜브 제거
설사	자가 영양공급 가능
빈창자창냄술	
외과수술 필요	역류 감소
지속적인 방울주입(drip feeding) 필요	외관상 보이지 않음
제거 시 병원방문 필요	위 기능 저하 시 좋은 영양공급
특별한 포뮬라 사용 어려움	코위관과 비교하여 제거 시 낮은 위험
피부경유내시경위창냄술 혹은 빈창자창냄술	
주입 시 흡인	부분 마취
튜브 주위 감염	일반적으로 견디기 쉬움
역류 가능성	수술이 필요 없음

전비장관 영양(total parenteral nutrition, TPN)은 가장 일반적으로 중추정맥인 빗장밑정맥(subclavian) 또는 목정맥(jugular)에 특수한 포뮬라를 주입하는 방법이다. **공기가슴증(pneumothorax)**과 같은 합병증이 생길 가능성이 있지만 필요시 4~6주 정도 적용한다. 말초비장관 영양(peripheral

표 11-2 영양공급의 방법 요약

영양공급 형태	공급경로	공급방법	적응증	포뮬라 형태	합병증
단순 IV/CTPN	• IV(작은 정맥) 카테터 삽입이나 심부중심정맥으로 CTPN 삽입술	• 펌프를 통하여 지속적이거나 순환적인 주입	• 수분공급; 수분과 전해질의 균형, 장기간 CTPN이 필요한 경우	• 단순 IV 용액(%포도당, 염분, 전해질) • 완전용액: 아미노산, 포도당, 지방산, 비티민, 미네랄, 미량의 원소, IV 지질	• 단순 IV: 삽입 부위의 감염, 부종, 출혈, 화상, 정맥 손상 • 중심라인공기색전, 공기가슴증, 심근천공, 정맥염, 혈전, 감염, 패혈증
코위관	• 위로 직접 연결되는 카테터/튜브	• 펌프에 의한 간헐적이거나 지속적인 방울주입	• 구강식이를 위한 단기간 적용(약 2주), 코를 통한 삽입, 쉽게 제거 가능	• 시판식 영양공급(표준, 가수분해, 모듈형)	• 기도로 잘못 삽입; 코, 인두, 식도 점막의 염증, 불편감; 외관 저하, 삼킴 기능에 영향, 흡인과 역류 유발
위창냄술/피부경유내시경위창냄술	• 튜브를 직접 위에 삽입	• 중력, 펌프에 의한 방울주입	• 구강식이를 대체하기 위한 장기적 방법: 구강섭취 병행 가능	• 완전한 시판용 장관 포뮬러: 식이섬유형, 일반형 등	• 구역질, 구토, 설사, 변비, 역류, 튜브 막힘, 수술 부위 염증
빈창자창냄술/피부경유내시경빈창자창냄술	• 튜브를 직접 빈창자에 삽입(작은창자)	• 중력, 펌프에 의한 방울주입	• 위장의 소화를 필요로 하지 않음: 역류나 흡인의 위험이 낮음	• 완전한 시판용 장관 포뮬러: 식이섬유형, 일반형 등	• 위장이 비워져 있지 않을 수 있음, 잘못된 삽입, 설사, 탈수
피부밑조직 주입	• 가슴, 복부, 허벅지, 윗팔의 피부밑조직	• 주사(24시간 동안 두 부위에 3L)	• 초기 탈수 예방을 위한 수분공급	• 염분, 포도당, 칼륨, 염화물 첨가 가능	• 약한 피부밑 부종

CTPN, Central total parenteral nutrition; IV, intravenous
(Reprinted from Krival K, McGrail A, Kelchner L: Frequently asked questions about alternate nutrition and hydration (ANH) in dysphagia care, Rockville, MD, 2006, American Speech-Language-Hearing Association.)

parenteral nutrition, PPN)은 말초정맥에 의학적 합병증이 일어날 가능성이 있기 때문에 이 치료는 7~10일 이상으로 유효하게 사용할 수 없다.[5] 표 11-2는 비장관 영양과 장관 영양의 영양법과 수분공급을 요약한 표이다.

영양관의 목적

영양관을 시행해야 하는 가장 일반적인 세 가지 이유로는 (1) 연하검사는 안전한 것으로 평가되었지만 환자가 구강식이로는 영양상태를 유지할 수 없는 경우, (2) 급성기 의학적인 문제로 단기간 충분한 칼로리의 섭취가 필요한 경우, (3) 환자가 구강식으로 섭취할 수 있으나 기관 흡인이 우려되는 경우가 있다.

영양관의 적용을 결정하는 데에는 아직 논란의 가능성이 있고 의료팀 전체의 윤리적 딜레마를 일으킬 가능성이 있다(CLINICAL CORNER 11-3). 일반적으로 장기적인 영양관에 관한 명확한 가이드라인은 없다. 대부분의 경우 환자 또는 가족의 희망이 판단의 지침이 된다. 삼킴이 불가능해 병세가 호전될 것으로 예상되는 환자에게는 장관 영양법을 결정하는 것이 논란을 일으키지는 않는다. 안전하게 먹고 있지만, 충분히 먹을 수 없는 환자, 특히 튜브로 섭취하고 싶지 않다고 호소하는 사전의료지침서(AD)를 가지고 있는 환자에서의 영양관에 대한 결정은 보다 어렵다. 이런

CLINICAL CORNER 11-3 가족 딜레마

구강섭취가 어려운 다발성 양쪽 뇌졸중(multiple bilateral strokes)의 병력이 있는 90세의 여성이 있다. 그녀는 임상평가나 기구를 이용한 평가를 시행하기 어렵다.

그녀가 잘 먹지 못하는 이유는 알 수가 없고 정상 체중을 약간 밑돌며 구강섭취를 개선하려는 치료에도 반응을 보이지 않고 있다. 연구팀은 그녀가 영양을 유지하기 위해 위창냄술이 필요하다고 결정했다. 그녀의 보호자인 딸은 그것이 필요하다는 것에 동의하지만 마음이 불편하다. 왜냐하면 과거에 그녀의 어머니가 그녀에게 영양관을 결코 원하지 않는다고 말했기 때문이다.

논리적 사고

1. 연하장애 치료팀은 환자가 영양관 적용을 원치 않는다는 것을 알고 있음에도 딸에게 이에 대한 적용을 강하게 주장할 수 있겠는가?
2. 환자가 당신의 어머니라면 어떻게 하겠는가?

상황에서 환자는 영양부족이나 탈수증상으로 스스로의 선택에 의한 의학적 위험에 노출될 가능성이 있다. Bourdel-Marchasson 등[6]은 장기요양서비스를 받는 연하장애를 가진 환자 중 PEG를 실시한 58명의 환자와 PEG를 거부한 50명의 환자에 대한 후향적 연구를 실시했다. 연령이나 의학적 요구도가 조절된 상황에서 1년을 추적하였고 2개월 시 생존율은 PEG군에서 81%, 미실시 그룹에서 58%였다. Palecek 등[7]은 말기 치매 환자 중에서 영양관을 필요로 하지 않는 사람들은 '편안한 식사 방법'을 선호하는 것을 알게 되었다. 환자들은 충분한 칼로리 섭취보다 음식물의 기도 유입으로 인한 과도한 기침 없이 안전하게 먹는 것에 만족감을 갖고 있었다. 흡인성 폐렴을 피하기 위해 기관 흡인 위험이 있는 환자에게 영양관을 설치하는 것이 고려된다. 말기 질환 환자에게는 위창냄관이나 빈창자창냄관을 적용하여도 흡인성 폐렴 발생률이 저하되지 않는다는 연구결과들도 있다.[3,8,9] 하지만 일반적으로 영양관은 먹는 즐거움의 상실을 가져오지만, 흡인이나 폐렴의 위험으로부터 보호하여 수명을 연장시킬 가능성을 높인다.[10,11] 환자에게 영양관을 사용하는 것을 충분히 검토하도록 하여 환자와 보호자의 희망과 의료상의 위험과 이익(CLINICAL CORNER 11-4, 11-5)을 잘 비교해 보아야 한다.

CLINICAL CORNER 11-4 질식의 위험

연하장애 팀은 89세의 인지가 저하된 여성 뇌졸중 환자에게 위창냄술을 실시해야 한다는 데 전적으로 동의하고 있다. 법적 대리인이 되는 보호자는 위험에도 불구하고 그의 어머니에게 구강식이를 유지해달라고 요청한다. 그녀에게 식이를 제공하던 간호조무사들 중 일부는 그녀의 죽음을 재촉하고 있다고 믿기 때문에 보호자의 부탁을 거절했다. 이 가족은 어머니가 제대로 된 치료를 받지 못하고 있고, 팀이 그들의 조언을 듣지 않아 병원을 고소하겠다고 위협해 왔다.

논리적 사고

1. 이 딜레마를 해결하기 위한 다음 단계는 무엇이며, 누가 이 단계를 시작해야 하는가?
2. 의료진은 위협을 느끼는 상황에서도 진료를 윤리적으로 계속 제공할 수 있는가? 그들의 권리는 무엇인가?

CLINICAL CORNER 11-5 반복되는 폐렴

요양원에 사는 64세의 한 여성은 실어증, 연하장애 등이 동반된 다발성 뇌졸중으로 인한 흡인성 폐렴으로 병원에 입원하는 경우가 많았다. 일반적으로 그녀는 폐렴 증상에 대한 치료 후 구강 영양 공급으로 돌아왔다. 정기적인 흉부 방사선 촬영 결과 폐 침윤(infiltrates)이 발생했다는 것을 확인했지만 그녀는 계속해서 부드럽게 다진 식단을 먹었다. 작업치료사는 환자가 식사를 하는 것을 지켜보았고 처음 10분 동안 잘 먹는 것처럼 보였지만 대부분의 음식에서 심한 기침을 하는 것을 알아냈다. 환자는 보험에 들지 않았기 때문에 비디오투시 검사를 받지 않으려고 했다. 환자의 흡인성 폐렴 이력과 비디오투시 검사를 통한 안전한 삼킴을 확인하지 못하였기 때문에 작업치료사는 구강으로 식사를 해서는 안 된다고 판단했다. 하지만 환자의 식욕이 좋고 연하장애 증상이 심각하지 않다고 판단한 의사는 그 권고에 동의하지 않았다.

논리적 사고

1. 작업치료사와 의사의 의견 불일치를 어떻게 해결해야 하는가? 누구의 입장이 더 타당한가?
2. 이 환자의 경우 영양관 적용의 적절한 시점은 언제인가?

영양관의 제거

대부분의 연구들은 영양관이 필요한 환자에게 초점이 맞추어져 있으며, 영양관을 통해 섭취하던 환자가 구강식이로 변경하는 것에 대한 연구는 거의 보고되지 않고 있다. 구강식이를 하기 위해서는 안전하고 효율적인 연하 기능의 향상을 보여줘야 한다. 게다가 영양 필요량을 채우기 위한 충분한 양의 식품이나 액체를 섭취할 수 있어야 한다. 또한 인지 상태는 한 단계 이상의 지시를 따를 수 있어야 하고 식사가 끝날 때까지 충분히 주의력을 유지할 수 있어야 한다. 구강섭취를 시도할 때 피로를 야기할 가능성이 있기 때문에 호흡의 안정성 또한 중요하다. 피로 때문에 환자가 삼키는 중의 호흡을 중지하는 것이 어렵다면 흡인의 가능성이 높아진다. 마지막으로 식사를 보조하는 사람과 충분히 협동하는 능력이 필요하다.

Buchholz[12]는 뇌손상 또는 뇌졸중 환자가 영양관에서 구강식이로의 변경을 위해 필요한 임상적 알고리즘을 제시하였다. 영양관을 제거하기 위한 준비단계에서는 구강영양 시도 시 의학적이고 영양학적인 안정성을 위한 간헐적인 영양관 공급과 전체적인 연하 평가가 필요하다. 이후 영양관을 통한 공급은 줄이고 구강을 통한 섭취를 늘려가는 단계로 접어들면, 공복감을 느껴 구강섭취를 늘려가도록 포만감이 느껴지지 않는 수준에서 영양관을 통한 식이를 제공한다. 영양 요구량의 75% 이상을 3일간 구강으로 섭취하면 영양관을 이용한 섭취를 중단할 수 있다. 구강식이로 전환이 성공적이었는지를 평가하기 위해서는 환자의 체중증가, 적절한 수분섭취, 정상 연하상태, 호흡기 합병증이 없는지를 확인하도록 한다.

Naik 등[13]은 암환자를 대상으로 PEG를 제거하고 구강섭취가 가능하기 위해서 예측되는 4개의 임상 변수를 밝혔다. 65세 이하, 국소성 두경부암, 혈청 알부민치 3.75g/dL 이상, 혈청 크레아틴 1.1mg 미만이다. 다변량 분석에서는 연령과 국소성 두경부암이 구강섭취의 중요 인자임을 예측하였다.

임상에서는 환자가 영양관을 사용하거나 제거하는 데에 있어서 여러 가지 변수가 작용한다. 실제로 모든 영양관 환자가 튜브의 제거를 요구하고 있는 것은 아니다. 또 튜브에서 구강식이로 변경하게 되면 신체적이거나 인지적인 변화가 발생할 수도 있다. 영양관을 사용 중인 환자는 일반적으로는 튜브 제거를 주요 목표로 삼지만, 어느 정도 구강으로 섭취가 가능하다고 여겨지는 경우라도 계속적으로 영양관을 사용하기를 희망하는 환자도 있다. 구강섭취를 유지하기 위해서는 흡인의 위험으로 인한 심리적인 부담이 생길 수 있지만 영양관을 사용하면 거의 수고가 들지 않는다. 그러므로 구강을 통한 섭취로 전환하고자 할 때에는 철저한 준비가 필요하며 준비과정 없이 시도한다면 구강섭취에 실패할 수도 있고, 환자는 이에 대한 심리적 부담감으로 인해 구강섭취를 재개하려는 노력을 그만둘 수도 있다. 대부분의 환자는 구강식이를 진행할 때 덜 공격적이어서 완벽한 구강영양이 이루어질 때까지 구조화된 보조를 필요한다. 구강섭취를 시도할 때는 구체적인 목표설정(9장 참조)의 검토가 바람직하다. 예를 들어, 구강식이의 처음 목표는 한 가지 음식물에 대해 익숙해진다는 것으로 설정한다. 구강섭취의 양이 증가하면 영양관을 제거할 수 있다.

영양관을 통한 섭취에서 구강식이로 전환할 때 처음 섭취하는 음식의 유형은 기구적 연하 검사의 결과를 근거로 해야 한다.[14] 예를 들어, 구강이 약한 뇌졸중 환자는 액체를 조절하기가 곤란하여 액체음식물이 입술이나 기도로 유출 된다. 반대로 두경부암 환자는 입안마름증으로 인해 묽은 액체가 유용할 수 있다. 작업치료사는 삼킬 때 기도를 보호하는 능력과 부적절한 삼킴으로 인하여 삼킴 후 인두 잔여물에 관심을 갖는다. 작업치료사는 임상적 · 기구적 평가결과를 근거로 하여 구강섭취를 위한 특정 자세 또는 적응적 방법(9, 10, 15장 참조) 등을 사용하여 중재할 수 있다.

목표로 하는 영양공급의 수준 설정과 적절한 행동학적 접근이 시행되면 환자는 구강섭취로의 준비가 갖추어진다. 임상가는 환자가 영양관을 제거한 이후 충분한 양의 열량을 구강으로 섭취할 수 있는지에 대한 확실성 여부를 예측할 수 없다는 점을 염두에 두어야 한다.[14] 그러므로 구강으로 섭취하는 양을 주의 깊게 기록해야 한다. 만약에 환자가 영양관을 지속적으로 유지해야 하는 경우(병상 펌프로 제공), 일반적인 공복 주기를 갖게끔 하기 위해 식이 스케줄을 조정할 필요가 있다.[12] 이상적인 방법은 구강섭취를 시도하기 전에 간헐적 섭취를 충분히 제공하는 것이다.[15] 인지상태가 불안정한 환자에게 구강섭취를 시도할 때는 패턴을 확인하여 의식 상태가 최선일 때에 맞추어 실시해야 한다. 구강섭취를 위해서 초기 음식물의 제공은 하루 한두 번만 이루어지는 것이 일반적이다. 음식의 종류 및 형태와

BOX 11-1 영양관에서 구강식이로 변경할 때를 위한 제안

1. 음식의 상태가 안전한지 확인한다.
2. 영양관을 간헐적으로 공급한다.
3. 영양관을 완전히 제거하기 전에 구강식이를 적용해 본다.
4. 정상적인 식사 패턴을 다시 설정한다.
5. 초기 전환 단계에서 구체적인 식단을 제공한다.
6. 구강으로 섭취한 모든 재료의 종류와 양을 기록한다.
7. 한 끼를 먹는 데 걸리는 시간을 잘 파악한다.
8. 구강식이의 합병증을 기록한다.
9. 식이량을 늘리기 위해 환자와 가족의 선호도를 참고한다.
10. 안전한 삼킴, 영양, 수분섭취, 호흡기 상태를 모니터링한다.

횟수는 임상평가를 바탕으로 기구적 검사를 통해 확립되며 영양사 또는 다른 의료진에게 전달된다. 연하기능이 향상되면 더 큰 크기나 더 어려운 음식물이 시도된다. BOX 11-1은 튜브 환자가 구강 영양을 시도하는 데 있어서 간단한 고려사항을 정리한 것이다.

흡인성 폐렴

흡인성 폐렴(aspiration pneumonia)은 침을 포함한 삼키는 동안의 흡인, 삼킨 음식물의 물리적 정체, 식도 내용물의 기도 흡인이라는 3개의 주요 원인에서 생기는 폐 감염증이다. 위(gastric) 내용물의 흡인과 이에 따른 합병증은 흡인성 폐렴으로 불린다.

흡인성 폐렴의 신체적 징후에는 빠른 심박수와 짧은 호흡, 급성 정신적 혼란, 실금, 감염증 등이 있다. 열이 있고 기침으로 가래가 발생하는 환자도 있다. 흡인성 폐렴의 정확한 발병 기전은 잘 알려져 있다.[16] 전문 간호시설에 있는 환자는 이런 명백한 징후가 거의 없는 채로 흡인성 폐렴을 앓고 있을 가능성이 있다.[17] 흉부 방사선 사진을 통해 폐 뒤쪽과 오른쪽 아래 부분에 있는 감염의 원인 물질을 확인해야 하며 이 물질이 구강인두 연하장애와 관련되었다고 여겨질 경우 금식과 더불어 항생제 치료를 적용해야 한다. 위장관 내가 원인이라고 생각될 경우 재발할 위험성을 줄이기 위해 약물이나 자세 변형이 사용될 가능성이 있다.

위험요소

흡인성 폐렴은 이상 물질이 폐로 흡인되는 모든 환자에게 발병하는 것은 아니다. 예를 들면, 침이 계속 흡인되지만 발병되지 않는 환자가 있다. 이는 구강위생이 충분할 경우 세균이 정착하지 못하기 때문에 침의 흡인으로는 폐조직의 감염도 일으키지 않는다고 설명할 수 있을 것이다. 적극적인 구강 관리 프로그램은 입인두 연하장애가 있는 환자에게는 중요하다. 음식물을 삼키는 동안 상기도로 음식물이 들어가는 경우 일차적인 방어는 성대 기침이다. 기침이 충분히 세면 대부분의 물질을 인두로 배출할 수 있어 기관 안에 거의 남지 않는다. 이러한 보호반응에도 불구하고 폐에 음식물이 들어가면 하기도 공간을 보호하는 2차 기침 반응이 일어날 수 있다. 폐조직 중의 특수한 세포는 폐에 들어온 이물질을 흡수한다. 또 다른 세포는 위 역류로 흡인된 산성 물질을 중화하는 화학반응을 일으키기도 한다. 상기도와 하기도 방어 시스템은 환자의 면역시스템이 강할 때 가장 활발해진다. 따라서 급성기 환자나 만성, 다중의 의학적 문제를 지닌 고령자, 거동이 불편하여 움직이지 못하는 경우에는 흡인성 폐렴이 높아질 가능성이 있다.

인간을 대상으로 하여 흡인성 폐렴을 일으키는 물질의 양과 종류를 연구한 결과는 없다. 흡인이 된다고 폐렴으로 이어지지 않지만 비슷한 상황에 폐렴에 걸리는 환자도 있다. 폐렴의 가능성을 확인하기 위해 폐렴이 발생할 수 있는 환경에서도 환자에게 구강식이를 허용한 연구가 있다. Silver와 Van Nostrand[18]는 비디오투시 검사에서 흡인 징후가 있기 때문에 구강식이를 하지 않고 있는 15명의 뇌졸중 환자를 조사했다. 섬광조영술(scintigraphy)이라 불리는 핵의학 실험으로 연구하였다. 섬광조영술을 하는 동안 환자는 방사선핵종(radionuclide)이 표시된 많은 양의 음식덩이를 삼키고 폐 또는 소화관 내의 잔류물을 1시간 간격으로 확인했다. 이 검사를 통하여 음식물이 기도 흡인된 환자가 있었지만, 잠시 후 폐의 잔해가 스캐너에 의해서 검출되지 않았던 것을 발견했다. 이같은 사실로 폐의 방어 기능이 활발하고 이 때문에 폐렴 발병 가능성이 낮아졌음을 증명했다.

데이터가 충분하지는 않지만 과거력과 같은 변수는 흡인성 폐렴을 예측하는 인자이다. 흡인성 폐렴은 임상평가나 도구적 검사에서 흡인이 발생한다고 밝혀진 모든 환자에게 발생하는 것은 아니다. 발성장애(dysphonia), 조음장애(dysarthria), 삼킴 후 젖은 목소리로 변화, 3온스 물 삼킴 검사에서 실패한 경우 흡인을 발생시킨다고 알려져 있지만 흡인성 폐렴이 모든 환자에게 발병하지는 않았다.

흡인성 폐렴의 발병인자를 예측하는 요인 중의 하나는 고령으로 생각된다. 흡인성 폐렴의 발병 예측으로는 다음과 같은 요인이 있다. 울혈성 심부전 및 만성폐쇄성폐질환 진단, 여러 약물 특히 진정제 사용, 식사 시 도움이 필요, 구강위생 불량, 흡연, 흡인성 폐렴 과거력, 식사 중 목의 과다 폄, 흡인기(suctioning) 사용 등이 있다. 또한 영양관 삽입[19-21]은 실험적으로 확인되지는 않았지만 흡인성 폐렴의 위험을 높인다고 알려져 있다.

비의료적 이점과 위험

임상가들은 영양관과 관련된 의학적 위험에 대한 정보를 환자에게 알려주어야 할 뿐만 아니라 장관 영양법이 환자에게 최선인지 여부에 대한 충분한 판단을 내리기 위해 의료적이지 않은 부분에 대한 이점과 위험에 대해서도 알려야 한다.

비의료적 이점

연하장애가 있는 환자들은 구강영양과 수분섭취를 충분히 유지하려고 많은 노력을 한다. 마찬가지로 보호자 또한 환자의 영양 수준을 유지하기 위해서 많은 노력을 한다. 체중감소는 에너지 수준의 저하와 이동성을 감소시킬 가능성이 있다. 영양 수준이 낮으면 정신적인 혼란이 올 수 있다. 이 모든 요인은 환자와 가족들의 삶의 질 저하로 나타나고 이로 인해 우울증을 동반하기도 한다. 장관 영양을 사용하여 충분한 칼로리를 제공하면 입을 통해 영양을 유지하려는 부담을 줄일 가능성이 있다(PRACTICE NOTE 11-1). 이는 환자나 보호자의 삶의 질 향상으로 이어질 수 있다. Bannerman 등[22]은 PEG를 사용한지 16개월이 지난 55세, 54세 환자들의 삶의 질을 검사했다. 첫 번째 검사에서 55%, 두 번째 검사에서 80%로 삶의 질이 개선되었다고 보고했다. 기능이 회복되어 영양과 수분섭취 수준이 정상으로 돌아올 수 있었기 때문이다. 비록 환자와 보호자가 장관 영양법의 관리에 익숙해져야 하겠지만 어떤 경우에는 연하장애로부터 신체적, 심리적 완화를 제공할 수 있다.

PRACTICE NOTE 11-1

나는 다발성 경화증과 연하장애를 가진 환자를 3년 동안 관찰해 왔다. 식사 시간이 길어지고 식사에 필요한 특별한 준비가 부담이 되고 있음에도 불구하고 그는 계속해서 구강식이를 하고 있었다. 영양관에 대해 그와 생각을 논의한 적이 없었지만, 지금이 그때일지도 모른다는 생각이 들었다. 나는 구강으로의 섭취가 부담이 되고 있다는 것이 분명하고, 칼로리 섭취량과 건강을 유지하기 위해 위창냄술을 시행함으로써 구강섭취의 부담을 덜어줄 수도 있다는 것을 제안했다. 그가 즐겨 먹었고 특별한 준비가 필요 없는 음식들은 구강으로 계속될 수 있었다. 이 선택권은 그에게 즉각적인 만족감을 주었다. 환자가 해당 수준의 기능을 유지하기를 원할 수 있지만 옵션 제공이 최선의 이익이 될 수 있기 때문에 임상가는 구강섭취로 인한 부담을 평가하는 것이 중요하다.

비의료적 위험

더 이상 입으로 먹을 수 없는 환자는 삶의 기본적인 즐거움을 잃기 때문에 위기감을 느낄지 모른다. 이로 인해 사회적 회피와 우울이 나타날 수 있다. 영양관이 필요한 치매 환자는 튜브를 빼려고 하는 경우가 있어 신체 억제가 필요할 수도 있다. 이와 같은 처치는 환자의 삶의 질을 더욱 악화시키기 때문에 신중히 적용되어야 한다.

윤리적 딜레마

튜브 영양법을 고려할 때 의사, 환자, 가족 모두는 윤리적 딜레마(ethical dilemmas)에 빠지게 된다. 윤리적 딜레마는 일반적으로 환자 또는 보호자가 의료팀의 계획에 동의하지 않거나, 이해하고 있지 않는 경우 보통 의료팀과 환자 또는 가족 간에 오해가 있을 경우에 발생한다. 그러므로 가족들은 영양관의 이점과 문제점에 대한 정보를 피하려고 한다. 인공적인 영양법의 시작과 제거의 결정은 "윤리적으로 중립" 상태로 환자의 목표, 가치관, 희망과 모순하는 경우에는 윤리적 딜레마를 일으키지만,[23] 이와 같은 결정을 하게 된 상황을 다시 한 번 더 검토해 보면 해결할 수 있다. 딜레마가 해소되면, 일반적으로는 딜레마가 다시 일어나는 일이 없다. 검토하는 동안 의료진, 환자 및 가족은 깊은 대화를 할 것이다. 이 회의에서 딜레마가 해소되지 않을 경우 의사, 간호사, 심리사 또는 사회복지사 등으로 구성된 의료센터의 윤리위원회에 의뢰된다.

의료현장에서 윤리적인 문제는 다양한 이유로 표면화된다. 첫째, 환자와 가족들은 본인들의 선택을 뒷받침할 충분한 근거를 얻었다고 확신하지 않는다. 둘째, 최선의 방법을 선택하는 데 영향을 주는 사람이 불분명할 수 있다. 예를 들어, 주치의로부터 최선의 방침에 관한 이야기를 듣는다 하더라도 외부 컨설턴트로부터 반대 의견을 듣고 환자가 더 신뢰할 수도 있다. 셋째, 의료팀과 환자는 합리적인 의사결정을 방해하는 개인적인 경험을 가지고 있을 수 있다. 넷째, 누가 환자를 대신해 의사결정을 하는지 또는 그 사람이 환자의 최선의 이익에 따라 행동하고 있는지는 분명하지 않을 수 있다. 마지막으로, 환자나 보호자가 어떤 생각을 하고 있는지는 불명확할 수도 있다. 치매 환자의 의사결정이나 영양보급 선택에 관한 정보를 제공하기 위한 무작위 대조실험에서 식이에 대한 결정을 하기 전에 교육을 받은 보호자는 의사결정을 하는 데 있어서 편안해 했고 준비가 되어 있었다. 이 연구에서 결과는 진행성 질환으로 심각한 연하장애가 예상되는 환자에게 빠른 보호자 교육이 필요하다는 것이다.[24]

의료윤리위원회의 일은 의료팀이 영양관을 권하고 환자나 가족이 거절하였을 때 혹은 환자가 영양관을 원하며 의료팀이 필요 없다고 생각했을 때 생기는 윤리상의 딜레마를 해소하는 것이다. 위원회는 이 딜레마를 해소하기 위해 영양관에 따른 의료적, 비의료적 위험을 철저히 편향 없이 재검토한다. 대부분의 경우 위원회는 법적으로나 윤리적으로 허용되는 범위 내에서 환자의 희망을 존중하도록 최선을 다한다.

연하장애 전문가가 가장 많이 갖고 있는 딜레마 중 하나는 흡인이 될 것을 알면서도 영양관을 이용하지 않겠다고 하는 환자이다. 구강식이가 장관 영양보다 흡인성 폐렴의 위험이 더 발생할 수 있다고 의료팀이 결정하게 되면 딜레마가 생긴다. 의료팀에서는 환자와 가족이 계속적인 경구섭취에 따른 문제점을 모두 이해하고 있다고 확신했을 경우, 환자 자기 결정법에 근거하는 환자의 희망을 존중해 환자가 계속해서 구강으로 식사를 할 수 있게 할 가능성이 높다. 이 시점에서 많은 딜레마가 표면화할 가능성이 있다. 의사는 환자가 구강으로 계속 먹는 것을 허락했을지 모르지만 그것은 환자에게 최선의 방법이 아니라고 생각하면서 직업상 책임감을 느낄 수 있다. 게다가 환자에게 흡인성 폐렴이 발생하여 환자가 사망했을 경우, 의사는 법적 조치를 취할 수 있다. 이 경우 의료진의 권고나 그 권고에 대한 환자의 거절에 관한 구체적인 사항을 문서화하여 의료기록에 남기는 것이

CLINICAL CASE EXAMPLE 11-1

55세의 한 남성은 진행성 바닥핵 질환으로 10년 동안 요양원에 있었다. 머리, 목, 팔다리의 모든 근육에 문제가 발생하였다. 질병의 초기에 진행성이라는 교육을 받았고 병의 말기에 어떠한 조치도 원하지 않는다는 사전의료지침서에 서명했다. 여기에는 영양관을 통해 먹고 싶지 않다는 진술도 포함됐다. 발성기관에도 근육 약화가 되어 말을 할 수 없게 되었다. 그는 전자의사소통판을 이용했다. 그는 계속해서 구강으로 식사를 했지만 간호사들이 그에게 음식을 먹이는 동안 끼니마다 심한 기침을 하게 되었다. 그는 이전 18개월 동안 6회에 걸쳐 흡인성 폐렴을 치료했었다. 그는 비디오투시 검사에서 묽은 액체에서 무른 고형식까지 흡인이 되는 것으로 나타났다. 음식덩이를 입에서 인두로 옮길 수는 있었다. 폐렴에 걸릴 위험을 줄이기 위해 영양관의 사용에 관하여 권고하였으나 여러 번 거절했다.

환자가 영양관을 거부하는 과정에서 간병인도 구강식이로 인하여 환자가 사망할 것이 우려되어 구강식이를 제공하고 싶지 않다고 생각하고 있다. 그 환자는 식사를 도와줄 가족도 없어 이 딜레마를 해결하기 위해 윤리위원회에 협의를 구했다.

윤리위원회는 전체 의료 병력을 검토하여 환자가 자신의 의료 상태를 충분히 이해한다는 것을 확인했다. 그들은 그가 구강영양과 영양관의 장단점에 관한 의료팀과의 소통을 바탕으로 그의 건강에 대한 결정을 스스로 내릴 수 있는 능력이 있음을 알았다. 연하장애 전문가의 보고에서 식이변형과 보상적, 촉진적 행동 치료전략은 환자의 흡인 위험을 줄이지 못했다는 것이 분명했다. 또한 간병인이 영양상의 위험을 감수하면서까지 그의 식사에 협조할 의사가 없다는 것이 분명했다. 위원회에 있는 외과의는 광범위한 논의 끝에 흡인의 위험을 피하기 위해 기도와 식도를 분리하는 후두절제술을 시행하는 것에 관하여 조언을 하였다. 이 수술로 인하여 성대 기능을 사용하지 못하게 되겠지만 이미 환자는 구두로 말을 할 수 없을 정도로 기능 저하가 되어 있는 상태였다. 그러므로 안전하게 먹기 위해서는 목소리를 희생하는 것이 합리적인 선택으로 보였다. 이 옵션을 환자에게 설명하였으며, 환자는 이 절차에 동의하였다.

중요하다. 이러한 기록은 법정에서는 다뤄지지 않을 수 있지만 의무기록은 합법적인 서류이기 때문에 영양관의 장단점에 관해 환자와 보호자가 교육을 받았다는 것을 정확하게 기록하는 것이 중요하다. 가족이 팀 추천을 완전히 이해하고 결정했는지에 대한 기록도 남겨 두어야 한다.

연하장애 전문가가 평가를 통해 구강섭취가 금기라고 판단했으나 안전하게 먹는 방법을 보조하라는 요청이 들어왔을 때 자신의 직업윤리가 위험해졌다고 생각할 수 있다. 이런 경우 임상가는 자신의 권리를 내려놓고 자신과는 다른 관점을 가진 동료의 의견을 깊이 생각해 볼 수도 있다.[25] 대

CLINICAL CORNER 11-6 삼킴과 금식의 결정

임상평가와 환자의 의료병력을 통해 다음과 같은 임상징후를 가지고 있는 환자가 있다.

환자 1: 말기, 좀 더 살기를 원하는 가족의 희망, 여러 번의 흡인성 폐렴 이력, 평가에 비협조적, 좋은 기침 반응, 연하장애, 식사와 함께 자주 기침을 동반한 질식, 여러 가지 약물과 의식 저하로 인해 튜브를 뽑기도 함

환자 2: 묽은 액체에 대한 흡인, 진한 액체는 인두에 남아 있고 기도 침습, 다발성이고 만성적인 질병의 진행, 사전의료지침서는 없음, 이전의 흡인성 폐렴 이력, 좋은 의식, 좋은 구강위생, 지속적인 체중감소 그리고 영양 부족

논리적 사고

1. 환자의 현재 상태를 고려했을 때 환자 1에게 구강식이를 추천할 수 있는가?
2. 환자의 현재 상태를 고려했을 때 환자 2에게 구강식이를 추천할 수 있는가?

CLINICAL CORNER 11-7 흡인

환자가 반복된 흡인성 폐렴을 앓고 있기 때문에 위창냄술을 받았다. 그러나 정신적 혼란 때문에 계속해서 튜브를 빼낸다. 의사는 구강식이를 시도하고 싶어 하며 흡인의 위험을 알고 싶어 한다. 수정된 바륨 검사에서는 흡인이 나타나지 않았다. 만약 환자가 구강식이를 시작하게 된다면 그 후 폐렴 발생 시 가족이 이에 대한 책임을 물을 것을 걱정한다.

논리적 사고

1. 의사에게 어떤 조언을 해 줄 수 있는가?
2. 최종 결정에 영향을 미칠 수 있는 것에 대해 가족들이 알고 대응해야 할 것은 무엇인가?

CLINICAL CORNER 11-8 아내 대 팀

한 환자가 3년 전에 자살을 시도했고 지금은 상당한 이마엽 손상을 가지고 있다. 그는 약 7kg 정도 몸무게가 줄었고, 영양관을 사용하지 않으면 건강이 더 악화될 것이다. 그는 보행이 가능하고 책임감이 있지만 자신의 상황을 이해하기에는 불충분하다. 의료진은 코위관을 사용하면 그의 현재 상태를 개선할 것이라고 믿고 있지만, 가족들은 이를 거부하고 있다. 흥미롭게도, 그의 아내는 자살 시도 당시 그의 생명을 구하기 위해 가능한 모든 것을 하도록 팀에 지시했다. 지금 그녀가 코위관을 거절한 것은 남편이 죽고 싶다고 했으며 아내는 그가 원하는 대로 해주고 싶기 때문이다.

논리적 사고

1. 이 딜레마를 해결하기 위해 수집할 수 있는 다른 정보는 무엇인가?
2. 의료진은 아내의 뜻에 따라야 하는가?

CLINICAL CASE EXAMPLE 11-2

90세의 한 남성은 양쪽 뇌졸중을 앓으며 치매에 걸리게 되었다. 최근 입원 동안 그에게 기관절개술이 실시되었다. 비록 예후가 좋지 않았지만, 그는 의사가 다시 한 번 구강식이를 시도해야 할지 고민해야 할 정도로 꾸준히 회복했다. 연하장애 전문가는 (1) 정신상태가 나쁘지만 간단한 명령을 따르고 깨어 있음, (2) 혀, 입술, 물렁입천장의 약함, (3) 기관절개관이 막혔을 때 약하고 쉰 목소리를 낸다는 임상평가를 마쳤다. 5, 10mL의 묽은 액체와 진한 액체를 삼키게 했을 때 사레에 걸렸다. 푸딩은 구강에 남아 있기는 했지만 삼킬 수 있었고 삼킴 후 기침이 나왔다. 연하장애 전문가는 그의 취약한 의료적 상태와 임상 평가결과에 근거하여 환자에게 코위관을 사용해 먹도록 권고하고 위창냄술을 고려할 것을 가족에게 제안했다. 환자를 대신해서 의사결정하는 그의 딸은 이 권고에 반대하면서 먹는 것이 그의 유일한 삶의 즐거움이라고 말했다. 연하장애 전문가는 검사결과를 바탕으로 구강섭취를 하면 흡인성 폐렴으로 인해 사망할 수 있다고 설명했다. 보호자는 환자가 음식을 먹을 때 흡인의 증상이 없어 흡인성 폐렴을 확신하지 못했다. 그녀는 수정된 바륨 검사를 직접 볼 수 있기를 원했고 10mL의 진한 액체를 먹을 때 후두개곡과 조롱박오목에 음식물이 남는 것을 확인하였다. 남아 있던 음식물은 결국 기침 없이 성대 아래로 내려갔다. 푸딩 종류의 음식에서는 지연이나 인두에 남는 것 없이 약간의 침습만 되었다. 연하장애 전문가는 환자의 나이와 기관절개술, 전반적인 건강상태를 고려하여 이러한 결과도 결국에는 흡인의 위험이 있다고 예상하였다. 딸이 위창냄술을 원하지 않았기 때문에 딸의 의견을 존중하여 구강식이를 하고 있었다. 환자는 부드러운 식이를 시작했지만 사흘째 되는 날 흡인성 폐렴의 증상이 나타났다. 그가 흡인성 폐렴으로 의심되는 치료를 받는 동안 구강식이가 중단되었다. 딸은 계속해서 구강식이를 주장했고 팀은 다시 시도하기로 동의했다. 이번에는 5일 동안 성공적으로 식사를 했고, 기관절개관을 제거하기로 결정했다. 환자는 아무런 제약 없이 규칙적인 식사를 하며 병원을 떠났다.

부분의 연하장애 전문가는 그들의 직업적 또는 개인적인 윤리를 해치지 않고, 안전한 식이 지도를 할 수 있다고 생각하고 있고 변동사항을 의무기록에 기록한다. 기록이 적절히 되고 있으면 치료를 더할 수 있고 재평가 후에 구강식이가 가능하다고 결과가 변경될 수 있다(CLINICAL CORNERS 11-6, 11-7, 11-8)

요약 및 정리

의료윤리는 환자, 간병인, 비의료 종사자 및 의료 종사자를 모아 의료문제에 대한 최선의 결정을 내리는 것이다. 이는 환자 자기 결정법에 의해 추진된다.

1. 사전의료지침서(AD)는 환자가 특정 의료 상황에서 환자의 치료 희망 또는 치료를 받고 싶지 않음과 같은 환자 의견이 결정된 진술서이다.
2. 비구강식이의 두 가지 광범위한 범주는 장관 영양법과 비장관 영양법이다.
3. 주요 장관 영양법으로는 코위관, 위창냄술, 빈창자창냄술 등이 있다.
4. 영양관이 반드시 흡인성 폐렴의 위험을 줄이거나 수명을 연장하는 것은 아니다.
5. 흡인성 폐렴은 흡인된 모든 환자에게서 생기는 것은 아니다.
6. 영양관의 사용에 관한 윤리적 딜레마는 환자와 의료진 사이에 갈등을 초래할 수 있다. 이러한 딜레마의 대부분은 환자의 희망에 대한 검토와 의료의 상세한 검토로 해결할 수 있다.
7. 직업윤리는 환자가 의사의 조언을 따르지 않을 경우 위협받을 수 있다. 다른 전문가에게 환자의 관리를 양도하는 것은 의사의 권리 내에 있다.

REFERENCES

1. Groher ME: Ethical dilemmas in providing nutrition. *Dysphagia* 9:12, 1990.
2. Sharp HM, Bryant KN: Ethical issues in dysphagia: when patients refuse assessment or treatment. *Semin Speech Lang* 24:285, 2003.
3. Lazarus BA, Murphy JB, Culpepper L: Aspiration associated with long-term gastric versus jejunal feeding: a critical analysis of the literature. *Arch Phys Med Rehabil* 70:46, 1990.
4. Marik PE, Zaloga GP: Gastric versus post-pyloric feeding: a systematic review. *Crit Care* 7:R46, 2003.
5. Griggs B: Nursing management of swallowing disorders. In Groher ME, editor: *Dysphagia: diagnosis and management*, Boston, 1997, Butterworth-Heinemann.
6. Bourdel-Marchasson I, Dumas F, Pinganaud G, et al: Adult percutaneous gastrostomy in long-term enteral feeding in a nursing home. *Int J Qual Health Care* 9:297, 1997.
7. Palecek EJ, Teno JM, Casarett DJ, et al: Comfort feeding only: a proposal to bring clarity to decision-making regarding difficulty with eating for persons with advanced dementia. *J Am Geriatr Soc* 58:580, 2010.
8. Feinberg MJ, Knebl J, Tully J, et al: Aspiration in the elderly. *Dysphagia* 5:61, 1990.
9. Finucane TE, Christmas C: Aspiration pneumonia. *N Engl J Med* 44:1869, 2001.
10. Finucane TE, Christmas C, Travis K: Tube feeding in patients with advanced dementia: a review of the evidence. *JAMA* 13:1365, 1990.
11. Regnard C, Leslie P, Crawford DM, et al: Gastrostomies in dementia: bad practice or bad evidence? *Age Ageing* 39:282, 2010.
12. Buchholz AC: Weaning patients with dysphagia from tube feeding to oral nutrition: a proposed algorithm. *Can J Diet Pract Res* 59:208, 1998.
13. Naik AD, Abraham NS, Roche VM, et al: Predicting which patients can resume oral nutrition after percutaneous endoscopic gastrostomy tube placement. *Aliment Pharmacol Ther* 21:1155, 2005.
14. Crary MA, Groher ME: Reinstituting oral feeding in tube-fed adult patients with dysphagia. *Nutr Clin Pract* 21:576, 2006.
15. Groher ME, McKaig TN: Dysphagia and dietary levels in skilled nursing facilities. *J Am Geriatr Soc* 43:528, 1995.
16. Van der Maarel-Wierink CD, Vanobbergen JNO, Schols JMGA, et al: Meta-analysis of dysphagia and aspiration pneumonia in frail elders. *J Dent Res* 90:1398, 2011.
17. Fein AM: Pneumonia in the elderly: special diagnostic and therapeutic considerations. *Med Clin North Am* 78:1015, 1994.
18. Silver KH, Van Nostrand D: The use of scintigraphy in the management of patients with pulmonary aspiration. *Dysphagia* 9:107, 1994.
19. Peck A, Cohen CE, Mulvibill MN: Long-term enteral feeding of aged demented nursing home patients. *J Am Geriatr Soc* 38:1195, 1990.
20. Langmore SE, Terpenning MS, Schork A, et al: Predictors of aspiration pneumonia: how important is dysphagia? *Dysphagia* 13:69, 1998.
21. Langmore SE, Skarupski KA, Park PS, et al: Predictors of aspiration pneumonia in nursing home residents. *Dysphagia* 17:298, 2002.
22. Bannerman E, Pendlebury J, Phillips F, et al: A cross-sectional and longitudinal study of health-related quality of life after percutaneous gastrostomy. *Eur J Gastroenterol Hepatol* 12:1101, 2000.
23. Groher M, Groher T: When safe feeding is threatened: end-of-life options and decisions. *Top Lang Disorders* 32:149, 2012.
24. Hanson LC, Carey TS, Caprio AJ, et al: Improving decision making for feeding options in advanced dementia: a randomized, controlled trial. *J Am Geriatr Soc* 59:2009, 2011.
25. Beauchamp TL, Childress JF: *Principles of biomedical ethics*, ed 5, New York, 2001, Oxford University Press.

CHAPTER 12

영유아 및 아동의 일반적 섭식과 삼킴

편역자 민경철

학습목표

1. 영유아와 성인의 얼굴과 목의 상대적인 해부학적 차이를 안다.
2. 섭식과 관련된 신체계통의 발달을 이해한다.
3. 다양한 먹기반사를 설명한다.
4. 초기 섭식과 관련된 운동, 인지 기술을 확인한다.
5. 모유 수유의 장점을 이해한다.
6. 모유와 젖병에서의 영유아의 액체 빨기의 기전을 설명한다.
7. 다양한 질감의 고형 음식을 시작할 때 요구되는 운동 기술을 설명한다.
8. 성숙한 식사 시간 행동의 발달 단계를 이해한다.
9. 영유아와 아동의 영양과 성장에 관련된 사항을 이해한다.

얼굴과 목의 발달 해부학

구강섭식은 혀, 인두, 후두근육과 같은 얼굴과 씹기근육의 움직임에 달려 있다. 또한 구강섭식은 입술, 혀, 치아, 단단입천장, 물렁입천장, 턱, 인두, 후두와 같은 얼굴과 목의 구조물들에 영향을 받는다.

영유아의 얼굴과 목 발달

신생아의 얼굴과 목 부분의 크기와 기능은 영아기 이후 아동이나 어른과는 약간 차이가 있는데, 신생아와 영유아의 구강섭식 기능 발달에 어느 정도의 도움이 된다(그림 12-1). 특히 영아기 이후의 아동이나 어른과 비교해 보면, 신생아의 구강은 작다. 턱은 작고, 혀는 비교적 더 크며, 볼지방체(fat pad)가 더 크다. 조화롭게 배치된 구조물들은 신생아가 가슴(젖병)에 입을 효과적으로 밀착시키는 데 도움을 주고, 혀는 움직이는 공간을 최소화시켜 혀 움직임 조절을 보다 효율적으로 만들어준다. 또한 영아기 이후 아동과 어른과 비교하여, 신생아의 후두는 목뼈에서 위쪽에 위치하고 있고, 목젖과 후두덮개가 만나기 때문에 흡인에서 기도를 더 잘 보호하게 된다.

인두 활

자궁 내에서 섭식 구조물들은 인두 활(branchial arches)로 알려진 신경 튜브의 윗부분에서 연속적인 짝을 이룬 활(paired arches)로 발달한다. 각각의 활은 구분된 근육, 뼈, 연골 조직에 제공하는 개별적인 혈관과 신경으로 발달한다. 짝을 이룬 활은 1~6번까지 있으며(5번은 잠시 동안 존재) 앞쪽으로 자라고 통합된다(표 12-1). 2장에서 삼킴과 관련된 근육과 신경분포를 확인할 수 있다.

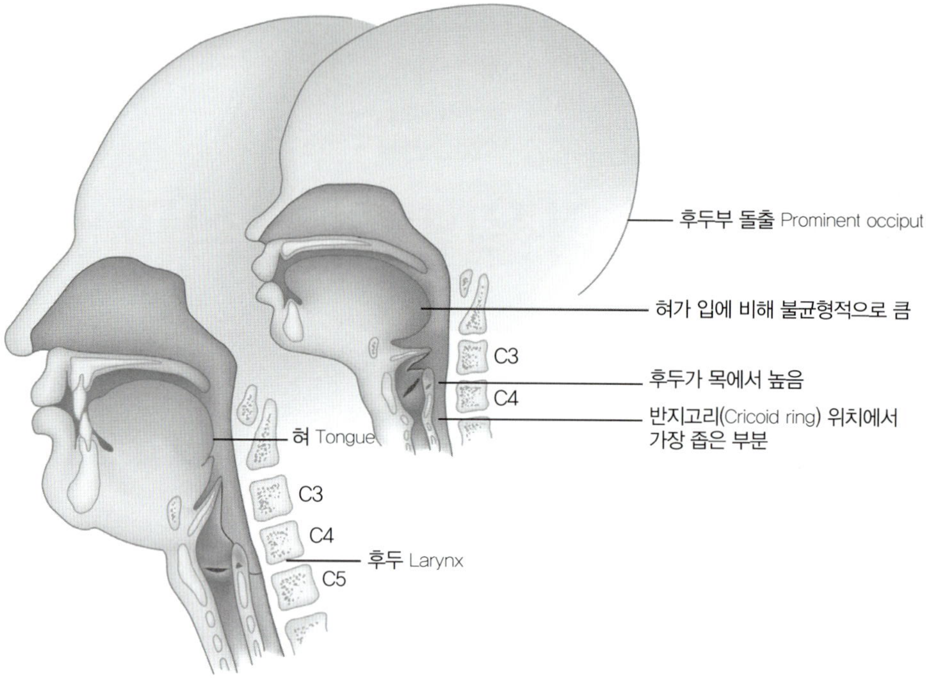

그림 12-1 영유아와 성인의 머리, 목 부분 비교.(From Finucane BT: Principles of Airway Management, 3rd edition, New York, 2003, Springer)

먹기와 관련된 다른 신체계통 발달

사람의 일반적인 태아 임신 기간은 약 40주이다(범위 = 37~42주). 37주 전의 재태기간(gestational age, GA) 신생아는 조산으로 고려된다.

장 발달

태아 장의 해부학적 발달은 약 GA 20주에 완성된다.[1-4] 그러나 생리학적 기능의 성숙은 임신 후기까지 일어나지 않고, 출산 후 초기에 발달한다.[2-4] 출산 시 미성숙한 위장 기능으로 괴사성 장염, 흡수장애(완전한 영양 흡수 실패), 영양실조 같은 특정 장 질환의 위험성이 증가한다(13장 참조). 식도 움직임, 아래식도조임근 기능(위장관 역류 조절 역할), 위 비우기, 장 움직임, 장 흡수 표면 발달 등으로 기능적, 해부학적 성장을 확인할 수 있다.[2-4]

폐 발달

폐는 자궁 밖 생존 역치에 가장 늦게 도달하는 기관이다. GA 23주경, 말단부 주머니(terminal sacs)(원시 폐포 alveoli)가 출현하고 충분히 혈관화되어 기본적인 공기 교환이 호흡기에서 이루어지고, 자궁 외 호흡이 가능하게 된다.[2-4] 이것이 조산아의 생존 가능성을 GA 23주로 생각하는 이유이다. GA 28주경, 더 많은 말단부 주머니가 나타나고, 혈관화 발달이 증진되어 더 많은 공기 교환이 가능하게 된다. 1형 폐포 세포가 계면활성제를 분비하는 2형 폐포 세포로 교체되기 시작한다.[2-4] 계면활성제의 역할은 폐순응도(pulmonary compliance: 폐 확장의 원활 정도)를 증가시키고 무기폐(폐 부위의 허탈)를 방지하는 것이다. 계면활성제가 충분하지 않은 신생아는 내부적인(스스로 발달하는) 생산이 가능할 때까지 외부(이식) 계면활성제 치료가 필요하다. GA 32~34주경, 폐포는 구조적, 기능적으로 호흡이 전반적으로 더 효율적인 상태까지 발달한다. 공기 교환은 충분히 발달하여 건강한 신생아는 환기법 도움이 필요하지 않다. GA 37주경, 미성숙한 폐포가 발달하여 계면활성제 생산이 충분해 정상적인 호흡이 가능하다. 폐포의 수는 2세까지 꾸준히 늘어난다.[2-4]

표 12-1 인두 활

인두 활	뇌신경	뼈와 연골	근육
1	V	위턱뼈, 아래턱뼈, 망치뼈(malleus), 모루뼈(incus)	씹기근육, 두힘살근의 앞힘살(diagastric anterior belly), 턱목뿔근(mylohyoid), 입천장올림근, 고막긴장근
2	VII	등자뼈(stapes), 붓돌기(styloid process), 목뿔뼈(윗부분, 작은 돌기뿔)	얼굴근육, 두힘살근의 뒤힘살, 넓은목근(platysma), 붓목뿔근(stylohyoid), 등자근(stapedius)
3	IX	목뿔뼈(아랫부분, 큰돌기), 가슴샘(thymus), 아래 부갑상샘	경상인두근(stylopharyngeus)
4	X-SLN	방패연골, 후두덮개, 위 부갑상샘	반지방패근(cricothyroid), 입천장올림근
6	X-RLN	반지연골, 모뿔연골(arytenoid cartilage), 잔뿔연골(corniculate cartilage)	내후두근(반지방패근과 다른)

RLN, Recurrent laryngeal nerve(되돌이후두신경); *SLN*, superior laryngeal nerve.(위후두신경)

신경 발달

중추신경계는 말초에서 중심의 순서(상향식, bottom-up)로 발달한다. 임신 제1삼분기(trimester) 동안 초기 신경연접(synapses)이 태아의 척수를 형성하기 시작한다.[3-5] 제2삼분기에 뇌줄기가 성숙하기 시작한다.[3-5] 호흡 움직임(예: 가로막과 가슴근육의 리듬 있는 수축) 같은 뇌줄기-매개 반사, 초기 빨기나 삼킴이 나타나기 시작한다. 뇌줄기는 심박동, 혈압, 소화, 수면 등과 같은 다른 기본적인 생존 기능을 조절한다. 제2삼분기 말기에 뇌줄기는 영유아가 자궁환경에서 생존을 가능하게 하는 자율 기능을 돕기 시작한다. 제3삼분기에 대뇌의 용량과 표면적이 눈에 띄게 증가한다.[3-5] 대뇌겉질은 기능적인 삶(자발적인 움직임, 생각하기, 기억하기 등)을 위해 생각하는 기능을 담당한다. 조산아는 대뇌의 일차 감각 영역(촉각, 청각, 시각 영역)이나 일차 운동 영역에서 아주 기본적인 전기적 움직임만을 보이기도 한다.[3] 정상 분만 신생아가 자궁에서의 익숙한 향기나 소리에 반응하는 것 같은 간단한 학습은 제3삼분기에 가능할 수 있다.[3-5]

신생아는 수많은 생존반사를 가지고 태어나지만, 대뇌성숙이 아직 완벽하지 않고 미성숙하기 때문에 보호자에게 많이 의존해야 한다. 뇌줄기는 출생 시 가장 많이 발달한 영역으로 생존반사(호흡, 삼킴)와 기본적인 생존 기능을 조절한다. 반대로 대뇌겉질은 출생 시 매우 원시적인 단계이다. 대뇌겉질은 출생 후 몇 년간 영유아의 인지적, 감정적 성장과 함께 천천히 성숙하는 복잡한 부분이다. 겉질의 뉴런이 출생 전 나타나지만, 엉성하게 연결된 상태이다.[3-5] 뇌줄기와 척수와는 반대로, 대뇌겉질은 출생 후 증식기(*exuberant period*)로 알려진 신경연접의 폭발적인 확장으로 많은 신경연접 연결을 만든다.[5] 이러한 새로운 연결로 영유아는 자신의 발달 단계를 따라간다. 2세경, 유아의 대뇌겉질은 100조 개 이상의 신경연접이 존재한다.[5] 이러한 신경연접의 급증은 대뇌겉질의 영역별로 다르다. 감각 영역(일차 감각 겉질, 시각겉질)은 일찍 시작되고, 상위 인지와 감정 영역(이마엽, 관자엽)은 나중에 발달한다.[5] 대뇌겉질 영역에서 신경연접은 4~8세의 아동기에서 최고 수준이었다가[5] 어른으로 갈수록 가지치기(pruning) 과정을 통해 감소한다.

신경연접 형성, 가지치기와 함께 출생 후 뇌발달의 가장 중요한 것은 수초화다. 신생아 뇌는 거의 수초화가 되어 있지 않다[수초(sheaths)가 신경을 절연 처리하여 명확하고 효과적인 전기 전달을 가능하게 한다].[3-5] 영유아, 아동이 어른보다 정보 처리가 느린 이유는 수초화가 부족하기 때문이다. 대뇌겉질의 수초화는 일차 감각 영역, 일차 운동 영역에서 시작하고 복잡하고 실행적인 과정(지각 통합, 생각, 감정, 기억 등)을 조절하는 상위 통합 영역으로 진행한다.[3-5] 수초화는 오래 걸리는 과정이고, 더 복잡한 영역은 청소년과 초기 성인기까지 계속된다. 그러나 신경 가지치

기와는 다르게 수초화는 타고나는 것으로, 과정 단계는 대부분의 아동에서 예상 가능하다.[5]

섭식반사 발달

섭식의 기능은 네 개의 주요 요소로 나뉠 수 있다.

1. 구강기(씹기 등)
2. 삼킴반사의 유발
3. 인두기
4. 후두기

아동, 성인에 있어서 씹기는 음식덩이의 적절한 감각 입력, 운동 반응 조절, 인지 기능에 영향을 받는 **자발적인** 활동이다.[5,6] 삼킴반사 유발은 일반적으로 비자발적인 반사 움직임이지만 자발적으로 조절할 수 있다. 반면 인두기와 후두기는 비자발적인 움직임이다. 신생아와 영유아의 경우 섭식의 네 가지 요소는 모두 **비자발적**이다. 유아기 후기가 되어야 구강기의 자발적인 조절이 가능하다[1,6](표 12-2). 결과적으로 유아기 초기는 구강섭식을 돕기 위한 뇌줄기-매개 구강반사가 나타난다.

구강반사는 적응반사와 보호반사로 나눌 수 있다.

적응반사는 유아가 장기로 직접 음식을 먹는 것을 돕는다. 반사가 적정한 자극에 반응하는 것이지만 이런 움직임은 유아의 의식수준이나 배고픔 정도에 영향을 받는다.[1,7] 이러한 반사는 시간이 갈수록 줄어들고 더 복잡하고 자발적인 기술로 바뀐다. 주요 적응반사는 먹이 찾기 반사(rooting)와 빨기(suckling)반사이다(빨기 용어에서 suckling과 sucking은 발달적, 움직임적 차이가 있는 용어이다. 본 책에서는 기능의 구분이 필요한 경우 suckling은 미숙한 빨기, sucking은 빨기로 번역하였으며 그렇지 않은 경우 빨기로 번역한 후 괄호 안에 뜻을 적었다).

찾기 반사는 입술이나 볼 옆에 촉각 자극이 있을 때 나타난다. 반응으로, 유아는 반응 쪽으로 얼굴을 돌리고 입을 벌린다. 유아가 음식이 제공되는 위치(가슴 등)를 알게 된다. 임신 제3삼분기에 나타나 약 3~6개월 정도까지 지속되다가 사라진다.[1,7] 모유 수유를 하는 유아보다 젖병으로 먹는 경우 더 일찍 사라진다.

표 12-2 비자발적(반사), 자발적(의지) 섭식기 비교

반사기(Reflexive Period)	의지기(Volitional Period)
구강기가 반사적임	구강기가 의지적임
단일 점도 섭취(액체)	다양한 점도 섭취(액체, 고형)
혀의 움직임 면이 한 반향	혀의 움직임 면이 다양한 방향
CPG*를 사용한 뇌줄기 매개 미숙한 빨기 움직임	깨물고 씹는 복잡한 씹기 움직임 패턴을 조절하기 위한 더 많은 대뇌 입력 필요

CPG, 중추 패턴 발생기 Central pattern generator.
* 13장 BOX 13-21에 CPGs의 자세한 설명이 나와 있다.

빨기반사는 혀 위 또는 단단입천장에 촉각 자극이 있을 때 나타난다. 반응으로, 수평면에서 혀를 앞뒤로 움직인다. 유아가 젖꼭지에서 모유(우유)를 빨게 한다. 이 반사는 제3삼분기 초기에 나타나서 빨기(*suckle*)반사가 통합되고 성숙하여 자발적인 빨기(*sucking*)가 나타나는 약 3~6개월까지 지속된다.[1,7]

Note: 간혹 미숙한 빨기(suckling)와 빨기(sucking)가 혼용되어 사용되기도 하지만 정확한 용어 정의가 아니다. **미숙한 빨기(suckling)**는 영유아가 모유, 젖병을 통해 먹을 때 자기-안정을 위해 사용하는 반사적 구강 패턴이다. 또한 미숙한 빨기는 영유아가 영양을 위해 모유(우유)만을 섭취하는 기간을 말한다. **빨기(sucking)**는 영유아 이후의 아동 및 어른이 입으로 액체를 빨 때의 자발적인 구강 패턴이다. 두 가지 모두 비슷한 구강 움직임이지만 하나는 반사적 움직임이고 다른 하나는 자발적인 조절이다. 빨기(suckling)반사에서 빨기(sucking)의 전환은 대뇌 성숙(유아가 자신의 움직임 패턴을 자발적으로 조절하고 결정), 대동작 기술과 자세 유지 증진(유아가 섭식 중 자세를 유지하여 앉음), 구강의 확장(턱과 혀의 분리된 움직임이 가능하고 혀가 움직일 수 있는 공간 증가)으로 가능해진다. 미숙한 빨기에서 빨기의 전환은 유아가 수저에서 빨아 먹을 수 있는 초기 고형(퓌레 등) 음식을 시작하게 한다.

영유아를 치료하는 임상가들이 알아야 할 또 하나의 용어가 있는데, 영양적 빨기(*nutritive suckling*)와 비영양적 빨기(*nonnutritive suckling*)이다. **영양적 빨기**는 섭식에 사용

표 12-3 영양적 빨기와 비영양적 빨기 비교

영양적 빨기	비영양적 빨기
섭식 중 사용	안정(soothe) 중 사용
빨기 : 삼킴 비율 = 약 1 : 1 시작할 때(우유의 빠른 흐름), 다음 섭식 종료 즈음 2 : 1 또는 3 : 1	빨기 : 삼킴 비율 = 약 6 : 1에서 8 : 1(삼킬 우유가 없을 때)
삼킴 비율 = 초당 약 1회	삼킴 비율 = 초당 약 2회(빠름, 우유가 없어서)
처음에 우유가 흐르기 시작할 때 약 60~90초 지속적인 빨기(suckling) 섭식을 하면서 집중적 빨기(sucking bursts) 기간은 감소하고 멈추는 시간은 증가한다. 섭식 마지막에는 2~3번 빨고 4~5초간 쉼	반복적인 빨기, 쉼 패턴. 보통 7~8번 집중적인 빨기 후 사이에 몇 초간(several) 쉼

되는 빨기(suckling)의 형태이다(입으로 액체 빨기). 반면 **비영양적 빨기**는 안정을 할 때 사용되는 빨기(suckling)의 형태이다(입으로 액체가 들어오지 않음). **표 12-3**에 빨기(suckling)의 두 가지 형태를 비교한 설명이 있다.

보호반사는 음식이 기도로 넘어가는 것을 방지하도록 돕는다. 대부분의 보호반사는 자발적인 기술로 바뀌면서 줄어들지만 몇 개는 성인까지 지속된다.[1,7] 주요 보호반사는 혀 내밀기(tongue protrusion), 혀 옆 움직임(tongue lateralization), 위상성 깨물기(phasic bite), 구역(gag), 기침(cough)반사이다.

혀 내밀기 반사는 혀의 앞 부분에 촉각 자극이 있을 때 나타난다. 반응은 혀가 앞으로 움직이는 것인데, 아직 충분히 음식을 씹을 수 없는 유아의 구강 기술에서 음식이 기도로 들어가는 것을 막는다. 이 반사는 제3삼분기 초기에 나타나 고형 음식을 시작하는 3~6개월에 사라진다.[1,7]

혀 옆 움직임 반사는 혀의 옆 부분에 촉각 자극이 있을 때 나타난다. 반사는 자극 방향으로 혀가 움직이는데, 음식을 잇몸 사이에 유지시키거나 씹을 수 있는 입의 옆으로 밀어서 기도를 보호한다. 이 반사는 제3삼분기 후기에 나타나, 씹기를 위해 혀가 더 자율적이고 정교한 통합이 이뤄지는 6~9개월에 사라진다.[1,7]

위상성 깨물기 반사는 잇몸에 촉각 자극이 있을 때 나타난다. 턱을 깨물고 벌리는 투박한 움직임을 보인다. 음식을 잇몸 사이에 유지하고 큰 음식덩이를 부수면서 유아의 기도를 보호한다. 이 반사는 제3삼분기 후기에 나타나 더 정교하게 자율적으로 깨물고 씹는 패턴이 통합되는 9~12개월경 사라진다.[1,7]

구역반사는 혀의 뒤쪽 2/3 지점 또는 인두벽에 자극이 있을 때 나타난다. 반사는 인두에서 음식을 빼내기 위한 혀의 돌출, 인두 수축과 비강 역류를 막기 위한 물렁입천장의 올라감으로 나타난다. 구역반사는 제3삼분기에 나타나서 성인기까지 유지된다. 그러나 질감이 있는 고형 음식을 시작하는 데 도움을 주도록 혀의 뒤쪽 1/3 지점에 자극이 있어야 나타나는 등 약 6~9개월경 일반적으로 사라진다.[1,7] 구역반사의 민감도는 개인에 따라 매우 다양한데 감각 경험과 큰 연관이 있다.[8]

기침반사는 후두 안뜰 입구에 물체가 들어가거나 근처에 있을 때 나타난다. 반응은 후두를 깨끗이 하기 위해 폐에서 강제로 뱉어내려고 다시 열기 전에 잠깐 성대주름을 닫는다. 이 반사는 제3삼분기에 나타나 성인기까지 유지된다.[1,7]

영유아에 있어 **무호흡**은 후두 안뜰 입구에 물체가 들어가거나 근처에 있을 때 나타날 수 있다. 이러한 경우 성대주름은 다시 열리기 전 장기간 동안 닫힌다. 아마도 흡인 물체의 위험 가능성 때문에 폐를 보호하기 위한 것으로 보인다. 이 반사는 후두 **화학반사(chemoreflex)**라고도 한다.[9] 이 반사는 제3삼분기 초기에 나타나고 출생 후 이른 시기에 사라진다.[9]

삼킴반사는 적응반사와 보호반사의 역할을 모두 한다. 삼킴은 구강 뒤쪽에 음식덩이가 있을 때 나타난다(침, 액체, 음식 등). 정상적인 삼킴에서 기도의 입구는 후두 위, 앞쪽 움직임, 후두덮개 편향(deflection), 성대주름 폐쇄 상태에서 닫힌다. 동시에 위식도조임근이 당겨져 열리고 음식덩이는 인두와 식도로 들어간다. 이 과정을 통해 음식이 기도로 들어가지 않고 장으로 옮겨진다. 이 반사는 제3삼분기에 나타나고 성인기까지 유지된다.[1,7,8]

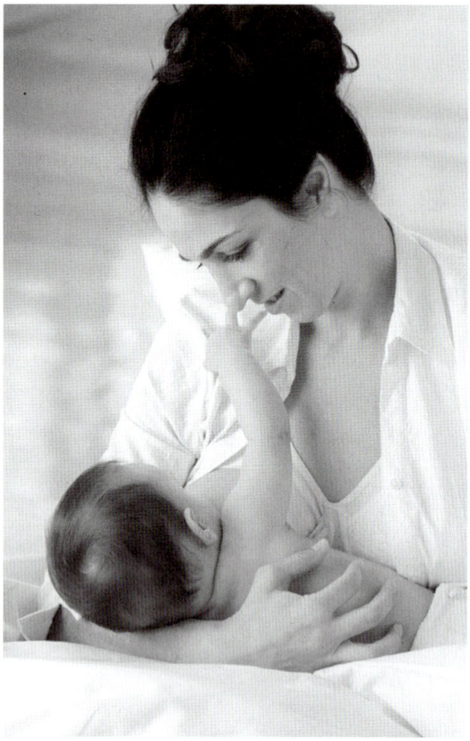

그림 12-2 유아의 좋은 섭식 자세.(From Stillerman E: *Parental Massage*, Mosby, St. Louis, 2008.)

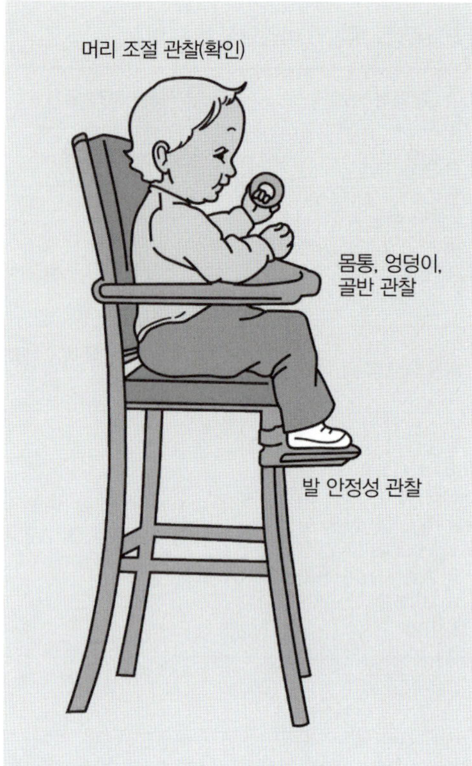

그림 12-3 6~24개월 아동의 좋은 먹기 자세, 골반 굽힘, 몸통 정중선 유지, 머리 정중선 유지. 아동기까지 의자의 발 지지 필요.(From Mahan LK, Raymond J, Escott-Stump S: Krauses's Food & Nutrition Therapy, ed. 12, Saunders, St. Louis, 2008.)

빨기-삼키기-숨쉬기 조화

인두는 삼킴과 호흡이 동시에 일어나는 공간이다. 이러한 인두의 두 가지 역할 때문에 빨기, 삼키기, 숨쉬기가 조화롭지 않을 때 어려움이 발생한다. 이 과정 중 하나라도 문제가 생기거나 조화롭지 않으면 유아의 구강섭식 능력에 좋지 않은 영향을 끼친다. 비록 빨기반사와 삼킴반사가 제3삼분기 초기에 나타나지만 유아의 미숙한 빨기, 삼킴 기능이 충분히 강해지고 입으로 영양분을 충분히 섭취할 만큼의 빨기, 삼키기, 숨쉬기의 통합이 가능해지는 것은 일반적으로 제3삼분기 후기이다.

초기 섭식과 연관된 운동과 인지 기술의 발달

유아기에 아동은 보호자에게 완전히 의존적인 시기에서부터 스스로 먹기와 관련된 책임을 갖고 선택을 하는 반 독립기를 거쳐 발달한다. 이후 지속적으로 완전히 독립적으로 먹을 수 있도록 학습하게 된다.

초기의 신경 발달로 뇌줄기-매개 빨기반사에서 먹을 때 상위 대뇌 입력이 요구되는 복잡하고 의지적인 구강 움직임으로 전환이 가능하다.[7,10,11] 구강이 확장되는 해부학적 변화를 통해 입 안에서 음식을 조작할 수 있는 더 많은 공간이 생긴다. 또한 대동작 운동 발달을 통해 유아는 도움을 덜 받고도 앉은 자세를 유지하여 스스로 먹을 수 있도록 손을 입으로 가져갈 수 있다.

자세 지지는 고형 음식을 먹기 시작할 때 매우 중요한 선행 조건이다. 몸통과 목의 대동작 조절은 씹기와 깨물기 등의 미세 동작 기술을 위해 필요하다.[1] 유아가 성장함에 따라 몸통, 목, 턱 조절이 단계적으로 발달한다.[1] 이상적인 섭식 자세는 정중선에 대한 지남력, 머리와 목의 중립적 앞-뒤 정렬, 몸통의 중립적 정렬, 골반과 무릎이 굽혀진 자세이다(그림 12-2, 12-3).

BOX 12-1 모유와 모유 수유의 장점

모유	• 모유에는 성장에 필요한 에너지, 발달에 필요한 영양, 건강을 위한 면역 요소들의 최적화된 혼합물이 들어 있다.[12-18] 분유는 모유를 모방하려 시도하였고, 모유와 유사하도록 많은 발전이 있었으나 모유의 많은 장점이 모두 포함된 분유는 없다.
모유 수유	• 모유 수유는 편리하고 경제적이다. 젖병 수유는 많은 도구를 사야 한다(젖병, 젖꼭지, 모유 유축이 어려운 경우 분유). 도구를 청결하게 유지해야 하고, 안전하게 저장하고, 준비해야 한다(분유 또는 유축 모유). • 모유 수유는 유아의 식욕 자기 조절을 가능하게 한다. 모유 수유를 하는 유아는 필요할 때 먹는 경향이 있는데, 배가 고플 때 음식을 받아들이고 배가 부를 때까지 먹는다. 반대로, 젖병 수유를 하는 유아는 스케줄에 따라 먹게 되고(약 3시간) 젖병을 비울 때까지 먹도록 하게 된다. 식욕 자기 조절을 배우는 것은 일생 동안의 건강한 먹기 형태에 중요하다.[12-18]
유아의 장점	• 모유 수유와 모유는 지방량, 알레르기 위험성, 과민증, 위장염, 호흡기 감염, 중이염, 유아 돌연사 증후군 등 살면서 나타날 수 있는 II형 당뇨를 감소시킨다.[12-18]
엄마의 장점	• 모유 수유는 II형 당뇨 위험성, 난소암, 유방암의 위험성을 감소시킨다.[12-18] 모유 수유는 임신 후 체중감소, 임신 조절과도 연관이 있다.[14-18]

모유 수유

모유 수유는 유아가 섭식을 하는 자연적이고 이상적인 방법으로 수많은 장점이 있다(BOX 12–1).

아동, 엄마, 다른 다양한 환경적 요소에 따라 모유 수유를 하는 시간이 다양할 것이다. 모유만 섭취하거나 다른 음식을 먹지 않는 경우 완전 모유 수유라고 한다. **혼합(부분) 모유 수유**는 모유와 함께 다른 음식을 먹는 경우이다(분유, 다른 액체, 고형 음식). 절대적으로, 연구들은 모유 수유가 대부분의 유아에게 좋다는 것을 뒷받침한다.[12-18] 알레르기나 모유 내 물질에 대한 저항성 저하, 우유 소화에 영향을 주는 대사 상태[**갈락토오스혈증(galactosemia)**], 엄마의 약물 남용 위험이나 전염성 질병으로 모유 수유를 하지 못할 수 있다.[16]

소아 섭식과 연하 치료 분야의 건강 전문가들은 최신 모유 수유 지침을 알아야 한다. 정부 웹사이트나 비정부 기관의 최신 정보를 확인해야 한다. 예는 다음과 같다.

- World Health Organization(WHO): http://www.who.int/topics/breastfeeding/en/
- American Academy of Pediatrics(AAP): http://pediatrics.aappublications.org/content/129/3/e827
- European Society for Paediatric Hepatology, Gastroenterology and Nutrition(ESPHGAN): http://journals.lww.com/jpgn/Fulltext/2009/07000/Breast_feeding__A_Commentary_by_the_ESPGHAN.18.aspxEl
- 대한모유수유의사회 http://www.bfmed.co.kr/

모유 수유 중인 아동과 엄마와 일을 하는 건강 전문가는 특별 훈련이 필요하다. 자세한 사항은 국제 수유 상담 협회(International Lactation Consultants Association, ICLA) 웹사이트 http://www.ilca.org/에서 확인 가능하다.

최소한의 사항으로 세계보건기구가 임산부, 신생아와 관련 있는 건강 관계자에게 추천하는 "성공적인 모유 수유 10단계"가 있다[18](BOX 12–2).

"성공적인 모유 수유 10단계"는 아기에게 친근한 병원 운동(Baby Friendly Hospital Initiative, BFHI) 기준의 일부이다. 자세한 내용은 다음 웹사이트에서 확인 가능하다.

- WHO: http://www.who.int/nutrition/topics/bfhi/en/
- United Nations Children's Fund: http://www.unicef.org/programme/breastfeeding/baby.htm
- American BFHI: https://www.babyfriendlyusa.org/about–us/baby–friendly–hospital–initiative

Note: 이 지침은 건강한 정상 분만 유아를 위한 것이다. 조산아나 다른 의학적 위험이 있는 아동은 이 목적에 도달하는 것이 어려울 수 있다. 조산 유아를 위한 공갈 젖꼭지 사용에 대한 내용은 15장 PRACTICE NOTE 15–10에서 확인할 수 있다.

BOX 12-2 성공적인 모유 수유 10단계

임산부 서비스와 신생아 돌봄을 제공하는 모든 관계자는 다음 사항을 고려해야 한다.

1. 문서화된 모유 수유 정책에 대해 건강 관리 관계자와 주기적으로 의사소통한다.
2. 이 정책을 수행하는 데 필요한 기술을 건강 관리 관계자에게 교육한다.
3. 모든 임산부에게 모유 수유의 장점과 관리법을 알린다.
4. 출생 후 30분~1시간 내에 모유 수유, 모유 제공을 시작하도록 돕는다.
5. 엄마에게 어떻게 모유 수유를 하는지, 유아와 떨어져 있는 경우 어떻게 모유 수유를 유지하는지 알려준다.
6. 의학적 문제가 아니라면 유아에게 모유 외 다른 음식을 주지 않는다.
7. 엄마와 유아가 24시간 함께 있는다.
8. 모유 수유를 장려한다.
9. 인공 젖꼭지나 공갈 젖꼭지를 주지 않는다.
10. 모유 수유 지원 그룹을 만들고 퇴원 후 엄마들을 연결시켜 준다.

(From *Protecting, Promoting and Supporting Breastfeeding: The Special Role of Maternity Services*, a joint WHO/UNICEF statement published by the World Health Organization.)

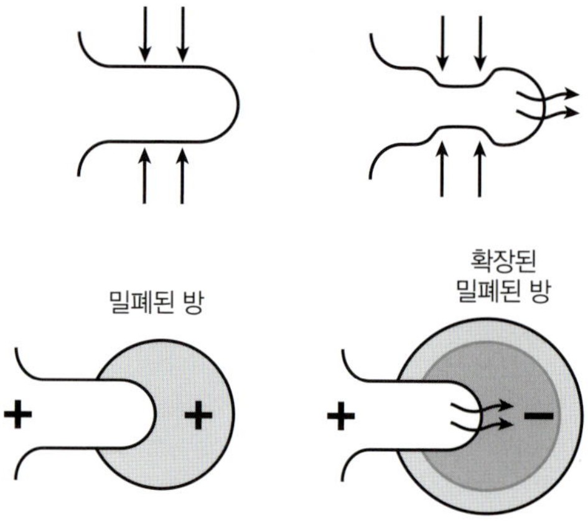

그림 12-4 빨기 중 양압(압축)과 음압(흡입).(From Wolf LS, Glass RP: *Feeding and swallowing disorders in infancy: assessment and management*, Tucson, AZ, 1992, Therapy Skill Builders.)

젖병 수유

많은 유아는 엄마의 모유 수유 어려움, 유아의 모유 수유 어려움, 유아-엄마의 분리(유아의 장기간 입원, 엄마의 직장 복귀), 가족의 선택 등의 다양한 이유로 유축 모유나 분유를 젖병을 통해 먹는다.

사용 가능한 젖병과 젖꼭지는 다양하다(15장 참조).

가슴이나 젖병을 빠는 동안 대부분의 유아는 젖꼭지에서 우유를 얻기 위해 **양압(압축, compression)**과 **음압(흡입, suction)**을 동시에 사용한다(그림 12-4). 젖꼭지 주위로 입술을 적절하게 밀착하고 구강 벽이 닿는다(입술이나 입천장의 갈림이 없는 상태). 구강은 밀폐된 방 역할을 한다. 이 밀폐된 방 안에서 혀와 턱이 아래 방향으로 움직이고, 입천장에서 멀어져 구강을 넓히고 음압을 형성하여 빤다. 이러한 음압의 차이 때문에 젖꼭지에서 모유(우유)가 나오게 된다. 양압은 혀와 턱이 입천장 방향으로 위로 움직이면서 형성되는데 젖꼭지를 눌러 적극적인 힘으로 모유(우유)를 나오게 한다. 빨기(suckling/sucking) 중 양압과 음압 형성이 어려운 유아는 섭식에 효율적이지 않으며, 충분한 모유(우유) 흐름을 위해 다른 특별한 섭식 도구나 전략이 필요하다.

고형 음식의 소개

빨기(suckling) 기간 동안 능숙하게 섭식을 하는 유아는 빨기, 삼킴, 숨쉬기 조절을 포함한 기능적 빨기(suckling)와 삼킴 기술을 보여주는 것이다. 이후 섭식 전환기에 유아는 안전하게 고형 음식을 먹을 수 있도록 능숙하게 씹고 깨물 수 있는 능력을 학습할 필요가 있다. 모유, 젖병 수유에서 수저로 먹어야 하는 초기 고형 음식(퓌레)으로 전환, 부드러운 고형 음식을 혀로 부수고, 그 이후 더 단단한 질감의 음식을 깨물고 씹는 데 필요한 구강 운동 기술 수준 향상이 요구된다(표 12-4).[1,7] 모유 수유, 젖병에서 컵, 빨대 컵, 스프라우트 컵(sprout cup)으로 마시기 위해서도 구강 운동 기능 향상이 필요하다.[1,7]

Note: "아이 주도 이유식(baby-led weaning)" 접근법에 대한 내용은 15장 PRACTICE NOTE 15-11에서 확인할 수 있다.

유아는 일반적으로 고형 음식으로 전환을 시작할 때 동

표 12-4 음식 질감 전환

질감	질감이 있는 음식을 섭취하기 위해 요구되는 구강의 방향적 움직임	씹기
액체(모유, 분유, 물 등)	• 가슴이나 젖병에서 빨아먹는 음식덩이 • 액체를 옮길 때 혀가 앞–뒤로 움직인다.	씹기 필요 없음
퓌레 음식 [라이스 시리얼(죽, 미음), 요거트, 과일 퓌레, 채소 퓌레, 고기 퓌레]	• 수저로 먹는 음식덩이 • 퓌레를 옮길 때 혀는 앞–뒤로 움직인다.	
으깬 음식 (으깬 감자, 호박, 늙은 호박, 바나나, 아보카도 등)	• 수저, 포크, 손가락으로 먹는 음식덩이 • 으깬 음식을 옮길 때 혀는 앞–뒤로 움직인다. 혀와 입천장 사이에서 음식을 누를 때 혀를 위쪽으로 움직인다.	혀로 씹을 수 있음
부드러운 음식 조각 (바나나, 아보카도 조각, 익힌 감자, 호박 조각)	• 수저, 포크, 손가락으로 먹는 음식덩이 • 부드러운 음식 조각을 옮길 때 혀는 앞–뒤로 움직인다. 혀와 입천장 사이에서 음식을 누를 때 혀를 위쪽으로 움직인다.	
부드러운 음식 (치즈, 구운 닭, 미트볼, 삶은 채소, 파스타 등)	• 자른 다음 포크, 젓가락, 손가락으로 먹는 음식덩이 • 씹는 곳까지 음식을 옮기기 위해 혀의 옆쪽 움직임(lateralization)이 요구된다.	치아로 씹음
질긴 음식 (소고기 스테이크, 돼지고기, 생 사과, 당근 등)	• 자른 다음 손가락, 포크로 먹는 음식덩이 • 씹는 위치까지 음식을 옮기기 위해 혀의 옆쪽 움직임이 필요하다.	
혼합된 질감 (구운 콩과 소스, 닭고기와 파스타, 으깬 채소 등)	• 수저나 포크로 먹는 음식덩이; 액체 또는 퓌레의 음식 요소, 혀는 앞–뒤로 움직인다. 치아로 씹어야 하고 음식을 씹는 위치로 옮기기 위해 혀의 옆쪽 움직임이 필요한 음식 요소	

시에 자세를 유지하여 앉고 손을 입으로 가져갈 수 있다. 보호자가 조절해 주는 음식의 크기와 단단한 정도, 지지하여 앉기는 아동의 효율적이고 안전한 먹기 능력을 극대화시키는 데 도움을 준다.[1,7]

섭식 발달 단계

신생아는 섭식 중 전체적인 자세 지지가 필요하다. 출생 후 4개월까지 유아의 식사는 모유 수유, 젖병을 통한 액체로만 이루어진다. 영유아는 음식을 찾고 섭취하는 데 적응 구강반사(먹이 찾기 반사, 빨기반사)에 의존하고 섭식 중 혀가 앞뒤로 움직인다. 영유아는 고형 음식을 섭취하거나 소화하지 못하고,[13] 기도 보호를 위해 보호 구강반사(혀내밀기, 위상성 깨물기, 강한 구역반사)가 나타난다. 유아가 성장하면서 자세, 스스로 먹기, 구강 기술의 변화가 나타난다(표 12–5).

4개월에 대부분의 유아는 액체만 섭취한다(모유 수유 또는 젖병). 그러나 4~6개월, 혀와 턱의 움직임 분리가 나타나기 시작하고 섭식할 때 미숙한 빨기(혀의 앞–뒤 1차원 움직임)에서 빨기(혀의 위, 뒤 방향의 2차원 움직임) 형태로 전환된다. 이 시기에 더 똑바로 앉을 수 있지만 전체적인 자세 지지(지지대가 있는 아기 의자, 보호자가 팔로 머리, 몸통을 지지하고 무릎에 앉힌 자세 등)가 필요하다. 구강 자기 탐색을 위해 손을 입으로 가져가기 시작한다. 이러한 행동은 보호반사(혀 내밀기 반사 등)의 탈감각에 도움을 준다. 이 시기의 마지막에는 많은 유아가 수저로 초기 고형 음식(퓌레)을 섭취하기 시작한다(표 12–5).

7~8개월에 유아의 식사는 대부분 액체지만 다양한 종류와 많은 양의 고형 음식을 섭취할 수 있다. 가슴과 젖병을 통해 액체를 계속 섭취 중이나 컵으로 마실 수 있는 능력이 생기기 시작한다. 외부의 지지 없이 앉을 수 있는 신체 중심 안정성이 발달하고, 보호 구강반사가 감소하고 더 정교하고 의지가 있는 구강 기술(위상성 깨물기에서 씹기

표 12-5 섭식의 발달

	0~4개월	4~6개월	7~8개월	9~12개월	12~18개월	18~24개월
자세	• 전체적인 지지(보호자의 팔에 기댐)	• 지지받아 앉기 자세 유지 가능(약간 기댐, 지지대 있는 유아용 높은 의자)	• 앉을 수 있으나, 지지 필요(지지대 있는 유아용 높은 의자, 발받침)	• 최소한의 지지로 앉을 수 있음(지지대 없는 유아용 높은 의자, 바닥에서 잠시)	• 지지 없이 앉을 수 있음(발이 바닥에 닿거나 발받침이 있는 의자)	• 지지 없이 앉기 가능
스스로 먹기	• 해당 없음	• 손을 입으로 가져감(양쪽 움직임) • 구역반사 감소	• 손을 입으로 가져감(약간의 한쪽 움직임) • 약간의(지저분함) 스스로 먹기	• 스스로 먹기와 도움이 함께 필요	• 대체로 스스로 먹기	• 스스로 먹기가 지배적임
액체 구강 기술	• 모유 수유, 젖병 수유 • Suckle(혀의 앞뒤 움직임, 반사적)	• 모유 수유, 젖병 수유 • Suck(혀의 위아래 움직임, 의지적)	• 모유 수유, 젖병 수유 • 컵으로 마시기 시작 가능	• 모유 수유, 젖병 주유 • 컵으로 마시기	• 컵으로 마시기 • 모유 수유, 젖병 수유 남아 있음	• 컵으로 마시기 • 모유 수유, 젖병 수유 남아 있을 수 있음
고형 구강 기술	없음 • 씹거나 깨물 수 없음	빨기 • 혀 내밀기 감소 • 수저로 흐르는 퓌레 고형 음식 제공 시작 가능 • 씹거나 깨물 수 없음	초기 씹기 • 초기 혀 옆쪽 움직임 • 치아 나기 시작(앞니) • 진한 퓌레 제공 • 질감 있는(으깬) 고형 음식 시작 • 수저로 떠 먹일 수 있는 음식이나 부드러운 큐브 형태의 음식 제공 • 깨물 수 없음 • 씹고 깨물기 연습 위한 비스킷, 치발기 제공	씹기 • 혀 옆쪽 움직임 증진 • 치아 남(바깥 앞니) • 부드러운 음식 제공 • 음식 깨물기 어려움 • 치아 사이에 음식 유지하여 손으로 부수기 가능 • 씹고 깨물기 연습 위한 비스킷, 치발기 제공	씹기 • 혀 옆쪽 움직임 좋음 • 더 많은 치아 남(첫 어금니, 송곳니) • 부드러운 음식 깨물기 • 부드러운 음식 제공	효율적인 씹기 • 혀 옆쪽 움직임 좋음 • 대부분 치아 남 • 단단한 음식 깨물기 • 질긴 음식 제공

Note: 고형 음식을 시작하거나 독립적인 식사는 사회적, 문화적 요소에 영향을 받는다. 섭식 기술 지연 아동은 고형 음식 노출 경험, 일반적인 식사 시간에 대한 상세한 내용이 포함된 전체 과거력을 평가해야 한다.

로 전환)로 변화하면서 으깬 고형 음식과 작은 조각의 고형 음식을 섭취하기 시작한다(표 12-5). 손-입 협응이 향상되면서 대부분 스스로 먹기(지저분함)가 가능해진다. 그러나 이 나이의 식사 시간에는 보호자의 도움이 여전히 많이 필요하다.

9~12개월에 일반적으로 액체와 고형 음식이 섞인 식사를 섭취한다. 충분한 영양 섭취를 위해 모유, 젖병 수유가 계속 필요하지만 낮에는 컵으로 액체를 마시는 경우가 증가한다. 이 나이에는 대부분 도움 없이 앉을 수 있고 일어나고 걷기 시작한다. 그러나 일반적으로 아기 의자나 보호자의 무릎에서 여전히 음식을 먹는다. 미세 운동 기술은 계속 발달하게 된다. 이 나이에서 스스로 먹기는 더 일반적이다. 턱의 안정성과 혀가 옆쪽으로 움직이는 기술 증진으로 부드러운 음식을 깨물고 씹을 수 있다(표 12-5).

12~24개월에 아동의 구강섭식 기술은 계속 향상되고 더 정교하고 조화로워진다. 그래서 다양한 종류의 음식을 섭취하고 효율적인 식사 시간이 가능하다. 이 시기에 아동은 질긴 음식을 통해 깨무는 법을 배우기 시작한다(표 12-5). 먹는 데 필요한 도구 사용이 더 능숙해진다. 이러한 과정은 전반적인 운동 발달, 감각 통합, 인지적 성숙의 증진

CLINICAL CORNER 12-1 고형 음식의 소개

고형 음식을 소개하는 것과 관련되어 유치원 관계자와 45분간 이야기를 해야 하는 것을 준비해야 한다면 어떻게 하겠는가?

논리적 사고

1. 초기 고형 음식(퓌레)을 시작할 준비가 되었다는 유아의 신호는 무엇인가?
2. 왜 어떤 유아는 더 다양한 고형 음식으로 전환하지 못하고 퓌레나 으깬 음식에 머물러 있는가?
3. 섭식을 위한 자세 지지의 중요성에 대해 논의하시오.

CLINICAL CORNER 12-2 고형 음식 섭취의 지연 사례

엄마는 Tara라는 딸이 있다. Tara는 16개월의 정상 분만으로 특별한 의학적 문제의 과거력은 없다. Tara는 갈거나 으깬 음식을 제외한 대부분의 고형 음식을 거부한다. 엄마는 다양한 점심 메뉴를 고를 수 있도록 Tara가 핑거 푸드를 먹기를 원한다.

논리적 사고

1. 이 연령대 아동의 정상적인 구강섭취에 대해 설명하시오(음식의 질감, 음식을 가져가는 방법, 섭식 자세).
2. Tara의 섭식 문제의 가능한 원인을 논의하시오.
3. Tara의 섭식 치료 프로그램의 가능한 단계에 대해 논의하시오.

과 함께 나타난다. 아동은 질식(choking) 위험을 방지할 수 있는 적절한 음식 크기에 대한 보호자의 도움이 여전히 요구된다.

Note: 관련된 내용은 15장 BOX 15-4에서 확인가능하다(CLINICAL CORNER 12-1, 12-2 참조).

성숙한 식사 시간 행동으로의 전환

고형 음식을 먹는 것을 처음 배우는 시기를 거쳐, 영유아들에게는 성숙한 식사 시간 행동으로 전환되는 또 다른 학습이 반드시 필요하다. 아동기 동안 아동은 엄청난 수준의 대뇌겉질 발달과 인지 기술의 단계적 증진을 겪는다. Piaget가 설명한 인지 발달의 주요 4단계는 표 12-6에 요약되어 있다. 각 단계에서의 섭식과 관련된 내용들도 자세하게 설명하였다.

유아와 아동에서의 영양 및 성장 관련 고려사항

출생 후 첫 달 동안 유아의 영양적 요구량은 모유 또는 분유에 맞춰져 있다. 유아 후기에는 모유(우유)의 대체로 고형 음식이 소개된다. 액체 중심의 식사에서 고형과 액체로 구성된 식사로의 전환은 유아가 성장하는 데 필요한 확장된 식사를 맞추는 데 중요한 다양한 양과 종류의 영양을 섭취하도록 하는 주요한 발달 과정이다.[13]

출생에서 12개월까지 건강한 유아는 일반적으로 키의 50%(출생 시 남자 키 평균 = 50cm, 12개월 평균 = 76cm), 몸무게에서 200%(출생 시 남자 몸무게 평균 = 3.5kg, 12개월 평균 = 10.5kg) 성장을 경험한다.[20,21] 임상적으로 아동의 성장은 영양섭취와 구강 기술의 대략적인 지표로 사용되는데, 아동이 잘 성장하면 식사 섭취가 영양 요구량에 충분히 맞춰져 있고, 입으로만 먹는다면(튜브 영양과 대비하여), 식이 섭취에 요구되는 충분한 섭식 기술을 가지고 있다고 볼 수 있다.

최신 유아 영양 지표

아동 섭식과 연하 치료 분야의 건강 전문가는 추천 모유 수유 기간, 분유 사용, 고형 음식 시작 연령 등 유아를 위한 최신 섭식과 영양 지표를 알아야 한다. 정부 웹사이트나 비정부 기관의 최신 정보를 확인해야 하며 그 예는 다음과 같다.

- WHO: http://www.who.int/nutrition/topics/infantfeeding _recommendation/en/
- AAP: http://www.aap.org/en-us/advocacy-and-policy/aap-health-initiatives/HALF-Implementation-Guide/Age-Specific-Content/Pages/Infant-Food-and-Feeding .aspx
- ESPHGAN: http://espghan.med.up.pt/index.php?option=com_content&task=view&id=37&Itemid=119
- Australian National Health and Medical Research Committee:https://www.nhmrc.gov.au/guidelines/publications/n20

최근 대부분의 국제 유아 섭식 지표는 6개월까지 모유만 먹고(조산아 교정 나이 6개월) 12~24개월까지 모유 수유

표 12-6 인지 발달 단계(Piaget 이론 기반)와 섭식과 관련된 사항들

단계	나이	특징	발달 변화	섭식 관련 사항
감각운동기	출생~2세	• 유아는 움직임과 감각을 통해 세상을 안다.	• 이 시기에 유아의 학습 – 물체가 보이지 않아도 계속 존재한다(대상 영속성). – 자신은 주변 사람, 사물과 분리된 존재이다. – 자신의 행동은 주변에서 일어나는 일들의 원인이 된다. • 학습은 동화와 조절을 통해 이루어진다.	• 유아는 보호자를 "안전한" 음식을 주는 사람으로 신뢰한다. • 유아는 보호자의 음식에 대한 반응과 행동을 관찰하여 학습한다. • 아동은 감각, 운동적으로 처리가 어려운 음식을 거부하기도 한다. • 유아와 아동은 주의를 끌기 위해 음식을 거부할 수 있다.
전조작기	2~7세	• 아동은 상징적으로 생각하기 시작하고, 물체를 표현하기 위해 단어나 그림을 사용하는 것을 배운다. • 아동은 자기 중심적인 경향이 있고, 자신의 시야로만 사물을 본다.	• 이 시기에 아동은 다른 사람의 시각에서 사물을 보는 것들과 갈등이 생기는 경향이 있다. • 언어와 사고 과정이 빨리 발달하지만, 사물을 문자 그대로만 생각하는 경향이 있다.	• 아동은 안 좋은 사건과 연계되어 음식에 대한 공포증이 생길 수 있다. • 아동은 특정한 방법으로 준비된 음식을 좋아할 수 있는데, 그것이 바뀐다면 다른 음식으로 여기고 새로운 것에 대한 공포증이 생길 수 있다.
구체적 조작기	7~11세	• 아동은 구체적 사건에 대해 논리적으로 생각하기 시작한다.	• 이 시기에 아동은 보존의 개념에 대해 이해하기 시작한다(짧고 넓은 컵과 길고 좁은 컵에 든 물의 양이 같다 등). • 사고가 더 논리적이고 조직화되지만 아직 매우 구체적이다. • 아동은 특정 정보에서 일반적인 원리로의 귀납적 추론을 사용한다.	• 아동은 선호에 따라 음식을 바꿀 수 있다는 것을 이해한다(자르기, 소스 뿌리기 등). • 아동은 명확한 규칙과 기본적인 설명을 통해 가장 잘 배운다. ("의사와 과학자가 완전히 건강해지기 위해 매일 채소와 과일을 먹으라고 했어").[19]
형식적 조작기	12세 이상	• 이 단계에 청소년과 젊은 성인들은 가상의 문제에 대해 추상적 사고와 추론을 하기 시작한다.	• 이 시기에 추상적 사고가 나타난다. • 청소년들은 가상적이고 추상적인 추론이 요구되는 도덕, 윤리, 사회, 철학, 정치와 같은 주제에 대해 더 많이 생각하기 시작한다. • 이 시기에 일반적 정보에서 특정 정보로의 연역적 사고를 사용하기 시작한다.	• 청소년은 싫지만 몸에 좋기 때문에 해야 하는 것들에 대해 배우기 시작한다(시금치 먹기 등).

를 유지하라고 추천한다.[12,14,15,18] 영유아를 위한 모유의 장점 및 영양, 면역성에 대한 장점은 이미 잘 설명하였다.[12-18] 모유 섭취가 불가능하거나 어려운 영유아에게는 적어도 12개월까지 분유 같은 모유 대체품을 제공한다.[12-18]

고형 음식을 시작하는 연령에 대해서는 최근 국제 가이드라인이 다양한데 4~6개월 또는 약 6개월에 시작하도록 소개한다.[13,22] 그러나 일반적으로 4개월 전에는 고형 음식을 시작하지 않는다. 4개월 전에는 고형 음식을 충분히 소화시키기 어렵고 알레르기의 위험이 높아지는 시기이기 때문이다.[12-18,22] 또한 이 시기의 구강 기술은 고형 음식을 먹기 어렵다. 그러나 유아는 영양 요구량에 적합하고,[12-18,22] 성숙한 식사를 조절할 수 있는 구강 기술 연습 발달을 위해 점진적으로 영양이 충분한 고형 음식을 시작해야 한다.

아동을 위한 영양 지표

아동 섭식과 연하 치료 분야의 건강 전문가는 성장 확인에 요구되는 다양한 연령에 맞는 에너지, 영양, 수분 요구량에 대한 최신 영양 지표를 알아야 한다. 정부 웹사이트나 비정부 기관의 최신 정보를 확인해야 한다. 예는 다음과 같다.

- WHO: http://www.who.int/publications/guidelines/nutrition/en/

• AAP: http://pediatrics.aappublications.org/content/117/2/544.full
• ESPHGAN: http://espghan.med.up.pt/index.php?option=com_content&task=view&id=37&Itemid=119
• 한국영양학회: http://www.kns.or.kr/

에너지 요구량

다양한 연령과 성별에 따른 평균 에너지 요구량에 대한 정보는 표 12-7과 12-8에 요약하였다. 일반적으로 에너지 요구량은 하루에 아동의 몸무게에 요구되는 에너지 양(또는 에너지 농도로 알려진 액체의 양)에 따라 제공된다. 일반적인 액체와 음식에 들어 있는 에너지 정보는 음식물 포장지에서 확인 가능하거나 무료 또는 시판 중인 에너지 계산기로 계산 가능하다.

건강 또는 의학적 문제가 있거나 몸무게가 너무 많이 나가거나 적게 나가는 아동은 같은 연령과 성별의 평균 요구량과 다른 에너지가 요구된다.

영양사는 필요에 맞는 식사 계획을 추천할 수 있는 아동의 개인적인 에너지 요구량을 평가하는 기술과 특별한 지식이 있다. 에너지 섭취와 성장이 의심이 될 경우 소아 영양사에게 의뢰한다.

표 12-7 몸무게 단위당 유아와 아동의 일 평균 모유, 분유 요구량

1~4일	30~120mL/kg/day	<2oz/lb/day
5일~3개월	150mL/kg/day	2.5oz/lb/day
조산, 기타 고위험 신생아	Up to 180~200 mL/kg/day	3oz/lb/day
3~6개월	120mL/kg/day	2oz/lb/day
6~12개월	90mL/kg/day (+ food)	1.5oz/lb/day
1~2년	Up to 90mL/kg/day(+ food)	1.5oz/lb/day

Note: 모유와 일반적인 분유는 100mL당 평균 67kcal(20kcal/oz)가 함유되어 있다.
From World Health Organization: Human energy requirements: report of a joint FAO/WHO/UNU Expert Consultation. *Food Nutr Bull* 26(1):166, 2005.

표 12-8 유아와 아동의 평균 에너지 요구량

나이(년)	평균 몸무게(kg)	일일 에너지 요구량	
		kcal/일	kcal/kg/일
남자			
1~2	11.5	948	82.4
2~3	13.5	1,129	83.6
3~4	15.7	1,252	79.7
4~5	17.7	1,360	76.8
여자			
1~2	10.8	865	80.1
2~3	13.0	1,047	80.6
3~4	15.1	1,156	76.5
4~5	16.8	1,241	73.9

Note: 몸무게당 일반적인 음식의 에너지 함유량은 에너지 계산기를 확인한다.
From World Health Organization: Human energy requirements: report of a joint FAO/WHO/UNU Expert Consultation. *Food Nutr Bull* 26(1):166, 2005.

다량영양소, 미량영양소와 수분 요구량

다양한 연령과 성별의 아동에게 요구되는 평균 영양에 관한 정보는 광범위하게 사용 가능하다. 다량영양소(단백질, 지방, 탄수화물-식사에서 주요 에너지원) 섭취, 미량영양소(필수 비타민과 철분, 칼슘, 아연, 식이섬유 같은 미네랄) 섭취와 관련된 정보들이 사용 가능하다. 일반적으로 영양 요구량은 일일 섭취 권고량—연령에 따른 아동을 위한 일일 평균 에너지 섭취량으로 제공된다. 기본적인 액체와 음식의 주요 영양 성분에 대한 정보는 음식 포장지에서 확인 가능하지만 더 자세한 정보는 생산자를 통해 직접 얻거나 무료, 시판 영양 계산기로 확인할 수 있다.

평균 수분 요구량에 대한 정보는 아동 몸무게에 대한 식 계산으로 확인 가능하다(표 12-9). 수분은 음료나 수분이 함유된 음식에서 얻는다. 아동이 충분한 수분섭취를 하지 못하고 있다는 징후는 눈, 입, 피부의 건조함, 소변 빈도 감소, 진한 소변 색과 냄새, 변비, 무기력, 짜증나고 예민한 상태 등이다.[2]

표 12-9 Holliday-Segar 수분 요구량 계산

아동 몸무게	일일 최소 요구량
1~10kg	100mL/kg
10~20kg	1,00mL + 50mL/kg over 10kg
>20kg	1,500mL + 20mL/kg over 20kg

From Holliday MA, Segar WE: The maintenance need for water in parenteral fluid therapy. *Pediatrics* 19:823, 1957.

아동의 수분섭취, 영양섭취, 흡수, 성장이 의심이 될 경우 소아 영양사에게 의뢰한다.

음식 제공과 제공 크기

다양한 음식군(과일, 채소, 곡물, 유제품, 단백질)의 비교적 많은 양의 식사 섭취 추천과 다양한 연령의 아동에게 제공하는 음식 크기에 대한 정보는 다양한 정부, 비정부 기관의 자료에서 확인 가능하고 음식 접시, 음식 피라미드 지침 형식을 활용한다. 예는 다음과 같다.

- United States Department of Agriculture: www .choosemyplate.gov/
- European Food Information Council: www.eufic.org/
- UK National Health Service: http://www.nhs.uk/Livewell/Goodfood/Pages/eatwell-plate.aspx
- Nutrition Australia: http://www.nutritionaustralia.org/

음식 처리와 위생

어떤 식으로든 음식을 처리하는 사람은 음식 처리와 위생에 대해서 숙지할 필요가 있다. 이 지침은 적절한 음식, 음식 준비, 손 씻기, 음식 저장(적절한 용기와 온도), 음식 가열과 재가열에 대한 일반적인 내용을 제공한다.

음식 처리와 위생 가이드라인은 주로 미국 유아 아동 영양 지침(national infant and child nutrition guidelines)의 부분적인 내용으로 제공된다. 음식이 제공되는 유치원이나 학교 환경을 위한 지침은 주 교육 정책(미국 국가교육정책)의 관리를 받고, 이 분야에서 일하는 사람은 이러한 지침을 숙지해야 한다. 면역 문제, 의학적, 영양적으로 취약한 그룹을 관리하는 병원이나 건강 관계자는 국가, 주 건강 정책의 지도를 받는다(미국의 경우). 특정 장소에 설치하는 지침(site-specific guidelines)도 필요할 수 있다. 이 분야에서 일하는 사람은 **일반적 건강 지침(universal health precautions)**뿐 아니라 이러한 정부, 지역 규정을 잘 알아야 하고, 다음 그룹의 아동의 경우 특별히 주의를 기울여야 한다.

- 면역 손상 환자[신생아, 화학 치료, 장기 이식 환자, 스테로이드 투여 환자, 인체 면역결핍 바이러스(HIV) 환자 등]: 오염되거나 위생적이지 않은 처치로 음식을 먹는 경우 취약 그룹에 감염 위험이 있다.
- 음식 알레르기 또는 과민한 아동: 알레르기 반응을 일으키거나 의심되는 음식은 절대적으로 피한다. 과민함을 유발하는 음식은 최소화한다.
- 대사 이상 아동(갈락토오스 혈증, 페닐케톤뇨증 등): 대사 문제에 영향을 주는 음식을 절대적으로 피한다.
- 전염성 질환 환자(단순헤르페스바이러스, A형 간염 등): 침이나 체액을 통해 전염 위험이 생길 수 있는 음식 도구, 장비, 남은 음식 처리에 특별히 주의를 기울인다.

성장 차트

성장 차트(growth chart)는 나이, 성별, 국적에 따라 매우 다양하다. 일반적으로 0~2세, 2~18세의 성장 차트를 따로 만든다. 대부분은 머리둘레를 포함하여 몸무게와 키[또는 2세 이하 아동은 길이(length)]가 포함된다. 성장 차트는 일반 아동들의 표준 표본에 비교하여 아동의 성장 백분위(percentile)를 알 수 있다(50백분위 이상인 경우 아이가 같은 연령의 또래 아동과 비슷하거나 크다는 것을 나타낸다). 대부분의 성장 차트는 3, 50, 10, 25, 50, 75, 90, 95, 97의 백분위를 제공한다. 일반적으로 아동의 건강과 발달을 확인하는 데 있어 하나의 성장을 측정하는 것보다 성장 패턴을 확인하는 것이 더 중요하다. 몇몇 성장 지수로 아동이 성장 궤도에서 얼마나 벗어났는지를 확인한다.

BOX 12-3에 영유아 성장 차트에 대한 설명이 있다. 특정 대상에 대한 성장 차트도 있다(다운증후군, 터너증후군 등). 똑바로 서서 측정할 수 없는 아동을 위해 무릎 높이에서 전체 키를 측정하기도 한다(뇌성마비 등).

이상적 몸무게(ideal body weight, IBW)는 일반적으로 키에 대비하여 계산한다. IBW는 연령과 성별에 따라 명확

BOX 12-3 영유아 성장 차트

2006년, 세계보건기구(WHO)는 이상적인 환경(적어도 4개월간 모유 수유로만 식사, 12개월까지 모유 제공, 가정 내 금연[21])이라고 생각되는 곳에서 생활한 아동의 평균 성장을 바탕으로 5세까지의 국제 발달 차트를 발표하였다. 이 차트는 일반적인 대상에서의 성장 기준을 근거로 한 전통적인 성장 차트[미국 질병관리예방센터(CDC) 성장 차트 등][20]와는 다르다. 반면 전통적인 성장 차트는 일반적인 아동이 어떻게 성장하는지 나와 있고, WHO 차트는 아동이 최적의 상황에서 어떻게 성장하는가에 대한 지표를 제공하기 위해 개발되었다.

- 세계보건기구(WHO) 성장 차트 http://www.who.int/childgrowth/en/.
- 미국질병관리예방센터(CDC) 성장 차트 http://www.cdc.gov/growthcharts/cdc_charts.htm.
- 영국(UK) 성장 차트 http://www.rcpch.ac.uk/child-health/research-projects/uk-who-growth-charts/uk-growth-chart-resources-2-18-years/school-age.

이상적으로 아동의 성장은 같은 차트에 시간을 두고 기록해야 한다. 이 장 초반에 설명한 것처럼 성장 패턴이 개인의 성장 측정보다 더 의미가 있다. 따라서 어떤 성장 차트를 사용하던지 성장 곡선에서의 편차는 불안정한 성장을 나타낸다.

히 다르고, 계산기가 많이 쓰인다. 많은 경우 체질량지수(BMI) 또는 비체중(weight-for-height) 차트를 제공한다. 성장하면서 신체 비율이 변하기 때문에 표준 성인 체질량지수의 건강, 저체중, 과체중 기준을 아동에게 적용하면 안 된다.

표 12-10에 다양한 연령과 성별의 아동의 일반적인 체중증가(일 또는 년 단위의 예상 체중)에 대한 정보가 요약되어 있다. 임상에서 체중(BMI, IBW 같은 체중 계산)은 영양에 대한 대략적인 지표로 자주 사용된다. 그러나 살 대비 지방(fat versus lean mass)(생체 전기 저항 측정, 공기 전위 부피 변동 측정법, 신체 전체 칼륨, 이중 에너지 X선 흡수 계측법 등) 계산과 혈액 화학 측정(철분, 포도당, 나트륨, 칼륨 같은 전해질 등)이 가능한 신체 구성요소 측정이 일반적으로 영양 상태를 정확하게 측정할 수 있는 지표가 된다.

표 12-10 1~5세 아동의 평균 체중증가

나이	남성		여성	
	kg/연	g/일	kg/연	g/일
1~2	2.4	6.6	2.4	6.6
2~3	2.0	5.5	2.2	6.0
3~4	2.1	5.8	1.9	5.2
4~5	2.0	5.5	1.7	4.7

From World Health Organization: Human energy requirements: report of a joint FAO/WHO/UNU Expert Consultation. *Food Nutr Bull* 26(1):166, 2005

요약 및 정리

1. 유아는 작은 성인이 아니라는 것을 기억하는 것이 중요하다. 섭식에 영향을 주는 얼굴과 목의 구조와 기능이 성인과 많은 차이가 있다.
2. 유아의 얼굴과 목 부분의 상대적 크기와 기능은 아동이나 성인과는 상당히 다르고, 구강섭식 기능이 발달하는 중 신생아나 유아의 상당 수준의 보호를 제공한다.
3. 신생아나 영유아에 있어 섭식의 네 가지 요소(구강기, 삼킴반사 유발, 인두기, 식도기) 모두 비자발적이다. 유아기 후기에 구강기의 자발적인 조절이 된다.
4. 유아는 구강섭식에 도움이 되는 수많은 뇌줄기-매개 구강반사가 나타난다. 이러한 반사의 목적은 적응(장으로 음식을 먹을 수 있도록 도움 등), 보호(기도에서 음식을 제거도록 도움 등) 또는 둘 모두이다.
5. "빨기(sucking)"의 다른 형태를 이해하는 것이 중요하다. 미성숙한 빨기(*suckling*)는 영유아가 모유, 젖병을 통해 먹거나 자기 안정을 위한 반사적 구강 패턴이다. 빨기(*sucking*)는 아동이나 성인이 입으로 액체를 마실 때 사용하는 자발적 구강 패턴이다. 영양적 빨기는 섭식(입으로 액체 먹기)에 사용되는 빨기(sucking) 패턴이고, 반면 비영양적 빨기는 진정(입으로 액체를 먹지 않을 때)에 사용되는 미성숙한 빨기(suckling) 패턴이다.
6. 모유, 젖병 수유를 하는 아동을 치료하는 치료사는 엄마와 아동 모두에게 필요한 부분을 도와줄 수 있어야 한다.

7. 모유 수유는 유아의 섭식에 있어 자연스럽고 이상적인 방법이다. 많은 유아는 엄마의 모유 수유 어려움, 유아의 모유 수유 어려움, 유아–엄마 분리(장기간의 입원, 엄마의 직장 복귀 등), 가정의 선택 등 다양한 이유로 유축 모유나 젖병을 통한 분유를 먹는다. 유아를 위한 모유와 모유 수유는 장점이 매우 많다.
8. 모유나 젖병을 빠는(suckling, sucking) 중 대부분의 유아는 젖꼭지에서 모유(우유)를 얻기 위해 양압(압축)과 음압(흡입)을 동시에 사용한다.
9. 고형 음식으로의 전환은 중요한 발달 과정이라는 것을 이해하는 것이 중요하다.
10. 자세 지지는 고형 음식을 먹기 시작하는 데 중요한 전제 조건이다. 씹기와 깨물기가 포함된 미세 동작 기술의 지지에 몸통과 목의 대동작 조절이 필요하다.
11. 모유, 젖병 수유에서 수저로 먹어야 하는 초기 고형 음식(퓌레), 다음 혀로 으깰 수 있는 으깨거나 부드러운 조각 음식 그리고 이후에 씹기와 깨물기가 요구되는 부드러운, 질긴 질감의 음식을 먹기 위해 구강 운동 기술 수준의 발달이 요구된다. 또한 가슴과 젖병을 통한 마시기에서 스프라우트 컵, 빨대 컵, 일반 컵으로 마시기 위한 구강 운동 발달 또한 필요하다.
12. 유아기에 아동은 보호자의 완전 의존적인 상태에서 섭식에 관한 약간의 책임을 갖고 선택을 하게 되는 반 의존적인 시기를 거쳐 이후 완전하게 독립적으로 먹는 법을 배운다.
13. 아동 섭식 및 연하 영역의 건강 전문가는 유아와 아동을 위한 최신 섭식 및 영양 지침을 숙지해야 한다.

REFERENCES

1. Morris SE, Klein MD: *Pre-feeding skills: a comprehensive resource for feeding development*, ed 2, Tucson, AZ, 2000, Therapy Skill Builders.
2. Kliegman R, Stanton R, Geme J, et al: *Nelson textbook of pediatrics*, ed 19, Philadelphia, 2011, Elsevier Saunders.
3. Kenner C, McGrath JM, editors: *Developmental care of newborns and infants: a guide for health professionals*, ed 2, St Louis, 2010, Mosby.
4. Gardner S, Merenstein G: *Handbook of neonatal intensive care*, St Louis, 2002, Mosby.
5. Stiles J, Jernigan T: The basics of brain development. *Neuropsychol Rev* 20(4):327, 2010.
6. Wolf LS, Glass RP: *Feeding and swallowing disorders in infancy: assessment and management*, Tucson, AZ, 1992, Therapy Skill Builders.
7. Dodrill P: Infant feeding development and dysphagia. *J Gastroenterol Hepatol Res* 2014. [Epub ahead of print].
8. Logemann J: *Evaluation and treatment of swallowing disorders*, ed 2, Austin, TX, 1998, PRO-ED.
9. Thach BT: Maturation of cough and other reflexes that protect the fetal and neonatal airway. *Pulm Pharmacol Ther* 20(4):365, 2007.
10. Wilson-Pauwels L, Akesson EJ, Stewart PA, et al: *Cranial nerves in health and disease*, ed 2, Hamilton, Ontario, 2002, BC Decker Inc.
11. Delaney AL, Arvedson JC: Development of swallowing and feeding: prenatal through first year of life. *Dev Disabil Res Rev* 14(2):105, 2008.
12. Section on Breastfeeding: Breastfeeding and the use of human milk. *Pediatrics* 129(3):e827, 2012.
13. Agostoni C, Decsi T, Fewtrell M, et al: Complementary feeding: a commentary by the ESPGHAN Committee on Nutrition. *J Pediatr Gastroenterol Nutr* 46(1):99, 2008.
14. World Health Organization: *The optimal duration of exclusive breastfeeding*, Geneva, 2001, World Health Organization.
15. World Health Organization: *Global strategy for infant and young child feeding*, Geneva, 2003, World Health Organization.
16. World Health Organization: *Acceptable medical reasons for use of breast milk substitutes*, Geneva, 2003, World Health Organization.
17. World Health Organization: *Infant and young child feeding: model chapter for textbooks for medical students and allied health professionals*, Geneva, 2009, World Health Organization.
18. World Health Organization, UNICEF: *Baby-Friendly Hospital Initiative*. Revised, updated and expanded for integrated care, 2009. <http://www.who.int/nutrition/publications/infantfeeding/bfhi_trainingcourse/en/>.
19. SOS Approach to Feeding: <http://www.sosapproach-conferences.com/>.
20. Centers for Disease Control: Growth charts for infants, <http://www.cdc.gov/growthcharts/>.
21. World Health Organization: *WHO child growth standards: methods and development*, Geneva, 2006, World Health Organization.
22. Australian Society for Clinical Immunology and Allergy: Infant feeding guidelines, <http://www.allergy.org.au/images/stories/aer/infobulletins/2010pdf/ASCIA_Infant_Feeding_Advice_2010.pdf>.
23. World Health Organization: Human energy requirements: report of a joint FAO/WHO/UNU Expert Consultation. *Food Nutr Bull* 26(1):166, 2005.
24. Holliday MA, Segar WE: The maintenance need for water in parenteral fluid therapy. *Pediatrics* 19:823, 1957.

CHAPTER 13

영유아와 아동의 섭식과 삼킴에 영향을 주는 질환

편역자 민경철

학습목표

1. 후두 침습, 흡인, 질식, 무호흡 등의 아동 삼킴 및 연하장애와 관련된 주요 용어를 설명한다.
2. 아동기의 섭식 문제와 행동적 섭식 문제의 주요 지표를 나열한다.
3. 섭식 발달 과정에 있어 초기 섭식을 방해할 수 있는 문제를 설명한다.
4. 아동의 섭식 및 삼킴에 영향을 주는 일반적인 의학적 상태를 이해한다.
5. 조산이 섭식과 삼킴에 미칠 수 있는 영향을 설명하고, 조산 아동에게서 나타날 수 있는 일반적인 섭식 문제를 나열한다.
6. 섭식 또는 삼킴에 문제가 있는 아동들이 일반적으로 사용하는 경장영양 방법들에 대해 이해한다.
7. 아동이 사용하는 다양한 형태의 호흡 보조장치를 이해한다.
8. 편도염, 단설소대, 구강운동 기능 저하, 감각 처리 장애, 자폐 등 섭식과 삼킴에 영향을 줄 가능성이 있는 다양한 요소들에 대해 토론한다.

성인과 유사하게 영유아와 아동들은 삼킴과 섭식에 어려움이 나타날 수 있다. 성인과 달리 아동은 신체계통이 빠르게 발달하고 짧은 기간의 삼킴 및 섭식 문제라도 정상 발달을 방해할 수 있어 장기적으로 심각한 후유증을 유발할 수 있다. 아동은 잠재적인 신체적, 인지적 성장에 도달하기 위해 충분한 에너지와 영양이 필요하다. 섭식장애는 영양 섭취와 성장, 발달에 해로운 영향을 끼친다.

삼킴 및 연하장애

이전 장에 설명한 것처럼 정상적인 삼킴 동안 음식덩이는 구강에서 인두를 통해 식도로 이동한다(그림 13-1). **연하장애(dysphagia)**는 음식덩이 유지 또는 이동 문제가 있을 때 나타나며 구강기, 인두기, 식도기 어디에서나 나타날 수 있다. 각 삼킴 단계에서 아동의 삼킴에 영향을 줄 수 있는 일반적인 질환을 표 13-1에 설명하였다.

기도 보호, 흡인, 무호흡

정상 삼킴 중 성대주름이 닫히고 위, 앞쪽 후두 이동, 후두덮개 편향(deflection)과 함께 순간적인 삼킴무호흡(deglutition apnea)이 발생한다. 기도를 보호하고 음식덩이가 기도가 아니라 식도로 들어갈 수 있도록 돕는다. **후두 침습(penetration)**은 음식덩이(액체, 고형)가 후두 안뜰(vestibule)에 들어갈 때 발생한다. **흡인**은 성대주름 아래 정도의 기도에 음식덩이가 들어갔을 때 발생하고 삼킴 도중 발생하는 직접 흡인과 삼킴 이후 발생하는 간접 흡인으로 나눌 수 있다(BOX 13-1). 지속적인 **흡인**은 기도가 닫히고 삼킨

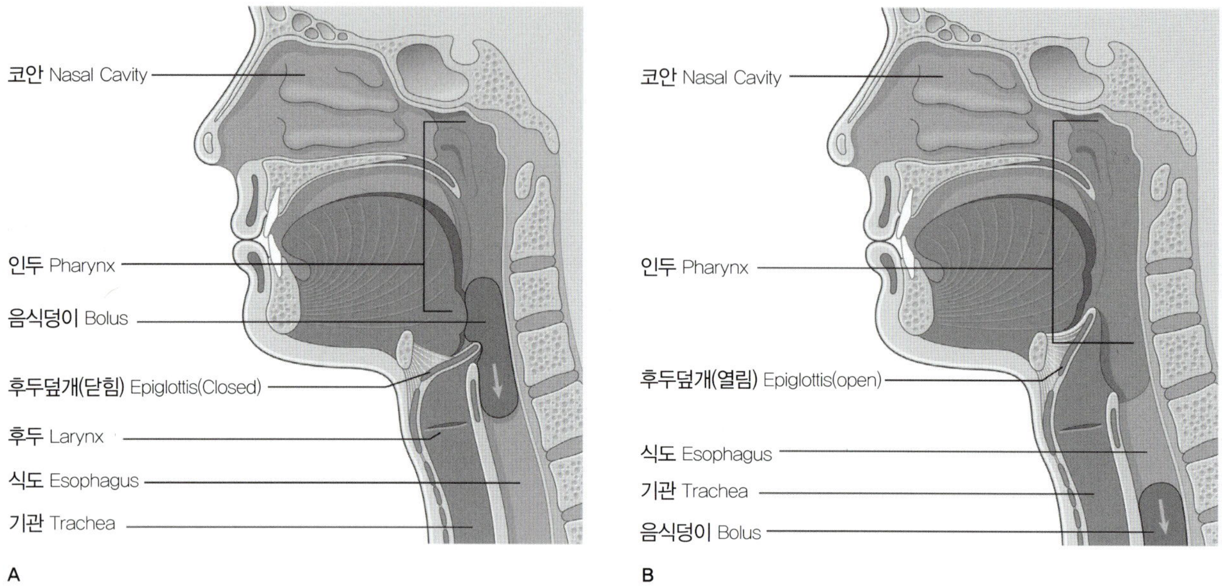

그림 13-1 A. 음식덩이가 인두에서 식도 쪽으로 지나가면 후두덮개가 기관(trachea) 위를 덮는다. B. 음식덩이가 식도 아래로 내려가면 후두덮개가 열린다.(From Chabner DE: *The language of medicine*, ed 10, Saunders, 2014, St Louis.)

표 13-1 아동 연하장애의 일반적 내용과 원인

구강기 (빨기, 마시기, 씹기, 깨물기)	• 구강반사 없음, 원시/신경학적 구강반사, 약한 빨기, 조화롭지 않은 빨기, 씹기와 깨물기 미성숙, 구강실행증 • 입술입천장갈림증, 단설소대, 작은혀증, 큰혀증, 작은턱증, 아래턱후퇴증(retrognathia), 뇌신경 손상(V, VII, XII), 발달성 또는 후천성 뇌손상
인두기(삼킴)	• 빨기-삼키기-숨쉬기 조화 저하, 삼킴 유발 지연, 인두 청결 저하 • 호흡 질환, 조산, 편도 확장, 후두갈림증, 섭취장애, 뇌신경 손상(IX, X, XI), 재발성 후두신경 손상, 발달성 또는 후천성 뇌손상
식도기	• 아래식도조임근 또는 위식도조임근 열림 손상, 역류로 인한 아래식도조임근 이완, 움직임 저하 • 식도폐쇄증, 기관식도 구멍(fistula), 식도염, 식도 협착, 이완불능증, 발달성 또는 후천성 뇌손상

후 일반적인 호흡을 위해 기도가 다시 열리지 않을 때 발생한다.[1] 어린 영유아에서 무호흡은 물질이 후두 안뜰 입구 안이나 근처에 있을 때의 반응으로 나타날 수 있다(12장 참조). 이 반사는 후두 화학반사라고 하기도 한다.[2] 이러한 경우 성대주름은 다시 열리기 전까지 장시간 닫히는데, 흡

BOX 13-1 직접 흡인과 간접 흡인

- **직접(primary) 흡인**: 기도 윗부분의 음식덩이에서 발생하는 흡인. 흡인 물질은 주로 침, 액체, 음식이다.
- **간접(secondary) 흡인**: 기도 아랫부분의 음식덩이에서 발생하는 흡인. 흡인된 물질은 역류나 구토로 인한 것이거나 식도 협착 또는 부착된 물질이다.

인된 물질로 인한 잠재적 손상으로부터 폐를 보호하기 위한 것으로 보인다. 질식(choking)은 고형 음식덩이가 물리적으로 기도를 막았을 때 발생한다.[3] 아동이 숨을 쉴 수 없기 때문에 질식은 즉시 생명을 위협할 수 있다(15장 BOX 15-4 아동의 질식 위험 참조).

인두 내에서는 삼킴과 호흡이 같은 공간을 공유한다(그림 13-2). 이 두 과정에서 문제가 생기거나 통합이 부족하면 아동이 안전하게 삼키는 능력에 영향을 미칠 수 있다.

식사 중 문제 행동과 섭식 문제

식사 중 문제 행동(mealtime behavior) 또는 학습된 **음식 혐**

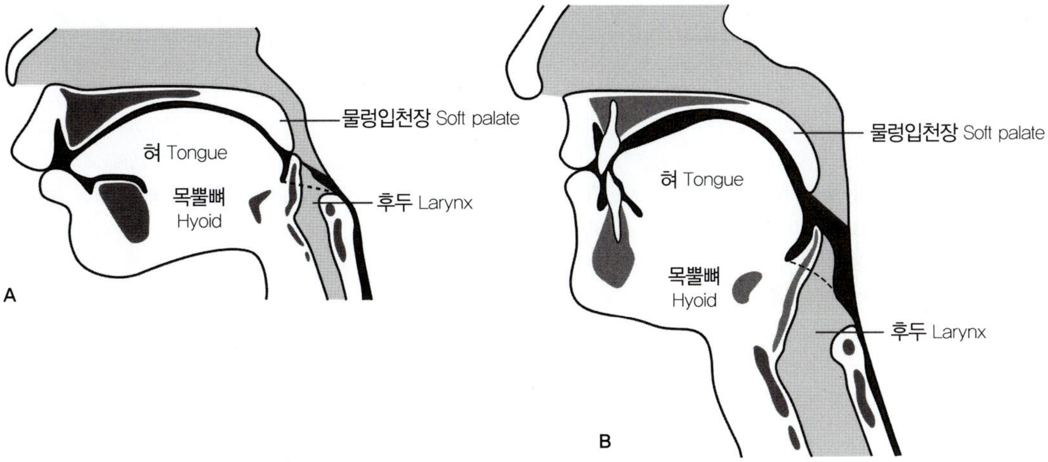

그림 13-2 영유아(A)와 성인(B)의 목과 머리의 시상단면(sagittal section).(From Matsuo K, Palmer JD: Anatomy and physiology of feeding and swallowing: normal and abnormal, *Phys Med Rehabil Clin North Am* 19(4):691, 2008.)

오는 연하장애, 흡인, 질식과 연관되어 발생한다. 다른 경우 섭식에 문제가 생길만한 분명한 물리적 원인은 없지만 입안이나 주변의 불쾌한 경험[튜브 영양, 흡입(suctioning) 등], 알 수 없는 통증(이가 남, 편도염, 인두염, 점막염 등), 감각 문제(구강 과민 등)가 연관되는 경우가 많다.[4-7]

많은 연구에서, 연하 치료실에 내원하는 대부분의 아동이 다른 **섭식 문제(feeding difficulties**; 구강운동, 구강감각 처리 장애)와 함께 식사 시간 행동 문제를 갖고 있는 경우가 많아 행동 문제를 함께 치료해야 효과적이다.[4-7]

아동기 섭식의 어려움 또는 행동적 섭식 문제를 사춘기와 성인기에 더 잘 나타나는 왜곡된 신체 자기-인식과 관련된 무식욕증(거식증) 같은 섭식장애[eating disorders; 같은 섭식의 표현을 쓰지만 feeding과 eating의 용어 차이, 문제 원인의 차이가 있음(역자 의견)]와 헷갈리지 말아야 한다. 아동기 섭식의 어려움 또는 행동적 섭식 문제는 섭식 기술 발달 저하(씹기, 깨물기 능력에 영향을 주는 구강운동 기술 지연 등) 또는 새로운 음식에 대한 공포(음식의 냄새, 맛, 질감의 과민성의 결과) 때문에 영유아, 아동이 연령에 적합한 음식을 먹지 못하거나 안 먹으려고 할 때 발생한다. BOX 13-2에 아동기 섭식의 어려움과 행동적 섭식 문제의 주요 지표를 설명하였다.

아동기 섭식의 어려움과 행동적 섭식 문제는 장애 아동의 약 85%에서,[8] 정상 발달 아동의 5%에서 나타난다.[9-11] 더 심각한 경우 제한된 영양 섭취 때문에 전체 또는 부분적인 튜브 영양법이 필요할 수 있다. 결과적으로 다양하고 건강하며 신선한 음식을 먹는 데 필요한 운동, 감각, 인지 기술 발달 기회를 제한한다. 아동기 섭식의 어려움과 행동적 섭식 문제는 아동은 물론 가족의 삶의 질에도 부정적인 영향을 끼칠 수 있다.[9,12,13] 이러한 아동은 기본적인 영양 요구량에 맞춰서 먹는 것이 어렵고 먹는 데 상당한 시간이 걸려[9] 발달에 적절한 활동(놀이 등)에 참여할 시간에 제한이 생기고 보호자는 다른 활동을 해야 할 시간에 제한이 생긴다(직업 활동, 집안일, 다른 가족과의 시간 등).

BOX 13-2 아동기 섭식의 어려움과 행동적 섭식 문제의 주요 지표

1. 제한적인 구강섭취량(충분하지 않은 에너지, 영양, 수분섭취)
2. 식사 시 음식의 제한된 범위
3. 식사 시 질감의 제한된 범위(퓌레, 부드러운, 녹는 음식 같은 "쉽게 먹을 수 있는 음식"에 의존)
4. 긴 식사 시간(식사 시간에 30분 이상, 하루에 2시간 이상)
5. 식사 시간 중 문제 행동
6. 아동의 식사 패턴과 관련한 가족의 스트레스

경증 섭식의 어려움과 행동적 섭식 문제 아동은 BOX 13-3에 나열한 영역 중 하나 또는 그 이상에서 문제를 가

BOX 13-3 아동기 섭식의 어려움 및 행동적 섭식 문제와 연관된 영양적 고려사항

평생 건강에 영향을 주는 초기 영양: 일반적으로 다양한 범위의 식사 섭취가 아동기 최적의 성장과 발달에 필수적이라고 알려져 있다. 많은 정부 기관들은 다양한 범위의 섭취를 장려하기 위한 아동기 영양 캠페인을 진행한다(www.choosemyplate.gov). 그러나 이러한 노력에도 불구하고 보호자가 어떻게 자신의 아이에게 다양한 음식을 먹일 수 있는지에 대한 정보는 부족하다. 많은 아동이 이러한 건강 캠페인에서 세운 목표에 도달하지 못하였고, 보호자도 성장, 영양, 식사 시간 행동이 자녀와 관련된 큰 문제라고 보고한다.

섭식의 어려움과 행동적 섭식 문제의 증가: 섭식 문제 유병률은 증가하고 있다. 이러한 경향에는 두 가지 주요한 이유가 있다.

1. 고위험 영유아 및 아동의 생존율 증가: 섭식의 어려움과 행동적 섭식 문제 아동은 의학적 문제 아동의 약 85%에서 발생한다.[7](의학적 상태, 외과적 처치, 병원에 있는 기간 등의 원인)
2. 생활 방식의 변화: 보호자가 다른 가족들과 떨어져 살고 어떻게 아이를 먹여야 되는지 모르고, 가족들이 함께 밥을 먹지 않고(따라서 아동이 보호자의 적합한 식사 시간 행동을 보고 배울 기회 감소) 많은 가족이 간편한 음식에 의존(아동이 다양한 건강하고 신선한 음식에 노출될 기회 감소)한다.

부족한 영양 관리로 인한 아동의 건강 위험 증가: 섭식의 어려움과 행동적 섭식에 문제가 있는 아동의 몸무게 및 영양에 신경 쓰지 않으면 에너지 섭취는 높고 영양은 낮은 식사를 하게 된다. 아동이 다양한 범위의 음식을 먹을 물리적 기술과 인지적 행동을 배우지 못하면 구강 식사로 영양 요구량을 맞추는 것은 어렵다. 불행하게도 섭식 문제가 있는 아동의 보호자들은 다양한 곳에서 정보를 얻어 헷갈려 하거나 잘못된 정보를 얻을 수도 있다.

식이와 성장 문제가 있는 아동의 보호자들은 선의로 자신이 할 수 있는 한 아동의 "체중"을 늘리려고 노력하고, 특히 지방과 탄수화물이 많이 함유된 고에너지 음식류를 자주 제공하는 것을 임상에서 볼 수 있다. 이 경우 마르지 않고 지방이 늘어나지만 제지방 체중(fat-free mass)은 증가하지 않는다. 또한 고에너지, 낮은 영양의 음식(많이 가공되거나 먹고 삼키기 쉬운 음식 – "정크" 푸드)을 먹는 아동은 과일, 채소, 고단백 식품(깨물고 씹는 데 더 많은 노력과 시간이 듦) 등의 다양한 건강하고 신선한 음식을 먹는 데 요구되는 기술을 학습할 기회를 놓치게 된다. 결국 아동은 효율적으로 음식을 먹지 못하고(먹는 시간이 길어지고, 식사 시간에 갈등 증가) 건강한 음식에 대한 공포(정크 푸드보다 맛, 온도, 질감에 대해 예측하기 어려움)를 느끼는 경우가 많다.

질 수 있으나 일반적으로 적절히 성장한다. 중등도 섭식의 어려움이나 행동적 섭식 문제 아동은 일반적으로 여러 영역에서 문제가 있고 분유나 에너지, 영양 보조제 없이는 충분한 성장이 어렵다. 중증 섭식의 어려움과 행동적 섭식 문제 아동은 BOX 13-3에 나열한 대부분의 영역에서 문제가 있으며 구강으로는 수분, 에너지, 영양 요구량에 맞추기 어렵고, 튜브 영양법이 요구된다.

조기 섭식 발달 중단

감각, 운동, 인지 발달뿐 아니라 초기 발달에서의 해부학적, 신경학적 성장 사이의 상호관계에 있어, 발달 과정 중 어떤 부분이나 모든 영역에서 어려움이 발생할 가능성이 있다.

정상 발달 과정은 질병 및 질병 관리를 위한 의학적 처치, 병원에 있는 기간에 의해 중단될 수 있다. 심각한 질병에 노출된 아동은 비정상적이고 불쾌한 경험(수술, 혈액 검사, 튜브 영양 또는 병원식, 잦은 통증이나 메스꺼운 느낌 등)에 자주 노출되고, 동시에 일반적인 경험(밖에서 놀기, 친구와의 상호작용, 일반 학교 가기, 일반적인 음식 먹기 등)을 놓치게 된다(그림 13-3).

BOX 13-4에는 삼킴과 섭식 문제와 관련이 있는 의학적 상태에 대해 나열하였다. 이러한 의학적 상태는 구강섭식에 직접적(빨기 근력, 빨기-삼킴-숨쉬기 조화, 효율적으로 씹고 깨무는 능력에 직접적인 영향을 줄 수 있다), 간접적(구강기 또는 인두기에 직접적인 영향을 주지 않는다. 그러나 먹는 동안 통증, 불편함, 피로감을 유발시킬 수 있고, 입으로 섭취하는 양에 제한을 줄 수 있다)으로 영향을 줄 수 있다. 그러나 어린 아동이 구강섭식 기술이 발달할 때 발생하는 어떠한 섭식 문제도 정상 발달 과정을 중단시켜 이후의 섭식 기술에 영향을 줄 수 있다.

아동은 성장과 발달을 위한 적절한 에너지 균형이 필요하다. 요구량에 비해 에너지 섭취가 많으면 **양성 에너지 균형** 상태로 과도한 지방을 축적한다. 요구량보다 에너지 섭취가 적으면 **음성 에너지 균형**을 보이고 성장이 저하된다(일반적으로 체중감소; 이 상태가 지속되면 키, 머리 크기 또한 영향을 받음).[14]

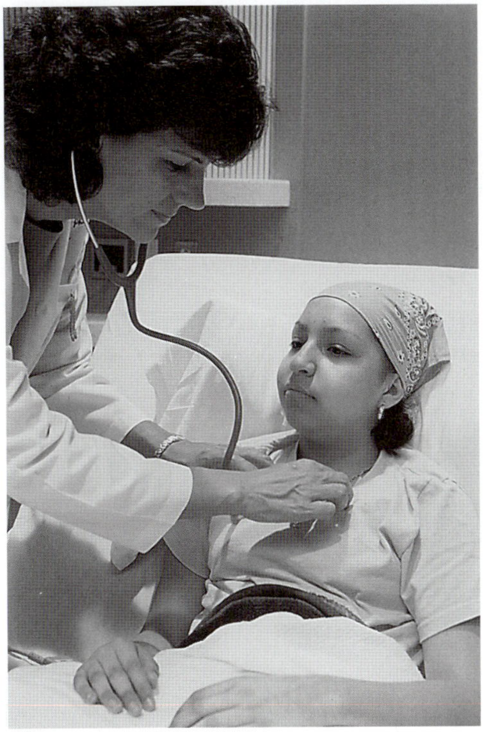

그림 13-3 심각한 질병의 아동은 비정상적이거나 불쾌한 경험에 노출되는 반면 정상적인 아동기 경험은 놓치게 된다.(From Hockenberry MJ, Wilson D: *Wong's essential of pediatric nursing*, ed 9, St Louis, 2013, Mosby.)

BOX 13-5에 음성 에너지 균형의 세 가지 주요 요인을 요약하였다. 보이는 것처럼 섭식에 어려움이 있는 아동은 모든 영역에 걸쳐 위험한 상태에 놓이게 된다.

섭식과 삼킴에 영향을 줄 수 있는 호흡과 심장 질환

신생아 무호흡증(조산 무호흡증)은 10초 이상 지속되는 호흡 중단으로 정의할 수 있고 저산소증, 느린맥과 함께 나타난다.[15] 무호흡증은 전통적으로 폐쇄성, 중추성 또는 두 개가 섞여 있는 상태로 분류한다. BOX 13-6은 이 증상에 대해 요약하였다.

폐 형성부전(hypoplasia)은 폐의 불완전한 발달로 기관지폐의 주머니(segment), 폐포의 수가 감소되는 질환이다. 정상적인 폐 발달을 방해하는 다른 태아이상의 이차적인 문제로 자주 나타난다.

호흡장애 증후군(respiratory distress syndrome, RDS)[유아 호흡장애 증후군, 유리막증(히알린막증), 계면활성제 결핍 증후군]은 계면활성제가 충분히 생산되지 못하여 발생하는 질환이다. 계면활성제는 지방-단백질 복합체로 말단부 공간(폐포)의 표면 장력을 증가시키고 날숨 때 폐 허탈(collapse) 예방을 돕는다. 일반적으로 조산과 관련이 있으나 계면활성제 단백질이 부족한 특정 유전적 질환인 경우에도 발생할 수 있다.

기관지폐 이형성증(dysplasia, BPD; 만성 신생아 폐질환으로 알려짐)은 폐의 염증과 흉터(scarring)가 특징인 폐 질환이다. 조산인 아동에게서 가장 흔하고 특히 호흡장애 증후군으로 장기간 환기(ventilation) 치료를 받은 경우에 나타난다.[16] 기압 장애, 산소 관련 질환, 감염이 주요 원인이다. BOX 13-7에 기관지폐 이형성증의 정도에 대해 설명하였다.[16]

후두기관기관지연화증은 후두(기관, 기관지)가 정상보다 부드럽거나 덜 단단한 질환이다. 후두 연화증은 영유아에서 흡기성 천명의 가장 흔한 원인으로,[16] 기도의 부드러운 연골이 들숨 시 기도 안쪽으로 무너져 상기도 폐색을 일으킨다.

심장 결함

BOX 13-8에 심장의 혈류에 대해 설명하였다.

청색증 심장 결함(cyanotic heart defects)은 산소가 제거된(청색) 혈액이 폐를 우회하여 대순환으로 들어가는 심장 질환군이다(낮은 산소포화도, **청색증** 유발). 심장 좌-우 전환을 가능하게 하는 심장의 구조적인 문제로 주로 발생한다. 삼첨판 폐쇄증, 대동맥 치환, 팔로의 4징후, 폐 폐쇄증 등이 청색증 질환을 유발하는 원인이다.

비청색증 심장 결함(acyanotic heart defects)은 산소화된(붉은) 혈액이 산소가 제거된 혈액과 섞이거나 왼쪽 심장에서 유출을 막는 심장질환군이다. 처음에는 청색증을 유발하지 않으나 심장에 스트레스를 주고, 손실을 맞추기 위해 더 많은 산소화된 혈액을 펌프질한다. 심장 왼쪽의 압력이 높아져 좌-우 전환을 가능하게 하는 심장의 구조적인 문제로 주로 발생한다. 동맥관열림증(동맥관개존증), 심실중격결손증(VSD), 대동맥 협착 등이 비청색증 질환을 유발하

BOX 13-4 영유아와 아동의 섭식과 삼킴에 영향을 주는 일반적인 질환들

조산
- 출생 시 낮은 임신 연령(나이)
- 출생 체중 낮음
- 조산과 관련된 합병증

호흡과 심장질환
- 신생아 무호흡증
- 폐 형성부전
- 호흡장애 증후군
- 기관지폐 이형성증, 신생아 폐 질환
- 후두기관기관지연화증
- 청색증, 비청색증 심장질환

위장질환
- 괴사성 장염
- 히르쉬스프룽 병
- 배벽갈림증(복벽파열증)
- 기관 식도 구멍, 식도 폐쇄증
- 선천적 가로막 탈장
- 위식도 역류
- 호산성 식도염
- 음식 알레르기, 과민증

신경학적 질환
- 소두증(작은머리증)
- 수두증(물머리증)
- 뇌실내 출혈
- 뇌실주위 백색질 연화증
- 출생 질식, 뇌성마비
- 후천적 뇌손상
- 뇌전증

선천적 문제
- 입술입천장갈림증
- 뮈비우스 증후군
- 다운증후군

임신 중, 주산기 질환
- 황달
- 당뇨
- 태아알코올증후군
- 신생아 금단 증후군

의료적 합병증
- 튜브 영양
- 호흡 유지 장치
- 기관절개
- 약물

기타
- 섭취로 인한 손상(세제, 건전지 등)
- 편도염, 설소대 단축증
- 자폐 스펙트럼 장애, 감각 처리 장애
- 보호자-아동 상호작용 문제

Note: 삼킴과 섭식 문제와 관련된 일반적인 상태에 대한 요약은 다음 부분에서 설명한다. 모든 증상을 다 설명한 것은 아니다.

BOX 13-5 음성 에너지 불균형과 성장 저하 요인

에너지 불균형

아동에게는 유지와 성장을 위해 에너지가 필요하다.
- 음성 에너지 불균형은 성장 불안정[처음에 체중, 다음에 키(신장), 다음에 머리둘레]을 일으킨다.
- 양성 에너지 불균형은 과도한 체중 저장(과체중 또는 비만)을 일으킨다.

음성 에너지 불균형의 양성 요인

에너지 섭취 저하
- 의학적 치료 때문에 섭식 불가능
- 질병 또는 낮은 에너지 보유량 때문에 섭식을 위한 힘 저하
- 비효율적인 섭식 기술
- 섭식 거부

에너지 요구량 증가
- 질병으로 인한 생리적 요구로 에너지 소모량 증가

에너지 손실 증가
- 구토로 인한 섭식 손실 증가
- 효율적이지 않은 소화와 흡수

아동에게 영양 분유, 튜브 영양법으로 에너지 제공 여부를 결정하기 위해 다음 사항을 고려해야 한다.
- 아동이 에너지, 영양, 수분 요구량과 성장에 맞도록 충분한 음식을 섭취할 수 있는가?
- 아동이 음식을 안전하게 섭취할 수 있는가?

BOX 13-6 무호흡증의 종류

폐쇄성 무호흡증은 인두와 후두의 공기 흐름을 막을 수 있는 낮은 인두 근긴장도 또는 연부조직의 염증으로 발생한다. 영유아의 목이 과다굽힘, 과다폄된 경우에도 발생할 수 있다.

중추성 무호흡증은 호흡하려는 노력의 부족으로 발생한다. 중추 신경계의 미성숙, 약물, 질병의 영향의 결과인 경우로 보인다. 호흡의 동기는 주로 혈중 이산화탄소와 산소 수준 증가(고탄산혈증)의 반응에 따라 달려있다. 두 번째로는 혈중 산소 수준의 저하이다(저산소혈증). 이러한 변화를 감지하는 뇌줄기 영역의 미성숙으로 조산아는 자극 반응이 손상될 수 있다. 또한 조산아는 일반적으로 후두 자극에 과도하게 반응하여 무호흡증을 유발할 수 있다. 인두의 촉각-압력수용기는 코위관에 자극을 받을 수 있다. 물리적 자극 수용기는 큰 음식덩이에 자극을 받을 수 있다. 화학수용기는 음식 흡인, 역류된 내용물에 자극을 받을 수 있다.

조산아의 무호흡증 사례는 중추성 또는 폐쇄성으로 발생하지만 이후 두 요소 모두 관련되어 나타나고 자연적으로 섞이게 된다.

BOX 13-7 기관지폐 이형성증과 신생아 만성 폐질환의 중증도 구분

- **경증**: 28일 이상 산소 보충 필요, 임신 기간 36주에는 치료가 필요 없거나 퇴원
- **중등도**: 28일 이상 산소 보충 필요, 임신 기간 36주에 30% 이하 산소 치료 필요
- **중증**: 28일 이상 산소 보충 필요, 36주에 30% 이상 산소 치료 또는 양압 환기법 필요

BOX 13-8 심장의 혈류

자궁 밖. 산소가 제거된(청색) 혈액이 위대정맥, 아래대정맥에서 심장의 오른쪽으로 흐른다. 혈액은 오른심방과 오른심실을 거쳐 폐동맥을 통해 재산소화가 이루어지는 폐로 움직인다. 이 산소화된(붉은) 혈액은 폐정맥을 통해 심장의 왼쪽으로 간다. 이후 왼심방과 왼심실을 지나 대동맥을 통해 심장에서 나간다.
자궁 안. 태반이 폐를 대신해 호흡 작용(산소 생산, 이산화탄소 제거)을 한다. 결과적으로 적은 양의 혈액만 폐를 지나는데 필요하다. 남은 혈액 대부분은 폐에서 동맥관을 통해 대동맥으로 우회한다.
출생 시. 신생아는 양막주머니의 액체 환경에서 외부의 공기 환경으로의 전환이 필요하고 스스로 호흡을 시작해야 한다. 일반적으로 동맥관은 출생 후 한 시간 안에 닫히고, 모든 혈액은 심장에서 나오기 전 폐를 통과하기 위해 심장으로 들어간다.

는 원인이다.

BOX 13-9에서 섭식을 평가할 때 관찰해야 하는 호흡기와 심장의 징후와 증상들에 대해 설명하였다.

흡인성 폐렴은 침, 액체, 음식으로 인한 직접 흡인 또는 식도와 위 내용물이 기도로 들어가는 간접 흡인에 의해 발생한다. 감염 정도는 흡인 물질에 얼마나 많은 박테리아가 있는지, 흡인 물질의 산도,[17,18] 기도를 깨끗하게 할 수 있는 개인의 능력(기침과 움직임을 통한), 일반적인 건강 상태, 항생제 투여 여부[17,18]에 따라 다르다. 특히 흡인의 위험이 있는 사람은 침상 환자, 이동성이 감소된 환자, 기존에 폐질환이 있던 환자, 면역 기능이 저하된 환자이다.

BOX 13-10에 호흡기, 심장질환 아동의 음성 에너지 불균형과 성장 저하 요인의 개요를 제공하였다.

섭식과 삼킴에 영향을 주는 위장질환

괴사성 장염은 장 부위에 괴사가 생기는 질환이다. 조산 유아에게 매우 자주 발생한다. 일반적으로 장 부위를 제거하는 수술적 교정이 요구되며 장 길이가 짧아지고 흡수하는 영역이 감소한다(짧은 창자 증후군).

히르쉬스프룽 병은 대장 일부 또는 전체에 신경이 없어 기능을 할 수 없는 질환이다. 손상된 영역을 제거하거나 대변을 처리할 수 있는 인공항문형성술이 포함된 수술적 처치가 일반적이다.

배벽갈림증(복벽파열증)은 배벽 앞쪽으로 배 안의 내용물이 튀어나올 수 있는 배벽에 결함이 생기는 질환이다. 영향이 있는 장기를 다시 배안에 재위치시키고 배벽을 닫는 수술치료가 요구된다.

기관 식도 구멍은 식도와 기도의 비정상적인 연결(구멍)인 질환이다. 구멍은 기도와 식도 어느 부위에든 생길 수 있다. 늘 그런 것은 아니지만 식도와 완전히 형성되지 않는 **식도 폐쇄증**과 함께 발생한다(**표 13-2**, **그림 13-4**). 기도 및 식도에 있는 구멍을 막고 식도를 연속으로 연결하는 수

BOX 13-9 호흡기, 심장질환 환자에게서 관찰되는 일반적인 징후와 증상

- **빈호흡(tachypnea)**: 호흡률 증가(14장 표 14-5에서 다양한 연령의 일반적인 호흡 변수를 확인할 수 있다.)
- **무호흡증(apnea)**: 호흡 정지. 10초 이상 호흡이 중단된 경우
- **호흡곤란(dyspnea)**: 짧은 호흡
- **심박 급속증(심계항진)(tachycardia)**: 증가된 심박동률(14장 표 14-5에서 다양한 연령의 일반적인 심장 변수를 확인할 수 있다.)
- **느린맥(bradycardia)**: 심박동률 감소
- **심장마비(cardiac arrest)**: 효율적인 심장 수축 실패로 인한 기능적 순환 중단
  심장마비는 의식 소실과 동반되고 처치하지 않을(처치가 어려운) 경우 뇌손상, 사망에 이를 수 있다.
- **과탄산증(hypercapnia)(고탄산혈증, 산과다증)**: 혈중 이산화탄소 증가
  일반적으로 혈중 이산화탄소 수준이 45mmHg 이상일 때 과탄산증이라고 한다.[16]
- **저산소혈증(hypoxemia)**: 혈중 산소 감소
  일반적으로 산소포화도 95% 이하로 정의한다. 그러나 보통 빈혈이 있는 재태기간 34주 이하의 조산아는 혈중 산소 농도 88% 이하인 경우 저산소혈증으로 본다.[16]
- **청색증(cyanosis)**: 저산소혈증으로 피부와 점막에 청색기운이 나타난다.
- **코골이(stertor)**: 좁거나 막힌 기도를 통해 인두에서 나는 거친 소리
- **협착음(stridor)**: 좁거나 막힌 기도를 통해 후두, 기관, 기관지에서 나는 높은 소리
  숨을 내쉴 때, 들이 마실 때 또는 동시에 나타난다.
- **천명(wheezing)**: 호흡기 좁아짐, 막힘 또는 호흡기에서의 공기 흐름 속도 증가로 인해 나타나는 지속적이고 거친 휘파람 소리
- **건수포음(rhonchi)**: 기관지 분비물로 인한 거칠고 덜그럭거리는 소리
- **진동음(fremitus)**: 부분적 기도 폐쇄로 인한 진동(주로 침분비물)으로 신체 외부에서 느낄 수 있음
- **수포음(rales)**: 숨을 들이 마실 때 한쪽 또는 양쪽 폐에서 나는 수포 소리
  청진기를 통해서만 들을 수 있는 경우가 많음(청진법)
- **무기폐(atelectasis)**: 하나 이상의 폐포 손상으로 가스 교환 방해
- **공기가슴증(pneumothorax)**: 폐에서 공기가 빠지면서 하나 이상의 폐포 손상. 빠져나온 공기는 폐와 흉벽 사이의 가슴막에 모이고 외부에서 폐에 압력을 가해 호흡이 더욱 어려워진다.
- **호흡활동 증가**: 물리적으로 힘든 호흡
  증상은 콧구멍 넓어짐, 목 폄, 머리 까닥임, 기도 당김, 갈비뼈 밑 후퇴, 가슴 보조근 사용, 그렁거림
- **상기도 감염**: 후두, 인두, 부비강, 중이의 감염
  후두염, 인두염, 편도염, 후두덮개염, 부비강염, 비염, 중이염
- **하기도 감염**: 기침, 짧은 호흡과 동반되는 기관, 기관지, 폐의 감염
  기관지염, 폐렴
- **폐렴**: 주로 박테리아, 바이러스, 곰팡이에 의한 폐의 염증성 질환
  폐렴은 기침, 피로, 발열, 짧은 호흡, 가슴통증이 동반된다.

BOX 13-10 호흡기, 심장질환 아동의 음성 에너지 불균형과 성장 저하 요인

에너지 섭취 저하

- 비효율적인 섭식 기술은 심혈관계 의학적 질환의 요소이거나 구강 기술을 연습할 기회 부족의 결과이다.
- 빨기-삼키기-숨쉬기 조화 저하는 높은 호흡률과 호흡 활동 증가로 발생할 수 있다. 삼킴과 호흡이 동시에 일어나거나 숨을 들이 마실 때 음식덩이가 기도로 들어갈 수 있다.
- 섭식(또는 안전한 섭식) 어려움은 의학적 치료의 영향으로 발생할 수 있다.
  - CPAP/BiPAP 마스크(코와 얼굴 제한 가능성)
  - 튜브 삽입(인두 제한, 기도 닫기 어려움)
  - 기관절개(후두 고정, 삼킴 중 후두 이동 감소)
  - 고산소 치료를 통한 고기류 환기 보조(high airflow ventilation support) 또는 CPAP/BiPAP(기류의 영향으로 기도를 닫기 어렵고, 인두에서 기도로 물질이 이동할 가능성이 있으며, 기류의 영향으로 인두의 감각수용기가 둔감해질 수 있다.)
- 일부 심장질환 수술은 반복적으로 후두 신경에 손상을 유발할 수 있다(후두 내재근, 성대주름 아래의 후두 감각을 제공하는 제10뇌신경의 가지).
- 낮은 에너지 보유량 때문에 섭식 활동 중 에너지가 떨어지는 모습이 보인다.
- 어지러움, 식욕부진, 통증, 학습된 혐오감으로 섭식 거부가 나타날 수 있다.
- 의학적 처치로 인한 잦은 금식으로 주기적인 섭취 감소가 발생한다.

에너지 요구량 증가

- 호흡기, 심장 질병의 물리적 요구로 에너지 소비가 증가될 수 있다(호흡 활동 증가, 순환 활동 증가).
- 폐 부종, 호흡기, 심장질환으로 팔다리와 복부 부종이 있는 환자는 액체류 제공에 제한이 필요할 수 있어 에너지 요구량에 맞추기 위해 고농도 에너지 음식 제공이 요구될 수 있다. 이런 고농도 음식은 아이들이 선호하지 않을 가능성이 높으며 일반적인 식욕 조절을 방해할 수 있다.

에너지 손실 증가

- 노력 호흡으로 가로막과 위장에 아래 방향의 압박이 발생하여 나타나는 구토와 역류는 일반인에 비해 호흡기 질환 아동에서 흔하다.[16] 이로 인해 음식 손실이 생긴다.

BiPAP, 2단계 기도양압 Bi-level positive airway pressure; *CPAP*, 지속기도양압 continuous positive airway pressure.

술적 교정이 필요하다.

선천적 가로막 탈장은 선천적인 가로막(가슴과 복부를 나누는 근육) 손상 질환이다. 가로막의 구멍을 통해 복부 장기(위, 장, 간)가 가슴 쪽으로 탈장이 생긴다. 가슴의 공간을 침범해 폐 성장에 영향을 줄 수 있고(폐 형성부전 등) 폐에 혈액 공급이 제한될 수 있다(폐 고혈압을 일으킴). 또한 가슴안과 배안의 압력 변화로 위식도 역류가 발생한다. 복부 장기를 복강으로 돌려놓는 수술적 교정이 요구된다.

위식도 역류(GER)는 위 내용물이 식도, 인두, 입으로 다시 이동하는 것이다.

위식도 역류병(GERD)은 위산이 식도로 역류하여 발생하는 만성 점막 손상 증상이다. 위식도 역류는 일반적으로 위의 윗부분을 고정하고 있는 아래식도조임근의 비정상적인 이완, 지연된 위 비움, 비정상적인 복압이 원인이다. 치료는 일반적으로 섭식 조절(적은 양, 자주 먹기; 위로 천천히 음식덩이 섭식; 위, 작은창자로 지속적인 섭식, 유문 또는 공장 섭식), 양성자 펌프 억제제(proton pump inhibitors, PPI), 히스타민 수용체 길항제(H2RA), 제산제[위 내용물 위에 보호막을 형성하는 알긴산 구명(rafts) 제공] 등이 사용된다. 수술(위바닥주름술 등)은 다른 치료로 향상이 없을 때 사용할 수 있다(식도 관련 질환은 5장 참조)(CLINICAL CORNER 13-1 참조).

호산성 식도염(알레르기성 식도염)은 소화된 음식의 알레르기 반응으로 인한 식도 감염 질환이다. 식도 상피의 치밀한 호산성 침투가 특징이다. 호산성 백혈구(eosinophils)는 감염된 조직 주위로 사이토카인(cytokine)을 분비한다. 주로 내시경과 생체검사 확인을 통해 진단한다. 통증과 삼킴에 어려움을 유발하고 협착과 음식물 끼임을 일으킨다. 여성보다는 남성에 흔하다.[14] 치료는 식이 수정, 알레르기 유발 물질 제거, 국소 코르티코스테로이드(삼킴 약제 사용), 필요한 경우 협착 확장이 있다.

음식 알레르기는 식이에 해로운 물질에 대해 면역 체계가 반응할 때 발생한다. 이 반응은 예상 가능하고 빨리 일어난다. 극단적인 경우 음식 알레르기는 혀가 붓고, 목구멍이 부어 좁아지고, 호흡이 어렵고, 의식을 잃어 생명에 위협을 줄 수 있는 **아나필락시스 쇼크(anaphylaxis)**를 유발하기도 한다.[14] 많은 종류의 음식이 알레르기 반응을 일으키는데 90%가 우유, 콩, 계란, 밀, 땅콩, 견과류, 어패류에 의한 것이다.[14,20,21] 소량의 알레르기 유발 물질을 혈액이나 피부에 노출시키는 것으로도 확인할 수 있다. 식이에서 알레르기 유발 물질을 완전히 제거하는 것으로 조절이 가능하다. 또한 알레르기 유발 물질의 면역 반응을 억제하기 위한 스테로이드 사용, 알레르기 유발 물질 저항성 확립을 위한 점진적인 탈감각법으로 치료한다.[21] 아나필락시스 쇼크인 경우 급성 증상 조절을 위해 에피네프린과 아드레날린을 사용한다.[21]

음식 과민증(intolerance)은 식이 요소의 부정적이고 비면역적 반응으로 발생한다. 반응은 알레르기 반응보다 예

표 13-2 기관식도 구멍의 분류

형태	설명	TEF	EA
A형	근위부, 원위부 식도싹(buds) (식도 중간 체절 사라짐), 기도 구멍 없음	없음	있음
B형	하부 기관에 근위부 식도 말단부(구멍 발생), 원위부 식도싹(bud)	있음	있음
C형	근위부 식도 폐쇄(식도는 입으로 연결되고 막힌 고리에서 끝남), 하부 기관 또는 기관 융골에서(구멍을 통해) 원위부 식도가 발생함; 가장 흔한 변이	있음	있음
D형	하부 기관 또는 기관 융골에 근위부 식도 말단부(구멍 발생), 기관 융골에서 원위부 식도 발생(구멍을 통해)	있음	있음
E형 (또는 H-형)	D형의 변이: 식도 폐쇄증 없는 기관식도 구멍 식도가 연결되어 있는 경우 H자와 비슷하여 H형 구멍이라고도 함	있음	없음

EA, 식도 폐쇄증; TEF, 기관식도 구멍. From Gross RE: *The surgery of infancy and childhood Philadelphia*, 1953, WB Saunders.

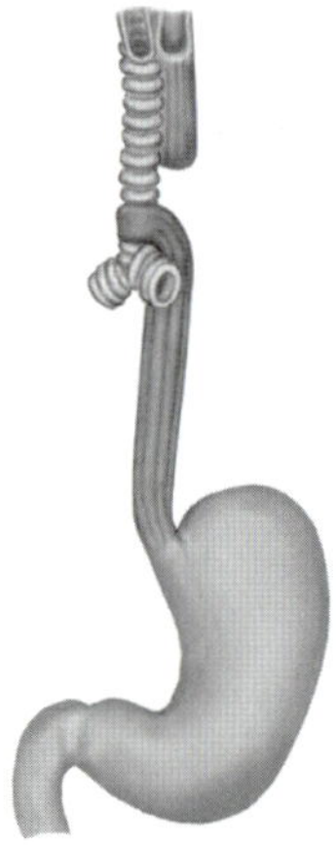

원위부 기관 식도 구멍이 있는 식도 폐쇄

- 유병률: 85~88%
- 임상징후: 섭식 후 역류, 기침, 지속적인 침 흘림, 위팽창
- 진단소견: Contrast로 막힌주머니(blind pouch) 확인, X선상 복부에 공기
- 수술치료: 구멍을 묶고 식도를 접합하는 1단계 수술

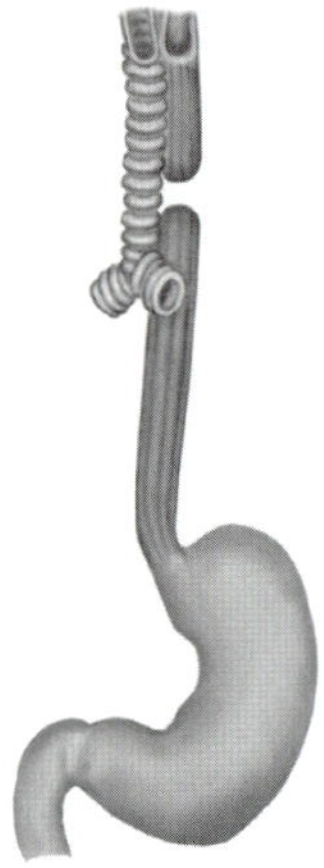

구멍이 없는 식도 폐쇄

- 유병률: 6~8%
- 임상징후: 과도한 침 흘림, 역류
- 진단소견: 막힌주머니(blind pouch), 복부에 공기 없음
- 수술치료: 2단계 수술: (1) 위루형성술(gastrostomy), 목 식도루형성술(cervical esophagostomy); (2) 식도를 분명히 만들기 위한 결장 삽입(colon interposition)

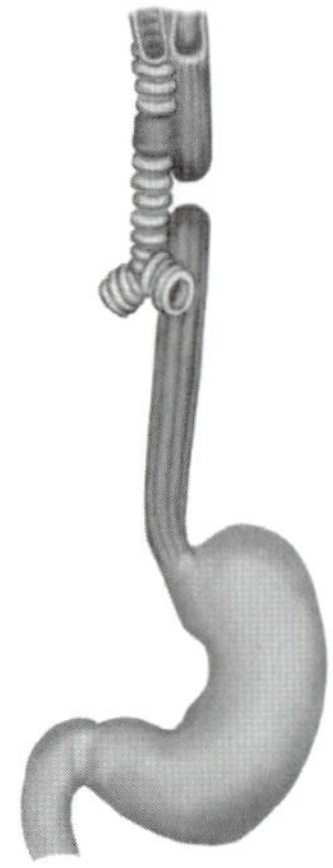

기관구멍이 있는 근위부 식도 폐쇄: 원위부 연결 안 됨

- 유병률: 1%
- 임상징후: 과도한 침 흘림, 구강섭취 시 간헐적 호흡곤란
- 진단소견: PO contrast로 기관지 확인, 복부에 공기 없음
- 수술치료: 분리된 길이에 따라 1~2단계 수술

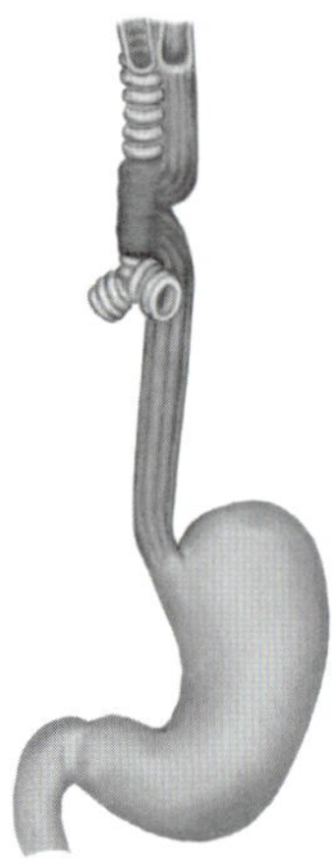

원위부, 근위부 기관 식도 구멍

- 유병률: 1%
- 임상징후: 과도한 분비물, 섭식 시 호흡곤란
- 진단소견: PO contrast로 기관지 확인, 복부에 공기
- 수술치료: 구멍을 묶고 식도 접합

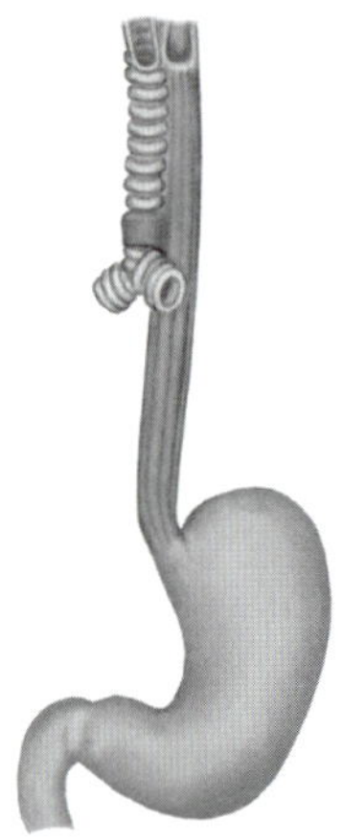

식도폐쇄 없는 기관 식도 구멍("H형")

- 유병률: 4%
- 임상징후: 역류를 제외하면 미세 징후, 사레, 기침, 복부팽만
- 진단소견: 기관지내시경으로 구멍 확인
- 수술치료: 구멍 묶음

그림 13-4 기관 식도 구멍(누공)의 종류.(From James S, Nelson K, Ashwill J: *Nursing care of children*, ed 4, St Louis, 2013, Saunders.)

CLINICAL CORNER 13-1 유아 섭식 거부

Erin은 10개월 유아이다. GER, 몸무게 증가 저하, 잦은 섭식 거부를 보인다. 현재 입으로만 음식을 먹으며(튜브 영양법 안 함), 젖병이나 퓌레 음식만 먹는다.

논리적 사고

1. 이 연령대 아동의 정상적인 구강섭취에 대해 설명하시오(음식 질감, 음식 먹는 방법, 자세).
2. Erin이 고형 음식 질감을 거부하는 이유를 고려해 보시오.
3. 연하 치료를 시작하기 전 필요한 것들에 대해 나열하시오.
4. Erin의 연하 문제에 접근할 수 있는 다른 건강 전문가를 나열하시오.

상하기 어렵고 덜 심각하며 자극 물질에 비례하는 경우가 많다. 식이에서 가능성 있는 자극 물질을 제거하고 증상이 다시 나타나는지 **음식 도전**(food challenges)을 통해 다시 노출시키는 방법을 활용하여 진단한다. 식이에서 자극 물질 노출 감소를 통해 조절이 가능하다. 표 13-3에 음식 알레르기와 음식 과민증의 차이를 설명하였다.

BOX 13-11에 위장질환 아동의 음성 에너지 불균형과 성장 저하 요인에 대한 개요를 제공하였다.

BOX 13-11 위장질환 아동의 음성 에너지 불균형과 성장 저하 요인

에너지 섭취 저하

- 많은 양의 음식을 견디는 장의 능력 저하는 섭취량에 영향을 줄 수 있다.
- 오랜 시간 동안 지속적으로 음식을 먹이면 정상적인 식욕 조절, 배고픔 억제에 영향을 줄 수 있다.
- 장 운동성 저하와 변비는 불편감을 주고 식욕에 영향을 줄 수 있다.
- 어지러움, 식욕부진, 통증, 학습된 혐오감으로 섭식 거부가 나타날 수 있다.
- 튜브 영양 환자는 연습 부족으로 효과적인 구강섭식 기술 발달이 어려울 수 있다.
- 성분 분유(elemental formula) 같은 특별식을 먹어야 하는 경우가 있다. 항상 맛이 있는 것은 아니며 섭식 거부를 일으킬 수 있다.

에너지 손실 증가

- 구토와 역류로 음식 손실이 발생할 수 있다.
- 음식 소화가 효과적이지 않으면 음식의 에너지와 영양을 전부 섭취하지 못한다.

에너지 요구량 증가

- 구토, 역류, 효과적이지 않은 흡수로 보호자는 음식을 바꿀 필요가 있다.

섭식과 삼킴에 영향을 주는 신경학적 질환

소두증(작은머리증)은 머리둘레가 연령, 성별 평균 대비 2 표준편차 이하일 때 정의한다.[14,16] 선천적이거나 출생 후 몇 해 안에 발생한다. 뇌의 비정상적인 성장을 일으키는 다양한 질환, 유전적 이상과 관련이 있는 증후군 등의 원인으로 나타난다.

수두증(물머리증)은 뇌실 내 뇌척수액이 비정상적으로 축적되는 질환이다. 머리뼈 안쪽의 두개내압 상승으로 지속적으로 머리가 커져 발생한다. 뇌전증, 지적장애, 압력에서 오는 뇌손상으로 인해 사망을 일으키기도 한다. 튜브를 삽입해 뇌척수액을 빼주는 처치를 한다.

저산소 허혈성 뇌병증(HIE)은 저산소, 허혈성 뇌 순환으로 다양한 염증, 손상, 신경조직의 괴사를 일으키는 질환이다.

뇌실내 출혈(IVH)은 뇌에 액체로 차 있는 공간(뇌실)에 출혈이 생기는 질환이다. 외측 내실 바닥의 배아기 기질(germinal matirx) 혈관이 취약하기 때문에 임신 34주 이하의 조산아에게 흔하게 발생한다.[16] 뇌실내 출혈은 4단계로 나뉜다(BOX 13-12).[16]

I, II 단계가 가장 흔하고 보통 영구적인 합병증 없이 해결된다.[16] III, IV 단계는 심각하고 영유아에게 장기간의 뇌 손상을 줄 수 있다.[16] III, IV 단계 이후 혈전이 생겨서 뇌척수액 흐름을 막아 뇌 안에 액체를 증가시킨다[출혈 후 수두증(물머리증)].

뇌실 주위 백색질 연화증(PVL)은 측면 뇌실 주변의 백색질 괴사가 특징인 뇌질환이다. 조산아가 이 질환에 가장 위험성이 높다. 질환 부위 때문에 운동 조절 문제, 발달 지연이 나타나고 뇌성마비로 발전하거나 뇌전증이 생길 수 있다.[16]

출생 시 질식(주산기 질식, 신생아 질식)은 산소 결핍으로 인해 신생아에게 장기간의 신체적 손상을 유발하는 질

표 13-3 음식 알레르기와 음식 과민증의 비교

항목	음식 알레르기	음식 과민증
시작 연령	영유아(대부분)	모든 연령
가족력	아토피성: 천식, 습진, 건초열	과민성 대장, 두드러기, 두통, 구강염
반응 시기	즉시(몇 분에서 1~2시간)	수 시간에서 며칠
반응 재현성	재생 가능(reproducible)	다양함
기전	면역성(IgE 항체)	비면역성(신경 말단 과민)
유발 음식	특정 음식 단백질: 우유, 콩, 계란, 밀, 땅콩, 견과류, 어패류	자연적 음식 화학물(살리실산염, 아민, 글루타민산염), 음식 첨가제, 고발효 식품, 유제품의 내용물(젖당 등), 시리얼의 내용물(글루텐)
검사	피부 유발 검사(skin prick tests) 혈액 검사(RAST): 특정 알레르기 유발 물질 IgE 측정	식이 제한 음식 도전(food challenges)
식이 조절	단일 음식 완전 차단	종합적 식이 조절: 반응 역치 이하의 전반적인 화학물 섭취 유지
결과	계란, 우유: 일반적으로 성장하며 없어짐 땅콩, 견과류, 해산물: 대체로 지속 (70~80%)	일생 동안 지속 다양한 내성 증상이 있다가 없어짐

IgE, Immunoglobulin E; *RAST*, radioallergosorbent test.
Adapted from Hodge L, Swain A, Faulkner-Hogg K: Food allergy and intolerance. *Aust Fam Physician* 38(9):705, 2009.

환이다. 저산소 손상은 다른 장기(심장, 폐, 장, 간, 신장 등)에 영향을 미치지만 뇌손상이 일반적이고 장기적으로 해를 입히게 된다. 호흡 손상, 충분하지 않은 환기, 충분하지 않은 순환, 태아 및 출생 직후의 관류(perfusion) 등으로 발생한다.[14,16] 심한 질식이 있는 영유아는 청색증이 나타나고 근긴장도 저하, 반응 저하[생후 5분 아프가(Apgar) 점수 반응]를 보인다. 심각한 질식은 심정지와 사망을 유발할 수 있다. 지적장애, 학습장애, 뇌성마비 같은 신경운동 장애가 나타날 수 있다.[14,16]

뇌성마비는 신체장애를 일으키는 영구적이고 비진행성 운동장애군을 말하는 일반적인 용어이다. 발달하는 뇌의 운동 조절 중추 손상으로 나타나는데 자궁 내에서, 출생 중, 출생 후(3세까지) 발생할 수 있다. 뇌성마비의 주요 유발 요인은 분명하지 않으나 적은 비율에서(약 10%) 저산소 허혈성 뇌병증, 빌리루빈 뇌병증(핵황달)과 연관이 있다.[16,22,23] 뇌성마비의 주요 특징은 운동장애지만 감각계에도 영향을 끼친다. 많은 경우 시각, 의사소통, 학습에 문제가 발생한다.[22,23] 뇌전증도 흔하게 나타난다.[22,23] 뇌성마비는 운동장애의 형태 및 활동 수행 제한에 따라 분류한다(BOX 13-13, 13-14).

BOX 13-12 뇌실 내 출혈 단계

- **I 단계:** 배아기 기질(germinal matrix)(측면 뇌실 바닥)에만 출혈
- **II 단계:** 뇌실 내 출혈이 있으나, 확장되지 않음
- **III 단계:** 축적된 혈액으로 뇌실이 확장됨
- **IV 단계:** 혈액의 뇌실 주변 뇌조직으로 퍼짐

"대동작 운동 기능 분류체계"(GMFCS)는 스스로 움직일 수 있는 능력에 따라 뇌성마비 환자의 대동작 기능을 점수화하는 평가 체계이다(BOX 13-14 참조).[24] 단계 간 구분은 기능적 능력(워커, 지팡이, 휠체어 필요성 등), 실제 움직임의 질에 따라 이루어진다.

Benfer 등[25]은 다양한 수준의 뇌성마비 아동 연구에서 뇌성마비 아동의 85%에서 삼킴 문제와 연하장애의 유병률

BOX 13-13 뇌성마비의 형태

강직형 뇌성마비

강직(근육 긴장)이 장애의 주요 형태이다. 상위 운동 뉴런[운동 겉질 또는 피라미드로(pyramidal tracts)에서 발생] 손상으로 인해 근긴장도가 높아진다. 긴장으로 인한 통증과 스트레스 때문에 근육 경련이 잘 나타난다. 치료는 스트레칭, 근력 강화, 기능적 과제 수행 증진이 주로 사용된다. 항경련제, 보톡스, 브클로펜(근육이완제) 등의 약물 치료도 고려된다. 전체 뇌성마비의 70% 이상으로 가장 흔한 형태이다.

무정위형 뇌성마비[운동이상형(dyskinetic) 뇌성마비]

혼합된 근긴장도(저긴장, 고긴장)와 불수의적인 움직임에 함께 존재한다. 추체외로계(불수의적 반사와 움직임 조절, 움직임을 조절하는 바닥핵 또는 추체외로계) 손상으로 발생한다. 운동이상형(dyskinetic) 뇌성마비는 불수의적 움직임이 나타나면서 앉기와 걷기를 위한 자세 유지에 어려움을 보인다. 치료와 약물치료[경련과 무도병(chorea) 처치]가 효과가 있다. 뇌성마비의 약 10%에서 나타난다.

운동실조형 뇌성마비

소뇌 손상으로 인한 운동실조(자발적인 움직임 중 근육 협응 저하) 증상이 존재한다. 가장 뚜렷한 것은 걸을 때 균형(어색한 걸음), 말하기(조음장애)에 영향을 준다. 의도적인(움직임) 떨림, 미세 운동 협응(글씨 쓰기)에 영향을 준다. 보통 근력 저하가 나타난다. 가장 드문 형태로 5~10%에서 발생한다.

혼합형 뇌성마비

다양한 정도로 강직형, 무정위형, 운동실조형이 섞여서 나타난다. 혼합형 뇌성마비는 흔하지 않고 치료하기도 가장 어렵다. 다차원적이고 일생에 걸쳐 증상을 예측하기 어렵기도 하다.

From Rosenbaum P, Paneth N, Leviton A, et al: A report: the definition and classification of cerebral palsy, April 2006. *Dev Med Child Neurol Suppl* 109:8, 2007.
Cerebral Palsy Association: http://cerebralpalsy.org/about-cerebral-palsy/types-and-forms/#cm.

BOX 13-14 대동작 운동 기능 분류체계

GMFCS I 단계

- 말하기, 균형, 통합 저하
- 실내, 야외에서 걸을 수 있고, 손을 잡지 않고 계단을 오를 수 있음
- 달리기, 점프 등 일상적인 활동 수행 가능

GMFCS II 단계

- 편평하지 않은 바닥, 경사, 사람들이 많을 때 어려움
- 달리기, 점프의 최소 능력
- 실내, 야외에서 걸을 수 있는 능력, 손잡이를 잡고 계단 오르기

GMFCS III 단계

- 실내, 평지의 야외에서 보조도구를 사용하여 걸을 수 있음
- 손잡이를 잡고 계단을 오를 수 있음
- 휠체어를 밀 수 있으나 먼 거리, 편평하지 않은 바닥에서 도움이 필요함

GMFCS IV 단계

- 보조도구를 사용해도 걷기에 심각한 제한이 있음
- 대부분 휠체어를 사용하고, 자신의 휠체어를 밀 수 있음
- 서서 이동이 가능하나 도움이 필요함

GMFCS V 단계

- 신체장애로 자발적인 움직임에 제한이 있음
- 운동 기능의 모든 영역에 장애가 있음
- 보조도구를 사용해도 독립적으로 앉거나 설 수 없음
- 독립적으로 걸을 수 없으나, 전동 도구 사용이 가능할 수 있음
- 중력을 이기기 위한 목과 머리 유지 능력에 제한이 있음

GMFCS, Gross Motor Functioning Classifi cation System.

을 확인하였다. 연하장애가 전체 대동작 단계에 걸쳐 나타났으나, GMFCS 단계와 삼킴 문제와의 연관성이 있었다. 이동이 가능한 아동(GMFCS I)에 비해 이동이 불가능한 아동(GMFCS V)이 연하장애 유병률이 유의미하게 높았다(교차비=17.9).

후천적 뇌손상은 출생 후에 일어나는 뇌손상으로 유전적 및 선천적 질환, 진행성 신경퇴행성 질환으로 인한 뇌손상을 포함하지 않는다. 후천적 뇌손상은 외상성 뇌손상(사고, 외상, 수술로 인한 물리적 외상 등) 또는 비외상성 손상(저산소증, 감염, 뇌병증, 뇌종양, 뇌졸중, 물질 노출, 중독 등)으로 발생한다. 일시적 혹은 영구적 기능 변화를 유발하는 신체적, 인지적, 행동적 문제를 일으킨다.

급성기에는 글래스고 혼수척도(Glasgow coma scale)(GCS; **표 13-4**)(25%)로 심각도를 평가한다. 평가는 세 가지 영역: 눈, 언어, 운동 반응으로 구성된다. 세 영역은 전체 점수 또는 개별 점수로 기록한다. GCS의 최고점은 15점(완전히 깨어 있거나 명료한 상태), 최저점은 3점(깊은 혼수, 의식 저하)이다. GCS 점수 8점 이하는 심각한 뇌손상, 9~12점은 중간, 13점 이상은 가벼운 정도의 손상으로 본다.[26]

개인별 회복은 뇌손상 부위, 형태, 심각도, 물리적 손상 존재 여부, 질환 이전의 발달 기술, 치료 기술, 보상 전략

표 13-4 글래스고 혼수척도

	1	2	3	4	5	6
눈	눈을 뜨지 않음	통증 자극반응으로 눈을 뜸	목소리 반응으로 눈을 뜸	자발적으로 눈을 뜸	해당 없음	해당 없음
언어	소리 내지 않음	이해할 수 없는 소리	적절하지 않은 단어를 중얼거림	분명하지 않고, 지남력 저하	지남력 기능 일반적인 대화	해당 없음
운동	움직이지 않음	통증 자극에 뻗침	통증 자극에 비정상적인 굽힘	굽힘, 통증 자극 회피	통증 자극 위치 앎	지시 따르기

을 적용하는 현재 인지 기술, 재활 치료에 참여하는 개인의 능력 등의 요인(각성 수준, 뇌전증 지속 여부, 약물 효과 등)에 따라 달라진다.

Morgan[27]의 문헌 검토에서 심각한 외상성 뇌손상 아동에게서 연하장애의 유병률이 높았으나(68~76%), 가벼운 손상의 아동에게서는 낮았다. GCS 점수가 8점 이하이거나 환기 기간이 1.5일 이상의 경우 연하장애 유병률을 높이는 요인이라고 하였다. 또한 대뇌겉질 손상 아동은 연하재활 치료 효과가 12주 정도 걸렸으나 외상성 뇌손상 아동은 연하장애가 지속되었으며, 이 기간 이후에도 변형된 음식이나 튜브 영양법이 요구되기도 하였다.

발작(seizures)은 뇌의 과도한 신경 활동으로 인한 비정상적이고 비교적 짧은 시간 동안의 경련을 말한다. 반복적이고 이유 없는 발작 증후군을 **뇌전증**(epilepsy)이라고 하는데 뇌전증은 발작이 없는 사람에게도 나타날 수 있다.[28] 뇌전증의 징후와 증상은 형태에 따라 매우 다양하며 국소 뇌전증, 전신 뇌전증의 두 가지 주요 형태가 있다(BOX 13-15).

대부분의 발작은 2분 내로 회복된다.[14,28] 발작 후 정상적인 의식 수준이 돌아오기 전 **발작 후**(postictal) 기간이라는 혼란스러운 기간이 있다. 3~15분 정도 지속되나 한 시간이 걸릴 수도 있다.[14)] 일반적인 증상은 피로, 두통, 말하기 어려움, 이상 행동 등이다.[14]

발작은 뇌전증을 포함한 다양한 원인으로 발생할 수 있다. 감염에 의한 열(열성 뇌전증), 대사이상, 저산소 허혈성 뇌병증 등이 소아에서의 흔한 원인이다.[14] 발작 증상 치료로 벤조디아제핀(benzodiazepine)을 주로 사용하며[14] 진정 효과가 있다. 발작 증상 예방을 위해 다양한 항뇌전증

BOX 13-15 뇌전증(발작)의 형태

국소(부분적) 뇌전증은 미세하고 비정상적인데 인식하지 못하고 지날 수도 있으며, 중독이나 백일몽(daydreaming)으로 오인할 수 있다. 뇌전증 활동은 뇌의 한 부분에서 시작하며 다른 부위로 퍼질 수 있다. 국소 뇌전증의 세 가지 주요 형태가 있다.

- **초점 발작(Focal seizure): 의식 유지**(공식적으로 단순 부분 뇌전증). 조짐(aura)이라고 알려진 특정 경험에서 진행된다. 시각, 후각, 운동 현상이 포함된다.
- **초점 인식장애 발작(Focal dyscognitive seizures): 의식 변함**(공식적으로 복합 부분 뇌전증). 혼란스럽고 멍한 상태가 나타나고, 질문이나 지시에 반응하지 못한다.
- **양측 경련 발작으로 진행되는 초점 발작[Focal seizures evolving to a bilateral convulsive seizure**(공식적으로 2차성 전신성 강직 간대 발작 *secondarily generalized tonic clonic seizures*)]. 특정 근육군에서 튀는 듯한(jerking) 움직임이 시작되고 주변 근육으로 퍼진다. 입술을 쩝쩝거린다거나 다른 반복적인 움직임처럼 의식적으로 조절할 수 없는 이상한 움직임이 나타난다.

전신 뇌전증은 동시에 양쪽 뇌 반구에서 생기는 이상 활동으로 발생한다. 의식을 잃고, 전조 증상 없이 나타난다. 전신 뇌전증의 여섯 가지 주요 형태가 있다.

- **강직 발작(Tonic seizures)**: 팔다리를 뻗치고 근육 수축이 유지되고, 등을 뻗치는 등의 움직임이 나타난다. 뇌전증 중 호흡이 멈추기도 한다.
- **간대 발작(Clonic seizures)**: 팔다리를 흔든다.
- **강직-간대 발작(Tonic-clonic seizures)**: 간대성 요소 후 강직 요소가 나타난다.
- **근육간대 발작(Myoclonic sezures)**: 근육군 경련이 나타난다.
- **무긴장 발작(Atonic seizures)**: 근육 활동을 상실한다.
- **결여 발작(Absence seizures)**: 눈을 깜빡이거나 머리를 돌리는 등의 작은 활동들로 미묘하게 나타난다.

From Fisher RS, van Emde Boas W, Blume W, et al: Epileptic seizures and epilepsy: definitions proposed by the International League Against Epilepsy (ILAE) and the international Bureau for Epilepsy (IBE). *Epilepsia* 46(4):470, 2005.

BOX 13-16 신경학적 질환 아동의 음성 에너지 불균형과 성장 저하 요인

에너지 섭취 저하

- 신경학적 손상, 증상 치료를 위한 약물의 결과로 구강기, 인두기, 식도기에서 나타날 수 있다.
- 의식 변화가 안전한 삼킴 능력에 영향을 미칠 수 있다.
- 질병, 안정제로 인한 무기력은 섭식 활동을 위한 에너지 감소, 섭식 기회를 감소시킬 수 있다.
- 불안정하거나 행동적인 문제로 섭식 거부가 나타날 수 있다.
- 신체적 제한, 운동 패턴 변화가 스스로 먹기 능력에 영향을 줄 수 있다.
- 의학적 처치를 위한 잦은 금식으로 섭취 기간이 감소한다.

에너지 요구량 증가

- 상태(고긴장, 발작 등)에 따라 에너지 소비 증가가 발생한다. 반대로 일부 경우(저긴장 등) 에너지 요구량이 감소한다.

에너지 손실 증가

- 근긴장도 변화로 역류가 더 일반적으로 발생하여 음식물 손실이 생긴다.

약물이 사용된다.

약물치료가 어려운 경우 기능적 반구 절제술(hemispherectomy) 같은 수술이 고려된다. Buckley 등[29]의 연구에서 반구 절제술을 받은 뇌전증 아동 그룹의 삼킴 효과가 나타났다. 수술 후 26%에서 연하장애가 새롭게 발생하거나 일시적으로 나타났으며 15%에서는 기존의 연하장애가 악화되었다. 삼킴 기능과 뇌전증 또는 수술 후 물머리증(수두증)과는 연관성이 없었다.

BOX 13-16에 신경학적 질환 아동의 음성 에너지 불균형과 성장 저하 요인에 대한 개요를 제공하였다.

섭식과 삼킴에 영향을 주는 선천적 이상

입술갈림증, 입천장갈림증, 입술입천장갈림증은 임신 첫 삼분기의 얼굴 발달이상으로 생기는 선천적 변형이다. 약 1,000명 중 1명에서 입술갈림증, 입천장갈림증 또는 두 개가 동시에 나타난다.[30] 입술갈림증과 입천장갈림증은 특히 어린 아동기에 수술을 하면 효과적으로 복원된다. 그러나 섭식과 말하기를 위한 지속적인 치료가 필요하다.

입술갈림증, 입천장갈림증은 한쪽 또는 양쪽에 생길 수 있다(그림 13-5). 입술갈림증은 위턱과 중앙 코중앙돌기(medial nasal processes)의 봉합 실패로 나타난다. 입천장갈림증은 단단입천장, 물렁입천장 또는 모두에 영향을 미칠 수 있다(그림 13-5). 단단입천장의 갈림증은 가쪽입천장돌기(lateral palatine processes), 코사이막, 안쪽입천장돌기(median palatine processes) 봉합 실패로 나타난다. 물렁입천장에 갈림증이 있는 경우 목젖도 분리되는 경우가 많다. 어떤 경우에는 **점막하 갈림증(submucous cleft)**으로 알려진 입천장의 점막에 영향을 주지만 그 아래에 있는 근육이 충분히 형성되지 않기도 한다.

입천장인두 부전(velopharyngeal insufficiency, VPI)은 구조적 결손(입천장갈림증 등) 또는 기능적 제한(물렁입천장의 불충분한 움직임 등)의 원인으로 물렁입천장이 구강에서 비강을 닫지 못할 때 발생한다.

입술갈림증과 입천장갈림증은 유전적 요인이 있으며 어떤 가정에서는 갈림증이 여러 가족 구성원에 나타나기도 하는데 확인하기는 어렵다.[30] 몇몇 증후군에서 입술갈림증과 입천장갈림증의 유전적 요소가 확인되기도 하였다.[30]

삐에르 로빈 증후군[Pierre Robin sequence(PRS)], 트리처 콜린, 스티클러(Stickler), 골드하르(Goldenhar), 반 더 우드(Van der Woude), 디 조지(Di George), 입천장 심장얼굴 증후군(velo-cardiofacial syndrome, VCFS)(미세 결손 형태)에서 정의하는 특징으로 다른 이상과 함께 입술갈림증, 입천장갈림증이 나타난다.

삐에르 로빈 증후군(PRS)(로빈 증후군)은 작은 턱증(소악증), 물렁입천장의 입천장갈림증(넓고 U 모양의 입술갈림증)이 특징인 질환이다(그림 13-6). 혀가 뒤쪽에 위치하고 뒤당김(retraction)되어 기도를 막을 수 있다. PRS 아동은 충분한 환기를 위하여 코인두(NP) 튜브나 기관절개 등의 인공 기도 보조가 필요하다. 기도나 미학적 이유로 아래턱 수술을 하기도 한다.

입술입천장갈림증 아동의 섭식장애 정도는 구강 구조장애의 형태(입술갈림증, 입천장갈림증, 작은 턱증), 장애의 정도(한쪽, 양쪽, 불완전 갈림증, 완전 갈림증), 기능(입천장인두 부전 여부), 기도 문제[설하수증(glossoptosis) 여부], 다른 의학적 합병증(심장 문제 등)에 따라 다르다(BOX

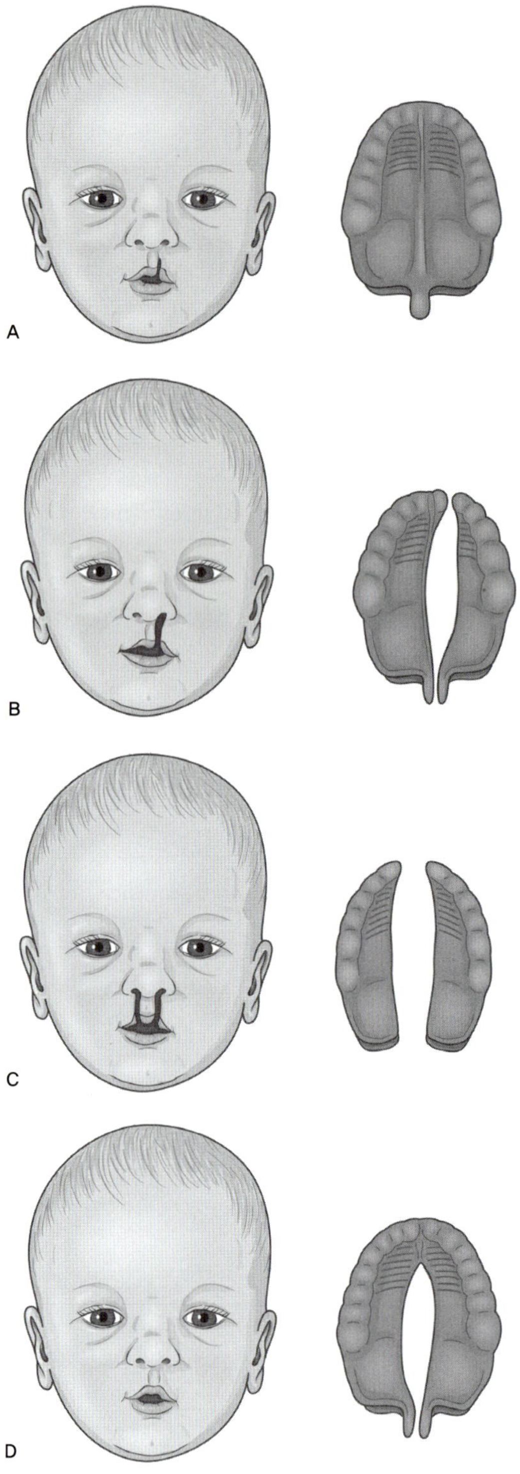

그림 13-5 입술갈림증, 입천장갈림증의 형태. A. 한쪽 입술갈림증 B. 한쪽 입술갈림증, 입천장갈림증 C. 양쪽 입술갈림증, 입천장갈림증 D. 정중선 입술갈림증.(From McCance K, Huether S: *Pathophysiology: the biologic basis for disease in adults and children*, ed 6, St Louis, 2010, Mosby.)

BOX 13-17 입술갈림증, 입천장갈림증과 관련된 일반적인 섭식 문제

- **입술갈림증**: 앞쪽 봉합(anterior seal) 저하, 가슴과 젖병에서 효율적으로 액체를 빨 수 있는 충분한 음압 형성 어려움
- **입천장갈림증, 입천장인두 부전**: 가슴과 젖병에서 효율적으로 액체를 빨 수 있는 충분한 음압 형성 어려움, 코안 역류, 공기 삼킴 증가
- **작은 턱증, 설하수증**: 가슴과 젖병에서 효율적으로 액체를 빨 수 있는 충분한 양압 형성 어려움, 섭식 중 기도 차단

13-7). BOX 13-17에 입술입천장갈림증 환자의 섭식 문제에 대한 개요를 설명하였다.

입술갈림증, 입천장갈림증 아동의 효율적인 섭식을 돕기 위해 특별한 섭식 도구를 사용하거나 자세 조절 같은 전략을 사용한다(15장 참조). 수술 전, 수술 후 즉시(구강 구조물이 제위치에 있을 때), 수술 후 나중에 제공하는 섭식 방법 등을 다양하게 고려할 수 있다.

뫼비우스 증후군(Moebius 또는 Mobius syndrome)은 눈의 바깥쪽 움직임을 조절하는 제6뇌신경, 얼굴근육을 관장하는 제7뇌신경의 발달 저하로 발생한다. 제6, 7뇌신경 외에 다른 뇌신경도 영향을 받을 수 있다.[31] 대부분의 뫼비우스 증후군 아동은 언어장애와 함께 구강기의 섭식장애가 생긴다.[31]

다운증후군은 21번 염색체가 세 개인 유전성 질환이다. 작은 키, 낮은 근긴장도, 특징적 얼굴 모습(큰 혀, 좁은 입천장 등), 경하거나 중간 정도의 지적장애가 특징이다.[32] 약 40%에서 선천적 심장질환이 있다.[32] 근긴장도, 심장 문제, 구강 해부학적 문제로 섭식장애가 흔하게 나타난다.[32]

BOX 13-18에 선천적 질환 아동의 음성 에너지 불균형과 성장 저하 요인에 대한 개요를 제공하였다.

섭식과 삼킴에 영향을 줄 수 있는 임신 중 주산기 질환

황달(고빌리루빈혈증)은 빌리루빈 수치 증가로 인해 피부와 다른 조직(눈의 공막)이 노랗게 되는 질환이다. 신생아 시기 5mg/dL(85μmol/L) 이상 빌리루빈 수치는 임상적 황

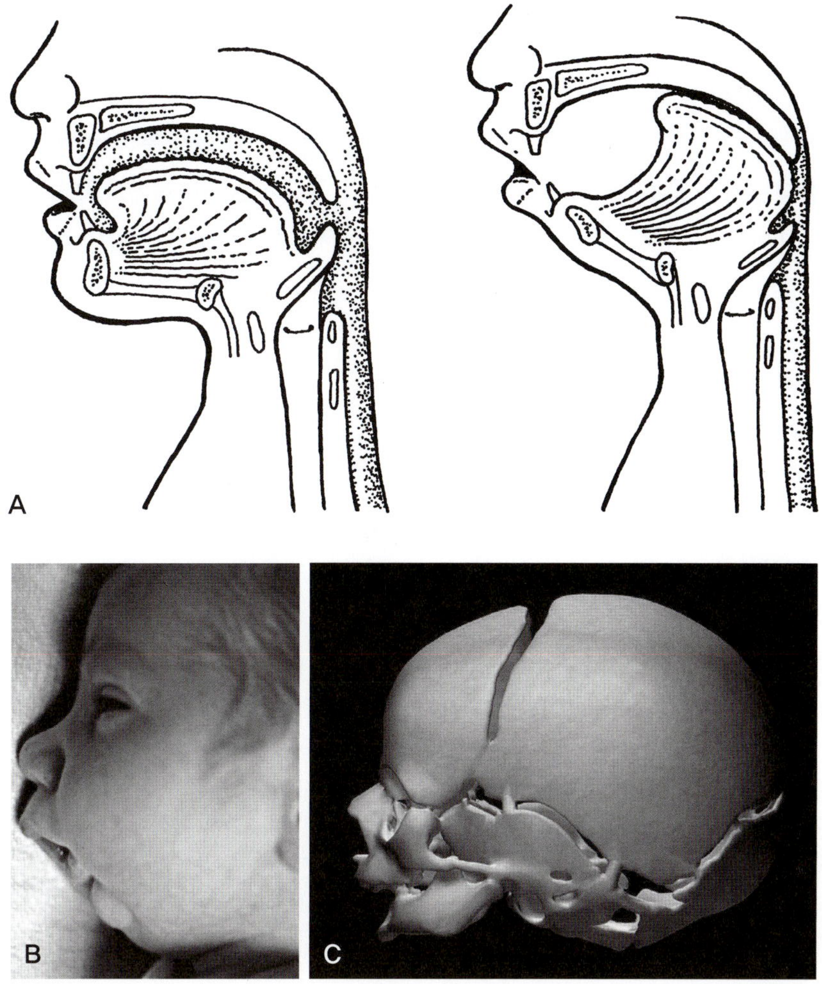

그림 13-6 A. 삐에르 로빈 증후군 도식도 B. 심각한 작은 턱증, 입천장갈림증이 특징인 삐에르 로빈 증후군 아동의 측면 모습 C. 삐에르 로빈 증후군 아동의 머리얼굴뼈 측면 모습. 작고 뒤로 이동된 아래턱.(A from Allen PJ, Vessey J, Schapiro N: *Primary care of the child with a chronic condition*, ed 5, St Louis, 2010, Mosby. B from Clark DA: Atlas of neonatology, ed 7, Philadelphia, 2000, WB Saunders. C Courtesy Wolfgang Losken, M.D. IN Zitelli B, McIntire S, Nowalk A: Zitelli and Davis' Atlas of Pediatric Physical Diagnosis, ed 6, Saunders, St. Louis, 2012.)

BOX 13-18 선천적 질환 아동의 음성 에너지 불균형과 성장 저하 요인

에너지 섭취 감소

- 구강 구조물의 구조적 제한으로 인해 섭식 기술이 효율적이지 않다.
- 구조적 제한 복구를 위한 수술(갈림증 복원술 등)로 상처 회복을 위한 기간 동안 섭식이 어렵다.
- 다른 합병증이 있는 경우(심장질환 등), 질환이나 낮은 에너지 보존 때문에 섭식 활동을 할 에너지가 부족하다.

에너지 요구량 증가

- 비효율적인 섭식 기술로 과도한 에너지가 소모된다.
- 동반 질환(심장질환 등)의 생리학적 문제로 에너지 소모가 증가한다.

에너지 손실 증가

- 낮은 근긴장도 또는 공기 삼킴 증가로 역류가 잦아 음식물 손실이 일어난다.

달을 나타낸다.[14,16] 대부분의 경우 황달은 심하지 않으며 출생 후 2~3주 안에 없어지거나 빛 치료를 하면 바로 없어진다.[14,16] 무기력, 섭식 저하, 높은-소리의 울음은 부정적 징후이다. 지속적인 고빌리루빈 수치는 신경학적 손상(핵황달)의 위험성이 있다.[14,16]

당뇨는 오랜 기간 혈당 수치가 높은 상태로 유지되는 대사 질환군이다. 당뇨는 (1) 이자가 충분히 인슐린을 분비하지 않거나, (2) 세포가 인슐린 생산에 대해 충분히 반응하지 않아서(인슐린 저항성) 발생한다. 영유아의 엄마가 임신성 당뇨(임신 중 호르몬 변화로 인한 일시적 당뇨) 또는 I형(인슐린 의존), II형(인슐린에 의존하지 않거나 인슐린 저항성) 당뇨가 있는 경우 신생아의 건강 위험이 높았다.[33] 당뇨가 있는 엄마에게서 태어난 유아의 가장 큰 문제는 태아 비만 저혈당 증상(무기력, 불안정, 신경학적 손상 가능성 유발 가능)이다.[33] 당뇨가 있는 엄마의 아이들은 영유아 호흡장애증후군(계면활성제 생산 감소), 고빌리루빈혈증, 미세운동, 대동작 운동 기술 저하, 기억력 저하, 주의력결핍 과잉활동장애(ADHD) 같은 경증의 신경학적 장해가 나타날 수 있다.[33]

태아알코올증후군(FAS)은 태아기 알코올에 노출된 신생아에게 나타날 수 있는 문제군을 말한다. 임신 중 알코올이 태반을 통해 태아로 들어가면서 아동의 발달에 영향을 줄 수 있다. 엄마의 알코올 섭취량, 기간, 임신 중 술을 마신 시점(임신 첫 3개월에 가장 유해함), 엄마의 몸이 알코올로 얼마나 손상되었는지, 엄마의 일반적인 건강상태에 따라 정도와 합병증의 형태가 다르다.[34] 일반적인 증상은 태아기, 출생 후 성장 저하; 근긴장도 감소; 협응 저하; 작고 좁은 눈, 큰 내안각(눈구석) 주름, 부드럽고 얇은 윗입술(인중 없음), 작은 위턱, 작은 머리둘레 등의 얼굴 특징; 심장질환(심실중격 결손, 심박중격 결손 등), 인지, 언어, 사회적 기술, 운동 기술에 영향을 주는 발달지연이다.[34] 성장 결과는 다양한데 일부는 정상적인 뇌 발달을 한다.[34]

신생아 금단 증후군(NAS)은 태아기 중독성 약물(불법 또는 처방된)에 노출된 신생아에게 나타나는 문제군을 말한다. 임신한 엄마가 아편(마약: 헤로인, 메타돈, 코데인 등), 신경안정제(안정, 항경련제 약물) 또는 벤조디아제핀(항불안 약물)을 복용했을 때 발생한다.[35] 임신 중 이러한 약물은 태반을 통해 태아에게 전달되고 아동이 중독된다. 출생 시 약물에 더 이상 노출되지 않는다면, 금단 증상이 나타난다.

증상의 정도와 형태는 엄마가 사용한 약물의 형태, 투여량, 투여 기간과 임신 중 투여 시기, 엄마의 몸이 약물로 얼마나 손상되었는지, 아기의 조산 여부에 따라 달라진다.[35] 증상은 출생 시 나타나거나 며칠이 지나 나타난다. 증상으로는 과도한 반사, 근긴장도 증가, 불안, 과하고 높은-소리 울음, 뇌전증, 구토, 발한, 빠른 호흡, 경련, 수면 문제 등이 있다. 섭식 저하와 느린 체중증가도 일반적인 증상이다.[35]

치료는 영유아의 경험과 관련 약물에 따라 달라진다. 며칠에서 몇 주간의 주의 깊은 관찰이 필요하다. 섭식 저하, 구토를 하거나 탈수인 영유아는 정맥 수액이나 튜브 영양법이 요구된다. NAS 영유아는 보통 불안정하거나 안정되기 어렵기 때문에 보호자가 아이의 요구에 맞게 의사소통하는 능력에 대한 평가가 필요하다. 또한 불법 약물(특히 정맥주사의 경우)은 다른 건강 상태(혈행 질환 포함)를 유발할 수 있기 때문에 엄마와 영유아는 전반적인 건강 상태 평가가 필수이다.

증상은 1주에서 6개월가량 지속된다.[35] 증상이 심각한 유아는 모르핀이나 메타돈 같은 금단 증상 치료를 위한 약물치료가 필요하다. 의사는 엄마가 투약했던 비슷한 약을 처방하고 천천히 양을 줄인다. 약물에서 벗어나고 금단 증

BOX 13-19 임신 중 주산기 질환 아동의 음성 에너지 불균형과 성장 저하 요인

에너지 섭취 감소

- 무기력으로 섭식 활동 에너지 감소 또는 섭식 기회에 제한이 생긴다.
- 불안정과 행동 문제로 섭식 거부가 나타날 수 있다.
- 엄마의 물질 남용의 경우, 보호자가 안전하게 식사를 준비하고 제공할 수 있는지, 아동의 배고픈 상태를 알고 음식을 제공할 수 있는지 반드시 고려한다.

에너지 요구량 증가

- 비효율적인 섭식 기술로 과도한 에너지가 소모된다.
- 약물 노출(뇌전증 등)과 같은 질환으로 에너지 소모가 증가한다.

에너지 손실 증가

- 인슐린 조절 변화와 혈당 대사로 소화가 비효과적일 수 있다.

상을 완화하게 된다. 금단 증상과 함께 태아기 중독 약물에 노출된 영유아는 낮은 체중, 조산, 유아 돌연사 증후군, 주의력결핍 과잉행동장애(ADHD)의 위험이 있다.[35]

BOX 13-19에 임신 중 주산기 질환 아동의 음성 에너지 불균형과 성장 저하 요인 개요를 제공하였다.

조산

인간의 정상 임신 기간은 37~42주이다. 37주 이전에 태어난 유아를 조산으로 본다(그림 13-7). 표 13-5에 임신 연령과 출산 시 몸무게에 따른 조산 분류를 설명하였다. BOX 13-20에 조산아와 관련된 용어를 나열하였다.

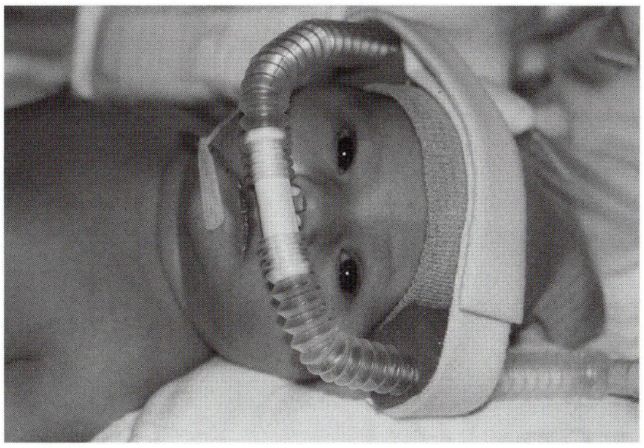

그림 13-7 조산아.(From Hockenberry MJ, Wilson D: *Wong's essential of pediatric nursing*, ed 9, St Louis, 2013, Mosby.)

일찍 출산했기 때문에 조산아의 초기 발달은 방해를 받는다. 자궁 내에서 태반을 통해 공급받았을 산소와 영양을

표 13-5 임신 기간과 출산 시 몸무게에 따른 조산 분류

	초극소저출생체중(Extremely Low)	극소저출생체중(Very Low)	저출생체중(Low)	만삭(Term)
임신 기간	<28;0 주	28;0~31;6 주	32;0~36;6 주	37;0~41;6 주
출산 시 몸무게	<1,000g	<1,500g	<2,500g	3,500g(평균)

BOX 13-20 조산아와 관련된 일반적인 용어

- **월경 후 연령(Postmenstrual age, PMA)**: 엄마의 마지막 생리 주기 시작일을 기준으로 한 유아의 나이다. 출산 예정일을 계산하고 태아의 나이를 추정하는 가장 일반적인 방법이다[출산 예정일 = 엄마의 마지막 생리 주기 시작일에서 280일(40주)].
- **수정 후 연령(Postconceptional age, PCA)**: 수정일을 기준으로 한 유아의 나이다. 보통 PMA보다 PCA가 14일 이르다.
- **재태기간(임신 연령)(Gestational age, GA)**: 일반적으로 PMA와 바꿔서 사용할 수 있다. "만삭"은 40주 GA이다. GA는 보통 34주 GA를 *34/40* 또는 34;0 또는 34주 4일을 $34^4/40$, *34;4*로 표현한다.
- **출생 시 재태기간(GA at birth)**: 엄마의 마지막 생리 주기 시작일과 출생 사이의 시간을 기준으로 한 나이다.
- **교정 재태기간(Corrected GA, CGA)**: 엄마의 마지막 생리주기 날에서 계산한 유아의 현재 나이다(아동이 28주 GA에 태어나 현재 나이 4주라면, 32/40주' CGA).
- **생활 연령(Chronological age, ChA)**: 출생 후 시간을 기준으로 한 유아의 나이다. 생활 연령은 조산의 정도로 고려하지 않는다.
- **교정 연령(Corrected age, CA)**: 출산 예정일의 상대적인 나이다(아동이 12주 일찍 28주 PMA에 태어났고, 현재 연령 20주면 8주' CA이다).
- **적정체중아(Appropriate for gestational age, AGA)**: 예상 GA 몸무게의 10~90 백분위 사이 몸무게로 태어난 유아를 말한다.
- **저체중아(Small for gestational age, SGA)**: 예상 GA 몸무게보다 가볍게 태어난 유아를 말한다(일반적으로 GA 10백분위 이하 몸무게).
- **자궁내 태아성장지연(Intrauterine growth restriction or retardation, IGUR)(병리학적 저체중아)**: 자궁 내에서 유전적, 환경적 요인으로 잠재적인 성장에 도달하지 못한 태아를 말한다.
- **신생아 집중 치료실(Neonatal intensive care unit, NICU)**: 생존을 위한 처치(기계적 환기), 수술이 요구되는 의학적으로 불안정한 유아를 집중적으로 치료하는 치료실. 일반적으로 간호사 : 환자 비율 1 : 1 또는 1 : 2이다.
- **특수 신생아실(Special care nursery, SCN)**: 의학적 관찰, 튜브 영양법 같은 치료가 필요하지만 의학적으로 안정된 유아를 위한 단계별 공간. SCN에는 NICU보다 간호사가 적다.

Note: 많은 나라에서 고위험 영유아를 위한 다양한 수준의 시스템을 사용하고 있다. NICU와 SCN은 두 주요 수준에서 많이 쓰이는 용어이지만 일반적이지 않을 수 있다.

> **CLINICAL CORNER 13-2 복합 질환 아동의 섭식 문제**
>
> Conor는 2세 남자 아동이다. 30주 조산으로 태어났고 기관연화증과 만성 신생아 폐질환 과거력이 있다. 교정 2개월까지 인공호흡, 교정 12개월까지 수면 중 산소 치료를 받았다. 출생부터 교정 6개월까지는 코위관으로, 그 이후에는 위루관(위장관, G-tube)으로 먹고 있다. 현재 수저로 작은 양의 퓌레 음식을 먹을 수 있다.
>
> **논리적 사고**
>
> 1. 이 연령 아동의 일반적인 구강섭취에 대해 설명하시오(음식의 질감, 먹는 방법, 섭식 자세).
> 2. Conor의 과거력에서 구강섭식 기술에 영향을 줄 수 있는 다양한 문제에 대해 나열하고, 섭식에 어떻게 영향을 미칠 수 있는지 설명하시오.

자궁 밖 환경에 노출되면서 스스로 숨을 쉬고 먹어야만 한다. 또한 양수와 자궁벽의 지지를 받는 것이 아니라 스스로 중력을 이기면서 자세를 유지해야 한다. 조산 또는 동반된 문제로 인해 많은 조산아는 심각한 질병이 생기기도 한다.[36] 가지고 있는 문제와 그에 대한 치료로 유아의 섭식 발달을 방해할 수 있다.[36,37] 또한 장기간의 입원으로 가족이 아동과 상호작용하고 애착을 가질 능력에 영향을 미칠 수 있어 섭식 상호작용에도 영향을 끼칠 수 있다(CLINICAL CORNER 13-2).[37]

조산아의 섭식에 영향을 줄 수 있는 요인 정리

상태 조절: 다양한 의식 상태 수준이 진정, 깊은 수면, 완전히 깬 상태에서 울거나 매우 불안정한 상태까지의 연속된 상태에서 나타난다(14장 BOX 14-7에 다양한 의식 수준 참조).

최적의 빨기(suckle) 상태는 명료(awake-alert) 또는 활동적인(awake-active) 상태이다. 의식 조절의 어려움은 다양한 의학적 질환이 있는 조산 아동에게 일반적인 요소로 원활한 섭식 능력에 영향을 줄 수 있다.

스트레스: 빨기(suckle) 과정은 고위험 유아에게 많은 것들을 요구한다. 내적 편안함(섭식 중 호흡, 소화 활동 증가 등), 외적, 환경적 자극(밝은 빛, 소음, 방 안에 다른 방해 움직임 등)이 원인인 섭식과 관련된 것(액체의 흐름 속도, 먹이는 사람의 방해 움직임)들이다. 이러한 것들이 유아가 적응할 수 있는 범위 밖이라면 스트레스를 나타내는 행동을 할 것이다(BOX 14-8 스트레스 단서 설명 참조). 스트레스 단서가 빨기(suckle) 전, 중, 후에 나타난다면 스트레스의 원인을 찾고 가능하면 잘 먹을 수 있도록 조절해 준다.

자세 조절: 조산아는 만삭아에 비해 근육 크기가 작고, 두께가 얇으며, 지방이 부족하다. 머리, 목의 굽힘 긴장도(flexor tone)가 감소되고 목이 과도하게 뒤로 굽혀지고(hyperextension), 혀와 입천장이 잘 닫지 않는다. 자세 안전성이 부족하여 유아의 빨기(suckle) 자세 유지가 어렵다. 단단히 감싸기(swaddling)로 유아의 섭식 자세에 적절한 도움을 줄 수 있다.

구강운동 조절: 많은 조산아는 조산, 무기력, 집중적인 의학적 치료(삽관, 튜브 영양법) 등의 이유로 구강반사가 없거나 비정상적이다. 또한 구강운동 어려움[약하거나 조화롭지 않은 미숙한 빨기(suckling)]이 관찰된다. 자세 안정성 부족, 구강섭식 연습 기회 부족 등이 원인이다.

소화기 성숙과 건강: 섭식 과민(intolerance)은 조산아의 일반적인 합병증이다. 위장관이 미성숙하여 소화가 어렵다. 초극소저출생체중 조산아는 충분한 장관 영양이 어렵기 때문에 비경구 영양으로 시작하게 된다. 또한 조산아는 위장관이 약하고 스트레스[감염, 장내 세균총(gut flora) 변화, 불충분한 산소나 혈액 흐름]가 손상을 유발할 수 있다.[14] 장에 구멍이 있는 유아는 손상 중이거나 손상된 장을 제거하는 수술이 필요하고 회복할 때까지 섭식이 어려워 비경구 영양이 제공된다. 장의 대부분을 제거하는 경우(짧은 장 증후군, short gut syndrome) 음식 소화가 불충분하여 장기간의 비경구 영양이 요구된다. 유아의 장이 장관 영양을 견디지 못하면 빨기(suckle) 섭식은 불가능하지만 적은 양의 장관 영양을 견딜 수 있다[영양 섭식(trophic feeds)]. 이러한 경우 적은 빨기(suckle) 섭식이 가능하다.

생리적 조절: 유아는 섭식 활동에 생리적으로 반응한다(호흡률, 심박동률 증가 등). 고위험군 유아가 이러한 반응에 대처하지 못한다면 스트레스 반응과 지구력 저하로 잘 먹을 수 있는 능력에 영향을 미친다.

호흡률: 빨기(suckle) 섭식의 이른 시기에 유아가 열심히 빨 때 호흡률은 보통 바닥선(baseline values) 아래로 감소된다. 빨기가 진행되고 유아가 열심히 빨려고 하지 않으면서

숨을 자주 멈춘다면 호흡률이 기본 바닥선(baseline) 쪽으로 증가한다. 호흡 문제가 있는 유아는 호흡률이 상당히 높다. 휴식 시 호흡률이 높은 유아는 빨기(suckle) 초기에 호흡할 때 발생하는 어려움으로 인하여 쉽게 피곤해진다. 호흡률이 분당 60회 이상이면 유아는 호흡하는 사이에 삼킬 시간이 없어지고 숨을 쉬려다 흡인이 생길 위험이 있다.

심박동률: 빨기(suckle) 중 약간의 심박동률 증가는 이상한 일이 아니다. 많은 증가(빠른맥)는 빨기(suckle) 때 유아가 과도하게 요구하는 상태라는 것을 나타낸다. 느린맥(심박동률 증가)은 조산아의 빨기(suckle) 중 관찰될 수 있으며, 생존을 위협할 가능성이 있다. 느린맥은 인두–후두 부위의 감각수용기 자극으로 인한 미주신경 반응으로 유발될 수 있다. 물리적 자극 수용기는 큰 음식덩이에 의해 자극된다. 촉각수용기는 코위관 튜브에 의해 자극된다. 화학수용기는 음식의 흡인이나 역류에 의해 자극된다. 산소포화도 감소도 느린맥을 일으킬 수 있다. 섭식 중 생리학적 불안정은 유아가 완전한 구강섭취를 할 준비가 안 되었다는 것을 나타낸다.

지구력: 요구량을 완전히 섭취하기 전 빨기(suckle) 마지막에 지구력 저하가 나타날 수 있다. 지구력은 유아의 심폐 보존 기능, 생리적 안정성을 위한 노력, 항상성, 다른 활동[빨기(suckle) 등]을 위한 노력을 반영한다. 지구력은 유아가 잘 먹을 수 있는 능력에 영향을 주는 조산아에게 발생하는 많은 질병들로 저하된다.

빨기, 삼키기, 숨쉬기: 어린 유아에 있어 모든 생존반사는 뇌줄기에서 조절된다(BOX 13–21). 많은 조산아가 이 조절중추가 충분히 발달되기 전에 태어나기 때문에 관련된 반사의 시작, 타이밍, 조절에 영향을 받을 수 있다. 이 기능 중 하나라도 문제가 있거나 조화가 부족하면 섭취량뿐 아니라 섭식 중 기도 안전성에도 영향을 준다.

빨기(suckle) 상호작용: 조산아와 그 가족은 애착 형성에 영향을 주는 장기 입원, 분리의 이유로 섭식 상호작용에 문제가 생길 위험이 높다. 생리적 불안정과 질환은 유아의 핸들링을 조절하는 능력에 영향을 미칠 수 있다. 상태 조절이 부족하면 유아는 자거나 불안정한 상태에 많은 시간을 사용하고, 섭식과 다른 상호작용에 부적합한 상태가 된다. 해로운 환경(밝은 빛, 시끄러운 소리, 통증)은 조산아의 감각

BOX 13–21 빨기, 삼키기, 숨쉬기 조화와 중추 패턴 발생기의 역할

중추 패턴 발생기(Central pattern generators, CPGs)는 감각 되먹임이 없어도 리듬 있는 패턴을 만들어내는 자동적인 신경망(네트워크)이다.

호흡과 삼킴 모두 CPGs에서 만들어지는 리듬 있는 활동이다.[38,39] 어린 유아의 미숙한 빨기(suckling)도 CPGs에서 만들어진다. 영양적 빨기 중 빨아들인 액체는 삼켜야 한다. 따라서 빨고 삼키는 타이밍의 조화가 필수적이다. 호흡과 삼키기는 같은 공간을 공유하기 때문에 동시에 안전하게 나타날 수는 없다. 따라서 삼킴과 호흡은 타이밍의 조화가 필요하다. 빨기, 삼키기, 숨쉬기 조화를 책임지는 신경 조절중추는 뇌줄기 숨뇌(medulla)의 뒤 안쪽, 복부 측면(ventrolateral) 영역에 있다.

유아가 성장하면서 겉질 구조물의 기능적 보완을 통해 CPGs 활동, 빨기(이후의 씹기), 삼키기, 숨쉬기 조화를 촉진하고 조절하는 역할이 증가한다. 결과적으로 유아는 음식덩이 양 변화[유아는 모유(우유) 흐름을 늦추기 위해 젖꼭지에서 많은 양의 음식덩이가 나오면 약하고 천천히 빤다],[40-43] 호흡하는 노력의 변화(호흡기 감염 유아는 더 많이 호흡하려고 노력할 때 약하고 천천히 빤다)[44-45]를 통해 빨기 형태를 조절하고 적응하는 것을 배울 수 있다. 결국 고형 음식을 먹기 시작할 때 유아는 입 벌리는 정도, 혀 움직임의 방향, 음식덩이의 크기, 견고함, 끈적임에 따른 깨물기, 씹기 힘의 정도를 변화시킬 수 있게 된다.

조산아는 빨기, 삼키기, 숨쉬기를 조절하는 CPGs가 출생 시 완전히 발달하지 않을 가능성이 높으며 성숙시기도 다르다.[38] 또한 CPGs가 조절하는 목표 부위에 질병(폐 질환)이 있거나 감각 경험(삽관, 튜브 영양)이 부족하거나 부정적일 수 있다. 따라서 조산아는 음식덩이 양이 변하거나 호흡하는 노력이 변하면 빨기 형태를 조절하는 능력이 부족한 경우가 많다. 결과적으로 조산아들은 섭식 중 산소포화도 저하 문제[호흡률, 호흡 깊이(얕은 호흡) 감소], 무호흡이 발생할 수 있다.[44] 조산아에게 모유(우유) 흐름을 감소시키는 것이 삼킴, 숨쉬기 조화에 도움을 줄 수 있는 이유이다.

From Mathew OP, Belan M, Thoppil CK: Sucking patterns of neonates during bottle feeding: comparison of different nipple units. *Am J Perinatol* 9(4):265, 1992.
Mathew OP: Breathing patterns of preterm infants during bottle feeding: role of milk flow. *J Pediatr* 119(6):960, 1991.
Chang YJ, Lin CP, Lin YJ, et al: Effects of single–hole and cross–cut nipple unit on feeding efficiency and physiological parameters in premature infants. *J Nurs Res* 15:215, 2007.
Conway AE: Young infants' feeding patterns when sick and well. *Matern Child Nurs J* 18(4):1, 1989.

BOX 13-22 조산아의 음성 에너지 불균형과 성장 저하 요인

에너지 섭취 감소

- 조산, 합병증, 구강 기술 실행 기회 부족 등의 이유로 섭식 기술이 비효율적이다.
- 빨기-삼키기-숨쉬기 조화 저하는 뇌줄기 미성숙, 유아의 흡인, 무호흡 위험이 생길 수 있는 호흡기 질환으로 발생할 수 있다.
- 섭식 어려움(안전한 섭식)은 호흡 보조(기계적 환기, CPAP, BiPAP, 고유량 산소 치료)같은 의학적 치료의 영향으로 발생할 수 있다.
- 환자는 에너지 보존 저하로 섭식하려는 노력을 위한 에너지가 감소할 수 있다.
- 구역질, 식욕저하, 통증, 학습된 혐오감으로 섭식 거부가 나타날 수 있다.
- 의학 처치를 위한 잦은 금식으로 섭취 기간이 감소한다.

에너지 요구량 증가

- 합병증으로 인한 생리학적 요구는 에너지 소비 증가를 일으킬 수 있다(호흡, 순환 노력 증가).
- "따라잡기" 성장("Catch-up" growth)은 유아가 출생 시의 작은 신체 크기를 보상하기 위하여 빨리 성장하도록 추가적인 에너지 소비가 요구된다.

에너지 손실 증가

- 비효과적인 음식 소화는 흡수된 음식이 모두 에너지와 영양분이 되지는 않는다는 것을 의미한다.
- 아래식도조임근 근긴장도 저하, 호흡 문제로 인해 조산아는 일반적인 경우보다 구토와 역류가 흔하다. 이는 영양분의 소실을 가져온다.

BiPAP, 2단계 기도양압 Bi-level positive airway pressure; *CPAP*, 지속기도양압 continuous positive airway pressure.

계 발달에 스트레스를 주거나 차단하게 만들 수 있다. 운동 지연과 문제는 정상적으로 자극과 입력에 반응하는 능력에 영향을 미칠 수 있다.

출산 쇼크나 조산아 출산의 슬픔, 유아의 합병증 상태는 서로의 상호작용 기술에 영향을 끼친다. 엄마의 건강 상태가 좋지 않은 경우도 있을 수 있으며 통증이 있거나 치료가 필요할 수 있다. 쌍둥이의 약 60%, 세 쌍둥이의 90% 이상, 네 쌍둥이 이상의 아이는 조산으로 태어날 가능성이 높다.[46] 다태아 출산 보호자는 아이들을 돌볼 시간을 서로 나누는 추가적인 노력이 필요하다.

BOX 13-22 조산아의 음성 에너지 불균형과 성장 저하 요인을 제공하였다.

섭식과 삼킴에 영향을 주는 의학적 문제

튜브 영양법

조산이거나 질병이 있는 경우 입으로 음식을 먹을 수 없는 시기가 있을 수 있다. 입으로 먹을 수 있는 시도를 할 수 있는 경우에도 완전하고 독립적인 구강섭식을 위한 충분한 기술과 지구력이 없을 수 있다. 의학적으로 복잡한 시기의 아동은 입으로만 먹기 불가능하고 에너지, 영양, 수분 요구량을 맞추기 위해 인공적인 튜브 영양법이 필요하다(그림 13-8). BOX 13-23에 다양한 튜브 영양법의 개요를 제공하였다.

튜브 영양법의 이유는 연하장애, 몸무게 증가 실패(심폐질환, 역류 등), 소화 문제(장염, 낭포성 섬유종, 장 흡수 장애) 등이다.[47] 이러한 아동의 약 1/3은 장기간의 튜브 영양법이 요구된다.[48]

간단히 말해서 튜브 영양법[흡입(suctioning), 삽관 같은 입 안, 주변의 외과적 과정 포함]은 섭식에 관여하는 구조물의 차단과 불안정이 원인이다(표 13-6). 풀어서 말하면, 구강섭식 연습 부족뿐 아니라 입 및 관련 구조물에 영향을 미치는 의학적 처치는 비효과적인 섭식 패턴, 왜곡된 구강

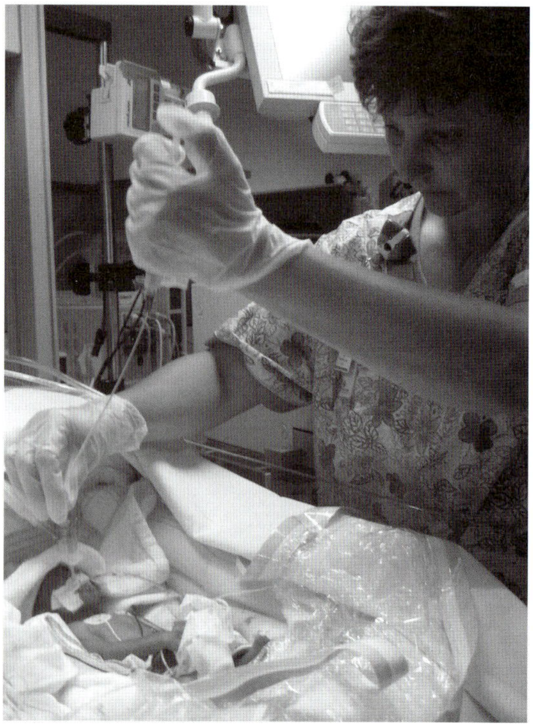

그림 13-8 튜브 영양법

BOX 13-23 튜브 영양법의 일반적 형태

장관 영양(위관 영양)은 위장으로 제공한다.

- **코위관(비강영양관) (Nasogastric, NG)**: 관은 코를 통해 삽입하고 위까지 넣는다. 보통 얼굴에 테이프로 고정한다.
- **입위관(Orogastric, OG)**: 관은 입을 통해 삽입하고 위까지 넣는다. 얼굴에 테이프로 고정하기도 하고 안 하기도 한다.
- **위루관(Gastrostomy, G)**: 관은 수술을 통해 위로 바로 삽입하고 봉합한다.
- **경피적내시경위조루술(Percuaneous endoscopic gastrostomy, PEG)**: 열쇠구멍((key-hole) 수술로 관은 내시경을 통해 직접 위로 삽입한다. 작은 "단추"가 나와 있고 제거 가능한 튜브와 연결되어 있다.
- **비공장(Nasojejunal, NJ)**: 관은 코를 통해 삽입하고 공장까지 넣는다. 위를 지나고 유문 괄약근을 통해 작은창자까지 통하기 때문에 유문횡단관(*transpyloric tubes, TPT*)이라고도 한다.
- **위공장(Gastrojejunal, GJ)**: 관은 위를 통해 바로 삽입한다. TPT를 위에서 공장까지 확장 연결한다.
- **공장(Jejunostomy, J)**: 관은 공장으로 바로 삽입한다.

장관외(비경구) 영양 섭식은 위장을 우회하여 혈관으로 제공한다.

- **정맥내(IV)** 포도당, 생리식염수 같은 수액을 주로 말초정맥을 통해 혈액으로 공급한다.
- **종합 장관외(비경구) 영양(TPN)**은 중심정맥을 통하여 모든 영양분(단백질, 지방, 탄수화물, 전해질, 미량원소)을 직접 혈관으로 제공한다.

표 13-6 질환, 의학적 치료와 연관된 구강섭식 발달 방해 요소

기본 문제	처치	결과
조산 해부학적, 생리학적 발달(심장, 호흡, 위장계) 신경학적 발달(반사, 근긴장도, 통합) **질환/질병** **장애:** 주요 신체계통(반사, 심장, 호흡, 위장계) 삼킴 기전(구강, 인두, 후두, 식도) **다른 문제** 생리적 불안정 각성, 상태 변화 지구력 저하 입맛 변화(약물, 공복 감소, 변비) 영양, 에너지 요구량 변화 에너지 요구량 증가(심장, 호흡기 질환 같은 질병) 에너지 손실 증가(흡수 저하, 위식도 역류) 낮은 영양 저장 **치료 시작 이유** 흡인 위험 적합하지 않은 성장 위험 약물치료(화학요법)	**인공섭식** 장관 영양(위관 영양) 코위관(NG) 입위관(OG) 위루관(Gastrostomy), 경피적내시경위조루술(PEG) 유문횡단관(TP) 공장관(Jejunostomy) 장관외(비경구) 영양 **다른 중재** 삽관(흡입, suctioning) 경구기관(orotracheal) 코기관(nasotracheal) 코인두 기도 통합 기관절개관 통합 **변수** 처치 시작 나이 처치 기간 처치 빈도 전체-보조 튜브 영양법(구강 경험 기회) 튜브 영양법 경로(입, 코, 위장으로 바로) 튜브 영양법 비율(음식덩이, 지속적으로) 제공 음식 형태 섭식 자세	**어느 정도 지속적인 주요 증상** 지속적인 질환 에너지 불균형 **처치 효과** 즉시 삼킴 기전 국소 자극(local irritation) 삼킴 기전 장애(obstruction) 삼킴 기전 손상 호흡 변화 지연 삼킴 관련 근육 사용 저하 삼킴 기전 감각 변화 **유아 발달 단절** 구강운동 기술 발달지연 방어적 구강 행동, 음식 혐오 섭식과 배고픔 감소 사이의 연관성 감소 식사 시간 일상(routine) 부족 맛, 질감, 도구 노출 제한 보호자와 애착 기회 변화 보호자의 유아 먹이기 자신감 감소

NG, Nasogastric; *NP*, nasopharyngeal; *OG*, orogastric; *PEG*, percutaneous endoscopic gastrostomy; *TP*, transpyloric.

감각, 구강 혐오를 일으킨다.[49] 또한 운동 기술 발달지연, 근긴장도 변화는 자세 조절 저하, 구강섭식에 필요한 구강 근육 조절 저하를 유발한다.[49] 또한 조산이나 질병의 영향으로 많은 의학적으로 복합적인 증상이 있는 유아는 영양 및 에너지 보존 저하를 보여 먹는 데 노력하기 위한 지구력 수준이 낮다(**표 13-6**).[49]

의학적 치료의 발전으로 의학적으로 복합적인 증상이 있는 아동의 생존율이 높아졌지만 그 결과 **튜브에 의존**하는 경우가 많다. 의학적으로 복합적인 많은 증상의 아동은 영양 요구량을 맞추는 것을 돕기 위해 어느 정도의 튜브 영

양법 기간이 필요하다. 불행히도 급성기 의료적 처치와 영양 문제가 해결되어도 많은 경우 구강섭식을 거부하고 장기간 튜브 영양법에 의존한다. 불필요한 튜브 영양법은 연령에 적합한 섭식 기술 발달 및 사회적 활동 참여를 방해하고 상당한 가족 스트레스를 일으킨다.

장기간의 튜브 영양법은 일반 음식을 먹고 소화시킬 수 있는 아동에게는 적합하지 않다. 튜브 영양법은 의학적으로 불안정하거나 음식을 삼키고 소화시키는 데 영향을 주는 만성 질환인 경우 유용하나 구강섭식이 가능한 경우에는 좋은 방법이 아니다. 건강 전문가의 의견은 튜브 영양법에서 구강섭식으로의 전환은 튜브 영양법이 더 이상 필요하지 않을 때부터 빨리 시작해야 된다고 제안한다. 그러나 많은 아동들은 튜브를 제거해도 먹기를 거부한다. 이러한 경우 튜브 전환 프로그램이 필요하다(15장 참조).

호흡 보조

환기(ventilation)는 날숨과 들숨을 통해 외부 환경과 폐 사이의 공기의 움직임을 보조하는 방법이다(그림 13-9). 환기는 세포 호흡(산소, 이산화탄소 가스교환)에 필수적이다. BOX 13-24에 호흡 단계의 개요를 제공하였다.

자발적인 호흡은 신경학적, 해부학적, 생리학적 변화로 방해를 받을 수 있다.

기계적 환기(mechanical ventilation)는 자발적인 호흡을 기계적으로 대체하거나 돕는 방법이다. 기계 환기에는 음압 환기와 양압 환기 두 가지 종류가 있다. **음압 환기**는 환자의 심장 외부에 음압을 형성하여 폐를 확장시켜 공기가 들어가도록 한다. 음압 환기 기계는 크고 환자가 안에 들어가야 한다. 주로 마비 환자에 사용된다.

양압 환기는 양압(풍선을 확장시키는 것처럼 불어서 폐를 연다)을 사용하여 공기를 기도와 폐로 넣는다. 양압 환기 기계는 음압 기계보다 작고 이동성이 좋다.

환기 전략은 가장 낮은 기도 압력으로 적절한 공기 흐름이 되도록 하는 것이다(높은 압력 수준은 폐포를 손상시켜 무기폐 같은 폐 손상을 유발한다). 가스 흐름의 비율, 형태, 기간이 부피(volume)와 압력 사이의 상호작용을 조절한다. 또한 기도 유순도와 저항은 이미 만들어진 압력과 부피에 영향을 줄 수 있다.

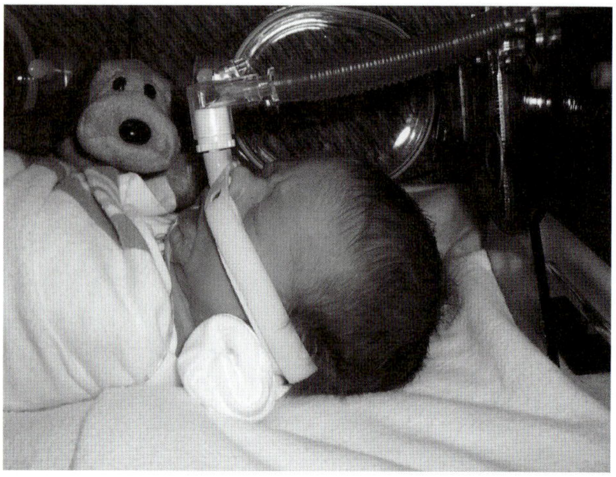

그림 13-9 호흡 보조.(From Hockenberry MJ, Wilson D: *Wong's essential of pediatric nursing*, ed 9, St Louis, 2013, Mosby.)

순응도(compliance)는 시스템의 확장성(distensibility)이다. 호흡계의 순응도가 높을수록 폐를 확장시키기 쉽다. 순응도는 불충분한 계면활성제, 폐렴 등의 질환에 영향을 받을 수 있다.[16]

저항은 공기 흐름의 장애를 유발한다. 저항이 높을수록 폐를 확장시키기 어렵다. 저항은 크기(기도가 작으면 확장이 더 힘들다), 후두기관기관지연화증, 천식, 성문아래(subglottal) 협착증 같은 질환에 영향을 받는다.[16]

기계 환기는 다양한 변수를 사용하여 의료진이 조절할 수 있다.

BOX 13-24 자발적 호흡 단계

1. 숨뇌의 호흡중추가 신경자극을 가로막(C3-5에서 시작되는 가로막신경을 통해)과 갈비사이근(T1-10에서 시작되는 갈비사이신경을 통해)으로 보내고 가슴안을 확장하도록 수축시킨다. 숨뇌에도 호기중추를 억제하도록 신경자극이 보내진다.
2. 확장된 가슴안을 통해 음압이 형성되어 공기가 폐로 들어간다.
3. 폐가 확장되면 물리적 자극 수용기가 신경자극을 숨뇌로 다시 보내(제10뇌신경, 미주신경을 통해) 흡기중추를 억제한다.
4. 호기중추가 더 이상 억제되지 않고 신경자극을 보내 근육을 쉬게 한다.
5. 폐가 수축하면 물리적 자극 수용기가 활성화되지 않고 흡기중추가 더 이상 억제되지 않는다. 이러한 주기가 다시 시작된다.

BOX 13-25 인공호흡기 주기 조절

부피 조절(VC): 호흡을 촉발시키고 순환하는 공기 흐름에 관련된 방식은 VC 범주이다. 공기 흐름 양은 1회 호흡량(tidal volume)(각 호흡 양) 또는 분간 환기(minute ventilation) (1분당 총 환기량)로 측정 가능하다. 인공호흡기가 설정된 양을 감지하면 공기 투입이 중단된다. 원하는 것보다 기도 압력이 높아지면 문제가 발생할 수 있다.

양-관련 용어와 약어

- **V_t(1회 호흡량, tidal volume)**: 각 호흡량, 보통 날숨에 측정
- **V_{tx}(분당 호흡, breaths per minute)**: 분당 호흡 수
- **MV_e(분간 환기, minute ventilation)**: 분당 총 환기량
- **I : E ratio(inspiratory to expiratory ratio)**: 들숨과 날숨 주기 내 대비 시간

압력 조절(PC): 호흡을 촉발시키고 순환하는 압력에 관련된 방식은 PC 범주이다. 압력은 인공호흡기 순환 마지막에 측정 가능하다. 인공호흡기가 설정된 압력을 감지하면 공기 흐름이 중단된다. 원하는 것보다 유량이 낮아지면 문제가 발생할 수 있다.

압력-관련 용어와 약어

- **M_{paw}(평균 기도내압, mean airway pressure)**: 환기 중 폐에 적용된 평균 압력
- **P_{ip}(최대 흡기압, peak inspiratory pressure)**: 들숨 시 폐에 적용된 가장 높은 압력. 분비물 증가, 기관지 경련, 폐 유순도 감소로 증가할 수 있다.
- **PEEP(호흡끝양압, positive end-expiratory pressure)**: 날숨 마지막의 기도 압력
  - 외적 PEEP이 인공호흡기에 설정된다. 환자의 날숨 끝(end-expiratory) 폐포 손상을 완화하기 위해 대부분의 경우 적은 양의 적용된 PEEP(3~5cm H_2O)가 사용된다.[16]
  - 내적 PEEP이 다음 숨을 쉬기 전 완전히 숨을 내쉬지 못할 때 나타난다. 폐의 과다팽창을 일으키는 진행성 공기 걸림(air trapping)을 유발한다. 자동-PEEP은 높은 분간환기 또는 날숨 저항(좁은 기도, 기도 막힘)일 때 일반적으로 발생한다.
- **CPAP(지속기도양압 continuous positive airway pressure)**: 호흡하는 동안 기도에 압력을 제공한다.
- **VPAP or BiPAP(다양한 또는 2단계 기도양압 variable or bilevel positive airway pressure)**: 기도에 두 단계의 압력을 제공한다: IPAP(흡기기도양압, inspiratory positive airway pressure), 쉬운 날숨을 위한 낮은 EPAP(호기기도양압, expiratory positive airway pressure)

From Gardner S, Merenstein G: *Handbook of neonatal intensive care*, St Louis, 2002, Mosby.
Chatburn RL, Volsko TA, Hazy J, et al: Determining the basis for a taxonomy of mechanical ventilation. *Respir Care* 57(4):514, 2012.

주기: 환기 주기(ventilator cycling)는 들숨에서 날숨으로 바뀌는 호흡기전을 말한다. 호흡 주기는 부피 조절 또는 압력 조절로 설정될 수 있다(BOX 13-25).

전략: 환기 전략은 인공호흡기(ventilator) 또는 환자에 의해 조절되는 호흡 빈도(호흡률)를 말한다. 인공호흡기는 위임 환기 또는 자발적인 환기로 설정된다(BOX 13-26).

하기도(성대 아래) 쪽으로 들어가는 기구가 포함되는 기계 환기는 **침습적(invasive)**이라고 말할 수 있다.[16,50] 튜브를 인두[기관 내 삽입, endotracheal tube(ETT)] 또는 성대주름 아래의 피부와 연골(기관절개관)을 통해 삽입한다. 뇌줄기가 기능하는 환자는 정상적인 기도 보호반사 때문에 상기도와 성대주름을 통과하여 ETT 삽입을 견디기 위해 일반적으로 진정이 필요하다. 기관절개 삽입은 외과적 수술 과정이다. Note: 튜브 주변 공기가 새는 것을 방지하기 위해 가압대(cuffed)가 있는 튜브가 필요하다.

비침습적(noninvasive)은 환기 보조 형태로 지속적 기도양압(continuous positive airway pressure, CPAP)과 다양한 기도양압(variable positive airway pressure, VPAP), 2단계 기도양압(bilevel positive airway pressure, BiPAP), 산소 보충, 증발 고유량치료(vaporized high-flow therapy)가 포함된 마스크나 코 줄(nasal prongs)로 효과적으로 공기를

BOX 13-26 환기 전략

- **지속 필수 환기(continuous mandatory ventilation, CMV)**: 모든 호흡이 의존적이다(환자 또는 기계가 들숨을 촉발하지만, 기계가 순환한다).
- **간헐 필수 환기(intermittent mandatory ventilation, IMV)**: 의존적인 호흡 중 자발적인 호흡(환자가 들숨을 촉발하고 순환한다)이 존재할 수 있다.
- **지속 자발적 환기(continuous spontaneous ventilation, CSV)**: 모든 호흡이 자발적이다(환자가 촉발하고 순환한다).

From Gardner S, Merenstein G: *Handbook of neonatal intensive care*, St Louis, 2002, Mosby.
Chatburn RL, Volsko TA, Hazy J, et al: Determining the basis for a taxonomy of mechanical ventilation. *Respir Care* 57(4):514, 2012.

BOX 13-27 비침습 환기 보조 형태

- **CPAP 보조**: 자발적인 환기 환자에게 지속적인 기도양압 제공
- **VPAP 또는 BiPAP 보조**: 자발적인 환기 환자에게 다양한 두 종류의 기도양압 제공
- **간헐적 코 양압 환기(nasal intermittent positive pressure ventilation, NIPPV)**: 자발적인 환기 환자에게 지속적인 기도양압 제공. 또한 *sighs*라고 알려진 주기적인 추가적(공기) 흐름이 유발된다. sighs는 시간에 맞춰서 필수적으로 발생한다. NIPPV의 목적은 가로막, 보조근의 노력을 돕고 호흡 노력을 감소시키는 것이다.
- **산소 보충(oxygen supplementation)**: 자발적인 환기 환자에게 추가적인 산소를 섞은 실내 공기(다양한 농도)를 제공한다(Note: 기계 환기 top에서 산소 보충이 사용된다).
- **가습 고유량 치료(humidified high-flow therapy)(경비 흡입법, *transnasal insufflation*)**: 산소가 추가되거나 추가되지 않은 실내 공기가 가습되어 전통적인 코 줄을 통해 더 높은 비율의 흐름 제공이 가능하다. 환자의 들숨 흐름 비율에 맞추거나 더 높은 흐름 비율 제공이 가능하고 침습적 기계 환기를 피할 수 있다.

From Gardner S, Merenstein G: *Handbook of neonatal intensive care*, St Louis, 2002, Mosby.
Chatburn RL, Volsko TA, Hazy J, et al: Determining the basis for a taxonomy of mechanical ventilation. *Respir Care* 57(4):514, 2012.

공급한다. BOX 13-27에 비침습적 환기 보조 방법을 소개하였다.

기계 환기 및 다른 호흡 보조를 사용하는 환자들에게 안전한 섭식과 삼킴에 영향을 줄 수 있는 요소들은 많다. 다음을 포함한다.

- 신경학적 손상, 구강반사 결손(빨기, 삼킴, 구역, 기침)
- 진정으로 각성 수준 저하
- 환기 튜브로 인한 삼킴 기전 장애물
- 환기 튜브, 높은 공기 흐름으로 인한 감각 저하
- 자세 제한
- 호흡하려는 노력 증가

일반적으로 많은 환자의 보호자는 의학적 상태가 호전되고 다른 의학 치료가 끝나고 나면 인공호흡기나 다른 호흡 보조를 치료 후 며칠, 몇 주, 몇 달 후에 제거한다. 대부분의 경우 호흡 보조를 제거하는 데 단계적 접근을 사용한다. BOX 13-28에 호흡 보조 사용 여부를 결정하는 일반적인 기준을 나열하였다.

BOX 13-28 호흡 보조가 필요한 환자의 일반적인 호흡 보조 장치 제거 기준

신경계

- 자발적인 호흡(무호흡 없음, 낮은 진정 단계)
- 충분하고 자발적인 호흡량(적절한 근력)
- 기도 보호(기침, 구역, 삼킴반사 등)

호흡계

- 기도 개방
- 호흡 순응도(compliance), 정상적 한도 내에서의 저항
- 정상 호흡 노력
- 정상 혈액 가스

심혈관계

- 혈류역학 안정성(hemodynamically stable)
- 자발적인 호흡 가능

From Gardner S, Merenstein G: *Handbook of neonatal intensive care*, St Louis, 2002, Mosby.

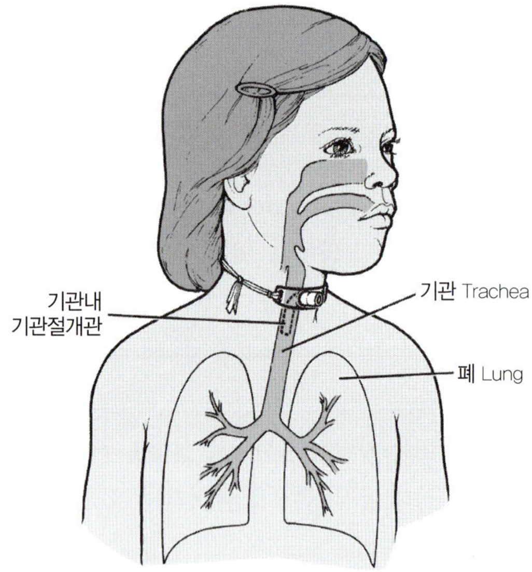

그림 13-10 기관절개관 위치.(From Hockenberry MJ, Wilson D: *Wong's essential of pediatric nursing*, ed 9, St Louis, 2013, Mosby.)

기관절개술

기관절개관은 목 앞쪽에서 기관으로 들어가 반지(cricoid) 연골 아래 쪽으로 삽입한다. 수술 후 생긴 구멍은 독립적인 기도로 사용되거나 기관절개관을 넣는 장소로 사용된다(그림 13-10).

BOX 13-29 기관절개 환자의 일반적인 튜브 제거 기준

기도 개방
- 환자의 기도가 개방되어 있는가?
- 소리를 내거나 기침을 하기 위해 충분히 날숨을 뱉을 수 있는가?

기도 보호
- 환자가 더러워진(침, 액체, 음식, 위 내용물의 흡인) 기도를 보호할 수 있는가?
- 환자가 분비물을 삼킬 수 있는가?
- 환자가 음식을 삼킬 수 있거나 영양을 섭취할 비경구 방법이 있는가?

기계 환기
- 환자가 비침습적 방법으로 환기하는가?
- 환자가 자발적인 호흡이 가능한가?
- 환자의 호흡량이 충분한가?

From Gardner S, Merenstein G: *Handbook of neonatal intensive care*, St Louis, 2002, Mosby.

BOX 13-30 아동이 의사소통 밸브 사용에 견딜 수 있는 여부를 결정하는 고려 요소

새는 공간
- 아동은 성인보다 기도가 작다. 따라서 가장 작은 기관절개관을 사용하더라도[2.5 또는 3mm 안쪽 관(cannula), 4 또는 4.7mm 바깥 지름] 어린 아동의 기도에 가득 찰 수 있다. 따라서 새는 것을 예방한다.
- 공기가 빠지지 않는 가압대가 있는 기도절개 환자는 새는 것이 불가능하다(흡인 위험 또는 적절한 기계 환기를 위해 봉합이 요구되기 때문에).

상기도 개방
- 기관절개 주변에 새더라도 날숨 흐름(expiratory airflow)이 호흡계에 남아 있을 때까지 내쉬기(exhalation)는 완전하지 않다. 흐름이 입, 코를 통해 기도에서 나갈 수 없으면 의사소통 밸브는 기도절개를 통해 흐름이 빠져나갈 수 있도록 제거해야 한다.
- 언어는 기능적 조음 기관뿐 아니라 기능적 성대주름을 통한 흐름이 필요하다. 인두와 후두에 기능 장애가 있으며, 말하는 것이 어려울 수 있다.

아동에게 세 가지 주요 이유로 기관절개관을 사용한다.

- **기도 개방**: 호흡을 위한 일반적인 경로가 어떤 이유에서 손상되거나 막혔을 때(성문아래 협착증, 후두연화증 등), 기관절개관이 기도 개방을 제공할 수 있다.
- **기도 보호**: 명백한 흡인의 위험(뇌줄기 종양, 뇌졸중 등)이 있는 경우 가압대(cuff)가 있는 있는 기관절개관을 사용하여 환자의 기도 하부가 오염되는 것을 막을 수 있다.
- **기계적 환기**: 장기간의 침습적 기계 환기가 요구될 때(심각한 폐 질환, 경추 손상), 기관절개관이 상기도나 성대주름을 통과하지 않거나 지속적인 진정이 요구될 때 환기 수단이 된다. 어떤 아동에게는 기관절개가 영구적이다. 의학적 상태가 좋아지고 기관절개가 더 이상 필요 없는 경우 구멍을 수술로 막고 회복되도록 한다. BOX 13-29에 환자의 튜브 제거 여부를 결정하는 데 고려할 수 있는 일반적인 기준을 나열하였다.

의사소통 밸브(speaking valves)는 기관절개 환자의 발성을 돕기 위해 만들어졌다. 의사소통 밸브는 한 방향 밸브로 기관절개관 밖 장치에 연결한다. 들숨 시 기관절개관을 통해 공기가 들어갈 수 있고, 날숨 시 기관절개관에서 공기가 나오지 못하게 닫힌다. 이상적으로 공기는 기관절개관을 직접 지나서 성대를 통해, 상기도를 통해 나와서 상기도에서 분비물을 제거하거나 발성이 가능하다. 환자가 의사소통 밸브를 착용했을 때 날숨 공기가 충분히 빠지지 않으면 발성이 어렵고(더 위험하게) 호흡 문제의 위험이 생긴다. BOX 13-30에 아동이 의사소통 밸브 사용에 견딜 수 있는지 여부에 영향을 줄 수 있는 요소를 나열하였다.

기관절개관이 있으면 아동의 삼킴과 의사소통 발달에 영향을 미칠 수 있다. 영향을 줄 수 있는 요소는 다음과 같다.

- 기관절개 연령
- 기관절개 기간
- 기관절개를 통한 환기 또는 산소 치료
- 흡입(suctioning) 빈도
- 입원 기간

또한 아동이 기관절개 중 구강섭취를 하였는지, 구강 자극을 받았는지가 삼킴 기술에 영향을 줄 수 있는 요소이다. 의사소통 밸브를 사용하거나 사용하지 않고 기관절개 주변에 새서(leak) 기침을 할 수 있는지 등의 요소는 아동의 후두, 인두의 감각, 기도 보호 반사 통합에 영향을 줄 가능성이 있다.

흡입 손상

화학물 흡입(ingestion)은 삼킴 기전, 기도, 장기에 심각하거나 생명을 위협할 수 있는 합병증을 유발할 수 있다. 아동에 있어 심각한 흡입 손상의 주요한 원인은 세제류(표백제, 암모니아, 주방 세제, 세탁 세제), 건전지(납작한 건전지) 등의 가정 내 화학물이다.[51] 이러한 화학물은 조직에 화상을 입히고 통증, 부종, 괴사, 구멍을 일으킨다. 손상된 구조물 재건을 위한 수술이 필요하다. 회복 중 흉터 조직과 **협착**이 생길 수 있어 구강섭식과 회복에 어려움을 줄 수 있다. 흡입 손상 아동의 흔한 섭식 합병증은 기도 보호 손상, 삼킴장애, 음식덩이 걸림(bolus impaction), 음식 혐오, 질식 공포 등이 있다.[51] 이러한 아동 중 일부는 임시로 기관절개가 요구된다. 많은 아동이 흡인을 보이고 **구강섭취 금지**(nil per os, NPO)(nil by mouth, NBM)로 모든 음식을 튜브 영양법으로 섭취하거나 점도 증진 액체, 수정된 식이가 요구되기도 한다. 다시 먹기 위한 점진적인 학습 같은 관찰이 수개월, 수년이 필요할 수도 있다.

아동의 섭식과 삼킴에 영향을 줄 수 있는 기타 요인

편도염, 설소대 단축증

편도염은 주로 바이러스와 박테리아 감염으로 발생하는 입천장편도(구개편도)의 염증이다.[14] 증상은 목이 붓고 열이 난다. 대부분의 사람들은 일생의 한 시점에서 편도염으로 고생하고 대부분은 약물치료 여부와 상관없이 완전히 회복된다. 만성이거나 반복적인 편도염 혹은 급성인 경우 편도가 부어 삼킴과 숨쉬기에 제한이 생기고 편도를 제거하는 편도선 절제술을 시행한다.

설소대 단축증[tongue–tie(ankyloglossia)]은 선천적으로 설소대(혀 아래와 입 아래 바닥을 연결하는 막)가 짧아 혀끝의 움직임을 감소시킨다. 설소대 단축증은 심각한 정도에서 가벼운 정도로 혀가 바닥에 완전히 묶여 있는 경우도 있다. Hazelbaker 척도[52] 같은 평가 척도로 설소대 단축증의 단계를 나눌 수 있다.

설소대 단축증은 성공적인 모유 수유에 영향을 주는 것으로 알려져 있는데 유아에게 비효율적인 섭식, 엄마에게는 통증을 유발할 수 있다. 많은 연구에서 이른 시기의 수술[설소대절단술(frenulotomy)]이 모유 수유를 증진시킬 수 있다고 하였다.[53,54] 설소대 단축증이 젖병 수유, 고형 음식 섭취에 미치는 영향, 유아기 이후 수술의 효과에 대한 정보는 부족하다. 많은 가족들이 수술 아동의 섭식과 말하기의 유의미한 개선이 있었다고 보고한다. 일부는 수술을 받지 않았고 기능적 섭식과 의사소통을 보고하였다.

구강운동 장애

섭식에 어려움을 겪는 아동은 빨기, 씹기, 깨물기 능력에 영향을 주는 어느 정도의 운동장애를 가지고 있다. 발달지연, 운동 패턴 장애(높거나 낮은 근긴장도, 원시 구강반사 존재 등), 운동 계획 문제(실행증 등)로 발생한다. 이러한 운동 문제는 전반적 또는 특정 구강 영역에 나타날 수 있으며 섭식뿐 아니라 말하기에도 영향을 미칠 수 있다. 치료사의 역할은 구강운동 장애를 확인하고 아동의 섭식 능력에 미치는 영향을 결정하여 치료계획을 세우고 섭식에 도움이 되는 보상 방법을 제공하는 것이다(15장 참조).

감각 처리 장애

많은 임상적 연구로 아동의 감각 처리 분야의 선구자인 작업치료사 Winnie Dunn은 특정 감각 입력의 감각 스펙트럼에 대해 어느 위치에 있느냐에 따라 같은 감각 자극에 대해 사람마다 다양한 인식과 반응이 존재한다고 설명하였다.[55] 이 모델에 따르면 감각 스펙트럼의 중심이 정상 감각이다. 등록된 자극 입력에 "정상" 역치이고 "일반적인" 반응이 된다. 스펙트럼의 한쪽 끝인 과민성(hypersensitivity)은 역치가 감소되어 있어 정상 자극에 반응이 증가한다. 다른 쪽 끝인 둔감성(hyposensitivity)은 역치가 높아 정상 자극에 반응이 감소한다. Dunn의 모델은 중심 정상 반응과 스펙트럼 양쪽 끝의 감각 반응이 가능하다(그림 13–11, BOX 13–31).[55]

이 분야의 연구에서 Dunn은 많은 발달장애(자폐 스펙트럼 장애, ADHD)에서 감각 처리 능력의 심각한 변화가 주요 요소라고 하였다.[56-58] 다른 문헌들에서 감각 처리 변화는 반복적으로 해로운 감각 자극에 노출되거나 정상 감

	자기 조절(self-regulation) 전략/행동 반응	
신경학적 역치	수동적	능동적
높은 역치	낮은 등록(registration)	감각 추구(seeking)
낮은 역치	감각 민감성(sensitivity)	감각 회피(avoiding)

그림 13-11 감각 프로파일.(Adapted from "The Impact of Sensory Processing Abilities on the Daily Lives of Young Children and Familes: A Conceptual Model" by W. Dunn 1997, Infants and Young Children 9(4):23-25, 1997. IN Dunn W: The sensations of everyday life:theoretical, conceptual and progmatic considerations, Am J Occup Ther 55(6):608, 2001.)

BOX 13-31 높거나 낮은 감각 역치

- **과민성(hypersensitivity)**: 자극에 역치가 낮아 높게 등록이 된다. 감각에 노출되면 감각에 반응(감각 민감성)이 높아지거나 감각을 회피할 수 있다(감각 회피).
- **둔감성(감각저하)(hyposensitivity)**: 자극에 역치가 높아 낮게 등록이 된다. 감각에 노출되면 감각에 반응(낮은 등록)이 낮아지거나 감각을 더 찾는다(감각 추구).

각 자극이 부족한 결과로 발생한다.[59-61] 또한 발달장애가 없거나 다른 분명한 외상이 없는 경우에도 감각 입력을 인식하는 정도가 다양하다.[62-63]

구강 감각 민감성

의학적 처치의 일부분으로 입원이나 잦은 의학적 치료가 필요한 많은 아동들은 튜브 영양법, 삽관, 흡입(suctioning)과 같은 구강, 인두, 얼굴 부분에 다양한 정도의 침습적 처치에 노출된다. 또한 입원 아동은 구강섭식, 다른 정상적이고 즐거운 구강 자극에 참여할 수 없다. 이러한 경험들이 아동의 구강 감각 처리 능력에 영향을 줄 수 있다.[63] 구강 감각의 변화가 구강섭식 능력에 영향을 줄 수 있다는 것은 분명하다.[64]

Dunn의 분류체계는 한 형태의 감각 입력의 감각 스펙트럼이 있고 다른 형태의 감각 입력에는 다른 감각 스펙트럼이 있다(청각 입력에는 정상적으로 반응하지만, 감각 입력에는 역치가 낮아 접촉에 민감하게 반응한다).[55] 감각 통합 장애는 몸 전체 또는 특정 부위(입 등)에 영향을 미친다.[55] 치료사는 아동의 구강섭식과 관련된 감각 정보 처리 능력에 관심을 가져야 한다(입안의 촉각, 맛, 온도 민감성 등).

서로 연관이 있지만 구강 민감성은 음식 혐오나 통증과는 다르다(BOX 13-32 참조). 구강 혐오는 통증이나 민감

BOX 13-32 통증, 감각 민감성, 음식 혐오

- **통증**: 실질적인 조직 손상과 연관된 고통스러운 감각 자극
- **감각 민감성(sensory sensitivity)**: (정상) 감각 자극에 비정상적 높은 반응
- **음식 혐오(food aversion)**: 초기의 통증, 감각 처리 문제에 지속적으로 나타날 수 있는 감각, 예상되는 감각의 행동적 반응

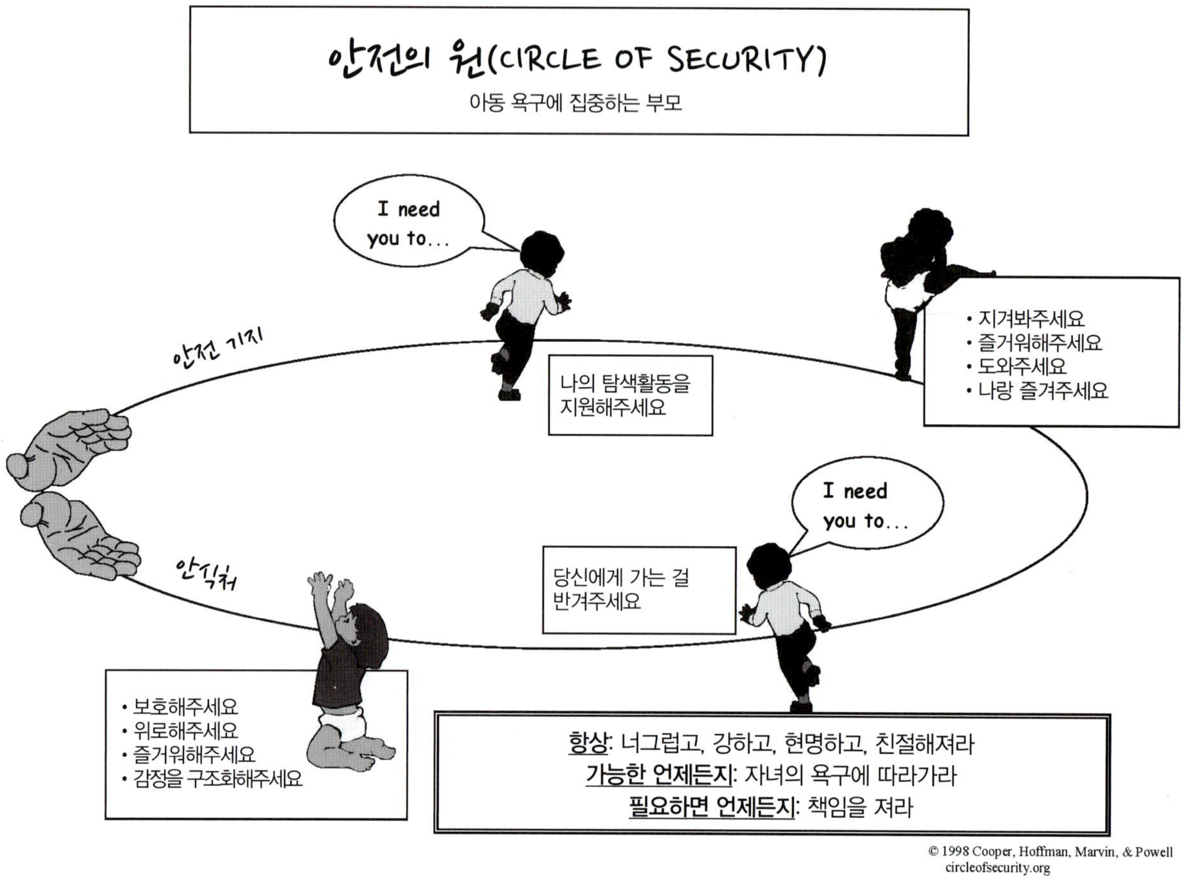

그림 13-12 안전의 원 모식도(Copyright Cooper, Hoffman, Marvin, and Powell. Circleofsecurity.org.)

성 변화에서 나타날 수 있으나 기본적인 감각 처리 문제 이후에도 지속될 수 있다. 행동 섭식 치료가 구강 혐오 문제에 도움을 줄 수 있으나 여전히 통증이나 감각이 예민한 경우에는 효과가 없을 수 있다. 치료의 초기에 접근하도록 한다(15장 참조).

자폐 스펙트럼 장애

자폐 스펙트럼 장애(autism spectrum disorder, ASD)는 일반적인 아동 발달에 영향을 주는 감각 발달 장애군이다. ASD의 가장 최근 진단 기준은 미국 정신의학 협회의 정신질환 진단 및 통계 매뉴얼 5판(*Diagnostic and Statistical Manual of Mental Disorders*)으로 사회적 상호작용, 의사소통에 현저한 비정상, 발달지연, 행동과 관심에 뚜렷한 제한, 고정 관념 패턴이 포함된다.[65] ASD가 스펙트럼 장애이고 이 군에 속한 모습이 매우 다양하지만 많은 ASD 아동은 감각 처리와 운동 발달 영역에 발달지연을 보인다.[66,67]

ASD 아동의 섭식 문제는 1943년, Kanner가 처음 소개하였다.[68] ASD 아동의 46~89%에서 섭식 문제가 보고되었다.[69] 소셜 미디어에는 ASD 아동에게서 "하얀 음식 식이(white food diet)"라는 용어가 자주 언급된다. 영양학 문헌은 빈약한 식이가 그 다음에 일어나는 행동에 미치는 영향에 관심을 두고 있다. ASD의 행동과 특징이 영양, 구강운동 지연, 감각 민감성, 쉽게 먹을 수 있는 색, 맛, 온도(빵, 감자, 크래커, 쿠키, 우유 등)의 단조로운 음식을 선호하는 "동일성"에 대한 욕구에 영향을 미친다. 이러한 음식은 에너지는 높으나 영양은 낮다.

Marshall 등은 ASD 아동의 섭식 어려움과 영양 문제에 대한 40개가 넘는 연구를 확인하였다. 음식의 다양성 제한, 음식 공포증, 음식 거부, 질감에 의한 식이 제한, 과체중 경향이 주로 보고되었다. 영양 부족이 건강에 영향을 미칠 수 있고 보호자의 염려와 가족 역동에 상당한 영향을 끼칠 수 있다.[70]

BOX 13-33 애착 전략

애착 전략

- **안정(secure)**: 안정적인 상호 관계는 보호자를 활용할 수 있다는 점(availability)에서 자신감을 만들고 안전한 경우 탐색을 지원한다. 아동은 보호자의 요구에 초점을 둘 필요는 없으나 보호자가 원하는 것, 요구, 생각, 느낌에 단순히 참여하고 안전의 원에 있는 모든 것들을 안다.
- **양가형(ambivalent)**: 양가형 애착은 조직화된 애착 전략으로 친숙함(closeness)과 친밀감(proximity)은 과강조하는(안전 영역/원의 아래쪽 절반) 반면 상호 관계의 탐색적인 측면은 강조를 하지 않는다(탐색 영역/원의 위쪽 절반). 아동은 높은 감정성과 의존을 보이면서 일관성 없이 보호자 가용성을 지속적으로 찾는다. 이 애착은 심각한 심리문제 위험으로 고려되지 않는다.
- **회피(avoidant)**: 회피 애착은 조직화된 애착 전략으로 상호 관계 측면은 과강조하는(탐색 영역/원의 위쪽 절반) 반면 감정적 요구를 최소한으로 표현할 때 최대한 보호자와 가까이 유지할 수 있는 감정적 친숙함(closeness)과 안정은 강조하지 않는 것이다. 이 애착은 심각한 심리문제 위험으로 고려되지 않는다.
- **불안정 혼란(disorganized)**: 불안정 혼란 애착은 보호자가 아이를 두려워하거나 두렵게 여기는(또는 동시에) 아동이 느끼는 애착이다. 특히 스트레스 상황에서 아동이 애착 대상에게 안정과 보호를 찾으려 하는 조직화된 행동이 와해된 상태이다. 이 애착은 심각한 심리문제 위험으로 고려된다.

보호자-아동 상호작용

아동의 욕구와 발달에 더 관심을 쏟는 보호자들이 자신의 감정을 조절하고 다른 사람과 상호작용을 잘 한다고 알려져 있다.[71,72] **단서 기반 양육(cue-based care)**(발달적 지지 양육, *developmentally supportive care*)의 전제는 아동의 행동을 관찰하고, 필요할 때 격려와 도움을 제공하는 것이다.[73]

섭식 어려움이 보호자-아동 상호작용에 영향을 줄 수 있다고 했을 때 치료사가 아동의 요구를 지지하지 않는 양육 형태나 전략을 알고 필요한 경우 가족지지 촉진을 돕는 것이 중요하다. 치료사는 이 분야의 심화 훈련에 참여하고 보호자-아동 관계를 지원할 수 있는 건강 전문가(가족 상담가, 정신과 의사, 다른 정신 전문가)와 함께 일하는 것이 필요하다.

보호자 아동 상호관계에 대한 다양한 방법이 존재한다. 안전의 원 모식도(*Circle of Security model*)(www.circleofsecurity.net)를 만든 Cooper, Hoffman과 Powell은 그림 13-12와 같은 모델로 아동의 발달을 지원하는 이상적인 양육 방법을 소개한다.

이 모델의 양육 애착 전략은 BOX 13-33에 요약, 양육 형태는 BOX 13-34에 요약하였다.

BOX 13-34 애착 수준에 따른 양육 형태

- **권위주의적(authoritarian)**: 조절 수준은 높고, 따뜻함과 애착 수준은 낮은 양육 형태. 이러한 가정의 아동은 낮은 자존감, 낮은 신뢰, 높은 내향성인 경향이 있다.
- **장려적(bigger, stronger, wiser, and kind)**: 높은 수준의 보호자의 따뜻함(warmth), 애착과 함께 높은 수준의 보호자 "역할(in charge)"이 혼합된 양육 형태. 이러한 가정의 아동은 더 성숙하고, 독립적이고, 학업 성취도가 높은 경향이 있다. 장려적(더 크게, 더 강하게, 더 현명하게, 더 친절하게) 양육 형태는 COS[Circle of security] 프로토콜에서 중심적인 양육 목표가 되고 있다.
- **자유방임적(permissive)**: 조절 수준은 낮고, 따뜻함과 애착 수준은 높은 양육 형태. 이러한 가정의 아동은 자립성과 자기 조절 능력이 낮아 학교에 적응하기 어려운 경향이 있다.
- **반응 수용(reflective capacity)**: 한 걸음 뒤로 물러나 자신의 행동, 동기, 요구를 관찰하고 이해할 수 있는 능력, 다른 사람의 행동, 동기, 요구를 관찰하고 이해할 수 있는 능력; "스스로를 인정"하는 능력; 상호 관계에서 한 사람이 어떻게 주어진 문제에서 진정한 부분이 되고 동시에 다른 사람 역시 책임이 있다는 것을 안다.

요약 및 정리

1. 섭식의 어려움은 식이 섭취와 성장, 발달에 해로운 영향을 끼칠 수 있다. 성장과 발달을 위해 아동은 적절한 에너지 균형이 필요하다. 에너지 섭취가 요구량보다 적으면 부정적인 에너지 균형을 보이고 성장이 지연된다(주로 체중저하; 이 상태가 유지되면 키와 머리둘레 성장에도 영향을 미칠 수 있음).
2. 치료사는 흡인의 징후에 대해 구별하는 훈련을 해야 한다. 흡인은 음식덩이가 성대주름 아래 위치의 기도로 들어갔을 때 발생하며 삼킴의 일차적 및 이차적 원인으로 발생할 수 있다.
3. 삼킴의 어려움으로 나타날 수 있는 해로움은 흡인뿐만이 아니다. 삼킴 후 정상적인 호흡을 위해 기도가 닫히고 다시 열리지 않을 때 무호흡 지속 증상이 나타난다. 어린 유아는 물질이 후두 안뜰 안이나 근처에 있을 때의 반응으로 발생한다. 아마도 흡인 위험 가능성에서 폐를 보호하기 위한 것이다. 사레는 고형의 음식덩이가 물리적으로 기도를 막아 호흡을 어렵게 하고 즉각적인 생존에 위험을 줄 수 있다.
4. 아동 치료사는 식사 시간 행동 문제와 학습된 음식 혐오 증상 아동을 치료한다. 섭식 어려움과 식사 시간 방해는 연하장애, 흡인, 사레와 연관되어 잘 발생된다. 다른 경우에는 입안이나 주변의 불쾌한 경험, 원인 모를 고통, 감각장애가 어느 정도 관련이 있는 경우가 있지만, 섭식 문제에 분명한 물리적 이유가 없는 경우도 있다.
5. 치료사에게 섭식과 삼킴에 영향을 줄 수 있는 일반적인 의학적 상태에 대한 이해는 매우 중요하다. 의학적 상태에 따라 직접적, 간접적으로 구강섭식에 영향을 줄 수 있다.
6. 구강섭식 기술이 발달하는 과정에 있는 아동의 섭식 제한은 정상 발달 과정을 방해하여 이후 섭식 기술에 영향을 미칠 가능성이 높다.
7. 조산아(37주 GA 전 출생)들은 섭식 발달의 위험이 높고 삼킴에 어려움이 있다는 것을 인식하는 것이 중요하다. 조산으로 태어나기 때문에 조산아의 초기 발달은 방해를 받는다. 또한 조산아는 이환율(morbidities)이 높다. 장애 자체와 그로 인한 치료 모두 이러한 조산아의 섭식 발달을 방해할 가능성이 있다. 장기간의 입원은 섭식 상호작용에 영향을 줄 수 있는 가족이 상호작용하고 아동과 애착을 형성하는 능력에 영향을 미칠 수 있다.
8. 치료사는 다양한 튜브 영양법 종류에 대해 알고 있어야 한다. 장관외(비경구) 식이는 장기를 피해 혈관으로 영양을 제공한다. 장관(위관) 식이는 음식덩이 또는 연속적인 식이를 통해 장기로 영양을 제공한다. 장관 식이는 코나 입으로 삽입된 튜브를 통하여(nasogastric, nasojejunal, orogastric) 또는 수술적 처치로 직접 장기로 영양을 제공한다(G–tube, J–tube). 튜브 영양법을 제공하는 이유는 연하장애, 체중증가 실패(심폐질환, 위식도 역류, 비기질성 성장 지연 등), 소화 문제(염증성 장 질환, 낭포성 섬유종, 장흡수장애 등) 등이다.
9. 치료사는 다양한 형태의 인공호흡기도 알고 있어야 한다. 환기 보조는 침습적(기계 환기) 또는 비침습적(CPAP, humidified high–flow therapy, and O_2 supplementation) 방법으로 적용된다.

REFERENCES

1. Tutor JD, Gosa MM: Dysphagia and aspiration in children. *Pediatr Pulmonol* 47(4):321, 2012.
2. Thach BT: Maturation of cough and other reflexes that protect the fetal and neonatal airway. *Pulm Pharmacol Ther* 20(4):365, 2007.
3. St John Ambulance: Managing choking, http://www.sja.org.uk/sja/first-aid-advice/breathing-problems/choking.aspx.
4. Field D, Garland M, Williams K: Correlates of specific childhood feeding problems. *J Paed Child Health* 39:299, 2003.
5. Rudolph CD: Feeding disorders in infants and children. *J Ped* 125:S116, 1994.
6. Burklow KA, Phelps AN, Shultz JR, et al: Classifying complex pediatric feeding disorders. *J Ped Gastroent Nutr* 27:143, 1998.
7. Rommel N, De Meyer AM, Feenstra L, et al: The complexity of feeding problems in 700 infants and young children presenting to a tertiary care institution. *J Pediatr Gastroenterol Nutr* 37(1):75, 2003.
8. Reilly S, Skuse D, Poblete X: Prevalence of feeding problems and oral motor dysfunction in children with cerebral palsy: a community survey. *J Pediatr* 1996.
9. Reau NR, Senturia YD, Lebailly SA, et al: Infant and toddler feeding patterns and problems: normative data and a new direction, Pediatric Practice Research Group. *J Dev Behav Pediatr* 17(3):149, 1996.
10. Mathisen B, Skuse D, Wolke D, et al: Oral-motor dysfunction and failure to thrive among inner-city infants. *Dev Med Child Neurol* 31(3):293, 1989.
11. Carruth BR, Skinner JD: Feeding behaviors and other motor development in healthy children (2-24 months). *J Am Coll Nutr* 21(2):88, 2002.
12. Carruth BR, Skinner JD: Mothers' sources of information about feeding their children ages 2 months to 54 months. *J Nutr Educ* 33(3):143, 2001.
13. Satter E: Children, the feeding relationship, and weight. *Md Med* 5:26, 2004.
14. Kliegman R, Stanton R, Geme J, et al: *Nelson textbook of pediatrics*, ed 19, Philadelphia, 2011, Elsevier Saunders.
15. Committee on Fetus and Newborn, American Academy of Pediatrics: Apnea, sudden infant death syndrome, and home monitoring. *Pediatrics* 111(4 Pt 1):914, 2003.
16. Gardner S, Merenstein G: *Handbook of neonatal intensive care*, St Louis, 2002, Mosby.
17. Weir K, McMahon S, Barry L, et al: Oropharyngeal aspiration and pneumonia in children. *Pediatr Pulmonol* 42(11):1024, 2007.
18. Karim RM, Momin IA, Lalani II, et al: Aspiration pneumonia in pediatric age group: etiology, predisposing factors and clinical outcome. *J Pak Med Assoc* 49(4):105, 1999.
19. Gross RE: *The surgery of infancy and childhood Philadelphia*, 1953, WB Saunders.
20. Hodge L, Swain A, Faulkner-Hogg K: Food allergy and intolerance. *Aust Fam Physician* 38(9):705, 2009.
21. Boyce JA, Assa'ad A, Burks AW, et al: Guidelines for the diagnosis and management of food allergy in the United States: summary of the NIAID-sponsored expert panel report. *Nutr Res* 31(1):61, 2011.
22. Rosenbaum P, Paneth N, Leviton A, et al: A report: the definition and classification of cerebral palsy, April 2006. *Dev Med Child Neurol Suppl* 109:8, 2007.
23. Cerebral Palsy Association: http://cerebralpalsy.org/about-cerebral-palsy/types-and-forms/#cm.
24. Palisano R, Rosenbaum P, Walter S, et al: Development and reliability of a system to classify gross motor function in children with cerebral palsy. *Dev Med Child Neurol* 39:214, 1997.
25. Benfer KA, Weir KA, Bell KL, et al: Oropharyngeal dysphagia and gross motor skills in children with cerebral palsy. *Pediatrics* 131(5):e1553, 2013.
26. Teasdale G, Jennett B: Assessment of coma and impaired consciousness: a practical scale. *Lancet* 2(7872):81, 1974.
27. Morgan AT: Dysphagia in childhood traumatic brain injury: a reflection on the evidence and its implications for practice. *Dev Neurorehabil* 13(3):192, 2010.
28. Fisher RS, van Emde Boas W, Blume W, et al: Epileptic seizures and epilepsy: definitions proposed by the International League Against Epilepsy (ILAE) and the International Bureau for Epilepsy (IBE). *Epilepsia* 46(4):470, 2005.
29. Buckley RT, Morgan T, Saneto RP, et al: Dysphagia after pediatric functional hemispherectomy. *J Neurosurg Pediatr* 13(1):95, 2014.
30. The American Academy of Otolaryngology—Head and Neck Surgery: http://www.entnet.org/content/cleft-lip-and-cleft-palate.
31. Moebius Syndrome Foundation: http://www.moebiussyndrome.com/.
32. National Down Syndrome Society: http://www.ndss.org/Down-Syndrome/What-Is-Down-Syndrome/.
33. American Diabetes Association: http://www.diabetes.org/diabetes-basics/gestational/what-is-gestational-diabetes.html.
34. National Association on Fetal Alcohol Syndrome: http://www.nofas.org/.
35. Kocherlakota P: Neonatal abstinence syndrome. *Pediatrics* 134(2):e547, 2014.
36. Dodrill P, Donovan T, Cleghorn G, et al: Attainment of early feeding milestones in preterm neonates. *J Perinatol* 28(8):549, 2008.
37. Dodrill P: Feeding difficulties in preterm neonates. *Infant Child Adolesc Nutr* 3(6):324, 2011.
38. Mistry S, Hamdy S: Neural control of feeding and swallowing. *Phys Med Rehabil Clin N Am* 19:709, 2008.
39. Barlow SM: Central pattern generation involved in oral and respiratory control for feeding in the term infant. *Curr Opin*

Otolaryngol Head Neck Surg 17(3):187, 2009.
40. Mathew OP, Belan M, Thoppil CK: Sucking patterns of neonates during bottle feeding: comparison of different nipple units. *Am J Perinatol* 9(4):265, 1992.
41. Mathew OP: Breathing patterns of preterm infants during bottle feeding: role of milk flow. *J Pediatr* 119(6):960, 1991.
42. Chang YJ, Lin CP, Lin YJ, et al: Effects of single-hole and cross-cut nipple unit on feeding efficiency and physiological parameters in premature infants. *J Nurs Res* 15:215, 2007.
43. Conway AE: Young infants' feeding patterns when sick and well. *Matern Child Nurs J* 18(4):1, 1989.
44. Thoyre SM, Carlson JR: Preterm infants' behavioural indicators of oxygen decline during bottle feeding. *J Adv Nurs* 43(6):631, 2003.
45. Thoyre SM, Shaker CS, Pridham KF: The early feeding skills assessment for preterm infants. *Neonatal Netw* 24(3):7, 2005.
46. March of Dimes: http://www.marchofdimes.org/.
47. British Association for Parenteral and Enteral Nutrition, 2006. http://www.bapen.org.uk/bans_report_07.pdf.
48. Davelay W, Guimer D, Uhlen S, et al: Dramatic changes in home-based enteral nutrition practices in children during an 11-year period. *J Pediatr Gastroenterol Nutr* 43(2):240, 2006.
49. Dodrill P: Infant feeding development and dysphagia. *J Gastroenterol Hepatol Res* 2014. [Epub ahead of print].
50. Chatburn RL, Volsko TA, Hazy J, et al: Determining the basis for a taxonomy of mechanical ventilation. *Respir Care* 57(4):514, 2012.
51. Lupa M, Magne J, Guarisco JL, et al: Update on the diagnosis and treatment of caustic ingestion. *Ochsner J* 9:54, 2009.
52. Hazelbaker AK: *The Assessment Tool for Lingual Frenulum Function (ATLFF): use in a lactation consultant private practice*, Pasadena, CA, 1993, Pacific Oaks College. unpublished thesis.
53. Hogan M, Westcott C, Griffiths M: Randomized, controlled trial of division of tongue-tie in infants with feeding problems. *J Paediatr Child Health* 41(5–6):246, 2005.
54. Dolberg S, Botzer E, Grunis E, et al: A randomized, prospective, blinded clinical trial with cross-over of frenotomy in ankyloglossia: effect on breast-feeding difficulties. *Ped Res* 52:822, 2002.
55. Dunn W: The sensations of everyday life: theoretical, conceptual and pragmatic considerations. *Am J Occup Ther* 55(6):608, 2001.
56. Ermer J, Dunn W: The sensory profile: a discriminant analysis of children with and without disabilities. *Am J Occup Ther* 52(4):283, 1998.
57. Kientz MA, Dunn W: A comparison of the performance of children with and without autism on the Sensory Profile. *Am J Occup Ther* 51(7):530, 1997.
58. Dunn W, Bennett D: Patterns of sensory processing in children with attention deficit hyperactivity disorder. *Occ Thy J Res* 22(1):4, 2002.
59. Hellerud BC, Storm H: Skin conductance and behaviour during sensory stimulation of preterm and term infants. *Early Hum Dev* 70(1–2):35, 2002.
60. Anderson J: Sensory intervention with the preterm infant in the neonatal intensive care unit. *Am J Occup Ther* 40(1):19, 1986.
61. Dodrill P, McMahon S, Ward E, et al: Long-term oral sensitivity and feeding skills of low-risk pre-term infants. *Early Hum Dev* 76(1):23, 2004.
62. Dunn W, Brown C: Factor analysis on the Sensory Profile from a national sample of children without disabilities. *Am J Occup Ther* 51:490, 1997.
63. Dunn W, Westman K: The sensory profile: the performance of a national sample of children without disabilities. *Am J Occup Ther* 51(1):25, 1997.
64. Davis AM, Bruce AS, Khasawneh R, et al: Sensory processing issues in young children presenting to an outpatient feeding clinic. *J Pediatr Gastroenterol Nutr* 56(2):156, 2013.
65. American Psychiatric Association: *Diagnostic and statistical manual of mental disorders: DSM-5*, Washington, DC, 2013, American Psychiatric Association.
66. Watling RL, Deitz J, White O: Comparison of Sensory Profile scores of young children with and without autism spectrum disorders. *Am J Occup Ther* 55(4):416, 2001.
67. Fournier KA, Hass CJ, Naik SK, et al: Motor coordination in autism spectrum disorders: a synthesis and meta-analysis. *J Autism Dev Disord* 40(10):1227, 2010.
68. Volkmar FR, McPartland JC: From Kanner to DSM-5: autism as an evolving diagnostic concept. *Annu Rev Clin Psychol* 10:193, 2014.
69. Ledford JR, Gast DL: Feeding problems in children with autism spectrum disorders: a review. *Focus Autism Other Dev Disabl* 21(3):153, 2006.
70. Marshall J, Hill RJ, Ziviani J, et al: Features of feeding difficulty in children with Autism Spectrum Disorder. *Int J Speech Lang Pathol* 16(2):151, 2014.
71. Davies WH, Satter E, Berlin KS, et al: Reconceptualizing feeding and feeding disorders in interpersonal context: the case for a relational disorder. *J Fam Psychol* 20(3):409, 2006.
72. Satter E: Eating competence: definition and evidence for the Satter Eating Competence model. *J Nutr Educ Behav* 39(5 Suppl):S142, 2007.
73. Kenner C, McGrath JM, editors: *Developmental care of newborns and infants: a guide for health professionals*, ed 2, St Louis, 2010, Mosby.
74. Circle of Security: http://circleofsecurity.net/.

CHAPTER 14

영유아와 아동의 영양과 삼킴 평가

편역자 신진용

학습목표

1. 섭식과 삼킴을 치료하는 다양한 구성원들의 일반적인 역할을 설명한다.
2. 팀워크의 다양한 모델을 이해한다.
3. ICF 모델에서 아동의 섭식과 삼킴 기술을 평가할 때 고려되는 다양한 영역을 어떻게 수립하였는지 토의한다.
4. 병력을 다루는 필수적인 영역을 제시한다.
5. 임상적 섭식 평가의 중요한 요소를 설명한다.
6. 급성기 아동과 만성기 또는 발달지연의 아동을 평가할 때 고려해야 할 건강 관련 요소에 대해 토의한다.
7. 영유아와 아동의 평가 시 고려사항을 이해한다.
8. 영상 기반 검사를 수행할 때 고려해야 할 소아 특유의 사안을 토의한다.

섭식과 삼킴을 치료하는 다양한 구성원들

다수의 의료 종사자들이 섭식장애 아동을 평가하고 치료하는 과정에 관련되어 있다. 소아 섭식 치료팀 구성원의 다양한 역할을 요약하여 표 14-1에 제시한다.

삼킴과 섭식이 어려운 아동의 평가 및 중재를 수행하는 언어병리학자에 관한 정보는 American Speech-Language-Hearing Association 웹사이트를 참조한다[http:// www.asha.org/(*pediatric dysphagia* 하고 나서, *roles and responsibilities* 검색)].

모유 수유 시 몸부림치는 영아와 어머니에게 도움을 제공하는 수유 상담가에 관한 정보는 International Lactation Consultant Association을 참조한다[http://www.ilca.org/(*roles and responsibilities* 검색)].

영양사에 관한 정보는 Academy of Nutrition and Dietet-

표 14-1 소아 섭식 치료팀 구성원

역할	의료 종사자
1차 의료	일반의, 소아 담당 간호사, 소아과 의사
전문의 의료	전문의(예: 이비인후과, 호흡기내과, 소화기내과, 신경과, 외과, 방사선과), 임상 간호사
영양	영양사
삼킴, 섭식	작업치료사, 언어병리사
모유 수유	수유 상담가, 조산사, 소아 담당 간호사
전반적인 발달 (운동과 감각 기술)	작업치료사, 물리치료사
인지, 학습, 행동	심리학자, 상담가, 행동치료사, 작업치료사

ics 웹사이트를 참조한다[www.eatright.org(*roles and responsibilities* 검색)].

이외에 섭식이 어려운 아동의 중재를 수행하는 다른 의료 종사자들에 관한 정보는 각각의 의료 종사자 협회 웹사이트를 참조한다(pediatric feeding, dysphagia, roles and responsibilities 검색).

팀워크의 다양한 모델

영양과 삼킴을 평가하고 치료하는 팀에서 팀워크의 다양한 모델을 사용한다. 일반적으로 다학제적(multidiciplinary), 학제간 융합적(interdisciplinary), 학제간 통합적(transdisciplinary)이란 용어가 이 모델을 설명하는 데 사용된다. 이 용어가 명확하게 정의되진 않았지만 팀워크의 모델로서 이 장에서 일반적 특징을 설명한다.

다학제적 팀

다학제적(multidiciplinary) 팀은 각각의 의료 종사자들이 약간의 상호작용이 있기는 하나 개별적으로 자신의 역할 안에서 작업을 수행하는 것으로 구성된다. 각각 구성원들은 아동의 섭식장애를 자신의 전문적인 영역에 초점을 맞추어 평가하고 관리한다. 구성원들 간에 환자에 대한 일반적인 보고서를 공유하거나 제공한다. 각각 구성원들은 아동의 개별화된 다양한 목표를 인지하고 있으나 이를 결합하지는 않는다.

학제간 융합적 팀

학제간 융합적(interdiciplinary) 팀은 각각의 의료 종사자들이 자신의 역할 안에서 함께 작업을 수행하는 것으로 구성된다. 팀 구성원들은 아동의 섭식장애를 자신의 전문적인 영역에 초점을 맞추어 함께 평가하고 관리한다. 구성원들 간에 환자에 대한 일반적인 보고서를 제공한다. 각각 구성원들은 아동의 개별화된 다양한 목표를 인지하고 아동을 관리하기 위해 이 목표들을 결합하려고 한다.

학제간 통합적 팀

학제간 통합적(transdiciplinary) 팀은 각각의 의료 종사자들이 자신의 역할을 넘어서 함께 작업을 수행하는 것으로 구성된다. 보통 팀 구성원들은 한동안 함께 작업을 수행하며, 고급 교육 과정을 함께 착수한다. 팀 구성원들 모두가 다른 팀 구성원에 의해 중재된 섭식장애 아동의 양상을 알고 있다. 아동에게 주된 팀 구성원이 평가와 중재 과정을 통해서 다양한 팀 구성원들의 목표들을 결합하려고 한다.

아동의 평가와 중재 팀으로서 의료 종사자들의 역할과 별개로 부모를 포함하는 것은 평가하고 치료목표를 세우고 중재에 참여시키며 과정을 모니터링 하는데 필수적이다. 이는 아동과 가족에게 의미 있는 중재가 제공될 수 있게 하며, 거주하는 집의 환경에서 치료를 일반화하는 데 도움을 줄 수 있다.

국제기능장애건강분류

WHO의 국제기능장애건강분류(international classification of functioning, disability, and health, ICF) 모델[1]은 건강에 영향을 줄 수 있는 요소들뿐만 아니라 개인의 건강 상태와 그로 인한 영향을 범주화한 것이다. ICF 모델은 개인 및 인구집단의 건강과 장애의 정도를 측정하기 위하여 WHO에서 제시한 체계이다(그림 14-1). ICF 모델은 건강과 장애를 설명하고 측정하기 위한 국제 표준으로서 2001년 공식적으로 승인되었다.[2] 표 14-2는 아동의 섭식과 삼킴 기술을 평가할 때 고려해야 될 다양한 영역들이 ICF 모델을 통해 어떻게 구성되고 만들어지는지 보여주는 예시이다.

환자력

환자력(case history)은 보통 기록된 정보(환자의 의료 차트, 다른 의료 종사자들의 보고서, 부모에 의한 문서)와 구두 정보(다른 의료 종사자들과 상의한 내용, 부모와의 인터뷰)를 모으는 것이다. 섭식에 영향을 줄 수 있는 잠재적 요인과 관련된 다양한 영역들의 정보를 모으는 것 또한 일반적

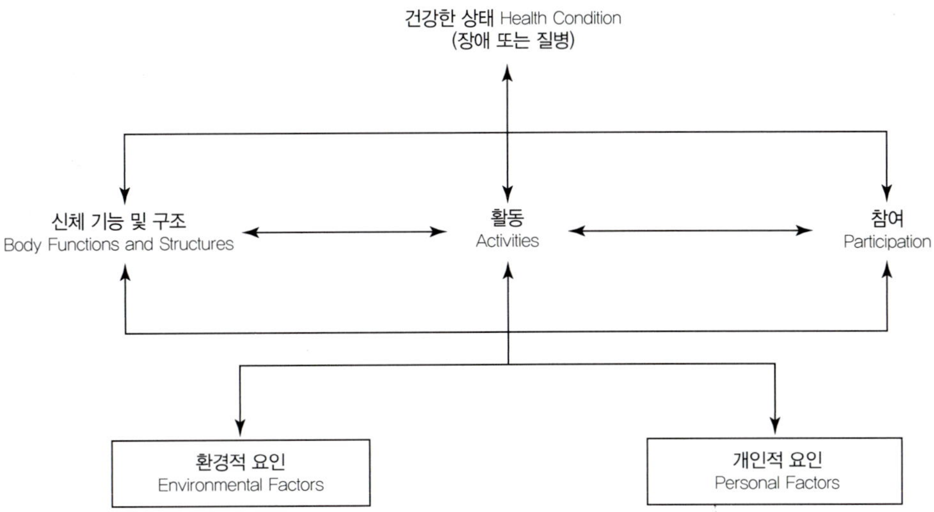

그림 14-1 ICF 모델

표 14-2 아동의 섭식과 삼킴 관련하여 ICF 모델 적용

ICF 모델 영역	섭식과 삼킴 관련한 예시들
신체 구조	구강과 인두의 구조물, 후두와 기도 관련 구조물, 식도와 소화관 관련 구조물의 해부학, 생리학, 신경학
신체 기능	삼킴, 빨기, 씹기 기술; 생리적 안정성; 인지 기술; 운동 기술; 감각 지각
활동 대 장애	음식 먹기, 스스로 먹기, 젖병으로 마시기, 컵으로 마시기 필요한 경우 수정된 음식과 음료, 특수한 도구, 변화된 자세 잡기, 특수한 섭식 전략을 사용하여 제한점을 예방함
참여 대 사회적 차별	가족 식사 시간 참여, 음식과 음료를 먹는 사회 및 교육 환경에 참여 필요한 경우 사회 정책 및 전략을 사용하여 튜브로 식이를 하는 아동이나 발달상 적절한 음식을 먹을 수 없는 아동이 참여하는 데 제한점을 예방함
개인적 및 환경적 요인	고려되어야 할 그 밖의 요인들: 섭식이 어려운 아동의 가족에 대한 이해도 적합하고 위생적인 음식, 음료, 도구, 앉는 장비에 대한 가족의 접근성 섭식이 어려운 아동의 가족(특히, 어머니)에 대한 사회적, 문화적 인식도

으로 포함된다. BOX 14-1은 환자력 정보를 수집할 때 전형적으로 평가하는 영역들의 개요를 보여주고 있다.

영유아와 아동을 위한 환자력과 임상적 평가 양식의 예시로서 다음 웹사이트를 참조한다.

- http://www.asha.org/uploadedFiles/Infant-Feeding-History-and-Clinical-Assessment-Form.pdf
- http://www.asha.org/uploadedFiles/Pediatric-Feeding-History-and-Clinical-Assessment-Form.pdf

기본적인 환자력 정보를 모은 후 치료사는 필수적으로 아동의 직접 관찰과 부모와의 추가적 인터뷰를 통해 보고된 사안을 확인해야 한다. 목록에 실린 이전 요인들에 추가하여 치료사는 다음과 같은 환경적 요인들에 대한 정보를 부모로부터 받아야 한다.

- 가족 생활 방식과 아동 섭식의 주된 양육자
- 보육시설, 학교의 운영 방식과 섭식 시간에 아동의 요구를 중재하는 교사의 능력
- 섭식과 관련하여 고려되어야 할 문화적 사안
- 안전한 음식과 음식 보관소에 가족이 접촉할 기회, 필요한 섭식 보조도구에 접촉할 기회, 아동의 요구에 부합하는 식품과 음료로 조정하는 능력

BOX 14-1 환자력을 수집할 때 전형적으로 평가하는 영역

병력:
- 임신과 출산 합병증
- 의학적 상태
- 의학 조사, 수술, 약물

성장:
- 성장 측정값
- 몸무게, 연령별 몸무게 백분위수
- 신장, 연령별 신장 백분위수
- 신장별 몸무게 백분위수, 체질량지수, 연령별 체질량지수 백분위수
- 성장 패턴의 변화

식사:
- 입으로 먹는 음식과 음료
- 복용하는 영양제 세부 사항
- 튜브 섭식 관련 세부 사항
- 섭취하는 전형적인 패턴, 식사량과 빈도

초기 섭식 내력:
- 모유 수유, 젖병 수유
- 고형 음식으로 이행

전반적인 발달

인지 기술

섭식장애 발병

현재 먹고 마시는 능력
- 소비된 음식과 음료
- 섭식 자세
- 섭식 도구
- 자조 기술
- 식사 시간과 빈도

식사 시 보이는 행동

식사 시간과 관련하여 부모 스트레스

그 밖에 아동의 먹고 마시는 능력과 관련하여 우려되는 기타 세부 사항

임상적 섭식 평가

임상적 평가는 주로 환자력의 일부로 수집된 정보에 의해 이루어진다.

BOX 14-2는 섭식과 삼킴의 어려움을 가진 아동의 표준화된 임상적 섭식 평가 동안 치료사에 의해 전형적으로 평가하는 영역들의 개요를 보여주고 있다. BOX 14-3은 일련의 영양 평가 동안 영양사에 의해 전형적으로 평가하는 영역들의 개요를 보여주고 있다.

아동의 섭식을 관찰할 때 치료사는 아동의 섭식 기능뿐만 아니라 삼킴의 안전성 평가도 수행해야 한다.

삼킴의 안전성을 평가하기 위해 치료사는 아동이 섭식하는 동안 기도를 보호할 수 있는지 없는지를 관찰하고 평가한다. 일반적으로 치료사가 음료 또는 식품을 제공하고

BOX 14-2 일련의 임상적 섭식, 삼킴 평가에서 전형적으로 평가하는 영역

- 구강 해부학 검진
- 구강반사 검사
- 구강 감각 처리 관찰
- 먹지 않는 과제에서 구강 운동 기술 평가
- 먹는 과제에서 구강 운동 기술 관찰
- 삼키는 동안 삼킴 기술과 기도 보호 관찰
- 먹는 동안 생리적 안정성 관찰
- 필요한 경우 조정된 음식과 음료 시도
- 필요한 경우 다양한 섭식 도구 시도
- 필요한 경우 다양한 섭식 전략 시도
- 식사 시 아동의 행동과 부모-아동 상호작용 관찰

BOX 14-3 일련의 영양 평가에서 전형적으로 평가하는 영역

성장측정 수행(인체 측정학)
- 몸무게(연령별 몸무게 백분위수를 결정하는 데 사용)
- 신장(신장별 몸무게 백분위수를 결정하는 데 사용/체질량지수, 연령별 체질량지수 백분위수를 측정하는 데 사용)
- 머리둘레(연령별 머리둘레를 결정하는 데 사용)
- 허리둘레와 중간 상박 둘레(연령별 크기 백분위수를 결정하는 데 사용)

성장 패턴의 변화를 결정

다음 사항에 기초한 에너지와 영양소 요구량 결정
- 성별
- 나이
- 신장, 몸무게
- 특수한 의학적 상태
- 회복 성장(따라잡이 성장)

다음 사항과 관련한 분석을 위해 남긴 음식과 식사 기록 수집
- 식이 적정도(에너지, 영양소, 음료)
- 식사 시간 패턴(식사량과 빈도, 식사 시간 정도)
- 음식 유형(음식군의 다양성)

영양위험도와 보충물의 필요도 결정
- 구강 보충물
- 튜브를 통한 보충물
- 에너지 영양소 보충물

후두의 흡인을 암시하는 부정적인 임상적 징후를 보이는지 관찰한다(BOX 14-4[3]). 부정적인 임상적 징후를 보인다면, 치료사는 그 시기를 기록한다. 만약 부정적인 징후가 구강 준비 또는 삼킴 동안 관찰되었다면, 이는 음식물이 인두를 통해 기도 아래로 들어간 것이다(기본적인 흡인). 만약 부정적인 징후가 섭식을 멈추고 있을 때 또는 섭식을 마친 후 관찰되었다면 이는 음식물이 소화관으로부터 인두 또는 후두로 올라간 것이다(2차적 흡인).

영상 기반 검사는 흡인의 임상적 가능성을 확인하고 이에 맞는 실제적인 중재 기법을 제시해 준다.

모유 수유 또는 젖병 수유를 하는 영아를 위해서 미숙한 빨기, 삼킴, 호흡의 협응에 관해 빨고 삼키는 비율을 관찰하고 들으면서 평가한다. 또한 섭식을 통해 호흡량의 적절성 및 타이밍도 관찰하고 들으며 함께 평가한다. 모유 수유 또는 젖병 수유 동안 정상적으로 리드미컬한 빨기 패턴은 한바탕 빨기 후 멈춤(bursts 및 pauses)의 주기로 구성된다. 정상적으로 모든 호흡의 매개 변수들에서 완벽한 회복은 멈춤 구간에 일어난다. 영아가 섭식 동안 흡인의 임상적 징후를 심지어 보이지 않았다 하더라도 다른 부정적인 생리적 사건이 삼킴 또는 빨기, 삼킴, 호흡의 협응에서 나타날 수 있다(BOX 14-5[3-5]).

섭식 기술을 평가하기 위해 치료사는 아동이 규정식 요구에 부합하는 음료와 식품을 충분히 소비할 수 있는 능력이 있는지 없는지를 결정할 수 있는 구강 기술을 관찰해야 한다(BOX 14-6). 우선적으로 구강 해부학, 구강반사, 구강 감각 처리, 구강 운동 조절의 짧은 평가가 선행된다. 그리고 나서 치료사는 아동이 전형적인 식사를 어떻게 하고 있는지 관찰한다. 치료사는 부모에게 아동이 일상적으로 접하는 음식과 섭식 도구를 가져올 것을 부탁한다. 또한 치료사는 아동 구강 기술의 기능적 평가를 위해서 발달상 적합한 섭식 도구(예: 젖병, 숟가락, 훈련용 컵, 유아의 식사용 의자 또는 다른 좌석 옵션), 음료와 식품을 다양하게 가지고 있어야 한다.

공식적인 많은 섭식 평가도구들을 사용할 수 있지만, 비공식적인 평가도 뇌성마비와 다른 신경발달상 장애를 지닌 아동의 섭식 기술을 분류하는 데 도움을 제공한다. 실재 임상에서 많은 치료사들이 섭식의 어려움을 갖고 있는 아동을 평가할 때 일상적으로 공식적인 평가도구들을 사용하지 않고 정상적인 섭식 발달에 근거한 비공식적인 체크리스트를 주로 활용한다.[6]

구강 기술과 삼킴의 관찰 외에 아동의 섭식 행동과 식사 시간에 부모-아동 상호작용을 관찰하는 것은 중요하다(표 14-3[7] 식사 시간 상호작용 평가 척도 참조). 소아 섭식 평가의 주요한 목표 중 하나는 가족에 의해 식사를 강요받건 받지 않았건 학습된 행동 대 섭식 기술의 결합이 얼마나 연관성이 있는지 파악하는 것이다. 이를 위해 종종 영상으로 녹화하고 후에 재생하여 행동을 분석하고 부모 교육 자료로 활용한다.

BOX 14-4 섭식 동안 또는 섭식 후 흡인의 가능성을 암시하는 임상적 징후[3]

- 젖은 목소리, 울음
- 달가닥거리는 가슴 소리(수포음, 진탕음)
- 기침
- 색 변화, 청색증
- 스트레스 신호(눈을 찡긋거림, 이마에 주름이 짐, 손가락을 벌림, 과민 감각 반응을 보임)

Weir K, McMahon S, Barry L, et al: Clinical signs and symptoms of oropharyngeal aspiration and dysphagia in children. *Eur Respir J* 33(3):604-611, 2009.

BOX 14-5 섭식 동안 또는 섭식 후 호흡곤란을 암시하는 임상적 징후[3-5]

- 호흡량의 증가(콧구멍 벌렁거림, 고개 까딱거림, 목 뒤로 젖힘, 갈비밑 함몰)
- 천명(그렁거림)의 증가
- 호흡률과 심박동수 변화
- 산소포화도 감소
- 무호흡
- 색 변화, 청색증
- 스트레스 신호(눈을 찡긋거림, 이마에 주름이 짐, 손가락을 벌림, 과민 감각 반응을 보임)

From Weir K, McMahon S, Barry L, et al: Clinical signs and symptoms of oropharyngeal aspiration and dysphagia in children. *Eur Respir J* 33(3):604-611, 2009.
Weir KA, McMahon S, Taylor S, et al: Oropharyngeal aspiration and silent aspiration in children. Chest 140(3):589-597, 2011.
Thoyre SM, Carlson JR: Preterm infants' behavioural indicators of oxygen decline during bottle feeding. *J Adv Nurs* 43(6):631-641, 2003.

BOX 14-6 구강 구조물과 기능의 임상적 평가에서 수행되는 일반적인 구성요소

구강 해부학

평가하는 구조물: 입술, 입천장, 혀, 턱, 치아, 볼

관찰하는 외형: 구조물이 정상적인지, 대칭적인지, 적절한 크기와 근긴장도 및 관절범위를 갖추고 있는지 여부

구강반사

- 적응반사(소화관으로 섭식을 도와줌): 찾기(rooting), 빨기(suckling)
- 보호반사(기도 밖으로 안전하게 섭식을 유지해 줌): 위상성 씹기(phasic bite), 혀 내밈(tongue protrusion), 혀 옆으로 보내기(tongue lateralization), 구역(gag), 기침(cough)

Note: 구강반사는 영아의 배고픔과 각성 상태에 따라서 나타날 수 있으므로, 이 점을 잘 고려하여 평가해야 함

반사	자극	예상되는 시기(언제까지)
찾기(Rooting)	볼, 입술을 두드림	3~4개월(젖병 수유를 하는 아동은 더 일찍 사라짐)
빨기(Suckling)	혀 중앙, 입천장을 두드림	4~6개월[이 연령 이후 빨기(sucking)가 유도될 수 있으며, 반사가 아님]
혀 내밈(Tongue protrusion)	혀끝을 자극함	4~6개월
혀 옆으로 보내기 (Tongue lateralization)	혀 측면, 잇몸을 두드림	6~9개월
위상성 씹기(Phasic bite)	잇몸을 강한 압력으로 자극함	9~12개월
구역(Gag)	혀 뒷부분을 자극함	성인기

구강 운동 조절

- 연령에 적합한 비영양적 놀이를 제공함(예: 공갈 젖꼭지 빨기, 치발기 깨물기)
- 필요한 경우 영양적 과제에서 구강 운동 기술을 관찰함(대칭성, 근력, 협응성, 효율성을 기록함)
- 구강 운동 기술 평가 전 아동의 자세를 올바르게 잡아줌(자세의 안정성이 섭식과 관련된 소동작 기술에 영향을 미치기 때문임)

구강 감각 처리

- 입 안과 주변의 자극에 대한 반응, 음식의 질감 및 온도에 대한 반응을 기록함
- 반응이 전형적인지, 과민한지, 어둔한지 분류함
- 필요한 경우 섭식을 통해 구강 민감도를 관찰함(반응의 유형 및 정도, 반복된 노출에 반응의 변화를 기록함)
- 시각 자극, 청각 자극, 안뜰기관 및 고유수용성 감각자극에 대한 반응을 기록함

섭식 동안 주요한 흡인과 호흡곤란이 예상되는 경우 또는 음료와 식품을 먹는데 아동이 몸부림칠 경우에 대비하여, 치료사는 평가의 한 부분으로서 다양한 섭식 치료기술과 보상적 방법을 시도한다(표 14-4 참조).

급성기 건강문제로 입원한 아동의 평가

섭식 평가에서 일반적으로 고려되는 요인들 외에 급성기 건강문제를 지닌 아동을 평가할 때는 다양한 사안들이 고려되어야 한다(그림 14-2). 이 장에서 그 핵심 사안을 요약하여 제시한다.

의학적 안정성

치료사는 섭식의 어려움을 갖고 있는 아동의 다양한 건강상 문제들을 인지하고 이해할 필요가 있다. 의학적으로 복합적인 문제를 지닌 아동에게 의료진과 가족의 가장 큰 관심사는 급성기 건강문제를 관리하는 것이다. 이 시기에는 섭식 평가와 중재가 우선적이지 않을 수 있다. 반면에 치료가 섭식과 같은 발달학적으로 적절한 활동을 지지하는 데 초점이 맞추어질 때가 있다. 이 시기들 사이에서 건강상 다른 필수적인 치료에 지장을 주지 않을 때 섭식 평가와 중재가 시작된다(이에 대한 의료진과 치료사의 논의 및 동의가 필요). 일부 의학적으로 복합적인 문제를 지닌 아동은 급성기 질환과 의학적 치료의 다중 주기를 겪으며, 섭식 기술에

표 14-3 식사 시간 부모-아동 상호작용 체크리스트[7]

선행 사건		
음식을 제공할 때 부모가 아래의 전략을 사용한다면 체크합니다.		
언어적	질문 (예: "한 입 먹어볼까?")	
	구걸/애원 (예: "엄마를 위해 한 입 먹어줄래?")	
	협상/달램 (예: "한 입 먹으면, 스마트폰 게임을 하게 해줄게.")	
	격앙된 목소리 (예: "지금 당장 먹으렴!")	
	협박 (예: "먹지 않으면, 장난감을 모두 버릴 거야.")	
신체적	아동을 힘으로 제지 (예: 아동의 팔을 억제함)	
	강제로 먹임 (예: 아동이 먹을 때까지 숟가락을 입에 넣고 있음; 입 안으로 강제로 음식을 넣음)	
행동		
음식을 제공할 때 아동이 아래의 행동을 보인다면 체크합니다.		
언어적	언어적으로 항의 (예: "먹기 싫어.")	
신체적	신체적으로 항의 (예: 성질을 부림, 울어버림, 음식을 던짐)	
모면함	식탁을 벗어남, 도망감, 보호자를 밀어냄	
중단함	응답을 중단함 (예: 무반응, 참여하지 않음)	
결과		
아동이 바람직하지 못한 행동을 보일 때 부모가 아래의 반응을 보인다면 체크합니다.		
언어적	언어적으로 체벌 (예: "먹지도 않고 아주 버릇이 없구나.")	
신체적	먹을 때까지 아동을 힘으로 제지	
	강제로 먹임	
모면함	그 상황으로부터 벗어나는 것을 허용 (예: 무언가를 요구하지 않고 아동이 식탁에서 벗어나는 것을 그대로 둠)	
중단함	상호작용을 중단함 (예: 포기하거나 무시함)	

(Adapted by Marshall J & Dodrill P (2014) from Eyberg et al.[7])

표 14-4 섭식 평가의 한 부분으로서 시도되는 섭식 치료방법

조정된 음료	일반 음료에 점도증진제를 추가함; 본래 농도가 진한 음료로 시도함
조정된 음식	끓이고 굽고 혼합하고 으깨고 잘라서 고형식의 질감 또는 크기에 변화를 줌; 본래 더 먹기 쉬운 음식을 제공함
특수한 섭식 도구	다양한 젖병, 젖꼭지, 숟가락, 컵 등을 제공함
특수한 섭식 전략	자세 잡기 또는 앉는 장비에 변화를 줌; 먹이는 속도를 조절함; 삼킴 매뉴버를 시도함[예: 턱 당기기(chin tuck)]

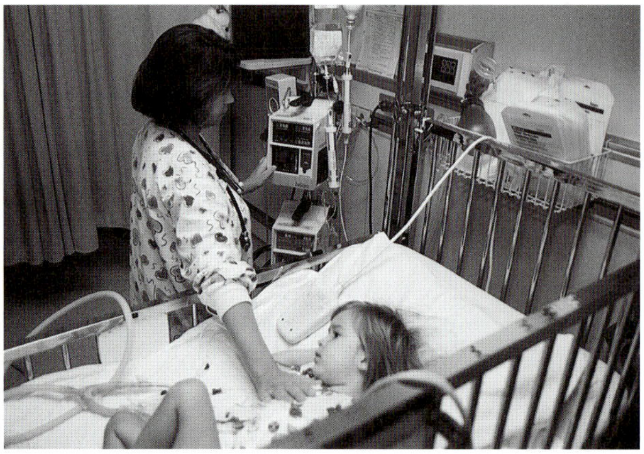

그림 14-2 급성기 건강문제로 입원한 아동에게 추가적으로 고려되어야 할 요인들(From Price D, Gwin J: Pediatric Nursing, ed 10, Saunders, St. Louis, 2008.)

대한 모니터링이 이 주기의 진전 또는 퇴행에 따라 수시로 요구된다.

영양적 안정성

아픈 아동이 영양학적으로 면역반응이 제대로 이루어지지 못할 때 영양과 섭식 관리의 중요한 초점은 충분한 에너지, 영양, 수분을 아동이 기본적인 요구량에 맞게 소모할 수 있도록 해 주는 것이다. 이 시기에는 구강식이 또는 발달학적으로 적절한 식이를 치료적으로 접근하는 것보다 위의 초점이 더 중요하다. 이것은 위 또는 장에 지속적으로 공급하는 비경구 영양 또는 장관 영양의 사용을 의미한다. 일부 아동은 좋지 않은 맛이 나서 비구강을 통해 제공되면 더 견디기 쉬운 특수 영양제 또는 보충제가 요구될 수 있다. 이 기간 동안 치료사의 역할은 정상적인 구강 경험을 촉진할 수 있는 활동을 시작하는 것이 가능한지 평가하는 것이다(예: 공갈 젖꼭지 빨기, 치발기 깨물고 씹기). 또한 전형적인 구강식이로 섭식하지 못하는 아동에게 구강 경험에 대한 부정적 영향을 최소화시키는 것이다.

아동의 영양적 상태가 안정되면 집으로 퇴원 준비를 할 때 구강섭식 평가와 중재가 우선적으로 수행되기 때문에 이 시기에 치료사의 역할은 중요하다. 치료사는 아동이 구강으로 섭식을 완전하게 수행할 수 있도록 하는 것과 아동이나 가족이 구강섭식을 완전하게 수행하지 못하는 상태에서 퇴원하게 되는 것에 대한 압박에 맞서야만 한다.

의학적 치료와 병원 환경으로 야기된 제한점

급성기 건강문제를 관리하는 병원에서 근무하는 치료사는 평가와 중재를 수행할 때 다양한 요인들을 고려해야만 한다. 예를 들면, 허약한 영유아는 섭식을 수행하는 것을 어려워할 수 있으며 아픈 아동은 식사 시간에 직립 자세로 앉아 유지하는 데 힘들 수 있다. 또한 환아가 구역질, 통증, 과민성을 보이거나 질환, 약물, 다른 중재로 인해 피로해 한다면 섭식 스케줄은 지장을 받을 수 있다. 수술이 잦은 아동은 그에 따라서 섭식 스케줄이 중단된다. 치료사는 섭식 평가와 중재를 수행할 때 이러한 사안들을 고려해야 한다.

일반적으로 병원 환경에서는 정상적인 식사 시간을 경험하기 어렵다. 환아들은 보통 침대에 누워만 있고 정상적으로 앉거나 식사를 위해 자세를 바로 잡거나 다른 이들과 함께 식사 시간이라는 사회적 활동에 참여하는 것은 어려울 수 있다. 병원 음식은 다양성이 부족하고 단조롭다. 병원 대부분이 성인 메뉴의 식사와 성인 사이즈의 섭식 도구를 아동에게 제공한다. 이는 발달학적으로 아동에게 적절하지 않다. 병원의 환경과 들려오는 소리는 아동에게 불안감을 일으키며 다양한 냄새는 식사할 때 아동을 불쾌하게 만든다. 치료사는 입원한 아동을 평가할 때 이러한 요인들을 고려해야 한다. 또한 연령에 맞는 음식과 섭식 도구를 제공하는 것과 같이 발달을 고려한 치료적 접근이 이루어져 정상적인 섭식 발달이 촉진될 수 있도록 해야 한다.

가족 방문과 관련하여 병원 정책이 개선되었음에도 불구하고 여전히 입원한 아동은 부모가 다른 자녀를 돌보거나 직장을 가야 하는 여러 사정들로 인해 몇 시간에서 며칠 동안 혼자 지내게 된다. 결과적으로 많은 환아들이 섭식에 있어 다른 방식을 가질 수도 있는 다양한 보육자와 결국 함께 있게 된다. 치료사는 가족 구성원이 아동의 식사 시간을 함께 하며 일관되게 경험을 제공할 수 있게 해 주고 평가와 중재 과정에 참여해 도움을 제공할 수 있도록 해야 한다.

급성기 건강문제로 입원한 아동의 섭식을 평가할 때 위의 모든 요인들을 고려해야 한다. 또한 섭식 평가 동안 여러 특수한 지표를 모니터링하며 진행해야 한다.

의식 상태 조절

의식의 수준은 연속적이어서(BOX 14-7), 의식 상태 평가

BOX 14-7 영유아의 의식 상태

수면 시 의식 수준 (Asleep states)	차분한 상태(Sedated) 정적 수면 상태(Quiet sleep) 동적 수면 상태(Active sleep)
각성 시 의식 수준 (Awake states)	졸린 상태(Drowsy) 정적 각성 상태(Quiet alert) 동적 각성 상태(Active alert) 가벼운 흥분, 울음 상태(Mild irritability, crying) 극도 흥분 상태(Extreme irritability)

는 아동의 섭식 전, 중, 후로 관찰하며 이루어진다. 섭식 동안 아동이 어떤 부분에서 적절한 의식 상태를 보이지 못하면, 치료사는 아동이 다시 적절한 의식 상태로 돌아올 수 있는지 없는지를 주목한다(진정시키거나 각성시키는 접근법을 통해서). 이때 적절한 의식 상태를 취할 수 있게 어떤 접근법을 사용하였는지, 섭식 동안 유지할 수 있도록 도움을 얼마나 제공하였는지 주의를 기울인다.

스트레스 신호

아동은 다양한 방식으로 스트레스를 표출한다. 먹이는 사람은 주의 깊은 관찰을 통해서 이를 알아차리고 해석할 수 있어야 한다. 스트레스는 의식 상태 또는 주의력(예: 과민성, 무기력, 의식 상태의 동요), 운동 패턴(예: 근긴장도 및 굽힘과 폄의 패턴 변화), 자율신경계 반응(예: 호흡률과 심박동수의 변화, 피부색의 변화, 발한, 재채기, 딸꾹질) 변화로 나타난다. BOX 14-8에서 스트레스 신호의 예시들을 제시한다.[8]

생리적 기능 관리

생리적 기능 관리의 평가는 섭식 동안과 섭식 후 호흡률과 심박동수를 평가함으로써 시작된다. 표 14-5에서 다양한 연령대 아동의 정상적인 생리적 기능 범주를 제시한다. 입원 아동은 활력징후 모니터를 가지고 있어서(또는 가까이에 이용할 수 있도록 위치되어 있음) 쉽게 생리적 기능 상태를 관찰할 수 있다. 그러나 가장 기본적인 심박동수 측정방법은 목 또는 손목에서 맥박수를 측정하는 것이다. 가장 간단한 호흡률 측정방법은 아동의 호흡을 세는 것이다.

특히 모유 수유 또는 젖병 수유를 하는 영아에게서는 호흡률에 주의를 기울여야 한다. 빨고 삼키고 호흡하는 주기를 잘 협응하기 위해서 영아는 미숙한 빨기를 대략 1초에 한 번씩 해야 한다. 만약 영아의 호흡률이 1분에 60회 이상이라면(즉 1초에 한 번 이상), 가끔 호흡을 멈추거나 호흡하는 동안 먹는 양의 일부를 무심코 들이마시는 것 없이 빨고 삼키기를 호흡 사이에 할 수 없을 것이다.

BOX 14-8 스트레스 신호

상태 및 주의력	운동 패턴	자율신경계 반응
• 과민성 • 울음 • 무성 울음 • 광분 • 빠른 상태 변화 • 감각이 극도로 예민함 • 시선 회피 • 긴장된 각성 상태	• 운동성 이완 • 운동성 과긴장 • 과다폄 • 과다굽힘 • 얼굴 찡그림 • 정신없이 산만한 행동 • 빈번한 경련	• 한숨, 하품 • 발한 • 재채기 • 딸꾹질 • 깜짝 놀람 • 떨림 • 빈번하거나 길게 하는 기침 • 구역질, 질식 • 구토 • 색 변화, 청색증 • 호흡 휴지기 • 불규칙한 호흡

From Kenner C, McGrath J (Eds): *Developmental Care of Newborns and Infants: A Guide for Health Professionals*, St Louise, 2010, Mosby.

표 14-5 아동 심박동수와 호흡률의 정상 범주

	신생아, 어린 영아	영아, 유아	학령전기 아동	학령기 아동	청소년
호흡률 (BPM: breaths per minute)	30~50 BPM	25~35 BPM	25~30 BPM	20~25 BPM	15~20 BPM
심박동수 (BPM: beats per minute)	110~160 BPM	110~160 BPM	110~160 BPM	80~120 BPM	60~100 BPM

BPM, Beats per minute. Note: Brady = slow; tachy = fast (tachycardia = fast heart rate, tachypnea = fast respiratory rate; bradycardia = slow heart rate, bradypnea = slowed breathing).

호흡노력(respiratory effort/work of breathing)은 섭식 전, 중, 후에 평가되어야 한다. 호흡량이 증가되면 목, 몸통, 흉곽이 움츠러들고 턱을 당기며 그렁거리는 소리가 나고 강제적으로 숨을 내쉬는 양상을 보인다. 또한 치료사는 섭식 동안 아동의 호흡 소리 변화에 주목해야 한다. 비정상적인 호흡 소리(예: 코골기, 후두음, 쌕쌕거리는 소리, 수포음, 기침)를 보인다면, 기도 차단 또는 기도 개방성의 변화가 있음을 보여주는 것이다. 이 외에도 치료사는 섭식 동안 호흡 패턴의 변화(호흡률 증가나 감소, 호흡 중지 또는 무호흡)를 관찰해야 한다. 10초 이내의 짧은 호흡 중지는 보통 정상적이지만 더 긴 시간의 호흡 중지(즉 무호흡), 얼굴색이 창백해지거나 청색증을 보이는 양상, 느려진 심박동수(느린맥)는 비정상적이며 생명을 위협할 수 있는 잠재적 요인들이다.

섭식 평가 동안 산소포화도를 관찰한다면 산소포화도 저하에 주의해야 한다. 갑자기 포화도가 95% 아래로 떨어지는 것은 무호흡 또는 느린맥과 관련이 있으며, 점진적으로 감소하는 것은 섭식 동안 부적절한 호흡과 관련이 있다. 산소 측정 없이 섭식 평가를 수행하면 아동의 입과 눈 주위의 피부색을 주의 깊게 살펴본다. 청색증을 보일 경우 아동은 산소 측정기를 가동하고 섭식을 수행해야 한다. 하지만 피부색의 변화가 없다고 산소포화도가 정상을 의미하는 것은 아니다. 많은 아동들이 청색증과 같은 외형적 단서 없이 산소포화도가 상대적으로 낮게 측정될 수 있기 때문이다.

섭식 관련하여 아동-보호자 상호작용 평가

섭식하는 동안 어떻게 아동과 보호자가 한 팀으로서 함께 수행하는지 평가하는 것도 섭식 관찰에 포함된다. 섭식에 대한 불편감이나 고통을 경험한 아동은 섭식을 싫어하거나 피하게 되고 관행적인 조건반응의 한 부분으로서 보호자에게 혐오감을 드러낸다. 유감스럽게도 보호자는 아무 생각 없이 아동이 거부하는데 음식을 제공함으로써 음식을 거부하는 행동을 강화시키게 된다. 오랜 기간 보호자와 떨어지고 입원해 있게 되면 정상적인 유대감 형성 과정에 영향을 미치게 된다. 몸이 매우 아픈 아동은 배고픔과 배부름을 이해하지 못하여 보호자에게 혼재되고 불명확한 신호를 보내게 된다. 이로 인해 보호자는 아동을 먹이는 데 불안하고 신경이 과민해지게 된다. 몸이 매우 아프거나 의학적으로 복합적인 문제를 지닌 아동의 보호자들은 보통 스트레스를 받아 지쳐 있으며 이로 인해 대응기제에 영향을 받는다. 이러한 대부분의 아동들은 섭식 시간이 길고, 섭식하는 동안 많은 지지와 격려가 필요하기 때문에 이미 스트레스를 받은 보호자들에게 엄청난 부담(책임감)을 주게 된다.

만성기 건강문제 또는 발달지연 아동의 평가

섭식 평가에서 일반적으로 고려되는 요인들 외에 만성기 건강문제 또는 발달지연 아동을 평가할 때는 다양한 사안들이 고려되어야 한다. 그 핵심 사안을 요약하여 제시하면 다음과 같다.

발달 수준과 잠재성

의미 있는 평가를 수행하기 위해서 치료사는 아동의 나이

와 발달 수준을 고려할 필요가 있다. 어린 아동은 섭식 기술이 발달하는 과정에 있기 때문에 각각의 시기에 맞게 다양한 예상을 하게 된다. 섭식은 전체 발달 과정의 한 부분이다. 질환이나 상해 또는 인지 기술이나 대소동작 기술의 일반적 발달지연은 섭식 발달에 영향을 주는 잠재적 요인이며 기대되는 섭식 기술에 영향을 미친다. 이는 곧 섭식 발달을 제한하게 한다.

전반적인 상태의 유형(안정적 상태, 치유되는 상태, 악화 중이거나 진행되는 상태)

근본적인 질병 또는 발달 상태에 따라 적절한 평가와 치료계획은 상당히 다를 수 있다. 일부 아동들에게는 장기 목표가 연하장애를 치료하거나 연령에 맞는 섭식 기술을 교육하는 것이다. 다른 아동들에게는 치료목표가 발달적으로 적절한 섭식 기술(연령에 맞는 섭식 기술을 달성하는 것이 아님)을 달성하거나 조정된 음식 또는 음료, 특수한 섭식 도구, 보상기법의 사용을 통하여 기능적인 섭식과 삼킴 기술을 달성하는 것이다. 일부 다른 아동들에게는 가장 최고의 목표가 섭식 또는 삼킴 기술의 퇴행을 늦추거나 소량을 구강으로 먹고 잔량은 튜브로 채워서 먹이거나, 전량을 튜브로 공급해서 먹이고 비구강 자극 프로그램을 활용함으로써 흡인 또는 영양실조의 위험 요인을 최소화하는 것이다. 많은 아동들에게 섭식 치료목표는 의학적이고 발달적인 과정에서 다양한 요인들로 변화된다. 정기적인 평가와 재평가는 의미 있는 치료목표를 세우고 그 목표들과 비교하여 평가결과를 모니터링하기 위해 필요하다. 치료과정이 목표를 향해 나아가지 못하면 중재 또는 목표를 변경할 필요가 있다.

급성기 치료로부터 이행

병원에서 오랜 시간을 보낸 아동의 가족들은 아동의 급성기 질환을 치료해 준 병원 의료진에 강한 유대감과 신뢰를 형성한다. 일반적으로 아동의 병력을 잘 알고 있는 병원 의료진은 아동의 상태를 전문적으로 관리하며 아동과 함께 있는 사람으로서 오랜 기간을 보낸다. 또한 가족들은 병원 환경에서 높은 수준의 지원과 안전장치를 사용하게 된다. 그래서 가족들이 병원에서 집으로 이행하는 시기는 도전이 될 수 있다.

만성적이고 아급성 건강문제 또는 발달지연을 지닌 아동을 위한 지역사회 기반 의료서비스에 비해 병원 기반의 급성 건강문제를 치료하는 곳에 다양한 의료인들이 모여 있다. 따라서 급성기 치료에서 지역사회 기반 의료서비스로 잘 협응된 이행과정이 필요하다. 이 과정에서 양측 의료서비스 직원들은 환아의 현재 어려움을 평가하고 추후 관리를 위해 새로운 단계의 목표를 세우며 환아의 가족을 돕기 위해 함께 작업해야 한다. 실제로 이것을 수행하기는 어렵지만, 이렇게 나아갈 수 있도록 항상 장려해야 한다.

평가와 치료계획에서 부모의 개입

지역사회 내 집에서는 부모가 일반적으로 아동 섭식과 관련하여 입원해서 받을 때처럼 의료진의 도움을 매일 받지 못한다. 그래서 부모가 아동의 목표를 세우는 과정에 꼭 포함되어야 하며 치료전략을 직접 수행할 수 있도록 교육을 받아야 한다. 또한 부모는 아동의 섭식 과정이 목표에 부합하는지 여부 또는 의료진에게 추가 의견을 요청해야 하는지 여부를 판단하기 위해서 섭식 결과를 모니터링하는 방법을 교육받아야 한다.

섭식의 사회적 특성

식사 시간은 사회적 활동으로 고려된다. 영유아는 깨어 있고 상호작용하는 대부분의 시간을 섭식하는 데 보낸다. 초기 부모와 아동의 유대감은 대부분 식사 시간에 이루어진다. 아동은 이 시간에 많은 다양한 의사소통 기술을 학습하게 된다. 아동은 식사 시간을 통해 중요한 가족 행사(예: 생일, 휴가)에 참여해 함께 축하를 나눈다. 또한 식사를 기반으로 공유하는 활동들(예: 놀이 약속, 점심시간 토의, 식당에서 사교 모임)을 통해 우정을 쌓는다. 그래서 아동의 섭식 어려움이 식사 참여에 미치는 영향을 고려해서 평가가 이루어져야 한다.

가족이 짊어질 부담

아동의 섭식 어려움은 가족에게 극심한 스트레스를 제공한다. 힘들고 오래 걸리는 식사 시간으로 인해 의료진과의 진료로 많은 시간을 소모하게 된다. 지역사회 섭식 관련 의료 서비스는 한 곳에 통합적으로 모든 치료팀이 이루어져 있지 않아서 부모들은 여러 지역사회 의료서비스를 받기 위해 이동해야 한다. 아동의 치료를 위해 다양한 의료진들은 중요한 문제점을 간과하거나 부모에게 다른 의료진과 모순되는 조언을 하는 경우를 최소화하기 위해서 각각 의사소통이 원만하게 이루어질 수 있도록 노력해야 한다.

의료비는 가족에게 재정적으로 상당한 부담을 제공한다. 섭식의 어려움을 보이는 아동은 유급 간병인이 일반적으로 돌보기 용이하지 않아서 부모가 돌보게 됨으로써 직장으로 복귀가 불가하여 소득 손실이 생긴다. 또한 잦은 진료와 치료가 재정적으로 어렵게 만든다. 이러한 모든 요인들이 평가하고 치료목표를 세울 때 고려되어야 한다. 앞서 언급한 바와 같이 치료목표가 가족에게 의미 있어야 하며 목표를 달성하는데 치료효과를 판단하기 위해 측정결과 자료를 모으는 것은 필수적이다.

영아에게 평가 시 고려해야 할 점

평가 시 일반적으로 고려해야 할 요인들에 추가하여 다음 요인들이 영아 섭식 평가에서 고려되어야 한다.

평가를 수행할 시점

처음 몇 달 동안 어린 영아는 섭식할 때 구강반사에 의존한다. 이 반사들은 각성도와 배고픔에 영향을 받는다. 그래서 어린 영아는 깨어 있고 배고플 때 일반적으로 먹는다. 따라서 섭식 평가는 섭식과 수면시간이 일치할 때 이루어져야 한다. 이 시기 이후에는 관심이 없을 때 먹이는 것이 더욱 어렵다. 그래서 섭식과 수면시간이 일치할 때 섭식 평가가 이루어져야 한다.

모유 수유

모유 수유는 영아와 어머니의 이중 작업이다. 어떤 측면에서 어머니와 영아는 성공적인 모유 수유를 수립하고 유지하는데 도전받을 수 있다. 일부 어머니들은 모유 수유를 하지 않기로 결정할 것이다. 반면에 다른 어머니들은 모유 수유를 할 수 없을지도 모른다. 모든 어머니들과 아기들은 모유 수유의 기회와 능력에 관계없이 의료진에 의한 지원을 받아야 한다.

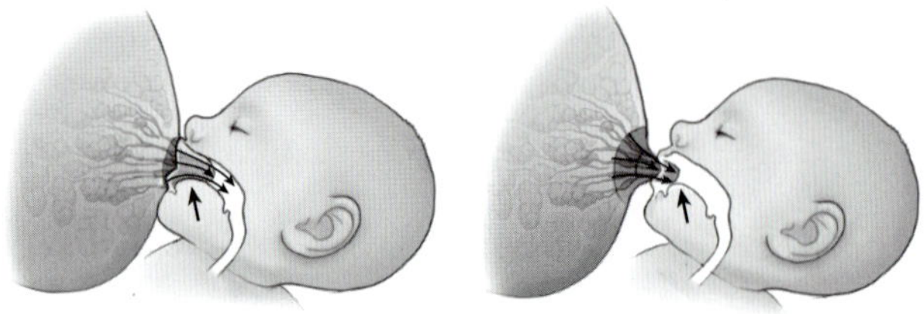

그림 14-3 모유 수유 시 젖을 물고 부착하는 법

성공적인 섭식은 영아의 섭식 기술, 젖을 물고 부착하는 것, 어머니의 모유 공급량에 의해 영향을 받는다. 모유 수유 시 염려되는 영아의 경우에는 치료사가 수유 상담가와 함께 작업을 해서 영아와 어머니의 요인들을 고려해 평가하고 권고사항을 교육해야 한다.

모유 수유의 어려움을 보이는 위험군은 다음과 같다.

- 입천장갈림증 및 두개안면의 문제가 있는 아동
- 신경계, 심폐기능, 소화기관의 극심한 병리학적 문제가 있는 아동
- 알레르기, 과민증 또는 신진대사의 문제가 있는 아동

여러 모유 수유 평가도구들이 특정한 모유 수유의 효과를 판단하기 위해 사용된다. 개요와 비교를 통한 Hill[9]문헌을 참고한다. 일부 예시들은 다음과 같다:

- LATCH tool (Jensen et al.[10])
- Systematic Assessment of the Infant at the Breast (Shrago et al.[11])
- Infant Breastfeeding Assessment Tool (Mathews[12])

모유 수유 시 효과적으로 젖을 물고 부착하는 것에 대한 그림으로 그림 14-3을 참조한다.

젖병 수유

어린 영아는 스스로 젖병을 잡고 먹을 수 없다. 그래서 젖병 수유는 양육자와 아동 사이의 합동 과업과도 같다. 어떤 양육자의 행동과 전략은 영아가 먹는 방식에 영향을 줄 수 있다.

이는 양육자의 영아 자세잡기와 다루기(예: 머리를 적절하게 지지하고 있는지 여부), 사용된 섭식 도구(예: 다양한

CLINICAL CORNER 14-1 영아 환자력

Ciara는 천명, 숨가쁨, 개기침으로 3일 전 입원한 3개월 여아이다. 그녀의 어머니는 영아가 입원 전 24시간 동안 유아용 유동식으로 총 5온스를 섭취하였다고 보고했다. 영아가 탈수 증세를 보여서 정맥주사선을 통해 수액을 주입하였다. 영아는 호흡기 바이러스 검사를 받았고, RSV(respiratory syncytial virus)에서 양성 반응이 나왔다. 입원 이후 영아는 대부분의 젖병을 거부하고 있다. 이로 인해서 여러분에게 영아의 섭식 기술에 대한 상담 및 평가가 의뢰되었다.

논리적 사고

1. Ciara의 의료 차트와 간호 일지로부터 파악할 수 있는 추가적인 정보를 고려하시오.
2. 여러분이 영아의 어머니로부터 어떤 종류의 정보를 알아낼 것인지 결정하시오.
3. 여러분이 영아를 대면할 때 어머니는 어떻게 느낄지, 이것이 영아와 여러분의 상호작용에 어떠한 영향을 미치는지 고려하시오.
4. 여러분은 호흡기 질환이 왜 구강섭식에 영향을 미치는지 Ciara 어머니에게 설명할 방법을 생각하시오.

젖병과 젖꼭지), 양육자가 생각 없이 행동하는 것(예: 영아 섭식 동안 흔들거나 토닥이기, 눈 마주치기, 영아의 입술에 젖꼭지를 아래 위, 양옆으로 움직이기)을 포함한다. 그래서 영아와 양육자의 섭식과 관련된 능력을 판단하는 평가가 이루어져야 한다. 많은 치료사들이 영아에게 젖병을 제공하면 양육자로부터 분리되어 영아의 섭식 기술을 관찰할 수 있어 이러한 방식을 선호한다. 비록 이것이 유용한 임상적 정보를 제공하지만, 양육자가 영아를 먹이는 방법과 사용된 전략을 관찰하는 것도 중요하다.

젖병 수유 평가는 종종 다양한 젖병과 젖꼭지의 시도를 포함한다. 15장에서 BOX 15-7 젖병 수유 도구들 간의 주요한 차이점에 대한 설명을 참조한다(CLINICAL CORNER 14-1 참조).

영아기 이후 아동 평가 시 고려해야 할 점

평가 시 일반적으로 고려해야 할 요인들 외에도 다음 요인들이 영아기 이후 아동 섭식 평가에서 고려되어야 한다.

발달 수준

발달지연의 경우에는 아동의 발달 수준이 실제 연령과 다를 수 있다. 평가를 계획하고 결과를 해석할 때 이 점을 고려해야 한다.

음식 선호도

삼킴 평가를 수행할 때 대부분의 아동들이 친숙하지 않거나 싫어하는 음식과 음료를 먹는 것을 거절하거나 몸부림칠 수 있다. 가능하다면, 구강 기술과 삼킴 능력을 평가할 때 친숙한 음식을 사용하는 것이 더 좋다.

관심과 동기 부여

일반적으로 요구하는 과제를 아동이 자진해서 수행하고자 하는 의향과 과제의 수행력은 아동의 관심 수준과 동기 부여에 영향을 받는다. 종종 아동에게 놀이를 활용하거나(예: 음식으로 숨바꼭질을 하며 입안으로 음식을 숨기는 모델링을 함) 경쟁심을 유발하거나(예: "누가 가장 우유를 빨리 마시는지 해 보자"라고 제안함) 과제를 시도하고 완수하면 보상을 제공해 줌으로써(예: 칭찬을 해주거나 스티커, 장난감 같은 강화물을 사용함) 과제를 수행하게 격려할 수 있다(CLINICAL CORNER 14-2 참조).

CLINICAL CORNER 14-2 영아기 이후 아동 환자력

Patrick은 뇌성마비 7세 남아이다. 몸무게와 구강섭취량의 우려로 인한 섭식 및 영양 관리를 위해 여러분의 치료기관에 의뢰되었다.

논리적 사고

1. 치료사인 여러분과 영양사가 수집해야 할 정보의 유형을 고려하시오.
2. 합동 평가를 수행하는 데 가능한 이점과 제한점을 논의하시오.
3. 섭식 평가에서 이용할 수 있는 섭식 도구와 음식의 종류를 고려하시오.
4. Patrick을 돌보고 관리하는 데 필요한 다양한 의료진의 목록을 작성하시오.
5. 다양한 의료진으로 인해서 나타날 수 있는 바람직하거나 바람직하지 않은 영향을 고려하시오.
6. 일부 바람직하지 않은 영향에 대해 어떻게 다루어야 할지 고려하시오.
7. Patrick 연령대 아이들의 치료를 계획할 때 고려해야 할 요인들을 논의하시오.

영상 기반 검사

영상 기반 검사(도구적 평가)는 임상적 섭식 평가만으로 수집할 수 없는 중요한 추가적 정보를 제공한다. 특히 임상적 검사 동안 직접적으로 볼 수 없는 인두기와 식도기의 삼킴을 평가하는 데 영상 기반 검사는 필수적이다. 또한 다른 영상 기반 검사들이 섭식과 삼킴을 관리하는 데 고려해야 할 기도와 소화관의 구조 및 기능에 대한 정보를 제공해 준다.

Note: 영상 기반 검사 관련해서는 10장에서 상세하게 기술하고 있다. 여기서는 소아의 특정한 요인에 맞추어 수행하고 평가하는 법을 기술한다.

비디오투시 검사

비디오투시 검사(videofluoroscopic swallow study, VFSS)(MBS)는 삼킴 동안 섭식 기전의 역동적인 영상을 제공하는 방사선 사진술의 방법이다. 음료와 음식의 표본에 바륨이 포함되어 X-ray 영상에서 시각화될 수 있게 해 준다. VFSS는 일반적으로 삼킴 동안 후두의 흡인(penetration, aspiration)을 감별하는 데 '최적의 표준(gold standard)'으로 고려된다. 방사선사와 치료사는 영상 기반 검사를 계획하고 수행하기 위해 함께 작업해야 한다.

VFSS 관련하여 소아의 특수한 사항

음료와 음식의 샘플

VFSS 동안 검사된 음료와 음식의 유형들은 아동의 연령과 임상적 섭식 검사를 바탕으로 구성된다. 표준 바륨 검사 샘플로 미국에서는 묽은(thin), 넥타 점도(nectar-thick), 꿀 점도(honey-thick), 푸딩 점도(pudding-thick) 농도가 사용된다. 그렇지 않으면 액상 바륨이 농후제 또는 음식과 함께 섞여서 방사선비투과성 검사 샘플로 만들어지게 된다(Note: 바륨 검사 샘플을 새롭게 만들려면, 치료사는 그 샘플이 일부 객관적 측정에 사용되는 점성 있는 정도와 동일한지 검사해야 함 - 예시로 15장 BOX 15-3 참조). 바륨 검사 샘플은 아동이 먹는 음식, 음료와 농후한 정도가 동일해야 한다. 그렇지 않으면 VFSS 검사결과가 아동이 실제로 수행하는 것을 반영하지 못할 것이다.

소아 VFSS 동안 표준화된 수행은 고형식 농도에서는 티스푼으로 대략 3번 정도이며 컵에 담긴 음료는 대략 3 모금 정도이다.[13] 젖병으로 먹는 영아의 경우 빨기를 보통 10~20초 정도 샘플로 관찰한다. 젖병 수유 동안 아동의 섭식 기술이 변동을 보이거나 악화될 우려가 있으면, 피로도 검사를 수행한다. 피로도 검사 동안 투시진단검사를 끊고 아동이 한동안 섭식을 할 수 있도록 해 준다(5~10분 정도). 그 뒤에 투시진단검사로 돌아와 10~20초 정도 샘플을 촬영한다.[13]

자세 의자와 섭식 도구

VFSS 동안 적절한 자세 의자와 섭식 도구를 사용해야 한다. 이것은 아동의 연령과 신체적 능력에 맞춰 적용되어야 하며, 임상적 평가를 통해 VFSS에 앞서 정해져야 한다. 검사 동안 해부학 구조 영상을 모호하지 않게 하기 위해서 자세 의자에는 방사선을 투과하는 소재가 필요하다(즉 X-ray 영역에 있는 자세 의자에 어떤 금속도 포함되지 않게 함). 소아 자세 의자는 VFSS 동안 성인 의자 위에 장착하여 종종 사용하기 때문에 안전하게 고정시켜야 한다. 심한 신체적 장애를 지닌 아동에게 특수한 휠체어가 사용될 수 있다.

VFSS 동안 섭식 도구는 아동이 평상시에 사용하는 것을 반영해야 한다. 그렇지 않으면 집에서 아동이 먹을 때 수행하는 방법을 반영하여 VFSS 검사결과가 도출되지 않게 된다.

영상 기반 검사에서 시행될 수 있는 치료전략

검사 동안 평상시 음료 또는 음식에서 후두의 침습이나 흡인(penetration, aspiration)을 보인다면, 치료사는 삼킴과 기도 보호를 도울 수 있는 치료전략을 시행해 볼 수 있다. 성인에게 시행되는 대부분의 치료전략(예: 최대 성문위 연하법 'super-supraglottic swallow')은 어린 아동에게 적용되기 쉽지 않다. 치료전략에 관한 상세한 설명을 이해하고 따라 수행하는 데 인지적 능력이 부족하고 해부학 구조물을 스스로 인식해 수의적으로 조절하며 지시에 따라 움직이기에는 어렵다. 일부 적용되는 치료전략은 자세 변화와 모델링[예: 턱 당기기(chin tuck), 머리 돌리기(head turn)]인데 이 또한 시행하는 데 어려울 수 있다. 그래서 주로 적용되는 전략은 음료와 음식에 변화를 주는 것(즉 음료의 농도를 높이기, 음식의 다양한 질감)이다. 그리고 다양한 섭식 도구의 사용(예: 다양한 젖꼭지 또는 컵)과 특수한 섭식 전략 시행(예: 호흡을 할 수 있게 섭식 동안 페이스 조절을 하거나 자주 멈추는 것)과 같은 보상적 전략을 시행하는 것이다.[13,14]

모유 수유하는 영아

VFSS 검사에서는 모유 수유로 검사하는 것이 불가능하다. 젖에서 나오는 모유에 바륨을 섞을 수 없기 때문에 모유 수유하는 영아가 흡인이 의심되면 젖병을 사용하여 검사하게 된다. 이때 가능하면 영아를 모유 수유하는 자세와 유사하게 위치시킨다.

준수 사항

일반적으로 아동은 성인과 같이 검사 과정에 잘 순응하지 못한다. 일부 아동은 방사선 장비와 의료진의 모습(특히 이전에 아프고 스트레스 받는 상황을 경험했을 때)에 겁먹고 놀란다. 그래서 아동이 명료하면서 진정된 상태로 검사에 임할 수 있게 하는 데 많은 노력이 필요하다. 장난감은 아동의 주의를 돌리고 요구되는 검사에 집중해서 참여하게 하는 데 유용할 수 있다. 가능하다면, 가족 구성원 또는 아동을 간병하는 사람이 검사식을 먹여준다.

안전 의식

수용할 수 있는 방사선 노출 수준은 병원의 방사선 부서에 의해 설정되어 있으며, 방사선사에 의해서 조절된다. 수용할 수 있는 방사선 정량은 여러 요인들로 인해 성인보다 아동이 훨씬 더 낮다. 특히 성장 과정에 있는 아동의 신체 기관은 성인보다 방사선의 영향에 더욱더 민감하게 반응한다. 영상 기반 검사 영역인 머리 부위가 이 시기에 신체에서 가장 큰 부분을 차지하고 있기 때문에 주의해야 한다. 방사선사와 치료사는 아동의 연령에 맞게 방사선 정량 안에서 검사가 완료될 수 있도록 함께 작업해야 한다. 방사선 정량은 ICRP가 1965년 권고한 방사선 방호의 기본 사고방식을 나타내는 개념인 'As Low As Reasonably Achievable(ALARA)'의 첫 문자를 따온 것으로 여러 요소들을 감안하여 방사선 피폭의 수준을 가능한 한 최대로 감소시킨다는 방호 철학에 입각하여 정해진다.[15]

PRACTICE NOTE 14-1

VFSS 동안 용인되는 방사선 주사율에 대한 사안은 논란이 많다.[17-19] 각 기관은 용인되는 방사선 주사율과 영상의 질을 고려하여 방사선량을 측정 및 평가하여 스스로 결정해야 한다. VFSS 과정을 수행하는 치료사가 낮은 질의 영상으로 흡인 결과를 예상하기 어렵다면, 그 과정을 수행하지 않는 것이 환자에게 방사선 노출을 피하게 할 수 있어 더 낫다.

방사선 노출을 감소시키기 위한 전략으로 촬영 시간을 줄이고(대부분 소아 VFSS 촬영 검사는 최대 2분으로 제한함), X-ray 빔을 관심 있는 부위에만 조준하고(인두와 후두의 영역으로 제한함), 확대율 사용을 피하고(방사선 정량이 증가할 수 있기 때문임), 분산방지 그리드 'antiscatter grid'를 제거하고(일반적으로 아동 또는 신체가 작은 환자에게는 필요하지 않음), 펄스의 투시진단법 'pulsed fluoroscopy' 사용을 고려한다(예: 일반적으로 1초에 30프레임에 비해 1초에 15프레임으로 전환하는 것임)(PRACTICE NOTE 14-1 참조).[16,17]

검사실에서 성인은 납으로 된 에이프런 복장을 착용하여 분산된 방사선 노출을 최소화한다. 임산부는 일반적으로 검사 동안 검사실 내 출입이 허용되지 않는다. 이러한 실행 요인이 검사 동안 아동과 가족 구성원이 함께 동행하는 데 영향을 미칠 수 있다.

소아 검사 경력이 있는 의료진에게 접근성

주요 도시 외곽 지역에서는 대부분의 아동이 아동과 성인을 함께 치료하는 시설기관으로 보내진다. 만약 성인 환자에게 일반적으로 VFSS가 시행되는 시설기관에서 아동이 검사를 받게 된다면, 임상가는 아동에 맞는 적절한 자세 의자와 섭식 도구를 검사실 내에 구성해 놓아야 한다. 검사하는 임상가는 소아 VFSS 과정 및 소아 해부학 촬영 영상을 분석하는 방법에 능숙해야 할 필요가 있다.

VFSS 과정 후에 평가 보고서는 촬영 검사 결과물을 통해 치료사와 방사선사가 작성한다. 최소한 보고서에는 검사 동안 사용된 식이가 무엇인지 상세하게 작성되어야 하며, 각 식이 샘플에 후두의 침습이나 흡인(penetration, aspiration)이 있는지 없는지, 기도에서 배출된 잔여물이 검사된 식이 샘플과 일치하는지 일치하지 않는지 작성해야 한다. 또한 어떤 음료와 음식을 안전하게 먹을 수 있는지, 어떤 특수한 섭식 도구 또는 보상적 기법을 사용하는 것이 안전하게 삼키고 기도를 보호할 수 있는지 권고사항을 제공해야 한다. VFSS와 검사 결과물의 예상되는 기능적 영향으로부터 획득한 정보를 요약하는 데 유용한 2가지 평가 척도는 다음과 같다.

침습–흡인 척도

Rosenbec 등[20]에 의해 개발된 침습–흡인 척도(penetration–aspiration scale, PA)는 8점으로 구성되어 있으며, 후두의 흡인(penetration, aspiration) 정도 및 그에 따른 환자의 반응을 통해서 점수를 측정한다(표 14–6). PA 점수는 각각의 삼킴에 대해 부여되며 검사된 각 농도의 샘플에서 가장 나쁜 PA 점수가 보고된다. 이 평가도구는 영유아와 아동에게서 높은 신뢰도를 보인다.[21,22] 그러나 이 척도는 흡인을 기술하는 데 유용하지만, 연하장애의 심각성 정도를 나타내지는 못한다(이 척도에 대해서는 8장 참조).

기능적 구강섭식 척도

Crary 등[23]에 의해 개발된 기능적 구강섭식 척도(functional oral intake scale, FOIS) 원본은 삼킴의 손상을 지닌 환자에게 야기되는 기능적 제한(즉 연하장애) 정도를 평가하는 도구이다(표 14–7). 이 척도의 원본은 성인에게 사용할 수 있게 설계되었으나, 성인과 동일한 식이를 하는 아동(2세 이상)에게 또한 사용할 수 있다. 점수는 최소 1점에서 최대 7점으로 구성되어 있다.

최근에 미숙한 빨기 또는 섭식 과도기의 어린 아동을 평가하기 위하여 수정본이 개발되었다(표 14–8).[24] 점수는 최소 1점에서 최대 6점으로 구성되어 있다. 이 수정된 척도는 공식적으로 타당도가 입증되지는 않았으나, 어린 아동의 임상적 평가에 추가적인 정보로 활용하는 데 적절한 것으로 제시되고 있다.

광섬유내시경 연하검사

유연한 광섬유내시경을 사용하는 광섬유내시경 연하검사

표 14–6 침습–흡인 척도

1	음식물이 기도로 들어가지 않음
2	음식물이 기도로 들어감, 성대주름 위에 남음, 기도로부터 튀어나오게 됨
3	음식물이 기도로 들어감, 성대주름 위에 남음, 기도로부터 나오지 못함
4	음식물이 기도로 들어감, 성대주름에 닿음, 기도로부터 튀어나오게 됨
5	음식물이 기도로 들어감, 성대주름에 닿음, 기도로부터 나오지 못함
6	음식물이 기도로 들어감, 성대주름 아래로 지나감, 후두 안으로 또는 기도 밖으로 튀어나오게 됨
7	음식물이 기도로 들어감, 성대주름 아래로 지나감, 애를 써도 기관지로부터 나오지 못함
8	음식물이 기도로 들어감, 성대주름 아래로 지나감, 나오게 할 여력이 없음

표 14–7 기능적 구강섭식 척도(원본)

1	입으로 전혀 먹지 못함
2	튜브 식이에 의존함, 음식과 음료에 최소한의 시도만 있음
3	튜브 식이에 의존함, 음식과 음료의 일정량을 섭취함
4	전량 입으로 먹음, 한 가지 농도의 음식만 가능함
5	전량 입으로 먹음, 다양한 농도의 음식을 먹을 수 있으나 특수한 준비 또는 보상이 요구됨
6	전량 입으로 먹음, 다양한 농도의 음식을 먹을 수 있고 특수한 준비를 할 필요가 없으나 특별한 음식에 제한이 있거나 보상이 요구됨
7	전량 입으로 먹음, 제한되는 것이 없음

표 14–8 기능적 구강섭식 척도(어린 아동을 위한 수정본)

1	입으로 전혀 먹지 못함
2	튜브 식이에 의존함, 음식과 음료에 최소한의 시도만 있음
3	튜브 식이에 의존함, 음식과 음료의 일정량을 섭취함
4	전량 입으로 먹음, 단 음료에 특수한 준비가 요구됨(즉 농후한 음료) +/– 보상(예: 특수한 섭식 장비 및 전략)
4.5	*전량 입으로 먹음, 단 고형식에 특수한 준비가 요구됨(예: 같은 연령대에서 요구하는 것보다 음식의 다양한 질감, 액상 보충제) +/– 보상(예: 특수한 섭식 장비 및 전략)*
5	전량 입으로 먹음, 특수한 준비가 없음(즉 *같은 연령대 음식의 동일한 질감*, 평상시 농도가 옅은 음료) 단 보상이 요구됨(예: 특수한 섭식 장비 및 전략)
6	전량 입으로 먹음, 같은 연령대와 비교하여 제한되는 것이 없음

Note: 기울임 꼴로 표시된 항목은 식사 중 고형 음식을 섭취할 것으로 예상되는 생후 6개월 이상의 어린이에게만 적용됨

(fiberoptic endoscopic examination of swallowing, FEES)는 섭식 기전에 대한 직접적이고 역동적인 영상을 제공한다. 내시경은 코를 통해 인두 안쪽에 위치하게 된다. 음료와 음식 샘플은 보통 생물의 신체 내부에서 보이지 않는 색상(대부분 초록색)으로 착색되어 인두를 통해 지나갈 때 더욱더 쉽게 볼 수 있다. 또한 이것은 기도로 흡인되었는지 성대주름 아래로까지 들어갔는지 감지하는 데 도움을 준다.

일반적으로 이비인후과 의사와 치료사가 소아 FEES 과정을 수행하는 데 함께 작업을 한다. FEES는 삼킴 기능에 대해 유용한 정보를 제공하지만 다양한 이유로 인해서 VFSS보다 아동에게 덜 사용된다.

FEES와 관련하여 소아의 특수한 사항

영아

어린 영아는 불가피하게 코로 호흡을 할 수밖에 없다. 그 이유로 (1) 해부학 구조를 보면 구강이 더욱더 작고 혀가 입안에서 입천장 가까이 위쪽으로 배치되어 있어서 입으로 호흡하기 어렵게 만든다. (2) 미숙한 빨기를 할 때 영아의 입이 젖이나 젖병을 감싸 물고 일반적으로 몇 분 동안 유지하고 있어서 이 시간 동안 입으로 호흡은 못하게 된다. 이 2가지 요인들로 인해서 영아는 주로 코를 통해 호흡을 할 수밖에 없다.

FEES는 내시경이 코를 통해 들어가기 때문에 영아가 호흡을 하기가 쉽지 않다. 또한 이로 인해서 빨기–삼킴–호흡의 협응 및 삼킴의 안전성이 영향을 받을 수 있다. FEES는 코에 튜브를 넣지 않는 다른 검사들에 비해서 영아에게 적용하기에는 다소 제한점이 크다.

소아의 해부학

영아의 삼킴 구조는 성인과 다소 다르게 구성되어 있다. 그러므로 FEES를 성인 환자에게 주로 수행한 의료진의 경우에는 소아 FEES 과정에서 예상되는 것들과 소아 해부학 영상을 해석하는 방법을 숙련해야 한다.

일반적으로 영아의 후두는 목에서 더 높은 곳에 위치해 있기 때문에 FEES를 통해서 보는 것이 더 어렵다. 또한 모유 수유와 젖병 수유에서 지속적인 빨기와 호흡의 패턴이 후두의 흡인(penetration, aspiration)을 보는데 성인보다 더 어렵게 만든다. 영아기 이후 아동은 음료 몇 모금을 취하고 삼키게 하여(음식을 씹고 삼키게 함) 음식덩이를 시각적으로 추적해서 볼 수 있다.

준수 사항

일반적으로 아동은 성인과 같이 검사 과정에 잘 순응하지 못한다. 보통 VFSS보다 FEES가 코에 내시경이 거슬리게 위치하고 있어서 순응하기 더 힘들어 한다. 일부 아동은 울거나 몸부림쳐서 내시경을 넣고 유지하는 데 어려울 수 있다. 그러나 대부분 아동이 약간의 몸부림 정도로 FEES를 용인한다.

안전 의식

VFSS와 달리 FEES는 방사선 노출이 없다. 그래서 VFSS 과정의 시간 제한이 필요하지 않다. 또한 바륨과 같은 검사용 액체가 음식과 음료 샘플에 추가되지 않는다. 아동은 실제 먹고 있는 음식과 음료로 평가받을 수 있다. 또한 모유 수유 평가도 가능하다.

감각 검사

성인 환자에게 FEES 검사를 할 때 일부 임상가들은 후두 감각 검사를 포함하여 후두경의 세 번째 채널을 통해 공기 퍼프를 사용해 측정한다.[13] 소아의 기도는 크기에 제한이 있기 때문에 소아의 기도 크기에 맞게 제작된 후두경을 사용한다. 이는 기본 2가지 채널(광원 채널과 기도를 보는 광섬유 채널)로 구성되어 있어 공기 퍼프를 사용할 수 없다. 일부 임상가들은 후두 모음근 반사(laryngeal adductor reflex)를 검사하기 위해서 후두벽에 내시경을 툭툭 쳐서 후두의 민감도를 측정하는 시도를 하기도 한다.[13] 그러나 이 방식은 표준화된 것이 아니며 주관적인 판단에 의한 것으로 제한된다.

내시경 검사들

상기도 내시경 검사는 코 또는 입을 통해 인두 또는 후두까지 평가하는 것이다. 이는 일반적으로 이비인후과 의료진에 의해서 수행된다. 이 과정을 통해 구조적 장애(예: 후두 갈림, laryngeal cleft)를 확인하고 흡인으로부터 후두의 변화를 감지할 수 있어 삼킴과 관련된 중요한 정보를 제공받을 수 있다. 환자들은 일반적으로 이 과정에서 국소마취를 하게 된다.

기관지경 검사(하기도 검사)는 상기도를 통해 하기도까지 평가하는 것이다. 이는 일반적으로 호흡기내과 또는 이비인후과 의료진에 의해 수행된다. 이 과정을 통해 구조적 장애(예: 기관식도누관)를 확인하고 증가된 호흡량의 원인을 발견하고(예: 기관연화증) 흡인으로부터 폐의 변화를 감지할 수 있어 삼킴과 관련된 중요한 정보를 제공받을 수 있다. 이 검사에서 환자들은 내시경이 성대주름 아래로 지나가기 때문에 전신마취를 하게 된다. 그래서 삼킴 기능의 직접적인 평가는 이루어질 수 없지만 호흡과 삼킴에 관련된 구조물의 유용한 정보를 제공받을 수 있다.

상부 위장관 내시경 검사는 인두를 통해 소화관까지 평가하는 것이다. 이는 일반적으로 소화기내과 의료진에 의해 수행된다. 이 과정을 통해 구조적 장애(예: 식도협착)를 확인하고 역류 또는 알레르기로부터 식도의 변화를 감지할 수 있어 삼킴과 관련된 중요한 정보를 제공받을 수 있다. 이 검사에서 환자들은 내시경이 위식도조임근을 통해 지나가기 때문에 마취를 하게 된다. 그래서 삼킴 기능의 직접적인 평가는 이루어질 수 없지만 삼킴에 관련된 구조물의 유용한 정보를 제공받을 수 있다.

식도의 내압 검사, 임피던스 검사, 페하 검사

식도 내압 검사는 식도에서 압력 변환기를 통해 연동운동, 음식덩이의 흐름을 측정한다. 식도 임피던스 검사는 식도에서 전기 변환기를 통해 음식덩이 흐름을 측정한다. 식도 페하 검사는 식도에 산(acid)의 유무를 감지한다. 이 검사들은 일반적으로 소화기내과 의료진에 의해 수행된다. 내압 검사와 임피던스 검사는 식도기의 삼킴에 관한 정보를 제공한다. 페하 검사와 임피던스 검사는 산성 역류와 비산성 역류에 대한 각각의 유무에 관한 정보를 제공한다. 이 검사들이 구강 또는 인두의 삼킴 기능에 대한 직접적인 평가는 아니지만 삼킴 기능의 다른 측면에서 유용한 정보를 제공해 주고 있다.

경부청진법

경부청진법(cervical auscutation, CA)은 후두 외부에 청진기 또는 마이크로폰을 놓고서 먹고 마시는 동안 삼킴과 호흡의 소리를 듣는 것이다.

흡인을 감지하는 데 CA의 유용성과 관련하여 문헌상 논란이 있다.[25-29] 오로지 청각의 정보만으로 이루어지기 때문에 삼킴 평가의 신뢰도 및 타당도와 관련하여 우려가 있다. 현재 CA는 임상적 섭식 평가도구로 많은 이들에 의해 사용되며, 흡인을 시사하는 임상적 징후(예: 삼킴 후 젖은 목소리, 헛기침)에 대한 정보를 제공한다. 그러나 CA를 통해 듣는 소리는 청진기 또는 마이크로폰이 놓인 위치, 삼키는 음식덩이의 특성(예: 침, 묽은 액체, 점성 있는 액체, 퓌레 음식, 고형 음식 등), 개개인의 해부학적 특징(예: 후두의 크기, 흉터 조직 유무, 피부밑지방의 정도), 기도에서 들리는 배경음(예: 코골기, 천명, 쌕쌕거리는 소리, 수포음)[28,29] 에 의해 영향을 받는다. 그래서 CA를 통해 파악한 정보는 임상적 섭식 평가의 일부로서만 사용되며, 평가할 때 수집한 시각적 정보(예: 삼킬 때 후두 상승 관찰, 호흡량, 맥박산소측정법에 의해 산소포화도 수준)와 함께 결합되어야 한다. 삼킬 때 기도 보호와 관련하여 우려되는 경우에는 VFSS 또는 FEES와 같은 영상 기반 검사를 통해서 확인한다.

흡인에 대해 우려되는 점을 제외하고 CA는 모유 수유 또는 젖병 수유 시 빨기-삼킴-호흡의 협응에 대한 정보를 제공하는 유용한 도구로서 많은 임상가들에게 사용된다.[30] 성인이 홀짝홀짝 몇 모금씩 마시는 것에 비해 영아의 빨기는 한 번 식사에 평균적으로 대략 20분 정도 나타나기 때문이다. 대부분 삼킴 평가들이 영아에게서는 빨기, 삼킴, 호흡을 협응하는 능력에 초점을 둔다. 심지어 영아가 한 번 식사 동안 흡인을 보이지 않았더라도, 삼킴이 호흡 패턴(예: 식사 동안 호흡률 감소, 무호흡) 또는 호흡량(예: 식사 동안 호흡량 증가)에 악영향을 주는 모습이 관찰되면 삼키는 데 어려움이 있는 것으로 고려된다.

영아는 모유 수유, 젖병 수유 시 양육자에 밀착되게 자세를 잡고 있고 그들의 해부학적 배열(즉 얼굴과 목 주변에 비축된 다량의 지방, 성인보다 더 높고 앞으로 위치된 후두) 때문에 치료사가 삼킴 구조물의 움직임에 대한 외부 징후를 보기 어려울 수 있다. 그래서 CA를 통한 청각 정보가 임상적 섭식 평가에 유용하다. 청각 정보를 기반으로 한 삼킴 평가의 주관적 특징 때문에 CA로부터 수집된 정보는 "흡인의 가능성 암시" 또는 "빨기–삼킴–호흡의 협응 저하 암시"라고 기술한다. 삼킬 때 기도 보호와 관련하여 우려되는 경우에는 VFSS 또는 FEES와 같은 영상 기반 검사를 통해서 확인한다.

실제로 영유아와 어린 아동에게 CA를 실행하기 위해서는 소형의 마이크로폰(예: 옷깃 등에 붙일 수 있는 소형의 라펠 마이크로폰) 또는 'pediatric bell'의 소아 전용 청진기를 사용해야 한다. 마이크로폰을 사용했을 때 장점은 앰프에 연결해서 모든 의료진들이 삼킴과 호흡의 소리를 다 같이 들을 수 있거나 카메라에 연결해서 촬영한 후에 영상과 소리를 함께 확인하면서 평가할 수 있는 점이다. 반면에 소아 전용 청진기는 사용하는 의료진만 들을 수 있어서 평가가 더욱더 주관적이고 활용적인 면에서 제한될 수 있다.

소아의 CA를 위한 장비의 예시는 Appendix B를 참조한다.

요약 및 정리

1. 치료사는 일반적으로 팀의 한 구성원으로서 함께 작업을 한다. 섭식이 어려운 아동을 평가하고 치료하기 위해서 다수의 의료 종사자들이 함께 참여해야 한다.
2. 섭식과 삼킴 문제에 관련된 의료팀이 평가하고 치료하는 과정에 팀워크의 다양한 모델을 사용한다. 일반적으로 '다학제적 팀', '학제간 융합적 팀', '학제간 통합적 팀'과 같은 용어들이 다양한 모델을 기술하는 데 사용된다.
3. 섭식 또는 삼킴의 문제가 있는 아동은 철저하게 평가를 받아야 한다.
4. WHO의 ICF 모델은 아동의 섭식과 삼킴 기술을 평가할 때 고려되어야 할 다양한 영역들을 구조화해서 보여주고 있다.
5. 환자력 정보는 일반적으로 서면이나 구두를 통해 수집하며, 섭식에 영향을 줄 수 있는 잠재적인 요인들까지 다양한 영역에 걸쳐서 정보를 수집한다.
6. 일련의 섭식과 삼킴 임상 평가에서 전형적으로 다루는 영역은 구강 해부학 검사; 구강 운동 기술, 삼킴 기술, 기도 보호, 생리적 안정성의 관찰; 수정된 음식과 음료, 다양한 섭식 도구, 섭식 전략의 시도; 아동 행동과 부모–아동 상호작용의 관찰이다.
7. 아동이 섭식하는 것을 관찰할 때 치료사는 섭식 기능뿐만 아니라 삼킴 안전성까지 평가해야 한다.
8. 영상 기반 검사는 흡인 가능성의 징후를 확인할 수 있고, 그에 따른 중재 및 관리를 제시할 수 있다.
9. 치료사는 아동의 섭식 시 행동과 부모–아동 상호작용을 주의 깊게 관찰해야 한다.
10. 소아 섭식 평가의 주요한 목적 중 하나는 아동의 섭식 사안이 학습된 문제 행동에 비해서 기능 저하와 얼마만큼 연관이 있는지 판별하기 위함이다.

REFERENCES

1. World Health Organization: International Classification of Functioning, 2001. http://www.who.int/classifications/icf/icf_more/en/.
2. World Health Organization: *Fifty-fourth World Health Assembly*, 22 May 2001. (resolution WHA 54.21).
3. Weir K, McMahon S, Barry L, et al: Clinical signs and symptoms of oropharyngeal aspiration and dysphagia in children. *Eur Respir J* 33(3):604–611, 2009.
4. Weir KA, McMahon S, Taylor S, et al: Oropharyngeal aspiration and silent aspiration in children. *Chest* 140(3):589–597, 2011.
5. Thoyre SM, Carlson JR: Preterm infants' behavioural indicators of oxygen decline during bottle feeding. *J Adv Nurs* 43(6):631–641, 2003.
6. Benfer KA, Weir KA, Boyd RN: Clinimetrics of measures of oropharyngeal dysphagia for preschool children with cerebral palsy and neurodevelopmental disabilities: a systematic review. *Dev Med Child Neurol* 54(9):784–795, 2012.
7. Eyberg S, Bessmer J, Newcomb K, et al: *Dyadic Parent-Child Interaction Coding System—II: A Manual, in Social and Behavioural Sciences Documents*, 1994.
8. Kenner C, McGrath J (Eds): *Developmental Care of Newborns and Infants: A Guide for Health Professionals*, St Louise, 2010, Mosby.
9. Hill PD, Johnson TS: Assessment of breastfeeding and infant growth. *J Midwifery Womens Health* 52(6):571–578, 2007.
10. Jensen D, Wallace S, Kelsay P: LATCH: A breastfeeding charting system and documentation tool. *J Obstet Gynecol Neonatal Nurs* 23:27–32, 1994.
11. Shrago LC, Bocar DL: The infant's contribution to breastfeeding. *J Obstet Gynecol Neonatal Nurs* 19:209–215, 1990.
12. Matthews MK: Developing an instrument to assess infant breastfeeding behaviour in the early neonatal period. *Midwifery* 4:154–165, 1988.
13. Guidelines for Speech-Language Pathologists Performing Videofluoroscopic Swallowing Studies. ASHA Special Interest Division 13, Swallowing and Swallowing Disorders (Dysphagia), http://www.asha.org/policy/gl2004-00050.htm.
14. Arvedson JC, Lefton-Greif MA: *Pediatric Videofluoroscopic Swallow Studies: A Professional Manual With Caregiver Guidelines*, San Antonio, TX, 1998, Communication Skill Builders.
15. Willis CE, Slovis TL: The ALARA concept in pediatric CR and DR: dose reduction in pediatric radiographic exams—a white paper conference executive summary. *Pediatr Radiol* 34(Suppl 3):162–164, 2004.
16. Pediatric Dysphagia: Assessment. American Speech-Language-Hearing Association. http://www.asha.org/PRPSpecificTopic.aspx?folderid=8589934965&section=Assessment.
17. Bonilha HS, Humphries K, Blair J, et al: Radiation exposure time during MBSS: influence of swallowing impairment severity, medical diagnosis, clinician experience, and standardized protocol use. *Dysphagia* 28(1):77–85, 2013.
18. Cohen MD: Can we use pulsed fluoroscopy to decrease the radiation dose during videofluoroscopic feeding studies in children? *Clin Radiol* 64(1):70–73, 2009.
19. Hiorns MP, Ryan MM: Current practice in paediatric videofluoroscopy. *Pediatr Radiol* 36(9):911–919, 2006. [Epub 2006 Mar 22]; Review. PubMed PMID: 16552584.
20. Rosenbek JC, Robbins J, Roecker EV, et al: A Penetration-Aspiration Scale. *Dysphagia* 11:93–98, 1996.
21. Gosa M, Powers L, Temple C, et al: *Reliability of the Penetration-Aspiration Scale for Use with Infants and Young Children. Proceedings of the Dysphagia Research Society Meeting*, Vancouver, Canada, March, 2007.
22. Gosa M, Suiter D: *Reliability of the Penetration-Aspiration Scale for Use with Infants and Young Children. Proceedings of the Dysphagia Research Society Meeting*, San Antonio, March, 2011.
23. Crary MA, Mann GD, Groher ME: Initial psychometric assessment of a functional oral intake scale for dysphagia in stroke patients. *Arch Phys Med Rehabil* 86(8):1516–1520, 2005.
24. Crary MA, Dodrill P, Mann GD, et al: *A functional oral intake scale for dysphagia in infants and toddlers*, 2014.
25. Stroud AE, Lawrie BW, Wiles CM: Inter- and intra-rater reliability of cervical auscultation to detect aspiration in patients with dysphagia. *Clin Rehabil* 16(6):640–645, 2002.
26. Leslie P, Drinnan MJ, Finn P, et al: Reliability and validity of cervical auscultation: a controlled comparison using videofluoroscopy. *Dysphagia* 19(4):231–240, 2004.
27. Borr C, Hielscher-Fastabend M, Lücking A: Reliability and validity of cervical auscultation. *Dysphagia* 22(3):225–234, 2007.
28. Reynolds EW, Vice FL, Gewolb IH: Variability of swallow-associated sounds in adults and infants. *Dysphagia* 24(1):13–19, 2009.
29. Bergström L, Svensson P, Hartelius L: Cervical auscultation as an adjunct to the clinical swallow examination: a comparison with fibre-optic endoscopic evaluation of swallowing. *Int J Speech Lang Pathol* 16(5):517–528, 2014.
30. Comrie JD, Helm JM: Common feeding problems in the intensive care nursery: maturation, organization, evaluation, and management strategies. *Semin SpeechLang* 18(3):239–260, quiz 261, 1997.

CHAPTER 15

영유아와 아동의 영양과 삼킴 치료

편역자 신진용

학습목표

1. 치료목표를 이끌어 내기 위해 평가결과 활용의 중요성을 이해할 수 있게 설명한다.
2. 서비스 제공을 위한 다양한 모델을 기술한다.
3. 삼킴과 기도 보호를 개선하기 위한 치료전략을 제시한다(점도증진된 음료, 삼킴 매뉴버, 조정된 음식들).
4. 섭식의 어려움과 식사 시 문제 행동으로 내원한 경우 치료전략을 제시한다(구강 감각-운동 치료(OSM), 섭식 도구와 장비, 식사 시 자세잡기, 섭식 행동 치료).
5. 영유아와 영아기 이후 아동의 치료 시 고려해야 할 사항을 토의한다.
6. 급성기 건강 문제로 입원한 아동과 지역사회에서 생활하는 아동을 치료할 때 고려해야 할 사항을 상세히 열거한다.
7. 치료결과를 측정하기 위한 방법을 목록화한다.

치료목표 설정

섭식과 삼킴이 어려운 아동에게 효과적인 중재는 문제의 원인을 목표로 삼는 것이다. 이러한 이유로 평가는 철저하게 이루어져야 한다. 섭식과 삼킴을 어렵게 하는 본질적 요인들과 잠재적 요인들이 밝혀지게 되면 치료계획은 한 단계 더 나아갈 수 있다.

14장 표 14-2의 ICF 모델을 참조한다. ICF 모델에서 섭식과 삼킴이 어려운 아동에게 평가와 치료계획을 세우기 위해 어떻게 다양한 영역을 고려해 보여주고 있는지 살펴본다.

서비스 제공을 위한 모델

각각의 기관들은 섭식과 삼킴이 어려운 아동에게 치료 서비스를 제공할 때 다양한 서비스 제공 모델을 활용한다. 각 모델의 차이점은 환자 변수(예: 섭식 또는 삼킴 문제의 심각성), 의료진 변수(예: 의료진 수준, 경력, 선호도, 보험사에 의해 부과된 제한점, 기관의 역사적 요인), 또는 이 두 변수의 결합된 형태의 결과로 인해서 나타난다. 소아 섭식, 삼킴의 어려움과 관련된 일반적인 서비스 제공 모델들을 표 15-1에서 목록화하여 제시한다.

입원 환자 서비스(inpatient services)는 아동이 병원에 입원하면 제공된다. 아동들은 종종 급성기 건강 문제로 또는 내과나 외과 치료 과정을 이유로 입원하게 된다. 때때로 섭식 또는 삼킴의 어려움을 호소하여 아동이 입원하기도 한다.

표 15-1 서비스 제공을 위한 모델

서비스 장소	입원 환자 외래 환자
중재 시 주요 대상자	아동 부모 종사자(예: 병원, 학교, 어린이집)
치료 시 인원 형태	개인 그룹
치료 빈도	주별 또는 간헐적 치료 집중 치료 상담 중재

외래 환자 서비스(outpatient services)는 아동이 지역사회에서 생활하면서 받을 수 있는 서비스이다. 서비스는 병원, 클리닉, 어린이집 또는 교육 환경에서 제공받을 수 있다. 치료사는 아동들이 있는 곳에서 함께 치료 업무를 수행할 수도 있고, 원격의료를 통해 아동에게 서비스를 제공할 수도 있다.

아동 중심의 중재(child-focused)는 치료사가 삼킴과 섭식 기능을 향상시키기 위해 아동을 직접 치료하는 것이다. 보호자가 있을 수도 있으나 치료사의 주된 시간은 아동에게 초점이 맞추어져 있다. 어린 영유아를 위해 치료 시 보상 전략(예: 조정된 음료 또는 음식, 변화된 자세잡기, 도구, 섭식 전략)을 활용한다. 아동에게도 보상적 전략이 활용될 수 있으며 또한 독립적인 섭식을 위해 기술을 연마할 수 있는 활동을 종종 적용할 수 있다(PRACTICE NOTE 15-1 참조).

부모 중심의 중재(parent-focused)는 아동의 섭식과 삼킴 기능을 향상시키기 위한 방법을 부모나 보육자에게 교육시키는 것이다. 아동이 있을 수도 있고 없을 수도 있으며 주된 시간은 부모와 보육자에게 초점이 맞추어져 있다.

- 부모 중심의 중재는 치료사가 일반적이거나 개별화된 정보(면담 또는 교육 자료)를 보육자에게 제공하는 것이다.
- 부모 중심의 중재는 아동의 섭식 수행에 대한 개별화된 논의를 포함한다. 또한 아동에게 도움을 주는 것과 그렇지 않은 것에 대한 치료전략의 논의도 포함한다. 상황에 따라 이는 현장에서 바로(예: 반투명 거울이나 CCTV를 통해 아동을 관찰하는 동안) 이루어질 수도 있고, 추후(예: 아동의 녹화된 영상을 재생해 보는 동안)에 이루어질 수도 있다.
- 부모 중심의 중재는 치료사에게 교육받은 치료전략을 부모가 아동에게 수행할 수 있는 기회를 제공한다. 이는 현장에서 바로(예: 귀에 꽂은 마이크로폰 또는 베이비 모니터를 활용) 이루어질 수도 있고, 추후(예: 부모가 방금 수행한 보고를 듣는 동안)에 이루어질 수도 있다(PRACTICE NOTE 15-2 참조).

종사자 중심의 중재(staff-focused)는 치료사가 다른 의료 또는 교육 종사자와 함께 작업을 수행하는 것이다(예: 간호사, 다른 파트 치료사, 어린이집 종사자, 학교 지원 종사자). 치료사의 주된 시간은 종사자 또는 종사자의 그룹에 초점이 맞추어져 있다. 종사자 중심의 중재는 보통 섭식과 삼킴 치료에 대한 일반적인 정보를 제공하거나 특정한 환아에 맞추어 개별화된 정보를 제공해 주는 것이다. 종사자 중심의 중재는 또한 아동의 섭식 행동 특징을 알려주고 아동에게 도움이 되는 것과 도움이 되지 않는 것에 대한 치료전략을 설명해 주는 합동 회의에 환아와 함께 치료사가 참석하는 것이다(PRACTICE NOTE 15-3 참조).

PRACTICE NOTE 15-1

아동 중심의 중재는 다른 상황에서 유익하게 활용하도록 치료의 일반화를 할 수 없다는 논란이 잠재적으로 있다(즉 아동이 치료사가 수행하는 동일한 방법으로 다른 사람에게 지지를 받을 수 없거나 아동이 치료사 또는 어떤 특정한 환경의 자극에 의해서만 먹어왔기 때문에 다른 사람과는 잘 먹지 못한다).

PRACTICE NOTE 15-2

부모 중심의 중재는 많은 부모들이 교육을 통해 치료를 인계받는 것을 어려워한다는 논란이 잠재적으로 있다("당신이 치료사입니다. 당신이 아동을 바로 잡을 수 없겠어요?"). 부모 중심 중재의 주요 목표는 아동의 삼킴 또는 섭식의 어려움에 대한 부모의 이해를 향상시키고, 식사 시간에 아동을 도울 수 있도록 부모에게 자신감을 북돋아 주는 것이다. 그렇게 함으로써 부모가 아동의 요구를 해결할 수 있는 권한을 갖게 하는 것이다.

PRACTICE NOTE 15-3

종사자 중심의 중재는 치료사들로부터 치료전략을 교육받은 다른 종사자가 섭식의 어려움을 지닌 아동들에게 치료사 없이 중재를 시도한다는 논란이 잠재적으로 있다. 게다가 치료 전략을 교육받은 다른 종사자가 근본적으로 치료와 관련된 문제를 다른 아동들에게까지 지나치게 일반화하여 적용할 수 있다는 점이다. 다른 종사자들이 섭식 치료를 시기에 맞게 적절하게 의뢰할 수 있도록 교육하고 관계를 형성하는 것이 중요하다.

개별 치료(individual sessions)는 치료사가 아동(또는 아동의 부모 또는 다른 종사자)과 1대1로 치료하는 것이다. 이 유형은 치료사가 아동을 치료하면서 직접 관찰하고 아동의 행동 여하에 따라 즉각적이고 특수한 피드백, 전환, 강화를 제공할 수 있게 해 준다. 개별 치료는 병원, 클리닉 또는 어린이집이나 교육 환경에서 외래 환자 서비스로 제공받을 수 있다. 치료사에게 개별 치료는 가장 많은 시간이 소요된다.

그룹 치료(group sessions)는 치료사가 여러 아동(또는 여러 부모들 또는 다른 종사자들)을 함께 치료하는 것이다(PRACTICE NOTE 15-4 참조). 그룹 구성원들은 치료사의 조언뿐만 아니라 그룹 구성원 간의 사회적 모델링, 강화를 통해 도움을 받을 수 있다. 그룹 치료는 보통 교육 환경에서 운영되며, 클리닉에서 외래 환자 서비스로도 제공받을 수 있다.

주별 또는 간헐적 치료는 정기적으로 치료 시간을 정해서 받는 것이다(예: 10주 동안 일주일에 1번씩). 주별 치료는 보통 외래 환자 서비스로 제공되며 '표준' 방식으로 알려져 있다(PRACTICE NOTE 15-5 참조).[1]

집중 치료는 짧은 기간에 수시로 치료받는 것이다(예: 1~2주 동안 하루에 2~3번씩)(PRACTICE NOTE 15-6 참조). 집중 치료는 입원 환자 서비스 중 하나로 제공되거나 외래 환자 서비스(예: 클리닉에서 가까이 거주하는 환아)로 제공된다. 이 유형은 치료를 받기 위해 장거리를 다니는 가족들 또는 짧은 기간에 향상을 보일 수 있는 환아에게 유용하다.

상담 중재(consult-only intervention)는 일반적으로 치료사가 단일 시점에서 정보와 권고사항을 제공하는 것이

PRACTICE NOTE 15-4

그룹 치료가 개별 치료보다 치료사에게 시간적으로 더 효율적일 수 있다. 단 이러한 형태의 중재가 성공적으로 이루어지기 위해서는 제공되는 치료가 개개인들에게 모두 적용될 수 있는 것이어야 한다. 아동의 경우, 연령 범위와 발달 수준에 근거하여 그룹을 맞추고, 특히 섭식 문제의 유형을 함께 고려하여 그룹을 구성해야 한다. 아동들이 음식을 나눠 먹을 때 위생과 음식 알레르기 같은 안전상 문제가 함께 고려되어야 한다.

PRACTICE NOTE 15-5

가족들은 아동에게 충분히 빠른 변화가 일어나는 것을 인지하지 못하면, 때로 관심을 잃어갈 수 있다. 게다가 많은 다른 일정들이 있는 가족이라면 치료에 정말 힘겹게 올 것이다(예: 다른 치료과정, 의료진 진료, 부모 직업). 주별 치료는 무한정 진행되어서는 안 된다. 특정한 목표와 진행 과정에 대한 정기적인 모니터링을 통해서 한정된 기간 동안 계획을 잡아야 한다. 일부 아동들은 여러 번의 치료가 요구되며, 매 치료에 대해서는 아동과 가족에게 목표가 적절하고 의미 있는 것이었는지 확인하기 위해 평가 및 검토가 필요하다.

PRACTICE NOTE 15-6

집중 치료는 치료하는 동안 많은 시간을 요구하기에 이를 고려하는 것이 중요하다(주로 아동 1명당 하루 3시간 이상). 여러 아동의 치료시간을 계획할 때, 이러한 치료시간의 요구 사항을 잘 고려해야 한다. 만약 아동이나 치료사가 아프거나 다칠 경우 전체 치료 일정을 다시 잡아야 할 수 있다. 집중 치료는 아동과 부모가 가정에서 점진적으로 치료전략을 수립해서 나아갈 기회가 없다는 논란이 잠재적으로 있다. 그 결과 치료효과를 유지하기 어렵고 다시 치료 전 상태로 재발되는 경우가 높을 수 있다는 주장이 종종 제기된다. 아동 중심의 중재와 동시에 부모 중심의 교육 및 실습이 이러한 문제를 해결하고 가정환경에서 치료효과를 유지할 수 있도록 할 것이다. 집중 치료 후에 전화, 이메일 또는 원격 진료로 도움을 제공할 수 있다.

PRACTICE NOTE 15-7

상담 중재를 통해 부모에게 정보를 제공할 때마다 제공된 정보에 대한 부모의 이해를 확인하고 부모들이 주요한 정보에 대해서 이해하고 유지할 수 있도록 여러 가지 형식으로 자료를 제공하는 것이 중요하다. 정보와 권고사항은 구두와 서면으로 제공되어야 한다(예: 보고서 및 유인물 또는 보고서 및 가정용 치료 패키지). 상담 중재 후 필요에 따라서 전화 또는 이메일로 도움을 제공할 수 있으며 다시금 상담 중재를 예약해야 할 수도 있다.

다. 치료사는 동일한 시간에 자주 아동을 평가하면서 부모에게 상담을 한다(PRACTICE NOTE 15-7 참조).

삼킴과 기도 보호에 중점을 둔 치료

정상적인 삼킴 동안 일련의 협응된 움직임을 통해서 음식덩이가 인두를 지나 소화관으로 들어가고 기도로는 들어가지 않는다(그림 15-1). 연하장애는 음식덩이 조절에 문제가 있을 때 발생하고 구강기, 인두기, 식도기의 삼킴에서 일어날 수 있다. 후두 흡인, 숨 막힘은 삼킴 과정 동안 기도 보호가 불완전할 경우 일어나게 된다. 삼킴 과정 동안 과도한 기도 보호는 호흡을 방해하거나 무호흡을 일으킬 수 있다.

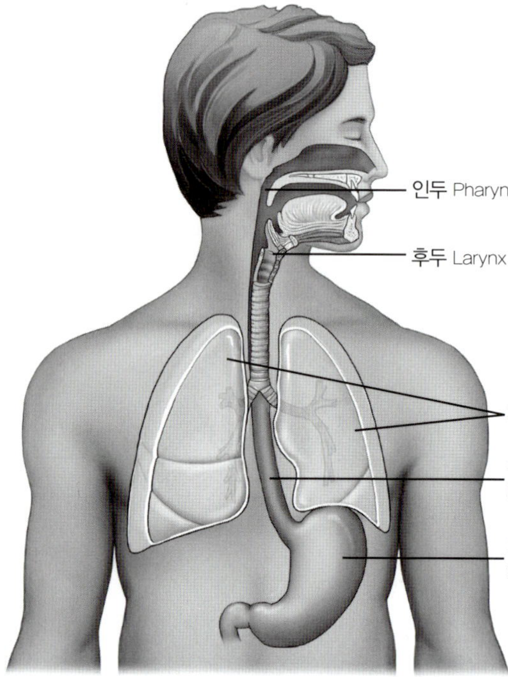

그림 15-1 정상적인 삼킴 동안 음식덩이는 인두를 지나 소화관으로 들어간다.

삼킴에 어려움이 있는 아동의 중재

구강기 삼킴 문제가 있는 아동의 경우 일반적으로 치료는 마시고 먹는 데 필요한 감각과 운동 기술을 향상시키는 것이다.[2] 이 중재에 대한 개요는 이 장 후반부에서 제시할 것이다.

인두기 삼킴 문제가 있는 아동의 경우 일반적으로 삼킴 전략을 수정하여 아동을 교육시키거나 보호자가 음식덩이의 점도나 질감 등을 변화시키는 방식으로 치료한다.[2] 빨기-삼킴-호흡의 협응이 저하된 영아와 삼킴과 호흡의 협응이 저하된 영아기 이후 아동에 관한 중재의 요약본을 표 15-2와 15-3에서 상세하게 제시한다.

Note: 이러한 중재 전략이 조산아의 섭취량을 증가시키고 섭식 동안 생리적 안정성을 향상시키는 데 효과적이라는 연구 보고들이 있다. 영아와 영아기 이후 아동들의 중재 전략 효과를 평가하는 연구도 이루어져야 할 것이다.

점도증진된 음료

점도증진된 음료는 소아의 주요한 2가지 군에서 의료진들에 의해 일상적으로 권고되는 사항이다: (1) 삼킴 문제를 지닌 아동(즉 연하장애), (2) 역류를 보이는 영유아

Note: 일부 가족들은 영유아 음식의 점도를 영유아 시리얼 같은 것을 사용하여 증진시킨다. 그러면 영유아가 더 안정적이고 잠도 잘 자고 체중증가에도 도움이 된다고 생각하기 때문이다. 이러한 이유로 인해 아동이 점도증진된 음료를 먹고 있다고 가족이 보고하면 치료사는 아동의 삼킴 기술을 추정하기에 앞서 아동에게 누가, 왜 점도증진된 음료를 먹으라고 권고했는지 물어보아야 한다.

연하장애에서 점도증진된 음료의 사용

치료사는 연하장애가 의심되는 아동에게 임상적 섭식 평가와 함께 가능한 영상 촬영 검사도 수행해야 한다. 이전에 논의된 바와 같이 삼킴 평가의 주요한 목표는 구강으로 안전한 섭취를 하기 위해서 아동이 삼킴과 호흡을 잘 협응할 수 있는지 없는지를 확인하는 것이다. 만약 아동이 일상적인 점도가 묽은 음료를 안전하게 삼킬 수 없다면 수분공급을 대체할 수단이 있어야 한다. 역사적으로 그 수단과 방법으로 점도증진제를 사용하여 음료의 점도를 증진시키는 것 또는 위로 직접적으로 음료를 제공하는 것(예: 코위관, 위

표 15-2 빨기–삼킴–호흡의 협응이 저하된 영아에 관한 중재[2]

주 현상	아동이 음식덩이를 조절할 수 없음	아동이 자발적으로 음식덩이를 조절함	보호자가 음식덩이를 조절해서 제공함
주 현상에 따른 세부 사항	• 흡인 • 연장된 무호흡	• 기도로부터 음식덩이를 제거하기 위한 구역질 또는 기침 • 느린 빨기 • 약한 빨기 • 빨기 멈춤	• 영유아의 우유 유속을 늦추기 위해 옆으로 누운 자세 또는 살짝 세운 자세 잡기 • 보호자가 먹는 속도를 조절하며 아동의 빨기를 간헐적으로 멈춤 • 모유 수유를 하기 전 유속을 늦추기 위해 모유 일부를 미리 빼냄 • 느린 유속의 젖꼭지를 젖병에 사용함 • 우유의 유속을 늦추기 위해 점도를 높임
발생 가능한 결과	• 폐 손상 • 저산소증	• 아동이 식이를 끝까지 마칠 수 없음 • 폐 손상 또는 저산소증의 위험 감소	• 식이가 오래 걸림 • 보호자에게 다양한 방법이 요구됨 • 폐 손상 또는 저산소증의 위험 감소

표 15-3 삼킴과 호흡의 협응이 저하된 영아기 이후 아동에 관한 중재[2]

주 현상	아동이 음식덩이를 조절할 수 없음	아동이 자발적으로 음식덩이를 조절함	보호자가 음식덩이를 조절해서 제공함
주 현상에 따른 세부 사항	• 흡인 • 질식	• 기도로부터 음식덩이를 제거하기 위한 구역질 또는 기침 • 한 번에 마시고 씹는 양을 더 적게 제공함 • 증가된 씹기(구강 운동으로 인해 씹는 힘과 속도, 씹을 수 있는 양이 증가됨) • 증가된 감각 인식(구강 감각 자극으로 인해 감각 인식이 증가됨) • 보호적인 삼킴 매뉴버('Chin Tuck'과 같은 전략을 교육함)	• 음료를 마시는 동안 목의 폄을 줄이기 위해 빨대 또는 'Cut-out' 컵을 사용함 • 음료의 유속을 늦추기 위해 점도를 높임 • 보호자는 더 부드럽고 잘 뭉치는 음식을 제공함 • 보호자는 더 작은 조각의 음식을 제공함 • 보호자는 아동이 음료와 음식을 천천히 먹을 수 있도록 권하고 제공함
발생 가능한 결과	• 폐 손상 • 저산소증	• 아동이 식사를 끝까지 마칠 수 없음 • 식이가 오래 걸림 • 폐 손상 또는 저산소증의 위험 감소	• 식사가 오래 걸림 • 보호자에게 다양한 방법이 요구됨 • 폐 손상 또는 저산소증의 위험 감소

창냄술 식이)이다. 점도증진된 음료는 이 2가지 선택사항 중에서 덜 침습적인 방법이어서 일반적으로 가장 먼저 시도된다.

점도증진된 음료를 사용하는 이유는 음료의 유속을 늦추어서 삼키기에 앞서 기도를 닫아 보호하는 시간을 더 늘릴 수 있기 때문이다. 추가적으로 점도증진된 음료가 묽은 점도의 음료보다 더 잘 뭉쳐서 입안에서 조절하기 쉬워 삼키기 전 또는 삼키는 동안 기도로 흡인도 덜 일어나게 해준다. 그러나 점도증진된 음료의 사용은 인두의 잔류물을 증가시켜 잠재적으로 삼킨 후에 흡인의 위험을 증가시킬 수 있다는 보고가 있다.

흡인을 주요하게 예방하기 위한 점도증진된 음료의 사용 효과는 객관적으로 VFSS를 통해 평가할 수 있으며, 감소된 흡인 징후의 임상적 관찰에 의해서도 평가할 수 있다. 연하장애의 심각한 정도에 따라서 아동은 흡인을 주요하게 예방하고 안전하게 삼키기 위하여 그에 맞게 다양한 점도로 음료의 변화를 주게 된다. 일부 아동은 음료의 점도 조절만으로는 안전하게 삼킬 수가 없어서 튜브 식이를 통해 모든 음료를 섭취하게 된다.

역류에서 점도증진된 식이의 사용

영아의 역류가 의심되는 증상이 보호자나 소아과 의료진에게 처음 목격되면, 위산 역류와 관련된 문제가 있는지 없는지 소화기내과에 의뢰할 수 있다. 일부 경우에서 식이 역류가 있는 영아에게 치료의 일환으로 점도증진된 우유를 사용하여 젖병 수유를 시작할 것이다.

점도증진된 우유를 사용하여 젖병 수유를 하는 이유는 위에서 식도로의 역류가 덜하기 때문이다. 역류 감소를 위해 점도증진된 우유를 사용한 젖병 수유 효과는 우유에 바륨을 섞어 VFSS를 통해 객관적으로 평가할 수 있다. 그러나 일반적으로는 보호자의 보고에 의해서 주로 주관적으로 평가된다(즉 구토하는 횟수가 줄어듦, 민감함이 많이 감소함).

점도증진된 음료

아동에게 점도증진된 음료의 사용 목적은 안전하게 삼키고 역류를 감소시키는 것이다. 이를 통해서 영양적 상태를 최적화하고 탈수를 예방한다. 그러므로 점도증진된 음료를 정확하게 준비하는 것이 중요하다. 점도증진된 음료가 너무 묽을 경우 근본적인 문제를 관리할 수 없다(즉 삼킴 동안 흡인 또는 역류). 반대로 음료가 너무 걸쭉할 경우 이로 인해 추가적인 문제가 발생할 수 있다(예: 호흡량 증가, 피로로 인한 섭취량 감소).

치료사는 다양한 종류의 음료(우유, 주스 등)가 동일한 점도증진제에 다르게 반응할 수 있고, 다양한 종류의 점도증진제는 동일한 음료에 다르게 반응할 수 있다는 점을 인지하고 있어야 한다(BOX 15-1). 그래서 임상가는 정확한 점도를 만들 수 있는 조리법을 확인할 필요가 있다. 목적은 아동에게 평가 시 확인했던 점도보다 더 묽거나 걸쭉하게 음료를 제공하지 않도록 하는 것이다. 추가적으로 보호자는 섭식 동안 피로와 흡인의 임상적 징후를 인지할 수 있도록 교육받아야 한다(예: 기침, 젖은 목소리, 증가된 호흡량). 이 징후는 음료의 점도를 조절할 필요가 있다는 표시이기 때문이다.

점도증진된 영아 식이

젖병 수유는 영아에게 영양분과 수분을 제공해 준다. 젖병 수유 영아는 20~30분 정도 빨아서 먹을 수 있다. 소비된 섭식량은 과도하게 에너지를 소비하지 않고 그들의 영양분과 수분 요구량에 부합한다. 젖병 수유 영아에게 점도증진된 음료가 필요하다면 그에 맞게 유속이 빠른 젖꼭지로의 교체가 필요할 수 있다. 추가적으로 젖병의 온도도 중요하다. 점도증진된 음료를 담은 젖병은 일반적으로 따뜻하게 제공된다. 식이를 하면서 시간이 지나 차가워지면 점도가 걸쭉해지기 때문이다. 만약 재가열하면 다시 묽어질 수는 있다.

젖병 수유 영아가 분유로 먹고 있고 일반적인 젖소에서 짜낸 우유를 기반으로 한 분유를 수용할 수 있으면, 점도증진된 영아용 분유를 사용할 수 있다. 이것은 일반적으로 역류 방지(antiregurgitation, AR) 분유로 판매된다. 일부 AR 분유는 준비 상태부터 걸쭉하게 되어 있고 다른 AR 분유는 준비 상태에는 묽고 위에 들어가서 걸쭉해진다는 것을 유념해야 한다. 만약 영아가 삼킴의 문제를 가지고 있어서 점도증진된 분유를 요구한다면 삼킬 때 분유가 걸쭉해야 한다. 특수 분유 또는 유축한 우유로 젖병 수유를 하는 영아는 점도증진제를 직접 사용하여 만들어 주어야 한다.

> **BOX 15-1 점도증진된 음료의 점도에 영향을 주는 요인[3]**
>
> 점도증진된 음료는 아래 사항에 의해 영향을 받을 수 있다.
> - 점도증진제의 유형: 점도증진제는 일반적으로 녹말-기반, 점성 물질-기반 또는 녹말과 점성 물질의 혼합-기반으로 이루어져 있다. 점도증진제는 다른 유형의 음료에 반응하는 방법이 항상 동일하지는 않다.
>   - 점도증진제의 유형에 따라 더 적게 또는 더 많게 동일한 수준의 점도를 만들기 위해 사용해야 한다.
>   - 점도증진제 제조 회사들은 각각 조리법이나 사용 시 용량 측정 도구를 달리 사용한다. 그래서 이 사용법의 차이를 인지하고 있어야 정확한 점도증진된 음료를 준비할 수 있다.
> - 기본 음료의 유형: 음료의 유형에 따라 더 많이 또는 더 적게 점도증진제의 사용이 요구된다(우유, 주스, 물, 소다).
> - 기본 음료의 양: 기본 음료의 양과 점도증진제 양 사이의 관계는 순차적이지 않다(예: 음료 1,000mL에 필요한 점도증진제의 양이 음료 100mL에 필요한 점도증진제의 양을 10배한 것보다 더 많을 수도 있고 적을 수도 있음).
> - 온도: 음료는 일반적으로 차가울 때 더 걸쭉해지며, 따뜻할 때 묽어진다.
> - 지속 시간: 음료는 일반적으로 시간이 지날수록 걸쭉해진다.

점도증진제 고려사항

연하장애 아동에게 사용되는 점도증진제는 연하장애 환자에게 사용하기에 적합하면서 아동에게 사용하기 적합한 것

BOX 15-2 영아에게 점도증진제 사용과 관련된 주의사항

미국식품의약국(FDA)은 조산아에게 점성 물질-기반의 상업용 점도증진제 사용과 관련하여 주의사항을 2011년과 2013년에 공표하였다.

주요한 문제는 점도증진제 사용을 한 이후 괴사성 소장결장염으로 악화되는 일련의 조산아들이 발생했다. 현 시점에서는 그 부작용 보고가 '잔탄계'의 점도증진제에 의해서 야기된 것인지 아니면 제품의 세균오염으로 인한 것인지 명확하지는 않다.

치료사는 이러한 주의사항을 명확히 알고 영아의 점도증진제 사용에 관한 기관 지침서를 준수해야 한다.

으로 라벨이 붙어 있다(BOX 15-2). 추가적으로 판매되는 상품의 포장 안에는 명확한 설명 지침서가 포함되어 있다. 이는 표준화된 국제 규정식에서 설정한 단계에 맞추어 동일한 점도의 음료를 준비하거나 영아 젖병 수유 식이를 걸쭉하게 만들 때 얼마나 점도증진제를 사용해야 하는지에 대한 방법을 제시하고 있다.

치료사와 더불어 영양사, 약사, 의료진도 아동에게 사용하기 적합한 점도증진제 유형을 결정하는 데 참여해야 한다. 치료사는 아동이 점도증진제의 구성성분인 곡식, 밀, 글루텐에 대한 알레르기 증상이 있는지 없는지 또는 식사에서 모든 곡물을 제거해야 하는 호산구 식도염인지 특히 주의해야 하며, 어떤 점도증진제가 알레르기 유발 항원을 가지고 있는지 알고 있어야 한다. 또한 치료사는 대부분의 점도증진제가 소화기내과적으로 병적인 상태를 진단받은 아동이나 조산아에게 사용을 권고하지 않는다는 점도 인지하고 있어야 한다. 이는 일부 점도증진제가 손상된 소화관을 지닌 아동이나 조산아에게 소화가 되지 않을 수 있으며, 소화관에 합병증을 야기할 수도 있기 때문이다. 주의할 사항으로, 일부 의료기관은 12개월 이전의 영아에게는 점도증진제를 사용하지 않으며, 일부 제조사는 3세 이전의 영유아에게 점도증진된 제품의 사용을 권고하지 않는다(PRACTICE NOTE 15-8 참조).

점도증진된 음료의 점도 측정

점도증진된 음료가 적절한 수준으로 되어 있는지 확인하기 위해서 치료사가 점도를 측정하는 것은 중요하다. 제조사

PRACTICE NOTE 15-8

영유아에게 일부 상업용 점도증진제 사용과 관련한 안전성 문제 때문에 많은 치료사들이 아동의 식이를 걸쭉하게 하는 데 영유아 시리얼(예: 쌀, 귀리)을 사용하는 것으로 전환하고 있다. 영유아 식이를 걸쭉하게 하는 데 시리얼을 사용하기에 앞서 몇 가지 예방대책을 고려해야 한다.

점도

많은 회사에서 영유아 시리얼 제품을 생산하고 있으며, 다양한 시리얼 제품으로 점도증진된 음료를 만드는 데 이용 가능한 표준화된 조리법은 없다. 그래서 시리얼 제품을 얼마만큼 모유 또는 분유에 추가해야 표준화된 점도 수준을 맞출 수 있는지(예: AR thick, nectar-thick, honey-thick) 불명확하다. 많은 의료기관들이 자체적으로 조리법을 만들어 사용하고 있으며, 입증되지 않은 것으로 기관들마다 그 변화 차이가 다양하다. 추가적으로 영유아 시리얼은 음료를 걸쭉하게 만드는 것을 목적으로 제조된 것이 아니며, 시간이 흐름에 따라 음료로부터 분리되는 경향을 보일 것이다. 만약 삼키는 데 문제가 있어서 영유아에게 점도증진된 음료를 제공해야 한다면, 점도를 지속적으로 유지할 수 있는 음료가 필요할 것이다.

에너지 함량

대부분 상업용 점도증진제와 달리 영유아 시리얼은 에너지 함량이 상당히 크다.

- 표준화된 분유와 모유: 평균 에너지 함량 = 67Kcal/100mL (20cal/oz)
- 쌀, 귀리 시리얼: 평균 에너지 함량 = 4Kcal/g, 5Kcal/tsp (teaspoon = 5mL)
- 영아 평균 에너지 요구량 = 100Kcal/kg/day(50Kcal/lb/day)
- 영아 평균 분유와 모유 요구량 = 150mL/kg/day(25oz/lb/day)

에너지 연산법

- 모유 또는 분유의 1oz에 시리얼의 1tsp를 추가하면, 에너지 함량은 각각에 따라 20~25Kcal(25% 증가) 증가된다. 분유의 1oz에 시리얼의 3tsp(1US tablespoon)를 추가하면, 에너지 함량은 20~35Kcal(75% 증가) 증가된다.
- 만약 영아가 하루에 모유 또는 분유를 30oz 섭취한다면, 1oz 당 시리얼의 3tsp를 넣게 되어 하루 450Kcal가 추가된다(에너지 함량 600~1,050Kcal 증가). 일부 경우에서는 이것이 과체중을 유발할 수 있다.

알레르기 위험 요소

쌀과 귀리 시리얼은 엄밀히 말하면 '식품'이다. 일반적으로 영아가 적어도 4개월(16주 이상)이 될 때까지 쌀과 귀리 시리얼은 영아 식이 식품으로 권고되지 않는다. 왜냐하면 알레르기 위험 요소를 잠재적으로 지니고 있기 때문이다. 쌀과 귀리에 추가하여, 콩과 밀도 잠재적인 알레르기 유발 항원에 포함된다.

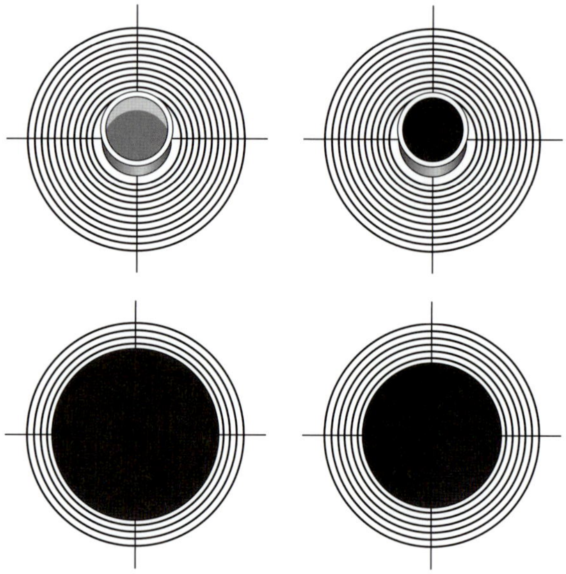

그림 15-2 선상전개검사(line spread test; LST)

가 제품을 어떤 식으로든 변경하게 되면 반복적으로 측정해야 한다.

몇 가지 방법이 점도증진된 음료의 점도를 측정하는 데 유용하다. 점도계가 가장 정확하고 신뢰할 수 있는 측정도구이다.[4,5] 하지만 그것을 사용하기 위해서는 숙달해야하는 과정과 높은 비용으로 인해 대부분의 임상 환경하에서 이용하기 쉽지 않다. 대부분의 임상 기관에서 이용 가능하고 가장 신뢰할 수 있는 방법은 선상전개검사(line spread test; LST)[6]이다(그림 15-2). LST의 측정값을 설명하는 방법이 BOX 15-3과 표 15-4에 상세하게 나와 있다. 비록 제한점이 있기는 하지만 눈으로, 포크로 또는 입의 느낌으로 점도를 판단하는 임상적 방법들보다 LST는 더욱더 신뢰할 수 있는 방법이다.

BOX 15-3 LST 측정방법

Mann과 Wong에 따른 방법론[7]

- 1cm 간격의 동심원들로 구성된 LST를 사용한다.
- LST를 평평한 표면에 놓고, 그 위에 투명 아크릴 수지로 덮는다.
- 반경 2.5cm/직경 5cm 파이프를 LST 중앙에 놓는다.
- 지침서에 따라 200mL 점도증진된 음료를 준비한다.
- 50mL 점도증진된 음료를 LST 중앙에 놓은 파이프에 붓는다.
- 파이프를 들어올리고 1분간 퍼지도록 한다.
- LST의 북쪽, 남쪽, 동쪽, 서쪽 반경 축으로 음료의 확산을 측정한다.
- 4개의 반경 측정값의 평균을 구한다.
- 각 표본에 대해 측정을 3회 반복한다.
- 물을 사용하여 각 시험 사이마다 투명 아크릴 수지를 깨끗하게 닦아준다.

LST, Line Spread Test

표 15-4 다양한 점도의 50mL 음료에서 예상되는 확산 범위(LST)

점도증진된 음료	평균 반경
Extremely thick (pudding)	2.2cm
Moderately thick (honey)	3.2cm
Mildly thick (nectar)	4.2cm
Infant thick (AR)	6.0cm
Infant formula	9.7cm

점도증진된 음료 외의 치료 접근법

점도증진된 음료의 사용과 관련하여 일부 잠재적인 문제들로 인해서 많은 치료사와 가족들은 연하장애가 있는 아동에게 점도증진된 음료의 사용을 줄이거나 피하기 위해 다른 치료 접근법을 시도한다. 이러한 치료 접근법들로는 자세 잡기, 특수한 섭식 도구 사용하기, 능동적으로 속도 조절하기가 있다. 이 치료전략의 목적은 섭식 동안 유속을 늦추거나 아동이 생리적 안정성을 다시 갖출 수 있도록 간헐적으로 섭식 과정을 중단하는 것이다.

자세 잡기

중력의 영향으로 인해서 유속은 수평적인 면보다 수직적인 면에서 더 빠르다.

- 영아를 바로 눕힌 자세에서 우유를 먹일 경우 수직으로 세운 상태로 먹이는 것보다 섭식 시 유속을 느리게 할 수 있다. 이 자세에서 우유의 흐름은 수직적인 면보다 수평적인 면에서 이루어진다.

- 젖병 수유 동안 보호자는 자신의 팔을 사용하여 영아를 곧게 세운 자세로 잡아줄 수 있다. 또는 영아를 곧게 세운 자세로 지지해 주는 의자에 앉혀서 먹인다.
- 모유 수유 동안 보호자가 자신의 몸을 기울여서 영아를 곧게 세운 자세로 잡아줄 수 있다. 또는 자신의 무릎에 영아를 곧게 앉힌 상태로 모유 수유를 한다.
- 영아를 옆으로 눕힌 상태로 우유를 먹일 경우 바로 눕힌 자세로 먹이는 것보다 섭시 시 유속을 더 늦출 수 있다. 이 자세의 경우 우유의 흐름을 보다 수평적인 면에서 이루어지도록 한다. 이 자세는 또한 과도한 양을 삼키는 것보다 입의 측면으로 흘리게 하는 데 더 용이하다.
- 대부분의 보호자는 모유 수유 시 자연스럽게 아동을 옆으로 누운 자세로 안는다.
- 젖병 수유 시 옆으로 누운 자세를 취하는 것은 어렵다. 보호자의 무릎까지 길이에 따라서 또는 보호자의 무릎에 놓은 베개에 따라서 영아의 자세를 잡아야 한다.
- 만약 영아를 다루기가 쉽지 않다면 영아용 침대(crib)를 사용하여 옆으로 누운 자세를 취하게 한다. 위로 약간 기울어진 젖병 또는 한 방향 밸브로 이루어진 젖병을 사용하여 공기가 들어가는 것을 예방한다.
- 아동들에게 음료를 마시는 동안 목을 뒤로 젖히는 것을 피하고 기도 보호를 위한 턱 당기기 자세를 취하게 하는 것은 유속을 늦출 수 있다. 아동들은 이러한 치료전략을 학습할 수 있으나 어린 아동들은 도움이 필요하며 특수한 섭식 도구의 사용도 함께 이루어져야 한다.

섭식 도구

다양한 섭식 도구가 유속을 늦추기 위해 사용될 수 있다.

- 영아에게 유속을 늦추는 젖꼭지(즉 구멍이 더 작거나 적은 젖꼭지)와 흘러나오지 않는 젖꼭지(즉 빨지 않으면 우유가 나오지 않는 젖꼭지)를 사용하는 것은 유속을 조절하는 데 도움을 준다.
- 아동에게 빨대 또는 'cut-out' 컵을 사용하는 것은 머리를 뒤로 젖히는 것 없이 기도를 보호하며 음료를 마실 수 있게 도와준다.

속도 조절하기

속도 조절하기는 섭식 과정을 중단해서 음료의 흐름을 차단하며 마시게 하는 것이다.

- 보호자는 영아가 삼키면서 호흡을 할 수 있도록 섭식 과정을 중단하면서 진행할 수 있다.
- 모유 수유 동안 간헐적으로 젖을 떼어놓거나 보호자의 손가락을 영아의 입에 넣어 젖을 물지 못하게 하여 호흡을 하면서 먹을 수 있도록 속도를 조절할 수 있다.
- 젖병 수유 동안 보호자는 간헐적으로 젖병을 기울이거나 영아의 입에서 젖꼭지를 빼서 속도를 조절할 수 있다.
- 속도 조절하기는 영아의 신호(예: 아동이 호흡을 하려고 할 때 또는 스트레스 신호를 보일 때) 또는 계획된 패턴(예: 세 번 빨고 쉬는 패턴)에 따라서 수행한다.
- 아동에게 보호자는 구두 지시를 통해 마시는 것을 멈추게 할 수 있다(예: "멈춰! 숨 쉬렴"). 또는 마시는 컵을 보호자가 직접 제재할 수도 있다. 일부 아동들은 학습한 대로 스스로 마시는 속도를 조절할 수 있다.

삼킴 매뉴버

연하장애가 있는 성인들에게 사용되는 치료전략(예: 최대 성문위 연하법)이 어린 아동들에게는 사용하기 쉽지 않다. 아동들이 치료전략의 상세한 설명을 이해하고 스스로 해부학 구조를 조절하며 수행하는 인지적 기술을 갖추지 못했기 때문이다. 아동에게는 자세 잡기, 모델링(예: 턱 당기기, 머리 돌리기)과 같은 일부 치료전략만이 적용 가능하다. 하지만 이 또한 실제로 수행하기는 쉽지 않다.

조정된 음식들

2~3세쯤에 대부분의 아동들이 고형식을 먹을 수 있는 구강 기술을 갖춘다(12장 참조). 그러나 발달지연이나 신경학적 손상을 입은 아동은 이 연령을 넘어서도 음식의 질감을 조정해 주어야 한다. 손상이나 지연의 정도에 따라서 음식을 조정하는 단계는 다르다. 연하곤란식으로 음식을 조

BOX 15-4 아동의 질식 위험

어린 아동들은 너무 큰 음식 조각을 입에 넣거나, 완전하게 씹지 않은 음식 조각을 삼키려고 하는 경우가 많다. 또 아동들이 밥을 먹으면서 놀거나 달리면, 먹고 있는 것을 주의하지 못하기 쉽다. 어느 경우에서도 구역질과 질식이 일어날 수 있다. **구역질과 질식은 동일한 것이 아니다.** 구역질은 보통 시끄럽다. 질식은 보통 조용하며 매우 위험하다.

가끔 일어나는 구역질은 어린 영유아에게 정상적인 반응이다. 구역질은 목구멍 뒤쪽에서 입 앞쪽으로 물체를 밀어내는 반사이다.

구역질은 물체가 기도를 차단하는 것을 막을 수 있게 해 주고 대체로 시끄럽다(즉 아동이 높은 소리나 짧은 폭발음 같은 소리를 내거나 기침을 한다). 구역질은 너무 커서 삼킬 수 없는 음식 조각을 제거하는 영유아의 방법이다. 때로 아동이 너무 배부르면 구역질이 일어날 수 있다.

질식은 식사 중에 일어날 수 있는 정상적인 반응이 아니며, 잠재적으로 생명을 위협할 수 있다. 질식은 음식이 기도에 갇힐 때 발생한다. 질식하는 아동은 숨을 쉬기 위해서 몸부림을 치며 대개는 아무 소리도 내지 못한다. **만약 아동이 질식하는 것처럼 보인다면, 즉시 도움을 제공해야 한다.**

아동이 질식할 경우 긴급구조대에 연락하고 지시에 따른다.

일반적으로:

- 아동의 입을 점검하여 눈에 띄게 기도를 막고 있는 것이 있는지 확인한다.
- 앉아서 아동을 무릎 위에 앉혀 놓는다. 이때 아동의 머리는 가슴 아래에 있어야 한다.
- 손 뒤꿈치를 사용하여 아동의 어깨뼈 사이에 등 부위를 세게 타격한다.
- 입을 다시 점검하여 기도로부터 나온 이물질이 있는지 확인한다.
- 등 부위로 최대 5회 강타를 계속하여 매번 이물질이 제거되었는지 확인한다.
- 이물질이 제거되었지만 아동이 여전히 숨을 쉬지 않는 경우, 아동을 바로 눕히고 심폐소생술(CPR)을 수행한다.
- 긴급구조대가 도착하거나 아동이 완전히 회복될 때까지 아동의 곁을 떠나지 않는다.

질식의 예방 관리 및 CPR 수행에 대한 자세한 내용은 다음을 참조한다:

1세 미만 영유아
: http://www.nlm.nih.gov/medlineplus/ency/article/000048.htm
1세 이상 아동 또는 성인
: http://www.nlm.nih.gov/medlineplus/ency/article/000049.htm

질식 위험 최소화

- 어린 아동들은 식사하는 동안 항상 감독한다.
- 어린 영유아들은 적절한 시트에 앉아서 식사를 하게 한다.
  아동들은 식사하는 동안 앉아 있게 한다.
  음식을 먹으면서 넘어지거나 몸을 움직이면 질식할 위험이 커진다.
- TV 시청 등 식사 중 주의가 산만해질 수 있는 것은 피한다.
- 다음과 같이 아동의 기도를 막을 수 있는 음식은 접근하지 않는다.
  - 딱딱한 사탕
  - 견과류
  - 팝콘
  - 옥수수 칩
  - 질긴 고기 조각
  - 핫도그
  - 포도 한 알 통째로(반으로 잘라서 제공한다)
  - 당근, 사과, 샐러리(굽거나 조리해서 제공한다)
  - 조각으로 부서질 수 있는 딱딱한 식품

정하는 다양한 단계에 관해서 대부분의 국가에서 문서화하여 갖추고 있다. 다음의 웹사이트를 예시로 참조한다.

http://www.asha.org/SLP/clinical/dysphagia/Dysphagia-Diets/

아동의 구강 기술과 관계없이 추가적으로 안전하게 삼키는 것에 관한 주의사항이 있다. 이러한 우려는 운동 기술의 발달(예: 스스로 먹는 기술, 달리고 뛰면서 협응하는 능력)과 인지 수준의 성장(예: 시지각, 주의력, 위험성 평가) 때문에 발생하게 된다(12장 참조). 또한 앞서 언급한 요소들에 추가하여 아동은 더 작고 좁은 기도를 가지고 있어서 질식될 위험이 더 높다(아동의 질식 위험에 관한 정보는 BOX 15-4 참조).

섭식 시 어려움과 식사 시 문제행동에 중점을 둔 치료

평가의 주요 목적 중 하나는 이를 통해서 치료를 선택하고 제시하는 것이다. 그러므로 아동의 섭식이 어려운 이유가 기술적 결함인지, 학습된 문제행동인지 아니면 이 둘 모두에 의한 것인지 평가 중에 확립하는 것이 필수적이다.

식사 시 문제행동 개선을 목표로 하는 행동 치료 중재는 섭식 시 어려움의 근본적인 원인(즉 섭식 시 통증 또는 불편함, 기술적 결함)을 해결하지 않고서는 효과가 없을 것이다.

구강의 감각-운동 치료

구강 감각-운동 치료(oral sensory-motor therapy; OSM)는 먹고 말하는 기술에 관련된 구조적 기능을 향상시키기 위한 수많은 치료기법을 포함하는 광범위한 용어이다. 치료사는 교육 프로그램의 일부로서 OSM 치료의 기본적인 원칙들을 학부 과정에서 배우고 나온다. 그러나 치료사는 매년 치료에 활용할 수 있는 새로운 OSM 치료 교재, 장비 그리고 프로그램을 알아나가야 한다.

대부분 OSM 치료 프로그램의 기본 전제는 먹고 마시는 것과 관련하여 아동의 현재 구강 기술과 감각 처리 능력을 개선시키거나 변화를 주는 것이다. 일련의 치료 훈련 과정을 적용하여 아동의 현재 기능적 수준을 의도한 목표를 향해 달성하게 하는 것이다.

OSM이 임상에서 일반적으로 사용되고 있지만 소수의 무작위 대조군 임상시험(RCTs)에서 그 효과를 평가하였다. 이 시험들은 특히 조산아에 초점을 맞추고 있다.[8,9] 최근 신경학적 손상을 지닌 아동의 OSM 치료 적용에 대해 조사한 코크란(Cochrane) 체계적 문헌고찰은 영아기 이후 아동들에게 치료의 효과에 대한 결정적인 결과를 제공하는 양질의 근거가 불충분하다고 결론을 내렸다.[10] 그래서 여러 연령대의 아동에서 OSM 치료를 평가하는 연구가 추가적으로 이루어질 필요가 있다.

많은 상용화된 OSM 프로그램(MORE 프로그램, Beckman 프로토콜, Talk Tools 치료 접근)을 이용할 수 있다. 현재까지 이 치료 프로그램들 중 어떤 것도 다른 프로그램들 또는 대조군 프로토콜과 임상시험을 통해 비교되지 않았다. 하지만 많은 소아 치료사들이 이 치료 프로그램들을 사용하고 있으며 환자에게 도움을 제공한다고 생각한다. 이와 같이 연구 자료가 없을 경우 치료사는 그들의 치료에 대한 지식과 임상 경험을 활용하여 치료에 적용해야 하며 접근 과정은 체계적이어야 한다(BOX 15-5).

감각과 운동을 분리해서 치료에 접근하는 것은 섭식이나 삼킴 기술에서 기능적인 변화를 이끌어내기 쉽지 않다고 OSM 치료에 대해 일반적으로 비판을 한다. 이러한 비판은 기능적인 목표를 설정하고 측정결과를 기록하며 치료를 진행해 나가면 해결될 수 있을 것이다(BOX 15-6)(PRACTICE NOTE 15-9 참조).

BOX 15-5 체계적인 치료 수행의 원칙

- 구체적이고 정량적인 목표를 설정한다(이상적으로 목표는 기능적이어야 한다).
- 목표 달성을 위해서 최적의 가용 근거를 기반으로 한 특정한 치료기법을 결정한다(이것은 연구에 등재되어 있지 않은 임상적 경험일 수도 있다).
- 치료기법을 시행한다.
- 의의가 있는 결과값을 모니터링한다.
- 목표 달성을 위해서 필요에 따라 치료기법을 수정한다.

섭식 도구와 장비

다양한 섭식 도구와 장비는 전문적인 치료 공급처를 통해 상업적으로 이용할 수 있다. 일반적인 섭식 도구로는 숟가락, 포크, 나이프, 젓가락, 컵, 그릇, 접시가 있다. 이에 추가하여 다양한 섭식 장비로는 치발기, 구강 감각 자극 장난감(예: 공갈 젖꼭지, 잇몸 자극 칫솔, 진동 구강 장난감, 과즙망), 구강 놀이 장난감(예: 씹는 튜브, 씹는 블록, 설압자, 입으로 부는 장난감)이 있다. 치료사는 이 도구와 장비를 치료 세션에 잘 적용하고 활용해야 하며 보호자에게 사용하는 방법을 정확하게 교육해야 한다. 부록 A, C-F에서 섭식 도구와 장비의 예시들을 참조한다.

젖병 수유 장비

치료사는 젖병 수유하는 영아를 위해 인공 젖꼭지에 대한 많은 조언을 제공한다. 마트, 약국, 아기 용품점을 방문하게 되면 보호자는 수많은 선택사항과 각 제품의 우수성을 보게 된다. 실제로 많은 영유아들이 다양한 형태의 젖꼭지를 수용하고 있다. 섭식을 하지 못하거나 어려운 영아에게는 섭식 평가가 이루어져야 하며 그들에게 맞는 개별화된 권고사항을 통해서 젖꼭지의 유형이 결정되어야 한다. BOX 15-7을 통해서 젖병의 젖꼭지를 추천할 때 고려되어야 할 다양한 유형과 요인들을 참조한다.

BOX 15-6 OSM 치료의 개요

OSM 치료의 목적

주 목적
- 먹기(말하기)를 위해서 개인의 최대 기능적 역량을 이끌어 내는 것

대상 범위
- 구강 구조(입술, 혀, 턱, 볼, 물렁입천장)
- 목, 가슴, 자세, 호흡

OSM 치료의 전반적인 목적

목표를 달성하기 위해 개인적인 역량에서 기대하는 것
- 연령에 맞는 적절한 기술
- 발달 수준과 신체 요건에 맞는 적절한 기술

치료를 진행하면서 특정한 목표는 다음과 같다:
- 새로운 기술을 획득하는 것
- 기존의 기술을 발달시키는 것
- 개인이 이미 보여준 기술을 "정상화"하는 것

OSM 치료를 하고 있는 아동의 목표 예시들
- 적절한 각성 수준과 구강-운동 수행의 준비
- 촉각, 맛, 온도와 관련하여 증가되거나 감소된 구강 민감도
- 구강 구조와 움직임에 대한 인식 증가
- 협응된 구강의 연속적인 움직임

OSM 치료 시 개인의 장애 정도에 초점을 맞춘 목표의 예시들
- 구강 근긴장도의 증가 또는 감소
- 구강 구조의 움직임 범위 증가 또는 감소
- 구강 근력 증가
- 구강 구조의 움직임 속도 증가
- 구강 움직임의 정확성 증가
- 적절한 구강반사를 촉진시키고 다른 비정상적인 반사를 통합시키거나 억제시키는 것
- 구강 움직임을 촉진시켜서 기능적인 구강 움직임 패턴을 갖추는 것

OSM 치료 시 개인의 기능적인(수행 또는 참여) 목표
- 먹기 위해 향상된 구강 감각 통합(새롭거나 다양한 맛에 대한 적응)
- 먹기 위해 향상된 구강 운동 기술(빨기, 씹기, 물기)
- 안전하게 삼키기
- 향상된 침 조절
- 비구강에서 구강으로의 섭식 이행을 촉진시키는 것
- 식사 시간 참여를 향상시키는 것

특수한 OSM 치료 기술
- 도구의 사용(목적에 따른 특수 도구나 적용 가능한 일반적인 도구)
- 치료전략과 운동에 대한 교육
- 촉구(촉각, 시각, 청각)
- 강화(언어적 칭찬, 장난감과 같은 물건 강화제)
- 아동의 흥미를 더 끌어주기 위한 게임

OSM 치료의 성공적인 수행을 위한 필수 요소
- 개별화된 프로그램
- 단계별 과제
- 직접적인 중재
- 반복적인 수행
- 집중적인 단기 치료
- 전반적인 치료계획의 한 부분으로서 구성하는 것
- OSM 치료 시 목표가 되는 기술은 개인의 삶에 중요한 기능적 활동과 관련이 있어야 하고 필수적이어야 한다.

구강 장난감의 예시들은 부록 D를 참조한다.

PRACTICE NOTE 15-9

섭식 치료의 일반적인 목표는 아동이 퓌레와 으깬 음식에서 고형식으로 이행하는 것이다. 퓌레와 으깬 음식은 앞-뒤로 움직이는 혀의 패턴(suckling)을 사용하여 씹기 활동을 할 수 있다.

하지만 더욱더 단단한 고형식 조각을 충분하게 씹기 위해서는 혀가 씹는 면으로 음식 조각을 이동시킬 수 있도록 외측으로 움직여야 하며(tongue lateralization), 삼키기 전에 부수고 으깨기 위해서 붙잡고 있을 수 있어야 한다. 만약 씹는 것 없이 고형식 조각을 삼키려고 시도한다면 구역질을 하거나 목에 걸릴 것이다.

혀의 외측으로 움직임을 독려하기 위해 다양한 OSM 치료가 사용될 수 있다. 단계별 치료 수행은 다음과 같다.
- 아동의 외측 씹는 면(혀의 움직임을 자극시키기 좋은 맛있는 음식이나 깊숙이 들어갈 수 있는 구강 장난감)으로 스틱 모양의 구강 장난감(스틱 모양의 치발기용 크래커와 스틱 모양의 음식 조각)을 넣어준다.
- 자극을 향해 혀의 움직임을 독려하기 위해서 치아 사이에 스틱 모양의 구강 장난감, 치발기, 음식물을 잡고 입 안에 위치시켜 자극을 제공한다.
- 씹는 면에 자극을 지속적으로 주어서 혀의 움직임을 독려해 스틱 모양의 구강 장난감, 치발기, 음식을 씹도록 유도한다.
- 고형식 한 조각을 음식망에 담아 치아 외측으로 넣어주어 씹는 것을 유도한다.
- 고형식 한 조각을 치아 외측으로 넣어주어 씹는 것을 유도한다.
- 고형식 한 조각을 아동의 손에 건네주어 그들이 스스로 입 안에 넣고 손가락을 사용하여 치아 외측으로 씹기 위해 가져가도록 유도한다.
- 고형식 한 조각을 아동에게 건네주어 그들이 스스로 입 안에 넣고 혀를 사용하여 치아 외측으로 씹기 위해 가져가도록 유도한다.

궁극적인 목표는 아동이 고형식 조각을 씹는 동안 스스로 혀의 외측 움직임을 효과적으로 할 수 있게 하며, 안전하게 삼킬 수 있게 하는 것이다.

BOX 15-7 젖병의 젖꼭지 선택 시 고려해야 할 사항

젖병 수유 시 "표준형" 젖꼭지는 직선형이며, 끝에 동그란 구멍이 있다. 이 젖꼭지들은 보통 실리콘으로 만들어진다. 구멍 크기는 보통 소, 중, 대로 되어 있다(또는 작은 구멍이 1개, 2개, 3개가 뚫려 있다). 표준형 젖꼭지는 우유가 흘러나오는 것이 제한되지 않는다(즉 아동이 빨지 않아도 똑똑 떨어진다).

다양한 젖꼭지 유형은 다음과 같다.

- 젖꼭지의 모양(예: 치열 교정용이나 넓은 목선을 가진 모양)
- 젖꼭지의 길이(예: 짧거나 긴 것)
- 젖꼭지의 유연성(예: 라텍스 대 실리콘, 부드러운 물렁입천장용 젖꼭지)
- 흐르는 정도(예: 동일한 젖꼭지로 흐름의 정도를 변경할 수 있는 것)
- 흐르는 유형(예: x-cut이나 y-cut으로 누를 때만 흘러나오는 젖꼭지)
- 압력 조절 밸브(예: 한 방향 밸브/튜브 또는 공기 조절 구멍)

젖병 수유 시 사용할 젖꼭지를 결정할 때 영유아의 빨기와 삼킴 기술을 반드시 고려해야 한다.

- 많은 양의 우유를 쉽고 빠르게 먹을 수 있게 해주는 젖꼭지는 빠는 힘이 약한 영아를 도와줄 수 있을 것이다. 하지만 너무 많은 양이 흘러나와 안전하게 삼키기가 어려울 수 있다.
- 매우 강하게 수시로 빨아야 하는 젖꼭지는 영아를 쉽게 지치게 할 것이다. 이것은 소비량에 영향을 미칠 수 있고, 빨기-삼킴-호흡의 협응과 삼킴의 안전성에 또한 영향을 미칠 수 있다.

젖병 수유 시 젖꼭지를 선택할 때 고려해야 할 다른 요소들은 다음과 같다.

- 아동의 입 구조(예: 입술갈림증, 입천장갈림증, 설소대 단축증)
- 영아의 입 크기(예: 작은턱증, 조산아)
- 구강반사(예: 구역반사 증가, 빨기반사 감소)
- 구강 운동 기술(예: 통합된 혀 움직임, 혀 내밀기, 약한 입술 다물기, 약한 혀와 턱의 움직임)
- 호흡 조절(예: 증가된 호흡률)
- 지구력(예: 쉽게 지치게 하는 심폐 기능의 문제)
- 재정적인 요소(예: 젖꼭지 가격, 젖꼭지 교체 부품의 접근성, 동일한 젖병에 다른 젖꼭지 호환 여부)
- 기타 고려 요소(예: 위-식도역류, 구강섭취가 한정된 영아)

젖병의 젖꼭지를 비교할 때 함께 고려해야 할 요소는 다음과 같다.

- 젖병 수유 시 담을 수 있는 용적(mL 또는 oz)
- 젖병 수유 소요 시간(분)
- 젖병으로 먹는 섭취율(mL/분 또는 oz/분)
- 젖병 수유 시 비정상적인 생리 현상(예: 무호흡, 느린맥, 심계항진)
- 젖병 수유 시 필요한 휴식의 횟수
- 젖병 수유 시 행동적인 측면에서 소동을 피우거나 먹는 것을 거부하는 영아
- 하루에 젖병 수유하는 횟수
- 처음 구강으로 젖병 수유를 시작해서 완전히 구강섭식이 가능할 때까지 소요된 시간

모유 수유 장비

수유 상담가, 조산사, 소아 담당 간호사가 일반적으로 모유 수유의 어려움을 겪고 있는 어머니에게 전문적인 조언과 도움을 제공한다. 그렇다 해도 소아 치료사 또한 일반적인 모유 수유의 어려움과 관련된 문제 및 사용되는 장비를 알고 있어야 한다(BOX 15-8 참조).

영아의 공갈 젖꼭지 사용에 관한 논의는 PRACTICE NOTE 15-10을 참조한다.

식사 시 자세 잡기

12장에서 논의된 바와 같이 섭식하는 동안 자세 지지는 중요하다. 목과 몸통의 조절이 빨고 씹고 부수는 구강 기술을 지지해주기 때문이다. 식사 시 최적의 자세는 신체 중심선 인식, 머리와 목의 전후방 중립 정렬, 몸통의 중립 정렬, 굽혀진 엉덩이와 무릎 관절이 특징이다. 영아와 어린 유아들은 식사 시 적절한 자세를 유지하기 위해서 어느 정도의 지지가 필요하다. 일부 아동들(특히 근긴장도가 비정상적인 아동)은 영유아기 이후에도 식사 시 자세 지지가 지속적으로 필요할 수 있다.

모유 수유 또는 젖병 수유를 하는 영아에게는 섭식 동안 보호자의 팔과 몸통을 활용하여 자세 지지를 해 준다. 일부 영아들은 담요를 감싸는 것과 같이 외부적 지지를 추가적으로 제공해 준다. 부록 G의 영아 자세 잡기 그림을 참조한다.

영아기 이후 아동들에게는 식사 시 일반적으로 의자를 사용하여 자세 지지를 해 준다. 대부분 아동들이 식사 동안 등, 허리 부위에 지지대의 도움을 받는다. 또한 대부분 아동들이 의자에 부착된 발판이나 바닥에 발을 놓아서 스스로 자세를 안정시킬 수 있도록 해 준다. 일부 아동들은 몸통의 정중선을 유지하기 위해서 팔걸이 또는 측면 쿠션을

BOX 15-8 모유 수유 장비

유축기(breast pumps)는 젖가슴으로부터 모유를 짜내는 것을 도와준다. 전기식 유축기는 모유 짜는 것을 쉽게 할 수 있고, 모유를 짜내는 여러 가지 비율과 강도를 설정할 수 있다. 손으로 모유를 짜내는 유축기는 전기식 유축기보다 더 휴대하기는 쉽지만, 모유를 짜기 위해 산모의 수고가 필요하다. 모든 유축기는 모유를 짜내서 젖병에 담을 수 있게 설계되었다. 영아가 모유 수유를 하지 않더라도 규칙적으로 유축하는 것은 모유가 지속적으로 생산되고 유지될 수 있게 도와준다.

젖꼭지 보호기(breast shields)는 영아가 모유 수유 시 젖을 물거나 물고 유지하는 것을 어려워 할 때 가끔 사용한다. 젖꼭지 보호기는 일반적으로 투명한 실리콘으로 만들어지며, 산모의 젖꼭지와 주변 조직(유두와 유륜)을 덮기에 적합하다.

튜브 섭식기(line feeders)는 모유 수유를 보충하기 위해 사용한다. 그것은 코위관과 유사한 가는 튜브로 구성되어 있으며, 우유로 가득 찬 젖병에 연결되어 있다. 이 튜브를 산모의 젖꼭지에 위치시켜 영아가 젖꼭지와 튜브를 함께 물 수 있도록 밀착시킨다. 영아가 빨기를 할 때 이 튜브로부터 추가적인 우유를 받아먹을 수 있다. 동시에 영아의 빨기 자극이 산모의 모유 공급을 자극하여 도와준다. 이 튜브와 연결되어 있는 젖병의 위치를 변경해서 흘러나오는 비율을 조절할 수 있다(낮은 위치에서는 천천히 흐름).

손가락 섭식기(finger feeders) 또한 모유 수유를 보충하기 위해 사용한다. 그것은 코위관과 유사한 가는 튜브로 구성되어 있으며, 우유로 가득 채워진 젖병에 연결되어 있다. 이 튜브를 산모의 손가락에 위치시켜 영아가 손가락과 튜브를 함께 물고서 빨도록 자극한다. 이 방법은 일반적으로 산모가 유선염이나 유두균열로 인한 통증 때문에 모유 수유를 할 수 없을 때나 젖병의 젖꼭지로 먹는 것을 영아가 원하지 않을 때 사용한다.

컵 섭식기(cup feeders)는 모유 수유를 보충하기 위한 대체 방법이다. 이 방법은 보통 산모가 직접 모유를 먹일 수 없고 젖병의 젖꼭지로 먹는 것을 거부할 때 사용한다. 주문 제작한 컵을 상업적으로 구매하여 사용할 수 있지만 대부분 표준적인 보통의 컵을 사용한다. 컵으로 먹일 때는 영아의 입에 넘쳐흐르지 않게 세심한 주의를 기울여야 한다. Cochrane review[11]에서 모유 수유의 보충으로 젖병보다 컵으로 먹이는 것을 권장할 수 없다고 결론을 내렸는데, 그 이유는 퇴원 이후 모유 수유를 유지하는 데 유의한 이점을 주지 못하였고 병원에 더 오래 머무르는 결과를 초래하였기 때문이다.

PRACTICE NOTE 15-10

고무젖꼭지는 영아를 안정시키는 것을 도와준다. 어떤 영아들은 엄지나 다른 손가락들을 습관적으로 빨고, 어떤 영아들은 고무젖꼭지를 선호하고, 어떤 영아들은 그 어떤 것도 선호하지 않는다.

모유 수유를 하는 영아의 고무젖꼭지 사용: 영아들의 모유 수유를 권장하는 국제적인 지침서에서는 모유 수유를 확립하는 기간에 고무젖꼭지 사용을 피할 것을 권장한다.[12] 특히 생후 6주 이내에는 고무젖꼭지 사용을 피하도록 한다. 고무젖꼭지 사용을 반대하는 논거를 보면, 고무젖꼭지 사용이 영아의 배고픔 신호를 산모가 식별하기 어렵게 할 뿐만 아니라 산모의 젖꼭지보다 단단한 고무젖꼭지를 더 선호하게 될 가능성이 있다고 주장하고 있다(이것을 '젖꼭지 혼동'으로 종종 언급함).[12] 그러나 Cochrane review에서는 정상적으로 모유 수유하는 영아의 고무젖꼭지 사용은 3~4개월에 완전하게 모유 수유만 하거나 혼합 수유를 하는 영아의 비율에 유의한 영향을 주지 않는다고 결론을 내렸다.[13]

튜브 급식을 하는 영아의 고무젖꼭지 사용: Cochrane review에서 튜브 급식하는 조산아의 고무젖꼭지 사용이 튜브에서 젖병 수유로 이행하는 것을 도와주고, 입원 기간을 유의하게 감소시켜준다고 결론을 내렸다.[14] 이후 현재까지 연구에서 부정적인 결과는 보고되지 않고 있다. 튜브 급식하는 동안 고무젖꼭지를 제공하면 젖을 빠는 것과 포만감 사이의 관계를 수립하는 데 도움을 줄 수 있다. 계획된 섭식 전에 고무젖꼭지를 제공하면, 영아가 섭식을 위해 적절한 상태를 갖추고 섭식을 위한 준비로 빠는 기술을 조직화하여 입으로 섭식하는 방법을 학습하는 데 도움을 제공한다.[15]

영아기 이후 아동의 고무젖꼭지 사용: 의료 종사자들 사이에서 일치하는 견해로, 고무젖꼭지는 영아가 영양분을 섭취하기 위해 빨아서 먹는 연령을 넘어서까지 사용해서는 안 된다는 것이다. 즉 영아가 일반적으로 모유 수유 또는 젖병 수유를 하는 1~2세가 지나면 고무젖꼭지를 사용하지 말아야 한다. 아동은 연령이 올라갈수록 치아가 발달하고 말을 하기 시작한다. 고무젖꼭지의 장기간 사용은 중이염의 발병률 증가와 관련이 있으며 치과 교정에도 영향을 미칠 수 있다.[16] 아동의 연령이 올라갈수록 스스로를 진정시키기 위해서 구강 자극에 계속 의존해서는 안 되며, 언어 기술을 사용하여 자신의 감정을 이야기하고 욕구를 표현하고 협상하는 것과 같은 감정 조절 전략을 더욱더 발달시켜야 한다.

사용한다. 또한 일부 아동들은 머리의 정중선을 유지하기 위해 머리 지지대를 사용한다. 추가적으로 일부 아동들은 식사 시 넘어지지 않고 곧은 자세를 유지하기 위해서 하네스나 좌석 벨트 또는 각도를 기울이는 의자를 사용한다.

앉는 자세를 평가할 때 아동의 구강 기술과 삼킴의 안전성에 자세가 어떤 영향을 미치는지 또한 스스로 손을 입으로 가져가서 먹는 능력에 자세가 어떤 영향을 미치는지 고려하는 것이 중요하다(**그림 15-3**).[17] 부록 H의 식사 시 의자 예시들을 참조한다.

작업치료사는 아동의 앉는 자세를 평가하고 그에 맞게

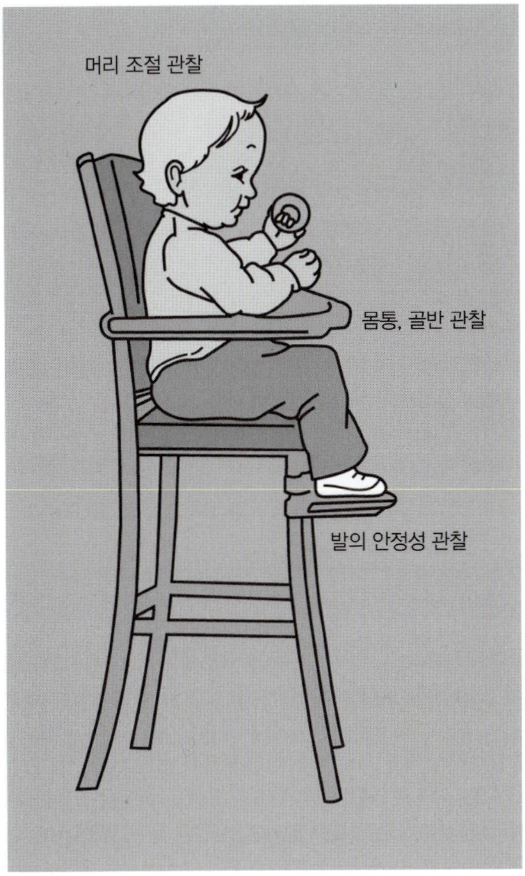

그림 15–3 아동이 앉을 때 고려해야 할 사항

권고할 수 있는 전문적인 지식과 기술을 갖추어야 한다. 식사 시나 스스로 먹을 때 자세와 관련하여 우려되는 점이 있다면 그때마다 작업치료사에게 의뢰될 수 있어야 한다.

섭식 행동 치료

치료의 주요한 목표는 바람직한 섭식 행동은 증가시키고 바람직하지 않은 섭식 행동은 감소시키는 것이다. 표 15–5에서 일반적으로 '바람직한' 행동과 '바람직하지 않은' 행동의 예시를 제시한다.

섭식 행동 치료 외의 다른 목표들은 다음과 같다.

- 보충제에 비해 음식으로부터 식이섭취의 적절성을 개선하는 것(즉 총 에너지 섭취량)
- 음식물의 다양성을 향상시키는 것(즉 소비된 음식의 수, 과일과 야채, 단백질, 곡물과 같은 핵심 식품군의 각 섭취량에서 도출된 총 섭취량)
- 성장을 유지하거나 향상시키는 것(즉 신장에 따른 몸무게, 정상 범위 내에 체질량지수)
- 부모의 스트레스를 감소시키는 것(즉 전반적인 스트레스와 식사 시 특정한 스트레스)

표 15–5 바람직한 섭식 행동과 바람직하지 않은 섭식 행동의 예시

바람직한 섭식 행동	바람직하지 않은 섭식 행동
제공되는 음식을 수용함	제공되는 음식을 거부함 구두 항의(예: "아니", "싫어", "먹고 싶지 않아", "완두콩 안 먹어") 물리적 항의(예: 고개 돌리기, 손으로 음식을 치거나 던지기, 성질 부리기, 창밖을 응시하기)
수용할 수 있는 양의 음식을 먹음	
수용 가능한 다양한 종류의 음식을 먹음	
수용 가능한 다양한 질감의 음식을 먹음	
수용 가능한 시간 내에 식사를 완료함	
식사 동안 식탁에 앉아 있음	식탁으로부터 도망감
식사 시 다른 사람들과 사회적으로 소통함	뒤로 물러나거나 거부함

Note: '수용 가능한' 부분의 정의는 아동의 나이, 발달 수준, 섭식 기술, 의학적 문제, 문화, 가족의 기대에 따라 달라진다. 이 부분은 치료를 시작하기 전 가족과 함께 평가하고 논의해야 한다.

섭식 행동 치료의 프로그램을 계획할 때 아동의 먹는 것에 대한 저항력과 섭식 기술의 관점을 바탕으로 아동이 달성할 수 있는 목표를 세우는 것이 중요하다. 특히 치료사는 아동이 현재 급성기 건강 문제, 급성기 영양 문제 또는 해결되지 않은 삼킴 문제가 있지는 않은지 고려할 필요가 있다. 만약 있다면 섭식 행동 치료의 프로그램을 진행하기는 어렵다. 앞서 언급한 문제들을 해결하는 것이 우선이기 때문이다. 아동이 아프고 불편하며 속이 메스껍고 배고프지 않거나 제공된 음식을 안전하게 삼킬 수 있는 신체적 기술이 없다면, 아동이 먹도록 어떤 촉구와 강화를 제공해 격려해도 소용없을 것이다. 구강 운동 지연 또는 감각 문제를 지닌 아동에게 섭식 행동 치료를 수행하려면 아동이 현재 취할 수 있는 음식의 질감에 초점을 맞추거나 구강 기술을

BOX 15-9 섭식 행동 치료 접근

조작적 조건 형성은 행동을 촉발시키거나 유도하는 특정한 식품들과 강화 시스템을 통해서 섭식의 어려움을 개선하고 구강섭취를 증가시키도록 고안하는 것이다.

체계적 둔감화는 아동이 놀이 활동에서 다양한 음식에 노출됨으로써 섭식의 어려움을 개선하고 구강섭취를 증가시키기 위해 고안되었는데, 점차적으로 단계를 높이며 아동이 도전할 수 있게 한다. 이 접근법은 아동이 스스로 자신의 섭취를 조절하는 방법을 배울 수 있도록 장려한다.

향상시킬 수 있는 OSM 활동을 포함해서 이루어져야 한다.

일반적으로 섭식 행동 치료는 2가지 주요한 접근법인 조작적 조건 형성과 체계적 둔감화를 지지한다. 이 2가지 접근법은 심리학의 다양한 영역에서 널리 사용되는 일반적인 행동 중재법이다(BOX 15-9 참조).

섭식 행동 치료의 프로그램을 계획할 때 치료사와 부모가 가족의 기대와 육아 방식에 맞는 접근법을 정하기 위해 상담하는 것은 중요하다. 아동은 일상적으로 통상적인 순서와 예측 가능한 방법으로 접근할 때 가장 잘 학습한다는 것을 염두에 두어야 한다. 그래서 아동의 치료 중 일부로서 적용할 섭식 행동 치료 접근법 및 전략과 관련하여 치료사와 부모가 명확한 계획을 세우는 것은 중요하다.

행동 치료에 기반한 접근법을 사용할 경우 치료사는 치료에 기본이 되는 핵심 개념을 정확히 이해하고 관련 용어를 올바로 사용할 수 있어야 한다. 일부 의료 종사자를 포함하여 많은 사람들이 행동 치료 용어를 막연하고 부정확하게 사용한다. 이것은 모순되고 부정확한 행동 치료전략을 초래하게 된다. BOX 15-10, 15-11과 표 15-6의 일반적인 행동 치료 용어와 접근 방법을 참조한다.

조작적 조건 형성과 체계적 둔감화는 행동 수정의 유형이다. 그러나 2가지 접근법은 치료목표를 달성하기 위하여 다소 다른 전략을 사용한다. 최근 RCT에서 2가지 접근법 모두 숙련된 임상 치료사들에 의해 구조화된 방식으로 접근하면 어린 아동의 섭식곤란에 효과적이며 구강섭취를 증대시켰다고 보고하고 있다.[18] 표 15-7에서 2가지 접근법의 일반적인 특징을 자세하게 설명하고 있다.

많은 치료사들이 섭식 치료에서 행동 수정 기술을 적용

BOX 15-10 강화와 처벌

강화란 미래에 그 행동이 재발할 확률을 증가시키기 위한 반응이다.

- **정적 강화**는 미래에 그 행동이 재발할 확률을 증가시키기 위해 좋아하는 자극을 제공해 주는 것이다.
- **부적 강화**는 미래에 그 행동이 재발할 확률을 증가시키기 위해 원하지 않는 자극을 제거해 주는 것이다.

처벌이란 미래에 그 행동이 재발할 확률을 감소시키기 위한 반응이다.

- **정적 처벌**은 미래에 그 행동이 재발할 확률을 감소시키기 위해 싫어하는 자극을 제공해 주는 것이다.
- **부적 처벌**은 미래에 그 행동이 재발할 확률을 감소시키기 위해 원하는 자극을 제거해 주는 것이다.

BOX 15-11 섭식 치료에 활용되는 일반적인 행동 치료의 개요

용암법(Fading): 초기에 새로운 행동을 장려할 때 치료사가 바라는 행동을 아동이 수행하기를 원할 때마다 **촉구(prompt**: 행동 대상으로 하여금 제시간에 올바른 행동을 할 가능성을 증가시키기 위해 사용하는 것)가 종종 사용된다(예: "한 입 먹어 보렴"이라고 말하는 언어 촉구, 원하는 행동을 모델링하는 시각적 촉구). 이론상으로 말하면, 아동이 촉구 없이 바라는 행동을 수행할 수 있을 때까지 촉구를 점진적으로 감소시켜야 한다.

점진적 강화 감소법(Thinning): 초기에 새로운 행동을 장려할 때 치료사가 바라는 행동을 아동이 수행할 때마다 **강화제(reinforcement)**를 종종 제공하는 것이다(예: 한 입 베어 먹기). 이론상으로 말하면, 아동이 강화제 없이 바라는 행동을 수행할 수 있을 때까지 강화제를 점진적으로 감소시켜야 한다.

행동형성(Shaping): 새로운 행동을 향해서 나아가는 동안 치료사가 종종 바라는 행동에 대한 연속적인 근사치를 보상할 것이다.

이것을 행동형성이라고 한다. 예를 들면 다음과 같다.

- 목표로 정한 음식의 변형된 형태로부터 시작하여 점차 더 가까운 근사치를 제공한다.
  (예: 사과 주스 > 사과 소스 > 사과 칩 > 사과 조각 또는 튀김 감자 > 웨지 감자 > 구운 감자 > 삶은 감자)
- 작은 한 입부터 시작하여 점차 그 크기를 늘려간다.
- 아동에게 먹여 주는 것부터 시작해서 숟가락이나 포크에 음식을 담아 아동에게 건네주어 자신이 스스로 먹게 하고, 최종적으로 아동이 숟가락이나 포크를 직접 사용하여 스스로 먹을 수 있기를 기대하는 것이다.
- 아동이 새로운 음식을 보는 것부터 먼저 시작하고 난 다음, 음식을 만지게 하는 것이다. 그리고 냄새를 맡고, 입술에 음식을 대보고, 핥고, 깨물고, 씹고, 삼키는 단계로 진행을 한다.

표 15-6 섭식 행동 치료에서 사용되는 기본적인 행동 관리 전략

선행 자극 (아동을 격려하는 데 사용되는 전략)	언어 촉구("한 입 먹자")
	시각적 촉구(모델링, 큐 카드, 시각화된 계획표)
	신체적 촉구(음식이 담긴 한 숟가락)
행동 (아동의 행동)	바람직한 반응(아동이 한 입을 먹음)
	바람직하지 않은 반응(아동이 고개를 돌리거나 소리를 지름)
결과 (아동의 행동에 대한 보호자의 반응)	정적 강화: 언어 강화("잘 먹었네") 물체 강화(장난감이나 게임을 제공함) 자발적 사회 강화(미소, 환호, 시각적 관심)
	부적 강화: 탈출("이제 다 먹었으니 식탁에서 나와도 돼") 카운트다운("딱 세 입만 더 먹자")
	정적 처벌: 탈출 방지("그걸 뱉었으니 5분 더 식탁에 앉아 있어") 언어 재추궁("안 돼, 음식은 바닥에 있는 것이 아니라 접시에 있어야 돼")
	부적 처벌: 관심 주지 않기(아동의 행동을 무시하거나 아동을 잠깐 중지시켜 기다리게 하기) 보상 주지 않기("완두콩을 먹지 않아서 지금 간식을 받지 못하는 거야")

표 15-7 조작적 조건 형성과 체계적 둔감화

	조작적 조건 형성	체계적 둔감화
선행 촉구	언어 촉구 시각적 촉구 신체적 촉구	모델링
바람직한 행동의 결과	자발적인 사회적 강화 특수한 언어적 강화 보상물을 통한 강화	자발적인 사회적 강화
바람직하지 않은 행동의 결과	탈출 방지 언어 재추궁 관심 주지 않기 보상 주지 않기	관심 주지 않기 필요하다면 언어 재추궁
주요한 측정 결과	먹은 양 바람직하지 않은 행동의 감소	먹은 음식의 종류 수 음식과 상호작용 정도
치료 형태	일반적으로 개별적이며, 동시에 여러 아동에게 조건부 강화를 제공하기는 어려움	개별적이지만 종종 그룹일 수 있는데, 추가 참여자는 아동에게 모델링과 자발적 사회 강화를 더 높여줄 수 있음

하는 방법을 배우기 위하여 전문가 과정에 참여한다(예: SOS approach, by Toomey et al.[19,20]). 일부 치료사들은 섭식 행동의 문제를 지닌 아동을 치료할 때 이 분야에서 전문적으로 훈련받은 의료 종사자(예: 행동 수정 치료사, 발달 심리학자)와 함께 일하는 것을 선호한다.

영양 보충제를 끊기 위한 섭식 치료 접근

의료 기술의 발전으로 인해 영유아기와 아동기에 의학적으로 복합적인 문제를 지닌 아동들이 생존하는 확률이 증가하고 있다. 이 아동들 중 대부분이 적정한 영양 상태를 유지하기 위해서 일정 기간 튜브를 통해 영양 보충을 받게 된다. 심지어 급성기의 의학적이고 영양학적인 문제를 해결하였음에도 여전히 구강으로의 식사를 거부하고 장기간 튜브를 통해 영양 보충을 하려고만 한다(그림 15-4). 일반적으로 이러한 아동들에게는 치료가 필요하다. 불필요하게 튜브를 통한 영양 공급이나 영양 보충제에 의존하게 되면 아동이 적절한 섭식 기술을 발달시키는 데 방해를 받게 되고, 사회 활동 참여도 위축될 뿐만 아니라 가족의 스트레스 및 재정적인 문제를 초래하게 된다.

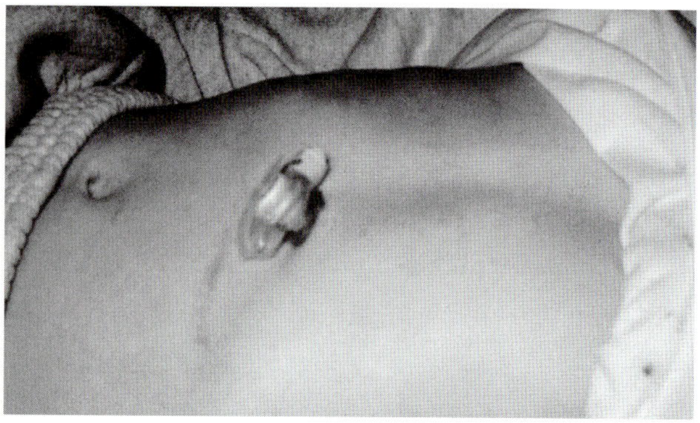

그림 15-4 아동의 위루관

영양 보충제를 시행하는 원인

구강이나 튜브를 통해 영양 보충제가 필요한 아동들은 다양하고 복합적인 의학적 문제를 지니고 있다. 일부 아동들은 질환을 앓고 난 후에 음식을 접하는 것을 싫어하기 때문에 영양 보충제가 필요하다. 일부 아동들은 구강으로 연령에 맞게 충분히 섭취를 할 수 없어서 영양 보충제가 필요하다. 다른 아동들은 안전하게 삼킬 수 없기 때문에 튜브를 통해 영양 보충제를 주입한다. 영양 보충제를 중단하기 전에(튜브를 제거하려면) 구강 기술 결함 및 섭식 행동 문제와 관련된 의학적 상태를 관리하고 해결해야 한다.

영양 보충제를 하고 있는 아동의 섭식 시 어려움

일부 아동들은 영양 보충제를 시작할 때 안전하게 효과적으로 먹을 수가 없다. 그래서 튜브를 삽입하게 된다. 또 다른 아동들은 영양 보충제를 시작할 때 잘 먹을 수 있으나 먹어본 경험이 부족하거나 튜브가 삽입된 상태(섭식 스케줄대로 튜브를 통해 공급하여 배고픔이나 배부름을 아동이 느끼는데 방해하는 문제점)로 있어서 섭식 기술을 발달시키지 못하고 실제로 퇴보하는 경우도 있다.

정기적인 구강섭식을 위한 필수 조건

아동이 구강을 통해 영양과 에너지를 충족시키기 위해서는 효과적이고 안전하게 먹고 마실 수 있는 기술을 갖추고 있어야 한다. 또한 음식 또는 먹는 것에 대한 공포감이나 걱정을 극복해야만 한다. 아동이 먹고 싶어 하기 위해서는 배고픔과 배부름의 주기를 경험해 볼 수 있어야 한다. 보충제의 양을 감소시켜서 배고픔을 유도하고 아동이 먹고 싶어 하는 기회를 만들어 주어야 한다. 보통 식사 직전 보충제의 양을 감소시킨다. 일부 아동들은 2~3번 보충제를 공급하지 않고 그 횟수를 걸러야만 먹고 싶은 배고픔을 느낀다. 보충제를 끊는 것은 의사와 영양사의 감독하에 시행되어야 한다. 의사는 아동이 기초 요구량에 맞추어 충분히 수분, 영양분, 에너지를 유지할 수 있는지 모니터링할 필요가 있다.

아동들은 종종 보충제에서 퓌레와 음료 같은 먹기 쉬운 식품으로 넘어간다(그림 15-5). 아동이 발달상 다양한 종류와 질감의 음식을 적절한 식사를 통해 먹기 위해서는 적합한 구강 기술(부수고, 씹고, 마시기)과 인두 기술(삼키기)을 갖추고 있어야 한다. 이로 인해 초기 보충제를 끊은 이후에도 지속적인 치료가 필요하다. 이러한 치료는 작업치료사에 의해서 제공된다.

영양 보충제를 끊기 위해 준비하는 아동에게 치료적 고려사항

부모는 아동을 치료 프로그램에 데려갈 때 치료를 시작하기 전 그 클리닉에서 수행하는 치료 중재의 유형에 대한 세부사항을 알고 있어야 한다. 많은 섭식 클리닉이 영양 보충제에 의존하는 아동을 정기적인 구강섭식으로 이행시키기 위해서 다양한 치료 접근법을 활용한다. 게다가 클리닉

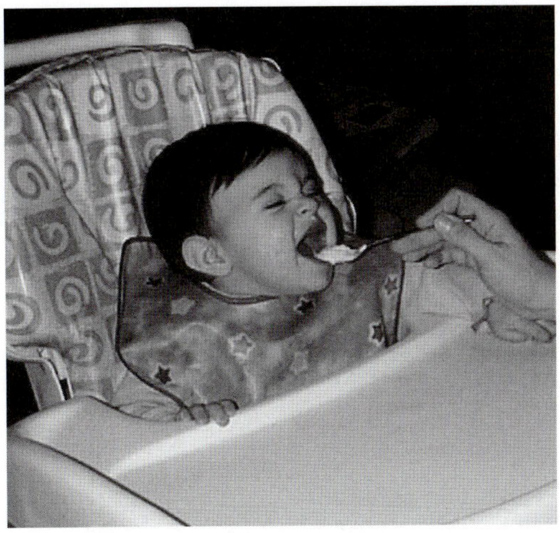

그림 15-5 표준 섭식 평가 고려사항 이외에도 영유아에게는 고려해야 할 추가 요인이 있다.

은 치료 기간 동안 환자에 대한 다양한 목표를 설정하고 치료의 달성 여부를 확인하기 위해 다양한 평가를 수행한다. 영양 보충제를 끊기 위한 프로그램을 진행하는 치료사는 BOX 15-12에 제시된 질문에 대한 답을 부모들에게 제공할 수 있어야 한다.

영아 치료 시 고려사항

모유 수유

모유 수유 동안 모유 공급량과 영아의 섭식 및 삼킴 기술은 영아의 섭식 수행에 영향을 줄 수 있다. 치료사가 모유

BOX 15-12 영양 보충제를 끊기 위한 프로그램에 관해 의사 결정을 도와주는 질문

그 프로그램은 입원환자 프로그램인가요? 아님 퇴원환자 프로그램인가요?

프로그램 시간이 얼마나 걸리나요? 아동은 몇 번의 치료를 받게 되나요? 치료를 얼마나 자주 하게 되나요?

이 프로그램에 참여할 수 있는 조건이 있나요?

평가하고 중재를 제공하기 위해 어떤 의료 종사자들이 포함되어 있나요?

섭식에 영향을 미치는 기술 기반 문제(예: 씹기, 물기, 마시기 등에 영향을 미치는 감각 또는 운동 문제)는 어떻게 평가하고 관리하나요?

섭식에 영향을 미치는 두려움이나 불안과 같은 행동적인 문제는 어떻게 평가하고 관리하나요?

식욕을 돋우기 위해서 영양 보충제의 양을 어떻게 감소시킬 것인가요?

식욕을 자극하기 위한 제제(예: 항히스타민제, 코르티코스테로이드제)를 사용하고 있나요? 어떻게 사용하나요?

영양 보충제가 중단되고 아동이 먹지 않으면 어떻게 될까요?(아동에게 영양 보충제를 다시 사용하기로 결정을 내리기 전, 얼마나 오랫동안 음식과 음료 없이 지낼 수 있었나요?)

아동이 먹도록 유도하기 위해서 어떤 치료기법(예: 모델링, 언어적 지시, 신체적 촉구, 숟가락 제거하지 않기)을 사용하나요?

바람직한 섭식 행동을 보상하기 위해 어떤 치료기법(예: 칭찬하기, 장난감 돌려주기, 보상 차트 활용하기)을 사용하나요?

바람직하지 않은 섭식 행동을 막기 위해서 어떤 치료기법(예: 무시, 언어적 지시, 좋아하는 장난감 제거, 회피 소거)을 사용하나요?

치료 시 부모들은 어떤 역할(예: 치료실 안에 함께 있거나 아동에게 음식을 먹이거나 바람직한 섭식 행동을 칭찬하는 것)을 해야 하나요?

부모들이 집에서 치료 프로그램을 수행할 수 있도록 교육하고 훈련시키나요?

어떻게 성공적으로 수행하였는지 평가하나요? (다음을 참조)

영양 평가 결과:

- 아동이 더 이상 영양 보충제를 필요로 하지 않게 하는 것이 목표인가요? 아니면 아동이 영양 보충제를 더 적게 먹는 정도만으로 괜찮나요?
- 아동에게 입으로 일부 영양 보충제를 제공하는 정도는 괜찮다고 여겨지나요? 아니면 아동이 음식으로부터 모든 에너지와 영양을 섭취하는 것이 목표인가요?
- 만약 아동이 한정된 종류의 음식을 먹는다면, 그것은 괜찮다고 여겨지나요? 아니면 아동이 다양한 종류의 음식을 먹게 하는 것이 목표인가요?

성장 평가 결과:

- 아동의 체중을 유지하는 것이 목표인가요? 아니면 아동의 체중을 늘리는 것이 목표인가요? 아니면 키와 체질량지수에 맞게 적절한 체중으로 만드는 것이 목표인가요?

발달 평가 결과:

- 아동이 퓌레만 먹고 있다면 괜찮나요? 아니면 아동이 발달상 적절한 질감을 섭취하게 하는 것이 목표인가요?
- 아동이 스스로 먹는 것이 목표인가요?
- 식사 시 소란스럽지 않게 적절한 시간 내로 먹는 것이 목표인가요?

환자들은 치료 후 얼마나 오랫동안 주기적으로 평가를 받나요?

환자가 치료 후 향상된 부분을 유지하지 않으면 어떻게 될까요?

다른 환자의 평가 결과 자료를 이용할 수 있나요?

프로그램 비용(평가 및 치료비, 그 외 병원비, 숙박비)은 얼마인가요?

그 프로그램은 어디에서 운영되고 있나요?

아동의 치료에 대한 정보는 의료팀의 다른 구성원들과 어떻게 공유할 것인가요?

수유 관리에 대한 전문적인 교육을 받지 않았다면, 모유 수유를 하고 있으며 삼킴 또는 섭식의 어려움을 보이는 영아를 치료할 때 공인된 수유 상담가와 함께 일할 것을 제안한다.

모유 수유가 힘들어질 때마다 모유 수유 관리 우선순위는 다음과 같다.[12]

1. 아기의 요구에 맞추어서 먹인다(모유 수유가 불가능한 경우 튜브를 통해 또는 젖병으로 제공함; 가능하다면, 분유 전에 모유 수유를 함).
2. 가능하다면, 산모의 모유 공급량을 보호하도록 노력한다(이는 보통 산모가 정기적으로 모유를 유축하는 것이며, 모유 공급량을 늘리기 위해 약을 사용하는 것도 포함될 수 있음).
3. 문제를 해결한다(이것은 영아의 섭식 기술에 영향을 주는 것, 모유 금기사항이나 산모와 영아의 다른 건강상 문제를 해결하는 것을 포함).
4. 적절한 경우, 모유 수유를 다시 시작하도록 노력한다.

의사는 산모들이 모유 수유에 대한 현명한 선택을 할 수 있도록 정보와 교육을 제공해 주어야 한다. 구체적으로:

- 산모는 모유 수유의 장점, 위험성 그리고 그들의 상황에서 안전한 대안에 대한 정보를 제공받아야 한다.
- 모유 수유로부터 변화를 고려하고 있는 산모가 결정을 번복하고 다시 마음을 바꾸어 모유 수유를 재시작하는 것에 대한 어려움을 인식할 필요가 있다.
- 모유 수유 결정 여부와 관계없이 산모는 의사의 지원을 받아야 한다.

일반적인 모유 수유 합병증으로는 유두통이나 외상, 유방염, 모유 부족 등이 있다.

섭식 동안 영아의 자세 잡기와 젖을 무는 형태도 모유 수유 시 해결되어야 할 문제이다.

고려해야 할 문제에 대한 개요를 BOX 15-13에서 참조한다.

젖병 수유

젖병 수유 동안 사용하는 섭식 장비와 보호자의 동작이 영아의 섭식 수행에 영향을 줄 수 있다.

발달상 지지적 치료로 잘 알려져 있는 영아의 신호를 기반으로 하는 치료의 원칙을 활용해야 한다. 이는 의료진을 포함한 영아를 돌보는 모든 사람들이 섭식을 포함하여 모든 활동 동안 영아의 신호를 관찰하고 그에 적절하게 반응하는 것이다.[21] 이를 통해서 섭식 동안 영아의 각성 수준, 생리적 상태, 근긴장도, 감각 입력에 대한 반응, 빨기 기술, 빨기-삼킴-호흡의 협응을 관찰한다(14장 참조).

영아의 신호를 기반으로 하는 치료 접근의 원칙은 젖병 수유가 영아에게 각성과 생리적인 안정성이 최적의 상태일 때 제공되어야 한다고 제안한다. 추가적으로 안전하고 성공적인 구강섭식을 촉진하기 위해서 치료기법이 필요할 지라도 이는 영아에게 필요할 때만 적용한다.

젖병 수유를 하기 전에 적용되는 치료기법은 일반적으로 영아가 차후 먹을 준비를 시키는 것이 목표이며[15] 그에 따른 구체적인 목표는 다음과 같다.

BOX 15-13 모유 수유하는 영유아의 치료 시 고려사항

자세 잡기

모유 수유하는 산모는 아기가 젖에 쉽게 접근할 수 있도록 자세를 잡아주어야 한다.

고려사항:

- 산모의 편안함
- 혼자 있는 상태
- 영아의 자세

일반적으로 산모의 신체에 최대한 밀착해서 산모의 가슴과 같은 높이로 영아를 붙잡아 주어야 한다.

- 영아 몸 전체가 산모 쪽으로 돌려져서 위치한 상태
- 몸통과 머리가 정렬을 이룬 상태
- 젖꼭지 높이에 위치한 입
- 등과 어깨를 중심으로 몸통을 약간 뒤로 기울인 자세(목 부위를 기울이면 안 됨)

젖을 무는 형태

효과적으로 젖을 물었을 때 보이는 신호는 다음과 같다.

- 영아가 편안하고 여유로워 보여야 하며 긴장하거나 얼굴을 찡그려서는 안 된다.
- 영아는 일반적으로 다음과 같은 반응을 나타낸다.
  - 젖꼭지와 그 주변 조직(유륜)까지 덮을 수 있게 입을 크게 벌린다.
  - 가슴 쪽으로 턱을 내민다.
  - 턱을 위에서 아래까지 크게 움직이는 모습이 관찰된다.
  - 젖 분출 반사가 일어난 후 삼킴이 관찰된다.
- 모유 수유 후 젖꼭지가 약간 더 길어지기는 하지만 납작해지고 하얗게 되거나 이랑이 만들어져서는 안 된다.

- 섭식을 위해서 구강 근육의 근긴장도 안정화와 준비성을 향상시킨다(예: 튜브를 통한 영양 공급 또는 구강섭식 전에 비영양적 빨기, 구강 감각 자극, 빨기 훈련).
- 섭식을 위해서 최적의 각성 상태를 갖추게 한다(즉 일부 영아들은 섭식을 하기에 충분한 각성 상태를 갖추지 못해 자극을 제공할 필요가 있다. 다른 영아들은 안정적이지 못해서 진정시킬 필요가 있다).

젖병 수유를 하는 동안 적용하는 치료기법의 목표는 주로 다음과 같다.

- 섭식 동안 적절한 수준의 각성 상태를 유지시킨다(예: 부드럽게 흔들거나 두드림).
- 영아가 기존에 보이는 빨기 기술을 향상시킨다(예: 턱과 볼을 지지함).
- 빨기–삼킴–호흡의 협응을 촉진시킨다(예: 유속이 느리거나 흘러나오지 않는 젖꼭지 사용, 섭식 동안 영아를 측면으로 눕히기, 속도 조절하기).[15]

영아의 신호를 기반으로 하는 치료 접근은 조기에 섭식을 성공하기 위해서 영아의 개별 요구에 대해 보호자가 주의를 기울이는 것에 달려 있다고 강조한다. 영아와 보호자 간의 상호작용이 성공적인 섭식을 이루는 데 중요하다. 하지만 지속적으로 보살필 수 있는 보호자가 아니라면 이러한 상호작용을 이루는 것은 어렵다. 입원한 아동들에게 중요한 문제가 될 수 있으며, 부모 교육과 참여를 높이기 위해 독려해야 한다.

고형식 소개

고형식으로의 전형적인 전환과 관련해 12장 개요를 참조한다. 아동에게 일반적으로 제시되는 식품들을 표 15–8에 요약하여 제시하였다.

최근에 아기가 주도하여 젖을 떼고 고형식을 접할 수 있게 하는 치료 접근이 부각되고 있다.[23] 이 치료 접근의 전제는 아동에게 표 15–8 순서대로 나열된 고형식을 반드시 점진적으로 소개할 필요는 없다는 것이다. 그것보다는 다양한 질감의 고형식을 영유아가 학습할 수 있게 제공할 것을 권한다. 이 치료 접근에는 강한 지지 의견도 있고 반대 의견도 있으며, 많은 새로운 육아책과 웹사이트에서 이 문제로 논의가 많이 진행되고 있다. PRACTICE NOTE 15–11에서 고형식 먹는 방법을 학습해야 하는 영유아를 치료할 때 고려해야 할 문제 사항을 제시하고 있으니 참조한다.

표 15–8 고형식으로의 전형적인 전환

음식	분류
음료(모유, 분유, 물)	씹기가 요구되지 않는 음식
퓌레 음식(요거트; 퓌레 형태의 과일, 야채, 고기; 1단계 아기 식품)	
으깬 음식(으깬 형태의 감자, 단호박, 바나나, 아보카도; 2단계 아기 식품)	혀로 씹는 음식
부드러운 음식 조각(바나나와 아보카도 조각, 조리된 감자와 단호박 조각)	
부드러운 음식(조리된 치킨, 파스타, 야채, 미트볼, 치즈)	치아로 씹는 음식
다양한 질감이 섞여 있는 음식(소스가 있는 구운 콩, 조리된 치킨 조각, 으깬 야채가 있는 파스타; 3단계 아기 식품)	
단단한 음식(소고기 스테이크, 생으로 된 사과, 당근)	

논의된 바와 같이, 일부 아동들은 혀로 씹는 음식과 치아로 씹는 음식 사이에서 전환하는 데 어려움을 보인다. 이러한 전환을 위해 아동은 음식을 혀의 중심에서 씹을 수 있게 측면으로 옮길 수 있어야 한다. 만약 아동이 이 음식을 씹지 않고 삼키려 하면 일반적으로 구토하거나 질식할 우려가 있다. PRACTICE NOTE 15–12에서 치아로 씹을 수 있는 음식으로의 전환을 도와주는 입안에서 녹는 음식과 스틱 모양의 음식에 관한 정보를 제공한다(CLINICAL CORNER 15–1 참조).

영아기 이후 아동 치료 시 고려사항

영아기 이후 아동의 치료 시 특정한 치료 고려사항들이 있다. 그 중 일부를 제시한다.

치료 시 자발적인 참여

아동이 섭식 또는 삼킴에 어려움이 있다는 것을 스스로 명

PRACTICE NOTE 15-11

아기 주도 이유식은 실제로 "아기 주도"인 경우(즉 보호자가 영유아의 신호를 기반으로 관리하는 경우) 일부 영유아에게 효과적일 수 있다.

고형식 섭취를 배우고 있는 영유아에게 그들의 신호를 기반으로 관리를 제공한다는 것은 (1) 식사 시 항상 보호자가 함께 참여하고 주의를 기울여야 한다는 것(즉 돌아다니거나 전화, TV 등에 의해 주의가 산만해지지 않게 해야 함), (2) 아동이 식사하는 동안 올바른 자세로 이를 적절하게 지지받고 있는지 확인하는 것(즉 최소 12개월까지 식사 시 등 부위에 지지대를 제공하며, 영유아의 식사 시 자세 안정을 위해 엉덩이, 무릎 및 발은 직각으로 위치될 수 있게 함)을 의미한다.

대부분 아동들이 먹는 것을 배울 때 종종 구역질을 한다. 그러나 구역질을 통해 음식물이 입에서 나오지 못하면 질식할 수 있다. 이것은 정상적인 반응이 아니며 생명을 위협할 수 있다. 아동이 더욱 더 단단한 질감의 음식을 먹거나 적절하게 자세를 잡지 않거나 또는 아동을 구역질나게 하는 이물질을 제거할 수 있는 보호자의 손이 곁에 있지 않다면, 질식 상황은 훨씬 더 일어날 가능성이 높다 (Note: 보통 생후 6개월쯤 앉아 있는 자세에서 머리를 완전히 똑바로 세울 수 있기 전에는 고형식 조각을 주어서는 안 된다. 아동의 자세가 뒤로 젖혀져 있다면 중력으로 인해 음식을 뱉는 것이 어렵다).

신호를 기반으로 하는 관리의 또 다른 측면은 아동에게 효과가 있는지 없는지를 관찰하고 없을 경우 접근 방식을 변경하는 것이다. 일부 아동들은 퓌레 음식을 좋아한다. 요거트나 으깬 감자, 퓌레와 같은 음식은 성인 식단에서도 흔한 음식으로 성인들 또한 좋아한다. 대부분의 영유아들이 고형식에서만 식사를 특히 힘들어한다. 고형식 조각을 먹을 수 있는 능력은 영유아들이 한 끼에 영양상으로 필요한 모든 부분을 충족시킬 수 있을 만큼 효율적으로 먹을 수 있다는 것을 의미하지 않는다. 한 끼의 식사는 보통 여러 가지가 섞여 있다는 의미로서 영유아는 식사 시 음식의 여러 질감에 균형을 이루어야 한다. 많은 성인들이 스테이크를 먹을 때 조리된 감자를 같이 먹는다. 왜냐하면 먹기 쉬운 감자는 힘들여서 먹어야 하는 스테이크와 균형을 맞추어 주기 때문이다.

6~12개월까지는 모유와 조제분유만으로 아동의 철분 요건을 충족시킬 수 없다.[22] 따라서 영유아들이 음식으로부터 철분을 추가로 섭취하게 하는 것은 중요하다. 이것을 효과적으로 하기 위해 철분을 함유한 음식을 먹이고 삼켜 내장으로 보내게 해야 한다. 씹기만 하고 바닥에 뱉게 해서는 안 된다.

모든 발달 활동에서 전적인 의존 관계를 시작으로 어느 정도의 독립을 거쳐 완전한 독립까지 아동이 이를 수 있게 도와주는 것이 부모의 역할이다. 우리는 아동이 걷고 자전거를 탈 수 있도록 도울 때 그 역할을 하는데 이것은 먹을 때에도 필요하다. 아동들을 너무 빠르게 몰아붙이지 않고 스스로 그 기술을 할 수 있도록 하는 것을 의미한다. 역사와 문화를 통해 성인들은 항상 그들이 먹는 것을 익혀가면서 영유아들에게 어떤 음식들은 변형될 필요가 있다는 것을 인식해왔다. 즉 음식을 삶거나 으깨거나 자르던지 또는 미리 씹거나 다 섞어 버리는 것이다.

영양 및 발달상 목표와 별개로 식사 시간은 또한 사회적인 활동이다. 부모들은 다른 활동보다 식사 시 영유아와 더 많은 시간을 보낸다. 식사 시간은 유대감을 형성하는 중요한 기회이다. 그리고 어린 아동들이 초기 의사소통 기술을 많이 배울 때이다. 만약 식사 시간이 아동과 부모 각자에게 또는 둘 모두에게 즐겁지 않거나 먹이는 것에 대한 염려가 있다면 치료사에게 자문을 구해 도움을 받아야 한다.

PRACTICE NOTE 15-12

분해성 식품은 손가락이나 치아로 쉽게 부러뜨릴 수 있고 가루로 뭉개질 수 있는 음식이다. 일반적으로 녹말이 많고 입에 담고 있으면 침에 빨리 녹는다. 이런 이유로 인해서 아동의 입 안에서 녹지 않는 보통의 고형식과 관련된 질식 위험에서 벗어나 분해성 식품은 물어뜯고 씹는 방법을 배울 수 있도록 돕는 유용한 대체물이다. 다양한 종류로 가공된 분해성 고형식을 상점의 영유아 코너에서 구할 수 있다. 옥수수 퍼프(예: Cheetos Puffs, Pirate Booty, Cheezels, Gerber Lil Crunchies), 쌀 퍼프(예: Gerber Puffs, Baby MumMum), 새우나 야채 맛이 첨가된 카사바와 타피오카 전분으로 제조된 새우 크래커 또는 야채 칩, 동결 건조시킨 요거트(예: Gerber Melts), 동결 건조시키거나 구운 과일 및 야채(예: Fruit Crisps, Snap Pea Crisps) 등이 그 예시이다.

막대 모양의 식품은 얇고 긴 모양으로 아동이 한쪽 끝을 잡고 다른 쪽 끝을 씹게 한다. 초기에는 비영양적 씹기 연습으로 막대 모양의 구강 장난감이나 단단한 막대 모양의 음식을 사용할 수 있다. 막대 모양의 씹는 크래커는 이러한 목적에서 이상적인 음식이다. 아동이 치아가 있고 강하게 씹을 수 있는 경우, 부서질 수 있는 장난감과 음식(예: 생으로 된 당근 막대)은 피할 수 있도록 주의를 기울여야 하며 항상 보호자가 안전한지를 지켜봐야 한다. 아동의 씹는 기술이 향상됨에 따라 영양적 씹기 연습을 위해서 막대 모양의 부드러운 음식을 제공할 수 있다. 대부분의 고형식은 이 모양으로 쉽게 자를 수 있다(예: 'julienne' 형태의 삶은 당근, 가늘고 긴 조각의 구운 치킨, 웨지 감자). 물어뜯고서 씹기 위해 입 중앙에서 측면으로 음식덩이를 옮겨야 하는 샌드위치보다 막대 모양으로 바로 입안 측면으로 넣어 씹을 수 있는 'soldiers' 형태의 빵으로 제공할 경우, 많은 아동들이 더 빨리 빵을 먹는 방법을 배운다.

> **CLINICAL CORNER 15-1 영유아 치료계획**
>
> 여러분은 입원한 새로운 환자에 대한 평가와 중재를 의뢰받았다. Michaela는 9개월 여아로, 최근 영아 발작을 일으켰다. 신경과에서는 현재 Michaela의 의식 상태가 기면 단계에 너무 들어가지 않으면서 발작을 조절하는 약물치료 일정을 계획하고 있다. Michaela는 현재 튜브 급식에 의존하고 있지만, 만약 여러분이 입으로 먹는 것이 적절하다고 판단한다면 입으로 먹는 것에 대한 정보를 권고해야 한다.
>
> **논리적 사고**
>
> 1. Michaela가 입으로 먹는 것을 시도하는 방법이 적합한지 결정하기 위해서 파악해야 할 정보의 유형을 결정하시오.
> 2. 입으로 먹는 것을 시도할 때 여러분은 처음에 그 Michaela에게 무엇부터 제공해야 한다고 생각하는가?
> 3. 치료를 위해서 어떤 섭식 도구 및 장비를 제공해 주어야 하는가?
> 4. 치료 시 여러분이 고려하는 치료전략은 무엇인가?
> 5. 고려사항
>   a. Michaela의 부모는 어느 분야의 의료 종사자들을 만날 것으로 예상하는가?
>   b. 그들이 의료 종사자들과 나눈 다양한 대화를 모두 기억할 것이라고 생각하는가?
>   c. 어떻게 그들이 여러분의 권고를 따를 수 있도록 도울 수 있을 것인가?

확히 인식할 만큼 성장하였다면, 치료사는 그들이 이해할 수 있는 용어로 평가결과와 치료계획을 설명해 주는 것이 중요한다. 이것은 모델과 도표를 사용하는 것을 포함한다. 12장에서 표 12-6 아동기 인지 발달의 개요를 참조한다.

동기 부여

아동과 성인의 경우 기능적 변화를 촉진하기 위해 동기 부여가 필요하다는 것은 널리 알려져 있다.[24] 아동은 일반적으로 그들이 관심이 있고 어느 정도 성공을 경험하였을 때 치료 과제를 끈기 있게 더 수행하려고 한다. 동기 부여를 위해 종종 놀이나 게임을 치료과정에 접목하여 통합시켜야 하며, 치료의 전반적인 목표를 향해서 아동이 다양한 단계를 경험하며 숙달될 수 있도록 치료사는 과제를 다루기 쉬운 단계로 잘 나누어야 한다.

보상 전략의 학습

삼킴 또는 섭식의 어려움이 있는 일부 아동들의 경우 그

> **CLINICAL CORNER 15-2 영아기 이후 아동 치료계획**
>
> Joseph은 자폐증 4세 남아로, BMI가 70%로 측정되었지만 매우 제한된 음식으로만 식사를 하고 있다. 그래서 다양한 음식 섭취를 목표로 여러분에게 치료가 의뢰되었다.
>
> **논리적 사고**
>
> 1. 왜 Joseph은 몇 가지 음식만 먹고 다른 것들은 거절하는가?
> 2. 치료를 계획하기 위해서 섭식 임상평가로 어떤 정보를 파악해야 하는가?
> 3. 치료를 시작하기 전 어떤 발달상 정보를 파악해야 하고 그 정보를 어디에서 얻을 수 있는가?
> 4. 다양한 섭식 행동 치료의 접근법을 비교하고 대조하시오.
> 5. Joseph 치료에 대한 3가지 목표를 열거하시오.
> 6. Joseph의 치료목표 중 하나에서 5가지의 가능한 치료 단계를 열거하시오.

와 관련된 기술을 향상시키기까지 상당한 시간이 필요할 수 있다. 그래서 아동들이 충분히 성장하게 되면, 그들에게 맞는 안전한 삼킴과 섭식 전략을 향상시키기 위해 적극적으로 배워야 한다. 여기에는 아동들에게 적절한 음식 선택과 연하곤란식과 같은 조정된 음식을 취할 수 있도록 가르치는 것이 포함될 수 있다(예: 학교 식당에서 부드럽고 연한 음식을 요청하는 방법, 음식을 충분히 잘게 자르는 방법, 안전하게 삼키기 위해 턱 당기기 자세를 취하는 방법을 아동에게 가르친다)(CLINICAL CORNER 15-2 참조).

급성기 건강문제로 입원한 아동의 관리

병원 환경에서 아동들에게 치료를 제공하는 치료사들은 다음과 같은 안전 문제에 특히 주의를 기울일 필요가 있다.

감염 관리

병원 환경에서 일하는 치료사들은 항상 보편적인 건강 예방 조치를 준수해야 한다(예: 정기적으로 손을 씻고, 체액과의 접촉을 피하고, 필요에 따라 장갑, 마스크 등과 같은 개인 보호구를 착용). 특히 다음 그룹에 속하는 아동들과 함께 할 때 주의를 기울여야 한다.

- 전염성 질환 환자[예: 인플루엔자, 호흡기세포융합바이러스(RSV), 인체면역결핍바이러스(HIV), 단순포진, 간염 등]
- 면역력이 약화된 환자(예: 신생아, 화학요법을 받는 아동, 장기이식 아동, 스테로이드를 받는 아동 등)

병원 및 의료시설에 대한 지침서는 국가 또는 주 보건규정에 의해 이루어진다. 현장에 맞게 고유 지침을 시행할 수도 있다.

특수한 식단이 필요한 아동

치료사는 아동의 의무 기록을 검토하고 가능하다면 삼킴 또는 섭식 평가의 일환으로 음료나 음식을 제공하기 전 부모에게 식이 제한의 유무를 확인해야 한다. 치료사는 다음과 같은 그룹에 속한 아동의 경우 특히 주의를 기울여야 한다.

- 음식 알레르기나 과민증이 있는 아동: 알레르기 반응을 일으키는 것으로 알려져 있거나 의심되는 음료와 음식은 완전히 피해야 한다. 과민증을 유발한다고 생각되는 음식은 최소화되어야 한다.
- 신진대사 이상 증세가 있는 아동(예: 갈락토스혈증, 페닐케톤뇨증): 대사될 수 없는 액체와 음식은 완전히 피해야 한다.

추가적으로 어떤 식으로든 음식을 다루는 종사자들은 음식의 취급과 위생 지침을 알 필요가 있다. 이 지침은 일반적으로 적절한 식품 및 음식 준비, 손 씻기, 식품 저장(적절한 용기와 온도), 음식을 데우는 방법, 다시 데우는 방법 등에 대한 정보를 제공한다.

환자를 다루는 안전성

치료사가 식사 동안 어떤 식으로든 환자를 다루어야 한다면(예: 영아를 먹이기 위해 안고 있기, 아동을 침대에서 일어나 앉을 수 있게 도와주기, 의자에 옮겨 앉을 수 있게 도와주기), 환자를 안전하게 다룰 수 있는 방법과 주의사항을 훈련받아야 한다. 이러한 훈련 프로그램은 일반적으로 병원 및 다른 의료시설에서 정기적으로 제공된다. 치료사는 필요에 따라서 다른 의료계 종사자(예: 간호사, 물리치료사)의 도움을 요청할 수 있다.

치료 결과치 측정

섭식과 삼킴 치료에 대해 보고된 주요한 결과치의 범주가 BOX 15-14에 요약되어 있다. 또한 기능적 구강섭식 척도(functional oral intake scale, FOIS)[25,26]와 같은 기능적인 평가도구는 전반적인 섭식과 삼킴 능력의 변화 및 연하곤란식의 정도, 요구되는 보상적 전략을 문서화하는 데 도움을 제공한다(14장 표 14-7, 14-8 참조).

목표 달성 척도

소아의 삼킴과 섭식 치료에 대한 결과치를 측정하는 데 자주 사용되는 도구를 목표 달성 척도(*Goal attainment scaling*)[27]라고 한다(표 15-9). 이 도구는 측정 가능하고 특수한 치료목표를 문서화하고 이러한 목표에 대한 결과치를 측정하여 진행 과정을 추적하는 데 사용된다. *Goal Attainment Scaling*은 초기에는 정신건강 전문가들이 환자의 치료 진행

BOX 15-14 소아 섭식과 삼킴 치료에 대한 일반적인 결과치 측정[1]

섭식 기술
- 구강 기술
- 삼킴 안전성
- 먹은 음식의 다양한 질감
- 먹은 음식의 다양한 종류
- 주요 식품군에 해당하는 음식과 음료를 섭취하는 빈도
- 스스로 먹는 기술
- 식사 시 소요되는 시간
- 식사 시 섭식 행동(바람직한 행동 대 바람직하지 않은 행동의 비율)

식사량
- 구강 식사로부터 영양적 측면의 적정성(전체적인 에너지 섭취량, 주요 영양 섭취량)

성장
- 체중 변화
- 신장 및 체질량지수에 따른 체중

사회적 요소
- 부모-아동 상호작용
- 부모 스트레스
- 부모 만족감
- 아동 만족감

표 15-9 목표 달성 척도

목표 관련 성과		목표 1 (아래에 세부사항 기재)	목표 2	목표 3
훨씬 충족	+2			
약간 충족	+1			
기대 평균	0			
약간 미흡	−1			
훨씬 미흡	−2			

상황을 측정하기 위해 개발하였으나,[27] 다양한 종류의 치료 요건에 맞추어 함께 사용할 수 있다. 이 도구는 중재를 통해서 변화된 증상, 기술 또는 행동만 구체적으로 측정한다.

목표 달성 척도(*Goal attainment scaling*)를 사용하여 목표를 설정하는 일반적인 지침은 다음과 같다.

- 우선 달성할 가능성이 높은 "기대 평균"을 정한다(이는 0점이며 중간 수준이다). 치료사가 치료를 통해 합리적으로 도달할 수 있는 정도를 말한다.
- 다음으로 기대 평균보다 "약간 더 충족(+1)"한 경우와 "약간 더 미흡(−1)"한 수준을 지정한다.
- 마지막으로 기대 평균보다 "훨씬 더 충족(+2)"한 경우와 "훨씬 더 미흡(−2)"한 수준을 지정한다.

치료계획 중 설정한 목표에 대한 진행 상황을 정기적으로 모니터링하고 임상적으로 중요한 시기에 가족들과 함께 검토해야 한다(예: 치료 중간이나 마지막).

요약 및 정리

1. 기능적인 치료목표를 세우고 치료 결과치를 측정하여 기록하는 것은 중요하다.
2. 섭식과 삼킴이 어려운 아동에게 효과적인 중재는 문제의 원인을 목표로 잡는 것이 필수적이다. 그래서 중재 전 평가가 철저하게 이루어져야 한다.
3. 다양한 기관과 의료진은 섭식과 삼킴이 어려운 아동에게 다양한 서비스 제공을 위한 모델을 활용한다. 서비스 장소(입원 환자, 외래 환자), 중재 시 주요한 대상자(아동, 부모, 종사자), 치료 시 인원 형태(개인, 그룹), 치료 빈도(주별 또는 간헐적 치료, 집중 치료, 상담 중재)를 포함하여 고려한다.
4. 구강기 삼킴 문제를 가지고 있는 아동에게는 일반적으로 먹고 마시는데 활용되는 감각과 운동 기술을 향상시키는 치료를 제공한다. 인두기 삼킴 문제를 가지고 있는 아동에게는 일반적으로 삼킴 전략을 수정하거나 보호자가 음식덩이를 조정하여 제공해 아동이 삼킬 수 있도록 교육한다.
5. 만약 아동이 시중에 판매되고 있는 음료(일반적으로 점도가 낮음)를 안전하게 삼킬 수 없다면 대체 수단을 활용하여 수분공급을 해 주어야 한다. 전통적으로 점도증진제를 사용하여 음료의 점도를 걸쭉하게 만들어 제공하거나 튜브를 통해 위 속으로 직접 공급한다. 기도 보호 기능이 저하된 아동의 경우에도 점도증진된 음료를 사용할 수 있다. 이와 함께 올바른 자세 잡기, 특수한 섭식 도구 사용, 음료 속도 조절하기를 활용하여 접근한다.
6. 연하장애를 가진 성인에게 사용되는 대부분의 치료전략은 아동에게는 적용 불가능할 수 있다. 아동은 상세한 지시를 이해하고 따르는 인지 능력이 부족하고 해부학적 구조의 움직임을 스스로 인식하여 조절하는 것이 쉽지 않기 때문이다. 아동의 경우 자세 잡기, 모델링(예: 턱 당기기, 고개 돌리기) 정도를 시행하는 게 가능할 수 있으나 이 또한 실제로 쉽지 않다.
7. 점도증진된 음료를 사용하려면 아동의 현 단계에 맞추어 정확하게 준비해야 한다. 점도증진된 음료가 너무 옅으면, 근본적인 문제를 관리하는 데 도움이 되지 않는다(즉 삼키거나 역류할 때 흡인이 일어남). 반대로 점도증진된 음료가 너무 걸쭉하면 피로감이 쉽게 와서 섭취량이 감소하게 되는 추가적 문제가 발생한다.
8. 젖병 수유 시 보호자가 취하는 행동과 사용하는 섭식 도구는 영아의 섭식에 영향을 미친다. 치료사들은 젖병 수유 영아들을 위해서 젖병의 젖꼭지에 대한 정보를

제공하며 보호자가 섭식 치료전략을 직접 수행할 수 있도록 교육 및 훈련시킨다.

9. 소아 치료사들은 섭식 시 어려움과 식사 시 문제행동을 지닌 아동의 중재에도 관여하고 있다. 식사 시 문제행동을 개선하기 위한 중재는 섭식 시 어려움에 대한 근본적인 원인을 해결하지 않고서는 효과적일 수 없다.
10. 2~3세가 되면 아동들은 대부분의 고형식을 먹을 수 있는 구강 기술을 갖추게 된다. 그러나 발달지연과 신경학적 손상을 입은 일부 아동에게는 그 나이 이후에도 조정된 질감의 음식을 제공해야 할 수도 있다. 지연 또는 손상의 정도에 따라서 음식을 제공하기 전 그에 맞게 다양한 단계로 변형시켜야 한다.
11. OSM 치료 프로그램의 기본 전제는 먹고 마시는 것과 관련하여 아동의 현 감각 처리 능력과 구강 운동 기술을 알맞게 수정하는 것이다. 아동의 현재 기능 수준을 치료사가 의도한 중재 결과에 도달할 수 있도록 일련의 치료 훈련을 적용하는 것이다.
12. 다양한 섭식 도구와 장비는 전문적인 치료 공급처를 통해 상업적으로 이용할 수 있으며 이를 활용해서 섭식 기술을 발달시키거나 기술적 결함을 보완할 수 있다.
13. 섭식 행동 치료의 주된 목표는 바람직한 식사 시 행동을 증가시키고 바람직하지 않은 식사 시 행동을 감소시키는 것이다. 일반적으로 섭식 행동 치료의 주요한 2가지 접근법은 조작적 조건 형성과 체계적 둔감화이다. 이 2가지 접근법은 심리학의 다양한 영역에서 널리 사용되는 일반적인 행동 중재법이다.
14. 의학적으로 복합적인 문제를 지닌 아동들이 영유아기와 아동기에 생존하는 확률이 증가하고 있다. 이들 중 대부분 아동들이 적정한 영양 상태를 유지하기 위해서 구강 경로나 튜브 삽입을 통해 영양 보충을 하게 된다. 불행하게도 이 아동들 중 많은 수가 튜브 급식에 의존하게 되고 구강으로의 섭식을 거부하게 된다. 튜브 급식과 같은 영양 보충을 끊기 위해서 치료사, 영양사, 의사 등의 핵심 구성원으로 이루어진 팀 접근을 통한 중재가 필요하다.

REFERENCES

1. American Speech-Language-Hearing Association: Pediatric dysphagia, http://www.asha.org/Practice-Portal/Clinical-Topics/Pediatric-Dysphagia/.
2. Dodrill P: Infant feeding development and dysphagia. *J Gastroenterol Hepatol Res* 3(5) 2014. [Epub ahead of print].
3. Gosa M, Dodrill P: Effects of time and temperature on thickened fluids. In *Proceedings of the American Speech Hearing Association Conference*, New Orleans, November 2009.
4. Cichero JA, Steele C, Duivestein J, et al: The need for international terminology and definitions for texture-modified foods and thickened liquids used in dysphagia management: foundations of a global initiative. *Curr Phys Med Rehabil Rep* 1:280–291, 2013.
5. Steele CM, Alsanei WA, Ayanikalath S, et al: The Influence of Food Texture and Liquid Consistency Modification on Swallowing Physiology and Function: A Systematic Review. *Dysphagia* 2014. [Epub ahead of print].
6. Lund AM, Garcia JM, Chambers E: Line spread as a visual clinical tool for thickened liquids. *Am J Speech Lang Pathol* 22(3):566, 2013.
7. Mann LL, Wong K: Development of an objective method for assessing viscosity of formulated foods and beverages for the dysphagic diet. *J Am Diet Assoc* 96(6):585, 1996.
8. Fucile S, Gisel EG, Lau C: Effect of an oral stimulation program on sucking skill maturation of preterm infants. *Dev Med Child Neurol* 47(3):158, 2005.
9. Barlow SM, Finan DS, Lee J, et al: Synthetic orocutaneous stimulation entrains preterm infants with feeding difficulties to suck. *J Perinatol* 28:541, 2008.
10. Morgan AT, Dodrill P, Ward EC: Interventions for oropharyngeal dysphagia in children with neurological impairment. *Cochrane Database Syst Rev*(10):CD009456, 2012.
11. Flint A, New K, Davies MW: Cup feeding versus other forms of supplemental enteral feeding for newborn infants unable to fully breastfeed. *Cochrane Database Syst Rev*(2):CD005092, 2007.
12. World Health Organization, UNICEF: Baby-friendly hospital initiative, revised, updated and expanded for integrated care, 2009, http://www.who.int/nutrition/publications/infantfeeding/bfhi_trainingcourse/en/.
13. Jaafar SH, Jahanfar S, Angolkar M, et al: Pacifier use versus no pacifier use in breastfeeding term infants for increasing duration of breastfeeding. *Cochrane Database Syst Rev*(3):CD007202, 2011.
14. Pinelli J, Symington A: Non-nutritive sucking for promoting physiologic stability and nutrition in preterm infants. *Cochrane Database Syst Rev*(4):CD001071, 2005.
15. Dodrill P: Feeding difficulties in preterm neonates. *Infant Child Adoles Nutri* 3(6):324, 2011.
16. Nelson AM: A comprehensive review of evidence and current recommendations related to pacifier usage. *J Pediatr Nurs* 27(6):690, 2012.
17. Morris SE, Klein MD: *Pre-feeding skills: a comprehensive resource for feeding development*, ed 2, Tucson, AZ, 2000, Therapy Skill Builders.
18. Marshall J, Hill R, Ware R, et al: Multidisciplinary intervention for childhood feeding difficulties: a randomized clinical trial. *J Pediatr Gastroenterol Nutr* 2014. [Epub ahead of print].
19. Toomey K, Ross E: SOS approach to feeding, SIG 13 perspectives on swallowing and swallowing disorders. *Dysphagia* 20:82, 2011.
20. SOS Approach to Feeding: http://www.sosapproach-conferences.com/.
21. Kenner C, McGrath JM, editors: *Developmental care of newborns and infants: a guide for health professionals*, ed 2, St Louis, 2010, Mosby.
22. Baker RD, Greer FR, Committee on Nutrition American Academy of Pediatrics: Diagnosis and prevention of iron deficiency and iron-deficiency anemia in infants and young children(0-3 years of age). *Pediatrics* 126(5):1040, 2010.
23. Rapley G: Baby-led weaning, http://www.rapleyweaning.com.
24. Gilmore L, Cuskelly M: Mastery motivating in children with Down syndrome. In Faragher R, Clarke B, editors: *Educating learners with Down syndrome*, Oxon, Great Britain, 2014, Routledge.
25. Crary MA, Dodrill P, Mann GD, et al: *A functional oral intake scale for dysphagia in infants and toddlers*, 2014.
26. Crary MA, Mann GD, Groher ME: Initial psychometric assessment of a functional oral intake scale for dysphagia in stroke patients. *Arch Phys Med Rehabil* 86(8):1516, 2005.
27. Kiresuk TJ, Sherman RE: Goal attainment scaling: a general method for evaluating comprehensive community mental health programs. *Comm Mental Health J* 4(6):443, 1968.

편역자 신진용

부록 A

일반적인 젖병

일자 직선형 젖병

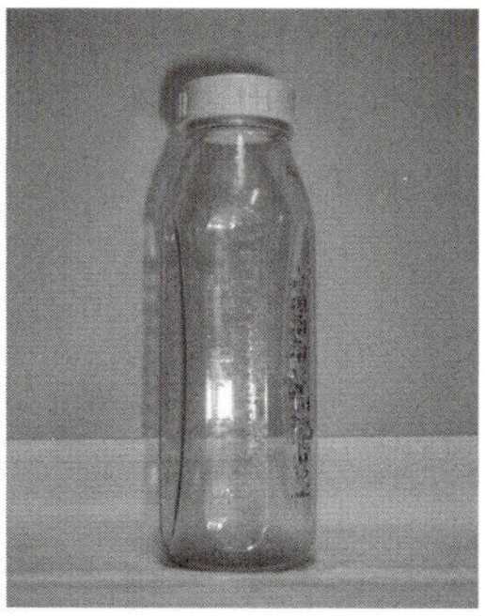

- 대부분 기본적인 젖꼭지가 들어 있다.
- 세척과 보관이 용이하다.
- 구매하기 쉽고, 비용이 저렴하며, 슈퍼마켓, 약국, 아기용품점에서 구하기 쉽다.

기울어진 젖병

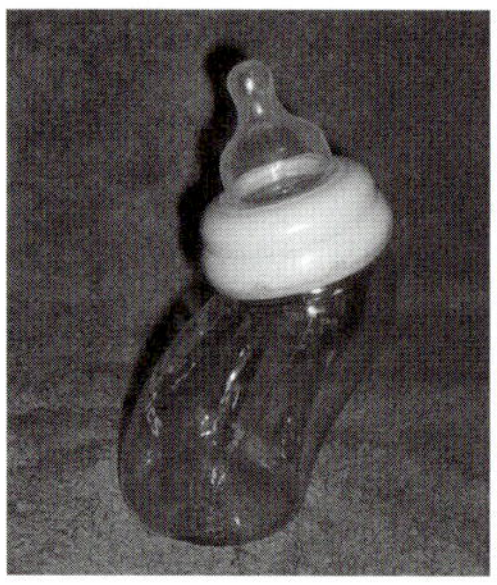

- 공기를 최소한으로 삼키게 되고, 특히 옆으로 누운 자세에서 먹일 수 있다.
- 세척과 보관이 어렵다.
- 일반적인 젖병보다 비싸고 동일 브랜드의 젖꼭지만 사용할 수 있다.
- 아기용품점에서 구하기 쉽다.

다른 모양의 젖병

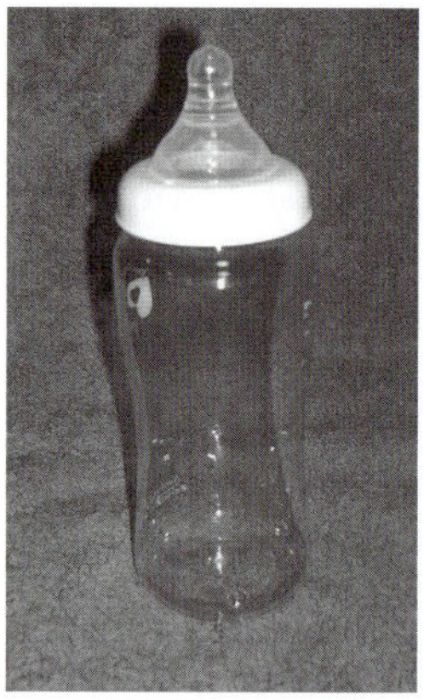

- 가격적인 면에서 일반적인 젖병보다 비싸고 동일 브랜드의 젖꼭지만 사용할 수 있다.
- 세척과 보관이 어렵다.
- 슈퍼마켓, 약국, 아기용품점에서 구하기 쉽다.

Haberman 젖병

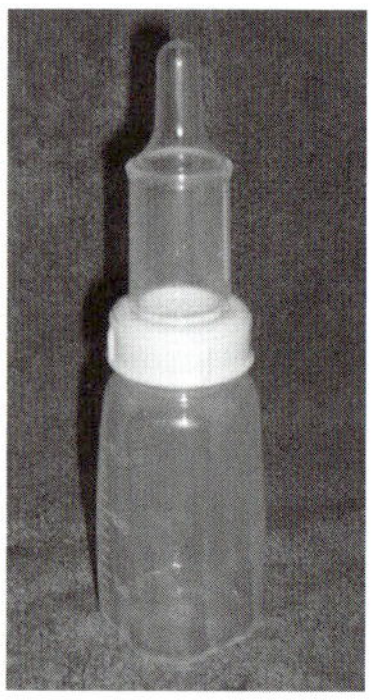

- 한 방향 밸브가 젖꼭지의 공기를 최소로 흐르게 하여 젖꼭지에서 젖병 쪽으로 우유가 흘러 들어가는 것을 막아준다.
- 전문적인 도구로 구하기 어렵고 비싸다.

Dr Brown 젖병

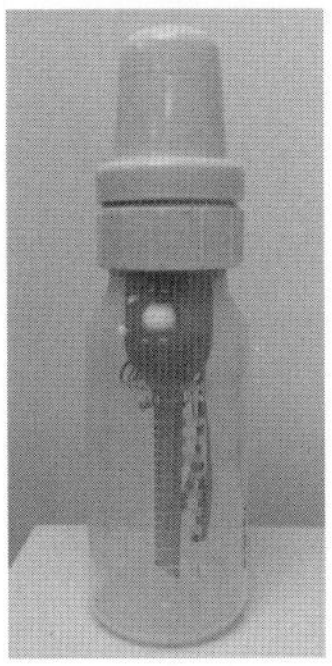

- 내부 통기 방식이 진공 상태이거나 공기가 쌓이는 것을 막아주어 더욱더 쉽게 빨게 해준다.
- 아기용품점에서 구하기 쉽다.
- 일반적인 젖병보다는 비싸고 동일 브랜드의 젖꼭지만 사용할 수 있다.

접히는 봉지가 내장된 젖병

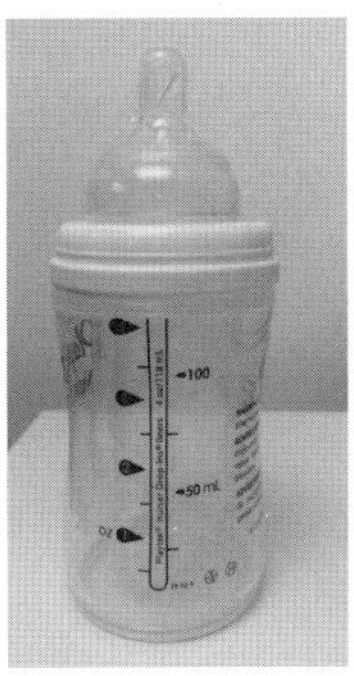

- 접히는 봉지가 진공 상태이거나 공기가 쌓이는 것을 막아주어 더욱더 쉽게 빨게 해준다.
- 아기용품점에서 구하기 쉽다.
- 일반적인 젖병보다는 비싸고 동일 브랜드의 젖꼭지만 사용할 수 있다.

짜는 젖병

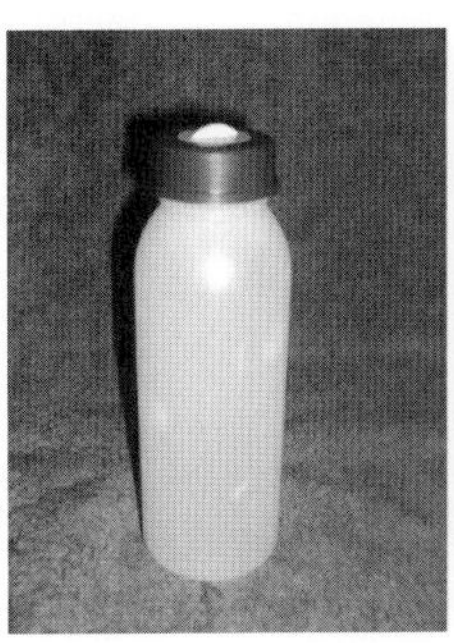

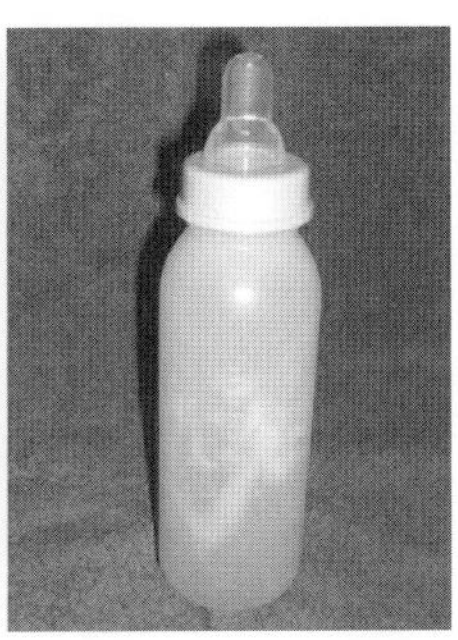

- 짜는데 용이하도록 부드러운 플라스틱으로 만들어져 있다.
- 부드러운 젖꼭지를 사용하여 최소한의 힘으로 빨 수 있게 해준다.
- 입술갈림증, 입천장갈림증, 빠는 것이 약한 아기들에게 사용한다.
- 보호자는 구강 밖으로 넘쳐흐르는 것을 막기 위해 영유아의 반응을 관찰하고 대처할 필요가 있다.
- 전문적인 도구로 구하기 어렵고 비싸다.

약 먹이는 용기 형태의 젖꼭지

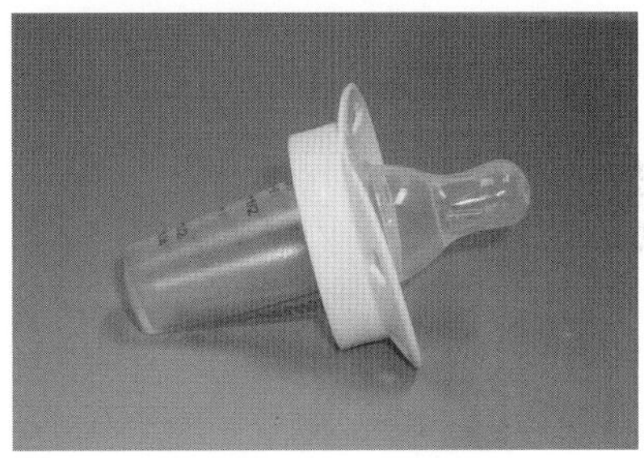

- 매우 적은 양의 우유를 먹이기 좋다.
- 일반적인 젖꼭지를 사용할 수 있다.
- 주로 약국에서 파는데 구하기 어렵다.

주사기 젖꼭지

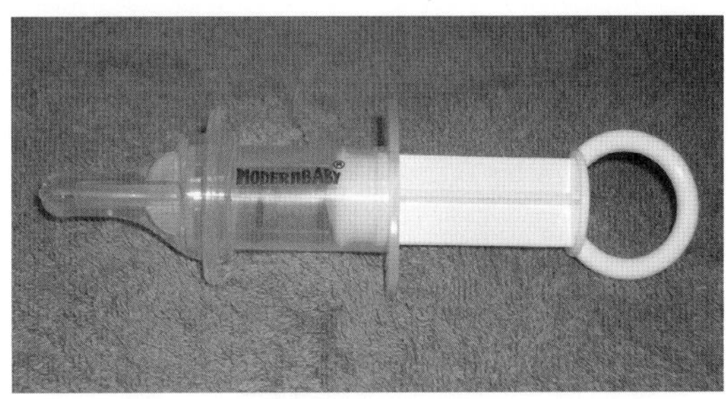

- 매우 적은 양의 우유를 먹이기 좋다.
- 보호자는 우유의 양을 조절하기 좋다.
- 보호자는 구강 밖으로 넘쳐흐르는 것을 막기 위해 영유아의 반응을 관찰하고 대처할 필요가 있다.
- 구강이 예민한 아동의 입 안 측면으로 적은 양의 퓌레나 음료를 넣기에 유용하다.
- 주로 약국에서 파는데 구하기 어렵다.

부록 B

경부 청진 장비

청진기

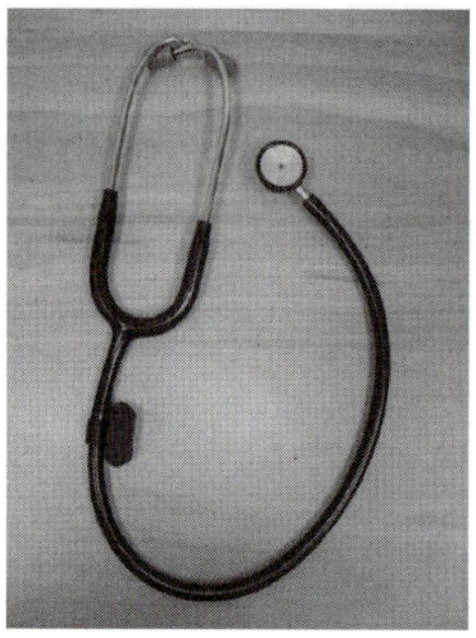

- 삼키고 숨 쉬는 소리를 듣기 위해 사용한다.
- “pediatric bell”의 태아 혹은 소아 전용 청진기를 사용한다.
- 병원 주변에서 쉽게 구할 수 있다.
- 긴 시간 동안 또는 아동이 먹는 동안에는 위치시키고 유지하기 힘들어 사용이 어렵다.

옷깃 등에 붙일 수 있는 소형의 라펠 마이크로폰

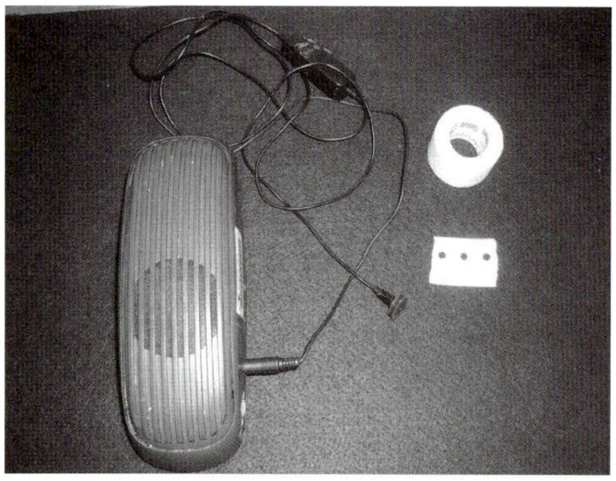

- 전자용품점에서 볼 수 있다.
- 비디오 카메라 또는 앰프에 연결할 수 있다.

앰프

- 삼키고 숨 쉬는 소리를 들을 수 있다.
- 보호자에게 바이오피드백을 제공하기 좋다. 또한 영아기 이후 아동이 삼키는 소리를 듣는데 유용하다.

접착제

- 먹이는 동안 보호자의 손을 자유롭게 하기 위해서 고정해 주는 역할을 한다.
- 닦아서 쓸 수 있는 작은 전극의 접착제가 마이크로폰 끝에 붙어 있다.

부록 C

일반적인 컵

스파우트 컵

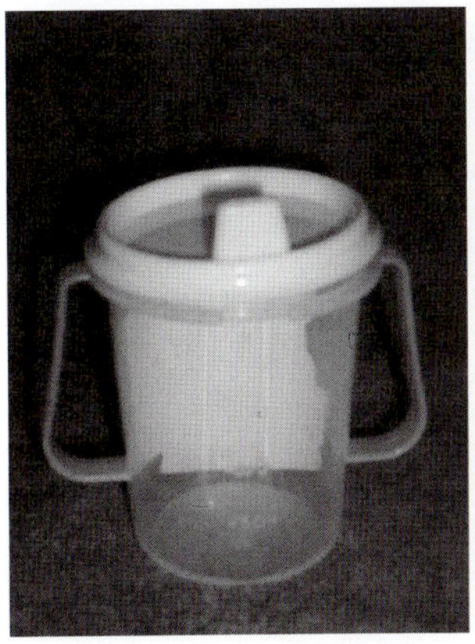

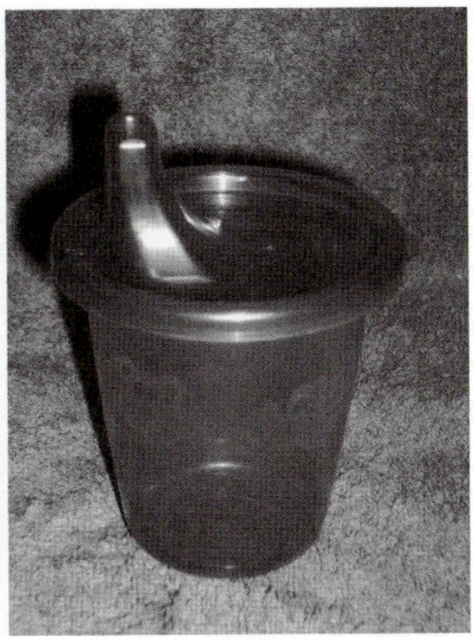

- 많은 아동들이 일반적인 컵을 사용하기 전에 스파우트 컵으로 마실 수 있다.
- 다양한 스파우트의 길이와 넓이가 있다.
- 나오는 양의 조절이 가능하다.
- 흘러나오는 것을 방지하는 밸브가 장착된 스파우트 컵은 더 강한 힘으로 빨아야 한다. 경우에 따라서 이 방지 밸브를 제거할 수 있다.
- 손잡이가 있으면 혼자 먹는데 도움이 된다.
- 슈퍼마켓, 약국, 아기용품점에서 쉽게 구할 수 있고 비용이 저렴하다.

빨대 컵

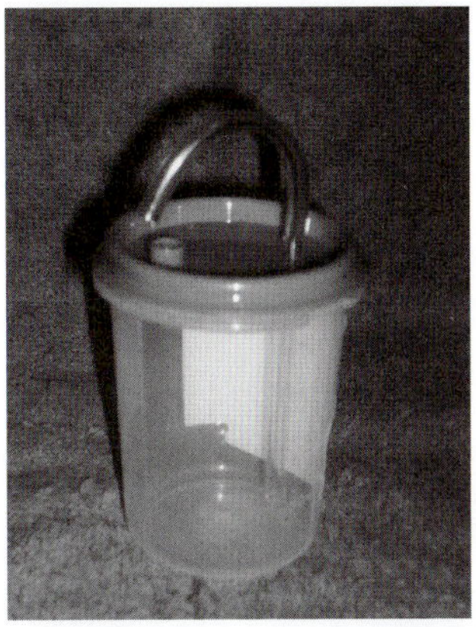

- 많은 아동들이 일반적인 컵을 사용하기 전에 빨대 컵으로 마실 수 있다.
- 목을 뒤로 젖히는 것을 최소화하고, 턱을 끌어당기게 한다.
- 굵은 빨대는 입술 조절을 더 적게 할 수 있다.
- 좁은 빨대는 나오는 속도를 빠르게 한다.
- 손잡이가 있으면 혼자 먹는데 도움이 된다.
- 슈퍼마켓, 약국, 아기용품점에서 쉽게 구할 수 있고 비용이 저렴하다.

일반적인 컵

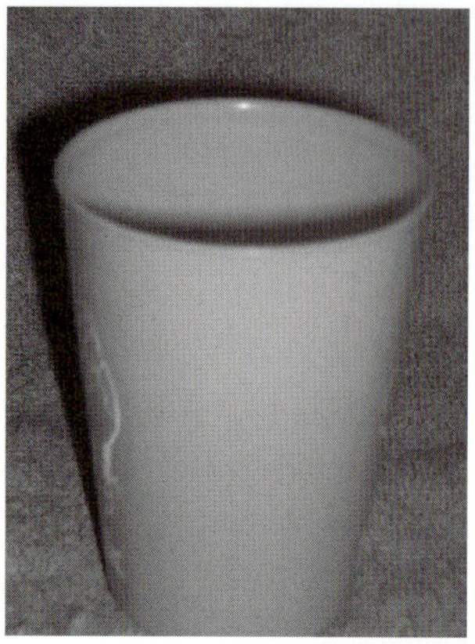

- 처음에는 마시는 속도를 조절하기 위해 보호자의 도움이 필요할 것이다.
- 손잡이가 있으면 혼자 먹는데 도움이 된다.
- 유아가 혼자 먹기 위해서는 컵의 크기와 무게가 고려되어야 한다.
- 슈퍼마켓, 약국, 아기용품점에서 쉽게 구할 수 있고 비용이 저렴하다.

오려진 "Cut-out" 컵

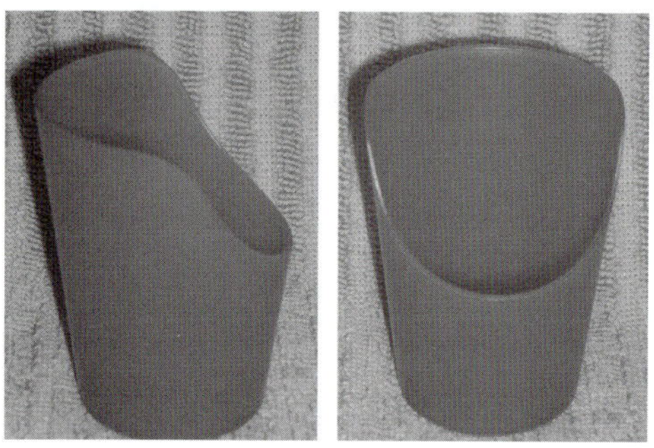

- 목을 뒤로 젖히는 것을 최소화하고, 턱을 끌어당기게 한다.
- 아동의 입에 음료가 들어갈 때 보호자가 볼 수 있게 해준다.
- 손잡이가 있으면 혼자 먹는데 도움이 된다.
- 전문적인 도구로 구하기 어렵고 비싸다.

다른 형태의 컵

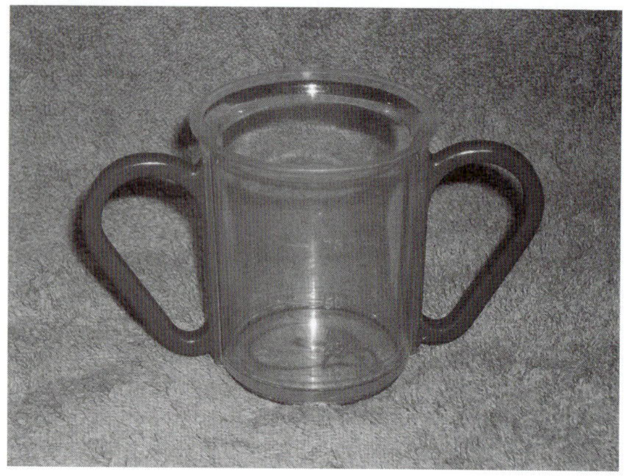

- 작은 컵들은 적은 양에 적합하고 먹는 속도를 조절할 수 있게 해주며 혼자 먹는데 도움을 준다.
- 컵의 테두리는 입술과 턱의 조절이 어려울 때 컵의 위치를 안정적으로 할 수 있게 해준다.
- 투명한 컵들은 아동의 입에 음료가 들어갈 때 보호자가 볼 수 있게 해준다.
- 구하기 어렵고 비싸다.

부록 D

젖꼭지 타입

체리 모양의 젖꼭지

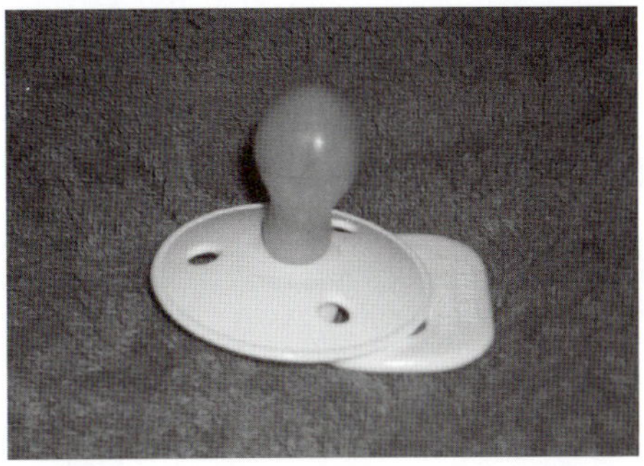

- 많은 영아들에게 제공되는 전통적인 모양이다.
- 영아의 입에 물고 있기 더 쉽다.
- 슈퍼마켓, 약국, 아기용품점에서 쉽게 구할 수 있고 비용이 저렴하다.

교정용 젖꼭지

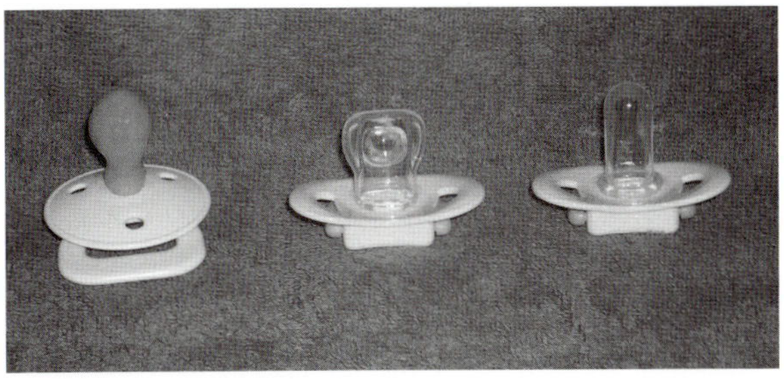

- 젖꼭지가 넓고 전구처럼 둥근 모양이다.
- 영아의 입에 물고 있기 더 쉽다.
- 슈퍼마켓, 약국, 아기용품점에서 쉽게 구할 수 있고 비용이 저렴하다.

곧은 젖꼭지

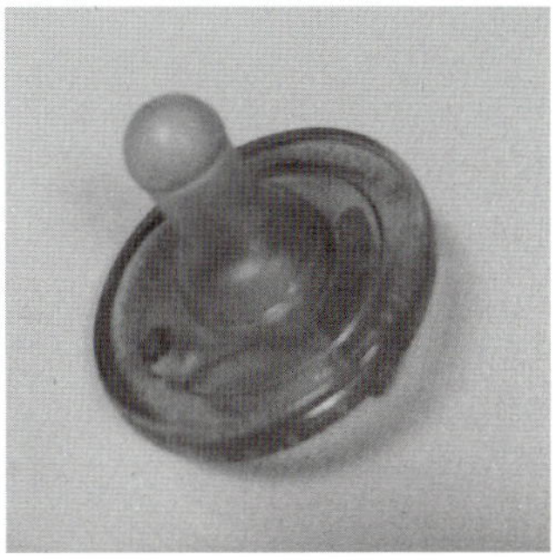

- 젖병 젖꼭지에 가까운 모양이어서 입으로 먹는 것으로 전환하는데 도움을 줄 수 있다.
- 영아의 입으로 물고 있기에 어려울 수 있다.
- 거의 모든 아기용품점에서 구할 수 있다.
- 일반적인 젖꼭지보다 보통 더 비싸다.

구강 장난감

치발기

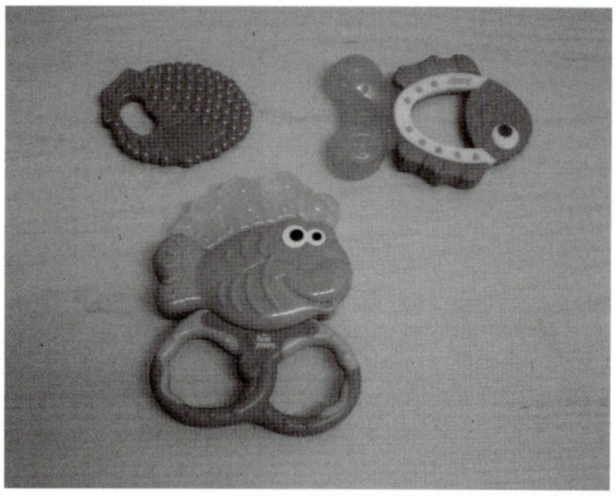

- 구강탐색을 촉진시키고, 영유아의 구강에 다양한 감각을 경험시킨다.
- 깨물고 씹고 부수는 것을 촉진시킨다.
- 혀의 외측 움직임을 형성하는데 도움이 된다.
- 첫 미각을 알려주는데 사용될 수 있다.
- 치발기의 무게와 아기가 자신의 입에 스스로 물고 있을 수 있는지 고려해야 한다.
- 슈퍼마켓, 약국, 아기용품점에서 쉽게 구할 수 있다.

손가락 칫솔

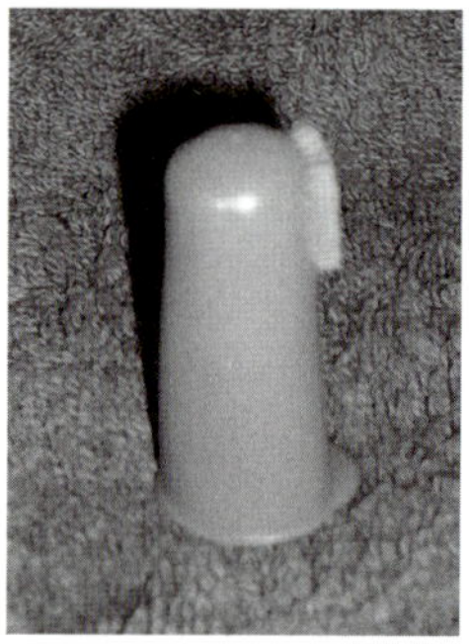

- 보호자의 손가락에 껴서 사용한다.
- 영유아의 구강에 다양한 감각을 경험시킨다.
- 혀의 외측 움직임을 형성하는데 도움이 된다.
- 첫 미각을 알려주는데 사용될 수 있다.

Nuk Gum 칫솔

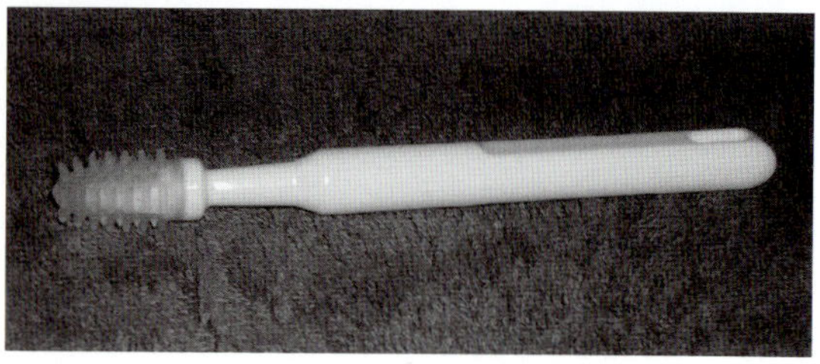

- 영유아의 구강에 다양한 감각을 경험시킨다.
- 깨물고 씹고 부수는 것을 촉진시킨다.
- 혀의 외측 움직임을 형성하는데 도움이 된다.
- 첫 미각을 알려주는데 사용될 수 있다.
- 영아기 이후 아동은 물고 유지하며 구강탐색을 촉진시킨다.
- 전문적인 도구로 구하기 어렵다.

아기 칫솔

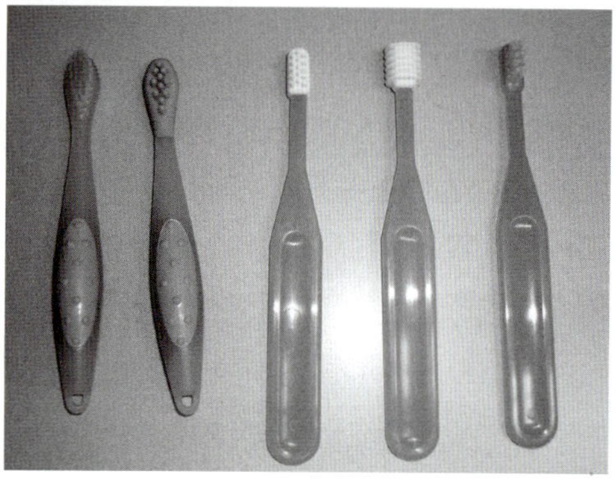

- 다양한 질감이 있다.
- 영유아의 구강에 다양한 감각을 경험시킨다.
- 깨물고 씹고 부수는 것을 촉진시킨다.
- 혀의 외측 움직임을 형성하는데 도움이 된다.
- 첫 미각을 알려주는데 사용될 수 있다.
- 영아기 이후 아동은 물고 유지하며 구강탐색을 촉진시킨다.
- 아기용품점에서 볼 수 있다.

치료용 튜브

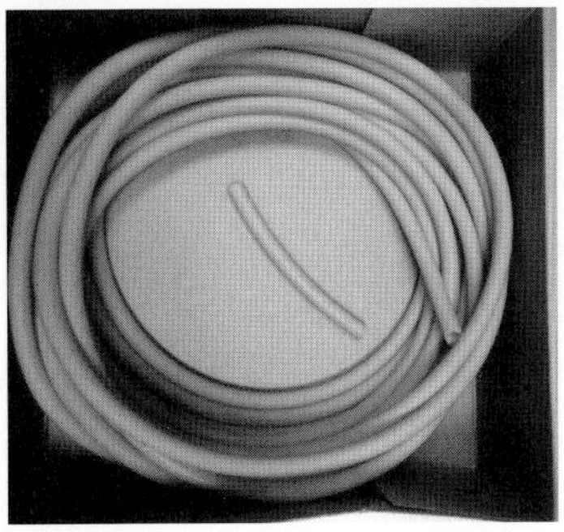

- 다양한 두께가 있다.
- 용도에 맞게 길이를 자를 수 있다.
- 깨물고 씹고 부수는 것을 촉진시킨다.
- 혀의 외측 움직임을 형성하는데 도움이 된다.
- 영아기 이후 아동은 물고 유지하며 구강탐색을 촉진시킨다.
- 전문적인 도구로 구하기 어렵다.

그물망 피더

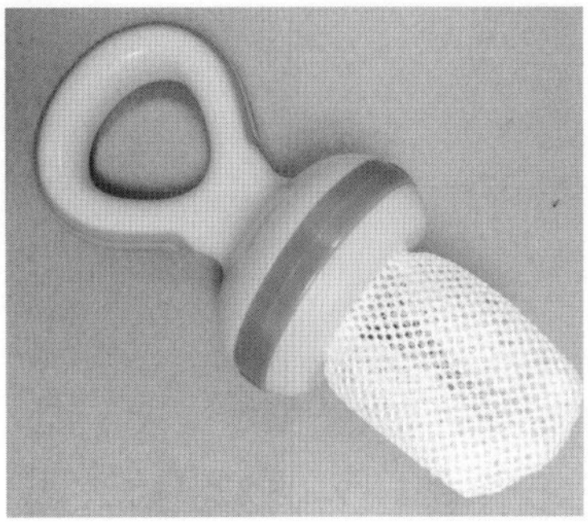

- 그물망 안에 음식의 조각을 넣는다. 그물망은 음식 조각이 통째로 삼켜지는 것을 방지한다.
- 첫 미각을 알려주는데 사용될 수 있다.
- 깨물고 씹고 부수는 것을 촉진시킨다.
- 영아기 이후 아동은 물고 유지하며 구강탐색을 촉진시킨다.
- 아기용품점에서 볼 수 있다.

부록 E

일반적인 숟가락

금속 숟가락

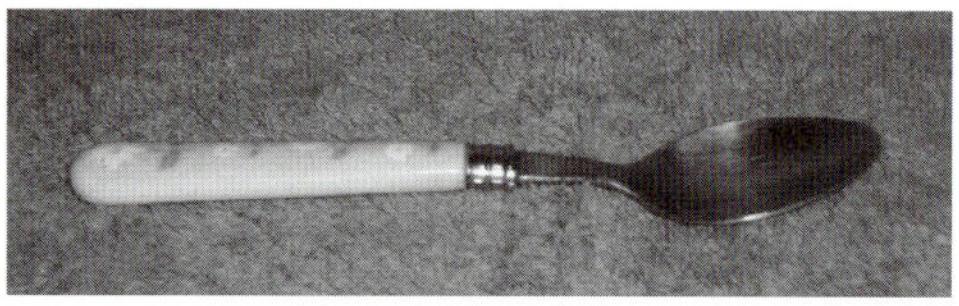

- 전통적인 숟가락
- 다양한 크기가 있다.
- 많은 아동들에게 적용할 수 있다.
- 차가운 금속은 구강이 예민한 아동들에게 부정적인 자극을 줄 수 있다.
- 금속은 “phasic bite”를 보이는 아동의 치아를 손상시킬 수 있다.
- 쉽게 이용할 수 있다.

Maroon 숟가락

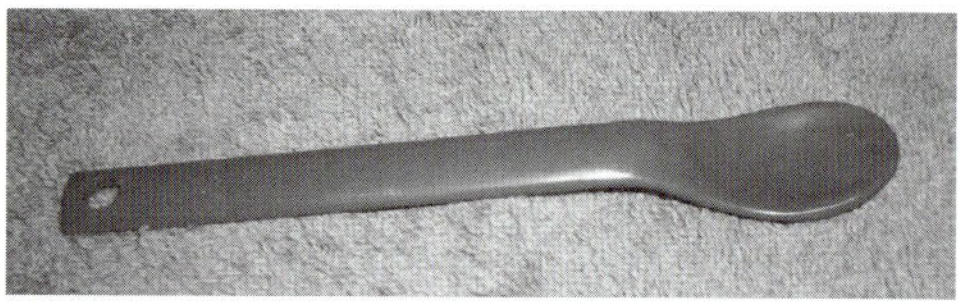

- 단단한 플라스틱 재질로, 깨물 때 치아가 손상되거나 부서지지 않는다.
- 작거나 큰 사이즈가 사용 가능하다.
- 편평한 숟가락은 입 닫는 것이 어려울 때 음식을 먹기 쉽게 해줄 것이다.
- 편평한 숟가락은 혀를 내밀고 있는 아동의 혀가 편평해지고 내려갈 수 있게 도와준다.
- 전문적인 도구로 구하기 어렵고 비싸다.

실리콘 숟가락

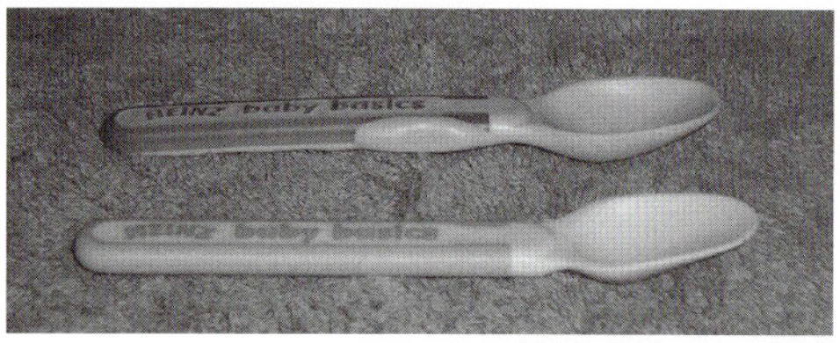

- 깨물 때 치아가 손상되거나 부서지지 않는다.
- 다양한 크기로 사용 가능하다.
- 얕은 숟가락은 담을 수 있는 양이 제한적이다.
- 깊은 숟가락은 숟가락 주변에 입술을 다물게 하는 것을 촉진시켜 준다.
- 손가락 잡는 형태와 숟가락의 모양은 유아가 스스로 잡고 먹을 수 있게 도와준다.
- 슈퍼마켓, 약국, 아기용품점에서 쉽게 구할 수 있다.

고리 모양의 숟가락

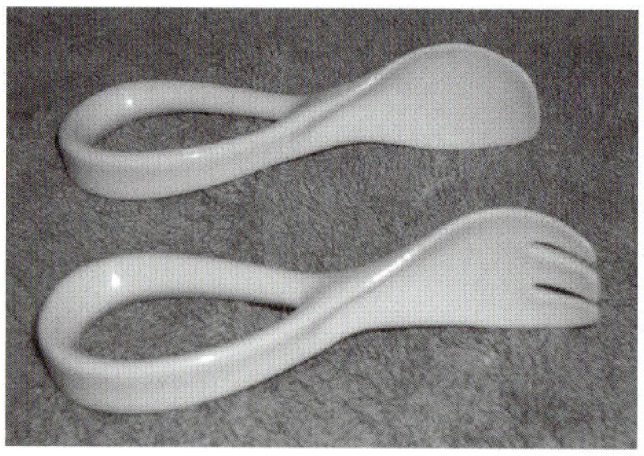

- 유아가 스스로 먹는 동안 숟가락의 모양이 입에 넣을 수 있게 돌리는데 용이하다.
- 슈퍼마켓, 약국, 아기용품점에서 쉽게 구할 수 있다.

시작단계의 그릇

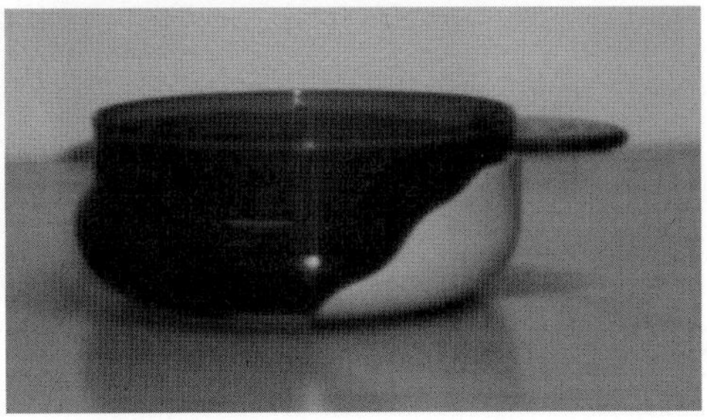

- 다양한 크기가 있다.
- 더 작은 그릇은 양이 제한적일 수 있다.
- 그릇의 옆면은 유아가 그릇의 바닥에서 음식을 끌어 올릴 수 있도록 도와준다.
- 넓은 바닥과 고무로 된 손잡이는 스스로 먹는 동안 그릇이 움직이지 않도록 도와준다.
- 슈퍼마켓, 약국, 아기용품점에서 쉽게 구할 수 있다.

부록 F

젖병 수유에 사용되는 젖꼭지 형태

느린 유속

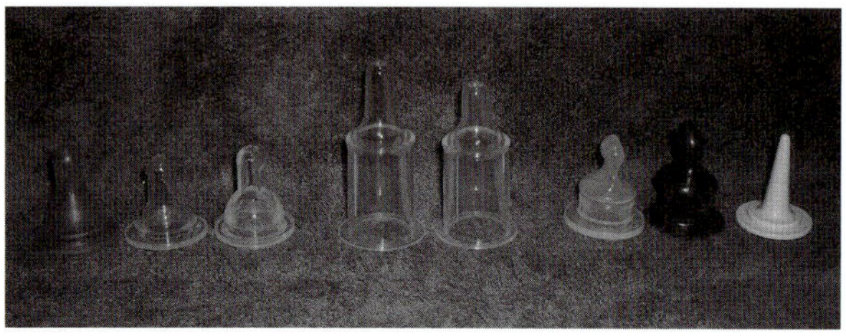

- 일반적으로 0~3개월 영아에게 적합하다.

보통 유속

- 일반적으로 3~6개월 영아에게 적합하다.

빠른 유속

- 일반적으로 6개월 이후 영아에게 적합하다.

Note: 브랜드마다 유속(느림, 보통, 빠름)이 다양해서, 개개인마다 평가해 적용한다.

표준 규격의 젖꼭지는 슈퍼마켓, 약국, 아기용품점에서 쉽게 구할 수 있다.

일반적인 권고사항

- 호흡량이 증가되거나 빨기-삼킴-호흡의 협응이 저하되었을 때 유속을 감소시킨다.
- 농후한 음료가 요구될 때 유속을 증가시킨다.
- 빠는 힘이 약할 때 유속을 증가시킨다. 영아가 안전하게 삼킬 수 있는지 체크한다.

다양한 흐름의 젖꼭지

- 유속을 변화시키기 위해서 영아의 입안에서 젖꼭지를 돌린다(젖꼭지 끝의 슬릿 정렬이 회전하며 흐름이 변경된다).
- 속도를 조절할 때 젖꼭지를 입에서 빼지 않아서 효과적이다.
- 일반적인 유속을 가진 젖꼭지보다 더 비싸다.
- 아기용품점에서 구하기 쉽다.

Nondrip 젖꼭지

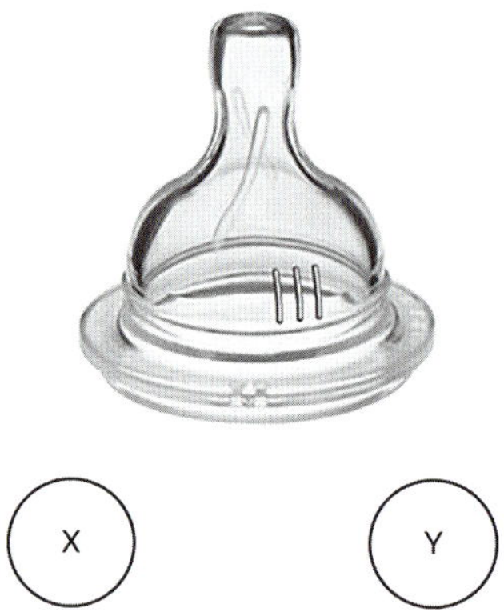

- 압력을 가하지 않으면 음료가 나오지 않는다.
- 빨 때의 압력에 반응하여 나온다.
- 영아가 스스로 유속을 조절할 수 있게 도와준다. 빨기-삼킴-호흡 패턴을 학습할 수 있게 해준다.
- 구강에서 음료가 넘칠 가능성을 최소화시킨다.
- 일반적인 유속을 가진 젖꼭지보다 더 비싸다.
- 아기용품점에서 구하기 쉽다.

일자 직선형 젖꼭지

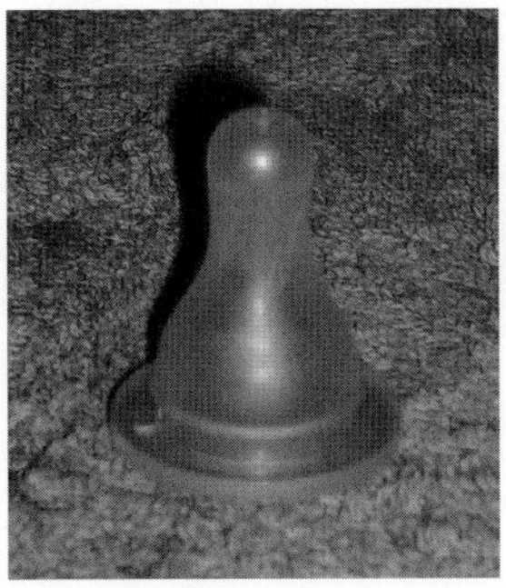

- 대부분의 영아에게 적합하다.
- 슈퍼마켓, 약국, 아기용품점에서 쉽게 구할 수 있고 비용이 저렴하다.
- 더 긴 젖꼭지는 더욱더 자연스러운 빨기 패턴을 형성하게 해준다(모유 수유를 할 때 젖꼭지의 2/3 이상이 영아의 입 안에 들어가는 것을 고려한 것이다).
- 구강이 심하게 예민한 영아들에게는 더 긴 젖꼭지가 구역질을 유발시킨다.

교정용 젖꼭지

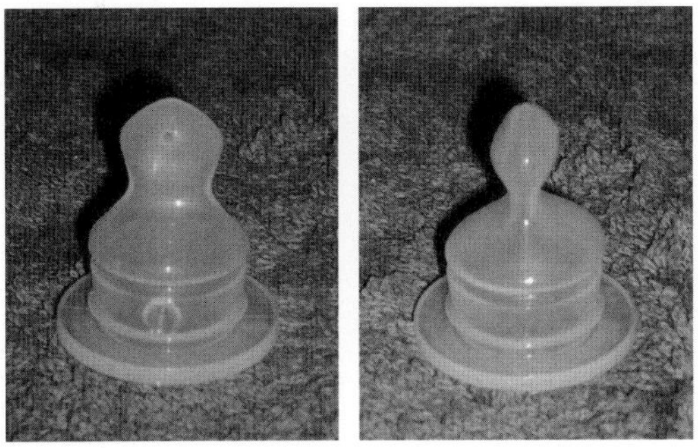

- 일부 영아들이 선호한다.
- 슈퍼마켓, 약국, 아기용품점에서 쉽게 구할 수 있고 비용이 저렴하다.
- 일단 사용하기 시작하면, 일자 직선형 젖꼭지로 다시 전환하기 어렵다.
- 혀 내밀기를 강화하게 되는 부작용을 초래할 수 있다.

넓은 목 형태의 젖꼭지

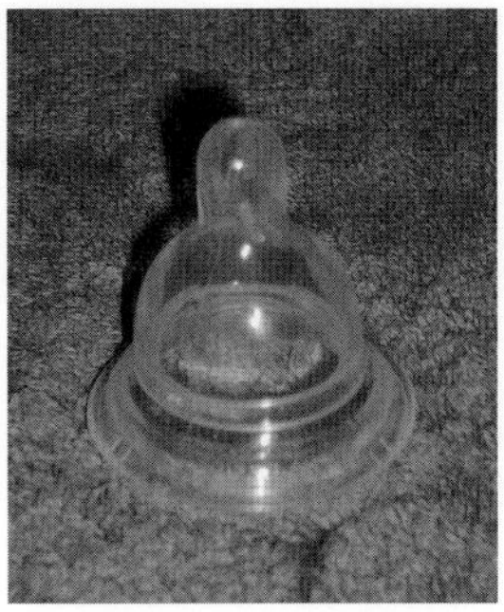

- 입술을 다무는 것이 힘든 영아들에게 유용하다.
- 젖꼭지가 짧을 경우 혀 내밀기를 강화하게 되는 부작용을 초래할 수 있다.
- 슈퍼마켓, 약국, 아기용품점에서 쉽게 구할 수 있다.
- 일반적인 젖꼭지보다 더 비싸다.
- 동일 브랜드의 젖병만 사용 가능하다.

연동 젖꼭지

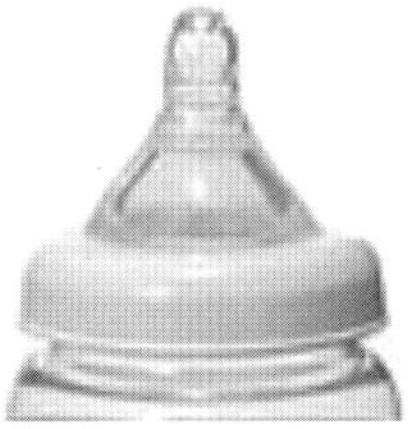

- 빠는 동안 젖꼭지가 늘어난다.
- 모유 수유 중인 영아를 젖병으로 먹이는데 유용할 수 있다.
- 아기용품점에서 구할 수 있다.
- 일반적인 젖꼭지보다 더 비싸다.
- 동일 브랜드의 병만 사용 가능하다.

Pigeon과 Chu Chu 젖꼭지

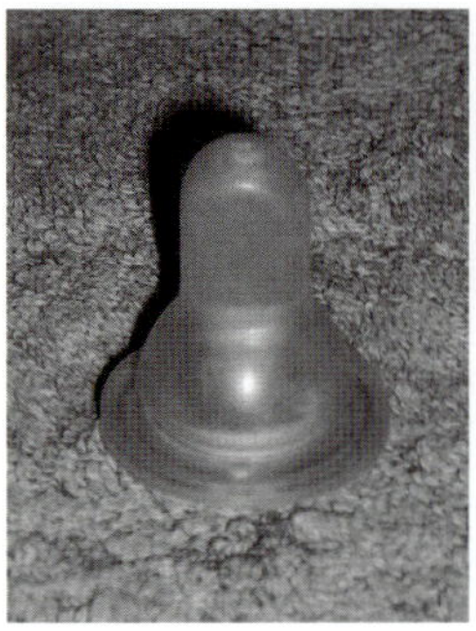

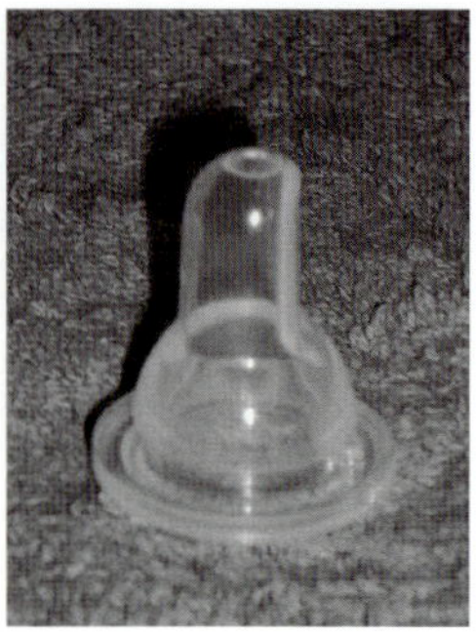

- 입천장갈림증 아동에게 사용된다.
- 짜는 젖병과 함께 주로 사용된다.
- 젖꼭지의 매우 부드러운 외부 면으로 인해 빨기가 약한 영아에게 유용하다.
- Nondrip 젖꼭지로 빨 때 구강에서 음료가 넘치는 것을 최소화시킨다.
- 전문적인 도구로 구하기 어렵고 비싸다.

Haberman 젖병 젖꼭지

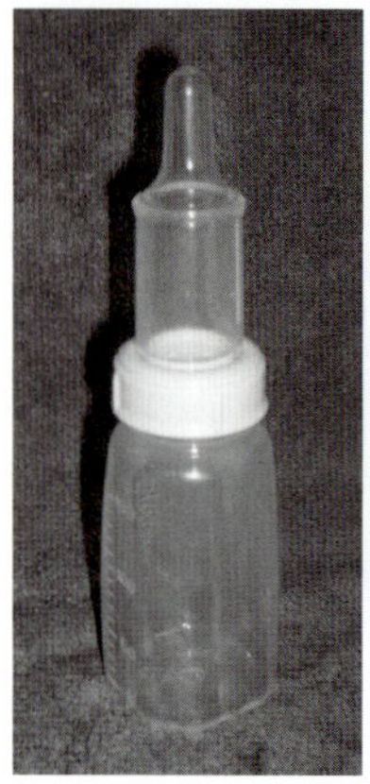

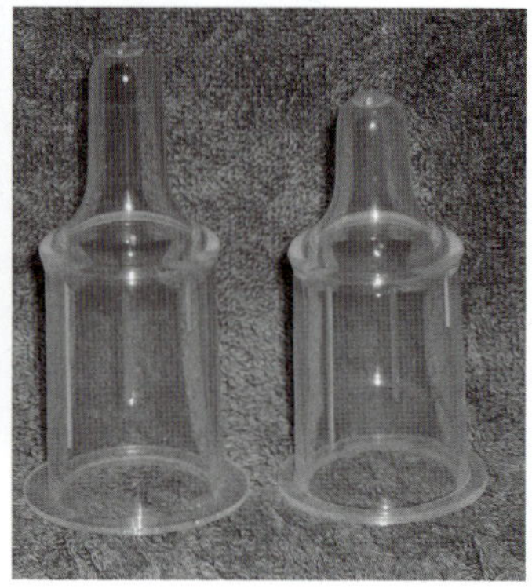

- Haberman 세트로만 사용할 수 있다(Haberman 젖병과 밸브).
- Haberman 세트로 판매하며 부품 교체도 가능하다.
- Nondrip 젖꼭지로 빨 때 구강에서 음료가 넘치는 것을 최소화시킨다.
- 다양한 유속 옵션(느림, 보통, 빠름)은 빨기–삼킴–호흡의 협응이 저하된 영아에게 도움을 제공한다.
- 젖꼭지에 압착이 가능한 긴 부분을 통해서 보호자가 필요한 경우 우유를 제공할 수 있다.
- 젖꼭지 길이의 2가지 유형: 긴 젖꼭지는 표준 규격이다. 짧은 젖꼭지는 작은 구강을 가지고 있거나 심한 구강 과민증이 있는 영아 및 조산아에게 유용하다.
- 전문적인 도구로 구하기 어렵고 비싸다.

부록 G

일반적인 영아 수유 자세

모유 수유를 위해 옆으로 누운 자세

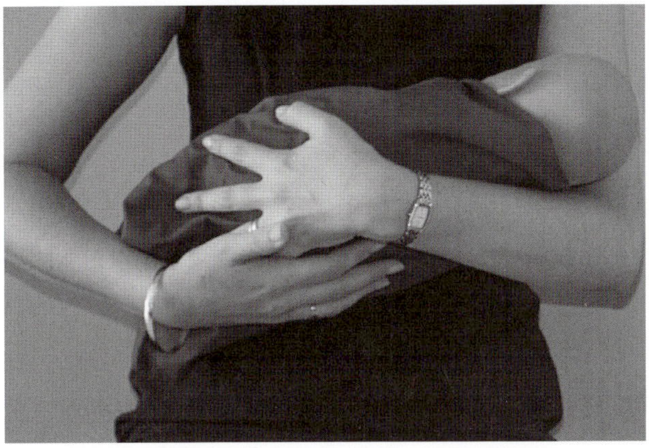

- 일반적으로 영아가 보호자의 옆에 놓인 자세이다.
- 영아는 보호자의 신체와 팔로 지지된다.

젖병 수유를 위한 요람 자세

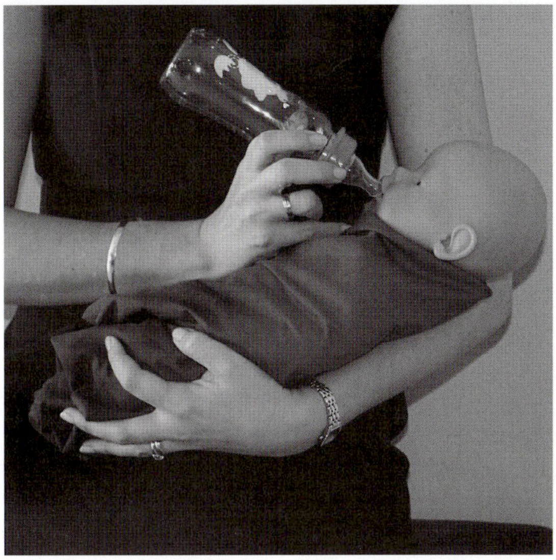

- 일반적으로 영아가 수유 공간에서 올려진 채 누워 있는 자세이다.
- 영아는 보호자의 신체와 팔로 지지된다.

젖병 수유를 위해 옆으로 누운 자세

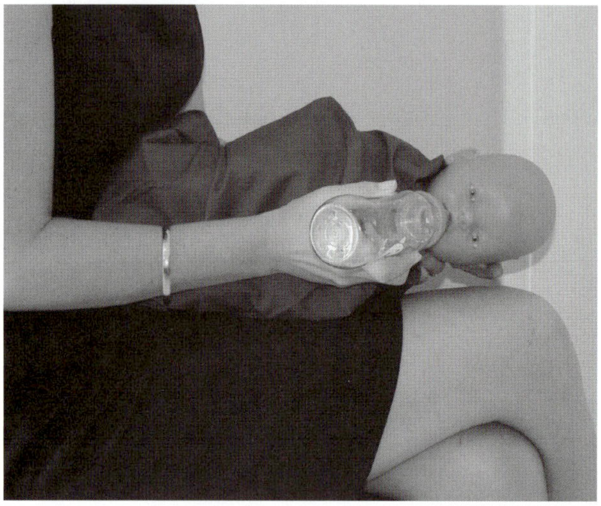

- 영아가 수유 공간에서 올려진 채 보호자의 옆에 놓인 자세이다.
- 영아는 보호자의 손이나 무릎(또는 쿠션)으로 지지된다.

보호자의 팔에 기대어 살짝 세운 자세(세워진 요람 자세)

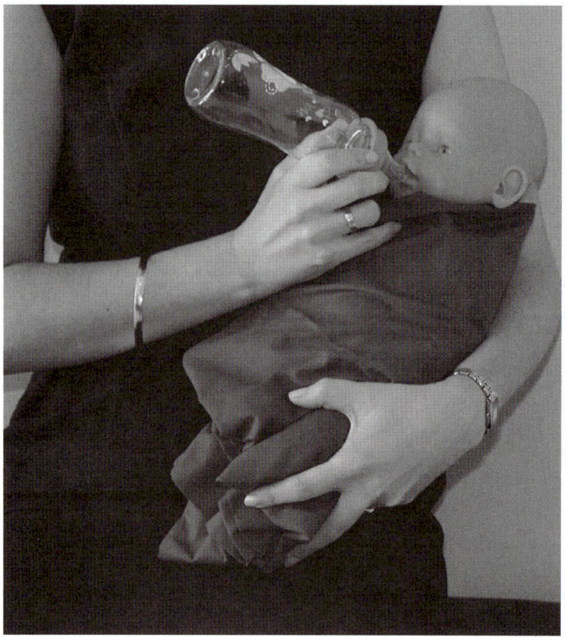

- 영아가 누워 있는 자세에서 약간 세워져 있다.
- 영아는 보호자의 신체와 팔로 지지된다.

아기 의자에서 살짝 세운 자세

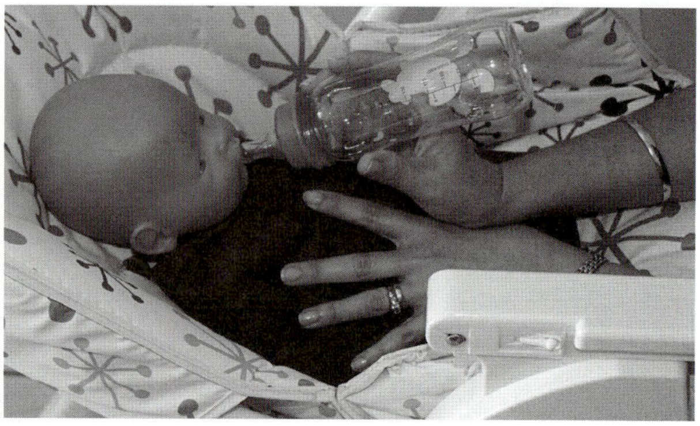

- 영아가 누워 있는 자세에서 약간 세워져 있다.
- 영아는 의자와 끈으로 지지된다.

부록 H

앉는 장비의 종류

영유아 시트

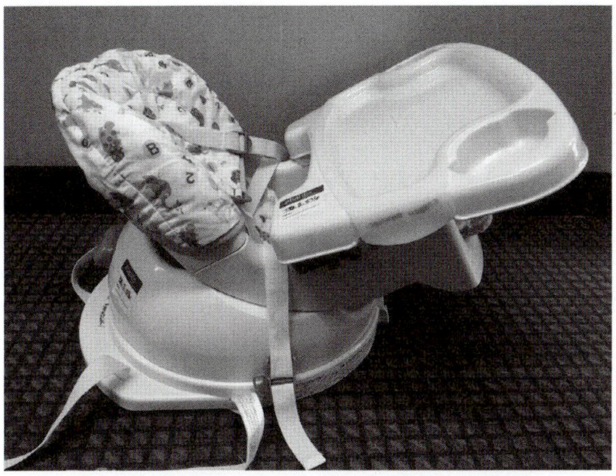

- 대부분의 영유아에게 적합한 크기이다.
- 의자의 기울기를 조절할 수 있어서 다양한 각도로 기울일 수 있다(약간 선 자세에서 완전 세운 자세까지).
- 쿠션과 어깨끈이 자세 지지를 위해서 제공된다.
- 자세가 좋지 않은 영유아는 측면에(영유아가 떨어지는 것을 방지하기 위해) 추가로 쿠션이 필요할 수 있다.
- 선반은 영유아가 적극적으로 탐색하고 스스로 먹는 것을 도와준다.
- 아기용품점에서 볼 수 있다.

High Chair 식사용 의자

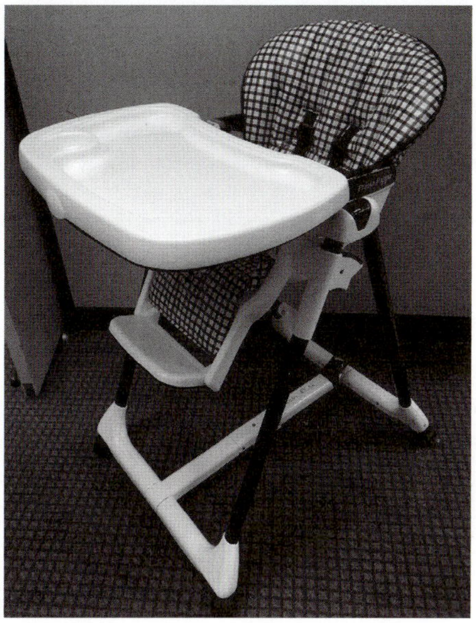

- 유아와 아동에게 적합한 크기이다.
- 의자의 기울기는 조절할 수 있다.
- 쿠션과 어깨끈이 자세 지지를 위해서 제공된다.
- 더 어린 아동이나 자세가 좋지 않은 아동은 옆으로 떨어지는 것을 막기 위해 여분의 쿠션이 필요할 수 있다.
- 발판의 높이를 적절하게 해서 올바른 자세를 유지하고 떨어지지 않게 해준다.
- 선반은 유아가 적극적으로 탐색하고 스스로 먹는 것을 도와준다.
- 아기용품점에서 볼 수 있으며, 대부분 식당에서 많이 사용한다.

다양한 연령에서 사용 가능한 의자

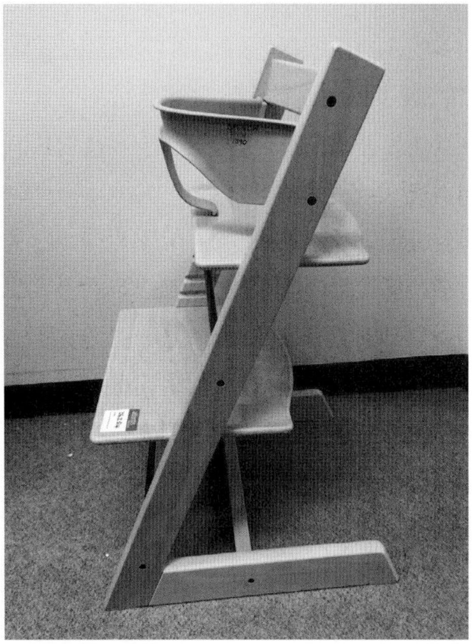

- 시트와 발판이 다양한 연령의 유아에게 적용될 수 있다.
- 일반적으로 자세를 지지해주는 끈이 있고 제거도 가능하다.
- 의자의 기울기를 조절할 수 없다.
- 더 어린 아동이나 자세가 좋지 않은 아동은 이 의자에 앉아서 불안정하게 허우적거릴 수 있다.
- 조절할 수 있는 발판은 아동이 떨어지지 않고 스스로 앉을 수 있도록 도와준다.
- 종종 선반이 없이 사용하여 아동들이 식탁에서 자세를 잡을 수 있게 해준다.
- 선반을 사용한다면, 적극적으로 탐색하고 스스로 먹는 것을 도와줄 것이다.
- High Chair보다 비싸다.
- 아기용품점에서 볼 수 있다.

Tumbleform 시트

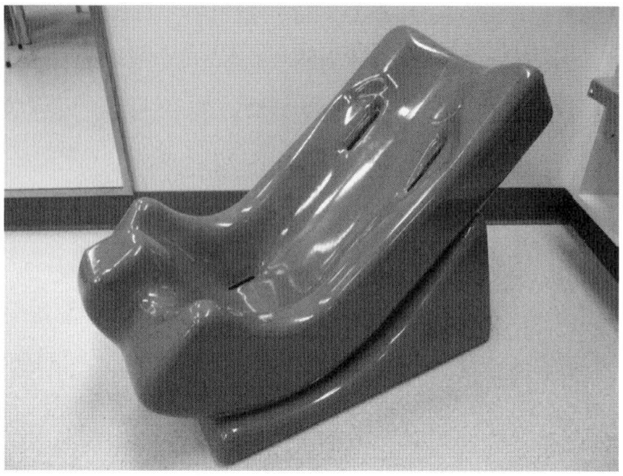

- 전문적인 치료용 시트이다.
- 다양한 연령대 아동들을 위해서 다양한 크기가 있다.
- 시트 모양과 고정 벨트가 높은 수준의 지지를 제공한다.
- 의자의 기울기는 조절할 수 있다.
- 전문적인 장비로 구하기 어렵고 비싸다.

토마토 의자

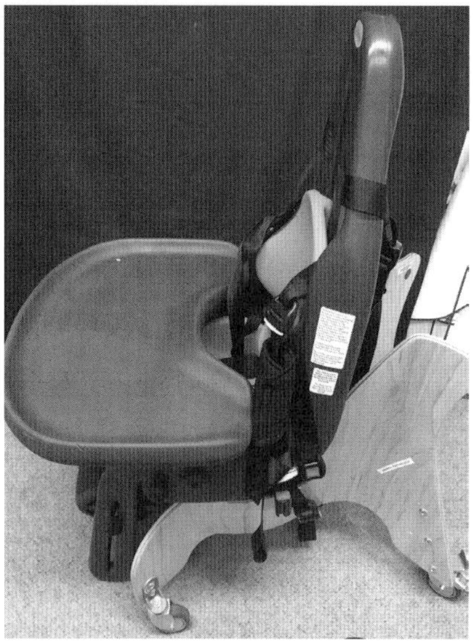

- 전문적인 치료용 시트이다.
- 영아에서 유아까지 다양한 연령대에 적용할 수 있다.
- 시트 모양과 고정 벨트가 높은 수준의 지지를 제공한다.
- 머리 지지대, 시트, 발판 모두 조절할 수 있다.
- 다양한 각도로 의자를 기울일 수 있다.
- 전문적인 장비로 구하기 어렵고 비싸다.

걸이 의자 (Sassy 시트)

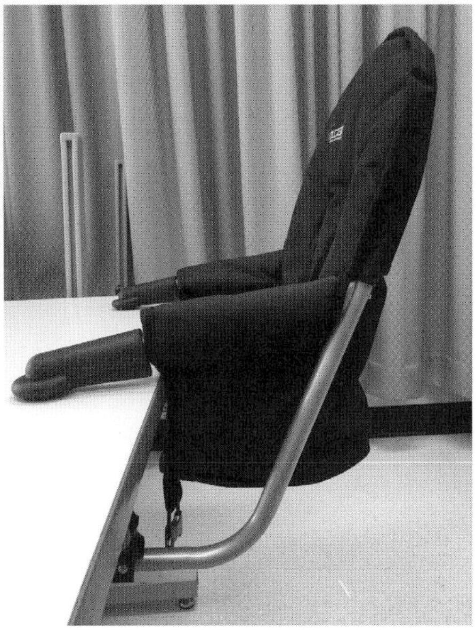

- 대부분의 유아에게 적합한 크기이다.
- 의자의 기울기를 조절할 수 없다.
- 쿠션과 어깨끈이 자세 지지를 위해서 제공된다.
- 자세가 좋지 않은 유아는 측면에(유아가 떨어지는 것을 방지하기 위해) 추가로 쿠션이 필요할 수 있다.
- 아동이 안정된 자세를 취하기 위해서 발판이 필요할 것이다.
- 휴대하여 이동하기 쉽다.
- 아기용품점에서 볼 수 있다.

어린이용 테이블과 의자

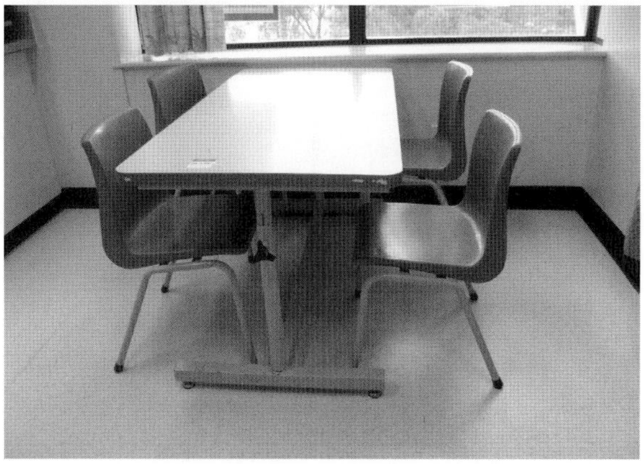

- 대부분의 유아와 아동에게 적합한 크기이다.
- 의자의 기울기를 조절할 수 없다.
- 자세가 좋지 않은 유아는 이 의자에 앉아서 불안정하게 허우적거릴 수 있다.
- 아동이 안정된 자세를 취하기 위해서 발이 바닥에 닿을 수 있어야 한다.
- 아기용품점에서 볼 수 있다.

찾아보기

ㄱ

가정 관리기 16
가쪽날개근 24
가쪽반지모뿔근 36
가쪽오목 23
갈퀴막 110
감각 기능 51
감각신호 41
감각 처리 장애 328
감염 관리 377
감정적 불안정성 67
갑상샘저하증 85
갑상샘절제술 134
갑상연골 22
강도 변조 방사선 치료 84
건망증 59
겉질 50
겉질 가소성 52
겉질숨뇌계 64
경구개 22
경부 연하장애 40
경부절제술 83
경부청진법 352
고개 뒤로 기울이기 234
고리 110
고립로핵 37, 43, 65
고형식 153
과다형성 79
관골 22
관자근 24
광대뼈 22
광섬유내시경삼킴검사 70
구강 21
구강 감각 민감성 329
구강 감각-운동 치료 365
구강기 21, 37
구강암 86
구강운동 장애 328
구강운동훈련 243
구강 준비기 37
구역반사 287
국제기능장애건강분류 336
귀관인두근 30
귀밑샘 37
그룹 치료 357
그물체 43
근거 기반 치료 209
근위축성 측삭경화증 7, 66
근이영양증 7, 70
급성기 14
기계적 환기 324
기관 내 튜브 129
기관절개 83
기관절개관 160
기관절개술 130
기관지폐 이형성증 305
기능적 구강섭식 척도 60, 173
기능적 자기공명뇌영상 51
기도 보호 99, 218
기침반사 287
길랭-바레증후군 69
깨물근 24

ㄴ

내시경 삼킴 검사 195
냄새 220
노력 삼킴 248
노화 39
뇌성마비 312
뇌손상 6
뇌신경 21, 40
뇌신경 검사 162
뇌전증 314
뇌졸중 5
뇌줄기 21, 41, 64

ㄷ

다발근육염 70
다발성 경화증 7
다발성 근염 7
다발신경병증 68
다운증후군 316
다학제적 336
단단입천장 22, 28
당뇨 318
대뇌반구 뇌졸중 52
되돌이후두신경 43
두경부암 5, 80, 86
두힘살근 33
뒤굽음증 136
뒤반지모뿔근 36

ㄹ

루게릭병 66
류마티스 관절염 7
림프절절제술 83

ㅁ

막힘 153
만성폐쇄성폐질환 140
말초비장관 영양 273
맛 220
머리 굽힘 234
머리 돌리기 236
머리 들기 기법(샤케어 기법) 253
머리 자세 234
머리 회전 99, 236
멘델슨 매뉴버 100, 246
모뿔연골 22
모유 수유 289, 346
모호핵 65
목동맥내막절제술 134
목뿔뼈 22
목뿔아래근육 33
목뿔위근육 22, 30
목뿔혀근 28
목젖근 30
목 척추 손상 135
목표 달성 척도 378
뫼비우스 증후군 316
무시증후군 51
무작위 대조실험 211
무증상 흡인 3, 5, 62
무호흡 67
물렁입천장 22, 28, 164
물 삼킴 검사 170
미숙아 9
미숙한 빨기 286

ㅂ

반지방패근 35
반지연골 22
반지인두근 21
반지인두 막대 122
발달장애 8

발생률 3
발작 314
방사선 전문의 13
방사선 치료 84
방패모뿔근 36
방패목뿔근 33
방패성형술 99
방패연골 22
병기결정 81
병력 155
보상 전략 233
보호반사 287
복장목뿔근 33
복장방패근 33
복장뼈 22
볼근 26
부모 중심의 중재 356
부피 220
붓목뿔근 33
붓인두근 30
붓혀근 28
비강 22
비강인두 22
비디오투시 검사 3, 348
비디오투시 삼킴 검사 181, 184
빈창자창냄관 273
빨기 286
빨기반사 163, 286
빨기-삼키기-숨쉬기 288
뼈돌기 136
삐에르 로빈 증후군 315

ㅅ

사전의료지침서 16, 159, 271
산소 불포화 55
산소포화도 344
산소포화도 검사 171
삼차신경 23
삼킴 21
삼킴 밸브 36
삼킴 빈도 171
삼킴 중추 65
삽관 제거 13
상부 기도 38
상부-성문위 삼킴 99
상부식도조임근 95
상악골 22
샤츠키 고리 110
선도 복합체 43
선별검사 148
선별 프로그램 55
설 22
설골 22
설골상근 22
설골하근 22
설소대 단축증 328
설하선 37
섬유화 69
섭식 도구 363, 365
섭식 문제 303
섭식반사 286
섭식 발달 단계 291
섭식장애 3
섭식 행동 치료 369
성대 22
성대근 36
성문밑 공기압 133
성문상부 후두절제술 5
성문위 삼킴 99
성문위 삼킴법 244
성장 차트 296
소뇌 66
송곳니 23
쇼그렌증후군 8
수정된 바륨 삼킴법 11
수정된 에반스 블루 염료 검사 172
수초화 285
숨뇌 21, 41
스트레칭 운동 99
스피킹 밸브 133
시험 삼킴 165
식도 곁주머니 113
식도기 21, 39
식도내압검사 11
식도 스텐트 113
식도연축 114
식도절제술 136
식도 협착증 109
식사 중 문제 행동 302
식습관 154
식욕부진 3
식이공포증 8
신경과 전문의 13
신경근 전기자극 258
신경발달 전문가 13
신경성 식욕 항진증 3
신경성 질환 158
신생아 285
신생아 금단 증후군 318
신생아 무호흡증 305
신생아 집중치료실 13, 14
신체검진 159
실행 기능 59
심장 결함 305
씹기 21, 23
씹기반사 23

ㅇ

아급성기 14
아동 중심의 중재 356
아래턱뼈 22
아이오와 구강수행도구 257
악성 79
악성 협착 112
악하선 37
안전의 원 모식도 331
안쪽날개근 24
알츠하이머병 57
암 79
앞굽음증 136
앞니 23
앞쪽목융합 135
액체 점도 237
약물 139
양성 79
양성 협착 112
양압 환기 324
어금니 23
어깨목뿔근 33
언어병리학자 12
언어상실증 1
언어치료사 12
에너지 요구량 295
여러 번 삼킴 251
역류 2
연구개 22
연하 결과 중증도 척도 193
연하장애 1, 3
연하통 2
영상 삼킴 검사 181
영양관 274
영양 보충제 372
영양사 13
영양실조 2
영양적 요구량 293
영양 지표 294
영양튜브 160
영양 평가 168
영향 요인 94
온도 220
온도-촉각 자극 254
외상 137
외상성 뇌손상 60
외측함요 23
요양기 15
운동성 언어장애 49
운동성 장애 114
운동신경 질환 66
운동 조절 51
위상성 깨물기 반사 287
위식도 역류 118, 154, 309
위식도역류병 109, 111, 118
위창냄관 273
위창냄술 83
위턱뼈 22
유동식 153
유병률 3, 5
윤리적 딜레마 278
윤상연골 22
윤상인두근 21
음성 에너지 균형 304
음식 과민증 309
음식덩이 2
음식 알레르기 309
음압 36

음압 환기 324
의료윤리 271
의료윤리위원회 279
의식 수준 161
이비인후과 전문의 12
이상함요 23
이완불능증 116
이하선 37
인두 165
인두강 22
인두공간 22
인두기 21, 38
인두수축근 30
인두식도분절 95
임상적 관찰 160
임상평가 147
입둘레근 26
입벌림 장애 92
입술갈림증 315
입술입천장갈림증 315
입안 21
입안마름증 92, 94, 100
입원 환자 서비스 355
입인두 21
입인두암 86
입천장갈림증 315
입천장긴장근 28
입천장뼈 22
입천장올림근 28, 37
입천장인두근 29, 30
입천장인두 부전 315
입천장혀근 28
잇몸 22

ㅈ

자가 섭식 58
자세 조절 233
자폐 스펙트럼 장애 330
작업치료사 12
장관 영양법 272
재태기간 284
재활기 15
재활의학과 전문의 12
재활 접근법 242
저작 21
적응반사 286
전비장관 영양 273
전산화 단층촬영 13
전신홍반루프스 70
전이 79
전정주름 22
점도 237
점도증진된 음료 358
점도증진제 360
정상 삼킴 21
정신장애 8
젖병 수유 290, 346, 374
젠커 곁주머니 122
조롱박오목 23
조산 319
조산아 320
조음장애 49
종사자 중심의 중재 356
중증근무력증 69
중추신경계 50
증상 2, 80
지남력장애 59
진단검사학 전문의 13
진행성 신경학적 질환 6
질감 조절 241
질식 302
징후 2, 80, 150, 154

ㅊ

찾기 반사 286
척수 손상 9
철결핍 연하장애 110
철분결핍성 빈혈증 110
청진 166
최대 성문위 삼킴법 244
치료기법 231
치매 8
치아 22
치은 22
침 21
침과다증 62
침상검사 147
침습 40
침습-흡인 350
침습-흡인척도 193
침흘림 2, 62

ㅋ

코위관 271, 272
코인두 22
클러스터 케어 14

ㅌ

타액 21
탈수 9, 56
태아알코올증후군 318
턱끝목뿔근 33
턱끝혀근 28
턱 당기기 235
턱 당기기 자세 99
턱목뿔근 33
턱밑샘 37
튜브 식이 59
튜브 영양법 322
팀접근 11

ㅍ

파킨슨병 6, 61
편도염 328
폐렴 3, 55
폐쇄기구 98
폐 형성부전 305
표면 근전도 258
표준화된 검사 173
피부경화증 7, 70
피부근염 7
피열연골 22
피판 83

ㅎ

하악골 22
학제간 융합적 336
학제간 통합적 336
혀 22
혀 내밀기 반사 287
혀밑샘 37
혀속근육들 26
혀 옆 움직임 반사 287
혀 유지 기법(마사코법) 251
호두까기 식도 115
호산성 식도염 309
호흡기 배출 13
호흡기 전문의/호흡치료사 13
호흡노력 344
호흡 보조 324
호흡소화관 10
호흡장애 증후군 305
호흡저하 67
호흡중추 41
호흡 패턴 161
화이트아웃 200
화학방사선 치료 85
화학요법 85
환자력 336
환자 중심 치료 213
황달 316
황산바륨 187
후두 165
후두개 22
후두개곡 23
후두기관기관지연화증 305
후두덮개 22, 32
후두실 22
후두안뜰 21, 22
후두안뜰주름 22
후두암 88
후두연골 22
후두인두 22
후두인두 역류 121
후두전정 22
후두 침습 301
후인두 22
후천적 뇌손상 313
흉골 22
흡인 40, 56, 169
흡인성 폐렴 2, 9, 277, 307
흡입 손상 328

A

advance directives, AD 16, 271
aerodigestive tract 10
alternating hemiplegia 64
Alzheimer's disease 57
amyotrophic lateral sclerosis, ALS 7, 66
anorexia 3
anterior cervical fusion, ACF 135
aryngeal pharynx 22
arytenoid cartilage 22
aspiration 40, 56
aspiration pneumonia 2, 277
autism spectrum disorder, ASD 330

B

benign 79
bolus 2
brainstem 21
buccinator 26
bulimia nervosa 3

C

canine 23
carotid endarterectomy 134
case history 336
cervical auscutation, CA 352
cervical dysphagia 40
chemoradiation therapy, CRT 85
chewing 23
chewing reflex 23
child-focused 356
choking 302
chronic obstructive pulmonary disease, COPD 140
cluster care 14
computed tomography, CT 13
cortical plasticity 52
corticobulbar system 64
cranial nerve 21, 40
cricoid cartilage 22
cricopharyngeus muscle 21
cricothyroid 35

D

decannulation 13
dehydration 9
dementia 8
dermatomyositis 7
developmental disability 8
dietitian 13
digastric 33
disability 336
disorientation 59
drooling 2, 62
dry mouth 100
dysarthia 49
dysmotility 114
dysphagia 1
Dysphagia Outcome and Severity Scale 193
dysphasia 1
dysplasia, BPD 305
dystrophy 70

E

EBP 209
epiglottis 22, 32
epilepsy 314
esophageal diverticulum 113
esophageal stenosis 109
esophageal stent 113
ethical dilemmas 278
evidence-based practice 209
executive functions 59

F

FAS 318
feeding difficulties 303
feeding disorder 3
fiberoptic endoscopic examination of swallowing, FEES 70
fibrosis 69
flaps 83
forgetfulness 59
functional magnetic resonance imaging, fMRI 51
functional oral intake scale, FOIS 60, 173, 350

G

gastroesophageal reflux 118
gastroesophageal reflux disease, GERD 109
gastrostomy 83
genioglossus 28
geniohyoid 33
gestational age, GA 284
group sessions 357
growth chart 296
Guillain-Barré syndrome 69
gum 22

H

hard palate 22, 28
head injury 6
hyoglossus 28
hyoid bone 22
hyperplasia 79
hypoplasia 305
hypopnea 67
hypothyroidism 85

I

ICF 336
impact factors 94
incisor 23
infrahyoid muscles 22, 33
inpatient services 355
intensity-modulated radiation therapy 84
interdiciplinary 336
interdisciplinary team 61
intolerance 309
intrinsic muscles of the tongue 26
IOPI 257

K

kyphosis 136

L

lability 67
laryngeal cartilage 22
laryngeal ventricle 22
laryngeal vestibule 21, 22
laryngopharyngeal reflux; LPR 118, 121
laryngopharyngeal reflux 121
lateral cricoarytenoid 36
lateral pterygoid 24
lateral recess 23
leading complex 43
levator veli palatini 28, 37
lordosis 136
Lou Gehrig's disease 66
lymph node dissection 83

M

malignant 79
mandible 22
manometry 11
masseter 24
mastication 21, 23
maxillae 22
mealtime behavior 302
mechanical ventilation 324
medial pterygoid 24
medulla oblongata 21
mental illness 8
metastasis 79
Mobius syndrome 316
modified barium swallow 11
molar 23
MRT 84
multidiciplinary 336
multiple sclerosis 7
muscular dystrophy 7
myasthenia gravis 7, 69
mylohyoid 33

N

NAS 318
nasal cavity 22
nasogastric tube, NGT 271

nasogastric tubes 272
nasopharynx 22
National Dysphagia Diet 241
neck dissection 83
negative pressure 36
neglect 51
neonatal intensive care unit, NICU 14
neurodevelopmental specialist 13
normal swallowing 21
nternational classification of functioning 336
nucleus ambiguus 65
nucleus of the tractus solitarious 43
nucleus tractus solitaries 65
nucleus tractus solitarii, NTS 37
nutcracker esophagus 115

O

obturator 98
occupational therapist 12
odynophagia 2
omohyoid 33
oral cavity 21
oral sensory-motor therapy; OSM 365
orbicularis oris 26
oropharynx 21
oxygen desaturation 55

P

palatine 22
palatoglossus 28
palatopharyngeus 29, 30
parent-focused 356
Parkinson's disease, PD 6, 61
parotid gland 37
penetration 40, 301
peripheral parenteral nutrition 273
PES 95
phagophobia 8
pharyngeal cavity 22
pharyngeal constrictor 30
pharyngoesophageal segment 95
Pierre Robin sequence(PRS) 315
piriform recess 23
pneumonia 55
polymyositis 7, 70
polyneuropathy 68
posterior cricoarytenoid 36
PPN 274
premature infants 9
progressive neurologic disease 6
pulmonary toilet 13

R

radilolgist 13
randomized controlled trials, RCTs 211
recurrent laryngeal nerve 43
regurgitation 2
respiratory center 41
respiratory distress syndrome, RDS 305
reticular formation 43
rheumatoid arthritis 7
ring 110

S

saliva 21
salpingopharyngeus 30
Schatzki's rings 110
scleroderma 7, 70
seizures 314
self-feeding 58
sensory impulses 41
sialorrhea 62
sideropenic dysphagia 110
signs 2, 80
silent aspiration 3, 62
Sjögren's syndrome 8
soft palate 22, 28
speaking valves 133
speech-language pathologist 12
spinal cord injury 9
staff-focused 356
staging 81
sternohyoid 33
sternothyroid 33
sternum 22
styloglossus 28
stylohyoid 33
stylopharyngeus 30
sublingual gland 37
submandibular gland 37
sucking 286
suckling 286
supraglottic laryngectomy 5
suprahyoid muscles 22, 30
SWAL-CARE 153
swallow apnea 67
swallowing 21
swallowing center 41
swallowing valves 36
SWAL-QOL 153
symptoms 80
systemic lupus erythematosus 70

T

temporalis 24
tensor veli palatini 28
The Penetration-Aspiration scale 193
TheraBite 96
thyroarytenoid 36
thyrohyoid 33
thyroid cartilage 22
thyroplasty 99
TNM 81
tongue 22
tooth 22
total parenteral nutrition, TPN 273
tracheotomy 83
transdiciplinary 336
traumatic brain injury, TBI 60
trigeminal nerve 23

U

undernutrition 2
upper esophageal sphincter 95
uvular 30

V

valleculae 23
velopharyngeal insufficiency, VPI 315
velum 164
vestibular fold 22
videofluorography 181
videofluoroscopic swallow study, VFSS 348
videofluoroscopy 3, 181
vocal cord 22
vocalis 36
volume 220

W

web 110

X

xerostomia 92, 94, 100

Z

Zenker's diverticulum 122
zygomatic 22